COMPREENDENDO O SUICÍDIO

COMPREENDENDO O SUICÍDIO

EDITORES
Rodolfo Furlan Damiano
Alan Campos Luciano
Isabella D'Andrea Garcia da Cruz
Hermano Tavares

manole
editora

A edição desta obra foi financiada com recursos da Editora Manole Ltda., um projeto de iniciativa da Fundação Faculdade de Medicina em conjunto e com a anuência da Faculdade de Medicina da Universidade de São Paulo – FMUSP.

Produção editorial: Juliana Waku
Projeto gráfico: Departamento de Arte da Editora Manole
Editoração eletrônica e ilustrações: Luargraf
Capa: Ricardo Yoshiaki Nitta Rodrigues
Imagem da capa: istockphoto.com

CIP-BRASIL. CATALOGAÇÃO NA PUBLICAÇÃO
SINDICATO NACIONAL DOS EDITORES DE LIVROS, RJ

C736

Compreendendo o suicídio / editores Rodolfo Furlan Damiano ... [et al.]. - 1. ed.
Santana de Parnaíba [SP] : Manole, 2021.
24 cm.

Inclui bibliografia e índice
ISBN 978-65-5576-059-0

1. Suicídio. 2. Suicídio - Prevenção. 3. Suicídio - Aspectos psicológicos.
4. Saúde mental. I. Damiano, Rodolfo Furlan.

21-71546 CDD: 616.858445
CDU: 616.89-008.441.44

Leandra Felix da Cruz Candido - Bibliotecária - CRB-7/6135

1ª edição – 2021; reimpressão – 2022.

Editora Manole Ltda.
Alameda América, 876
Tamboré – Santana de Parnaíba – SP – Brasil
CEP: 06543-315
Fone: (11) 4196-6000
www.manole.com.br | https://atendimento.manole.com.br/

Impresso no Brasil | *Printed in Brazil*

Editores

Rodolfo Furlan Damiano
Médico Preceptor da Psiquiatria do Hospital das Clínicas da Faculdade de Medicina da Universidade de São Paulo (HCFMUSP). Membro do Programa de Saúde, Espiritualidade e Religiosidade (ProSER) do HCFMUSP, do Grupo de Pesquisa em Educação Médica da Universidade Federal de Juiz de Fora (UFJF) e Tutor da disciplina de Psiquiatria da FMUSP. Co-organizador dos livros: *Uma nova Medicina para um novo milênio: a humanização do ensino médico*, *Cartas ao Dr. Bezerra de Menezes*, e *Spirituality, religiousness and health*. Revisor técnico da terceira edição do livro *Espiritualidade no cuidado com o paciente*, do Prof. Harold Koenig e da segunda edição do tratado *Clínica psiquiátrica* do Instituto de Psiquiatria do HCFMUSP.

Alan Campos Luciano
Médico psiquiatra. Residência de Psiquiatria pela Faculdade de Medicina da Universidade de São Paulo (FMUSP). Doutorando em Ciências Médicas pela FMUSP. Médico Assistente do Hospital das Clínicas da FMUSP. Psiquiatra e Docente do Programa de Ansiedade (AMBAN) do Instituto de Psiquiatria do Hospital das Clínicas da FMUSP (IPq-HCFMUSP).

Isabella D'Andrea Garcia da Cruz
Médica formada pela Faculdade de Medicina da Universidade de São Paulo (FMUSP). Residência em Psiquiatria pelo Instituto de Psiquiatria do Hospital das Clínicas da FMUSP (IPq-HCFMUSP). Preceptora da Graduação da FMUSP. Revisora científica da segunda edição do tratado *Clínica psiquiátrica* do IPq-HCFMUSP.

Hermano Tavares
Professor-Associado do Departamento de Psiquiatria da Faculdade de Medicina da Universidade de São Paulo (FMUSP). Coordenador do Programa Ambulatorial Integrado dos Transtornos do Impulso do Instituto de Psiquiatria do Hospital das Clínicas da FMUSP (IPq-HCFMUSP).

Revisores científicos

Caroline Louise Mesquita Uchôa

Médica psiquiatra. Graduação em Medicina pela Universidade Federal de Pernambuco (UFPE). Residência em Psiquiatria pelo Instituto de Psiquiatria do Hospital das Clínicas da Faculdade de Medicina da Universidade de São Paulo (IPq-HCFMUSP). Médica supervisora no Ambulatório Geral Didático e no Ambulatório para o Desenvolvimento dos Relacionamentos e das Emoções do IPq-HCFMUSP.

Júlia de Melo Koneski

Médica Psiquiatra pelo Instituto de Psiquiatria do Hospital das Clínicas da Faculdade de Medicina da Universidade de São Paulo (IPq-HCFMUSP). Psiquiatra voluntária no Ambulatório Geral Didático do IPq-HCFMUSP.

Larissa Fusco Fares

Psiquiatra pelo Instituto BAIRRAL de Psiquiatria. Colaboradora da Faculdade de Medicina de São José do Rio Preto.

Nicole Rezende da Costa

Médica Psiquiatra com subespecialização em Dependência Química e Transtornos do Impulso pelo Instituto de Psiquiatria do Hospital das Clínicas da Faculdade de Medicina da Universidade de São Paulo (IPq-HCFMUSP). Colaboradora do Programa Ambulatorial Integrado dos Transtornos do Impulso (PRO-AMITI) e do Programa Ambulatorial do Jogo (PRO-AMJO) IPq-HCFMUSP.

Pedro Macul Ferreira de Barros

Médico pela Faculdade de Medicina da Universidade de São Paulo (FMUSP). Psiquiatra pelo Instituto de Psiquiatria do Hospital das Clínicas da FMUSP (IPq-HCFMUSP). Ano adicional em Psiquiatria da Infância e Adolescência pelo IPq-HCFMUSP. Pesquisador colaborador do Programa do Espectro Obsessivo-Compulsivo (PROTOC-USP), Programa de Transtorno Bipolar (PROMAN-USP) e Program for Anxiety Disorders (PAD-Yale University).

Autores

Adriana Piñeiro Fidalgo

Psicóloga. Mestre e Doutora em Psicologia Experimental pela Pontifícia Universidade Católica de São Paulo (PUC-SP). Professora e Supervisora do Núcleo Paradigma e membro do Serviço de Psicoterapia do Instituto de Psiquiatria do Hospital das Clínicas da Faculdade de Medicina da Universidade de São Paulo, no qual atua como supervisora de psicoterapia dos residentes em Psiquiatria da FMUSP.

Adriano Erlon Fonseca

Médico pneumologista com residência pela Faculdade de Medicina da Universidade de São Paulo (FMUSP). Médico Cardiologista com títulos de especialista pela Sociedade Brasileira de Cardiologia. Médico preceptor clínico do Hospital Cardiológico Costantini- Curitiba - Paraná.

Alan Campos Luciano

Médico psiquiatra. Residência de Psiquiatria pela Faculdade de Medicina da Universidade de São Paulo (FMUSP). Doutorando em Ciências Médicas pela FMUSP. Médico Assistente do Hospital das Clínicas da FMUSP. Psiquiatra e Docente do Programa de Ansiedade (AMBAN) do Instituto de Psiquiatria do Hospital das Clínicas da FMUSP (IPq-HCFMUSP).

Albina Rodrigues Torres

Médica psiquiatra formada pela Faculdade de Medicina de Botucatu (FMB-UNESP). Mestre e Doutora em Psiquiatria pela Universidade Federal de São Paulo. Pós-Doutorado em Epidemiologia Psiquiátrica pela Universidade de Londres. Professora de Psiquiatria na FMB-UNESP e pesquisadora na área de transtornos ansiosos e obsessivo-compulsivos.

Alcenor de Carvalho Miranda Filho

Médico pela Universidade Federal do Vale do São Francisco (UNIVASF). Psiquiatra pelo Instituto Bairral de Psiquiatria. Psiquiatra colaborador do PROJEPSI do Instituto de Psiquiatria do Hospital das Clínicas da Faculdade de Medicina da Universidade de São Paulo.

Alexandre Freitas

Psiquiatra e psicoterapeuta de orientação junguiana. Médico voluntário do Serviço de Psicoterapia do Instituto de Psiquiatria do Hospital das Clínicas da Faculdade de Medicina da Universidade de São Paulo (IPq-HCFMUSP). Coordenador do Grupo de Terapias Vinculares do IPq-HCFMUSP. Analista junguiano pela Sociedade Brasileira de Psicologia Analítica (SBPA), filiada à International Association of Analytical Psychology (IAAP)

Alexandre Jack Dwan

Médico graduado pela Faculdade de Medicina da Universidade de São Paulo (FMUSP). Psiquiatra formado pelo Instituto de Psiquiatria do Hospital das Clínicas da FMUSP.

Alexandre Saadeh

Psiquiatra Coordenador do Ambulatório Transdisciplinar de Identidade de Gênero e Orientação Sexual do Instituto de Psiquiatria do Hospital das Clínicas da Faculdade de Medicina da Universidade de São Paulo (AMTIGOS). Professor Colaborador do Departamento de Psiquiatria da Faculdade de Medicina da Universidade de São Paulo. Professor Doutor do Curso de Psicologia da Faculdade de Ciências Humanas e da Saúde da Pontifícia Universidade Católica de São Paulo (FaCHS-PUC-SP). Membro da WPATH desde 2018.

Alexandrina Maria Augusto da Silva Meleiro

Doutora em Medicina – Departamento de Psiquiatria da FMUSP. Médica Psiquiatra pela Associação Brasileira de Psiquiatria – ABP. Vice-presidente da Comissão de Atenção à Saúde Mental do Médico – ABP. Vice-presidente da Associação Brasileira de Estudo e Prevenção de Suicídio – ABEPS. Vice-presidente do Conselho Científico da ABRATA – www.abrata.org.br

Ana Laura Alcantara Alves

Graduada em Terapia Ocupacional pela Universidade de São Paulo (USP-Ribeirão Preto). Terapeuta ocupacional do Centro de Reabilitação e Hospital Dia, da Enfermaria de Pacientes Agudos do Instituto de Psiquiatria do Hospital das Clínicas da Faculdade de Medicina da Universidade de São Paulo (IPq-HCFMUSP). Especialista pelo Método Terapia Ocupacional Dinâmica (MTOD-CETO). Pós-graduada em Psicopatologia Fenomenológica pela Faculdade de Ciências Médicas da Santa Casa de São Paulo. Aprimoramento em Saúde Mental do Hospital das Clínicas de Ribeirão Preto da USP.

Analin Ono Baraniuk

Psiquiatra formada pelo Hospital de Clínicas de Porto Alegre (HCPA). Psiquiatra da Infância e Adolescência formada pelo Instituto de Psiquiatria do Hospital das Clínicas da Faculdade de Medicina da Universidade de São Paulo (IPq-HCFMUSP). Preceptora do Serviço de Psiquiatria da Infância e Adolescência (SEPIA) do IPq-HCFMUSP.

Andre Malbergier

Médico Psiquiatra. Mestrado em Saúde Pública pela Faculdade de Saúde Pública da Universidade de Illinois em Chicago (EUA) – MPH. Doutorado pelo Departamento de Psiquiatria da Faculdade de Medicina da Universidade de São Paulo (FMUSP). Médico assistente do Instituto de Psiquiatria do Hospital das Clínicas da FMUSP. Professor Colaborador Médico do Departamento de Psiquiatria da FMUSP. Coordenador do Grupo Interdisciplinar de Estudos de Álcool e Drogas (GREA) do Instituto de Psiquiatria do Hospital das Clínicas da FMUSP.

Andrea Lorena Stravogiannis

Psicóloga e Neuropsicóloga. Doutora e Mestre pela Faculdade de Medicina da Universidade de São Paulo (FMUSP). Coordenadora do setor de pesquisa e tratamento sobre amor e ciúme patológicos no Ambulatório Integrado dos Transtornos do Impulso (PRO-AMITI) do Instituto de Psiquiatria do Hospital das Clínicas da FMUSP (IPq-HCFMUSP). Especialista em Terapia Cognitivo-Comportamental pelo AMBAN-IPq-HCFMUSP. Especialista em Dependência Química pela Universidade Federal de São Paulo. Professora e Supervisora no curso de Neuropsicologia – Hospital Israelita Albert Einstein.

Anjali Sankar

Department of Psychiatry, Yale University School of Medicine, New Haven, CT, United States.

Anne Fonseca Meira Brito

Psiquiatra e Psiquiatra da Infância e Adolescência pelo Instituto de Psiquiatria do Hospital das Clínicas da Faculdade de Medicina da Universidade de São Paulo (IPq-HCFMUSP). Psiquiatra do Hospital Sírio-Libanês. *Fellowship* em Neuromodulação no IPq-HCFMUSP.

Antonio Cesar Ribeiro Devesa da Silva

Médico formado pela Pontifícia Universidade Católica de São Paulo e Mestre em Linguística (Língua, Filosofia, Literatura e Cultura Sânscrita) pela Faculdade de Filosofia, Letras e Ciências Humanas da Universidade de São Paulo. Membro do Programa de Saúde, Espiritualidade e Religiosidade (ProSER) do

Instituto de Psiquiatria do Hospital das Clínicas da Faculdade de Medicina da Universidade de São Paulo (IPq-HCFMUSP). Médico colaborador do Programa de Epilepsia e Neuropsiquiatria (PROJEPSI) do IPq-HCFMUSP.

Arthur Hirschfeld Danila

Médico formado e especialista em Psiquiatria pela Faculdade de Medicina da Universidade de São Paulo (FMUSP). Especialista em Medicina do Estilo de Vida pelo International Board of Lifestyle Medicine. Coordenador do Programa de Mudança de Hábito e Estilo de Vida do Instituto de Psiquiatria do Hospital das Clínicas da FMUSP (IPq-HCFMUSP). Colaborador do Programa de Ansiedade do IPq-HCFMUSP.

Bianca Brunelli Eduardo

Graduação em Medicina pela Faculdade de Medicina da Universidade de São Paulo (FMUSP). Residência em Psiquiatria pelo Instituto de Psiquiatria do Hospital das Clínicas da FMUSP (IPq-HCFMUSP). Médica Psiquiatra do Grupo de Apoio Psicológico ao Aluno FMUSP (GRAPAL).

Camila Truzzi Penteado

Médica e Psiquiatra pela Universidade Estadual de Campinas (UNICAMP). Psicogeriatra pelo IPq-HCFMUSP. Docente de Psiquiatria da Faculdade de Medicina São Leopoldo Mandic e preceptora de sua Residência Médica em Psiquiatria. Psiquiatra do Hospital das Clínicas da UNICAMP, com atuação em Urgências/Emergências Psiquiátricas e ambulatórios de Psicogeriatria e Psicoses. Colaboradora didática e pesquisadora do Ambulatório de Demências do LIM-27 do Instituto de Psiquiatria do Hospital das Clínicas da Faculdade de Medicina da Universidade de São Paulo (IPq-HCFMUSP).

Carmita H. N. Abdo

Professora Associada do Departamento de Psiquiatria da Faculdade de Medicina da Universidade de São Paulo (FMUSP). Coordenadora do Programa de Estudos em Sexualidade do Instituto de Psiquiatria do Hospital das Clínicas da FMUSP. Presidente da Associação Brasileira de Psiquiatria, no triênio 2017-2019.

Carolina Ferreira Alves e Silva

Enfermeira Especialista em Saúde Mental e Psiquiátrica pela Faculdade de Medicina da Universidade de São Paulo.

Carolina Marques Freitas

Enfermeira. Mestra pela Universidade Federal da Bahia. Especialista em Saúde Mental e Psiquiátrica pela Faculdade de Medicina da Universidade de São Paulo.

Carolina Ribeiro Colombo

Médica formada na Faculdade de Medicina da Universidade de São Paulo (FMUSP). Residência Médica em Psiquiatria no Instituto de Psiquiatria do Hospital das Clínicas da FMUSP (IPq-HCFMUSP). Pós-graduação em Psicopatologia Fenomenológica pela Faculdade de Ciências Médicas da Santa Casa de São Paulo. Membro da Sociedade Brasileira de Psicopatologia Fenômeno-Estrutural. Parceira do The Collaborating Center for Values-based practice in Health and Social Care – University of Oxford.

Caroline Lopes Nogueira

Graduação em Psicologia. Especialização em Terapia Cognitivo e Comportamental em Saúde Mental pelo Ambulatório de Ansiedade (AMBAN) do Instituto de Psiquiatria do Hospital das Clínicas da Faculdade de Medicina da Universidade de São Paulo (IPq-HCFMUSP). Psicóloga Clínica no Grupo de Apoio Psicológico ao Aluno (GRAPAL) da FMUSP.

Cintia Cristina Sanches

Psicóloga Clínica, Psicodramatista pela Associação Brasileira de Psicodrama e Sociodrama (ABPS), Psicodramatista Didata e Supervisora da Sociedade Paulista de Psicodrama e Sociodrama (SOPSP) e Terapia de Casal no Instituto J L Moreno. Pesquisadora no PRO-AMITI no setor de Amor Patológico e Ciúme Excessivo do Instituto de Psiquiatria do Hospital das Clínicas da FMUSP. Coordenadora de Campo da pesquisa no Projeto: Adversidade Materna, inflamação e neurodesenvolvimento: como processos intergeracionais perpetuam a desigualdade em um ambiente com poucos recursos (UNIFESP e Universidade de Columbia). Vice-presidenta da Associação Viver Bem.

Cristiano Nabuco de Abreu

Coordenador do Grupo de Dependências Tecnológicas do PRO-AMITI do Instituto de Psiquiatria do Hospital das Clínicas da Faculdade de Medicina da Universidade de São Paulo (IPq-HCFMUSP).

Dan Josua

Graduação em Psicologia pela Pontifícia Universidade Católica de São Paulo (PUC-SP). Especialização em Terapia Cognitivo-Comportamental pelo Instituto de Psiquiatria do Hospital das Clínicas da Faculdade de Medicina da Universidade de São Paulo. Formação em Terapia Comportamental Dialética pelo Behavioral Tech e Mestrado em Psicologia Clínica pela PUC-SP. Coordenador da Formação em Psicoterapia Baseada em Evidências e da Formação em Terapia Comportamental Dialética, ambas do Instituto de Psicologia Baseada em Evidências (InPBE), além de atuar como psicólogo clínico.

Daniel Augusto Mori Gagliotti

Médico Psiquiatra pelo Instituto de Psiquiatria do Hospital das Clínicas da FMUSP (IPq-HCFMUSP). Pós-graduando do Departamento de Psiquiatria da FMUSP. Psiquiatra do Ambulatório Transdisciplinar de Identidade de Gênero e Orientação Sexual (AMTIGOS) do IPq-HCFMUSP e do Grupo de Apoio Psicológico ao Aluno FMUSP (GRAPAL). Atua também em consultório privado. Membro da World Professional Association for transgender Health (WPATH), Associação Brasileira de Psiquiatria (ABP) e American Psychiatric Association (APA).

Daniel Martins de Barros

Professor Colaborador do Departamento de Psiquiatria da Faculdade de Medicina da Universidade de São Paulo (FMUSP) e Coordenador Médico do Núcleo de Psiquiatria Forense do Instituto de Psiquiatria do Hospital das Clínicas da FMUSP (IPq-HCFMUSP). Doutor em Ciências e Bacharel em Filosofia pela USP. Autor de vários dos principais livros de referência em Psiquiatria Forense do país (*Introdução à psiquiatria forense*; *Manual de perícias psiquiátricas*; *Psiquiatria forense: interfaces jurídicas, éticas e clínicas*). Colunista do jornal *O Estado de São Paulo* e Rádio Band News FM.

Daniela A. M. Macaya

Médica residente do segundo ano no Instituto de Psiquiatria do Hospital das Clínicas da Faculdade de Medicina da Universidade de São Paulo (IPq-HCFMUSP).

Daniella Mouadeb

Psicóloga graduada pela Universidade Presbiteriana Mackenzie. Colaboradora do Ambulatório de Ansiedade do Instituto de Psiquiatria do Hospital das Clínicas da Faculdade de Medicina da Universidade de São Paulo (IPq-HCFMUSP). Especialista em Terapia Cognitiva Comportamental pelo Centro de Estudos em Terapia Cognitiva Comportamental.

Danielle A. Goldman

Department of Psychiatry, Yale University School of Medicine, New Haven, CT, United States.

Danilo Silveira Seabra

Graduado pela Universidade Federal do Rio Grande do Norte. Formado em Psiquiatria pela Universidade de São Paulo. Tem como área de interesse os estudos biopolíticos na saúde mental.

Débora Luciana Melzer-Ribeiro

Médica Psiquiatra assistente do serviço de Eletroconvulsoterapia do Instituto de Psiquiatria do Hospital das Clínicas da Faculdade de Medicina da Universidade de São Paulo (IPq-HCFMUSP). Supervisora do Ambulatório do Programa Esquizofrenia (PROJESQ) e do Grupo de Interconsultas do IPq-HCFMUSP. Mestre e Doutora em Ciências pela FMUSP.

Doris Hupfeld Moreno

Médica psiquiatra. Mestre e Doutora em Medicina pelo Faculdade de Medicina da Universidade de São Paulo (FMUSP). Médica Assistente do Instituto de Psiquiatria do Hospital das Clínicas da FMUSP (IPq-HCFMUSP). Supervisora e pesquisadora do Programa de Transtornos Afetivos (GRUDA) do IPq-HCFMUSP.

Eduardo de Castro Humes

Psiquiatra com Doutorado pelo Departamento de Psiquiatria da Faculdade de Medicina da Universidade de São Paulo (FMUSP). Coordenador médico do Grupo de Apoio Psicológico ao Aluno FMUSP (GRAPAL). Membro do Comitê Executivo do Fórum de Serviços de Apoio aos Estudantes de Medicina (FORSA) e representante internacional da Association for College Psychiatry (AfCP).

Eduardo Martinho Junior

Doutor em Psiquiatria pelo Departamento de Psiquiatria da Faculdade de Medicina da Universidade de São Paulo (FMUSP). Um dos fundadores e coordenador do Ambulatório para o Desenvolvimento dos Relacionamentos e das Emoções (ADRE) do Serviço de Psiquiatria da Infância e Adolescência do Instituto de Psiquiatria do Hospital das Clínicas da FMUSP (SEPIA-IPq-HCFMUSP). Colaborador de pesquisa do Hospital McLean da Harvard Medical School. Treinador Oficial de Good Psychiatric Management pelo Gunderson Personality Disorders Institute do McLean Hospital (Harvard Medical School). Mentor em DBT pela Behavior Tech. Treinamento Avançado no Tratamento Baseado na Mentalização pelo Gunderson Personality Disorders Institute.

Eduardo Wagner Aratangy

Médico psiquiatra e supervisor da Enfermaria de Comportamento Alimentar do Instituto de Psiquiatria do Hospital das Clínicas da Faculdade de Medicina da Universidade de São Paulo.

Elson Asevedo

Psiquiatra e Pesquisador da Universidade Federal de São Paulo (UNIFESP). Doutor em Ciências pelo Departamento de Psiquiatria da UNIFESP. Coordenador do Conversas de Vida - Centro de Promoção de Esperança e Prevenção de Suicídio da UNIFESP. Global Mental Health Scholar pela Columbia University - NY.

Emi Mori

Médica formada e especialista em Psiquiatria pela Faculdade de Medicina da Universidade de São Paulo (FMUSP). Residente em Psiquiatria Forense pelo Núcleo de Psiquiatria Forense e Psicologia Jurídica (NUFOR) do Instituto de Psiquiatria do Hospital das Clínicas da FMUSP (IPq-HCFMUSP).

Euripedes Constantino Miguel

Professor Titular do Departamento de Psiquiatria da Faculdade de Medicina da Universidade de São Paulo. Professor Associado Adjunto da Faculdade de Medicina da Universidade de Yale.

Fabio Carezzato

Médico formado pela Faculdade de Medicina da Universidade de São Paulo (FMUSP). Residência em Psiquiatria pelo Instituto de Psiquiatria do Hospital das Clínicas da FMUSP (IPq-HCFMUSP). Psiquiatra voluntário do PROMUD do IPq-HCFMUSP. Membro da Associação Brasileira Multidisciplinar de Estudos sobre Drogas (ABRAMD). Coordenador do Núcleo de Estudos e Trabalhos Terapêuticos (NETT) e coordenador do curso "O Barato no Divã: especificidades da clínica ampliada" do Instituto Sedes Sapientiae.

Fabio Cassiodoro Veiga Scardueli

Médico Psiquiatra com Residência pelo Insituto de Psiquiatria do Hospital das Clínicas da Faculdade de Medicina da Universidade de São Paulo.

Fábio Takao Masuda

Bacharel e Licenciado em História pela Universidade de São Paulo (USP). Doutor pelo Programa de Pós-graduação em História Social da Faculdade de Filosofia, Letras e Ciências Humanas da USP.

Felipe Corchs

Professor Colaborador Médico do Departamento de Psiquiatria da Faculdade de Medicina da Universidade de São Paulo (FMUSP). Médico Assistente do Instituto de Psiquiatria do Hospital das Clínicas da FMUSP (IPq-HCFMUSP). Coordenador do Grupo de Trauma e do Núcleo de Análise do Comportamento do Serviço de Psicoterapia do IPq-HCFMUSP.

Fernanda Garcia Varga de Sobral

Psicóloga formada pela Universidade Presbiteriana Mackenzie. Formação em Terapia de Aceitação e Compromisso pelo Instituto Brasiliense de Análise do Comportamento. Pesquisadora em violência sexual associada ao risco de suicídio no Ambulatório de Impulso Sexual Excessivo e Prevenção dos Desfechos Negativos Associados ao Comportamento Sexual (AISEP) do Instituto de Psiquiatria do Hospital das

Clínicas da Faculdade de Medicina da Universidade de São Paulo (IPq-HCFMUSP).

Fernando Pessoa de Albuquerque

Doutor em Saúde Coletiva pela Faculdade de Medicina da Universidade de São Paulo e responsável técnico em saúde mental da Secretaria Especial de Saúde Indígena do Ministério da Saúde.

Flávio Dias Silva

Médico Psiquiatra, Médico de Família e Comunidade e Professor da Universidade Federal do Tocantins.

Francisco Lotufo Neto

Professor Associado do Departamento de Psiquiatria da Faculdade de Medicina da Universidade de São Paulo (FMUSP).

Gabriel Engel Becher

Médico psiquiatra pelo Instituto de Psiquiatria do Hospital das Clínicas da Faculdade de Medicina da Universidade de São Paulo (IPq-HCFMUSP). Psicoterapeuta, membro da Sociedade Brasileira de Psicopatologia Fenômeno-estrutural, colaborador do ProSex do IPq-HCFMUSP e graduando em Filosofia pela Faculdade de Filosofia, Letras e Ciências Humanas da USP (FFLCH-USP).

Gabriel Henrique Beraldi

Psiquiatra pelo Instituto de Psiquiatria do Hospital das Clínicas da Faculdade de Medicina da Universidade de São Paulo (IPq-HCFMUSP). Membro do Programa Esquizofrenia (PROJESQ) do IPq-HCFMUSP. Pesquisador voluntário da Mental Health COVID (MHCOVID) collaboration network.

Gabriella de Andrade Boska

Enfermeira. Doutora em Ciências da Saúde pela Escola de Enfermagem da Universidade de São Paulo (EEUSP). Doutorado sanduíche na Escola Superior de Enfermagem de Lisboa (ESEL).

Giancarlo Lucchetti

Departamento de Clínica Médica da Universidade Federal de Juiz de Fora.

Giovanni Hsiao

Psiquiatra pelo Instituto de Psiquiatria do Hospital das Clínicas da Faculdade de Medicina da Universidade de São Paulo (IPq-HCFMUSP).

Guilherme Braga Cliquet

Graduado em Medicina pela Faculdade de Medicina da Universidade de São Paulo (FMUSP). Residente médico em Psiquiatria no Instituto de Psiquiatria do Hospital das Clínicas da FMUSP.

Guilherme Kenzzo Akamine

Psiquiatra. Graduado pela Faculdade de Medicina da Universidade de São Paulo (FMUSP). Residência Médica em Psiquiatria pelo Instituto de Psiquiatria do Hospital das Clínicas da FMUSP (IPq-HCFMUSP). Residência médica em Psicogeriatria pelo IPq-HCFMUSP. Médico assistente colaborador do Programa Terceira Idade (PROTER) do IPq-HCFMUSP.

Gustavo Antonio Marcolongo Bezerra

Médico formado pela Faculdade de Medicina da Universidade de São Paulo (FMUSP). Residência em Psiquiatria Geral pelo Instituto de Psiquiatria do Hospital das Clínicas da FMUSP. Preceptor do Estágio de Psiquiatria da Graduação do Curso de Medicina da FMUSP.

Gustavo Bonini Castellana

Médico Psiquiatra, especialista em Psiquiatria Forense pelo Instituto de Psiquiatria do Hospital das Clínicas da Faculdade de Medicina da Universidade de São Paulo (IPq-HCFMUSP). Colaborador do Núcleo de Psiquiatria Forense (NUFOR) do IPq-HCFMUSP. Doutor em Ciências pela FMUSP. Professor e Coordenador da Pós-graduação em Psiquiatria Forense do IPq-HCFMUSP.

Helena Buonfliglio

Médica formada pela Faculdade de Medicina da Universidade de São Paulo (FMUSP). Residência em Psiquiatria pelo Instituto de Psiquiatria do Hospital das Clínicas da FMUSP (IPq-HCFMUSP). Residência em Psiquiatria da Infância e Adolescência pelo IPq-HCFMUSP. Preceptora na Residência Médica em Psiquiatria da Secretaria Municipal de Saúde de São

Paulo. Médica psiquiatra no CAPS II Perdizes em São Paulo e no CAPS Infantojuvenil de Barueri.

Helio Elkis

Professor Associado III do Departamento de Psiquiatria da Faculdade de Medicina da Universidade de São Paulo (FMUSP). Coordenador do Programa de Esquizofrenia (PROJESQ) do Instituto de Psiquiatria do Hospital das Clínicas da FMUSP. Membro do International Psychopharmacology Algorithm Project (IPAP) e do Treatment Response and Resistance in Psychosis (TRRIP) Working Group.

Heloísa Garcia Claro

Professora Doutora na Faculdade de Enfermagem na Universidade Estadual de Campinas (FENF-UNICAMP), área de Saúde Mental. Pesquisadora do Grupo de Estudos em Álcool e outras Drogas (GEAD). Pós-Doutora em Epidemiologia no Departamento de Medicina Preventiva da Faculdade de Medicina da Universidade de São Paulo (FMUSP). Presidente Geral do Capítulo Brasileiro da International Nurses Society on Addictions (IntNSA) (2021-2022).

Henrique Gonçalves Ribeiro

Médico Psiquiatra no Hospice Infantil da Santa Casa de São Paulo. Pós-graduação em Medicina Paliativa.

Hercilio Pereira de Oliveira Junior

Médico Psiquiatra formado pela Universidade de São Paulo. Especialista pelo Centre for Addictions and Mental Health/CICAD. Mestre e Doutor em Psiquiatria pela Universidade de São Paulo.

Hermano Tavares

Professor-Associado do Departamento de Psiquiatria da Faculdade de Medicina da Universidade de São Paulo (FMUSP). Coordenador do Programa Ambulatorial Integrado dos Transtornos do Impulso do Instituto de Psiquiatria do Hospital das Clínicas da FMUSP (IPq-HCFMUSP).

Higor Rafael A. Dino

Médico Psiquiatra formado pelo Instituto de Psiquiatria do Hospital das Clínicas da Faculdade de Medicina da Universidade de São Paulo.

Hilary P. Blumberg

John e Hope Furth Professora de Neurociência Psiquiátrica. Professora de Psiquiatria, Radiologia e Imagens Biomédicas no Yale Child Center. Diretora do Programa de Pesquisa de Transtornos do Humor da Yale School of Medicine.

Homero Vallada

Graduação em Medicina pela Universidade Federal de São Paulo. Residência Médica pelo Instituto de Psiquiatria do Hospital das Clínicas da Faculdade de Medicina da Universidade de São Paulo (IPq-HCFMUSP). Doutorado em Medicina pelo King's College, University of London. Livre-docente pela FMUSP e Pós-doutorado (*visiting professor*) pelo Karolinska Institutet, Suécia. Professor Associado III do Departamento de Psiquiatria da FMUSP. Coordena o Programa de Genética e Farmacogenética (PROGENE) do IPq-HCFMUSP.

Inah Carolina Galatro Faria Proença

Médica formada pela Universidade de Taubaté. Residência médica pelo Hospital Dr. Fernando Mauro Pires da Rocha (Secretaria Municipal de São Paulo). Mestre em Psiquiatria pela Universidade de São Paulo (USP). Médica colaboradora do PROJEPSI do Instituto de Psiquiatria do Hospital das Clínicas da Faculdade de Medicina da USP (IPq-HCFMUSP).

Isabel Bernardes Ferreira

Assistente Social do Grupo Interdisciplinar de Estudos de Álcool e Drogas (GREA) do Instituto de Psiquiatria do Hospital das Clínicas da Faculdade de Medicina da Universidade de São Paulo (IPq-HCFMUSP). Especialista em Dependência Química pela FMUSP. Mestre em Psicologia Clínica pela Pontifícia Universidade Católica de São Paulo (PUC-SP). Doutoranda em Psicologia Clínica pela PUC-SP.

Isabella D'Andrea Garcia da Cruz

Médica formada pela Faculdade de Medicina da Universidade de São Paulo (FMUSP). Residência em Psiquiatria pelo Instituto de Psiquiatria do Hospital das Clínicas da FMUSP (IPq-HCFMUSP). Preceptora da Graduação da FMUSP. Revisora científica da segunda edição do tratado *Clínica psiquiátrica* do IPq-HCFMUSP.

Jair Mari

Professor Titular do Departamento de Psiquiatria e Psicologia Médica da Escola Paulista de Medicina da Universidade Federal de São Paulo.

Jan Luiz Leonardi

Graduação em Psicologia pela Pontifícia Universidade Católica de São Paulo (PUC-SP). Especialização em Terapia Analítico-Comportamental pelo Paradigma, formação em Terapia Comportamental Dialética (DBT) pelo Behavioral Tech, mestrado em Psicologia Experimental: Análise do Comportamento pela PUC-SP e doutorado em Psicologia Clínica pela USP. Coordenador da Formação em Psicoterapia Baseada em Evidências e da Formação em Terapia Comportamental Dialética, ambas do InPBE – Instituto de Psicologia Baseada em Evidências, e docente no Paradigma, além de atuar como psicólogo clínico.

Jennifer J. Muehlenkamp

Professor, University of Wisconsin Eau Claire, Eau Claire, WI, United States.

Jihoon A. Kim

Department of Psychiatry, Yale University School of Medicine, New Haven, CT, United States.

José Gallucci Neto

Mestre em Psiquiatria pela Faculdade de Medicina da Universidade de São Paulo (FMUSP). Chefe da Unidade Metabólica do Instituto de Psiquiatria do Hospital das Clínicas da FMUSP (IPq-HCFMUSP). Diretor dos Serviços de ECT e Vídeo-EEG do IPq-HCFMUSP. Supervisor do Programa de Neuropsiquiatria do IPq-HCFMUSP. *International Fellow* da American Psychiatric Association. *Fellow* em ECT pela Columbia University - City of New York.

José Gilberto Prates

Enfermeiro Especialista em Saúde Mental, com Mestrado e Doutorado em Ciências da Saúde pela Escola de Enfermagem da Universidade de São Paulo (EEUSP). Enfermeiro no Hospital das Clínicas da Faculdade de Medicina da Universidade de São Paulo (HCFMUSP). Coordenador do Departamento de Educação Permanente da Divisão de Enfermagem do Instituto de Psiquiatria do HCFMUSP. Coordenador Técnico do Programa de Residência Uniprofissional em Enfermagem Psiquiátrica e Saúde Mental do Instituto de Psiquiatria do HCFMUSP. Membro do Grupo de Estudo em Álcool e outras Drogas (GEAD) da EEUSP.

José Ricardo de Carvalho Mesquita Ayres

Departamento de Medicina Preventiva da Faculdade de Medicina da Universidade de São Paulo.

Joston Adônis de Alencar Sousa

Médico Psiquiatra Colaborador do Programa Esquizofrenia (PROJESQ) do Instituto de Psiquiatria do Hospital das Clínicas da Faculdade de Medicina da Universidade de São Paulo.

Júlia Cunha Loureiro

Psiquiatra. Graduação, Residência Médica em Psiquiatria e Residência em Psiquiatria Geriátrica pela Universidade Estadual de Campinas (UNICAMP). Doutoranda em Psiquiatria pelo Instituto de Psiquiatria do Hospital das Clínicas da Faculdade de Medicina da Universidade de São Paulo (IPq-HCFMUSP) e pesquisadora do Laboratório de Neurociências (LIM-27) do HCFMUSP.

Júlia de Melo Koneski

Médica Psiquiatra pelo Instituto de Psiquiatria do Hospital das Clínicas da Faculdade de Medicina da Universidade de São Paulo (IPq-HCFMUSP). Psiquiatra voluntária no Ambulatório Geral Didático do IPq-HCFMUSP.

Julia Hatagami Marques

Médica Psiquiatra. Doutoranda em Psiquiatria pelo Instituto de Psiquiatria do Hospital das Clínicas da Faculdade de Medicina da Universidade de São Paulo (IPq-HCFMUSP).

Juliana Hangai Vaz Guimarães Nogueira

Médica formada pela Faculdade de Medicina da Universidade de São Paulo (FMUSP). Residência médica em Psiquiatria e Psicoterapia pelo Instituto de Psiquiatria do Hospital das Clínicas da FMUSP. Pós-graduação em Psicopatologia Fenomenológica.

Kátia Barbosa Macêdo

Doutora em Psicologia pela Pontifícia Universidade Católica (PUC) de São Paulo. Mestre em Educação pela Universidade Federal de Goiás (UFG). Master en Psicología Aplicada a las Organizaciones pela Escuela de Administración de Empresas de Barcelona (EAE). Especialista em Clínica Psicanalítica pela Universidade Católica de Goiás (UCG). Graduada em Psicologia pela UCG. Psicanalista formada pela Sociedade de Psicanálise de Brasília, filiada à International Psychoanalytic Association (IPA). Professora Titular da PUC Goiás.

Katya Sibele Stübing

Terapeuta e Professora de Meditação Mindfulness. Mestre em Ciências da Saúde pela Psiquiatria da Faculdade de Medicina da Universidade de São Paulo (FMUSP). Especialização em Psicologia Transpessoal (ALUBRAT). Doutora em Acupuntura pela World Federation of Chinese Medicine Societies (WFCMS). Bacharel em Comunicação Social (FAAP).

Lais Pereira

Médica graduada pela Faculdade de Medicina da Universidade de São Paulo (FMUSP). Psiquiatra pelo Instituto de Psiquiatria do Hospital das Clínicas da FMUSP (IPq-HCFMUSP). Residente em Psiquiatria Forense pelo Núcleo de Psiquiatria Forense (NUFOR) do IPq-HCFMUSP.

Leandro da Costa Lane Valiengo

Médico graduado pela Faculdade de Medicina da Universidade de São Paulo (FMUSP). Residência em Psiquiatria pelo Hospital das Clínicas da FMUSP (HCFMUSP). Doutor em Ciências Médicas pela FMUSP. Coordenador do Ambulatório de Psicogeriatria e do Serviço Interdisciplinar do Instituto de Psiquiatria do HCFMUSP. Professor da pós-graduação do Programa de Fisiopatologia Experimental da FMUSP.

Leonardo Machado

Médico psiquiatra e psicoterapeuta. Professor Adjunto de Psiquiatria e Psicologia Médica da Universidade Federal de Pernambuco (UFPE). Mestrado e Doutorado em Neuropsiquiatria e Ciências do Comportamento pela POSNEURO-UFPE. Professor permanente da POSNEURO-UFPE. Preceptor da Residência de Psiquiatria do Hospital das Clínicas – UFPE. Título de Especialista em Psiquiatria pela ABP/AMB. Especialização em terapia cognitiva comportamental e em terapia cognitiva processual. Coordenador do Programa de Primeiro Episódio Psicótico (PEP) e do Programa de Assistência à Saúde Mental do Estudante de Medicina (PROGad) – UFPE. Ex-membro da comissão executiva de Psiquiatria Positiva da World Psychiatric Association.

Liana Silva Tortato

Graduada em Medicina pela Faculdade de Medicina da Universidade de São Paulo (FMUSP). Formada em Psiquiatria pelo Instituto de Psiquiatria do Hospital das Clínicas da FMUSP. Preceptora da graduação da FMUSP na disciplina de Psiquiatria.

Lina Sue Matsumoto Videira

Psicóloga Clínica. Mestre em Ciências pelo Instituto de Psiquiatria do Hospital das Clínicas da Faculdade de Medicina da Universidade de São Paulo (IPq-HCFMUSP). Terapeuta Cognitiva certificada pela FBTC. Certificada em Terapia Processual. Especialista em TCC. Aprimorada em Transtornos Alimentares (AMBULIM-IPq-HCFMUSP). Psicóloga voluntária no Programa Ambulatorial do Jogo Patológico (PRO-AMJO-IPq-HCFMUSP) e Programa Ambulatorial Integrado dos Transtornos do Impulso (PRO-AMITI-IPq-HCFMUSP). Colaboradora na Associação Viver Bem. Associada FBTC e APPAL. Coordenadora do Curso de Formação em Terapia Cognitiva Narrativa e Focada na Compaixão (IPq-HCFMUSP). Coordenadora do Curso de Atualização em Psicologia e Psiquiatria Positiva: a ciência da felicidade (IPq-HCFMUSP).

Livia Beraldo de Lima Bassères

Psiquiatra pela Faculdade de Medicina do ABC. Assistente da Enfermaria de Controle de Impulso do Instituto de Psiquiatria do Hospital das Clínicas da Faculdade de Medicina da Universidade de São Paulo (IPq-HCFMUSP). Mestre em Ciências pelo IPq-HCFMUSP. Paliativista pelo Instituto Pallium Latino America. Instituto Paliar. Hospital Sírio-Libânes.

Lívia Ciaramello Vieira

Médica formada pela Faculdade de Medicina de Botucatu (UNESP). Psiquiatra pela Faculdade de Medicina da Universidade de São Paulo. Aprimoranda em Psicanálise pelo Instituto Sedes Sapientiae.

Livia Cristina Souza Alves

Psiquiatra pelo Instituto de Psiquiatria do Hospital das Clínicas da Faculdade de Medicina da Universidade de São Paulo (IPq-HCFMUSP).

Livia Souza Santos

Graduação em Medicina pela Faculdade de Medicina da Universidade de São Paulo (FMUSP). Residência Médica em Psiquiatria pelo Instituto de Psiquiatria do Hospital das Clínicas da Faculdade de Medicina da USP (IPq-HCFMUSP). Título de Especialista em Psiquiatria pela Associação Brasileira de Psiquiatria (ABP). Médica Voluntária do Programa de Neuropsiquiatria (PROJEPSI) do IPq-HCFMUSP. Médica Psiquiatra do Ambulatório de Neurologia do Hospital Santa Marcelina.

Lucas Almeida Santana Rocha

Graduação em Medicina pela Escola Bahiana de Medicina e Saúde Pública (BAHIANA). Residência em Psiquiatria pelo Instituto de Psiquiatria do Hospital das Clínicas da FMUSP (IPq-HCFMUSP).

Lucas Naufal Macedo

Médico e Psiquiatra pela Faculdade de Medicina da Universidade de São Paulo (FMUSP). Colaborador do Ambulatório de Impulso Sexual Excessivo e de Prevenção dos Desfechos Negativos Associados ao Comportamento Sexual (AISEP) do Instituto de Psiquiatria do Hospital das Clínicas da Faculdade de Medicina da Universidade de São Paulo (IPq-HCFMUSP). Colaborador do Programa de Psiquiatria Social e Cultural (PROSOL) do IPq-HCFMUSP.

Lucas Tokeshi

Graduação em Medicina pela Faculdade de Medicina da Universidade de São Paulo (FMUSP). Residência em Psiquiatria pelo Instituto de Psiquiatria do Hospital das Clínicas da FMUSP (IPq-HCFMUSP). Médico Psiquiatra do Grupo de Apoio Psicológico ao Aluno FMUSP (GRAPAL).

Luciana de Andrade Carvalho

Médica formada e especialista em Psiquiatria pela Faculdade de Medicina da Universidade de São Paulo (FMUSP). Colaboradora do Programa de Psiquiatria Social e Cultural (PROSOL) do Instituto de Psiquiatria do Hospital das Clínicas da FMUSP (IPq-HCFMUSP).

Luis Antonio Bozutti

Médico Psiquiatra. Pós-graduação em Psicopatologia Fenomenológica. Membro da Sociedade Brasileira de Psicopatologia Fenômeno-estrutural. Colaborador do PROJEPSI do Instituto de Psiquiatria do Hospital das Clínicas da Faculdade de Medicina da Universidade de São Paulo (IPq-HCFMUSP).

Marcelo José Abduch Adas Brañas

Médico e Psiquiatra pela Faculdade de Medicina da Universidade de São Paulo (FMUSP). Supervisor e cofundador do Ambulatório para o Desenvolvimento dos Relacionamentos e das Emoções (ADRE) do Serviço de Psiquiatria da Infância e Adolescência do Instituto de Psiquiatria do Hospital das Clínicas da FMUSP (SEPIA-IPq-HCFMUSP). *Research Fellowship* no Mclean Hospital, Harvard University. Treinador Oficial de *Good Psychiatric Management* pelo Gunderson Personality Disorders Institute do McLean Hospital (Harvard Medical School). Treinamento em DBT pela Behavior Tech e em Tratamento Baseado na Mentalização pelo Gunderson Personality Disorders Institute.

Marcelo Queiroz Hoexter

Vice-coordenador do Programa Transtornos do Espectro Obsessivo-Compulsivo (PROTOC) e orientador do Programa de Pós-graduação do Departamento de Psiquiatria da Faculdade de Medicina da Universidade de São Paulo (FMUSP). Graduação em Medicina pela Universidade Federal de São Paulo (UNIFESP). Doutorado em Psiquiatria e Psicologia Médica pela UNIFESP. Pós-Doutorado pelo Departamento de Radiologia e pelo Departamento de Psiquiatria da FMUSP.

Márcia Aparecida Ferreira de Oliveira

Professora Sênior, Livre Docente III do Departamento de Enfermagem Materno Infantil e Psiquiátrica da Escola de Enfermagem da Universidade de São Paulo. Professora Visitante do Programa de Pós-graduação em Enfermagem do Centro de Ciências da Saúde da Universidade Federal de Santa Maria, Rio Grande do Sul.

Márcio Antonini Bernik

Médico psiquiatra graduado pela Faculdade de Medicina da Universidade de São Paulo (FMUSP). Doutor em Ciências pelo Departamento de Psiquiatria da FMUSP. Coordenador do Programa de Ansiedade do Instituto de Psiquiatria do Hospital das Clínicas da FMUSP.

Marco de Tubino Scanavino

Médico pela Universidade Federal de Ciências da Saúde de Porto Alegre (UFCSPA). Mestre e Doutor em Ciências da Saúde, na Área de Concentração da Psiquiatria. Colaborador do Programa Ambulatorial Integrado dos Transtornos do Impulso (ProAMITI) do Instituto de Psiquiatria do Hospital das Clínicas da Faculdade de Medicina da Universidade de São Paulo (IPq-HCFMUSP). Pós-Doutor na área de concentração das Moléstias Infecciosas e Parasitárias, pela FMUSP. Médico assistente do IPq-HCFMUSP no Centro de Reabilitação e Hospital-Dia (CRHD). Fundador e Coordenador do Ambulatório de Impulso Sexual Excessivo e de Prevenção dos Desfechos Negativos Associados ao Comportamento Sexual (AISEP-IPq-HCFMUSP). Professor do Departamento de Psiquiatria da FMUSP e Orientador Pleno da Pós-graduação em Fisiopatologia Experimental da FMUSP.

Marcos Carvalho Alves

Graduação em Medicina pela Universidade Federal da Bahia (UFBA). Residência médica em Psiquiatria pelo Instituto de Psiquiatria do Hospital das Clínicas da Faculdade de Medicina da Universidade de São Paulo (IPq-HCFMUSP). Médico psiquiatra colaborador e pesquisador do Grupo de Trauma do IPq-HCFMUSP.

Marcos Signoretti Croci

Médico e Psiquiatra pela Faculdade de Medicina da Universidade de São Paulo (FMUSP). Supervisor e cofundador do Ambulatório para o Desenvolvimento dos Relacionamentos e das Emoções (ADRE) do Serviço de Psiquiatria da Infância e Adolescência do Instituto de Psiquiatria do Hospital das Clínicas da FMUSP (SEPIA-IPq-HCFMUSP). *Research Fellowship* no Mclean Hospital, Harvard University. Treinador Oficial de *Good Psychiatric Management* pelo Gunderson Personality Disorders Institute do McLean Hospital (Harvard Medical School). Treinamento em DBT pela Behavior Tech e em Tratamento Baseado na Mentalização pelo Gunderson Personality Disorders Institute.

Marcos Vasconcelos Pais

Psiquiatra. Graduado pela Faculdade de Medicina da Universidade de Brasília, fez a Residência Médica em Psiquiatria no Instituto de Assistência Médica ao Servidor Público Estadual de São Paulo (IAMSPE). Doutorando em Psiquiatria pelo Instituto de Psiquiatria do Hospital das Clínicas da Faculdade de Medicina da Universidade de São Paulo (IPq-HCFMUSP) e pesquisador do Laboratório de Neurociências (LIM-27) do HCFMUSP.

Marcus Renato Castro Ribeiro

Clínica Íntegra de Saúde Mental, São Paulo, SP. Instituto de Apoio Médico ao Servidor Público Estadual, São Paulo.

Marcus Vinicius Zanetti

Médico Psiquiatra e Doutor em Ciências pela Faculdade de Medicina da Universidade de São Paulo. Docente do Instituto de Ensino e Pesquisa do Hospital Sírio-Libanês.

Maria Amélia Dias Pereira

Doutora em Ciências da Saúde pela Universidade Federal de Goiás (UFG). Mestre em Psiquiatria pela Universidade Federal do Rio de Janeiro. Residência Médica em Psiquiatria pelo Hospital Israel Pinheiro (IPSEMG). Graduada em Medicina pela Universidade Federal de Minas Gerais. Psicanalista formada pela Sociedade de Psicanálise de Brasília, filiada à International Psychoanalytic Association (IPA). Professora Adjunta do Departamento de Saúde Mental e Medicina Legal da Faculdade de Medicina da UFG. Psiquiatra do Programa Saudavelmente – UFG.

Maria do Perpétuo S. S. Nóbrega

Enfermeira. Doutora em Ciências. Docente do Departamento de Enfermagem Materno-Infantil e Psiquiátrica, Escola de Enfermagem da Universidade de São Paulo.

Maria Giovana Borges Saidel

Enfermeira. Doutora em Ciências da Saúde pela Universidade Estadual de Campinas (UNICAMP). Professora na Faculdade de Enfermagem da UNICAMP.

Maria Odila Buti de Lima

Psiquiatra, psicoterapeuta de orientação junguiana e psicodramática. Médica assistente do Serviço de Psicoterapia do Instituto de Psiquiatria do Hospital das Clínicas da Faculdade de Medicina da Universidade de São Paulo (IPq-HCFMUSP). Coordenadora do Grupo de Terapias Vinculares do IPq-HCFMUSP. Analista junguiana pela Sociedade Brasileira de Psicologia Analítica (SBPA) – filiada à International Association of Analytical Psychology (IAAP).

Mariana Luciano Afonso

Psicóloga clínica e psicóloga social. Graduação em Psicologia e Mestrado em Psicologia Social pela Universidade Federal de São Carlos (UFSCar). Especialista em Processos Educacionais na Saúde pelo Hospital Sírio-Libanês e Doutora em Psicologia Social pela Universidade de São Paulo (período sanduíche na Université Paris 13 – Sorbonne Paris Cité). Professora da Faculdade de Medicina da Universidade Cidade de São Paulo. Pesquisadora nas áreas de Psicologia Social e estudos de gênero.

Mauro Shigueharu Oide Junior

Médico graduado pela Faculdade de Medicina da Universidade de São Paulo (FMUSP). Psiquiatra formado pelo Instituto de Psiquiatria do Hospital das Clínicas da FMUSP.

Mauro Victor de Medeiros Filho

Psiquiatra da Infância e Adolescência pelo Instituto de Psiquiatria do Hospital das Clínicas da Faculdade de Medicina da Universidade de São Paulo (IPq-HCFMUSP). Médico Assistente da Enfermaria Infantil do Serviço de Psiquiatria da Infância e Adolescência (SEPIA) do IPq-HCFMUSP.

Melissa Goulart

Psicóloga graduada pela Universidade São Judas Tadeu. Especialista em Terapia Cognitivo Comportamental pelo Centro de Estudos em Terapia Cognitivo Comportamental (CETCC). Psicóloga Clínica no Grupo de Apoio Psicológico ao Aluno (GRAPAL) da Faculdade de Medicina da Universidade de São Paulo (FMUSP).

Michelle Martins Vieira

Psicóloga graduada pela Universidade Federal de Juiz de Fora (UFJF). Especialista em Psicologia do Desenvolvimento Humano – UFJF. Aprimoramento em Terapia Cognitivo Comportamental pelo AMBAN do Hospital das Clínicas da Faculdade de Medicina da Universidade de São Paulo (HCFMUSP). Colaboradora do Programa de Ansiedade do Instituto de Psiquiatria do HCFMUSP.

Mônica Alves Rodrigues

Graduada em Pedagogia pela Universidade Estadual Paulista Julio de Mesquita Filho – Campus de Rio Claro. Pós-graduação em Gestão Ambiental no Serviço Nacional de Aprendizagem Comercial – SENAC-SP. Graduada em Saúde Pública na Faculdade de Saúde Pública na Universidade de São Paulo. Em andamento Mestrado na Pós-graduação em Fisiopatologia Experimental da Faculdade de Medicina da Universidade de São Paulo. Pesquisadora em "Incidência geoespacial de suicídios na Cidade de São Paulo" no Ambulatório de Impulso Sexual Excessivo e Prevenção dos Desfechos Negativos Associados ao Comportamento Sexual (AISEP) do Instituto de Psiquiatria do Hospital das Clínicas da Faculdade de Medicina da Universidade de São Paulo (IPq-HCFMUSP) e Colaboradora do Grupo de Estudo Suicities.

Nadir A. Gil Ocanha Silva

Psicóloga clínica. Especialização em Psicoterapia Psicanalítica no Instituto de Psicologia da Universidade de São Paulo. Membro da Associação de Psicoterapia Psicanalítica.

Orestes Vicente Forlenza

Professor Associado, Livre-Docente e Chefe do Departamento de Psiquiatria da Faculdade de Medicina da Universidade de São Paulo (FMUSP). Coordenador do Programa de Psiquiatria Geriátrica do LIM-27 (Laboratório de Neurociências), Instituto de Psiquiatria do Hospital das Clínicas da FMUSP.

Osvaldo Hakio Takeda

Mestre pela Escola de Enfermagem da Universidade de São Paulo (EEUSP). Graduado em Educação Física pela Universidade de Santo Amaro (UNISA). Coordenador do Núcleo de Cuidados Complementares e Integrativos (NUCCI) do Centro de Reabilitação e Hospital Dia (CRHD) do Instituto de Psiquiatria do Hospital das Clínicas da Faculdade de Medicina da Universidade de São Paulo (IPq-HCFMUSP). Coordenador dos Cursos de Formação de Terapeuta em Práticas Integrativas e Complementares em Saúde pela Escola de Excelência do IPq-HCFMUSP. Coordenador dos Cursos de Capacitação em Serviço em Práticas Integrativas e Complementares em Saúde, pela Escola de Educação Permanente (EEP) no IPq-HCFMUSP. Membro do Conselho Consultivo do Consórcio Acadêmico Brasileiro de Saúde Integrativa (CABSIn).

Oswaldo Ferreira Leite Netto

Médico pela Faculdade de Medicina da Universidade de São Paulo (FMUSP). Psiquiatra e Psicanalista, membro efetivo da Sociedade Brasileira de Psicanálise de São Paulo (SBPSP). Professor do Instituto de Formação Analítica da SBPSP. Diretor do Serviço de Psicoterapia do Instituto de Psiquiatria do Hospital das Clínicas da FMUSP (IPq-HCFMUSP). Coordenador do núcleo de psicanálise do Serviço de Psicoterapia e do Programa em Psicoterapia da Residência de Psiquiatria do IPq-HCFMUSP.

Oswaldo Giacoia Junior

Professor Titular do Departamento de Filosofia da Universidade Estadual de Campinas (UNICAMP) e da Pontifícia Universidade Católica do Paraná (PUCPR). Pesquisador 1B do CNPq. Autor, entre outros, dos livros: *Nietzsche: o humano entre a memória e a promessa* (Ed. Vozes); *Heidegger urgente* (Ed. Tres Estrelas); *Agamben: para uma ética da vergonha e do resto* (Ed. N-1); *Freud e além do princípio do prazer* (Ed. Record).

Patricia Brunfentrinker Hochgraf

Médica Psiquiatra. Coordenadora do Programa da Mulher Dependente Química (PROMUD) do Departamento e Instituto de Psiquiatria do Hospital das Clínicas da Faculdade de Medicina da Universidade de São Paulo (IPq-HCFMUSP). Doutora em Medicina na área de Psiquiatria pela FMUSP. Professor Colaborador da FMUSP. Autora do livro *Como lidar com o alcoolismo* (Hogrefe, 2018).

Paulo Chenaud Neto

Graduação em Medicina pela Universidade Federal da Bahia (UFBA). Médico residente em Psiquiatria pelo Instituto de Psiquiatria do Hospital das Clínicas da Faculdade de Medicina da Universidade de São Paulo (IPq-HCFMUSP).

Paulo Clemente Sallet

Doutor em Psiquiatria pela Faculdade de Medicina da Universidade de São Paulo (FMUSP). Professor Colaborador do Departamento de Psiquiatria da FMUSP. Coordenador do Programa de Residência Médica em Psiquiatria da FMUSP. Coordenador da Unidade de Agudos do Instituto de Psiquiatria do Hospital das Clínicas da FMUSP.

Pedro Ferreira

Psiquiatra da Infância e da Adolescência pelo Instituto de Psiquiatria do Hospital das Clínicas da Faculdade de Medicina da Universidade de São Paulo (IPq-HCFMUSP). Psiquiatra do Hospital Sírio-Libanês.

Pedro Fukuti

Médico formado na Faculdade de Medicina da Universidade de São Paulo (FMUSP). Residência Médica em Psiquiatria no Instituto de Psiquiatria do Hospital das Clínicas da FMUSP (IPq-HCFMUSP). Preceptor da Graduação 2019-2020 FMUSP. Preceptor da Residência Médica 2020-2021 IPq-HCFMUSP. Preceptor Sênior Graduação 2021 FMUSP. Professor de Psiquiatria da Faculdade de Medicina UNIMAX.

Pedro Thiago Brito de Nóbrega

Médico formado pela Faculdade de Medicina da Universidade de São Paulo (FMUSP) e residência em Psiquiatria pelo Instituto de Psiquiatria do Hospital das Clínicas da FMUSP (IPq-HCFMUSP). Em ano adicional de Residência Médica em Psicoterapia no IPq-HCFMUSP.

Philip de Azevedo Costa Urquiza

Médico formado pela Universidade Federal de Pernambuco (UFPE). Residente em Psiquiatria no Hospital das Clínicas da UFPE.

Rachel Takahashi

Médico formado pela Faculdade de Medicina da Universidade de São Paulo (FMUSP). Residência em Psiquiatria pelo Instituto de Psiquiatria do Hospital das Clínicas da FMUSP (IPq-HCFMUSP). Preceptora de Psiquiatria da Graduação de Medicina da FMUSP.

Rafael Garcia Benatti

Médico pela Faculdade de Medicina de Marília (FAMEMA). Psiquiatra pelo Instituto de Psiquiatria do Hospital das Clínicas da Faculdade de Medicina da Universidade de São Paulo.

Rafael Latorraca

Clínica Íntegra de Saúde Mental, São Paulo, SP.

Raphael Nacarelli Salgado

Médico graduado pela Faculdade de Medicina da Universidade de São Paulo (FMUSP). Residência em Psiquiatria pelo Instituto de Psiquiatria do Hospital das Clínicas da FMUSP (IPq-HCFMUSP).

Renato Luiz Marchetti

Médico psiquiatra. Doutor em Psiquiatria pelo Departamento de Psiquiatria da Faculdade de Medicina da Universidade de São Paulo (FMUSP). Médico assistente do Instituto de Psiquiatria do Hospital das Clínicas da FMUSP (IPq-HCFMUSP). Coordenador do Projeto de Epilepsia e Psiquiatria (PROJEPSI) do IPq-HCFMUSP.

Ricardo Alberto Moreno

Médico Psiquiatra. Doutorado direto em Medicina pela Faculdade de Medicina da Universidade de São Paulo (FMUSP). Fundador e Diretor do Programa de Transtornos Afetivos (GRUDA) do Instituto de Psiquiatria do Hospital das Clínicas da FMUSP. Professor de disciplina e orientador da pós-graduação da FMUSP. Fundador da Associação Brasileira de Familiares, Amigos e Portadores de Transtornos Afetivos (ABRATA).

Ricardo Campos Luciano

Bacharel em Direito pela Faculdade de Direito de Sorocaba (FADI). Pós-graduado pelo Instituto Flávio Monteiro de Barros (FMB) em Direito de Família e Sucessões. Atuou pela Ordem dos Advogados do Brasil (OAB) de São Paulo em diversas áreas do direito. Oficial de Justiça do Tribunal de Justiça do Estado de São Paulo.

Rodolfo Furlan Damiano

Médico Preceptor da Psiquiatria do Hospital das Clínicas da Faculdade de Medicina da Universidade de São Paulo (HCFMUSP). Membro do Programa de Saúde, Espiritualidade e Religiosidade (ProSER) do HCFMUSP, do Grupo de Pesquisa em Educação Médica da Universidade Federal de Juiz de Fora (UFJF). Tutor da disciplina de Psiquiatria da FMUSP. Co-organizador dos livros: *Uma nova Medicina para um novo milênio: a humanização do ensino médico*, *Cartas ao Dr. Bezerra de Menezes* e *Spirituality, religiousness and health*. Revisor técnico da terceira edição do livro *Espiritualidade no cuidado com o paciente*, do Prof. Harold Koenig e da segunda edição do tratado *Clínica psiquiátrica* do Instituto de Psiquiatria do HCFMUSP.

Rodrigo Martins Leite

Médico psiquiatra assistente do IPq-HCFMUSP e mestre pelo International Mental Health Policies and Services - Universidade Nova de Lisboa - Portugal.

Rosa Hasan

Médica Neurologista e especialista em Medicina do Sono. Coordenadora do Laboratório de Sono e do Ambulatório de Sono do Instituto de Psiquiatria do Hospital das Clínicas da Faculdade de Medicina da Universidade de São Paulo (IPq-HCFMUSP).

Sarah Nobre Quintão Brant

Aluna de Medicina da Faculdade de Medicina da Universidade de São Paulo (FMUSP). Ex-presidente acadêmica da Liga de Ansiedade, Pânico e Fobias – AMBAN da FMUSP.

Silvia Stahl Merlin

Médica psiquiatra e neurologista formada pela Universidade Estadual de Campinas (UNICAMP). Especialista em Neurologia Cognitiva e do Comportamento pela Faculdade de Medicina da Universidade de São Paulo (FMUSP). Doutoranda em Neurologia pela FMUSP. Coordena o Pronto-Socorro Psiquiátrico do Instituto Central do Hospital das Clínicas da FMUSP.

Talita Di Santi

Graduada em Medicina pela Faculdade de Ciências Médicas da Santa Casa. Médica Residente de Psiquiatria do Instituto de Psiquiatria do Hospital das Clínicas da Faculdade de Medicina da Universidade de São Paulo (IPq-HCFMUSP).

Tânia Corrêa de Toledo Ferraz Alves

Psiquiatra. Especialista em Psicogeriatria. Diretora das Unidades de Internação do Instituto de Psiquiatria do Hospital das Clínicas da Faculdade de Medicina da Universidade de São Paulo (IPq-HCFMUSP). Doutorado pelo Departamento de Psiquiatria da FMUSP.

Tânia Maria Alves

Psiquiatra, Mestre e Doutora pela Universidade de São Paulo. Coordenadora do Ambulatório de Luto no Hospital das Clínicas da Faculdade de Medicina da Universidade de São Paulo.

Thaís Muriel Marin

Médica formada pela Faculdade de Medicina da Universidade de São Paulo (FMUSP). Residência em Psiquiatria pelo Instituto de Psiquiatria do Hospital das Clínicas da FMUSP (IPq-HCFMUSP).

Thiago Fernando da Silva

Médico formado pela Faculdade de Medicina da Universidade de São Paulo (FMUSP). Residência em Psiquiatria Geral e Psiquiatria Forense pelo Instituto de Psiquiatria do Hospital das Clínicas da FMUSP (IPq-HCFMUSP). Membro do Núcleo de Psiquiatria Forense e Psicologia Jurídica (NUFOR) do IPq-HC-FMUSP. Doutorando pelo Instituto de Ensino e Pesquisa do Hospital Sírio-Libanês. Professor da Pós-graduação em Psiquiatria Forense do IPq-HCFMUSP.

Thiago Viegas Gomes Lins

Psiquiatra pelo Instituto de Psiquiatria do Hospital das Clínicas da Faculdade de Medicina da Universidade de São Paulo. Pós-graduado em Psicopatologia Fenomenológica pela Faculdade de Ciências Médicas da Santa Casa de São Paulo. Psiquiatra da Universidade Federal da Paraíba. Psiquiatra do Instituto Federal da Paraíba.

Vanessa de Jesus Rodrigues de Paula

Professora Colaboradora e pós-doutoranda do Departamento e Instituto de Psiquiatria do Hospital das Clínicas da Faculdade de Medicina da Universidade de São Paulo.

Vanessa Salvador Lachi

Enfermeira. Pós-gradução em Saúde Mental e Psiquiatria. Responsável Técnica em Centro de Atenção Psicossocial em Santo André.

Wagner Machado de Moraes Busato

Psiquiatra graduado pela Faculdade de Medicina da Universidade de São Paulo. Residência médica pelo Instituto de Psiquiatria do Hospital das Clínicas da FMUSP.

Agradecimentos

Aos meus pais, que me ensinaram a arte de amar.

Aos meus professores Hermano Tavares, Euripedes Constantino Miguel e Orestes Forlenza, os quais confiaram em mim e me ensinaram a arte da psiquiatria e da ciência.

Ao Prof. Giancarlo Lucchetti que sempre esteve ao meu lado neste processo.

Aos meus pacientes e alunos, presentes e futuros.

Rodolfo Furlan Damiano

Aos pacientes que nos confiam suas vivências mais profundas e são a essência deste trabalho.

Aos meus colegas, mestres e professores que colaboraram para que esta obra fosse possível, em especial, aos estimados Rodolfo, Isabella e Hermano pela parceria neste trabalho.

Àqueles que compartilham comigo a singular experiência da vida: minha família – Eduardo, Ricardo, Arlete, Lucindo, Auta, Raimundo, Pilar, Isaías, Luciano, minha amada Franciele e a querida família que não o sangue, mas a vida me deu.

Alan Campos Luciano

Àqueles que me ensinaram a zelar "essa estranha mania de ter fé na vida", em especial a minha família e ao Jorge.

Isabella D'Andrea

Agradeço aos meus coeditores pela parceria na editoração deste livro e pela vida, a todos que estão comigo nesta aventura.

Hermano Tavares

Sumário

SEÇÃO III – A FACE BIOLÓGICA DO SUICÍDIO

SEÇÃO IV – ABORDAGEM CLÍNICA DO SUICÍDIO

SEÇÃO V – SUICÍDIO E CONDIÇÕES CLÍNICAS ESPECÍFICAS

SEÇÃO VI – SUICÍDIO EM POPULAÇÕES ESPECÍFICAS

Prefácio

O suicídio é uma das principais causas de morte em todo o mundo, estando entre as dez principais causas de morte na maioria dos países com estatísticas precisas, e entre indivíduos mais jovens, figura entre as quatro principais causas de morte, principalmente nos países desenvolvidos*. Como o suicídio é essencialmente prevenível, é ocasionalmente referido como a "principal causa de morte desnecessária e prematura". Apesar disso, no último século, as taxas de suicídio aumentaram drasticamente de maneira geral pelo mundo, chegando em alguns países a aumentar 60%.

Nos últimos anos, o suicídio tem sido visto cada vez mais como um grande desafio de saúde pública e tem sido colocado em primeiro plano no diálogo entre a mídia, o governo e as organizações de saúde pública. Esta resposta ao número impressionante de mortes por suicídio é uma mudança bem-vinda em relação ao tabu tradicional que cercava os comportamentos suicidas. Por uma variedade de razões, incluindo pressões sociais, crenças culturais e morais, incluindo preconceitos e incompreensões médicas, as discussões sobre suicídio e pensamentos suicidas nem sempre foram incorporadas rotineiramente à avaliação e ao atendimento médico. No entanto, há uma necessidade clara de melhorar a detecção do risco e de desenvolver intervenções mais eficazes para atenuar ou, idealmente, eliminar o risco de suicídio na prática clínica.

Embora o suicídio esteja fortemente associado à psicopatologia†, há uma variabilidade regional significativa nas porcentagens encontradas. Todos os estudos mostram consistentemente que a maioria dos indivíduos que morreram por suicídio foi afetada por transtornos mentais nos últimos meses de sua vida. Metanálises de estudos que investigam taxas de transtornos mentais entre indivíduos que morreram por suicídio sugerem que até 90% dos suicidas tinham histórico de doenças mentais. Os transtornos do humor e, em particular, o transtorno depressivo maior são as condições mais comuns que afetam os indi-

* World Health Organization. Suicide; 2019. Disponível em: https://www.who.int/news-room/fact-sheets/detail/suicide.

† Arsenault-Lapierre G, Kim C, Turecki G. Psychiatric diagnoses in 3275 suicides: a meta-analysis. BMC Psychiatry. 2004;4:37.

víduos que morreram por suicídio. No entanto, enquanto a psicopatologia é o preditor mais importante do risco de suicídio, o suicídio é um comportamento complexo que resulta das interações de vários fatores, incluindo fatores neurobiológicos, clínicos e ambientais que atuam primariamente em nível individual, e fatores culturais, políticos, históricos e sociológicos que atuam principalmente no nível da comunidade[‡].

Enquanto a detecção do comportamento suicida é certamente possível, ela não é simples. Isto é extremamente claro quando se considera que em torno de 40% dos indivíduos que se suicidam consultaram um médico generalista no período de um mês antes da sua morte[§]. Mesmo se a maioria dos pacientes não são questionados e/ou não revelam a presença de seus pensamentos suicidas, a realidade é que a identificação do risco agudo de suicídio é difícil e inexato. Na melhor das situações, o exercício é um processo apenas aproximado. A complexidade e heterogeneidade do comportamento suicidário contribui também, além da falta de especificidade das intervenções terapêuticas, à dificuldade de se tratar adequadamente os pacientes com risco aumentado de comportamentos suicidários.

O Brasil e outros países latino-americanos têm tradicionalmente tido taxas de suicídio que, em relação aos países do Norte da Europa, América do Norte e alguns países asiáticos, são significativamente menores. Embora as taxas de suicídio permaneçam ainda relativamente mais baixas, elas têm aumentado continuamente nas últimas décadas. Para compreender essas mudanças, precisamos de uma visão ampla e abrangente sobre suicídio e comportamentos relacionados. O livro editado por Hermano Tavares e colegas oferece exatamente a discussão extensa e detalhada necessária para compreender o suicídio no contexto latino-americano. É um livro de leitura obrigatória para os interessados no assunto. É organizado em cinco seções que cobrem de forma abrangente o suicídio, comportamentos suicidas e ideação suicida.

A primeira seção, intitulada "A face humanística do suicídio", apresenta uma discussão interessada em temas que vão desde a história do suicídio até os debates jurídicos, éticos e contemporâneos sobre o direito de morrer. A seção a seguir, intitulada "A face social do suicídio", aborda diversos fatores sociais e epidemiológicos associados ao suicídio. A terceira seção discute os fundamentos biológicos do suicídio e comportamentos relacionados. A quarta discute os fatores clínicos associados ao suicídio e a quinta as condições clínicas associadas ao suicídio. Finalmente, na última seção se discute o suicídio em populações específicas.

É difícil pensar em um assunto relacionado ao suicídio e aos comportamentos suicidas que não seja abordado neste livro. Será uma ferramenta útil para estudantes, médicos, incluindo psiquiatras, profissionais e pesquisadores. Os editores e autores estão de parabéns pela compilação de um excelente livro sobre um assunto importante que, tenho certeza, servirá como referência em suicidologia no Brasil e em outros países da América Latina.

Gustavo Turecki MD PhD
McGill Group for Suicide Studies,
Douglas Institute
Departamento de Psiquiatria,
McGill University

‡ Turecki G, Brent DA, Gunnell D, O'Connor RC, Oquendo MA, Pirkis J, et al. Suicide and suicide risk. Nat Rev Dis Primers. 2019;5(1):74.

§ Hochman E, Shelef L, Mann JJ, Porgugese S, Krivoy A, Shoval G, et al. Primary health care utilization prior to suicide: a retrospective case-control study among active-duty military personnel. J Clin Psychiatry. 2014;75(8):e817-23.

Apresentação

Há dois anos, este grupo de psiquiatras se encontrou nos corredores do Instituto de Psiquiatria do Hospital das Clínicas da Faculdade de Medicina da Universidade de São Paulo para planejar o que seria o 1º Simpósio Compreendendo o Suicídio (Simpósio esse que este ano chegará à 3ª edição). Não podemos nos esquecer de agradecer à figura do Prof. Euripedes Constantino Miguel, o qual foi o catalisador para que esta união pudesse acontecer. O objetivo era organizar um simpósio que olhasse para o fenômeno do suicídio com a complexidade que ele merece, considerando sua natureza multifacetada em uma perspectiva transdisciplinar que refletisse o estado da arte da ciência atual.

Após algumas idas e vindas, este livro surge como consequência desse encontro, mas também das experiências dos anos subsequentes, os quais nos propiciaram crescimento tanto no âmbito pessoal quanto profissional. A pandemia, assim como em todas as pessoas, gerou impactos profundos e duradouros em todos nós. Ter a experiência de pensar em um tema tão complexo e desafiador em meio a tantas dores (pessoais e coletivas) foi um desafio profundo, o qual temos a certeza de que será sentido e compreendido nas linhas de cada página deste livro.

Compreender o suicídio é, primeiramente, compreender nossas próprias limitações. Saber que nosso conhecimento é limitado diante de fatos tão complexos pode nos causar medo e afastamento; mas o que desejamos com essas páginas subsequentes é o oposto: acolhimento e proximidade. Que a ciência biológica, a filosofia, a sociologia, a cultura, a espiritualidade e a psicologia sejam sentidas nas páginas desta obra e que o conhecimento nunca seja porta de saída, mas sempre porta de entrada para um campo de amplas oportunidades.

Gostaríamos, sobretudo, de agradecer a dedicação dos muitos colaboradores desta obra que se emprenharam verdadeiramente no enfrentamento do tema do suicídio. Ao fim, subsiste em cada um de nós a esperança de que ela auxilie o leitor a ampliar sua compreensão e o instrumentalize na difícil tarefa de aliviar o sofrimento daqueles que se debatem e questionam o valor da própria vida, o que Camus definiu como a questão fundamental da filosofia, pois segundo ele mesmo, se resolvida só restaria o otimismo.

São Paulo, 3 de maio de 2021
Os Editores

SEÇÃO I

A FACE HUMANÍSTICA DO SUICÍDIO

1

As múltiplas faces do suicídio

Alexandrina Maria Augusto da Silva Meleiro

INTRODUÇÃO

Suicídio é um fenômeno multifacetado, uma vez que sua estrutura ultrapassa os limites de um único campo do conhecimento, reunindo fatores neurobiológicos, genéticos, psicológicos, sociais, culturais, religiosos, filosóficos, ambientais, epidemiológicos e individuais, tanto intrapsíquicos quanto interpessoais[1]. Em uma revisão entre 1959 e 2001, englobando 15.629 suicídios ocorridos na população geral, demonstrou-se que, em 97% dos casos, havia um diagnóstico de transtorno mental à época do ato fatal[2]. Esse estudo registrou um elo consistente entre os dois grupos de fenômeno: comportamento suicida e doença mental. No entanto, não se trata de afirmar que todo suicídio se relaciona a uma doença mental, nem que toda pessoa com transtorno mental irá se suicidar. A existência de transtorno mental não contempla plenamente o porquê de o paciente tentar suicídio. Diversos indivíduos têm o transtorno mental e não pensam em terminar com a própria vida, embora a doença aumente a vulnerabilidade e esteja presente em quase todos os casos de suicídio[3]. Transtorno mental é condição necessária, mas não suficiente para o comportamento suicida. A maioria das doenças psiquiátricas adultas sérias, incluindo depressão, ansiedade e abuso de substâncias, começa no início da adolescência e no início da vida adulta (20 anos). Normalmente, há um atraso de 10 a 20 anos antes que um diagnóstico seja feito, atrasando um tratamento importante e potencialmente salvador[4].

Frente a uma situação difícil, em algum momento da vida, as pessoas podem experimentar o desejo de morrer. A complicação começa quando o desejo de morrer associa-se ao desejo de se matar e o suicídio passa a ser visto como um assassinato em 180 graus, voltado para si mesmo. Trata-se do maior de todos os desastres ecológicos, uma silenciosa epidemia de dor e sofrimento que castiga a sociedade e culmina no autoextermínio[1]. É preciso romper esse silêncio e despertar a sociedade para a urgência de um movimento em defesa da vida. A vasta literatura sobre suicídio revela que, apesar de ser um tema muito estudado, ainda há pontos obscuros que continuam mobilizando os pesquisadores sobre o determinismo multifatorial do suicídio[5]. Fazem parte do que habitualmente chamamos de comportamento suicida as ideações suicidas, os planos de suicídio, a tentativa de suicídio e o suicídio em si. Este último pode ser definido como um ato deliberado, executado pelo próprio indivíduo, cuja intenção seja a morte, de modo consciente, intencional, mesmo que ambivalente, usando um meio que ele acredita ser letal[1].

O suicídio é a segunda causa de mortes violentas na faixa etária de 12 a 29 anos[6], sendo considerado um importante e crescente problema de saúde pública evitável, e a tentativa de suicídio está associada a uma redução considerável na expectativa de vida em comparação com a população em geral, em especial na população mais jovem (Figuras 1 e 2).

Diversos fatores podem ser barreiras para impedir a detecção e, consequentemente, a prevenção do suicídio[6]: estigma e sigilo; dificuldade em buscar ajuda; falta de conhecimen-

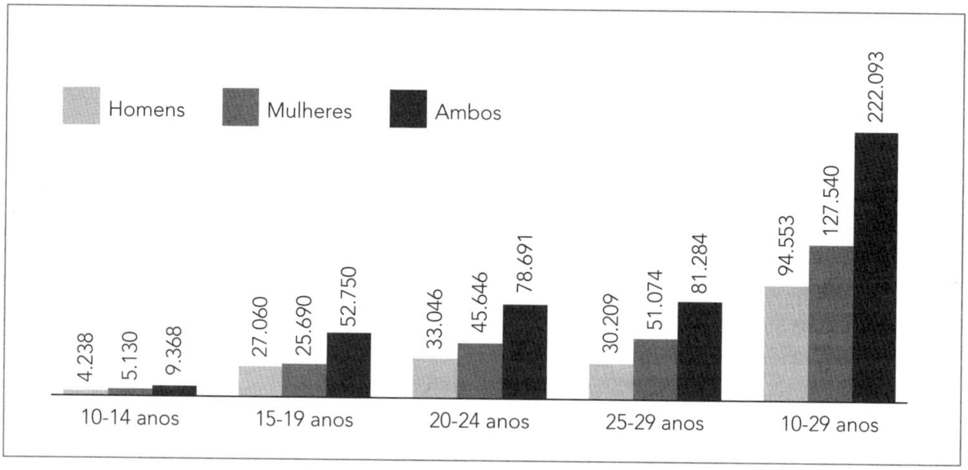

FIGURA 1 Número de suicídios entre jovens globalmente, 2016.
Fonte: WHO, 2018[6].

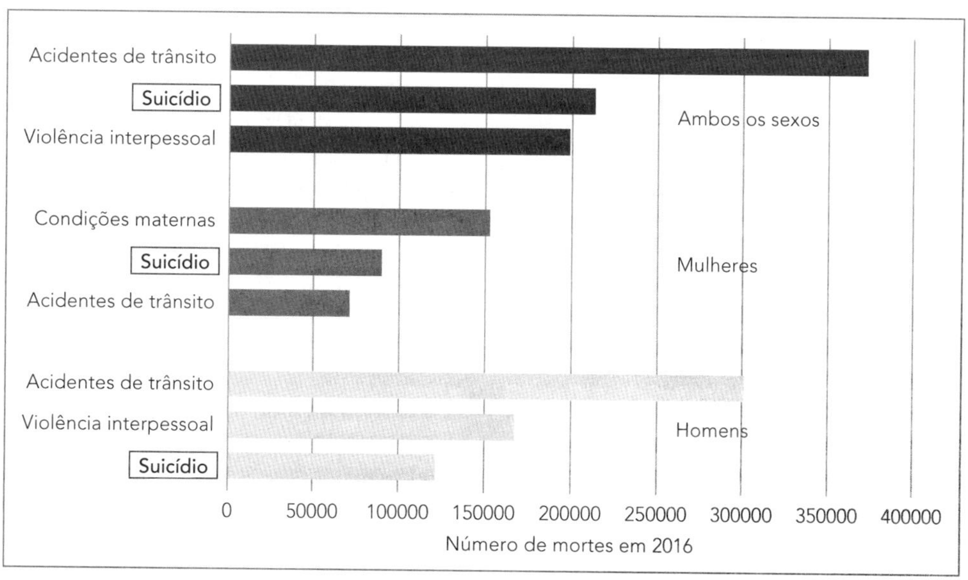

FIGURA 2 Principais causas de morte entre 15 e 29 anos, em 2016.
Fonte: WHO, 2018[6].

to e atenção sobre o suicídio por parte dos profissionais de saúde; informações conflituosas por parte dos familiares; baixa qualidade das informações provenientes de prontuários médicos e atestados de óbito; dificuldades em determinar se realmente ocorreu com intencionalidade suicida ou se foi acidental ou, ainda, um homicídio; falta de serviços de referência para o esclarecimento de mortes por causas externas; falta de envio das informações ao Ministério da Saúde, por meio do Sistema de Informação de Agravos de Notificação (SINAN)[7].

FATORES DE RISCO DO COMPORTAMENTO SUICIDA

Caracterizar o comportamento suicida em poucos elementos conduz a um grave reducionismo que, de modo algum, reflete a complexidade multidimensional do ato de tirar a própria vida[8]. A universalidade da experiência suicida sugere que esse comportamento não pode ser atribuído apenas à presença ou à ausência de um transtorno mental. Entretanto, o suicídio certamente é maior em uma série de doenças mentais, em especial depressão, esquizofrenia, transtorno por uso de substância psicoativa (álcool e outras drogas) e transtorno de personalidade.

Os comportamentos suicidas têm etiologia multifatorial e são considerados dois principais pontos. De um lado os fatores predisponentes com: presença de transtornos psiquiátricos, tentativa prévia de suicídio, antecedentes de suicídio na família (caráter genético), ter sofrido abuso físico ou sexual na infância ou adolescência, traços de impulsividade e/ou agressividade (presentes principalmente nos adolescentes), isolamento social (diferente do isolamento físico na era da pandemia), ter doenças incapacitantes/incuráveis e em pacientes com alta recente de internações psiquiátricas por risco de suicídio. Por outo lado, há os fatores precipitantes, como desilusão amorosa, conflitos nos relacionamentos com familiares, pais, amigos, desonra e vergonha por determinadas situações, separação conjugal ou de namoro, perdas financeiras, perdas de emprego e perda de ano escolar, embriaguez, além de fácil acesso ao meio letal para o ato suicida[1,9].

COMPREENDENDO O COMPORTAMENTO SUICIDA

O suicídio não é um ato aleatório, sem finalidade. Vivencia-se como a melhor saída disponível, pela qual o propósito é encontrar uma solução para um sofrimento intenso, insuportável e interminável. Assim, o alvo é interromper, ou seja, cessar o fluxo doloroso, deter o sofrimento invasor de desesperança que deixa o indivíduo derrotado e sem saída para a vida[10]. A isso chamamos de função instrumental, que significa usar o comportamento suicida com a intenção de resolver um problema: matar a si mesmo seria um instrumento de solução para o sofrimento incalculável de dor emocional. Cessa o sofrimento para o indivíduo suicida, pois morto não tem sentimento[11].

Entretanto, a atitude interna é de ambivalência, pois quase sempre o indivíduo quer, ao mesmo tempo, alcançar a morte, mas deseja uma intervenção de ajuda e socorro. Emite, em suas relações interpessoais, sinais verbais e comportamentais, em que comunica sua intenção letal. Isso é chamado de função expressiva e significa que há um valor de comunicação para o ato de tentativa suicida ou de falar para outros sobre suicídio (Figura 3).

Quando, muitas vezes, acumulado e associado a um desgaste, certo dia em particular pode funcionar como o provérbio: "*straw that broke the camel's back*" (algo como "ser a gota d'água de uma situação"). A pessoa quase sempre olha para o suicídio como uma opção no vácuo da solução[12]. Em outras palavras, a pessoa suicida acredita, de fato, que todas as

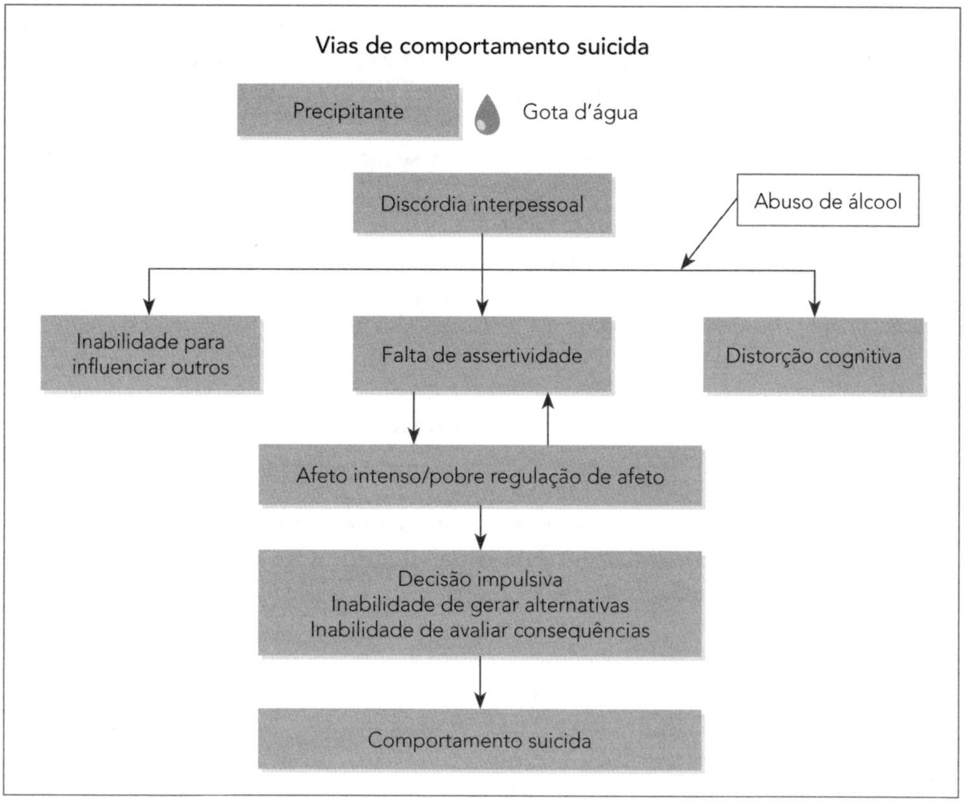

FIGURA 3 Esquema de precipitação do comportamento suicida.
Fonte: adaptada de Brent e Kolko, 1990[12].

opções para resolver o problema já foram tentadas e falharam. Assim, não há motivo para viver e a morte parece ser a solução.

Na realidade mundial, o advento da internet, do ciberespaço e da consequente realidade virtual mudou definitivamente a relação entre as pessoas de todas as idades. Vivemos tempos em que prevalece a cultura do descartável, da banalização, da velocidade e da desvalorização da vida. Entretanto, na configuração mental dos nativos digitais, da chamada geração @, os membros da geração Z (13 e 18 anos) são os mais afetados, com o aumento do risco de suicídio e automutilação.

O perfeccionismo socialmente prescrito prediz a ideação suicida independentemente da depressão e da desesperança. Em outra dimensão, temos o perfeccionismo voltado para si: fortes motivações próprias de ser perfeito, manter expectativas irrealistas para si mesmo e não aceitar defeitos. O perfeccionismo coloca a pessoa em risco de suicídio, gera estresse, acentua a aversão ao próprio estresse, ameaça ou focaliza a atenção da pessoa em falhas e fracassos, ao invés de focalizar nas capacidades e sucessos[13]. Repetidos traumas ao longo da vida fazem com que as pessoas fiquem mais suscetíveis, prejudicando suas habilidades para enfrentar os eventos negativos da vida.

Geralmente, a expressão tem um propósito: a tentativa para receber ajuda lícita, receber a compreensão de outros ou ativar o suporte familiar e social. O estado perceptivo do indivíduo é de constrição, estreitamento afetivo e intelectual de opções disponíveis em sua consciência. Circunstancialmente, a única ação possível é a saída intencional do sofrimento. Nem todos os casos de suicídio poderão ser prevenidos. Contudo, a habilidade em lidar com suicídio faz diferença, pois milhares de vidas podem ser salvas todos os anos se as pessoas que tentaram suicídio forem adequadamente abordadas e tratadas.

EFEITO WERTHER

O suicídio pode ser contagioso, sendo fator de grande preocupação, principalmente em pessoas mais jovens, de forma semelhante ao personagem Werther, de Goethe. Para cada suicídio há, em média, cinco ou seis pessoas próximas ao falecido que sofrem consequências emocionais, sociais e econômicas. A proximidade de um amigo que tenha tentado o suicídio (imitação), ou pessoas públicas e famosas, gera um aumento de 2 a 4 vezes no risco de suicídio em adolescentes de 15 a 19 anos. A divulgação de suicídio na mídia serve como um gatilho para a pessoa suscetível ou sugestionável[14]. O efeito de contágio se espalha por uma escola, comunidade ou pela celebridade envolvida. Devemos desencorajar reportagens sensacionalistas ou romantizadas sobre suicídios.

POSVENÇÃO

O sofrimento dos indivíduos que perderam alguém por suicídio constitui um dos temas de estudo do pai da suicidologia: Edwin Shneidman (1972). Posvenção é a intervenção que deve ser prestada aos enlutados por suicídio de ente querido, isto é, os sobreviventes de suicídio, visando a sua recuperação psicológica.

O impacto do suicídio nos parentes e amigos do suicida tem merecido pouca atenção dos estudiosos. A vida é alterada por essa perda. Além da sensação de perda, fica uma herança de vergonha, medo, rejeição, com um misto de raiva e culpa. Observe o pensamento de um filho de suicida: "Quando uma pessoa se mata, não mata só a si mesma. Mata todos ao seu redor. Mata todos os que a amam. Condena todos os outros para sempre. O suicídio amaldiçoa seus parentes e amigos para sempre. A pessoa que se mata condena e prende todos os outros". Revela a sensação de destino, ruína e raiva[15]. O profissional de saúde que trabalha com aconselhamento do luto deve reconhecer que essa experiência é única, a fim de moldar uma intervenção de forma a se obter a máxima eficácia e minimizar as alterações das relações familiares, que podem ser dramáticas[16]. É importante ter em mente que as vítimas de suicídio geralmente pertencem a famílias nas quais há sérios problemas, como alcoolismo, transtornos mentais, doenças físicas desgastantes, desestruturação familiar, divórcio, problema de ordem legal entre pais, dificuldade financeira, abuso físico ou sexual. O profissional deve levar em consideração as dificuldades sociais e da família que podem existir e ser enfrentadas.

REFERÊNCIAS BIBLIOGRÁFICAS

1. Meleiro AMAS, Correa H. Comportamento suicida. In: Meleiro AMAS. Psiquiatria: estudos fundamentais. 1.ed. Rio de Janeiro: Guanabara Koogan, 2018.
2. Bertolote JM, Fleischmann A. Suicide and psychiatric diagnosis: a worldwide perspective. World Psychiatric. 2002;1(3):181-5.
3. Chesney E, Goodwin GM, Fazel S. Risk of all-cause and suicide mortality in mental disorders: a meta-review. World Psychiatry. 2014;13(2):153-60.
4. Kostenuik M, Ratnapalan M. Approach to adolescent suicide prevention. Can Fam Physician. 2010;56(8):755-60.
5. Neves MCL, Meleiro AMAS, Souza FGM, Silva AG, Corrêa H. Suicídio: fatores de risco e avaliação. Brasília Med. 2014;51(1):66-73.
6. World Health Organization (WHO). World health statistics 2018: monitoring health for the SDGs, sustainable development goals. 2018. Global Health

Estimates 2016: Deaths by cause, age, sex, by country and by region, 2000-2016. Geneva: WHO; 2018. Disponível em: http://apps.who.int/iris/bitstream/handle/10665/272596/9789241565585-eng.pdf?ua=1 .

7. Ministério da Saúde. Brasil. Portaria n. 1.271, de 6 de junho de 2014. Define a Lista Nacional de Notificação Compulsória de doenças, agravos e eventos de saúde pública nos serviços de saúde públicos e privados em todo o território nacional, nos termos do anexo, e dá outras providências. Disponível em: http://bvsms.saude.gov.br/bvs/saudelegis/gm/2014/prt1271_06_06_2014.html.
8. Brezo J, Klempan T, Turecki G. The genetic of suicide: a critical review of molecular studies. Psychiatr Clin North Am. 2008;31(2):179-203.
9. Jokinen J, Boström AE, Dadfar A, Ciuculete DM, Chatzittofis A, Asberg M, et al. Epigenetic changes in the CRH gene are related to severity of suicide attempt and a general psychiatric risk score in adolescents. EBio-Medicine. 2018;27:123-33.
10. Werlang BSG, Macedo MMK, Krüger LL. Perspectiva psicológica. In: Werlang BG, Botega NJ. Comportamento suicida. Porto Alegre: Artmed; 2004.
11. Meleiro AMAS, Teng CT, Wang YP. Suicídio: estudos fundamentais. Ver Bras Psiquiatr. 2005;27(3).
12. Brent DA; Kolko DJ. The assessment and treatment of children and adolescents at risk for suicide. In: Blumenthal SJ, Kupfer DJ (eds.). Suicide over the life cycle: Risk factors, assessment, and treatment of suicidal patients. Washington: American Psychiatric Association; 1990. p. 253-302.
13. Hewitt PL, Flett GL, et al. Trait perfectionism dimensions and suicide behavior. In: Ellis TE (ed.). Cognition and suicide: theory research and therapy. Washington: APA; 2006. p. 215-35.
14. Pereira CCM, Botti NCL. O suicídio na comunicação das redes sociais virtuais: Revisão integrativa da literatura. Revista Portuguesa de Enfermagem de Saúde Mental [online]. 2017;17:17-24.
15. Meleiro AMAS. 50 FAQ. 50 Frequently asked questions: suicídio.1.ed. São Paulo: EPM, 2013.
16. Meleiro AMAS, Botega JN, Prates G. Manejo das situações ligadas ao suicídio. In: Meleiro AMAS, Teng CT, Wang YP. Suicídio: estudos fundamentais. São Paulo: Segmento Farma, 2004.

2

História do suicídio: uma genealogia da moral e dos afetos

Fábio Takao Masuda

PONTOS-CHAVE

- Procedimento histórico-genealógico como crítica à escrita da história positivista.
- A história-problema é original da Escola dos *Annales*.
- História e filosofia como fontes de uma "terapia dos afetos" em contraponto à "gestão do sofrimento psíquico".

> "Só existe um problema filosófico realmente sério: o suicídio. Julgar se a vida
> vale ou não a pena ser vivida é responder à pergunta fundamental da filosofia.
> O resto, se o mundo tem três dimensões, se o espírito tem nove ou doze
> categorias, vem depois"
>
> Camus, 2014 (p. 17)[1]

INTRODUÇÃO AO PROCEDIMENTO HISTÓRICO-GENEALÓGICO DE NIETZSCHE

Escrever a história do suicídio em poucas páginas consiste em uma tarefa impossível. Igualmente, é inviável qualquer tentativa de resolução definitiva do problema, não só pelo limite de linhas como também pela característica multifatorial do suicídio. Ademais, passar em revista pela questão da morte e do autoextermínio nos períodos históricos da humanidade – antiguidade, idade média, época moderna e contemporaneidade – seria um contrassenso ao próprio método que vamos adotar neste capítulo introdutório. Ao invés de desenhar uma linha histórica sobre o suicídio, objetiva-se fazer um cruzamento entre a concepção de "história como problema" e a "nova exigência" do método genealógico de Nietzsche:

> "Nova exigência: necessitamos de uma crítica dos valores morais, o próprio valor desses valores deverá ser colocado alguma vez em questão — e para isto é necessário um conhecimento das condições e circunstâncias nas quais nasceram, sob as quais se desenvolveram e se

> modificaram (moral como consequência, como sintoma, máscara, tartufice, doença, como mal-entendido; mas também moral como causa, medicamento, estimulante, inibição, veneno), um conhecimento tal como até nunca existiu nem foi desejado. Tomava-se o valor desses 'valores' como dado, como efetivo, como além de qualquer questionamento; até hoje não houve dúvida ou hesitação em atribuir ao 'bom' valor mais elevado que ao 'mau', mais elevado no sentido da promoção, utilidade, influência fecunda para o homem (não esquecendo o futuro do homem)" (Nietzsche, 1998, p. 12)[2].

Nesse procedimento genealógico nietzschiano, existe um duplo movimento: da gênese do valor e do valor da gênese. Para tanto, Oswaldo Giacoia Junior explicitou o método histórico-filosófico de Nietzsche:

> "A genealogia nietzschiana rompe de modo radical e decisivo com um modo de compreensão histórica para a qual os fenômenos históricos devem ser inscritos na continuidade linear de um progresso dirigido para a realização de um fim que, dimensão a um tempo subjacente e escatológica, determina a necessidade das formações sucessivas e torna possível sua inteligibilidade, conjurando do processo histórico toda desconcertante ameaça da irrupção selvagem do acaso. Para o genealogista da moral, a história não é, de modo algum, a sequência monótona do progresso, muito menos do progresso da razão, nem a sucessão necessária das figurações do espírito do mundo (*Weltgeist*). A história não é o reino da soberana causalidade espiritual, nem a linearidade do progresso do espírito; nesse sentido, não se pode falar, para Nietzsche, de leis ou regularidades históricas inscritas numa instância doadora de sentido, distinta, de alguma maneira, da ciranda inquieta daquela mascarada de significações plurais" (Giacoia Junior, 1990, 47)[3].

Desse modo, nosso escopo é simplesmente compor uma paisagem do tema premente da morte voluntária, mas não como um panorama geral e linear ao longo da história humana. Para tanto, existem trabalhos de fôlego nesse sentido: *História do suicídio: a sociedade ocidental diante da morte voluntária*, de Georges Minois, e *O suicídio no Ocidente e no Oriente*, de Marzio Barbagli, apenas para ficar em dois exemplos. Destarte, não é nada profícuo resumir grandes obras, ou teses sobre a história da morte voluntária, em uma tentativa positivista de sintetizar ao leitor fatos de cada época da história. De maneira oposta, faremos um recorte do tema com o intuito de explicitar a moral histórica encoberta pelo seu tempo. A pretensão desse recorte é conduzir o leitor, por meio do método genealógico, no complexo problema do suicídio. Dessa maneira, ao expor a gênese do valor e o valor da gênese da história do suicídio, serão fornecidos subsídios de leitura para os próximos capítulos.

No entanto, antes mesmo de entrar diretamente no procedimento histórico-genealógico, é preciso esclarecer que, ao refletir-se sobre a morte, inevitavelmente, deve-se pensar sobre a vida. O que está em jogo é, por conseguinte, a atitude de evidenciar a estreita relação entre o tempo e a consciência do passar do tempo. À vista disso, o suicídio significa uma interrupção voluntária do escoar do tempo da vida. Por essa razão, o suicídio traz consigo o questionamento de Albert Camus presente na epígrafe no início do capítulo: "se a vida vale ou não a pena ser vivida?".

O peso da ruminação de Camus coloca em relevo a magnitude da problemática do suicídio. Por isso, uma abordagem minimamente cuidadosa deve ter em vista que o ato de decidir morrer não se restringe a um motivo específico, mas, sim, envolve múltiplas áreas de pesquisa. Assim, a ligação direta do suicídio com a esfera da saúde, da fisiologia e da psique humana não deve nublar a sua implicação política, social, cultural e econômica. Logo, a justificativa por ter uma base epistemológica da disciplina da História é de englobar os diversos elementos imiscuídos em determinados recortes do tema. Temos, por conseguinte, dois cenários possíveis: a opção por construir uma escrita da história linear, enciclopédica e geral do problema (que seria uma escolha ingênua), ou optar por encarar a "história como problema", pelo método genealógico. Em nossa perspectiva, essa segunda opção se coloca como metodologia mais fértil e potente para abordar a questão, em oposição ao colecionar fatos:

> "Peço aos historiadores, quando vão ao trabalho, que não o façam como se fossem de encontro a Magendie: Magendie, mestre de Claude Bernard, precursor da fisiologia, que sentia tanto prazer em deambular, com as mãos nos bolsos, através de fatos raros e curiosos e, como o trapeiro — assim dizia ele —, através dos objetos. Eu lhes peço para ir ao trabalho como Claude Bernard, com uma boa hipótese em mente. E que jamais se comportem alegremente como colecionadores de fatos, como antes, quando bancavam os caçadores de fatos às margens do Sena. Que nos deem uma História, não uma História automática, mas, sim, problemática" (Febvre, 2011, p. 84)[4].

O PROBLEMA HISTÓRICO DO SUICÍDIO

O suicídio é ainda um problema* e, ao mesmo tempo, um tabu em nossa sociedade, com interditos morais e religiosos. A morte voluntária percorreu a História do Ocidente como um problema desde os antigos até a contemporaneidade. Não é à toa que existem vários registros históricos de importantes pensadores ocidentais, os quais se debruçaram sobre essa candente e perturbadora problemática. O filósofo-historiador Michel Foucault, em sua *História da loucura*, também dedicou escritos sobre o suicídio:

> "Esta evolução no regime das blasfêmias e das profanações poderia ser observada igualmente em relação ao suicídio, que durante muito tempo pertenceu à esfera do crime e do sacrilégio; por essa razão, o suicídio fracassado devia ser punido com a morte: 'Aquele que empregou mãos violentas sobre si próprio e tentou matar-se não deve evitar a morte violenta que pretendeu dar-se'. A ordenança de 1670 retoma a maior parte dessas disposições, assimilando 'o homicídio de si mesmo' a tudo o que pode ser considerado 'crime de lesa-majestade humana ou divina'. Mas aqui, como nas profanações e nos crimes sexuais, o próprio rigor da ordenança parece autorizar toda uma prática extrajudiciária na qual o suicídio não mais tem valor de profanação. Nos registros das casas de internamento, frequentemente se encontra a menção: 'Quis desfazer-se', sem que seja mencionado o estado de doença ou de furor que a legislação sempre considerou como desculpa. Em si mesma, a tentativa de suicídio indica uma desordem da alma, que é preciso reduzir através da coação. Não mais se condena aqueles que procuraram o suicídio: internam-nos, impõe-se-lhes um regime que é simultaneamente uma punição e um meio de impedir qualquer outra tentativa. Foi neles que se aplicou, pela primeira vez no século XVIII, os famosos aparelhos de coação que a era positivista utilizará como terapêutica: a jaula de vime, com um buraco feito na parte superior para a cabeça, e à qual as mãos estão amarradas, ou o 'armário' que fecha o indivíduo em pé, até o pescoço, deixando apenas a cabeça de fora.

* "Gramaticalmente, suicidar-se é sempre reflexivo. Não há 'ele suicidou', mas suicidou-se. A alternativa é ele cometeu suicídio. Pela própria definição de suicídio pode ser que nem sempre se possa saber, com certeza, se a pessoa se expôs ao risco deliberadamente, porque queria morrer. Mas isso não necessariamente muda a definição de suicídio. O que muda é se aquela pessoa, aquela morte vai ser chamada de suicídio ou não" (Teixeira, 2018, p. 47)[5].

Com isso, o sacrilégio do suicídio vê-se anexado ao domínio neutro da insanidade. O sistema de repressão com o qual se sanciona esse ato libera-o de qualquer significação profanadora e, definindo-o como conduta moral, o conduzirá progressivamente para os limites de uma psicologia. Pois sem dúvida pertence à cultura ocidental, em sua evolução nos três últimos séculos, o fato de haver fundado uma ciência do homem baseada na moralização daquilo que para ela, outrora, tinha sido sagrado" (Foucault, 1997, p. 107-108)[6].

Nesse excerto, Foucault empregou o método genealógico para escavar em direção ao subsolo dos valores morais contidos no suicídio, durante a modernidade histórica. Nesse sentido, ele lançou luz sobre como o processo do "homicídio de si mesmo" passou a ser normatizado de um regime de profanação para um regime de punição. Entretanto, não podemos encarar tal passagem como se fosse um simples encadeamento histórico, como reflexo da transição de uma época na qual predominava a moral de ordem religiosa para outro período em que a moral vigente se revestia de normatização jurídica e de saber (poder) positivista. Longe disso. A escrita da história não é um passeio, cuja viagem é percebida como um trem de ferro, que se movimenta de estação em estação sucessivamente em uma ordem linear e monótona do progresso em direção ao seu destino final. Ao invés disso, Foucault trouxe à tona o regime histórico de poder, que deixou de categorizar o suicídio como "crime de lesa-majestade humana ou divina", para ato punitivo contra as tentativas de suicídio, a partir do século XVIII. Tais transformações problematizam as condições históricas e os regimes de saber-poder, que se estruturaram com base na aurora do positivismo. De acordo com a crítica de Foucault, essa capa de ciência da "era positivista" envolvia o regime de "moralização daquilo que para ela, outrora, tinha sido sagrado". Em outros termos, o que estava no subterrâneo dessa "terapêutica" positivista, adornada por uma aura médica e cientificista, era um "sistema de repressão" que disciplinava e punia os corpos de suicidas fracassados. Foi esse mesmo saber positivista que inebriou os historiadores a "caçar fatos" para construir a seta linear e "neutra" da história. Neutralidade, esta, que dominava e pautava os diagnósticos de "insanidade" dos suicidas fracassados. Contudo, de acordo com a nova exigência colocada por Nietzsche, "o próprio valor desses valores deverá ser colocado alguma vez em questão – e para isto é necessário um conhecimento das condições e circunstâncias nas quais nasceram, sob as quais se desenvolveram e se modificaram" (p. 12)[2]. Daí, então, a justificativa pela adoção da perspectiva genealógica de encarar a história como problema.

A TERAPIA DOS AFETOS DE ESPINOSA

Não obstante, foi também na modernidade que ocorreu uma grande subversão: o filósofo Baruch de Espinosa (1632-1677) escreveu passagens sobre o suicídio, que ficaram eternizadas na parte IV da *Ética* — intitulada "A servidão humana ou a força dos afetos":

> "Ninguém, portanto, a não ser que seja dominado por causas exteriores e contrárias à sua natureza, negligencia apetecer o seu útil, ou seja, conservar o seu ser. Ninguém, insisto, tem aversão aos alimentos ou se mata pela necessidade de sua natureza, mas apenas por causas exteriores, o que pode ocorrer de muitas maneiras: alguém se mata coagido por um outro que lhe torce a mão que por acaso empunhava a espada, obrigando- o a dirigi-la contra seu próprio coração. Ou então alguém que, como Sêneca, por ordem de um Tirano é obrigado a cortar os pulsos, isto é, deseja evitar um mal maior por um menor. Ou enfim porque causas externas latentes de tal maneira dispõem a

imaginação e afetam o Corpo, que este se reveste de uma outra natureza contrária à anterior e cuja ideia não pode dar-se na Mente (*pela Prop. 10 da parte 3*). Ora, que o homem, pela necessidade de sua natureza, se esforce para não existir ou para mudar de forma, é tão impossível quanto que do nada se faça algo, como cada um pode ver com um pouco de meditação" (Espinosa, 2018, p. 409- 411)[7].

Parece que o ofício de polidor de lentes conferiu ao autor da *Ética* uma capacidade de enxergar os problemas de ângulos até então não explorados. Desse modo, Espinosa foi capaz de subverter a ordem de seu tempo. Na filosofia espinosana, Deus não é sinônimo de culpa, de martírio, de servidão, de medo, de pecado e da falta. Tal posição intelectual de Espinosa vai de encontro à tradição cristã ocidental. Ao romper com tal concepção de mundo, esse filósofo fundou uma filosofia da alegria, da potência, da liberdade, do amor, do desejo e da virtude. Nessa perspectiva, a essência do ser humano é *conatus*, isto é, o esforço de perseverar no seu próprio ser, o desejo de viver, a potência interna de existir como expressão da potência infinita:

> "O Desejo é a própria essência do homem (*pela I. Def. dos Afetos*), isto é (*pela Prop. 7. Da parte 3*), o esforço pelo qual o homem se esforça para perseverar em seu ser. Portanto, o Desejo que se origina da Alegria é favorecido ou aumentado pelo próprio afeto de Alegria (*pela Def. de Alegria, que se pode ver no Esc. da Prop. 11 da parte 3*); e aquele que, ao contrário, se origina da Tristeza é diminuído ou coibido pelo próprio afeto de Tristeza (*pelo mesmo Esc.*). Por isso, a força do Desejo que se origina da Alegria deve ser definida pela potência humana e simultaneamente pela potência de causa externa, mas a força do Desejo que se origina da Tristeza deve ser definida só pela potência humana, e assim aquele é mais forte que esta" (Spinoza, 2018, p. 403- 405)[7].

Para Espinosa, o suicídio só pode ser causado por afecções exteriores, pois não podemos ir contra a nossa própria natureza. Esta última é o esforço por "perseverar em seu ser". Assim sendo, não é viável que essa potência de existir busque o seu contrário. Marilena Chaui desenredou essa dinâmica dos afetos na filosofia espinosana:

> "O primeiro caso é um suicídio acidental e, na verdade, um assassinato em que o assassinado carregava a arma que o matou. O segundo segue a lei universal da Natureza de que, entre dois males, escolhe-se o menor: no caso de Sêneca, entre ser publicamente desgraçado morrendo pelas mãos do carrasco ou morrer a sós sob seu próprio teto, o segundo mal é menos desonroso e lança sobre o tirano o peso dessa morte. Aqui, também, podemos falar em suicídio acidental, pois é, na verdade, pena de morte decretada pelo tirano. Resta o último caso. Este se desdobra em duas possibilidades, embora em ambas se trate da operação de causas externas latentes (isto é, conservadas na memória ou pelos processos neurocerebrais) fazendo com que o corpo sofra uma alteração de tal maneira profunda que se torna contrário à sua ideia e, justamente por isso, contrário à essência de sua mente, que é destruída porque, por essência, não pode ser ideia de um corpo que não é o seu, como foi longamente explicado no escólio da proposição 10 da Parte III. A primeira possibilidade é a eutanásia originada da melancolia ou da tristeza máxima: por exemplo, uma doença, efeito de causas externas latentes, consome e corrói o corpo e sua mente sem cura possível; entre o sofrimento corporal e mental de uma morte prolongada, ou uma morte em vida, e uma morte rápida, a imaginação, na tristeza máxima, se volta para esta última como supressão do mal, isto é, de dois males, acredita escolher o menor. A segunda possibilidade é o suicídio como efeito de uma alucinação ou da loucura, isto é, da alteração total da imagem

do corpo: a imaginação é disposta por causas externas latentes a revestir o corpo de uma outra forma, contrária à anterior e à sua ideia na mente. Isso indica, em primeiro lugar, que se trata de uma operação inconsciente que afeta o corpo internamente, pois, assim como do nada não surge algo, também é impossível que alguém se esforce para mudar-se numa forma contrária à sua — é impossível que, por si mesmo, o *conatus* busque o contrário de si mesmo; e, em segundo, como consequência, indica que o suicida não suporta sua nova imagem e deseja livrar-se dela, de tal maneira que não deseja morrer e sim, tendo alucinado, busca uma outra imagem de si, uma outra mente, e se mata para encontrá-la imaginando poder reencontrar o que perdeu. Em todos os casos examinados, a conclusão é sempre a mesma, ou seja, o mal vem do exterior, como sublinha o capítulo 6 do Apêndice" (Chaui, 2016, p. 427- 428)[8].

O que Marilena Chaui aclarou nesse excerto é que, para todas as hipóteses da causa do suicídio, Espinosa concluiu sempre que "o mal vem do exterior". Seja por alucinação, que é gerada "por causas externas latentes a revestir o corpo de uma outra forma contrária à anterior e à sua ideia na mente", seja pela "eutanásia originada da melancolia ou da tristeza máxima". Nessa esteira, podemos avançar o método histórico genealógico ao abordar a conclusão de Espinosa das causas do suicídio. Para o filósofo, as causas são sempre externas. Se forem externas, as causas não são transcendentes e, sim, imanentes. Mais ainda: as causas externas são históricas, pois uma doença, um corpo e uma existência só existem no escoar do tempo. E a história acontece no transcorrer do tempo. Posto isto, uma "terapia dos afetos" não é algo da esfera do suprassensível, mas sim uma forma de assimilar e metabolizar o caráter trágico da historicidade da existência humana. Conforme Oswaldo Giacoia Junior:

"um programa de terapia dos afetos passa a se apresentar como a meta principal da Psicofisiologia, assumindo a forma de uma *therapia mentis*, capaz de promover uma correção purificadora de nossos modos de sentir, pensar e agir, uma transformação que, por sua vez, constitui o pressuposto para a libertação do espírito. A terapia nietzscheana dos afetos pode ser entendida como um tratamento de cura, cujo objetivo consiste em criar as condições favoráveis para a convalescença e restauração da saúde — mais especificamente, gerar um aumento de força e resistência, de modo algum a completa ausência de enfermidade, o que, no caso ser humano, seria uma tarefa impossível" (Giacoia Junior, 2019)[9].

Em função do que propôs Giacoia Junior, uma "terapia dos afetos" se traduz em "promover uma correção purificadora de nossos modos de sentir, pensar e agir". Tal transformação ocorre na vida, na existência humana, em suma, na história. Dessa forma, "terapia dos afetos" não está apenas restrito ao campo filosófico, religioso ou artístico, ela é parte integrante da história dos homens e das mulheres no Ocidente e no Oriente. Além disso, a "terapia dos afetos" não busca normatizar, moralizar, punir, castigar, violentar e culpar os suicidas fracassados. Também não promete uma redenção no fim da história. Diversamente, a "terapia dos afetos" se esforça pela correção das ideias inadequadas. Estas últimas tanto podem significar pecado detestável quanto ato de heroísmo pela pátria, ou, ainda, resultado do sofrimento das desigualdades, misérias e pobrezas das sociedades contemporâneas.

APONTAMENTOS FINAIS PARA NOSSA CONTEMPORANEIDADE HISTÓRICA

O esforço empreendido até este ponto decorre do método genealógico de encarar a história como problema. Em outras palavras, consiste na crítica da tradição de compreender o tempo histórico como se fosse uma linha temporal, que leva a uma escatologia. Isso decorre de uma concepção cristã de salvação. E o próprio indicativo de que a existência humana está alinhada com tal promessa é simbolizado na sua versão laica do positivismo moderno, que aponta para a meta da prosperidade material e em um progresso rumo a uma "história da salvação":

> "Para o cristão, a linha divisória já não é um mero *futurum* mas um *perfectum praesens*, a concretização do advento de Cristo. No que se refere a este acontecimento central, o tempo é contado para a frente assim como para trás. Os anos da história a.C. diminuem em direcção a um tempo final. Neste esquema cosmológico linear, apesar de duplo, a perspectiva bíblica da história é delineada como uma história de salvação, progredindo da promessa à concretização e centrada em Jesus Cristo" (Lowith, 1991, p. 184)[10].

Portanto, em nossas sociedades contemporâneas, nas quais o sucesso financeiro e espiritual é sinônimo dessa salvação divina de uma denominada "Nova era", não se é aceito um momento de parada para reflexão. Isso inclui a impossibilidade de realização de uma "terapia dos afetos", em meio a um ritmo frenético de produção e produtivismo em larga escala com vistas ao enriquecimento. Não obstante, como Espinosa mencionou no trecho supracitado, é imprescindível "um pouco de meditação". Se não é possível meditar, não conseguimos problematizar a inadequação de uma ideia, que afeta o corpo. Tal é a razão da imaginação distorcer as causas externas latentes, que é um dos motivos do suicídio para Espinosa. Em tal contexto, o neurocientista português Antonio Damásio inovou as pesquisas sobre o estudo do cérebro humano ao incorporar os afetos:

> "De acordo com o que Espinosa disse quando discutiu a noção de *tristitia*, os mapas da mágoa estão associados a uma transição do organismo para um estado de menor perfeição. O poder e a liberdade de agir reduzem-se. Na perspectiva espinosiana, a pessoa é invadida pela tristeza separada do seu *conatus*, é separada da sua tendência natural para a autopreservação. Tal descrição aplica-se por certo aos sentimentos que se encontram nas depressões graves e às suas consequências últimas no suicídio. A depressão pode ser vista como parte de uma 'síndrome de doença'. Os sistemas endócrinos e imunológicos participam na depressão crônica como se um agente patogênico, por exemplo uma bactéria ou um vírus, tivessem invadido o organismo" (Damásio, 2004, p. 148)[11].

Nas palavras de António Damásio, no trecho anterior, "a pessoa é invadida pela tristeza separada do seu *conatus*, é separada da sua tendência natural para a autopreservação. Tal descrição aplica-se por certo aos sentimentos que se encontram nas depressões graves e às suas consequências últimas no suicídio". Logo, o suicídio também é resultante dessa inadequação da ideia de corpo, daquele que não alcançou a "vitória" no mercado de competição neoliberal e foi incapaz de "gerir" seu sofrimento psíquico (p. 9-13)[12]. Ou, ainda, daquele homem decaído, que não encontrou a promessa de redenção no "fim-da-história". Por isso, para responder a indagação inicial de Camus, "se a vida vale a pena ser vivida", ressaltamos a importância de ler a história do suicídio sob uma perspectiva genealógica da "história como problema".

REFERÊNCIAS BIBLIOGRÁFICAS

1. Camus A. O Mito de Sísifo. São Paulo: Record, 2014.
2. Nietzsche F. Genealogia da moral: uma polêmica. Trad. Souza PC. São Paulo: Companhia das Letras, 1998.

3. Giacoia Junior O. Filosofia da cultura e escrita da história. Notas sobre as relações entre os projetos de uma genealogia da cultura em Foucault e Nietzsche. In: O que nos faz pensar. v.3. Rio de Janeiro, 1990.
4. Febvre L. Contra o vento: manifesto dos novos *Annales*. In: Novais F, Silva RF (orgs.). Nova história em perspectiva. Vol.1. São Paulo: Cosac & Naify, 2011.
5. Teixeira CHM. A visão do suicídio a partir do "ser-no-mundo": uma abordagem fenomenológica-existencial. Rio de Janeiro: Via Verita, 2018, p. 47.
6. Foucault M. História da Loucura. São Paulo: Perspectiva, 1997. p. 107-108.
7. Espinosa B. Ética. Grupo de Estudos Espinosanos; coordenação Marilena Chaui. 1.ed., São Paulo: Edusp, 2018.
8. Chaui M. A nervura do real. Imanência e liberdade em Espinosa. vol. 2. São Paulo: Companhia das Letras, 2016.
9. Giacoia Junior O. Psicofisiologia e terapia dos afetos. Revista Sofia. 2019;8:202-218. Disponível em: https://periodicos.ufes.br/sofia/article/view/28558.
10. Lowith K. O sentido da história. Lisboa: Edições 70, 1991.
11. Damásio A. Em busca de Espinosa: prazer e dor na ciência dos sentimentos. Trad. Motta LT. São Paulo: Companhia das Letras, 2004.
12. Dunker C, Safatle V, Silva Júnior N (orgs.). Neoliberalismo como gestão do sofrimento psíquico. Belo Horizonte: Autêntica, 2020.

3

Da morte voluntária em *Assim falou Zaratustra*

Oswaldo Giacoia Junior

PONTOS-CHAVE

- Friedrich Nietzsche é um filósofo do final do século XIX. Entre 1883 e 1885, publicou os quatro tomos que compõem a obra intitulada *Assim falou Zaratustra*, em que aborda o tema da morte livre como instância de sentido da própria vida e, a partir daí, uma reflexão sobre existência e morte própria.
- O tema do niilismo é um dos mais conhecidos na obra de Nietzsche. O conceito significa o processo histórico de esvaziamento, de perda de sentido e força vinculante por parte dos valores superiores, que formam o alicerce e as diretrizes de orientação de nossas vidas.
- Em face do niilismo, Zaratustra apresenta aos seus "discípulos" uma maneira original de compreender a morte como gesto que coroa uma vida plena de sentido, legando-a como forma de existência que afirma e justifica a vida em sua totalidade.

INTRODUÇÃO

Da morte voluntária é o título de um dos capítulos que encerram o primeiro tomo do livro *Assim falou Zaratustra*, de Friedrich Nietzsche[1]. A obra é dividida em quatro livros e foi publicada entre 1883 e 1885.

Nesse texto, figura um espectro que se acerca do personagem-título e que já ocupava a atenção de Nietzsche desde os seus primeiros escritos de juventude. Não estaria inteiramente errado se chamasse esse fantasma de niilismo suicida, expressão utilizada pelo próprio filósofo, que denota uma condição que parece formar o pano de fundo deste capítulo. Niilismo deriva do latim *nihil* = nada. Niilismo suicida é, portanto, o nome de uma tomada de consciência, uma percepção do caráter absolutamente sem sentido, absurdo da existência humana.

SOBRE O SENTIDO DA VIDA, O DESESPERO E O NIILISMO SUICIDA

Considerada na ótica do niilismo suicida, nossa vida é absolutamente contingente, fática, e essa facticidade deriva do fato de que a existência humana é absolutamente contingente e, portanto, carece de uma justificação, de uma razão de ser que a fundamente, justifique e, desse modo, torne-a compreensível. Essa falta de sentido revela a condição absurda da vida humana, sua incontornável facticidade. Aliada a condição fática e contingente da existência humana, esta é também ainda sofredora e mortal, sendo o sofrimento uma condição inevitável. Portanto, essa tríade formada por contingência, absurdo e sofrimento grava a condição humana desde a sua origem até o seu término. Isto é o significado mais remoto da expressão niilismo suicida, a saber, a existência humana colocada sob essa perspectiva da sua ausência de sentido é vivida como fardo, como sofrimento, como carente de justificação. O problema, portanto, do niilismo suicida é essa percepção da própria vida a partir do seu peso e do sofrimento que lhe é absolutamente inerente.

Se a existência humana é contingente, finita e sofredora, então o niilismo suicida significa a percepção de que a vida humana é o que ela não deveria ser e, portanto, implica ou se desdobra em uma espécie de pessimismo metafísico, de acordo com o qual o bem Supremo da existência seria algo absolutamente inatingível para os homens, a saber, não ser, ser nada. Como isto é inalcançável, precisamente porque todos e cada um de nós já é, o bem mais elevado e possível para nós seria morrer logo. Da consciência do absurdo, como um vazio, uma carência de sentido, brota um sofrimento adicional: a dor da falta de sentido e a falta de sentido da dor. Portanto, o melhor que existe para nós, como possível, é nos despedirmos o mais rapidamente possível da vida, isto é, morrer logo.

Esse conjunto de noções, esse pessimismo metafísico, pensado por Nietzsche, a partir da filosofia do seu mestre, Arthur Schopenhauer, diz exatamente isso: a vida é o que não deveria ser! Qualquer otimismo existencial seria, na verdade, a partir de tais coordenadas, uma derrisão, na medida em que nenhuma alegria – nem mesmo a somatória de toda alegria possível – poderia compensar o único pranto ou lágrima de uma criança, por exemplo. O otimismo metafísico existencial é uma espécie de indecência filosófica, um escárnio em relação às inexplicáveis dores do mundo, enquanto a negação da existência seria uma atitude filosoficamente proba[2].

Aquilo que Nietzsche pretende contrapor à amargura desse pessimismo metafísico é uma filosofia capaz de inverter e reverter essa perspectiva, capaz de postar-se perante o sofrimento inerente à condição humana em chave não reativa e ressentida, uma postura filosófica afirmativa, não de mera resignação, mas de acolhimento afirmativo da nossa condição finita, mortal e sofredora. Para Nietzsche, todos os sistemas de religião e todos os sistemas metafísicos que colocaram a finalidade da existência em um "além do mundo" (este é o significado de metafísico) são estratagemas de denegação, meios pelos quais se procura fugir, elidir a consciência dolorosa da nossa finitude e da nossa morte. Como denegação, são também uma estratégia psíquica que opera de maneira infraconsciente e involuntária, com a intenção de desviar o foco de uma relação existencial que, no entanto, é incontornável e nos marca desde o nascimento até o túmulo[3].

Nietzsche entende por desespero, justamente, a viva consciência dessa condição incontornável da existência de cada um de nós. Uma vivência que não pode ser apreendida apenas no nível de um conjunto de proposições abstratas ou como um teorema especulativo, mas que traduz uma experiência concreta, individual e singular de cada um de nós em face da pergunta: "Qual é o sentido da sua vida?" Dessa sua vida singular, própria de uma pessoa, situada nas coordenadas de espaço e tempo, em seu aqui e agora? Essa pergunta não tem nenhuma resposta abstrata, ela remete apenas à incontornável singularidade da situação de cada um.

O desespero que brota dessa experiência pode assumir a sua forma mais aguda e, precisamente, sob a falsa aparência de seu contrário, ou seja, como não tomar consciência da nossa condição desesperada, bloquear-se para ela: esta é a forma mais insidiosa do desespero. Justamente isto está contido na expressão "niilismo suicida": nós nos empenhamos com todas as nossas forças na elisão do desespero e isto é, justamente, a realização mais concreta e mais profunda, e eventualmente crônica e reversível, do desespero.

A RELAÇÃO DA INCONTORNABILIDADE DO TEMPO E O SOFRIMENTO

Ao tratarmos de suicídio em perspectiva médica, colocamo-nos diante do termo patologia. Este, por sua vez, remete no seu étimo grego em πάθος (*páthos*), remetendo a um estado ou condição de sofrimento. No caso em tela, a patologia seria existencial, essa condição inicial de desespero que todos compartilhamos, queiramos ou não, tenhamos ou não consciência do sofrimento que nos acomete. Então, parece-me apropriado tratar aqui o fato dessa percepção da existência como contingente mortal, portanto, infinita e sofredora, que enseja a sua percepção como uma doença e um fardo insuportável, que temos de carregar e do qual gostaríamos de nos desvencilhar o mais rápido possível.

Essa abordagem remete a uma dimensão profunda na filosofia de Nietzsche: o fato de que a nossa vida, nossa existência, define-se em relação ao tempo. Podemos até dizer que o tempo é o horizonte da nossa existência, ou, como Jorge Luis Borges: "o tempo é a matéria da nossa vida"[4]. Isso significa que a nossa relação com o tempo é absolutamente essencial e patológica – e assim tem sido considerado em nossa civilização. Eis aqui, talvez, o estrato mais profundo de *Assim falou Zaratustra*: a nossa relação com o tempo tem sido vivida na chave da impotência: "a flecha do tempo é irreversível" ou, de acordo com Nietzsche: "nós não podemos querer para trás". O que foi, foi e ninguém pode alterar o que foi. Nosso delírio infantil de onipotência – a ilusão de que a vontade tudo pode – encontra no "foi" uma rocha granítica que ela não pode remover. Não podemos absolutamente nada em relação à flecha do tempo. Não se pode desfazer o que está feito.

Essa vivência amarga do tempo, na chave da impotência, exibe da maneira mais incisiva possível a nossa limitação, sendo isso o que nos indispõe em relação à vida e constitui causa de revolta, amargura e ressentimento. O sistema metafísico, os diferentes modos de consolo para o peso da vida e a "ferida da existência" são lenitivos, ou, de modo mais radical, reações vingativas contra a dor da impotência. Essa condição faz o pensador francês Albert Camus, profundamente influenciado por Nietzsche, dizer que o suicídio é o único e autêntico problema filosófico do homem[5]. Então, essa condição existencial de que não podemos fugir é também, paradoxalmente, aquela da qual mais gostaríamos de escapar, de fugir, de sermos resgatados. Como foi dito, para Nietzsche, todas as metafísicas, todas as religiões são tentativas de escapatória do desespero que nos transforma em seres absolutamente infelizes. Essa patologia, esse sofrimento seria, então, *o* problema filosófico do homem. Ora, como assumir uma existência que é definida pelo sofrimento? Sofrimento este que não tem a ver, necessariamente, com a nossa condição socioeconômica, com a nossa condição política ou com a nossa situação de enfermidade somática ou psíquica, mas tem a ver com a impotência da vontade em relação ao tempo. Tem a ver com a impossibilidade de "querer para trás", "de alterar a flecha do tempo", ou seja, tem a ver com a nossa finitude radical. É por isso que a nossa existência toda é colocada sob a perspectiva da "redenção". A fraqueza constitutiva da existência humana, em Nietzsche, não se define pela fraqueza física, econômica, social ou política, mas é metafísica ou ontológica.

VONTADE DE PODER, ETERNO RETORNO E ALÉM DO HOMEM

A nossa existência carece de redenção, isto é, de uma perspectiva de sentido que, até então, foi dada a ela enquanto janela de sentido pelos sistemas de metafísica ou pelos sistemas de religião. *Assim falou Zaratustra* é uma janela de sentido aberta diante do niilismo suicida e, justamente, essa janela de sentido se estrutura a partir de três conceitos cardinais: o de "vontade de poder", o do "eterno retorno" e o de "além do homem". *Assim falou Zaratustra* é uma obra na qual esses três conceitos são explicitados e apresentados, assim como as relações que os interconectam, tornando-os reciprocamente exigíveis.

Vontade de poder é o conceito-chave da obra madura de Nietzsche – conceito complexo, que tem merecido ampla atenção dos comentadores de sua obra. Em oposição a Schopenhauer, cujo conceito central de vontade de vida implica uma ética da negação da existência, como um fardo absurdo e desprovido de significação, em Nietzsche o conceito de vontade de poder implica uma afirmação incondicional do todo da vida, sem acréscimo nem subtração, tal como aparece nos conceitos relacionados de eterno retorno e de *amor fati*, ambos significando um gesto de bendição da vida em todos os seus instantes, na alegria e na tristeza, tanto na vida como na morte. Já o conceito de além do homem indica um tipo humano capaz de não somente resignar-se à existência finita e sofredora, mas, além disso, amá-la e afirmá-la como se todos os seus momentos pudessem repetir-se por toda a eternidade[6].

O conceito de "além do homem" não significa nenhuma potencialização das forças e virtudes humanas conhecidas. Ao contrário, o que superaria toda a configuração da humanidade até aqui seria a possibilidade de viver uma relação com o tempo, com a finitude, com a morte e com o sofrimento de modo não vingativo, de modo a superar o ressentimento. Isto é, superar uma relação de forma negativa reativa de vivenciar a *conditio humana*, de modo afirmativo, acolhedor, uma postura existencial que bendiz essa vida como sendo a única que temos, acolhendo-a sem acréscimo ou subtração. Todas as tentativas de apresentar algo como substituto dessa vida, ou seja, um ideal situado além dessa vida, são, na verdade, "atos de vingança", de revolta em relação à única vida que temos e somos. Portanto, a nossa relação com o tempo e a possibilidade de viver integral e afirmativamente a nossa finitude – e o sofrimento que dela faz parte irremissivelmente – são o que supera tudo aquilo que o homem foi até hoje e abre o horizonte de compreensão para um "além do homem". Da superação desse tipo humano que conhecemos ao longo da história, que nega a vida tal como ela é, pode emergir um "além do homem".

ANÁLISE DO DISCURSO DE ZARATUSTRA: *DA MORTE VOLUNTÁRIA*

A partir de agora, faremos algumas considerações sobre o referido discurso de Zaratustra e suas interpretações referentes à autodeterminação do existir, da qual o suicídio é possibilidade.

Um livro para todos e para ninguém

Trata-se de um discurso do mestre para seus discípulos. Portanto, não é um discurso para todos! Consiste em uma série de incitações que provocam toda a tradição da história da filosofia. Vale a pena lembrar aqui o subtítulo do livro: *Um livro para todos e para ninguém*. Nesse sentido, o trecho sobre a morte livre ou a morte voluntária é um capítulo no qual o personagem central, Zaratustra, fala não para todos, mas para seus discípulos e, paradoxalmente, fala também para ninguém e para todos. Todos são capazes de entender, todos são capazes de se colocar na posição de discípulo, se e somente se não se compreende esse livro como um livro para todos.

É um discurso que o mestre faz aos seus discípulos, assim como um pai poderia fazer para os seus filhos, em um diálogo que se posiciona em face de um paradoxo, o paradoxo da "dor da falta de sentido". Esse sofrimento (*páthos*) é incurável – e o médico é aquele que deve poder tratar dessa condição incurável, assim como o filósofo deve tratar dessa condição inexorável da existência humana. Tratar como? Por meio daquilo que Nietzsche chama de uma reversão dos valores, de uma transvaloração dos valores.

Transvaloração e reversão dos valores

A vida não deve ser vivida como estando a serviço da morte, pois a morte deve ser dominada pela vida. Como resultado da transvaloração, a morte deve ser a glorificação e plenificação da vida, a morte como doação de um sentido mais elevado para vida, um ato de bendição, um alvo, uma meta. Isto é, a mudança de valor da morte a serviço da vida, uma morte que mostra aos vivos a vida que eles poderiam ou que deveriam viver. Este seria, para Nietzsche, o autêntico sentido da morte voluntária, da morte a tempo.

A morte livre

Morte livre é aquela que transfigura a própria condição natural da morte. Se a morte se abate sobre nós como uma fatalidade, se ela nos aniquila, como uma condição que nega a nossa liberdade, está em nosso poder reverter essa situação, justamente ao atribuir um sentido à nossa vida, ao transformar nossa vida em uma vida plena, elevando-a à condição de exemplar – um alvo, uma meta que eleva a existência humana não apenas individual, mas a existência humana pensada enquanto humanidade: glorificamos a existência humana, portanto, ao definir um propósito perante o qual a própria morte seria um ato de afirmação, por meio do qual a morte se tornaria não uma maldição, mas um ato de liberdade. É isto que Nietzsche diz quando fala da morte voluntária ou da morte livre, ou seja, a possibilidade de morrer a nossa própria morte!

Esse é um ponto central: reivindicar a morte não como aquilo que me aniquila e me nega, mas como aquilo que me constrói, como aquilo que atribui um sentido pleno à minha vida. Aquilo que pode ser pensado como pináculo da minha existência, algo que poderíamos levar ao limite da sua possibilidade extrema, não invocando apenas a mim mesmo, mas a humanidade no seu conjunto. Isto significa, para Nietzsche, o super-homem ou além do homem. Essa transformação da perspectiva da morte como condenação em gesto e ato de liberdade. O desespero é exatamente aquele tipo de doença de que não se pode morrer, porque já se está morto antes dessa morte. Já se está metafisicamente morto, uma vez que não se exerce a plenitude da sua vida como ela é, da sua possibilidade de liberdade e, portanto, não se pode morrer.

Morrer a tempo

> "Muitos morrem tarde demais e alguns morrem cedo demais. Ainda parece estranho o ensinamento: 'Morre no tempo certo!'.
> 'Morre no tempo certo', assim ensina Zaratustra.
> Sim, mas quem jamais vive no tempo certo, como poderia morrer no tempo certo? Oxalá não tivesse nascido! – Assim recomendo eu aos supérfluos.

Mas também os supérfluos dão grande peso à sua morte, e também a noz mais vazia deseja ser quebrada."[1]

"Quem não vive no tempo certo, não pode morrer no tempo certo". Portanto, não pode morrer a tempo esta e aquela morte que está morta antes de nascer. Esta é a fórmula de Nietzsche para a nossa condição ontológica existencial do desespero: "quem não pode morrer a própria morte já morreu". Já está, metafisicamente, morto. Supérfluo significa aquele que não é si próprio; aquele que não alcançou o patamar da sua própria vida como plena singularidade; aquele que é simplesmente descartável; aquele que, portanto, não pode viver a sua própria morte; aquele cuja morte não é um gesto de liberdade. Estes são os supérfluos, aqueles que Nietzsche chama de "todos", ou seja, os que nunca enfrentaram a sua própria condição de desespero, que nunca chegaram a si mesmos. E só se chega assim mesmo em uma relação essencial com o tempo concreto da sua própria vida singular. Morrer no tempo certo significa descobrir uma relação própria com o tempo. Esta é uma lição que afronta e contraria os ensinamentos tradicionais sobre a morte, e é justamente isso que o personagem Zaratustra de Nietzsche pretende fazer. Daí sua provocação: aqueles que não podem morrer a sua própria morte, porque não têm uma vida própria, são os supérfluos. Estes não são inconsoláveis e, do ponto de vista de uma lógica implacável, não deveriam ter nascido, a rigor, não nasceram.

O que é proposto é uma espécie de retomada da nossa relação com aquelas condições que parecem absolutamente fora do nosso controle, que parecem negar a nossa condição emancipatória, a saber: o nascimento e a morte. É preciso, portanto, entrar em uma relação livre tanto com o nosso próprio nascimento quanto com a nossa própria morte. "Ser para o fim", Heidegger dá a essa condição também o nome de "ser para morte" – que podemos complementar com o "ser para o início", ou o conceito de natalidade em Hanna Arendt[7], conceito fundamental da existência e da política que a autora opõe ao ser-para-a-morte de Martin Heidegger.

"Mas também os supérfluos tão grande peso a sua morte e, também, a noz mais vazia desejo a ser quebrada." Essa é a transformação hipócrita de que fazemos da morte algo grandioso, quando, de fato, a nossa existência é absolutamente vazia.

A morte consumadora e livre

> "Todos dão grande peso ao fato de morrer: mas a morte ainda não é uma festa. Os homens ainda não aprenderam como consagrar as mais bonitas festas.
> Eu vos mostrarei a morte consumadora, que se torna um aguilhão e uma promessa para os vivos.
> Aquele que consuma a sua vida morre a sua morte, vitorioso, rodeado de esperançosos e promitentes.
> Assim se deveria aprender a morrer; e não deveria haver festa em que tal moribundo não consagrasse os votos dos vivos! Morrer assim é a melhor coisa; mas a segunda melhor é: morrer na luta e prodigalizar uma grande alma.
> Mas igualmente odiosa para o combatente e para o vencedor é a vossa morte de sorriso amarelo (*grinsen*), que se aproxima furtivamente como ladrão – e, no entanto, chega com um senhor.
> Eu vos faço o louvor da minha morte, a morte voluntária, que vem a mim porque eu quero."[1]

A morte é um dom pelo qual transmitimos aos outros o sentido grandioso que demos à nossa vida.

Há, aqui, uma inversão da frase de Schopenhauer: o melhor de todos os bens é não ser e, como isso é inalcançável, o segundo melhor é deixar de ser o mais rápido possível[2].

"Morte de sorriso amarelo" é uma tradução do verbo alemão *grinsen*, que quer dizer escarnecer. É aquele sorriso diabólico e perverso que a gente conhece no rosto do maldoso, mas aquela maldade perversa e dissimulada, por isso, sorriso amarelo. Então, a morte se aproxima quando nos nega, desse modo: sombria, com escárnio da nossa condição finita e sofredora. Porém, podemos reverter isto se transformarmos essa morte em um gesto de liberdade, se morrermos nossa própria morte.

Meta e herdeiro

> "E quando irei querer? – Quem tem uma meta e um herdeiro, quer a morte no tempo certo para a meta e o herdeiro.
> E, por reverência à meta e ao herdeiro, não mais pendurar coroas ressequidas no santuário da vida."[1]

O que significa pendurar coroa recebida no santuário da vida? Significa continuar a viver sem uma razão e sem uma meta, ou seja, simplesmente perdurar depois do seu próprio esgotamento.

> "Em verdade, não quero semelhar-me aos cordoeiros: eles puxam seu fio ao comprido e nisso andam sempre para trás.
> Alguns se tornam demasiado velhos também para suas verdades e vitórias; uma boca sem dentes não tem mais direito a todas as verdades.
> E todo aquele que deseja a glória tem que despedir-se a tempo da honra e exercer a difícil arte de, no tempo certo, ir-se embora.
> É preciso cessar de deixar-se comer quando se é mais saboroso: isto sabem aqueles que desejam ser longamente amados."[1]

Esta é uma compreensão da existência em função da sua missão. Terminar a vida no tempo certo significa: nem muito mais, nem muito menos. Isto é, estar inteiramente maduro, ter consumado a sua obra. Permanecer depois disso significa o envelhecimento, a persistência do cansaço, significa, de certa maneira, a negação da sua própria missão, já que essa vida teria representado, justamente, o vértice, o pináculo das suas possibilidades.

Os pregadores da morte: a morte rápida

> "É certo que existem maçãs ácidas, cuja sina requer que aguardem até o último dia de outono: e elas se tornam simultaneamente maduras, amarelas e enrugadas.
> Em alguns casos o coração envelhece primeiro, em outros, o espírito. E alguns são idosos na juventude: mas, quando se é jovem tardiamente, fica-se jovem longamente.
> Para não poucos a vida é um malogro: um verme venenoso lhes corrói o coração. Que cuidem, então, para que a morte lhes seja bem-sucedida.
> Muitos não chegam a ficar doces, apodrecem já no verão. O que os prende ao galho é a covardia.
> São demasiados os que vivem, e por tempo demais permanecem presos aos seus galhos. Que venha uma tempestade e arranque da árvore tudo que é podre e bichado!
> Que venham os pregadores da morte rápida! Seriam, para mim, os verdadeiros temporais a sacudir as árvores da vida! Mas ouço apenas pregarem a morte lenta e a paciência com tudo 'terrestre'.
> Ah, vós pregais a paciência com o que é terreno? Mas é o terreno que tem demasiada paciência convosco, blasfemadores!"[1]

Eis mais uma provocação, um atrevimento lançado em face daqueles que se comportam perante a vida como se esta sempre devesse ser negada em prol de uma outra vida, de uma felicidade no "além", que a justificasse – em prol de uma vida que fosse diferente, da qual pudéssemos extirpar, precisamente, a condição finita e sofredora. Estes são os prisioneiros suspensos aferrados ao galho por covardia, que apodrecem no verão e que envenenam a vida. E envenenam a vida porque um verme venenoso diz que corrói o coração. Ou seja, o gesto de vingança praticado contra a vida é, justamente, as utopias de além do mundo, de além da vida: felicidade no paraíso supraterrestre ou toda e qualquer forma de edulcoração da nossa existência, de uma existência pensada sem essas três condições que a constituem de maneira incontrolável: a contingência, a finitude e o sofrimento. Estes deveriam morrer rapidamente, mas estes são os que vivem mais longamente.

A morte prematura

> "Em verdade, morreu cedo demais aquele hebreu que é honrado pelos pregadores da morte lenta: e para muitos, foi uma fatalidade, desde então que ele morresse cedo demais.
> Ainda conhecia apenas lágrimas e a melancolia do hebreu, juntamente com o ódio dos bons e dos justos - o hebreu Jesus: então ele foi acometido pelo anseio da morte.
> Tivesse ele permanecido no deserto, longe dos bons e dos justos! Talvez tivesse aprendido a viver e aprendido a amar a terra – e também o riso!"[1]

Aqui, Zaratustra remete a Jesus e, mais uma vez em modo de provocação, ele se coloca no mesmo plano que Jesus: aquele do mestre, que se dirige a seus discípulos. Enquanto Jesus é portador de um tipo de mensagem, Zaratustra anuncia outra. Jesus é, do ponto de vista de Zaratustra, alguém que morreu cedo demais, não morreu na hora certa.

A mensagem de Zaratustra é endereçada àqueles que têm no sofrimento uma objeção contra a vida. O ensinamento de Zaratustra é um ensinamento do amor à terra, amor à vida e, portanto, não o pranto, mas o riso. Se Jesus tivesse vivido um pouco mais, se não tivesse vivido entre os assim chamados e autoconsiderados 'bons e os justos' e se não tivesse sucumbido à melancolia própria do seu tempo e do seu povo, ele talvez tivesse aprendido a rir e, talvez, tivesse aprendido a bendizer e não a maldizer a vida.

> "Crede em mim, irmãos! Ele morreu cedo demais; ele próprio teria renegado a sua doutrina, se tivesse alcançado a minha idade! "Era nobre e o bastante para renegá-la!
> Mas ainda era imaturo. De modo imaturo ama o jovem, e também de modo imaturo odeia os homens e a terra. Pesados e presos ainda são seu ânimo e as asas do seu espírito.
> Mas no homem há mais criança do que no jovem, e menos melancolia: ele entende mais da morte e da vida."[1]

Salienta-se esse gesto de que ele teria renegado a sua doutrina. Esta é a condição de todo verdadeiro mestre para Nietzsche: um mestre é aquele que é capaz também de renegar sua própria doutrina; aquele que ri de si próprio; aquele que não sustenta nenhuma pretensão a um dogmatismo que encerre a vida no horizonte demasiadamente restrito. Amadurecer significa entender mais sobre a morte e a vida. Isto é voltar a ser criança. Existe mais criança no adulto que, assim se faz, do que no jovem.

A morte como celebração da vida: a autossuperação

> "Que o vosso morrer não seja uma blasfêmia contra os homens e a terra, meus amigos: eis o que suplico ao mel da vossa alma.
> Em vosso morrer devem ainda refulgir o vosso espírito e a vossa virtude, como um crepúsculo incendiar a terra: ou então vosso morrer terá malogrado.
> Assim quero eu próprio morrer, de maneira que vós, amigos, ameis mais a terra por minha causa; e quero me tornar terra de novo, de modo a ter sossego naquela que me gerou.

> Em verdade, tinha uma meta Zaratustra, e lançou a sua bola: agora sois os herdeiros da minha meta, amigos, e vos lanço a bola de ouro. Mais do que tudo, amigos, gosto de vos ver lançar a bola de outro! Por isso me demoro (*verziehen*) ainda um pouco na terra: perdoai-me (*verzeihen*)."
>
> Assim falou Zaratustra.[1]

Nietzsche é um filósofo-poeta; e, enquanto artista, aqui ele cria um jogo de palavras que produz um circuito extremamente significativo entre dois verbos. No original alemão, temos *verziehen* e *verzeihen*, descendo um horizonte de sentido por meio da troca de uma única letra. O verbo *verziehen* tem sentido de alongar, prolongar, esticar. Já o verbo *verzeihen* significa perdão, desculpa.

Esse gesto de conclusão deste capítulo é, absolutamente, paradoxal. O capítuwlo começa com devemos morrer no tempo certo e, portanto, não tem sentido prolongarmos um pouco mais a nossa existência. E isso significa que Zaratustra teria traído e renegado o seu próprio ensinamento, na medida em que ele teria chegado ao pináculo da sua vida e jogado na sua bola de ouro e, de agora em diante, caberia aos seus discípulos continuarem a jogar a bola. Não teria mais sentido a existência dele no mundo. Isso seria, então, o gesto de traição, o gesto de contradição. O que Zaratustra faz aqui é exatamente aquilo que ele tinha anunciado: revogar o seu próprio ensinamento, ou seja, não se encerrar em nenhuma espécie de dogmatismo. E o que que significa, então, aqui, rebaixar-se, pedir perdão aos seus discípulos pelo fato de que ele vai continuar a viver ainda um pouco mais. Terá passado do tempo.

Por que o perdão? Por que o rebaixamento? A resposta para isso pode ser: "Talvez eu ainda não tenha dado tudo aquilo que eu teria podido dar." Esta é, talvez, a mensagem mais preciosa que ainda resta por entregar. O que há de mais valioso é ensinar aos seus discípulos a capacidade de pensar por si e, portanto, decifrar enigmas.

CONSIDERAÇÕES FINAIS

Em nossos dias, quando o problema do sentido da existência, em meio ao sofrimento atroz que enfrentamos e às dificuldades de orientação que nos desconcertam, repõe-se com pregnância como um questionamento que nos compromete de maneira incontornável, a meditação sobre o texto de Nietzsche pode nos descerrar uma perspectiva interessante e de grande significação em todos os planos de nossa vida.

REFERÊNCIAS BIBLIOGRÁFICAS

1. Nietzsche F. Assim falou zaratustra. Souza PC (Trad.). São Paulo: Companhia das Letras; 2011. p. 69-71.
2. Schopenhauer A. O mundo como vontade e como representação. Unesp; 2005.
3. Giacóia Jr. O. Suicídio e filosofia: a questão da morte de si. Rev Bras Psicanálise. 2019;53(4):161-173.
4. Borges JL. História da eternidade. São Paulo: Companhia das Letras; 2016.
5. Camus A. The myth of Sisyphus. WF Howes Limited; 2019.
6. Giacóia Jr. O. Nietzsche & Para além de bem e mal. 2.ed. Rio de Janeiro: Jorge Zahar, 2005.
7. Arendt H. A condição humana. Forense universitária; 2007.
8. Kierkegaard S. O desespero humano: doença até a morte. 1947.

4

O suicídio como o último movimento e o cuidar como abertura ao existir

José Ricardo de Carvalho Mesquita Ayres
Rodolfo Furlan Damiano

PONTOS-CHAVE

- O suicídio está sempre relacionado com a busca de um dado modo de existir, por mais paradoxal que pareça.
- O suicídio pode ser melhor compreendido se considerarmos os sofrimentos decorrentes do (não) reconhecimento dessa busca singular de existência do sujeito no âmbito das relações de amor, direito e solidariedade da comunidade em que está inserido.
- O conceito de cuidado aposta na produção de novas experiências de reconhecimento mútuo como forma de fortalecimento da autoconfiança, autorrespeito e autoestima, criando outras possibilidades de lidar com o sofrimento na busca do existir.

> "Ser ou não ser – eis a questão. Será mais nobre sofrer na alma pedradas e flechadas do destino feroz ou pegar em armas contra o mar de angústia – E combatendo-o, dar-lhe fim? Morrer, dormir; só isso. E com o sono – dizem – extinguir dores do coração e as mil mazelas naturais a que a carne é sujeita; eis uma consumação ardentemente desejável. Morrer – dormir – dormir. Talvez sonhar".
>
> Shakespeare, *Hamlet*

"Ser ou não ser". É com essa célebre pergunta que começamos este capítulo. Como questiona o grande historiador francês Georges Minois em seu livro *História do suicídio*[1], "Por que, em uma determinada época, alguns homens escolheram não mais ser?". O questionamento de Hamlet, formulado em 1600, continua tão atual quanto o próprio conceito de Ser[2]. Atual a ponto de o grande escritor Albert Camus ter colocado em seu livro *O mito de Sísifo* que o grande problema filosófico do nosso tempo é o suicídio[3]. Segundo ele, antes de considerarmos questões metafísicas, quânticas ou astronômicas, devemos concluir essa grande questão: "a vida vale a pena ser vivida?".

Tal pergunta percorre séculos de conhecimento filosófico[4]. Já a encontramos nas escolas pré-socráticas na Grécia antiga, com os cínicos, estoicos e epicuristas valorizando a autodeliberação sobre a própria vida e o direito de extingui-la quando assim quisessem; Platão e Aristóteles, com teorias um pouco mais conservadoras (em termos da conservação da vida), elencam, por seu turno, alguns argumentos que, assim podemos dizer, soam um pouco menos voluntaristas, valorizando a vida com base no respeito a algo superior ou à própria comunidade em que o indivíduo está inserido. Até chegar em Baumann, com suas teorias sobre a liquidez e o imediatismo do mundo moderno e o seu impacto sobre o sentido que cada ser humano dá à sua vida[5]. Tal imediatismo remete-nos, uma vez mais, à questão de saber se a vida vale ou não ser vivida, tal como ilustrada pela passagem de Diógenes Laércio[1], referente ao seu mestre Antísteses:

> "Antísteses chegou a exclamar 'Ah! Quem me livrará então de meus sofrimentos?'- 'Isto', respondeu Diógenes, mostrando-lhe sua faca."
>
> Georges Minois, *História do suicídio*

O fato é que, quando se trata de um problema dessa ordem, não há uma única saída filosófica, muito menos um saber definitivo, que aponte uma via consensual. Pensadores de diversas escolas de todo o mundo levantam questões relacionadas a seu tempo, sua vida e sua cultura, inclusive nas ciências. Não há produção do conhecimento que esteja fora da influência cultural e não há cultura que não seja reflexo das pessoas que habitam um determinado tempo em um determinado local[6]. Por isso, ainda quando as ciências da saúde avançam e progressivamente traduzem os mistérios do viver em modelos explicativos altamente precisos e instrumentais, mesmo em campos como o da saúde mental, e especialmente neste, restará sempre um horizonte normativo, uma noção culturalmente construída sobre o que é correto (ser e fazer), frente ao qual situações singulares e escolhas pessoais são julgadas de um ponto de vista essencialmente prático[7].

Por isso, o suicídio de alguém será sempre um desafio ao nosso entendimento, desde o senso comum à psiquiatria e às práticas de saúde em geral, tornando inexorável compreender o estado mental de cada indivíduo, até os horizontes normativos frente aos quais alguém escolheu renunciar à própria vida.

No mundo, o suicídio já é a segunda causa de morte entre os jovens de 15 a 29 anos[8], com diversas estimativas apontando para um aumento da prevalência nessa faixa etária nas últimas décadas[9,10]. Sabendo disso, fica a pergunta: o que pode ser mais desafiador à nossa compreensão?! Por isso, e em linha com o que já apontamos, julgamos absolutamente pertinente e fecundo o convite à reflexão que nos faz Eliane Brum em seu texto "O suicídio dos que não viram adultos nesse mundo corroído: Por que, neste século, mais adolescentes têm respondido ao desespero deletando a própria vida?"[11]:

> "Quando os adolescentes se matam, eles dizem algo sobre si mesmos, mas também dizem algo sobre a época em que não viverão."
>
> Eliane Brum, 2018

Na realidade, tal afirmação pode ser estendida para todas as faixas etárias, não apenas aos jovens. Além disso, a mesma autora sugere uma inversão de perspectiva, saindo da pergunta clássica de "Por que mais jovens se suicidam hoje do que ontem?" para "Por que não haveria mais adolescentes interrompendo a própria vida nos dias atuais do que no passado?". Essas são as questões que iniciam a reflexão que este capítulo se propõe a elaborar: Por que o suicídio tem sido a resposta de tantos ao sofrimento mental? Ou, visto pelo outro lado da mesma moeda, que normatividade é essa que leva a um sofrimento diante do qual tem parecido melhor, ou mais suportável, não viver, como uma espécie de última possibilidade do seu autêntico modo de ser?

Para dar início a essa discussão, vale ressaltar que muito nos parece que a via do suicídio não seja a opção pensada pela interrupção da existência, mas sim pela necessidade de parar de pensar o que habita a mente e o coração em um determinado momento e condição da existência. Decisão extrema quando esse pensar/sentir se torna insustentável, como exemplifica bem a frase de Edwin Shneidman, ilustrada por Neury Botega em seu livro *Crise suicida*[12]:

> "A questão central do suicídio não é sobre morte ou sobre matar. Antes, é uma questão de cessação da consciência a fim de evitar uma dor psíquica insuportável."
>
> Shneidman *apud* Botega, 2015, *Crise suicida*

Ou seja, o suicídio não se apresenta como resultado da falência do existir, ou negação da vontade, mas sim como a renúncia a um certo modo de viver a existência (modo que não é apenas seu). Para ilustrar bem essa questão, citaremos o famoso filósofo alemão Arthur Schopenhauer[4]:

> "Longe de ser negação da Vontade, [o suicídio] é um acontecimento que vigorosamente a afirma. Pois a essência da negação da Vontade reside não em os sofrimentos mas em os prazeres repugnarem. O suicida quer a vida; porém está insatisfeito com as condições sob as quais vive. Quando destrói o fenômeno individual, ele de maneira alguma renuncia à Vontade de vida, mas tão-somente à vida."
>
> Schopenhauer, *apud* Oliveira, 2018

Para Nietzsche[13], diferentemente do que entendemos aqui, quando um indivíduo se mata, o propósito do existir se torna tão somente o não existir. Entretanto, o que defendemos aqui é que o não existir não é o que move o indivíduo que busca o suicídio, mas sim a negação radical de um certo modo de existência, o que é diferente e tem importantes implicações práticas. Foge ao escopo deste ensaio explorar o cenário contemporâneo e os horizontes normativos em face dos quais se conforma tão insuportável sofrimento em tão grande número de pessoas, nos jovens em particular. Interessa-nos aqui refletir sobre as implicações da interpretação do suicídio aqui adotada para lidar com essa situação que, desde uma perspectiva ético-moral, ou prática, julgamos imperativo tentar evitar. Nesse sentido, elencamos três perguntas principais que parecem nos ajudar a buscar alternativas à resposta do suicídio: (a) Qual vida negada está no fundo do sofrimento insuportável?; (b) Como cuidar do sofrimento do outro?; (c) Como criar laços cuidadores?.

Para buscarmos apontar alternativas a alguém que pensa ou tenta se suicidar, parece fundamental procurar com esse alguém a resposta, ou as respostas, à nossa primeira questão: Qual vida está sendo negada no fundo do seu sofrimento? Para sustentar nossa argumentação, recorreremos ao pensador alemão Martin Heidegger[14] e seu conceito de *Dasein* (ser-aí). Não obstante partir de motivações bem mais abstratas e ambiciosas do que as do presente ensaio, a investigação ontológica heideggeriana mostra-se bastante fecunda para os nossos propósitos. Quando esse pensador alemão propõe, no início do século XX, resgatar as questões fundamentais da tradição filosófica sob uma perspectiva não transcendente à finitude da condição humana, sua pergunta pelo ser, ou pelo sentido da existência, ganha contornos não metafísicos (no sentido tradicional do termo). Coloca, assim, de modo radical, o humano como origem e destino da pergunta pelo ser. Ao fazê-lo, mesmo sem ser seu objetivo central, abre possibilidades de refletirmos sobre os sentidos da existência em níveis diversos de concretude, vinculando sua reflexão filosófica a áreas particulares do conhecimento de humanos sobre os humanos, como as ciências humanas e as ciências da saúde.

Em termos muito sintéticos, podemos dizer que Heidegger expressa no conceito de *Dasein* a melhor tradução de nossa existência. Nós somos seres "lançados" no mundo, nós "somos-aí", ou "o aí". Como expressões desse *Dasein*, cada um de nós é sempre (a) ser-no-mundo; (b) ser-com; (c) ser-para. Ou seja, já desde sempre "habitamos" um mundo que não se resume às condições materiais da existência, mas é dotado de um sentido, constituído na forma de uma cultura que nos é transmitida por meio da linguagem (ser-no-mundo). Tal linguagem, por sua vez, está sempre a nos lembrar, e a nos fazer experimentar, o caráter compartilhado, sempre intersubjetivamente produzido desse mundo que habitamos e do qual participamos ("ser-com"). Finalmente, lembra-nos que não somos receptáculos passivos do mundo e das interações, mas participamos deles e os reconstruímos ativa e constantemente com nossa própria existência, dando sentidos a ela – com nossa consciência, nossos interesses, nossos afetos, nossa vontade, nossos corpos, nossas contingências materiais (ser-para).

Na amálgama dessas três dimensões do "ser-aí", Heidegger localiza o cuidado, ou cura. Esta é a pedra angular de sua ontologia secularizada: é porque cuidamos (de nós e dos outros), no sentido de tratar que seja, que temos um mundo, uma linguagem que constrói de modo compartilhado esse mundo e que construímos o sentido do existir nesse mundo. É cuidando que nos projetamos em direção ao nosso próprio futuro desde cada presente que vivemos e no qual recebemos a herança de nosso passado. Ao sermos entes que têm consciência de sua finitude, temporalizamos a existência, atribuímos a ela um sentido que está sempre fazendo nosso passado, nossa história, "mover-se" em direção a um futuro no qual nos projetamos desde o presente, em contínua reconstrução.

Sob essa perspectiva, como compreender o que acontece quando alguém pensa em se suicidar, quando esse "Ser-aí" se desvela na ideia do autoaniquilamento? Na proposta do não existir? Levantamos aqui um texto de Elza Dutra[15], o qual exemplifica muito bem tais questões:

> "A possibilidade da morte revela a vida que se vive. E enfrentar a realidade da vida que se tem muitas vezes é tão frustrante, que em muitas pessoas prevalece a intolerância à dor, conduzindo-os, frequentemente, a escolher a morte e assim, escapar do sofrimento. O sofrimento de empunhar o seu si mesmo, de apropriar-se da sua existência assumindo todas as implicações que dela decorrem."
>
> Elza Dutra,
> *Pensando o suicídio sob a ótica fenomenológica hermenêutica: algumas considerações*

Baumann[5] aponta que o mundo líquido em que vivemos reforça a busca incessante da satisfação, do prazer, do bem-estar, fugindo, escondendo, ou negando ferozmente quaisquer manifestações de dor, angústia e sofrimento. Entretanto, a angústia é um dos propulsores para a singularização do ser (desejo primário do *Dasein*), como exemplifica Novaes de Sá[16]:

> "Referimo-nos, anteriormente, à angústia como a disposição que leva à possibilidade de singularização, por colocar o *Dasein* em contato com o seu Ser mais próprio, que é a existência como abertura do sentido."
>
> Novaes de Sá,
> *A analítica fenomenológica da existência e a psicoterapia*

Negar a potência reconstrutiva da angústia significa, em última análise, negar a si mesmo um futuro, é encerrar em uma espécie de eterno presente a experiência do sofrimento, o que a torna insuportável. Eliminá-la culmina no fim definitivo e "na vivência da última possibilidade do *Dasein*, a morte"[15].

Assim posta a questão, com a simplificação imposta pelos limites deste capítulo, podemos transitar para a segunda questão-chave que formulamos anteriormente: Como podemos cuidar do sofrimento do outro? Como já visto, a inversão proposta do questionamento sobre a razão dos suicídios em jovens abre um duplo desafio para o cuidar. O primeiro de caráter mais coletivo e político[11]:

> "A inversão da pergunta não é um jogo retórico. Ela é decisiva. É decisiva também porque devolve a política à pergunta, de onde ela nunca poderia ter saído. E a recoloca no campo do coletivo."
>
> Eliane Brum, 2018

Todos nós, seja como profissionais de saúde, seja como cidadãos do mundo, precisamos decifrar e transformar o que há de tão opressor e negador de possibilidades de existir em nossos horizontes normativos que tem produzido esse número elevado de suicídios, tão devastador sobre nossa consciência ética. De forma simultânea, coloca-se o desafio, também eticamente mandatório, de agir em cada caso singular que esteja ao nosso alcance para abrir outras possibilidades, não tão violentas e irreversíveis, de lidar com o sofrimento mental insuportável. Seguindo com Brum sobre o suicídio de adolescentes[11]:

> "O desafio que o suicídio nos apresenta, como sociedade, é conseguir construir junto com os jovens uma resposta que não seja a brutalidade de tirar a própria vida. (...) Se podemos fazer algo com a tragédia que é termos criado um mundo onde um número maior de adolescentes não se tornará adulto, é reaprendermos a viver em comunidade, redescobrirmos como tecer redes de cuidado mútuo. Isso não tira a responsabilidade individual. Ao contrário, a aumenta. Mas coloca a responsabilidade individual onde ela deve estar: fazendo "laço" com os outros. Fazendo junto"
>
> Eliane Brum, 2018

Voltando-nos, portanto, para a face singular de quem sofre diante de um "ser-para" negado, ou, talvez ainda melhor dito, de uma angústia que não encontra caminhos reconstrutivos para uma existência que busca se projetar rumo ao seu ser mais próprio, cabe retomar, mais e mais, a amálgama do Cuidado. Porém, entendamos agora esse Cuidar não no sentido mais amplo em que Heidegger o trabalha, em sua reflexão ontológica, mas no sentido cotidiano de um agir baseado no encontro com esse outro que sofre, esse outro cujo "projeto de felicidade"[17] precisa antes de mais nada ser reconhecido, compreendido (coapreendido), para que alguma alternativa de "ser-com" possa ajudar a encontrar outras alternativas de "ser-para" o futuro[7].

Lançando mão da poderosa construção do filósofo Georges Canguilhem[18], trata-se de encontrar nos "modos de andar a vida", necessariamente compartilhados, mas individualmente experimentados, as capacidades individuais de reação, ou competências normativas singulares, que possam fazer do sofrimento um modo de inteligibilidade dos obstáculos à felicidade daquele que vive o sofrimento insuportável e, por isso mesmo, um sinalizador de novos horizontes e caminhos na busca da saúde mental. Portanto, no que se refere ao plano da abordagem do indivíduo, reinventar modos de andar a vida seria o horizonte do cuidado para construir alternativas ao suicídio, independentemente de outras medidas terapêuticas, inclusive medicamentosas, que possam ser recomendáveis nesse processo.

No campo do agir profissional, esse movimento implica assumirmos o ato de cuidar como um verdadeiro encontro entre sujeitos, no qual a construção do diagnóstico da situação de sofrimento insuportável e os caminhos da intervenção sobre ela não fiquem restritos ao raciocínio do disfuncional, patológico, desde uma perspectiva psiquiátrica em senso estrito. É necessário que a contextualização material e existencial dessa situação de sofrimento seja parte da construção de diagnóstico e conduta. Só os saberes de base científica, manejados principalmente pelos profissionais, em diálogo com os saberes de ordem prática e cotidiana, de que são portadores privilegiados as pessoas que demandam o cuidado, podem tornar possível o cuidado efetivo. Êxito técnico e sucesso prático serão, então, os valores que delimitarão o campo de trocas nos quais poderemos fazer dialogar saberes capazes não apenas de achar modos eficazes de tratamento, mas, simultaneamente, o caminho mais virtuoso para um reencontro com projetos de felicidade que possam dar sentido ao seguir vivendo[17].

No entanto, não seria possível concluirmos este ensaio sem atentar, ainda que de maneira apenas alusiva, à nossa terceira questão: Como criar laços cuidadores? Se o cuidar depende, como vimos, de um diálogo entre saberes de natureza tecnocientífica, de que são portadores os profissionais de saúde, e os saberes práticos de um outro, que então não será apenas objeto de uma intervenção, mas deve participar ativamente do movimento do Cuidado, então é preciso que esse sujeito seja reconhecido como tal!

Podemos dizer, então, que o cuidado, seja o do cuidador profissional, seja o do cuidador informal, seja na perspectiva da atenção ao indivíduo que sofre, seja voltando à perspectiva trazida anteriormente por Brum, de transformação social dos contextos geradores de sofrimento mental, não pode prescindir do reconhecimento mútuo[19] como forma de criar vínculos, produzir solidariedade, promover e proteger direitos humanos. Em termos sintéticos, apoiamo-nos no que Honneth[19] propõe na sua obra *Luta por reconhecimento*: é no processo consubstancial de individuação/socialização que as pessoas vão construindo vínculos e, nesse mesmo processo, compreensões de si mesmas. Segundo o autor, esse processo de reconhecimento mútuo (eu-outro) se dá em três planos – que vão sendo experimentados sucessivamente ao longo do desenvolvimento pessoal desde a infância à vida adulta, e que não se substituem uns aos outros, mas vão se somando, articulando e transformando mutuamente.

A primeira experiência de reconhecimento dá-se no plano afetivo, que ele chama de amor. Vivido primeiramente no espaço da sociabilidade familiar, diz respeito a ser visto por um outro (em geral, mãe, pai ou quem exerça esse papel) como alguém que deve existir, que precisa ser cuidado, que merece ser protegido e estimulado. Um segundo nível de experiência de reconhecimento, baseado já no plano cognitivo e no espaço ampliado da vida social, que Honneth designa como direito, diz respeito à pessoa como cidadã e refere-se à garantia de respostas às necessidades que cada um tem em um dado modo de construção e regulação da vida em comum em cada contexto social. Por fim, um terceiro plano de experiência de reconhecimento, denominada solidariedade, remete aos valores culturalmente compartilhados e sua relação com a diferença, refere-se à aceitação e suporte à pluralidade, às singularidades, às minorias.

Segundo o mesmo autor, das experiências bem-sucedidas de reconhecimento do indivíduo em relação aos planos do amor, direito e solidariedade tendem a decorrer autoimagens e práticas pessoais de autoconfiança, autorrespeito e autoestima. Ao contrário, o não reconhecimento, ou o que Honneth chama de experiências de desrespeito, como maus-tratos e violência, privação de direitos e exclusão social, degradação e ofensa, tendem a produzir comprometimento da integridade física e mental, obstaculização de uma convivência social integrada e construtiva e à própria experiência de honra e dignidade das pessoas. Razões para que se possa preferir não estar nesse mundo, conforme a inversão de raciocínio proposta por Eliane Brum.

É claro que, para cada uma dessas esferas de não reconhecimento/desrespeito, há resistências e possibilidades de respostas reconstrutivas, seja no plano da dinâmica psicossocial das pessoas, seja no plano social das instituições e da cultura, a que Honneth[19] chamará de "luta por reconhecimento". Do ponto de vista "macro" das estruturas e relações socioculturais, aquele a que se dedica em sua obra, Honneth[20] aponta uma série de caminhos reconstrutivos já em curso contra as patologias de nosso tempo, seja no campo das teorias críticas em filosofia política, teoria social e moral, seja na práxis política de movimentos identitários e proposição de comunidades pós-tradicionais. Porém, e do ponto de vista "micro", das pessoas que sofrem e, em particular, daquelas que pensam em se suicidar? Será que não há nada a aprender e empreender?

É certo que será impossível apagar as experiências de não reconhecimento, passadas ou atuais, da pessoa que sofre e que não está suportando viver seu sofrimento. É certo também que há outros caminhos para explicar o sofrimento mental e a ideação suicida. No entanto, não poderá a produção de novas experiências de reconhecimento abrir caminhos para o fortalecimento da autoconfiança, autorrespeito e autoestima, criando outras possibilidades de lidar com o sofrimento? Não poderá a ressignificação das esferas do amor, dos direitos e da solidariedade, pela criação de vínculos cuidadores nessas três esferas, ajudar a reconstruir projetos de felicidade abertos ao futuro, não condenados ao caráter exclusivo e definitivo do não seguir vivendo?

A confiança na potência do cuidado e na força reconstrutiva de vínculos cuidadores é ainda, em larga medida, uma aposta, uma antecipação contrafactual, embora compartilhada por muitos e de modo algum desprovida de bases práticas, como atesta a já volumosa literatura sobre o assunto. Não tem (ainda) como origem evidências robustas de eficácia de natureza tecnocientífica, mas sim um ativo posicionamento ético e moral frente ao fracasso fático expresso nas elevadas taxas de suicídio e na debilidade de nossas respostas políticas e técnicas frente ao problema. No entanto, não será esse o movimento mais próprio de nossa busca de saúde, tentar alcançar formas sempre mais felizes de responder aos incessantes desafios do existir? Seguindo Canguilhem, como afirma o filósofo Paul Ricoeur[21]: "A vida apresenta-se como uma aventura, e não se sabe o que nela é ensaio, e o que é fracasso. É fácil entender por quê; o valor vital não é um fato observável. A vida é sempre avaliada, e essa avaliação é sempre relativa."

Assim concluímos, enfatizando Gadamer em seu livro *O mistério da saúde*[7], o único critério que podemos fixar *a priori* como norte da incessante busca da saúde: juntar o fim com o começo, fazer de cada obstáculo ou limitação um novo começo da aventura vida.

REFERÊNCIAS BIBLIOGRÁFICAS

1. Minois G. História do suicídio. São Paulo: Editora UNESP; 2018. 426 p.
2. Shakespeare W. Hamlet. São Paulo: L&PM; 1997.
3. Camus A. O mito de Sísifo. 1.ed: Rio de Janeiro: Record; 2018.
4. Oliveira LD. O suicídio: um problema (também) filosófico. Natureza humana.2018;20:83-97.
5. Zygmunt B. Modernidade líquida. 1.ed. São Paulo: Zahar; 2001. 280 p.
6. Santos BS, Meneses MP (orgs.). Epistemologias do Sul. São Paulo: Cortez; 2010. 637 p.

7. Gadamer HG. O mistério da saúde: o cuidado da saúde e a arte da medicina. Lisboa: Edições 70; 2009. 165 p.
8. Organization WH. Global Health Observatory (GHO) Data: Suicide Rates. Geneva: World Health Organization; 2016.
9. Jaen-Varas D, Mari JJ, Asevedo E, Borschmann R, Diniz E, Ziebold C, et al. The association between adolescent suicide rates and socioeconomic indicators in Brazil: a 10-year retrospective ecological study. Braz J Psychiatry. 2019;41:389-95.
10. Miron O, Yu K-H, Wilf-Miron R, Kohane IS. Suicide rates among adolescents and young adults in the United States, 2000-2017. JAMA. 2019;321(23): 2362-4.
11. Brum E. O suicídio dos que não viram adultos nesse mundo corroído: Por que, neste século, mais adolescentes têm respondido ao desespero deletando a própria vida?. El País; 2018. Disponível em: https://brasil.elpais.com/brasil/2018/06/18/opinion/1529328111_109277.html.
12. Botega NJ. Crise suicida. Porto Alegre: Artmed; 2015. 304 p.
13. Nietzsche F. Assim Falou Zaratustra. São Paulo: Companhia das Letras; 2018. 360 p.
14. Heidegger M. Ser e tempo. São Paulo: Vozes; 2015. 600 p.
15. Dutra E. Pensando o suicídio sob a ótica fenomenológica hermenêutica: algumas considerações. Revista da Abordagem Gestáltica. 2011;17:152-7.
16. Sá RND, Barreto CLBT. A noção fenomenológica de existência e as práticas psicológicas clínicas. Estudos de Psicologia (Campinas). 2011;28:389-94.
17. Ayres JRCM. Cuidado: trabalho e interação nas práticas de saúde. Rio de Janeiro: CEPESC - IMS/UERJ - ABRASCO; 2009. 282 p.
18. Canguilhem G. Lo normal y lo patológico. Buenos Aires: Siglo Veintiuno; 1971. 242 p.
19. Honneth A. Luta por reconhecimento: a gramática moral dos conflitos sociais. São Paulo: Editora 34; 2003. 291 p.
20. Honneth A. Disrespect: The normative foundations of critical theory: John Wiley & Sons; 2014.
21. Ricoeur P. A diferença entre o normal e o patológico como fonte de respeito. In: P. R, editor. O justo 2: justiça e verdade e outros estudos. São Paulo: Martins Fontes; 2008. p. 220.

5

A análise do suicídio por Émile Durkheim e suas bases para uma ciência social

Gabriel Engel Becher
Luis Antonio Bozutti

PONTOS-CHAVE

- Émile Durkheim foi uma das figuras centrais do surgimento da sociologia. De origem francesa, recebeu influências do empirismo e utilitarismo britânicos e do idealismo alemão. *O suicídio* foi publicado em 1897 e é uma de suas obras mais conhecidas.
- O objetivo central da obra é demonstrar as determinações sociais do comportamento individual. A escolha do tema se dá justamente pelo fato de ele ser considerado de foro privado e íntimo. Logo, a argumentação traçada no livro ilumina a possibilidade e a necessidade da sociologia.
- A obra se divide em uma introdução (com definição e delimitação do objeto de estudo) e três livros. No primeiro deles, o autor refuta interpretações de fatores extrassociais para explicar variações das taxas de suicídio. No segundo, o autor organiza a tipologia social do suicídio, classificando-o como: egoísta, altruísta ou anômico, a depender do impacto da coletividade. No terceiro livro, o autor arremata a argumentação, desenvolvendo a teoria geral do suicídio como um fenômeno social.

ÉMILE DURKHEIM: VIDA E OBRA

Émile Durkheim foi um sociólogo, antropólogo, filósofo e cientista político nascido em 1858, na França, e falecido no mesmo país em 1917. Descendente de família judia atuante na comunidade religiosa de sua localidade, estudou na Escola Normal e ali se familiarizou com os conceitos de intelectuais franceses como Saint-Simon e Comte. Foi professor de filosofia e, após ter vivido por alguns anos na Alemanha, convidado a inaugurar a cátedra de sociologia da Faculdade de Letras da Universidade de Bordeaux – a primeira dessa disciplina na França; então, lecionou educação e sociologia na Universidade Sorbonne, reduto acadêmico de maior renome em seu país. Pode-se dizer que foi um dos fundadores da escola francesa de sociologia.

Publicou *Le suicide* (*O suicídio*), obra central do presente ensaio, em 1897, ainda em sua juventude. Antes, escreveu *Da divisão do* *trabalho social* (1893) e *As regras do método sociológico* (1895)*, para então se dedicar aos temas que marcaram sua maturidade acadêmica, como a sociedade dos tempos de Primeira Guerra Mundial e a sociologia aplicada à educação. Durkheim foi influenciado por nomes da cultura francesa, do empirismo e utilitarismo britânicos e do idealismo alemão para formular seu sistema teórico, robusta contribuição para os alicerces da sociologia moderna.

O *SUICÍDIO* E A ALVORADA DA SOCIOLOGIA

É unissonante entre formadores em ciências sociais que *O suicídio* configura excelente introdução - senão a melhor - aos estudos acadêmicos em sociologia para um leigo. Não se trata apenas de um escrito claro e didático da área, mas da atestação de que Durkheim, nessa obra, interessou-se por abarcar tanto a especificidade de dado fenômeno relevante - o suicídio - como a comprovação da própria viabilidade e da validade de uma ciência social. Na publicação de 1897, por meio do conceito de fato social, Durkheim içou a sociologia a um status acadêmico indiscutível. Também se verifica tal consolidação e relevância da obra durkheimiana aqui analisada na expressão de Henri Mendras, sociólogo francês do século XX, que diz que o conceito de anomia é um dos raros conceitos centrais da ciência social na contemporaneidade.

O vetor pioneiro de Durkheim rumo aos alicerces da sociologia moderna é sua proposição de uma diáspora da metafísica e dos problemas sociais filosoficamente apontados em direção ao objeto como coisa social - identificável e mensurável. O autor tinha como premissa a nomeação do caráter *sui generis* do objeto social, e até por isso é considerado expoente no desenvolvimento de uma cultura científica. Foi esse o contorno dado por Durkheim, portanto, a um dos fatos mais íntimos do comportamento humano, o suicídio: a demonstração científica de que sua determinação é fundamentalmente social e, assim, externa ao próprio indivíduo.

O sociólogo ilustra esse propósito no prefácio de *O suicídio*: "Escolhemos o suicídio para esta publicação (...) porque, como há poucos que sejam mais facilmente determináveis, este nos pareceu um exemplo particularmente oportuno (...). Dessa maneira conseguimos encontrar verdadeiras leis que provam melhor do que qualquer argumentação dialética a possibilidade da sociologia". Isso equivale a afirmar que mesmo naquele que é o mais privado ato de um indivíduo acerca da continuidade ou da interrupção da própria vida está a sociedade a que pertence. Daí estão demonstradas, a partir da análise durkheimiana do suicídio, a possibilidade e a necessidade da sociologia.

Demonstrada a fundação da sociologia moderna nas ideias de Durkheim sobre o suicídio, torna-se válido conjecturar sobre a própria sociologia enquanto ciência.

Segundo Anthony Giddens, em seu consagrado compêndio introdutório à disciplina, intitulado *Sociologia*[1], um ponto-chave para o entendimento humano foi o uso da ciência para compreender o mundo. Por meio desse movimento, as explicações dos fenômenos, outrora calcadas nas religiões, foram substituídas por um arcabouço de conhecimentos racional e crítico. O fator deflagrador de tal guinada científica teriam sido as Revoluções (a Revolução Francesa, promotora dos ideais de liberdade e igualdade, disparada em 1789, e a Revolução Industrial, sediada inicialmente na Inglaterra ainda na segunda metade do século XVIII).

* Considera-se, no comentário analítico sobre a obra de Durkheim, que *O suicídio* foi escrito como possibilidade de aplicação dos construtos teóricos delimitados em *As regras do método sociológico*.

O termo "sociologia" foi cunhado pelo também francês Auguste Comte, filósofo fundador do Positivismo. Comte delineava uma ciência social à imagem das ciências naturais, ou seja, calcada em uma lógica comum e no método científico dedicado ao estabelecimento de leis universais. De uma ciência positiva pode-se dizer que está interessada em variáveis observáveis e em relações causais com vistas a instituir previsões sobre o futuro. Trata-se aqui, pelo modelo de ciência positiva, de obter provas empíricas oriundas da observação, da comparação e da experimentação. Dada a evolução hierarquizada das teorias sobre o mundo, que vão das explicações teológicas para as metafísicas e, então, para as positivas, a sociologia era tida como a última e mais complexa das ciências.

Durkheim, por sua vez, tem impacto mais duradouro na sociologia que o de Comte, já que se considera que as ideias de seu predecessor não concederam à sociologia um caráter científico. Tal impacto se deu por seu notável esforço em empreender um estudo dos fatos sociais como coisas. Ou seja, a sociologia durkheimiana é bem-sucedida na medida em que se implica aos aspectos da vida social que determinam a ação individual.

Finalmente, é possível estratificar o sistema sociológico de Durkheim, estendido por toda a sua obra e pontualmente presente em *O suicídio*, em três níveis: (1) a importância da sociologia enquanto ciência empírica; (2) a emergência do indivíduo e a formação de uma ordem social; (3) as origens e o caráter da autoridade moral na sociedade. Em suma, nota-se que o autor redigia uma realidade social como exterior ao indivíduo, acessível por observação indireta, e dotada de poder coercitivo sobre esse mesmo indivíduo; os determinantes sociais são, por conseguinte, condicionantes da ação humana.

OS LIMITES DA TEORIA SOCIOLÓGICA DE DURKHEIM

Dado o relevo da análise do suicídio na formação de uma ciência social moderna, faz-se necessário lançar luz sobre o contexto do autor e de sua teoria social. Para tanto, destacam-se dois aspectos correlatos.

Durkheim, um homem de sua época

Durkheim foi um intelectual profundamente dedicado a uma conceituação do fato social incrustado em ideais científicos e morais. A despeito de sua originalidade teórica, não se pode dizer que o autor esteja apartado da tradição acadêmica de sua época. É conhecido, na história acadêmica ocidental, o legado dos estudos sobre o suicídio no século XVIII. E não se deve negligenciar que Durkheim esteve imbuído de propulsores individuais no desenvolvimento de sua tese sociológica sobre o suicídio: ele experimentou perdas pessoais significativas, como a de seu filho, durante a Primeira Guerra.

Em última análise, pode-se presumir que a teoria de Durkheim levou em conta certa preocupação com as mudanças que transformavam a sociedade de seu tempo. Em tempos de convulsões revolucionárias, justifica-se tamanho interesse pela compreensão daquilo que mantém uma sociedade unida e distante do caos – algo que está expresso na conceituação durkheimiana da solidariedade social, uma norma moral e coletiva. Para tanto, o sociólogo não poderia deixar de compactuar com a instauração de um conjunto de valores e costumes partilhados pelos pares sociais; em direção oposta, considerava que a transformação social teria sido a causa da perda de identidade dos indivíduos pertencentes à sociedade – a anomia.

Inclusive por ter sido um homem de sua época, Durkheim consagrou uma teoria que pode ser dita uma ciência moral.

Durkheim leitor de Comte: conservadorismo e críticas à obra durkheimiana

Um dos rótulos que o comentário depositou sobre a obra de Émile Durkheim foi o do conservadorismo, ao se considerar que o autor advogou pela conservação dos valores sociais de sua época no entorno da elaboração de uma ciência moral. Entretanto, não se pode afirmar que tal desígnio de conservador não possa ser contradito.

Deve-se introduzir, portanto, a noção de "conservadorismo". Ela ilumina uma significação para além da imediata – atrelada a aspectos políticos e procedimentos da tradição; traduz, adicionalmente, aspectos históricos. "Filho das Revoluções", o conservadorismo se depura em um abrangente movimento contra a modernidade, calcado na reatividade, e decompõe-se em vertentes – citam-se o liberal inglês, o romântico francês e o tradicionalista alemão. Faz-se necessário, então, conceder que haja alinhamento entre a obra de Durkheim e as ideias conservadoras, sem jamais reduzi-la a uma visão estereotipada do conservadorismo.

Na conceituação de considerável parte da literatura especializada, Durkheim não teria passado de discípulo de Comte e continuador de seu método positivista. Nesse sentido, é proveitoso rememorar que Durkheim não se alijava de quebras, posto que rompeu com as tradições rabínicas de sua família e ingressou no estudo e na transmissão da filosofia social. É justa, novamente, a relação entre a teoria do fato social e o positivismo, desde que não se conceba como mera replicação; por esse ângulo, sabe-se que Durkheim se baseou mais na filosofia que na política positivista.

A obra de Durkheim, evidentemente, não se restringiu às doutrinas conservadora e positiva. Outras influências marcadas são: o pensamento social alemão, que advoga que a sociedade é uma unidade específica e não a soma de suas partes, promulgando um enfoque sociocêntrico não metafísico em direção a uma ciência moral; a filosofia neokantiana, inspiradora de uma sociologia do conhecimento. Da influência da última se percebem os axiomas durkheimianos de que a fonte transcendental da qual deriva a ação moral é a sociedade, e de que as regras morais são não só obrigatórias como também desejáveis, apontando para a fundação de uma ciência moral.

A preponderância histórica e conceitual da teoria social de Durkheim, todavia, não a libera de críticas. Elencam-se aqui as principais: o anti-individualismo (mais visível nos primeiros trabalhos do autor, entre os quais se situa *O suicídio*); a exaltação da moralização e do controle social capaz de moldar o indivíduo à ordem da sociedade; o conservadorismo metodológico – talvez a crítica mais difícil de ser combatida, dado que o método de Durkheim tem inspiração naturalista-positivista e é divulgador da conservação da ordem social.

INTRODUÇÃO A *O SUICÍDIO*

Segundo Baudelot e Establet, em sua obra *Durkheim et le suicide* (1994), *O suicídio* é um "livro vivo", instituído de notável potência histórica e teórica, o que não significa que Durkheim tenha razão em toda a sua argumentação.

Na obra, o tema do suicídio surge como hipótese diagnóstica analítica ao mal-estar da sociedade europeia, manifestado na ruptura dos laços sociais. Em última instância, Durkheim está interessado em formular considerações sobre os laços sociais que unem os indivíduos**.

Em 1897, o autor indica aos sociólogos que foquem a atenção em grupos claramente definidos de fatos sociais e formulem hipóte-

** Esse trajeto argumentativo combina com algumas das diretrizes da pesquisa francesa do século XX, o que se demonstra por expressões como a de Ribot, psicólogo social da época: "explicar o patológico ajuda a explicar o normal".

ses específicas empiricamente comprováveis. É a justa medida pela qual as técnicas quantitativas são não somente úteis como essenciais às ciências sociais. E tal análise quantitativa serve a dois propósitos: (i) refutar teorias explicativas sobre variações no número de suicídios a partir de outros ângulos de análise (como biológicos, psicológicos ou geográficos) e (ii) apoiar com provas empíricas sua teoria sociológica. Coaduna-se a isso a sequência lógica do texto de Durkheim, que também se aproxima de uma metodologia consagrada nos argumentos em ciências humanas: parte-se do negativo (ou seja, de tudo aquilo que o suicídio não é ou não tem como explicação) e se atinge o positivo (ou seja, tudo aquilo que o suicídio é ou tem como explicação). E Durkheim atingirá aí sua tipologia do suicídio. Pode-se afirmar, ao cabo, que *O Suicídio* é um trabalho epistemológico, capaz de alinhar o alcance e o escopo de uma teoria científica.

A ESTRUTURA DA OBRA *O SUICÍDIO*

Como supracitado, *O suicídio* é obra fortemente motivada pela demonstração da viabilidade da sociologia enquanto ciência, separando-a de contaminações metafísicas e psicológicas. A busca é por alçá-la a um patamar de maior notoriedade acadêmica. Desse modo, Durkheim se dedica ao fenômeno social: em última instância, a explicar como o comportamento humano pode ser influenciado pela coletividade – trata-se, aqui, de uma determinação social.

Debruçar-se sobre o suicídio enquanto elo entre indivíduo e sociedade não foi uma escolha fortuita do autor: como já exposto, ela se deu em razão do cunho fortemente íntimo do suicídio enquanto fato social. O autor parte, portanto, de um tema aparentemente desfavorável à comprovação da existência de forças sociais que impactam o indivíduo e que dele independem, argumentando que tal ato, embora solitário, é mais determinado por aspectos sociais do que pela história individual de quem o executa. A unidade de estudo do autor, portanto, é a sociedade, não o indivíduo. Desse modo, Durkheim se deslocará do fenômeno individual (do suicídio em si, da pessoa na conjuntura em que se matou, de suas razões para a autodestruição) para o social, ou seja, a taxa de suicídio (a frequência de suicídios em uma determinada população, de uma área, em uma época). A hipótese defendida é que a soma total de suicídios de uma população só poderá ser completamente compreendida em termos sociológicos.

Para isso, o autor divide a obra em uma introdução e três livros:

- Introdução: delimita o objeto de estudo por meio de uma definição objetiva do suicídio;
- Primeiro livro: refuta as interpretações de fatores extrassociais (psicológicos, biológicos, geográficos e imitação) como capazes de explicar as taxas de suicídios e suas variações;
- Segundo livro: a parte mais célebre da obra, delimita a tipologia social do suicídio, classificando-o como egoístas, altruístas e anômicos – a depender da forma como a coletividade impacta no ato;
- Terceiro livro: desenvolve a teoria geral do suicídio como um fenômeno social, sedimenta sua argumentação, traça paralelo com outros fenômenos sociais e analisa questões práticas.

Introdução

Durkheim define suicídio como "todo caso de morte que resulta direta ou indiretamente de um ato, positivo ou negativo, realizado pela própria vítima e que ela sabia que produziria esse resultado" (p. 14). Um ato positivo é uma ação tomada para gerar a morte, tal como se dar um tiro. Um ato negativo é não executar uma ação que evitaria a morte, como não sair de uma casa em chamas. A morte pode ser, portanto, um resultado direto do ato, como a ingestão de alguma substância tóxica, ou um resultado indireto, a exemplo da morte que decorre da recusa de alimentação ou de medicação necessária. Vale ressaltar que a obra não se presta a analisar as tentativas de suicídio em si mesmas. Para alguns críticos, isso compromete a profundidade do exame do tema em questão.

Primeiro livro

Aqui, o autor se propõe a refutar os fatores extrassociais como determinantes da taxa de suicídio em uma população, que se valem de interpretações psicológicas, biológicas, geográficas e de imitação. Nessa etapa, Durkheim lança mão de técnicas quantitativas, isto é, de dados estatísticos, de modo a comprovar que os dados extraídos de interpretações não contribuem para a compreensão das taxas de suicídio.

Inicialmente, ele questiona o fato de que médicos e psicólogos tendem a explicar o suicídio por vias psicológicas ou psicopatológicas. Embora aceite a ideia de que haja uma predisposição psicológica de alguns indivíduos ao suicídio, argumenta que o ato só ocorre em situações específicas, determinadas socialmente. Para contrapor a predisposição psicológica à determinação social, Durkheim compara as frequências associadas a estados psicopatológicos e ao suicídio em diferentes populações, destacando alguns grupos que, apesar de registrarem elevadas taxas de adoecimento psíquico, se mantinham com baixas taxas de suicídio.

Durkheim não se furta de distinguir o trabalho do clínico e o do sociólogo. O clínico se dedicará ao caso individual e buscará razões particulares como via de compreensão do ato. Embora reconheça a validade dessa análise, que permite entender por que dada pessoa se suicidou (e não seu vizinho), o autor argumenta que esse olhar pouco contribui para chegar às razões pelas quais as taxas de suicídio se mantêm constantes em uma sociedade – ou aos fatores que exercem impacto sobre sua oscilação.

Outro ponto de relevância do primeiro livro é a marcada oposição à ideia de que a taxa de suicídio seja influenciada pela imitação. Esse trecho da obra assume certa importância na história da sociologia ao questionar um pensamento difundido na época: o de que a imitação seria o fenômeno-chave da ordem social. O autor assinala a confusão terminológica que há, segundo ele, em torno do termo imitação, e distingue três fenômenos que recebem, simultaneamente, esse nome; defende, porém, que apenas um deles seja, de fato, imitação.

O primeiro deles é a fusão de consciências. Aqui, faz-se referência a movimentos de massa, nos quais os atos, os sentimentos e as crenças são idênticos em todas as pessoas, dissipando-se, assim, a individualidade da consciência. Trata-se de um fenômeno psicossociológico da coletividade. O segundo é a adaptação de um indivíduo a uma coletividade. Ele não perde a individualidade de sua consciência, mas se sujeita a determinadas regras sociais (como códigos de vestimenta ou de conduta). O terceiro, defendido pelo autor como o único a ser corretamente denominado imitação, é "quando um ato tem como antecedente imediato a representação de ato semelhante, anteriormente realizado por outros, sem que entre essa representação e a execução se intercale nenhuma operação intelectual, explícita ou implícita, sobre as características intrínsecas do ato reproduzido" (p. 138).

Para se opor à correlação entre a imitação e determinada taxa de suicídio, o autor se utiliza de um mapa. Pela lógica da imitação, esperar-se-ia um aumento da taxa de suicídio em regiões vizinhas a centros que, por sua vez, registrem taxas elevadas de suicídio. A despeito disso, Durkheim demonstra que há áreas de taxas baixas próximas a áreas onde taxas elevadas são observadas.

De lá para cá, ressalvas se ergueram à forma como Durkheim se utilizou de dados estatísticos em *O suicídio*. A primeira delas diz respeito à veracidade dos dados que basearam o autor, uma vez que certa porcentagem variável de suicídios acaba por ser ocultada por familiares, em razão de fatores diversos, a depender da localidade e da época. Questiona-se também o quanto o autor esteve atento a variáveis de confusão ao tecer seus argumentos.

Segundo livro

É o volume mais famigerado e constitui a principal etapa de Durkheim: a elaboração da tipologia social do suicídio. Por meio dessa classificação, o autor se propõe a clarificar os mecanismos pelos quais as taxas de suicídio são determinadas por elementos sociais.

Antes de adentrar tais classificações, é importante conhecer a visão durkheimiana do homem. Para o autor, o homem é portador de desejos ilimitados e, quanto mais isolado estiver, mais tenderá a pensar em si, o que gerará cada vez mais anseios – anseios estes que estarão inevitavelmente fadados à insatisfação. Por isso, o homem precisa ser disciplinado, defende o autor, de forma a moderar seus desejos por uma força que lhe seja ao mesmo tempo próxima e superior. Assim, atribui à disciplina um papel central para a moral e para a sociedade.

A partir dessa concepção, os tipos sociais de suicídio foram divididos em: egoísta, altruísta e anômico.

- **Suicídio egoísta:** são os suicídios cuja taxa oscila conforme os contextos sociais integradores: a saber, religião e família (casamento e prole). Por meio de métodos estatísticos, o autor comparou as taxas de suicídio entre diferentes grupos, determinando coeficientes de preservação e de agravamento. Na Alemanha do século XIX, a taxa de suicídio aumentava com a idade, era maior em homens, em protestantes (diante do verificado em católicos) e em viúvos e solteiros (em relação ao observado entre casados). Quanto a essa categoria, é importante ressalvar que a preservação após determinada idade dependia mais da presença de filhos que do casamento em si. Do ponto de vista social, esse tipo de suicídio é denominado egoísta por denotar a falta de instâncias de integração social ao indivíduo. Assim, o isolamento exagerado, sem laços sociais com seu grupo, torna o indivíduo solitário, marginalizado.
- **Suicídio altruísta:** se o suicídio egoísta é marcado pelo excesso de individualismo e baixa integração social, o altruísta é caracterizado pela diluição do sujeito em seu grupo. Assim, o indivíduo deixa de fazer valer seu direito à vida e se suicida por imperativos sociais que lhe foram interiorizados. O autor se vale de dois exemplos principais: o heroico e o religioso. Apresenta o heroico como um comandante de navio que se suicida para não sobreviver à tomada de sua embarcação por rivais; já o religioso, exemplifica com viúvas indianas que aceitam ser colocadas na mesma fogueira que queimarão os corpos de seus maridos recém-falecidos.
- **Suicídio anômico:** é o tipo de suicídio que mais interessa a Durkheim, por ser considerado pelo autor como característico da crise das sociedades modernas. A anomia corresponde à desintegração social, à perda das normas que organizam a relação do indivíduo com seu meio social, a uma menor regulamentação dos costumes. Tal tipo de suicídio pode ser observado nas variações das taxas, quando relacionadas a determinadas fases dos ciclos econômicos. O autor se vale de dados es-

tatísticos que conectam uma determinada taxa maior de suicídio a períodos de crise econômica e a períodos de maior prosperidade, pontuando que esses momentos se caracterizam por maior atividade social, o que denota acentuação de rivalidades. Ademais, as taxas de suicídio se reduzem em períodos de grandes acontecimentos políticos e durante guerras. Como consequência da assim denominada anomia, os indivíduos ficam mais propensos à competição permanente com outros, elevam as exigências pessoais e entram em sofrimento pelo desequilíbrio entre desejos e satisfações. Tais características das sociedades modernas, portanto, favorecem a vulnerabilidade individual ao suicídio. O autor descreve que, nos momentos de inquietação social, desenvolve-se uma "corrente suicidógena".

Após descrever os tipos sociais de suicídio, Durkheim traça paralelos entre estes e os tipos psicológicos. No suicídio egoísta, há predomínio de apatia e baixa vinculação com a vida. No suicídio altruísta, há paixão e muita energia. No suicídio anômico, há irritação pelas repetidas insatisfações e decepções decorrentes da não concretização de desejos e aspirações.

Dessa maneira, os suicídios são fenômenos individuais que, apesar de certa predisposição psicológica inerente, têm causas fundamentalmente sociais, diz Durkheim. Nesse ponto, outro aspecto relevante da obra durkheimiana se evidencia: a coletividade é de natureza diversa da dos indivíduos, isto é, o social supera a mera somatória dos indivíduos. Aron (1967/2008)[2] ressalta, porém, que "o risco da interpretação ou da terminologia de Durkheim reside na substituição da interpretação positiva, que combina sem dificuldades fatores individuais e coletivos, por uma concretização mítica dos fatores sociais, transfigurados em força supraindividual, novo Moloch a escolher suas vítimas entre os indivíduos" (p. 497).

Terceiro livro

No último livro da obra, Durkheim enfatiza o elemento social presente no suicídio, comparando-o a outros fenômenos sociais, ao mesmo tempo em que discute questões práticas correlatas ao fato.

Destacam-se, aqui, os aspectos considerados patológicos das sociedades modernas: em especial, a falta de integração dos indivíduos à coletividade. O autor constata a elevação das taxas de suicídio nas referidas sociedades, e a correlaciona à anomia. Ele sublinha o fascínio gerado pelo desenvolvimento das ciências, das artes e da indústria nas sociedades modernas. Nesse sentido, a velocidade de modificação da estrutura social se relaciona diretamente à dificuldade de adaptação e conformação dos tipos sociais.

Dessa forma, o autor se propõe a indicar quais instâncias sociais poderiam prover a força social necessária à integração do indivíduo à coletividade. Essa força dependeria de uma disciplina de grupo que promovesse nos indivíduos o consentimento acerca de limitar seus desejos. Isso se daria por meio da imposição de que objetivos seguir e que meios utilizar para tal. Durkheim aponta a família, o Estado e a religião como promotores da disciplina, mas argumenta que nenhum deles foi exitoso nessa empreitada.

- Família: apesar de favorecer um coeficiente de preservação nos casos de suicídios egoístas, não exerce a mesma função sobre os suicídios anômicos. O autor demonstra que as elevações das taxas de suicídio entre solteiros e casados ocorrem de forma semelhante nas "correntes suicidógenas".
- Estado (ou também o grupo político): é considerado demasiadamente distante,

abstrato e autoritário para ser capaz de facilitar a integração do indivíduo ao social.
- Religião: nas sociedades modernas, perde seu papel de organização e coerção social, e passa a ter função mais intelectual e abstrata.

Por fim, Durkheim defende que apenas a profissão pode exercer tal papel nas sociedades modernas, já que reflete a centralidade da atividade econômica na organização social da época. Por meio do termo "corporação", Durkheim advoga por organizações profissionais constituídas de empregados e empregadores, de modo a estabelecer a proximidade e a superioridade necessárias para a constituição da disciplina de grupo. Tal proposta durkheimiana, contudo, acaba por permanecer apenas na doutrina acadêmica.

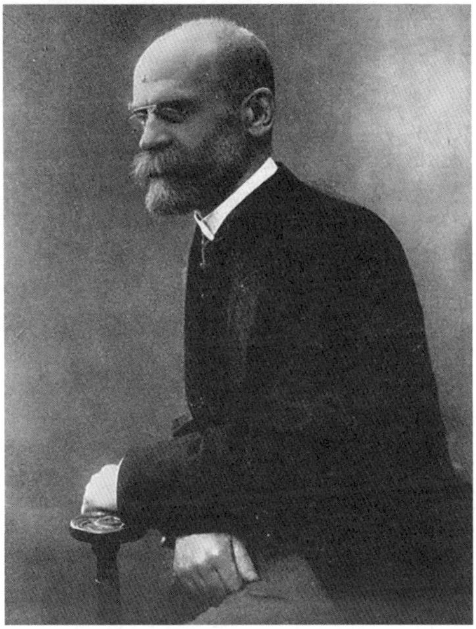

FIGURA 1 Émile Durkheim (1858-1917), sociólogo francês.

CONTRIBUIÇÕES PARA A ATUALIDADE

O suicídio ultrapassa as fronteiras de sua contemporaneidade e se propõe a ser reflexão contínua – o que lhe confere anacronismo irrefutável. Da obra durkheimiana nascem contribuições à reflexão sobre as forças de solidariedade, isto é, de atração entre os indivíduos; bem como contribuições à reflexão acerca das oposições sociais. Partem da obra, ainda, elementos que constituem a construção social das identidades pessoais. Para Durkheim, dois conceitos-chave caracterizavam as sociedades modernas: individualismo e anomia.

No individualismo, de acordo com *O suicídio*, "o indivíduo inclina-se facilmente a tomar por Deus o homem que há nele, a erigir a si mesmo em objeto de seu próprio culto" (p.475). Na contemporaneidade, esse culto à pessoa se deslocou para um culto ao corpo subjetivado, baseado na aparência estética e na narrativa autobiográfica. Dessa forma, o individualismo se destitui cada vez mais de moral e avança sobre a interioridade e a intimidade.

O conceito de anomia, por sua vez, antecede Durkheim, remetendo à ausência de lei e de justiça, à perda da ordem. Porém, vê-se que o autor alçou o termo a conceito sociológico, embasando-se no descompasso entre o surgimento de fatos novos e o progresso social, bem como na necessidade de regulamentá-los. Tal falta de regulamentação das novas formas de relação enfraquece a produção de solidariedade. A anomia, então, se encravaria na contraposição entre o homem físico, dotado de paixões, e o homem social, submetido às normas morais. O enfraquecimento das disciplinas sociais desmantela as autoridades e esfacela os símbolos que fundamentam a identidade de uma sociedade. Tem-se, aqui, um aspecto destrutivo da anomia, no qual o enfraquecimento das normas resulta em menor coesão social.

Todavia, há de se observar outra face da anomia, esta de caráter construtivo: seu direcionamento às mudanças sociais e à busca de um novo equilíbrio. Diante dessa perspectiva, pensa-se o suicídio fatalista, não trabalhado na obra durkheimiana. Essa forma de suicídio se opõe ao suicídio anômico, uma vez que decorre da incapacidade individual de internalizar uma norma inaceitável, imposta pela força. Por esse ângulo, a anomia não se caracterizaria pela desregulação, mas pela resistência a normas contemporâneas, entendidas como excessiva invasão da privacidade e da intimidade.

REFERÊNCIAS BIBLIOGRÁFICAS

1. Giddens A. Sociologia. 6.ed. Lisboa: Fundação Calouste Gulbenkian, 2008.
2. Aron R. As etapas do pensamento sociológico. São Paulo: Martins Fontes, 2008.
3. Adorno S. Anomia, um conceito, uma história, um destino. In: Massela AB, Pinheiro Filho F, Augusto MHO, Weiss R (orgs.). Durkheim: 150 anos. Belo Horizonte: Argumentum, 2009. p. 131-155.
4. Cardim CH. Le Suicide, ou a possibilidade da sociologia. In: Durkheim E. O Suicídio. São Paulo: Martins Fontes, 2011.
5. Durkheim E. Traduzido por Mônica Stahel. O Suicídio: estudo de sociologia. São Paulo: Martins Fontes, 2011.
6. Establet R. A atualidade de O Suicídio. In: Massela AB, Pinheiro Filho F, Augusto MHO, Weiss R (orgs.). Durkheim: 150 anos. Belo Horizonte: Argumentum, 2009. p. 119-129.
7. Steiner P. Altruísmo, egoísmo e solidariedade na Escola Durkheimiana. In: Massela AB, Pinheiro Filho F, Augusto MHO, Weiss R (orgs.). Durkheim: 150 anos. Belo Horizonte: Argumentum, 2009. p. 91-117.
8. Vares SF. A sociologia durkheimiana e a tradição conservadora: elementos para uma revisão crítica. Rev Bras Ciênc Polít. 2016;20.

6

Sobre o direito de tirar a própria vida

Thiago Fernando da Silva
Gustavo Bonini Castellana
Daniel Martins de Barros

PONTOS-CHAVE

- O direito à vida é um dos aspectos fundamentais das sociedades democráticas, e enquadra-se como um bem fundamental, a ponto de receber proteção jurídica integral.
- Cabe distinção relevante entre um ato suicida e a prática de eutanásia ou ortotanásia, ou mesmo do suicídio assistido.
- Em relação ao suicídio assistido, especula-se que em breve os psiquiatras e demais profissionais da saúde mental enfrentarão uma crise moral.

INTRODUÇÃO

Em 2011, a BBC lançou um documentário sobre o suicídio assistido – *Terry Pratchett: choosing to die*[1]. Apresentado por Terry Pratchett, autor conhecido por suas obras literárias de ficção científica e que havia sido diagnosticado recentemente com demência de Alzheimer, o documentário narra as histórias de indivíduos diagnosticados com doenças degenerativas que haviam optado pelo suicídio assistido. A produção acompanha o suicídio assistido de um milionário inglês, Peter Smedley, conduzido pela organização suíça Dignitas. Peter sofria de uma doença neurológica degenerativa e sentia que sua vida já não era mais compatível com um grau mínimo de dignidade. O documentário gerou grande repercussão: no dia seguinte à exibição do documentário, a BBC recebeu 1.219 ligações de reclamações contra o filme e 301 ligações a favor de sua exibição[2] (*A week in the death of Terry Pratchett*, 2011).

Poucos temas foram tão exaustivamente debatidos na história da humanidade, e frequentemente com grande paixão e furor, quanto o suicídio. Albert Camus, nas primeiras páginas de seu livro *O mito de Sísifo*, afirma que só existe um problema filosófico realmente sério: o suicídio[3]. Conforme constata-se na leitura dos capítulos dessa obra, o suicídio é um tema complexo, com diversas possibilidades de discussão, o que exige um olhar multidisciplinar crítico.

Neste capítulo, discutiremos sobre o direito de tirar a própria vida, tomando como referência tanto os aspectos jurídicos e normativos quanto o referencial bioético.

ASPECTOS JURÍDICOS

O direito à vida é um dos aspectos fundamentais das sociedades democráticas, e enquadra-se como um bem fundamental, a ponto de receber proteção jurídica integral.

Um dos principais marcos dos direitos humanos no século XX foi a promulgação da Declaração Universal dos Direitos Humanos, em dezembro de 1948[4]. O artigo 3 afirma: "Todo ser humano tem direito à vida, à liberdade e à segurança pessoal.". Seguindo as mesmas premissas, a Constituição brasileira de 1988[5], em seu 5º artigo, estabelece que: "Todos são iguais perante a lei, sem distinção de qualquer natureza, garantindo-se aos brasileiros e aos estrangeiros residentes no País a inviolabilidade do direito à vida, à liberdade, à igualdade, à segurança e à propriedade".

Sistemas jurídicos são orientados por princípios fundamentais que demonstram os valores considerados importantes por uma sociedade em um determinado período. O direito à vida é um dos bens jurídicos de maior relevância nas sociedades modernas.

Em relação ao suicídio, o ato suicida não é tipificado como crime, de modo que o indivíduo que comete uma tentativa de suicídio não comete infração penal. Em 2019, foi sancionada a Lei n. 13.968, que altera o Decreto-Lei nº 2.848, de 7 de dezembro de 1940[6], para modificar o crime de incitação ao suicídio e incluir as condutas de induzir ou instigar a automutilação, bem como a de prestar auxílio a quem a pratique. A leitura do artigo 122 do Código Penal deixa claro que, do ponto de vista da lei, o suicida é uma vítima:

> "Art. 122. Induzir ou instigar alguém a suicidar-se ou a praticar automutilação ou prestar-lhe auxílio material para que o faça:
> Pena - reclusão, de 6 (seis) meses a 2 (dois) anos.
> § 1º Se da automutilação ou da tentativa de suicídio resulta lesão corporal de natureza grave ou gravíssima, nos termos dos §§ 1º e 2º do art. 129 deste Código:
> Pena - reclusão, de 1 (um) a 3 (três) anos.
> § 2º Se o suicídio se consuma ou se da automutilação resulta morte:
> Pena - reclusão, de 2 (dois) a 6 (seis) anos.
> § 3º A pena é duplicada:
> I - se o crime é praticado por motivo egoístico, torpe ou fútil;
> II - se a vítima é menor ou tem diminuída, por qualquer causa, a capacidade de resistência.
> § 4º A pena é aumentada até o dobro se a conduta é realizada por meio da rede de computadores, de rede social ou transmitida em tempo real.
> § 5º Aumenta-se a pena em metade se o agente é líder ou coordenador de grupo ou de rede virtual.
> § 6º Se o crime de que trata o § 1º deste artigo resulta em lesão corporal de natureza gravíssima e é cometido contra menor de 14 (quatorze) anos ou contra quem, por enfermidade ou deficiência mental, não tem o necessário discernimento para a prática do ato, ou que, por qualquer outra causa, não pode oferecer resistência, responde o agente pelo crime descrito no § 2º do art. 129 deste Código.
> § 7º Se o crime de que trata o § 2º deste artigo é cometido contra menor de 14 (quatorze) anos ou contra quem não tem o necessário discernimento para a prática do ato, ou que, por qualquer outra causa, não pode oferecer resistência, responde o agente pelo crime de homicídio, nos termos do art. 121 deste Código."

A lei recente amplia o escopo da discussão, incluindo situações nas quais a pena é aumentada, a saber: se o crime é praticado por motivo egoístico, torpe ou fútil; se a vítima é menor ou tem diminuída, por qualquer causa, a capacidade de resistência; se a conduta é realizada por meio da rede de computadores, de rede social ou transmitida em tempo real; se o agente é líder ou coordenador de grupo ou de rede virtual. Se o crime resultar em morte e a vítima for menor de 14 anos ou ser indivíduo sem discernimento para a prática do ato e sem capacidade de oferecer resistência, responde o agente pelo crime de homicídio. Para os casos de motivos egoístico, torpe ou fútil podemos citar o desejo de receber herança ou seguro de vida, morte de um indivíduo envolvendo situações de conflitos amorosos, competição entre negócios, dentre outros. A menção à rede de computadores e redes sociais reflete um aspecto benéfico da atualização dessa lei para enfrentar os desafios que eventualmente surgem em diferentes redes sociais[7], nos quais atos de autoviolência são encorajados principalmente dentre uma população vulnerável de crianças e adolescentes, com efeitos deletérios[8].

Outro artigo relevante do nosso Código Penal é o de número 146, que não considera ilegal a coação quando exercida para impedir o suicídio, demonstrando que a vida e a integridade física são bens jurídicos de maior importância em nossos atuais ordenamentos.

Cabe distinção relevante entre um ato suicida e a prática de eutanásia ou ortotanásia, ou mesmo do suicídio assistido, conceitos que muitas vezes não estão claros mesmo para os médicos[9].

A Resolução CFM n. 1.805, de 9 de novembro de 2006, provocou grande debate na sociedade brasileira. Ela afirma que: "Na fase terminal de enfermidades graves e incuráveis é permitido ao médico limitar ou suspender procedimentos e tratamentos que prolonguem a vida do doente, garantindo-lhe os cuidados necessários para aliviar os sintomas que levam ao sofrimento, na perspectiva de uma assistência integral, respeitada a vontade do paciente ou de seu representante legal." Tal situação não guarda nenhuma relação com o suicídio ou mesmo com o suicídio assistido, configurando uma prática denominada ortotanásia.

Em um elucidativo artigo de 2011[10], os autores propiciam uma clara definição sobre esses conceitos. Eutanásia é um auxílio médico ativo à morte, o que é proibido no Brasil. O artigo 41 do Código de Ética Médica é claro ao afirmar que é vedado ao médico "Abreviar a vida do paciente, ainda que a pedido deste ou de seu representante legal."

Já ortotanásia seria a morte no momento correto, sem prolongamentos ou abreviações artificiais, permitindo ao paciente morte digna, sem sofrimento, seguindo a evolução natural da doença. A resolução citada antes refere-se justamente à ortotanásia.

Finalmente, o suicídio assistido é a abreviação da vida feita pela própria pessoa com a ajuda de outrem. Nessa situação, o indivíduo é ajudado por outro (médico ou não) com os meios necessários para que possa tirar sua vida[11]. Também é uma prática proibida no Brasil.

Em decisão de 2013 do Tribunal de Justiça do Rio Grande do Sul (Apelação Cível Primeira Câmara Cível n. 70054988266 – n. CNJ: 0223453-79.2013.8.21.7000), temos de forma cristalina jurisprudência sensível ao assunto:

> "1. Se o paciente, com o pé esquerdo necrosado, se nega à amputação, preferindo, conforme laudo psicológico, morrer para "aliviar o sofrimento"; e, conforme laudo psiquiátrico, se encontra em pleno gozo das faculdades mentais, o Estado não pode invadir seu corpo e realizar a cirurgia mutilatória contra a sua vontade, mesmo que seja pelo motivo nobre de salvar sua vida. 2. O caso se insere no denominado biodireito, na dimensão da ortotanásia, que vem a ser a morte no seu devido tempo, sem prolongar a vida por meios artificiais, ou além do que seria o processo natural. 3. O direito à vida garantido no art. 5º, *caput*,

deve ser combinado com o princípio da dignidade da pessoa, previsto no art. 2º, III, ambos da CF, isto é, vida com dignidade ou razoável qualidade. A Constituição institui o direito à vida, não o dever à vida, razão pela qual não se admite que o paciente seja obrigado a se submeter a tratamento ou cirurgia, máxime quando mutilatória. Ademais, na esfera infraconstitucional, o fato de o art. 15 do CC proibir tratamento médico ou intervenção cirúrgica quando há risco de vida, não quer dizer que, não havendo risco, ou mesmo quando para salvar a vida, a pessoa pode ser constrangida a tal." (grifo dos autores).

ASPECTOS BIOÉTICOS

Do ponto de vista bioético existe ampla e acirrada discussão sobre a questão do suicídio. Em muitas situações, há um conflito entre o direito à vida e o direito à autonomia da vontade. Nesse momento, cabe lembrarmos o conselho do psiquiatra German Berrios: "(...) os psiquiatras dificilmente podem se dar ao luxo de funcionar em estado de inocência filosófica"[12].

Em uma discussão bioética recente[13], o autor retoma e comenta texto de filósofos como Hume, que já no século XVIII colocavam a vida de uma pessoa de forma plena em suas próprias mãos, como algo de que possa dispor. Dessa maneira, o suicídio seria uma escolha extrema, porém dentro da liberdade do indivíduo, desde que não gerasse danos contra outrem. O texto cita esse trecho de Hume que, de maneira compreensível considerando-se o pensamento da época, não foi publicado em vida: "Um homem que se retira da vida não causa mal algum à sociedade: apenas deixa de fazer bem a ela, coisa que, se for uma ofensa, é das menores. Todas as nossas obrigações de fazer o bem à sociedade parecem implicar algo recíproco. Recebo os benefícios da sociedade e por essa razão devo promover seus interesses; mas, quando me retiro inteiramente da sociedade, posso continuar a ser obrigado? Reconhecendo, porém, que nossas obrigações de fazer o bem sejam perpétuas, certamente elas apresentam alguns vínculos; não sou obrigado a fazer um pequeno bem à sociedade à custa de um grande mal a mim: por que, então, devo prolongar uma existência miserável em virtude de alguma vantagem frívola que o público possa, talvez, receber de mim?"

Atualmente, uma situação recorrente na prática psiquiátrica é a internação involuntária de pacientes com algum transtorno psiquiátrico e que apresentam alto risco de suicídio, compreendendo que a falta de vontade de morrer não é livre, mas motivada pelos sintomas de um transtorno identificado e tratável. Porém, mesmo para essa conduta há vozes críticas. Borecky et al. [14] argumentam que internações involuntárias causam mais prejuízos do que benefícios e que limitar seu uso garantiria maior autonomia e bem-estar para os pacientes, mesmo em situações de crise. Os autores utilizam um argumento controverso, no entanto, ao afirmar que mesmo em casos graves de pacientes suicidas a capacidade de consentir ao tratamento poderia estar preservada e, portanto, medidas coercitivas não seriam justificadas. Em um artigo criticando a visão desses autores, Malhi[15] argumenta que é necessário que examinemos a questão do suicídio também sob uma perspectiva baseada nos conhecimentos neurobiológicos atuais, e cita diversos trabalhos que demonstram como um aspecto cognitivo essencial geralmente envolvido nos atos suicidas, um prejuízo da flexibilidade cognitiva, está diretamente relacionado com alterações do funcionamento cerebral. Dessa maneira, conclui que o ato suicida não seria uma escolha autônoma e livre, mas sim o resultado de uma condição biológica patológica. As discussões sobre o assunto são múltiplas e, frequentemente, suscitam uma discussão filosófica mais ampla e antiga: a existência do livre-arbítrio[16], ainda que, independentemente do peso dado aos aspectos biológicos dos transtornos mentais, sua capacidade de alterar a capacidade de decisão dos indivíduos acometidos é tal que, diante de um paciente com grande risco suicida, entendemos ser ética e tecnicamente justificável a internação involuntária.

Em relação ao suicídio assistido, especula-se que em breve os psiquiatras e demais profissionais da saúde mental enfrentarão uma crise moral[17]. Inicialmente voltado para portadores de doenças físicas terminais, cada vez mais discute-se o uso do suicídio assistido por pacientes com transtornos psiquiátricos. Isso pode gerar conflito, já que um dos aspectos essenciais da profissão é justamente prevenir o suicídio, e a participação ativa nesse processo pode ocasionar diversos dilemas éticos. Caso um paciente opte pelo suicídio assistido, como avaliar se essa é uma escolha autônoma ou se é o resultado direto (e, portanto, potencialmente tratável) de um transtorno psiquiátrico?

De acordo com Miller e Appelbaum[18], a participação de psiquiatras no suicídio assistido de pacientes com transtornos psiquiátricos que não sejam portadores de doenças terminais (como câncer, esclerose lateral amiotrófica ou outras doenças) não é compatível com o compromisso profissional de preservar a vida e promover a saúde, incluindo a saúde mental, e tampouco compatível com a responsabilidade perante a sociedade de prevenir o suicídio e cuidar de indivíduos com transtornos psiquiátricos.

Em um editorial de 2021 do *Journal of the American Academy of Psychiatry and Law*[19], o autor oferece sua perspectiva sobre o suicídio assistido, relembrando seu período de formação acadêmica desde 1991 e como essa prática ganhou espaço nos Estados Unidos desde então. O autor defende que os psiquiatras causam mais mal do que bem ao não se envolverem ativamente nessa discussão, afirmando que somos especialistas em avaliação da capacidade de consentir ao tratamento, avaliação de transtornos psiquiátricos prevalentes, como quadros depressivos, e principalmente pelo conhecimento de técnicas refinadas de entrevista psiquiátrica, o que garantiria que os pacientes que busquem essa opção tenham o desejo genuíno de uma morte mais digna, e não pelo medo de serem um fardo para a família ou por não poderem ter acesso a cuidados de final de vida apropriados. Finaliza, de forma categórica, que um dia nós poderemos ser esses pacientes.

REFERÊNCIAS BIBLIOGRÁFICAS

1. Terry Pratchett: choosing to die (documentário). Direção: Charlie Russell, 2011.
2. A week in the death of Terry Pratchett. 23 de outubro de 2011. The Independent. Disponível em: https://www.independent.co.uk/news/uk/home-news/week-death-terry-pratchett-2299287.html.
3. Camus A. O mito de Sísifo. 1.ed. Rio de Janeiro: Record, 2019.
4. Declaração Universal dos Direitos Humanos, 1948. Disponível em: https://www.unicef.org/brazil/declaracao-universal-dos-direitos-humanos.
5. Brasil. Constituição da República Federativa do Brasil, 1988. Disponível em: http://www.planalto.gov.br/ccivil_03/constituicao/constituicaocompilado.htm.
6. Brasil. Código Penal Brasileiro. Disponível em: http://www.planalto.gov.br/ccivil_03/decreto-lei/del2848compilado.htm.
7. Khasawneh A, Chalil Madathil K, Dixon E, Wiśniewski P, Zinzow H, Roth R. Examining the self-harm and suicide contagion effects of the blue whale challenge on YouTube and Twitter: qualitative study. JMIR Mental Health. 2020;7(6):e15973.
8. Lupariello F, Curti SM, Coppo E, Racalbuto SS, Di Vella G. Self-harm risk among adolescents and the phenomenon of the "Blue Whale challenge": case series and review of the literature. Journal of Forensic Sciences. 2019;64(2):638-42.
9. Cano CWA, Silva ALC, Barboza AF, Bazzo BF, Martins CP, Júnior DI, et al. Finitude da vida compreensão conceitual da eutanásia, distanásia e ortotanásia. Revista Bioética. 2020;28(2):Article 2.

10. Vasconcelos T, Imamura N, Villar H. Impacto da resolução CFM n. 1805/2006 sobre médicos que lidam com a morte. Revista Bioética. 2011;19(2):Article 2.
11. Dadalto L. Morte digna para quem? O direito fundamental de escolher seu próprio fim. Pensar - Revista de Ciências Jurídicas. 2019;24(3):1-11.
12. Berrios GE. Rumo a uma nova epistemologia da psiquiatria. 1.ed. São Paulo: Escuta, 2015.
13. Barreira MM. Suicídio como autodeterminação da cidadania perante o Estado. Revista Bioética. 2017; 25(2):Article 2.
14. Borecky A, Thomsen C, Dubov A. Reweighing the ethical tradeoffs in the involuntary hospitalization of suicidal patients. AJOB. 2019;19(10):71-83.
15. Malhi GS. The ethics of suicide in mental illness: novel neuroscientific perspectives. AJOB. 2019; 19(10):94-6.
16. De Ridder D, Verplaetse J, Vanneste S. The predictive brain and the "free will" illusion. Frontiers in Psychology. 2013;4.
17. Brent K, Margaret B. Physician aid-in-dying and suicide prevention in psychiatry: a moral crisis? AJOB. 2019;19(10).
18. Miller FG, Appelbaum PS. Physician-assisted death for psychiatric patients: misguided public policy. New Engl J Med. 2018;378(10):883-5.
19. Anfang SA. One psychiatrist's perspective on physician-assisted death. The Journal of the American Academy of Psychiatry and the Law. 2021;49(1): 9-11.

7

Suicídio em diferentes culturas

Luciana de Andrade Carvalho
Emi Mori
Arthur Hirschfeld Danila

PONTOS-CHAVE

- A forma como a sociedade ocidental analisa, julga e interpreta suicídio mudou ao longo do tempo. Séculos atrás visões religiosas eram predominantes. Hoje, a compreensão psiquiátrica e psicológica é central na forma de explicar e lidar com suicídio.
- As taxas de suicídio são diferentes entre os países. As explicações para isso são diversas; pesquisas envolvendo aspectos neurobiológicos e genéticos têm ganhado destaque. Porém, os conhecimentos ligados às ciências humanas devem ser valorizados, a pesquisa em suicidologia deve ser cada vez mais multidisciplinar.
- Suicídio pode ter diferentes significados em diferentes culturas, inclusive o que é chamado de "suicídio". Para compreender os significados culturais de suicídio, é preciso compreender o contexto em que o ato ou ideia estão inseridos.

HISTÓRIA DO SUICÍDIO NA SOCIEDADE OCIDENTAL

Suicídio e comportamentos suicidas adquirem diferentes significados em contextos distintos. De uma perspectiva histórica, ideias, morais e sentidos relacionados com o ato de se matar mudaram ao longo dos séculos. Nas sociedades ocidentais, referências às práticas suicidas estão presentes nos registros escritos mais antigos.

Na Grécia Antiga, por volta de 500 a.C., o suicídio era considerado um ato vergonhoso. A vida era um presente dos deuses e seu curso também seria a eles submetido. Ao longo do Império Romano, uma legislação relativa ao suicido foi elaborada considerando os impactos econômicos, como a perda financeira decorrente do suicídio de um escravo. Com o declínio do Império Romano, após os cinco primeiros séculos d.C., a visão sobre suicídio passou a receber cada vez mais influência do Cristianismo[1].

No início da era cristã, o número de suicídios aumentou. Havia certo pessimismo com relação à vida e cometia-se suicídio para se viver eternamente com Deus e Cristo. Apenas a partir do século IV a Igreja passou a banir tal comportamento, considerando-o prova de que o indivíduo não tinha fé em Deus. Durante a Idade Média, continuou prevalecendo a visão do cristianismo. Tomás de Aquino (1224-1274) considerava o suicídio uma atitude não natural, posto que a vida era um presente de Deus e, portanto, o homem não poderia simplesmente decidir sobre seu fim[1].

Durante a Revolução Francesa, quando as influências religiosas sobre a vida e a política foram postas de lado e desvalorizadas, o suicídio foi considerado um direito individual por autores como Voltaire e Rousseau.

No final do século XIX, o suicídio tornou-se objeto de investigação científica. A obra de Emile Durkheim, "Le suicide", apresentou o ato como um problema social, ligado a fatores ambientais e de coesão social. Apresentou também o estudo do suicídio por meio de análises estatísticas. Ao longo do século XIX e especialmente durante o século XX, houve uma apropriação crescente da compreensão e estudo do suicídio pela Psiquiatria e Psicologia. Isto contribuiu para a medicalização e patologização do suicídio, associando a presença de tal questão à existência de algum transtorno mental[2].

EPIDEMIOLOGIA E PESQUISA

No mundo, suicídios são a segunda principal causa de morte em indivíduos com idades entre 15 e 29 anos (precedidos por acidentes de trânsito) e a terceira no grupo etário de 15 a 44 anos. Em 2015, a grande maioria dos suicídios (78%) ocorreu em países de baixa e média renda[3].

A taxa anual de mortalidade global por suicídio foi estimada pela Organização Mundial da Saúde (OMS) em 10,7 a cada 100 mil indivíduos para o ano de 2015. As taxas mais baixas, ou seja, entre 0 e 2,6/100 mil habitantes, foram encontradas, por ordem crescente, em Barbados, Antígua e Barbuda, Granada, Bahamas, República Árabe Síria, Jamaica, São Tomé e Príncipe, Kwait e Maldivas. As taxas mais elevadas (≥ 20/100 mil hab.) foram encontradas, em ordem decrescente, na Lituânia, Rússia, Guiana, República da Coreia, Bielorrússia, Cazaquistão, Suriname, Ucrânia, Letônia e Lesoto[3]. Existem muitas diferenças entre nível socioeconômico, continente, religiões predominantes, organização política entre os países listados, sendo difícil estabelecer uma característica comum que explique as taxas mais elevadas ou mais baixas de suicídio nesses conjuntos de países.

Ao longo dos anos, as taxas mais elevadas de suicídio foram mudando entre regiões. Em 1950, as mais elevadas estavam localizadas no Japão. Desde então, o pico deslocou-se para o Leste Europeu, sendo que a Hungria teve as maiores taxas entre as décadas de 1960 a 1980; e Lituânia, de 1990 a 2010. Posteriormente, as taxas mais elevadas ocorreram na Ásia, sendo China e Índia responsáveis por 30% dos números absolutos de suicídios em todo o mundo[3]. Assim, o momento histórico vigente que envolve tensões sociais, econômicas, políticas e culturais influencia as taxas de suicídio[3].

Em estudos epidemiológicos, alguns fatores de risco se mostram mais ou menos relevantes dependendo do país. Por exemplo, na Índia, ser mulher, viver em área rural e ter crenças religiosas que autorizam a própria morte são fatores de risco muito mais importantes do que ser solteiro e ter histórico de transtorno mental, que são fatores bastante importantes em países europeus[4]. Nesse sentido, é possível observar taxas diferentes em relação à idade e gênero em diferentes países. De uma maneira geral, em países ocidentais, as taxas de suicídio são maiores em pessoas idosas e em homens, enquanto em países asiáticos, as taxas são maiores entre jovens e a diferença entre homens e mulheres é bem menor[5,6], mostrando uma importante participação de aspectos culturais.

Estudos das taxas de suicídio nas populações imigrantes servem de modelo para investigar e distinguir os efeitos da cultura/ambiente de fatores biológicos. Em uma metanálise, Voracek e Loibl[7] mostram uma correspondência positiva entre as taxas de suicídio entre imigrantes e as taxas de suicídio de seu país de origem. Imigrantes parecem carregar o risco de suicídio de seu país de origem para o país que os recebe. Os autores supõem que, na medida em que o tempo de moradia no novo país aumenta, a influência cultural do país de origem diminuiria, apontando que a carga genética tem maior peso como fator de risco, pois se mantém estável ao longo dos anos. Entretanto, os próprios autores pontuam que o fator genético não é determinante por si só, uma vez que as interações genótipo-ambiente têm se mostrado cada vez mais relevantes. Um contraponto é o estudo de Tortolero e Roberts[8] sobre diferenças no comportamento suicida entre crianças mexicanas e europeias que vivem nos Estados Unidos. O estudo mostra que existe um risco aumentado de ideação suicida entre crianças méxico-americanas em comparação com crianças anglo-americanas, e esse risco se mantém mesmo quando ajustado para fatores confundidores como depressão, idade, gênero, estrutura familiar e suporte social. Para os autores, os fatores sociodemográficos não justificam por completo tais achados e o papel étnico-cultural poderia complementar essa explicação. Como exemplo, o estudo cita que, entre pessoas de origem mexicana, o fatalismo e a religiosidade podem ter relação com a epidemiologia da depressão e o comportamento suicida.

O suicídio pode ser visto por diversas perspectivas, como psicológica, sociocultural, filosófica, biológica e psiquiátrica. Uma única abordagem não é capaz de captar toda a complexidade desse fenômeno. Todavia, cada vez mais o discurso psiquiátrico e, por conseguinte, o biológico, ganham força nesse campo, alinhado com o atual paradigma neurobiológico da Psiquiatria. Existe um crescente entusiasmo com pesquisas neurobiológicas sobre suicídio. Estudos em genética, epigenética e endofenótipos buscam clarificar quais indivíduos teriam um alto risco de suicídio e, assim, direcionar tratamentos psicossociais e farmacológicos específicos. A tentativa de estabelecer uma correlação entre transtornos psiquiátricos com suicídio e mesmo a proposta de incluir o comportamento suicida como um transtorno mental no DSM-5 abrem espaço para estudos que buscam explicar, por neuroimagem e outros marcadores, a etiologia desse fenômeno via mecanismos neuronais. É inegável a importância de tais estudos, entretanto, limitar-se apenas a essa perspectiva deixa de lado questões importantes para o entendimento e a prevenção do suicídio.

A cultura é parte essencial na formação da subjetividade do indivíduo, influenciando a forma como lida com seus traumas, estabelece laços com seus pares e atribui significados aos seus atos. Boldt[9] enfatiza que "ninguém que comete suicídio o faz sem referência aos padrões normativos prevalentes e às atitudes da comunidade cultural". Ademais, "biologia não é independente da cultura, os achados do campo da psiquiatria biológica devem ser compreendidos no contexto cultural e étnico para evitar enganos e interpretações errôneas."[10]. A questão ambiental e cultural tem um papel no encadeamento genético e epigenético encontrado em estudos, assim como o contexto cultural interfere no entendimento do indivíduo em relação aos transtornos mentais, podendo também impactar na resposta aos tratamentos farmacológicos e não farmacológicos. As diversas linhas de pesquisa no campo da suicidologia devem ser complementares. Muitos estudiosos[11-13] concordam que, para avançar no entendimento do suicídio, é importante uma colaboração multidisciplinar, buscando integrar achados biológicos, psicológicos e sociais.

ASPECTOS CULTURAIS DO SUICÍDIO

A cultura tem um papel importante em comportamentos, valores e ideias ligadas ao suicídio. Cultura pode ser definida por um padrão compartilhado de símbolos, significados, comportamentos, valores, atitudes e crenças, influenciando diretamente como as pessoas veem, julgam e compreendem o mundo e a vida. Dessa forma, podemos compreender que estão ligados à cultura:

- O que é considerado e chamado de suicídio.
- Significados de desejar e pensar sobre se matar.
- Motivos/razões para se matar.
- Consequências do ato suicida completo.
- Métodos utilizados para se matar.
- Questões precipitantes que levam ao ato.
- Como lidar com ideação suicida e tentativas de suicídio.
- Como se explica a ocorrência do ato ou desejo de morrer.

Todos esses elementos estão ligados ao contexto em que um ato ou desejo suicida surge. Assim, um suicídio não é simplesmente um suicídio[14], ele está inserido em um universo social, cultural e pessoal amplo e complexo. De uma maneira geral, esses elementos são chamados por alguns pesquisadores de "significados culturais de suicídio"[14].

No entanto, para vários autores a própria definição de suicídio é colocada em xeque em alguns contextos, em que não é possível nomear um ato como tal. Isto é o que Arthur Kleinman chamou de "falácia categórica" (*category fallacy*), um termo utilizado para discutir o diagnóstico em psiquiatria, que é definido como: "a reificação de um conjunto de categorias diagnósticas de uma cultura e sua projeção em pacientes de outra cultura, onde essas categorias têm pouca coerência e sua validade não pode ser estabelecida"[15]. A mesma ideia pode ser aplicada a diversas questões, incluindo suicídio. Por exemplo, entre os indígenas norte-americanos Mojave, considera-se que um feto em posição transversa teria a intenção de provocar sua própria morte e a de sua mãe, uma vez que o parto natural seria extremamente difícil e quase impossível. O feto teria o objetivo de viver junto com sua mãe no mundo espiritual. Assim, para esse povo o feto praticou um suicídio, que se torna uma explicação aceitável e coerente dentro da concepção local de pessoa (com possibilidade de autonomia e intencionalidade) e da compreensão de uma estreita ligação entre o mundo terreno[16].

Outra prática que não é nomeada como suicídio por aqueles que a praticam ou com ela convivem é o *Sallekhana*, um tipo de morte ideal para praticantes do Jainismo, uma religião derivada do Budismo e popular no norte da Índia. *Sallekhana* seria a prática de meditação e jejum levando à morte. Na Índia, o suicídio é considerado um crime e jainistas não aceitam suicídio por representar uma prática violenta. *Sallekhana* não é considerado como tal.

O Jainismo tem como grande princípio a não violência (*ahimsa*), que acaba por determinar diversos hábitos cotidianos, buscando minimizar ao máximo a destruição e lesão de seres vivos. Por exemplo, uma pessoa pode varrer o chão antes de andar para evitar que pise em pequenos insetos. A alimentação também se baseia nesse princípio, jainistas são vegetarianos, podem ingerir leite, pois a ordenha não traria dano à vaca; mas ovos são proibidos, pois são uma forma de vida em potencial. Ao praticar um ato violento, uma pessoa acumula *karma*; quanto mais *karma* uma pessoa tiver no dia de sua morte, mais sofrimento terá em sua próxima reencarnação. Uma forma de se livrar de *karma* é praticar ascetismo.

Ascetismo e não violência estão estreitamente ligados a não agir, assim, não se alimentar e permanecer parado em estado meditativo; seria a melhor forma de atender a esses ideais, evitando a acumulação de *karma* e promovendo a purificação da alma.

Sallekhana é um ritual muito sagrado no Jainismo, seria uma forma ideal de morrer, uma vez que sua vida não estaria mais sendo sustentada por outras formas de vida que precisariam ser destruídas. Uma pessoa pode fazer o voto de *Sallekhana* quando percebe que sua morte está próxima, como em idade avançada ou quando tem uma doença incurável. A pessoa renuncia a todos os seus bens e responsabilidades e passa a se dedicar ao jejum e meditação, o que é bastante diferente de suicídio, que é considerado um ato de violência por jainistas[17].

Entre os indígenas Karajá da região do médio Araguaia, ocorrem séries de óbitos por autoenforcamento desde 2010. Em sua maioria, os Karajá entendem que essas mortes são provocadas por um feitiço chamado *bàtòtaa*, que se traduz como "amarrar a garganta". Portanto, o ato em si pode ser visto como suicídio, mas a intenção da morte não era do indivíduo. Para profissionais de saúde, mídia e outros acadêmicos, as práticas são nomeadas como suicídio e são explicadas pela alta prevalência de alcoolismo e contatos interétnicos. A situação local é bastante complexa e é impossível assumir uma única explicação para o fenômeno, pois envolve questões históricas, culturais, religiosas e políticas, o que gera tensão e conflito entre os diversos atores interessados em controlar o problema[18].

É importante pontuar que, em uma mesma cultura, o suicídio pode ter diferentes significados, inclusive mudando ao longo do tempo. O Japão serve de exemplo por diversas práticas ligadas ao suicídio há séculos. O *Seppuku* era um tipo de suicídio praticado por samurais, entre os anos 700 e 1873, quando se tornou ilegal. Samurais são guerreiros que serviam a mestres e seguiam rígidos códigos de honra e conduta. Como guerreiros, eles deveriam estar sempre prontos para batalha e para a morte, e deveriam meditar sobre esta diariamente. O código dos samurais, o *Bushido*, dizia: "o caminho do samurai é encontrado na morte", este seria o momento para provar sua honra e valor. A maior honra era morrer em batalha. *Seppuku* seria uma forma honrosa de morrer para reparar falhas, ao se render ao inimigo, para evitar desonra e até com a morte de seu mestre. A palavra *Seppuku* significa "cortar o estômago", da mesma forma que *hara-kiri* significa "corte na barriga". Ela descreve a forma que o suicídio deve ser realizado, por um corte abdominal inferior com uma pequena espada, levando à evisceração. Morrer desse jeito seria morrer afirmando uma vida baseada em ideais de lealdade, dever, honra e autossacrifício. Esses valores são importantes aos japoneses até hoje, que ainda consideram o *Seppuku* como um ato virtuoso[19].

Hoje, no Japão, existem algumas novas formas de suicídio. *Inseki jisatsu* ("suicídio por responsabilidade") é uma forma de se matar em decorrência de uma importante falha pessoal, de tomar responsabilidade por uma ação e redimir-se por meio de um ato honroso de autossacrificio, aproximando-se dos valores representados pelo *Seppuku*. Outro tipo de suicídio é o *karo jisatsu*, traduzido como "suicídio por excesso de trabalho", e aparece ligado ao *karoshi*, que é a morte por excesso de trabalho, resultante de uma grande fadiga e colapso das funções fisiológicas. Normalmente, a morte é decorrente do desenvolvimento de doenças cardiovasculares e mentais por conta de grande estresse e carga de trabalho. Sendo assim, o excesso de trabalho pode levar ao desenvolvimento de quadros clínicos e psiquiátricos, que levam à morte por colapso ou por suicídio. De uma forma bem resumida e simplista, podemos entender que esses quadros falam de uma organização econômica e social que determina que empregados trabalhem por longas horas e tenham pouca estabilidade no emprego. Isto se junta a uma sociedade coletivista, que tem como ideal que indivíduos se esforcem ao máximo pelo bem comum. Além disso, ser desempregado é uma das maiores vergonhas que alguém pode sofrer para si e para sua família[20].

Na sociedade ocidental contemporânea, pelo predomínio do saber psiquiátrico e psicológico na suicidologia, a associação entre comportamentos suicidas e presença de transtorno mental é quase automática. Com isso, a área da saúde se torna responsável por compreender esse tema (muitas vezes patologizando) e trazer soluções (muitas vezes medicalizando). No entanto, existe um tipo de morte autoinfligida que não é considerada patológica e ligada a algum transtorno mental de base, a eutanásia, ou suicídio assistido ou morte medicamente assistida. É uma prática que ocorre mediante autorização médica e se vale de tecnologias médicas tanto para avaliar a situação (casos de doenças clínicas em que não há mais o que ser feito) quanto para consumar o ato (uso de medicamentos e equipamentos para levar à morte). Eutanásia é uma palavra grega que significa literalmente "boa morte", cujo sentido seria "matar por misericórdia". Quando alguém está em uma situação de grande sofrimento, com uma doença terminal em que não há tratamento, a morte pode ser preferida e a pessoa desejante da morte pode receber apoio médico para isso. O "movimento da eutanásia" ganhou força no começo do século XX nos Estados Unidos e Europa. Defende o direito de morrer e a morte com dignidade, tendo autonomia e autodeterminação como seus princípios centrais, que são valores de grande importância no Ocidente[19,21].

Alguns exemplos de legislação em alguns países que autorizam a eutanásia em situações específicas: Holanda e Bélgica, onde a prática é legalizada; na Suécia é legal ter auxílio médico para suicídio; na Suíça o médico é legalmente autorizado a prescrever uma droga letal ao paciente, mas este deve aplicá-la em si; a Áustria também admite a eutanásia passiva; o Uruguai tem em seu código penal a categoria de homicídio piedoso desde 1934; Espanha tem uma legislação sobre "testamento vital" desde 2000, também presente na França desde 2005. As cortes supremas dos Estados Unidos, Reino Unido e Canadá reconhecem a legalidade em limitar ou interromper artificialmente o suporte à vida em pacientes com doenças terminais[21].

CONSIDERAÇÕES FINAIS

Este capítulo apresentou uma visão geral sobre como questões culturais se relacionam ao tema do suicídio. Estudos epidemiológicos apresentam diferentes taxas de suicídio entre os países, com diferenças entre os principais fatores de risco entre nações. O papel da cultura sobre comportamentos suicidas e taxas de suicídio é inegável.

Aspectos culturais relacionados ao suicídio são perceptíveis na própria forma de definir suicídio, nos motivos aceitáveis para se matar, nos métodos utilizados, nas questões precipitantes do ato e em como explicar e lidar com ideações e tentativas. Para isto, optou-se por fazer uma breve descrição de alguns cenários, a fim de ilustrar a complexidade cultural de situações envolvendo suicídio, mostrando que seus significados não devem ser tomados como óbvios e universais. É importante ressaltar que as descrições aqui feitas são uma pequena parte de universos amplos e complexos, assim, elas foram simples e diretas, não pretendendo trazer uma explicação total do contexto, mas apenas pontuar elementos principais. Essa consideração se faz necessária para evitar que julgamentos precipitados sejam feitos, levando à adoção de atitudes etnocêntricas. O exercício que se pretende com as descrições é o de mudança de perspectiva e de possibilidade de se colocar no lugar do outro, pois só assim os sentidos podem aparecer com outro valor e peso.

Agradecimento

Agradecemos ao Dr. Roberto Lewis-Fernandez do Depto. de Psiquiatria da Universidade de Columbia (NY – Estados Unidos) pelos valiosos comentários feitos sobre o texto deste capítulo.

REFERÊNCIAS BIBLIOGRÁFICAS

1. Retterstøl N. Suicide in a cultural history perspective, part 1. Suicidologi. 1998;2.
2. Münster D, Broz L. The anthropology of suicide: ethnography and the tension of agency. In: Broz L, Münster D (eds.). Suicide and agency: anthropological perspectives on self-destruction, personhood, and power. Farnham: Ashgate, 2015.
3. Organização Mundial da Saúde (OMS). Global Health Observatory data repositoty – Suicide rates estimates, crude – Estimates by country. Disponível em: https://apps.who.int/gho/data/node.main.MH-SUICIDE. Acesso em: 15 set.2020.
4. Vijayakumar L, John S, Pirkis J, Whiteford H. Suicide in developing countries (2): Risk factors. Crisis. 2005;26(3):112-9.
5. 5. Mayer P, Ziaian T. Suicide, gender, and age variations in India. Are women in Indian society protected from suicide? Crisis. 2002;23(3):98-103.
6. 6. Vijayakumar L. Suicide and mental disorders in Asia. International Review of Psychiatry. 2005;17(2):109-14.
7. Voracek M, Loibl LM. Consistency of immigrant and country-of-birth suicide rates: A meta-analysis. Acta Psychiatr Scand. 2008;118(4):259-71.
8. Tortolero SR, Roberts RE. Differences in nonfatal suicide behaviors among Mexican and European American middle school children. Suicide Life-Threatening Behav. 2001;31(2):214-23.
9. Boldt M. The meaning of suicide: implications for research. Crisis. 1988;9(2):93-108.
10. Chen C-H, Liu S-K, Lin K-M. Culture, ethnicity and biological psychiatry. In: Bhugra D, Bhui K (eds.). Textbook of cultural psychiatry. Cambridge: Cambridge University Press, 2007. p.72-80.
11. Bertolote JM, Fleischmann A, De Leo D, Wasserman D. Psychiatric diagnoses and suicide: Revisiting the evidence. Crisis. 2004;25(4):147-55.
12. De Leo D. Struggling against suicide: the need for an integrative approach. Crisis. 2002;23(1):23-31.
13. Hjelmeland H. Cultural context is crucial in suicide research and prevention. Crisis. 2011;32(2):61-4.
14. Colucci E. The cultural facet of suicidal behaviour: its importance and neglect. AeJAMH. 2006;5(3).
15. Kleinman A. Culture and illness: a question of models. Culture, Medicine and Psychiatry. 1977;1:229-31.
16. Lester D. The cultural meaning of suicide: what does that mean? OMEGA. 2011-2012;64(1):83-94.
17. Braun W. Sallekhana: the ethicality and legality of religious suicide by starvation in the jain religious community. Med Law.2008;27(4):913-24.
18. Nunes ES. Do feitiço de enforcamento e outras questões. In: Arauz LC, Aparicio M (eds.). Etnografías del suicidio en América del Sur. Quito: Editorial Universitaria Abya-Yala, 2017.
19. Pierre JM. Culturally sanctioned suicide: Euthanasia, seppuku, and terrorist martyrdom. World J Psychiatr. 2015;22, 5(1):4-14.
20. Kanai A. "Karoshi (Work to Death)" in Japan. Journal of Business Ethics. 2009;84:209-16.
21. Siqueira JE, Pessini L, Siqueira CE. Olhar bioético sobre a terminalidade da vida e os cuidados paliativos. In: Porto D, Schlemper Jr B, Martins GZ, et al (orgs.). Bioética: saúde, pesquisa, educação. Brasília: CFM/SBB, 2014.
22. Colucci E, Lester D (eds.). Suicide and culture: Understanding the context (p. 19). Hogrefe Publishing. Edição do Kindle.
23. Kral M. Suicide and the internalization of culture: three questions. Transcult Psychiatr. 1998;35(2):221-33.

8

A representação do suicídio nas artes

Gustavo Antonio Marcolongo Bezerra
Thiago Fernando da Silva

PONTOS-CHAVE

- A relação entre a arte e o suicídio é mostrada do ponto de vista histórico e cultural, descrevendo seus atravessamentos e diferentes nuances ao longo da história da civilização humana.
- As diferentes formas de expressão de arte, como as artes plásticas, a literatura, a música e o cinema, são abordadas ao longo do capítulo como forma de apreensão da essência do suicídio e de sua temática.
- O caráter inefável do suicídio é captado e transmitido ao representar sua totalidade em um espaço intangível e inominável, cujo sentimento é passível de expressão pelo humano justamente na forma de arte.

"Assim eu quereria o meu último poema
Que fosse terno dizendo as coisas mais simples e menos intencionais
Que fosse ardente como um soluço sem lágrimas
Que tivesse a beleza das flores quase sem perfume
A pureza da chama em que se consomem os diamantes mais límpidos
A paixão dos suicidas que se matam sem explicação"

Manuel Bandeira

INTRODUÇÃO

O estudo das ciências humanas pelos profissionais da saúde mental é um aspecto cada vez mais valorizado e deveria ser aspecto obrigatório da formação acadêmica desses indivíduos. A psiquiatria, por suas características singulares, é sem dúvida a especialidade médica mais diretamente voltada para o estudo do ser humano em sua totalidade[1].

As ciências humanas, e especificamente as diversas manifestações artísticas, são ferramentas úteis para o psiquiatra em sua prática diária. Os conhecimentos e reflexões que surgem desse campo complementam e fazem contraste de forma necessária com os conhecimentos de outras áreas científicas, como neurociência, psicofarmacologia e outras tecnologias biomédicas[1].

A relação entre arte e suicídio é célebre. São famosos os casos de artistas que acharam seu fim na decisão de tirar a própria vida; são eles músicos, como o rockeiro grunge Kurt Cobain, que se suicidou no início dos anos 1990; o baixista brasileiro Luiz Carlos Leão Duarte Júnior, conhecido como "Champignon", com o trabalho na banda Charlie Brown Jr; atores como Robin Williams, reconhecido internacionalmente por suas performances; Leila Lopes, presença em diversas novelas da teledramaturgia brasileira; poetas e escritores como Sylvia Plath, que escreveu uma das coletâneas mais memoráveis de poesia no século XX, Ariel, nas vésperas do seu suicídio; Torquato Neto, poeta e letrista do Tropicalismo brasileiro, cuja morte inspirou Caetano Veloso a escrever a música Cajuína; o norte-americano Ernest Hemingway, um dos romancistas mais importantes do século passado.

Diversos estudos científicos já analisaram a relação entre criatividade e transtornos mentais[2]. Há estudos de caso de celebridades que se suicidaram, como o músico Ian Curtis, da banda Joy Division[3], e da escritora Sylvia Plath[4]. Por exemplo, no caso de Ian Curtis, discute-se sobre o impacto e o tratamento da epilepsia e do quadro depressivo comórbido em sua produção artística e morte prematura. No caso de Sylvia Plath, identificam-se fatores de risco para o suicídio, como a presença de um transtorno do humor e tentativas prévias de suicídio.

Neste capítulo, abordaremos as diferentes representações da temática do suicídio nas artes.

ASPECTOS HISTÓRICOS

Tomando como partida a intrínseca conexão entre o campo artístico e o suicídio, tanto em sua apreensão artística quanto em sua notória relação associativa, podemos analisar a história da representação do suicídio nas artes, deparando-nos com uma diversidade de obras e artistas que acompanharam a relação da humanidade com o tema.

Uma das representações do suicídio mais antigas da história é o altar representando o herói mítico grego Ajax, datado por volta dos séculos V e VI a.C. (Figura 1). No mito, Ajax, ao perder a disputa pela armadura do herói Aquiles, seu primo, morto na Guerra de Troia, para Odisseu, enlouquece. Tomado de fúria, trama contra os líderes gregos, porém, em sua insanidade, massacra um rebanho de ovelhas dos gregos, pensando serem seus inimigos. Ao recobrar o juízo, destruído pela vergonha de seu ato, tira a própria vida, empalando-se com a própria espada. Nota-se a característica mais preponderante do suicídio na Antiguidade, a morte voluntária para evitar a desonra.

O suicídio de Sócrates, aqui representado pelo pintor Jacques Louis-David, na tela A Morte de Sócrates. de 1787 (Figura 2), também aborda o aspecto da honra. Sócrates, após um processo político em que é condenado por corromper a juventude de Atenas com suas ideias, leva seus discípulos a seu momento derradeiro, e em uma espécie de "lição final" bebe o cálice de cicuta, veneno que lhe ceifa a vida. A morte de Sócrates envolve um aspecto de honra enquanto virtude, pois vai na direção oposta do suicídio de Ajax, que parte de um ferimento à honra por um ato vergonhoso. Por mais que Sócrates tome a cicuta, a pena de morte por suicídio foi decidida pelas autoridades gregas. Ele acata a decisão e se mostra honroso e virtuoso ao provar o

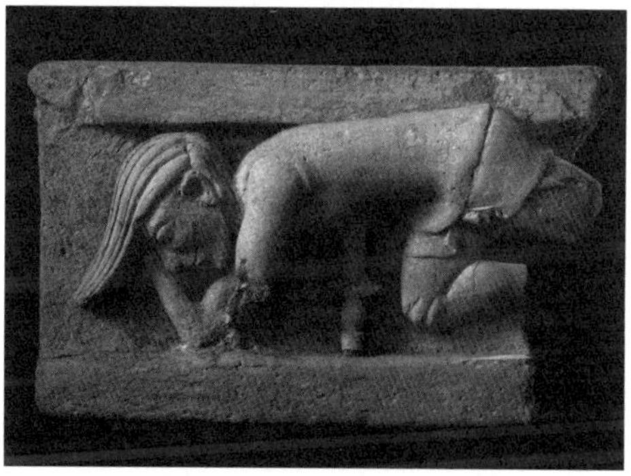

FIGURA 1 Altar com o suicídio de Ajax, herói mítico grego – 530 a.C.

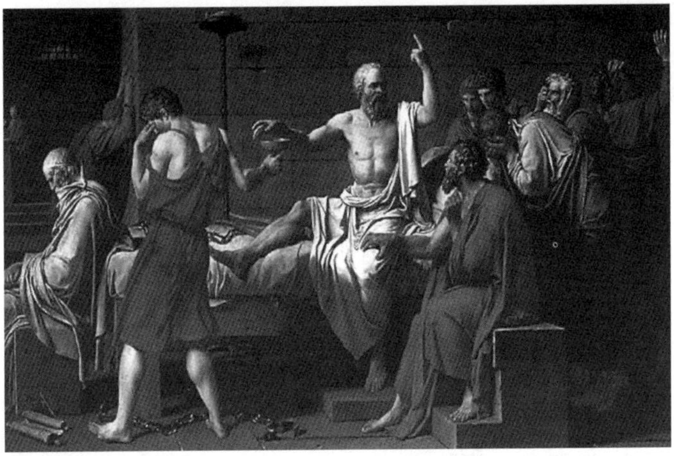

FIGURA 2 *"A Morte de Sócrates"* – Jacques-Louis David – 1787.

respeito que tem fidelidade à lei e democracia gregas e também ao conhecimento e à sabedoria. É honrosa a morte no sentido de manter-se fiel ao que acreditava ser a justiça. Tanto Ajax quanto Sócrates defendem sua honra, cada qual à sua maneira e partindo de situações distintas.

É interessante reparar o caráter glorioso dessas duas mortes da antiguidade, como se a morte voluntária fosse de uma admiração a ser louvada e representada por meio da arte. A relação desta com o suicídio flutua ao longo da história humana. Oscila entre a opção suicida pela manutenção da honra do indivíduo que se mata até os suicídios por sofrimento, ou mesmo por paixão incontrolável. Podemos continuar essa discussão alguns séculos depois, atravessando o período histórico conhecido como Idade Média.

George Minois, em sua *História do suicídio*[5], ao comentar a morte voluntária na literatura da época, diz: "Existe um acordo absoluto entre o comportamento real e a literatura, que diferenciam o suicídio nobre do desprezível. Mais do que o gesto, é a personalidade e a motivação do suicídio que importam. Tanto no romance como na vida, o camponês que se enforca para escapar da miséria é um covarde cujo corpo tem de ser supliciado e cuja alma vai para o inferno; o cavaleiro impetuoso que prefere a morte no campo de batalha à rendição é um herói ao qual se prestam as honrarias civis e religiosas". Para exemplificar essa dicotomia entre o suicídio "covarde" e o "heroico", Minois cita três versos de uma canção religiosa de um teatro popular:

> "De bom grado eu me mataria
> Mas esse caminho leva direto ao inferno.
> Ó Deus, proteja-me do desepero!"

Esse trecho representa a ideia fortemente inspirada pela religião de que o suicídio é produto de um gesto pecaminoso, imoral, levando ao inferno. Fica evidente o contraste entre a sensação produzida ao compreender esses versos e o suicídio honroso das obras referentes à Antiguidade.

LITERATURA

Uma visão biomédica reducionista não é capaz de explorar todas as possibilidades do ser humano. Psiquiatras necessitam de um entendimento profundo de seus pacientes, que leve em conta todos os seus aspectos emocionais e existenciais, e a literatura é uma ferramenta valiosa nesse processo[6].

Avançando e ampliando o escopo, chegamos às obras do que talvez tenha sido o maior dramaturgo da história, William Shakespeare. O "Bardo" inglês, como também é conhecido, deixou uma vasta obra de peças repletas de suicídios encenados nos palcos da Inglaterra dos séculos XVI e XVII, dramatizações que até hoje ocorrem em diversos teatros do mundo. A famosa história de amor de Romeu e Julieta, inspirada em um conto italiano, termina com o suicídio trágico dos dois amantes, representando a tragédia do suicídio do amor que, ao se tornar impossível, tem na morte sua saída. No entanto, é no célebre monólogo de Hamlet que Shakespeare capta a essência da condição humana perante a questão fundamental[7]:

> "Ser ou não ser – eis a questão. Será mais nobre sofrer na alma pedradas e flechadas do destino feroz ou pegar em armas contra o mar de angústias – E combatendo-o dar-lhe fim? Morrer, dormir; só isso. E com o sono – dizem – extinguir dores do coração e as mil mazelas naturais a que a carne é sujeita; eis uma consumação ardentemente desejável. Morrer – dormir – dormir! Talvez sonhar. Aí está o obstáculo! Os sonhos que hão de vir no sono da morte quando tivermos escapado ao tumulto vital nos obrigam a hesitar: e é essa reflexão que dá à desventura uma vida tão longa. Pois quem suportaria o açoite e os insultos do mundo, a afronta do opressor, o desdém do orgulhoso, as pontadas do amor humilhado, as delongas da lei, a prepotência do mando, e o achincalhe que o mérito paciente recebe dos inúteis, podendo, ele mesmo, encontrar seu repouso com um simples punhal?".

Por meio do drama do príncipe Hamlet, vê-se a expressão do dilema entre a morte voluntária como saída para uma questão impossível ou o enfrentamento desta e seu "mar de angústias". Há, ainda, a ponderação final que leva à decisão de prolongar a vida: o sonho do futuro possível entra como o peso que leva a balança a pender para a hesitação e, portanto, à vida – ou seria mais um adiamento da decisão? A suspensão entre vida e a morte? O teatro shakespeariano dá corpo à questão e sua angústia existencial ao colocá-la em sua plenitude dicotômica máxima, expondo a plateia ao impacto da força de um ator apoiado por um texto poderoso que transmite a dúvida precursora do suicídio.

Um século adiante do período em que a dramaturgia shakespeariana surgiu, temos o período Iluminista, segundo a concepção de História francesa. Minois[5], mais uma vez, dá o tom da época, citando Voltaire:

> "Ora, esse Deus a quem sirvo me deixa sem saída!
> Proibindo que minhas mãos atentem contra meus dias!
> Eia! Que crime é esse então perante esse Deus ciumento
> Apressar um momento que a ele todos prepara?"

Mais uma vez, a arte encontra uma forma de expressar o sentimento da época, a religião exercendo forte influência sobre o pensamento filosófico de então, gerando um questionamento. Esse ar de dúvida ajuda a pavimentar o caminho para uma nova forma de representar o suicídio nas artes, o pano de fundo do contexto cultural que acompanha Goethe ao escrever *Os sofrimentos do jovem Werther*, obra cânone do Romantismo[8]. Com sensibilidade e virtuosismo, o autor narra o amor não correspondido do jovem que termina por tirar sua própria vida pela paixão impossível de ser suportada.

> "Não recuo, Carlota! Com intérrita mão empunho a taça aonde hei de sorver a morte. E tu mesma és quem ma oferece, e por isso eu

não vacilo. Todos, todos os sonhos e esperanças de minha vida se realizaram! Impassível e calmo bato às éreas portas da morte."

A repercussão do romance alcança a sociedade e notícias de suicídios relacionados ao livro ganham os jornais. Um jovem sueco se mata com um exemplar de Werther ao seu lado, uma mulher se afoga com outro livro no bolso, outro homem se joga pela janela com um Werther no colete. Algumas regiões europeias proíbem o livro. A sociedade flerta com a acusação de estabelecer uma causalidade entre a literatura e a realidade, como se fosse inédito a arte servir para expressar uma angústia que sai do terreno do tabu para o real. A ânsia de achar um culpado leva o próprio Goethe a declarar mais tarde: "Deus me livre de me ver de novo na situação de escrever um Werther".

Atualmente, é descrito na literatura científica o efeito Werther, relacionando a ocorrência de um aumento de número de suicídios com coberturas sensacionalistas de suicídios pelos meios de comunicação[9-11]. Expandindo a influência do suicídio individualmente entre artistas, deve ser considerado também seu impacto cultural, em especial entre obras que alcançaram repercussão midiática e social, como foi o caso recente da série *13 reasons why*[12].

Na literatura brasileira, temos a figura emblemática de Manuel Bandeira, poeta que captou de forma sensível as nuances desse delicado assunto. No derradeiro poema de Libertinagem[13], Manuel Bandeira transmite um sentimento poderoso e aterrador. Marca o desejo final de catarse pela sua poesia com a comparação à emoção que move alguém ao suicídio. Ao enunciar a "paixão dos suicidas que se matam sem explicação", o poeta capta o último suspiro de energia que determina o ato suicida. A apoteose pretendida por Bandeira traz uma força que choca ao provocar no interlocutor o bruto reconhecimento da incompreensão do suicida. A intensidade de tal choque é definida como "paixão". Assim, o poeta estabelece na arte uma espécie de redução eidética da determinação de tirar a própria vida, uma condensação da essência do suicídio. A morte voluntária é representada na arte de forma poética, tornando o indizível sofrimento do suicida uma realidade lírica. É nesse campo subjetivo que encontramos alguma espécie de apreensão de significado do suicídio.

ARTES PLÁSTICAS

As artes plásticas são um campo fecundo para a exploração da temática do suicídio. Por exemplo, no caso do pintor Vincent Van Gogh, pairam dúvidas acerca de sua morte, cogitando-se um possível ato suicida[14].

Apesar do moralismo e da própria inquietude da sociedade perante a colocação do tema em forma de arte, vemos o reflexo desse avanço na aceitação social do problema do suicídio. Entre 1877 e 1881, Édouard Manet pinta Le Suicidé (Figura 3), obra icônica da mudança cultural na representação artística do assunto. Se antes as pinturas remetiam a mortes voluntárias com algum tom de heroísmo e honra apoiados no classicismo, aqui nota-se um

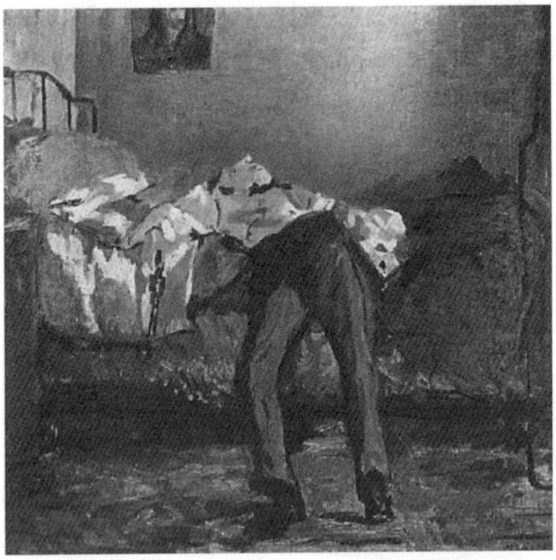

FIGURA 3 *Le suicidé* (O suicida) - Édouard Manet (1877-1881).

homem já sem vida com uma arma ainda pendendo de sua mão direita, jogado em uma cama com marcas de sangue no torso, o suicídio nu e cru. O próprio pintor já havia tido uma experiência pessoal com isso ao encontrar seu assistente, Alexandre, enforcado em seu estúdio anos antes. Esse evento ajuda a explicar a apresentação do suicida anônimo de forma bruta e direta, despindo sua morte do heroísmo honrado de antes e a aproximando de seu caráter inefável.

Na cultura oriental, o ritual do *Seppuku* ("cortar o ventre"), também conhecido como *haraquiri* no Ocidente, resgata o objetivo de preservação da honra do guerreiro que se vê derrotado, o que traz semelhanças com as mortes voluntárias da Antiguidade já citadas. O próprio ritual se aproxima de um ato performático, artístico. Consistia em uma cerimônia na qual o samurai postava-se ajoelhado, com vestes geralmente brancas e, com uma lâmina pequena, perfurava seu próprio abdome, progredindo o corte horizontalmente do lado esquerdo até o direito, expondo as vísceras. Se o samurai ainda tivesse forças, o corte era ampliado verticalmente, puxando a lâmina para cima. Um outro samurai, auxiliar na cerimônia, decapitava o guerreiro, pondo fim ao sofrimento. O *seppuku* era um método de demonstração de coragem e autocontrole e geralmente acontecia com diversos espectadores presenciando o ritual. Na xilogravura da Figura 4, do século XIX, o samurai está prestes a iniciar o corte que o levará à morte. Nota-se a determinação insólita do guerreiro prestes a suicidar-se.

No século XX, com a revolução artística do Modernismo, o suicídio volta a aparecer no quadro de 1938 de Frida Kahlo, *O suicídio de Dorothy Hale* (Figura 5). Pintado como um retábulo, estrutura que orna altares religiosos, vemos uma mulher em três tempos: no centro e mais ao topo, uma distante sombra próxima à janela de um arranha-céu; no centro, uma

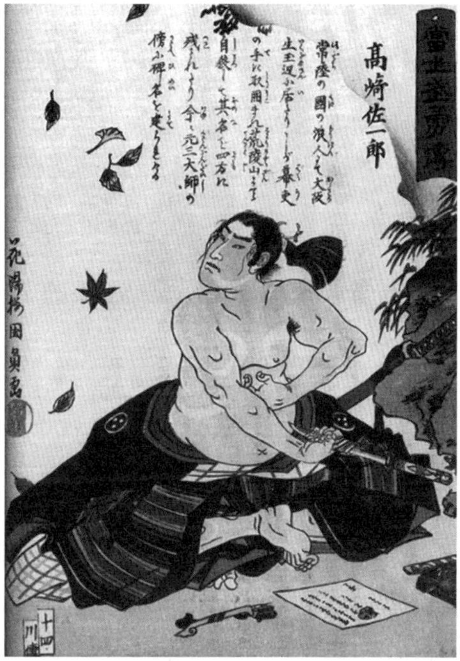

FIGURA 4 Representação artística de um *Seppuku* – xilogravura (1850–1860).

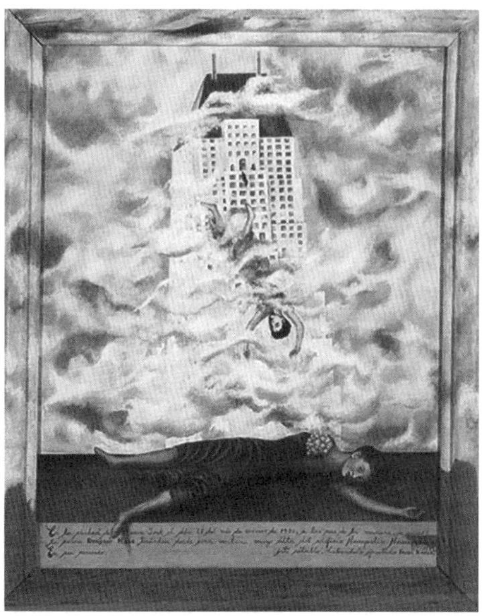

FIGURA 5 *O suicídio de Dorothy Hale* – Frida Kahlo – 1939.

mulher em queda livre; e no primeiro plano, a jovem vestida de gala estatelada, lançando um olhar a quem a contempla como se ainda estivesse dotada de vida.

Dorothy Hale era uma amiga de Clare Boothe Luce, uma empresária que encomendou a obra à Frida como um memorial. A imagem ainda contém uma inscrição em sua base, informando o local, a data, a hora e o método do suicídio. Outra inscrição que continha o nome de Boothe Luce, no topo da pintura, foi removida após o choque causado pela imagem[15]. O aspecto onírico da pintura intensifica o caráter visceral da representação do suicídio. A impressão gerada é poderosa e angustiante.

Mesmo que consiga contar uma história, uma pintura capta uma imagem. Ela é uma espécie de corte temporal transversal, seu impacto vem de sua imponente força estética, porém estática. No entanto, temos no cinema e em sua sucessão de quadros uma nova maneira de comunicação artística. Ao envolver o espectador em uma experiência cinematográfica, um novo horizonte é possibilitado. Nesse âmbito, narrativas que contam suicídios também foram para o cinema. Um exemplo notável é a história do filme *Nasce uma Estrela*, com quatro diferentes versões. Com nuances particulares em cada variante, a trama se desenvolve a partir de um homem e uma mulher que constroem carreiras artísticas que se misturam de forma apaixonada, levando a artista a alcançar o estrelato. No entanto, o protagonista, atormentado por seus demônios e o fantasma de sua dependência de álcool, termina por suicidar-se. O drama está nos fatos e na construção dos pressupostos vivenciais que levam à decisão extrema. A história de alguém que se viu em um beco sem saída e decidiu pela única possível. Sucesso de crítica e público, a obra original de 1937 teve três refilmagens, em 1954, 1976 e 2018, mostrando o caráter atemporal de sua narrativa.

CONSIDERAÇÕES FINAIS

A atemporalidade é uma característica essencial da arte suicida. Mesmo com diferentes contextos histórico-culturais através dos tempos, as obras de arte sublimam o impulso suicida ao transpô-lo para o campo abstrato de sua expressão. Explicar a sensação causada pelo impacto delas pode ser reducionista. Como o grande poeta Rainer Maria Rilke disse:

> "As coisas estão longe de ser todas tão tangíveis e dizíveis quanto se nos pretenderia fazer crer; a maior parte dos acontecimentos é inexprimível e ocorre num espaço em que nenhuma palavra nunca pisou. Menos suscetíveis de expressão do que qualquer outra coisa são as obras de arte, - seres misteriosos cuja vida perdura, ao lado da nossa, efêmera"[16].

É nesse espaço, efêmero e intangível, que apreendemos o significado do suicídio, a arte o capta e retransmite visceralmente. O que é, então, essa sensação que ele nos provoca? Algo de espanto, algo de incompreensível, algo de paixão sublimada em morte? Não conseguimos responder a essa pergunta de maneira satisfatória e plena. Afinal, somos seres que questionamos o propósito e a validade de nossa própria existência ao ponto de considerarmos sua interrupção drástica. Caetano Veloso, ao visitar em Teresina o pai de seu amigo Torquato Neto, que se suicidara alguns anos antes, entra em uma crise de choro inconsolável, da qual resulta a música Cajuína. A emoção transmitida carrega toda a extensão da questão, desde o desconhecimento do propósito de nossa existência até a fragilidade de nossa efêmera vida, deixando o ouvinte contemplativo. Talvez seja esta a postura possível perante a arte do suicídio, contemplar sua dimensão e buscar sua compreensão no espaço intangível, no qual as obras de arte habitam indizíveis e indefinidas.

"Existirmos a que será que se destina?
Pois quando tu me deste a rosa pequenina
Vi que és um homem lindo e que se acaso a sina
Do menino infeliz não se nos ilumina
Tampouco turva-se a lágrima nordestina
Apenas a matéria vida era tão fina
E éramos olharmo-nos, intacta retina
A cajuína cristalina em Teresina"

Cajuína – Caetano Veloso
("Cajuína", 2015)[17]

REFERÊNCIAS BIBLIOGRÁFICAS

1. Bolwig TG. Psychiatry and the humanities. Acta Psychiatrica Scandinavica. 2006;114(6):381-3.
2. Kyaga S, Landén M, Boman M, Hultman CM, Långström N, Lichtenstein P. Mental illness, suicide and creativity: 40-year prospective total population study. J Psychiatric Res. 2013;47(1):83-90.
3. Tuft M, Gjelsvik B, Nakken KO. Ian Curtis: Punk rock, epilepsy, and suicide. Epilepsy & Behavior: E&B. 2015;52(Pt A):218-21.
4. Zsédel K. The "price" of creativity? Predictive and protective factors in the suicide of Sylvia Plath. Psychiatria Hungarica: A Magyar Pszichiatriai Tarsasag Tudomanyos Folyoirata. 2019;34(2):172-82.
5. Minois G, Santos F. História do suicídio: a sociedade ocidental diante da morte voluntária. São Paulo: Unesp, 2018.
6. Oyebode F. Mindreadings: Literature and psychiatry. RCPsych Publications, 2009.
7. Shakespeare W. Hamlet (Edição convencional). Rio de Janeiro: L&PM, 2019.
8. Goethe JWV. Os sofrimentos do jovem Werther. Rio de Janeiro: Hedra, 2007.
9. Lutter M, Roex KLA, Tisch D. Anomie or imitation? The Werther effect of celebrity suicides on suicide rates in 34 OECD countries, 1960-2014. Social Science & Medicine (1982). 2020;246:112755.
10. Myhre MØ, Walby FA. The impact of a widely publicized celebrity suicide on suicide-related internet search activity. Arch Suicide Res. 2021;1-7.
11. Sinyor M, Williams M, Tran US, Schaffer A, Kurdyak P, Pirkis J, Niederkrotenthaler T. Suicides in young people in Ontario following the release of "13 Reasons Why". Can J Psychiatry. Revue Canadienne de Psychiatrie. 2019;64(11):798-804.
12. Reidenberg D, Niederkrotenthaler T, Sinyor M, Bridge JA, Till B. 13 Reasons Why: the evidence is in and cannot be ignored. J Am Acad Child Adolesc Psychiatry. 2020;59(9):1016-8.
13. Bandeira M. Libertinagem. 2.ed. Global Editora, 2013.
14. Naifeh S, Smith GW, Bottmann D. Van Gogh. São Paulo: Companhia das Letras, 2012.
15. Harris JC. The suicide of Dorothy Hale. Arch Gen Psychiatry. 2003;60(7):661-2.
16. Rilke RM. Cartas a um jovem poeta. 2.ed. São Paulo: Biblioteca Azul, 2013.
17. Cajuína. Qual delas.2015. Disponível em: http://qualdelas.com.br/cajuina-2/.

9

Espiritualidade, religiosidade e suicídio: perspectiva histórica e evidências científicas atuais

Rodolfo Furlan Damiano
Marcus Renato Castro Ribeiro
Rafael Latorraca
Giancarlo Lucchetti

PONTOS-CHAVE

- Diversos estudos têm apontado para a importância da religiosidade/espiritualidade (R/E) na saúde física e mental.
- Na área da saúde mental, a relação da R/E com o suicídio é estudada há muito tempo, com a maioria dos estudos mostrando uma relação inversa entre maiores índices de R/E e menores taxas de suicídio.
- Muito há que se pesquisar sobre os mecanismos que podem estar associados: apoio social, sentimento de pertencimento, melhores hábitos de vida, sentido na vida, entre outros.

> Eu juro, por Apolo, médico, por Esculápio, Higeia e Panacea, e tomo por testemunhas todos os deuses e todas as deusas, cumprir, segundo meu poder e minha razão, a promessa que se segue: estimar, tanto quanto a meus pais, aquele que me ensinou esta arte; fazer vida comum e, se necessário for, com ele partilhar meus bens; ter seus filhos por meus próprios irmãos.
>
> Juramento Hipocrático

A valorização das dimensões religiosa e espiritual na saúde humana não é algo novo na história das sociedades, especialmente na história da medicina. A fé, a religião organizada, os rituais e a crença no transcendente e sagrado sempre estiveram presentes nas relações entre os indivíduos, exercendo um papel cultural importante em setores como a política, a justiça, a saúde e a filosofia[1].

Em Fédon, Platão apresenta o argumento de Sócrates sobre a "pertença". Nesse diálogo, Sócrates caracteriza a filosofia como uma ferramenta de conhecimento sobre as questões existenciais da vida, como a morte e o morrer, e afirma que aquele que dedica sua vida à filosofia prepara-se para morrer. No entanto, ele não usa dessa afirmativa como uma justificativa para o suicídio, já que tem como premissa o fato de os seres humanos não pertencerem a si mesmos, mas ao que ele denomina deuses e, como consequência, deveriam estar sob a vontade deles. Diante disso, matar-se, de forma geral, seria um ato de rebeldia ou contravenção à vontade dos deuses, sendo o viver preferível ao morrer. Por fim, não se trataria de um suicídio, mas de perceber "[...] de que modo se estão preparando para morrer aqueles que verdadeiramente são filósofos, de que modo [...] merecem a morte, e que espécie de morte merecem"[2,3].

Freud, Jung e outros pensadores da psicologia também enfatizaram, de maneiras distintas, a importância da relação entre a religião e a espiritualidade na saúde mental do indivíduo. Enquanto para Freud a religião seria considerada uma neurose infantil, geradora de repressões e recalques e fadada ao esquecimento futuro[4,5], para Jung, incluindo seu famoso conceito de individuação, a espiritualidade foi tomada como ponto de partida para inúmeros debates, exercendo uma influência não apenas repressiva no comportamento humano e no processo de individuação[6]. Temos também, na sociologia, grandes contribuições. A mais importante, sem dúvida, deve ser dada a Émile Durkheim, o qual, em seus dois livros (*O suicídio* e *As formas elementares da vida religiosa*), abordou a questão pela primeira vez de maneira sistemática, colocando a experiência religiosa como um dos pilares da racionalidade de seu estudo[7,8].

No entanto, somente a partir de meados do século XX foi possível identificar um aumento no número de publicações com o objetivo de estudar cientificamente a relação entre saúde e religiosidade/espiritualidade (R/E)[9]. No Brasil, observa-se esse padrão de aumento a partir de 2003, sendo a maioria (23%) dos trabalhos publicados em nosso país vinculada à saúde mental/psiquiatria[10]. Considerando especificamente os estudos em saúde mental, foco do presente capítulo, pesquisas atuais apontam para uma relação inversa entre transtornos mentais e alguns índices de religiosidade/espiritualidade, com diversos mecanismos sendo propostos para tais achados[11-15].

Apesar dos incríveis avanços na relação entre a ciência e a religião, não é infrequente lermos críticas contundentes na literatura em relação a esse campo de estudo[11,16-19]. Muitas dessas críticas se devem à falta de uniformidade dos conceitos de espiritualidade, religiosidade[20,21] e os instrumentos mais adequados de mensuração de tais domínios[22]. Antes de entrarmos no tema central do capítulo, é importante que os conceitos de espiritualidade e religiosidade sejam diferenciados, conforme será disposto a seguir.

CONCEITOS

É certo que se questionássemos a cada leitor sobre o que é espiritualidade e o que é religiosidade, teríamos tantas respostas diferentes quanto o número de pessoas que respondessem à questão[23]. Esse fenômeno é natural, dado que tais conceitos estão intimamente ligados à história de vida, à cultura, aos valores e à filosofia de vida (religiosa ou não) de cada indivíduo. No entanto, em ciência é preciso traçar uma linguagem em comum que permita a comparação e a análise dos estudos com o objetivo de construir evidências sólidas que impactem os mais diversos setores da sociedade[24].

Dentre as maiores referências mundiais no campo da Saúde e Espiritualidade, o Prof. Harold Koenig, da Universidade de Duke, nos Estados Unidos, define religião como um sistema organizado de crenças, práticas, rituais e símbolos designados para facilitar o acesso ao sagrado e/ou transcendente (Deus, força maior, verdade suprema etc.)[25]. Tal pesquisador segue a mesma linha dos sociólogos Émile Durkheim e Darren Sherkat, este último definindo religião como "grupos sociais que produzem e mantém explicações sobre o sentido e o propósito da vida, e diversas explicações sobre valores humanos. Essas explicações vão além do mundo natural, invocando algum tipo de crença sobrenatural"[26].

Outro conceito intimamente ligado ao de religião é o de religiosidade, que pode ser definida como o quanto um indivíduo acredita, segue e pratica uma determinada religião[27]. Segundo alguns pesquisadores, tal conceito pode ser dividido em religiosidade organizacional ou não organizacional e religiosidade intrínseca e extrínseca[24].

A religiosidade organizacional (RO) está relacionada com a frequência com a qual alguém vai a um templo, igreja ou encontros religiosos; já a religiosidade não organizacional (RNO) envolve práticas religiosas privadas, como oração, meditação religiosa, leitura de livros religiosos etc. Tanto a RO como a RNO estão relacionadas a uma religiosidade extrínseca (RE), quando praticada de forma mecânica, sem uma perspectiva interna de autotranscendência. Já a religiosidade intrínseca (IR) está relacionada com o fato de a religião estar atrás de todos os aspectos da vida, como viver valores religiosos, sentimento de uma conexão superior etc. Ou seja, na IR a religião ocupa um lugar norteador nas principais escolhas dos indivíduos sem que haja a princípio um interesse por um ganho material secundário[28,29].

Por sua vez, a espiritualidade também pode ser vista sob duas perspectivas distintas[24]. Na primeira delas, temos uma visão mais ampliada, de Puchalski et al.[18,30], na qual a espiritualidade pode ser entendida como "um aspecto dinâmico e intrínseco da humanidade através da qual o indivíduo busca o sentido final, propósito, transcendência, experiências das relações com si mesmo, com a família, com os outros, com a comunidade, sociedade, natureza, e o significante ou sagrado... sendo expressa através de crenças, valores, tradições, e práticas."

Na segunda, temos uma perspectiva mais restrita (ou religiosa), de Koenig et al.[25,31], que enfatizam que "a espiritualidade se distingue de todas as outras coisas – humanismo, valores, moral e saúde mental – por sua conexão com aquilo que é sagrado, o transcendente. O transcendente é aquilo que está fora do eu e também dentro do ego – e nas tradições ocidentais é chamado Deus, Alá, HaShem ou um Poder Superior, e nas tradições orientais pode ser chamado de Brahman, manifestações de Brahman, Buda, Tao ou verdade/realidade suprema. A espiritualidade está intimamente ligada ao sobrenatural, o místico, e à religião organizada, embora também se estenda além da religião organizada (e comece antes dela)".

Essas duas perspectivas não se anulam, pelo contrário, se complementam. No entanto, a maioria dos trabalhos científicos que relacionam R/E e suicídio parte da perspectiva religiosa pela facilidade na análise e comparação dos dados. Outro conceito importante para entendermos melhor os estudos subsequentes é o de *coping* religioso-espiritual (CRE), que é definido como a utilização da religiosidade e espiritualidade como estratégias de enfrentamento para lidar com as adversidades, adoecimento, estresse e traumas[32]. Para facilitar o entendimento, resumimos os conceitos na Tabela 1.

EVIDÊNCIAS CIENTÍFICAS DA RELAÇÃO ENTRE SUICÍDIO E RELIGIOSIDADE/ESPIRITUALIDADE

Existem evidências substanciais que mostram que a religiosidade e a espiritualidade possuem relação inversa com pensamentos e comportamentos suicidas. Em um estudo recente em 162 regiões da Europa englobando 22 países europeus, pesquisadores analisaram as taxas de suicídio em cada país e as taxas de religiosidade subjetiva (religiosidade intrínseca) referida por cada indivíduo[33]. Assim como nos estudos em populações norte-americanas, encontrou-se uma relação inversa e significativa entre índices de religiosidade e taxas de suicídio, mesmo quando analisadas taxas em países europeus altamente seculares.

Outro trabalho avaliou 7.403 britânicos e comparou taxas de tentativas e ideação suici-

TABELA 1 Conceitos de religião, religiosidade, espiritualidade e *coping* religioso/espiritual (R/E)

Religião	Religiosidade	Espiritualidade	*Coping* R/E
Sistema organizado de crenças, práticas, rituais e símbolos designados para facilitar o acesso ao sagrado e/ou transcendente.	Quanto um indivíduo acredita, segue e pratica uma religião. Pode ser organizacional ou não organizacional, intrínseco ou extrínseco.	Podemos ter os conceitos restrito e ampliado, mas de uma forma geral a espiritualidade é a busca pessoal pelo entendimento de respostas a questões sobre a vida, seu significado e relações com o sagrado e transcendente, que pode ou não estar relacionada a propostas de uma determinada religião.	Uso da religião, espiritualidade ou fé para lidar com o estresse e as consequências negativas das situações da vida (p. ex.: doença).

da com uma simples pergunta: "Você tem uma religião específica?"[34]. Tal questionamento é amplo e deixa em aberto diferentes tipos de vieses. Entretanto, o estudo encontrou menores taxas de tentativas e ideação suicida (exceto tentativas de suicídio nos últimos 12 meses) na população que se identificou pertencente a uma determinada religião, apresentando-se como estatisticamente significativa mesmo quando controlada para fatores sociodemográficos, comportamentais e psicopatológicos em análise multivariada.

Da mesma forma, um interessante estudo publicado no JAMA Psychiatry seguiu quase 90 mil mulheres durante os anos de 1996 e 2010, aferindo níveis de religiosidade organizacional e taxas de suicídio[35]. Mulheres que frequentaram serviços religiosos pelo menos uma vez por semana tiveram risco cinco vezes menor de morrer por suicídio durante o tempo estudado, resultado possivelmente explicado por menores taxas de depressão e uso de álcool e outras drogas, bem como maior integração social dentre os indivíduos que relataram maior participação religiosa.

Recentemente, Svob et al.[36] analisaram a religiosidade organizacional e a importância religiosa (religiosidade intrínseca) de pais, filhos e netos com a frequência de ideação e tentativa de suicídio dos descendentes. Foram avaliados jovens de 6 a 18 anos, observando-se que maiores níveis de religiosidade intrínseca dos pais estavam associados à menor frequência de comportamento suicida nos descendentes (filhos e netos), independentemente da religiosidade deles, sendo o efeito observado sobretudo em meninas. Os autores não encontraram resultados significativos ao analisarem apenas a frequência religiosa dos familiares, evidenciando a maior importância dos valores religiosos do que do próprio suporte social da religião em si.

Dados interessantes, porém contraditórios, foram encontrados em estudo ecológico avaliando dados da OMS em 42 países diferentes[37]. O autor encontrou efeitos diversos da participação religiosa em distintas regiões do mundo. Em regiões como América Latina, Leste Europeu, Norte Europeu e região Anglo-Saxônica, a religião apareceu como efeito protetor; já nas regiões do Leste Asiático, Oeste Europeu e Sul Europeu, a religião apresentou-se como fator de risco, aumentando o risco de suicídio. Tal efeito pode ser explicado por diferentes religiões e participação social de tais religiões, mas também pode estar enviesado por uma falácia ecológica, devendo ser feitos mais estudos individuais para avaliar especificamente tal fenômeno[38-40].

Kleiman e Liu[38,39], avaliando amostras altamente representativas, mostraram a importância da religiosidade organizacional, muito mais do que a simples afiliação religiosa, na proteção contra o suicídio. Nesse sentido, O'Reilly e Rosato[40] investigaram longitudinalmente mais de um milhão de pessoas para avaliar diferenças no risco de suicídio entre católicos, protestantes e pessoas sem denominação religiosa, encontrando taxas de suicídio similares nessas populações, contrariando a tese primária de Émile Durkheim[41], mas evidenciando a menor importância da simples afiliação religiosa em comparação com maiores níveis de religiosidade na prevenção do suicídio.

Além disso, os resultados dos trabalhos individuais são corroborados por revisões sistemáticas e metanálises[42,43]. Lawrence et al., em revisão sistemática com 89 artigos, encontraram que a religiosidade organizacional esteve inversamente associada ao comportamento suicida, mas não à ideação suicida, mesmo após controle para variáveis de suporte social. Já a metanálise realizada por Wu et al. também observou um efeito protetor da religiosidade sobre o suicídio consumado, com OR de 0,38 (IC = 0,21-0,71), encontrando resultados diferentes para distintas regiões e culturas. Entretanto, os autores consideraram genericamente pessoas "religiosas" e "não religiosas", sem definir qualquer item de análise específico, como religiosidade organizacional, não organizacional ou intrínseca.

Estudos conduzidos em território brasileiro também corroboram os achados descritos[44-49]. Dois estudos encontraram associações inversas entre níveis de religiosidade e comportamento/ideação suicida em pacientes submetidos à hemodiálise[44,45]. Um dos estudos conduzidos por Loureiro et al.[44] encontrou subdimensões da espiritualidade mais envolvidas com o menor risco de suicídio (fé e sentido), a despeito de não ter encontrado diferença com o envolvimento religioso em si, evidenciando a importância de saber especificar o que está sendo avaliado em relação aos conceitos de espiritualidade e religiosidade. Outro estudo brasileiro encontrou que todos os domínios da religiosidade (organizacional; não organizacional; e intrínseca) estiveram ligados a menores taxas de tentativas de suicídio[48].

MECANISMOS PROPOSTOS DA RELAÇÃO ENTRE ESPIRITUALIDADE E SUICÍDIO

Os mecanismos envolvidos na relação R/E ce suicídio estão intimamente ligados aos fatores de risco e protetores deste último, que será discutido por todo este livro. A R/E agiria de forma a reforçar ou contrapor-se a esses fatores, aliada ao cuidado dos aspectos culturais, genéticos, psicossociais e ambientais[42]. De forma geral, a R/E atuaria levando à maior reflexão e fomento a um sentido e propósito de vida, maior sentimento de conexão com algo transcendente e sensação de pertencimento, incentivo à vivência e promoção de virtudes, paz e esperança, maior número de práticas R/E e sensação de conforto[50]. Por sua vez, isso promoveria melhor saúde mental e menor incidência/gravidade de sintomas depressivos e ansiosos, maior vínculo e pertencimento, mais bem-estar, menos conflitos religiosos e maior sensação de plenitude e conexão espiritual.

Sendo mais específicos, Pruyser e Malony[51,52] descreveram os elementos de uma teologia funcional, comuns às religiões, e que poderiam levar à maior reflexão e maior sentido na vida, culminando em uma sensação de pertencimento a algo maior que si mesmo. Alguns exemplos são: (a) fé e confiança no amor de um ser superior gerando uma maior abertura mental, esperança e expectativa positiva em relação ao futuro; (b) estímulo ao perdão, ao arrependimento e à possibilidade de recomeço; (c) responsabilidade social e uma mentalidade de cooperação em detrimento da competição; (d) envolvimento com a religião organizada associada à maior inserção social; (e) companheirismo e fraternidade também intensificando a inserção social; (f) tolerância e abertura às experiências dos outros; e, finalmente, (g) ética da "regra de ouro" presente nas principais religiões do globo, as quais são pedras fundamentais de ligação entre todas elas, como assim exemplificadas:

- No Zoroastrismo (cerca de 660 a 583 a.C.): "Um caráter só é bom quando não faz a outros aquilo que não é bom para ele mesmo". Dadistan-i-Dinik 94:5
- No Budismo (cerca de 563 a 483 a.C.): "Não atormentes o próximo com aquilo que te aflige". Udana-Varga 5:18
- No Confucionismo (cerca de 551 a 479 a.C.): "Não façais aos outros aquilo que não quereis que vos façam". Analectos de Confúcio, 12.2 e 15.24
- No Hinduísmo (cerca de 300 a.C.): "Esta é a suma do dever: não faças aos demais aquilo que, se a ti for feito, te causará dor". Mahabharata (5:15:17)
- No Judaísmo (cerca de 200 d.C.): O que é odioso para ti, não o faças ao próximo. Esta é a lei toda, o resto é comentário Talmude, Shabbat 31ª
- No Islamismo (cerca de 570 a 632 d.C.): "Nenhum de nós é crente até que deseje para seu irmão aquilo que deseja para si mesmo". Suna
- No Cristianismo (cerca de 30 d.C.): "Portanto, tudo que quereis que os homens vos façam, fazei-o também a eles" Jesus, no Sermão da Montanha, Mateus 7:12

DEFESA AO SUICÍDIO EM ALGUMAS CULTURAS RELIGIOSAS

Cumpre-nos reservar alguns parágrafos para discutirmos o oposto do que já vimos, o uso da religião para defender e encorajar o suicídio em diferentes culturas e períodos da humanidade, tal como ocorre ainda hoje com os atos de terrorismo.

Para alguns autores[53], a religião e o suicídio tinham uma relação muito mais próxima na antiguidade. Por exemplo, os antigos citas (povos seminômades originários da Europa oriental) consideravam o suicídio como ato de extrema honra quando executado por pessoas mais velhas incapazes de manter o modo de vida nômade. O objetivo era poupar os mais jovens da culpa pelo abandono ou sacrifício dos idosos. Para os esquimós, astecas, vikings e hindus o suicídio coletivo era comumente cometido com fins de não serem feitos prisioneiros e escapar da violência de outras civilizações. Os hindus também tinham a cultura de aceitar ou até estimular o suicídio por homens mais velhos adoecidos, enquanto as mulheres se suicidavam ao ficarem viúvas[53].

Embora no Alcorão, livro sagrado dos muçulmanos, existam sanções contrárias ao suicídio, tais como "... e não cometais suicídio, porque Deus é Misericordioso para convosco." (Alcorão 4:29) e "Fazei dispêndios pela causa de Deus, sem permitir que as vossas mãos contribuam para vossa destruição..." (Alcorão 2:195), para alguns terroristas de inspiração islâmica, a justificativa para o uso da violência autoinflingida vem do mesmo livro. Isso mostra a complexa relação conceitual e cultural entre a morte autoprovocada e as crenças pessoais, bem como se a morte para esses povos pode ou não ser interpretada como suicídio, visto que eles não encaram a morte como um fim, mas como um começo de sua vida e redenção.

CONSIDERAÇÕES FINAIS

Apesar da discrepância dos dados e da grande maioria dos estudos ter sido realizada em populações ocidentais, as evidências apontam que maiores níveis de espiritualidade e/ou religiosidade possuem relação com menor ideação e comportamento suicida na maioria dos estudos. Também é evidente que não basta apenas generalizarmos os dados de R/E, como se não houvesse diferentes subdimensões envolvidas nessa complexa relação, tais como vimos: a espiritualidade em si, a religiosidade organizacional, a não organizacional e a intrínseca.

Ademais, pouco ainda se sabe sobre o impacto de propor intervenções religiosas/espirituais para esse grupo de pacientes, muito embora existam alguns estudos que se dedicaram a avaliar o impacto de tais intervenções (prece, meditação religiosa, psicoterapia de orientação religiosa etc.) em pacientes com algum tipo de transtorno mental[54-56]. Porém, ainda há muito o que se fazer para estudar e entender melhor essa complexa relação humana e social.

REFERÊNCIAS BIBLIOGRÁFICAS

1. Durkheim É. The elementary forms of religious life. In: Cosman C, Cladis MS (eds.). New York: Oxford University Press; 2001.
2. Plato. Plato: five dialogues: Euthyphro, Apology, Crito, Meno, Phaedo: Hackett; 2002.
3. Minois G. História do suicídio. São Paulo: Editora Unesp; 2018. 426 p.
4. Freud S. The future of an illusion. New York: Norton; 1927.
5. Freud S, Strachey J, Gay P, Gay SPHP. Introductory lectures on psychoanalysis: Norton; 1977.
6. Corbett L. Jung's approach to spirituality and religion. APA handbook of psychology, religion, and spirituality (Vol 2): An applied psychology of religion and spirituality. APA handbooks in psychology. Washington: American Psychological Association; 2013. p. 147-67.
7. Pescosolido BA, Georgianna S. Durkheim, suicide, and religion: Toward a network theory of suicide. American Sociological Review. 1989;54(1):33-48.
8. Stark R, Doyle DP, Rushing JL. Beyond Durkheim: religion and suicide. Journal for the Scientific Study of Religion. 1983;22(2):120-31.
9. Lucchetti G, Lucchetti AL. Spirituality, religion, and health: over the last 15 years of field research (1999-2013). Int J psychiatry in Medicine. 2014;48(3):199-215.
10. Damiano RF, Costa LA, Viana MTSA, Moreira-Almeida A, Lucchetti ALG, Lucchetti G. Brazilian scientific articles on spirituality, religion and health. Arch Clin Psychiatry. 2016;43(1):11-6.
11. Koenig HG. Research on religion, spirituality, and mental health: a review. Canadian Journal of Psychiatry. 2009;54(5):283-91.
12. Koenig HG. Religion, spirituality, and health: the research and clinical implications. ISRN Psychiatry. 2012;2012:278730.
13. Koenig HG. Religion, spirituality, and health: a review and update. Adv Mind Body Med. 2015;29(3):19-26.
14. Moreira-Almeida A, Koenig HG, Lucchetti G. Clinical implications of spirituality to mental health: review of evidence and practical guidelines. Revista Brasileira de Psiquiatria. 2014;36(2):176-82.
15. Moreira-Almeida A, Neto FL, Koenig HG. Religiousness and mental health: a review. Revista Brasileira de Psiquiatria. 2006;28(3):242-50.
16. Sloan RP, Bagiella E, Powell T. Religion, spirituality, and medicine. Lancet. 1999;353(9153):664-7.
17. Sloan RP, Bagiella E, VandeCreek L, Hover M, Casalone C, Hirsch TJ, et al. Should physicians prescribe religious activities? N Engl J Med. 2000; 342(25):1913-6.
18. Puchalski CM, Blatt B, Kogan M, Butler A. Spirituality and health: the development of a field. Academic Medicine. 2014;89(1):10-6.
19. Reinert KG, Koenig HG. Re-examining definitions of spirituality in nursing research. Journal of Advanced Nursing. 2013;69(12):2622-34.
20. Hill PC, Pargament KI, Hood RW, McCullough J, Michael E., Swyers JP, Larson DB, et al. Conceptualizing religion and spirituality: points of commonality, points of departure. 2000;30(1):51-77.
21. Walton MN. Assessing the construction of spirituality: conceptualizing spirituality in health care settings. JPCC. 2012;66(3-4):7.
22. Lucchetti G, Lucchetti ALG, Vallada H. Measuring spirituality and religiosity in clinical research: a systematic review of instruments available in the Portuguese language. Sao Paulo Med J. 2013;131(2):112-22.
23. la Cour P, Gotke P. Understanding of the word "spirituality" by theologians compared to lay people: an empirical study from a secular region. J Health Care Chaplaincy. 2012;18(3-4):97-109.

24. Damiano RF, Peres MFP, Sena MAB. Conceptualizing spirituality and religiousness. In: Lucchetti G, Prieto Peres MF, Damiano RF (eds.). Spirituality, religiousness and health: from research to clinical practice. 1.ed. Springer Nature Switzerland AG: Springer International Publishing; 2019. p. 265.
25. Koenig H, King D, Carson V. Handbook of religion and health. Oxford: Oxford University Press; 2012. 1169 p.
26. Sherkat DE. Changing faith The dynamics and consequences of Americans shifting religious identities. NYU Press; 2014.
27. Lucchetti G, Granero AL, Bassi RM, Latorraca R, Nacif SAdP. Espiritualidade na prática clínica: o que o clínico deve saber? Rev Bras Clin Med. 2010; 8(2):154-8.
28. Hoge R. A validated intrinsic religious motivation scale. Journal for the Scientific Study of Religion. 1972;11(4):369-76.
29. Taunay TC, Cristino ED, Machado MO, Rola FH, Lima JWO, Macêdo DS, et al. Development and validation of the Intrinsic Religiousness Inventory (IRI). Brazilian Journal of Psychiatry. 2012;34:76-81.
30. Puchalski CM, Vitillo R, Hull SK, Reller N. Improving the spiritual dimension of whole person care: reaching national and international consensus. J Palliative Med. 2014;17(6):642-56.
31. Koenig HG. Espiritualidade no cuidado com o paciente: Por que, como, quando e o quê. 3.ed. São Paulo: fé; 2018.
32. Panzini RG, Bandeira DR. Coping (enfrentamento) religioso/espiritual. Arch Clin Psychiatry (São Paulo).2007;34:126-35.
33. Stack S, Laubepin F. Religiousness as a predictor of suicide: an analysis of 162 European regions. Suicide Life Threat Behav. 2019;49(2):371-81.
34. Jacob L, Haro JM, Koyanagi A. The association of religiosity with suicidal ideation and suicide attempts in the United Kingdom. Acta Psychiatr Scand. 2019;139(2):164-73.
35. VanderWeele TJ, Li S, Tsai AC, Kawachi I. Association between religious service attendance and lower suicide rates among US women. JAMA Psychiatry. 2016;73(8):845-51.
36. Svob C, Wickramaratne PJ, Reich L, Zhao R, Talati A, Gameroff MJ, et al. Association of parent and offspring religiosity with offspring suicide ideation and attempts. JAMA Psychiatry. 2018;75(10):1062-70.
37. Hsieh N. A global perspective on religious participation and suicide. J Health and Social Behavior. 2017;58(3):322-39.
38. Kleiman EM, Liu RT. Prospective prediction of suicide in a nationally representative sample: religious service attendance as a protective factor. Br J Psychiatry. 2014;204:262-6.
39. Kleiman EM, Liu RT. An examination of the prospective association between religious service attendance and suicide: explanatory factors and period effects. J Affect Dis. 2018;225:618-23.
40. O'Reilly D, Rosato M. Religion and the risk of suicide: longitudinal study of over 1 million people. Br J Psychiatry. 2015;206(6):466-70.
41. Durkheim E. Suicide: a study in sociology. London: Routledge & Kegan; 1952.
42. Wu A, Wang JY, Jia CX. Religion and completed suicide: a meta-analysis. PloS one. 2015;10(6): e0131715.
43. Lawrence RE, Oquendo MA, Stanley B. Religion and suicide risk: a systematic review. Archives of Suicide Research. 2016;20(1):1-21.
44. Loureiro ACT, de Rezende Coelho MC, Coutinho FB, Borges LH, Lucchetti G. The influence of spirituality and religiousness on suicide risk and mental health of patients undergoing hemodialysis. Comprehensive Psychiatry. 2018;80:39-45.
45. Martiny C, Oliveira e Silva AC, Neto JP, Nardi AE. Factors associated with risk of suicide in patients with hemodialysis. Comprehensive Psychiatry. 2011; 52(5):465-8.
46. Benute GRG, Nomura RMY, Jorge VMF, Nonnenmacher D, Fráguas Junior R, Lucia MCSd, et al. Risco de suicídio em gestantes de alto risco: um estudo exploratório. Revista da Associação Médica Brasileira. 2011;57:583-7.
47. Sisask M, Varnik A, Kolves K, Bertolote JM, Bolhari J, Botega NJ, et al. Is religiosity a protective factor against attempted suicide: a cross-cultural case-control study. Arch Suicide Res. 2010;14(1):44-55.
48. Caribe AC, Nunez R, Montal D, Ribeiro L, Sarmento S, Quarantini LC, et al. Religiosity as a protective factor in suicidal behavior: a case-control study. J Nervous and Mental Disease. 2012;200(10):863-7.
49. Stroppa A, Moreira-Almeida A. Religiosity, mood symptoms, and quality of life in bipolar disorder. Bipolar Disord. 2013;15(4):385-93.
50. Rezende-Pinto A, Schuman CSC, Moreira-Almeida A. Spirituality, religiousness and mental health: Scientific evidence. In: Lucchetti G, Prieto Peres MF, Damiano RF (eds.). Spirituality, religiousness and health: From research to clinical practice. 1.ed. Springer Nature Switzerland AG: Springer; 2019. p. 265.

51. Pruyser PW. The minister as diagnostician: personal problems in pastoral perspective. Oxford: Westminster; 1976. 144 p.
52. Malony HN. The clinical assessment of optimal religious functioning. Review of Religious Research. 1988;30(1):3-17.
53. Camargo VLD. Matar-se em nome de Deus?: uma análise do suicídio praticado pelos homens e mulheres bombas no islamismo. 2007.
54. Heidari M, Ghodusi Borujeni M, Kabirian Abyaneh S, Rezaei P. The effect of spiritual care on perceived stress and mental health among the elderlies living in nursing home. J Religion and Health. 2019; 58(4):1328-39.
55. Eilami O, Moslemirad M, Naimi E, Babuei A, Rezaei K. The effect of religious psychotherapy emphasizing the importance of prayers on mental health and pain in cancer patients. J Religion and Health.2019;58(2):444-51.
56. Goncalves JP, Lucchetti G, Menezes PR, Vallada H. Religious and spiritual interventions in mental health care: a systematic review and meta-analysis of randomized controlled clinical trials. Psychological Medicine. 2015;45(14):2937-49.

10

Suicídio e compaixão

Lina Sue Matsumoto Videira
Francisco Lotufo Neto

PONTOS-CHAVE

- Compaixão e sua importância na prática clínica, como potencial antídoto da depressão.
- Compaixão na abordagem do paciente suicida, na avaliação dos fatores de risco e na evitação do ato suicida.
- Terapias que enfatizam a compaixão na prática clínica e são eficientes na promoção de saúde e na prevenção do suicídio.

"No meu diário de gratidão eu sou grata toda noite por ter vivido mais um dia e toda manhã por acordar respirando!"

(autora, em resposta a um paciente que nunca sabia o que escrever no *diário de gratidão* e perguntou: "O que você escreve no seu diário da gratidão?")

A compaixão é definida como uma sensibilidade ao sofrimento que é acompanhada por um compromisso profundo em tentar fazer algo para aliviar ou diminuir o sofrimento de si e do outro. A compaixão não é uma emoção ou simples motivação, e sim uma combinação complexa de atributos, comportamentos e qualidades, que podem ser treinados e desenvolvidos.

A compaixão na medicina é geralmente mal interpretada, sendo relacionada apenas a características como calor humano, gentileza e generosidade. É um erro desconsiderá-la como um conceito importante para estudo ou aplicação clínica, dado o que a ciência já revelou sobre a neurofisiologia do relacionamento afiliativo e seu impacto na clínica psicoterápica.

Os aspectos positivos e/ou negativos de ajudar aqueles que sofrem trauma podem melhorar a própria capacidade da pessoa de ajudar a manter o seu próprio equilíbrio, experimentando assim a satisfação da compaixão, que é o prazer de poder ajudar os outros e fazer uma diferença positiva no mundo.

O paciente com ideação suicida coloca o profissional de saúde diante de dilemas pessoais, clínicos, profissionais e éticos. Em todos estes a compaixão se faz presente. Assim, ela é fundamental na atenção primária, na emergência quando a pessoa é conduzida ao pronto-socorro, na psicoterapia, na prevenção, nos cuidados à equipe e nos cuidados paliativos.

A COMPAIXÃO E A PREVENÇÃO DO SUICÍDIO[4]

O suicídio ocorre quando um indivíduo necessitado acha que está com um problema insolúvel e acredita que encerrar a própria vida é a melhor solução. A ideação suicida pode ser definida como qualquer pensamento autorrelatado de envolvimento em comportamento autodestrutivo, para alcançar a morte.

Estudos retrospectivos revelam que 90% dos suicídios completos estavam associados a distúrbios psiquiátricos. A transição da ideação suicida para a tentativa de suicídio é uma questão altamente complexa e ainda não entendemos completamente como a pessoa progride da depressão leve, pensamentos suicidas associados ao humor, ideação séria, planejamento e, finalmente, a um ato suicida e ao suicídio completo. Precisamos adaptar as intervenções às etiologias específicas (razões pelas quais os indivíduos têm pensamentos suicidas), ou seja, devemos tratar a pessoa em vez dos pensamentos suicidas.

Pacientes suicidas relataram sentimentos positivos em relação aos profissionais cuidadores quando os consideraram amigáveis e dispostos a ajudar, e notaram uma redução de seus pensamentos suicidas se os profissionais eram otimistas e davam apoio emocional. Se percebessem que o profissional tinha falta de empatia ou invalidava seus sentimentos, o sofrimento ficava exacerbado. Alguns pacientes percebiam as enfermarias psiquiátricas como ambientes instáveis e a admissão era vivida como uma experiência negativa. Os profissionais de saúde precisam criar um ambiente de trabalho humano e solidário, a fim de criar e ajudar a desenvolver os recursos internos por meio de um cuidado mais compassivo. Sabe-se que 49% dos pacientes que morreram por suicídio estiveram em contato com serviços de saúde na semana anterior e 19%, nas 24 horas anteriores. Embora o risco de suicídio imediato no contato com o profissional tenha sido estimado como baixo ou ausente em 86% dos casos, é bem provável que os pensamentos suicidas já estivessem presentes.

O clínico pode não ter percebido o risco de suicídio ou não fez as perguntas certas ou não entendeu o que o paciente queria transmitir. Por isso, é de extrema importância conhecer os fatores de risco para suicídio, que podem ser agrupados em três padrões, tais como os fatores de risco: (1) estáticos e estáveis (gênero, idade, história de um transtorno mental e/ou automutilação e história familiar de suicídio); (2) dinâmicos (desesperança, pouca capacidade de lidar com problemas, estresse psicológico, admissão ou alta psiquiátrica, baixa adesão ao tratamento e ideação suicida); e (3) futuros (acesso a um método de suicídio, interação futura com serviços psiquiátricos). Cada um deles deve ser considerado em uma avaliação.

O fracasso dos profissionais em explorar pensamentos suicidas talvez esteja relacionado com a dificuldade em perguntar diretamente sobre ideias e planos suicidas. Talvez ainda exista a crença de que discutir pensamentos suicidas pode levar diretamente ao aumento da taxa de suicídio. Os profissionais de saúde precisam desenvolver habilidades para perguntar de maneira empática e compassiva. Indivíduos que têm pensamentos suicidas e/ou de automutilação são frequentemente tratados com falta de empatia e até com hostilidade pelos profissionais que os atendem. Atitudes negativas, indiferença e alienação podem interferir na relação terapêutica e realmente contribuir para um suicídio. Por outro lado, uma abordagem mais positiva e compreensiva ajuda a construir uma aliança terapêutica que pode proteger contra tal ato.

Historicamente, a falta de consenso sobre a terminologia e a abordagem uniforme relacionadas ao suicídio e ao comportamento suicida resultaram em muita desinformação. Pesquisas qualitativas ilustram que quando os profissionais apresentam reações negativas aos pacientes com pensamentos suicidas, geralmente é por razões bem simples, tais como se sentir incapaz de ajudar e poder fazer uma diferença na vida desses pacientes. Profissionais de saúde empáticos e compassivos incentivam as narrativas dos pacientes sobre seus medos e preocupações, seus principais sintomas e comportamentos e, em última análise, são mais eficazes na prestação de cuidados.

A solidão está relacionada com sintomas depressivos e ideação suicida. As intervenções mais bem-sucedidas para evitar a solidão são as que interrompem o ciclo de pensamentos negativos e a baixa autoestima, em outras palavras, desenvolver a autocompaixão. Isto pode ser eficaz tanto na prevenção como no alívio da depressão. Há fortes evidências de resultados positivos usando o contato telefônico após a alta hospitalar por comportamentos de autoagressão ou tentativa de suicídio, ou até mesmo com pessoas mais vulneráveis da população.

Um paciente que pensa em suicídio, ou alguém que tentou tirar a própria vida, estará, no mínimo, experimentando sofrimento pessoal que precisa de consideração respeitosa. O fracasso em tratar esses pacientes com compreensão e compaixão provavelmente terá um impacto prejudicial sobre seu estado mental e, consequentemente, é prudente considerar todos os pensamentos suicidas com seriedade. Os médicos e psicólogos devem rotineiramente perguntar ao paciente sobre pensamentos e comportamentos suicidas ou de morte e automutilação.

As evidências mostram que o aumento da esperança, resiliência e ter razões para viver reduzem o risco. Para os suicidas ambivalentes quanto ao desejo de morrer, o envolvimento compassivo pode ser o ponto de inflexão para retornar à segurança.

A avaliação de risco de suicídio é potencialmente salvadora de vidas, mas o encontro clínico é totalmente dependente do que o paciente escolhe revelar ou manter oculto. Ao realizar um "diagnóstico" de risco de suicídio, os médicos precisam que seus pacientes possam confiar e comunicar seus pensamentos. Isto é frequentemente muito doloroso e difícil. A importância da empatia na abordagem compassiva é de longe a interação mais útil para um envolvimento positivo com o paciente. Ela permite falar sobre preocupações, sintomas e comportamentos suicidas ou não. Por outro lado, reações negativas podem fazer com que os pacientes utilizem um tipo de "radar" que costuma estar bem ajustado, e é capaz de detectar desinteresse e hostilidade.

Quanto mais os médicos entenderem a natureza dos pensamentos suicidas, mais eles serão capazes de capacitar os pacientes a não agirem dessa forma. Algumas pessoas têm pensamentos suicidas recorrentes, crônicos ou intratáveis, enquanto outros experimentam um padrão único de pensamentos e impulsos à medida que avançam em direção a uma tentativa de suicídio. Os pacientes podem ser ajudados a monitorar seus pensamentos, reconhecer gatilhos e procurar apoio antes de se automutilarem ou tentarem suicídio. O cuidado compassivo é a base da criação colaborativa de um plano de segurança.

A chave para uma abordagem compassiva de mitigação do suicídio é colocar a ênfase na colaboração e não na direção. O paciente deve se sentir à vontade com seu plano de segurança e concordar com as intervenções nele detalhadas. É importante ter acesso e apoio fora dos horários convencionais, que é quando as pessoas estão frequentemente mais vulneráveis. Incentivar e capacitar os pacientes a assumirem a responsabilidade de permanecerem seguros ajuda a manter a sensação de autoeficácia e controle pessoal e isto melhora a resiliência.

Discutir os eventos estressantes e os gatilhos responsáveis pelo sofrimento emocional é uma transição importante no caminho da recuperação. Quanto mais informações o clínico tiver sobre os pensamentos suicidas do paciente, maior será a chance de intervir adequadamente, ajudando-o a evitar tais pensamentos e a não realizar o ato suicida.

O PAPEL DA CONFIANÇA NA AVALIAÇÃO DO RISCO DE SUICÍDIO EM VÍTIMAS DE VIOLÊNCIA[6]

A maioria dos estudos com essa população vítima de violência se dá com veteranos de guerra norte-americanos. É importante que os profissionais que trabalham com essas pessoas concluam um treinamento em prevenção de suicídio, para reconhecer os sinais de risco. A principal dificuldade é admitir os pensamentos suicidas, e isto se origina do estigma e preconceito, pois ter pensamentos suicidas ou problemas mentais é percebido como vergonhoso e/ou embaraçoso ou como sinal de fraqueza, e, portanto, não devem ser divulgados a estranhos. Eles temem que a divulgação desses pensamentos termine em hospitalizações indesejadas ou uso de medicamentos e avaliam que a triagem, principalmente quando realizada por meio digital, é superficial e desrespeitosa.

Por outro lado, admitir e discutir pensamentos de suicídio com um profissional de saúde que se concentra em construir um bom relacionamento, com autenticidade, linguagem compreensível, direta e empática, promovia confiança que resultava na comunicação mais honesta dos pensamentos suicidas. Três fatores foram apontados sobre a experiência positiva durante essa avaliação: (1) tempo suficiente para responder; (2) percepção do interesse genuíno do clínico que conduziu a avaliação; e (3) ter recebido explicação da justificativa e dos objetivos da avaliação.

É importante o clínico expressar preocupação genuína, ser empático, mostrar interesse e ter uma atitude solidária, facilitadora de confiança, e disposição em correr o risco de revelar suas ideias suicidas. Além disso, incentivar os pacientes a contar suas histórias sem preocupação com o tempo é um importante promotor de confiança, que resulta em maior eficácia da avaliação do risco de suicídio e consequente adesão ao tratamento.

O PAPEL DA COMPAIXÃO NA MITIGAÇÃO DAS CONSEQUÊNCIAS DO SUICÍDIO[5]

Profissionais de saúde mental que experimentam a morte de um paciente por suicídio costumam ser bastante afetados por esse evento, principalmente quando acreditam que não tentaram todas as intervenções possíveis. Cuidadores profissionais nessa situação precisam ser tratados com compaixão e aprender a desenvolver autocompaixão.

Infelizmente, alguns pacientes morrem independentemente das intervenções oferecidas, e os médicos devem mudar suas percepções sobre esse triste fato. Portanto, devem acreditar que suas intervenções melhoraram a qualidade de vida dos pacientes e que, pelo menos, adiaram o suicídio, protegendo a família e os amigos desse paciente da dor do luto por mais alguns dias ou meses. Além disso, ouvir a equipe, analisar o acontecido, avaliar o que poderia ter sido feito diferente ajuda a aliviar o sofrimento de todos, a planejar melhor a assistência e a aprender com os erros.

COMPAIXÃO E SINAIS DE RISCO PARA SUICÍDIO: AUTOMUTILAÇÃO E COMPORTAMENTOS AUTOLESIVOS[9]

A automutilação está entre os fatores de risco mais expressivos associados ao suicídio, embora a maior parte das pessoas que se automutilam não pretenda se matar. Ela pode ser definida como qualquer ato intencional de autoenvenenamento ou autolesão, independentemente da motivação. Muitos fatores, como dor física crônica, baixa autoestima, conflitos interpessoais, luto, desesperança, isolamento social ou falta de acesso ao tratamento, estão ligados à depressão e à automutilação.

Autolesão não suicida (ALNS) é definida como a destruição direta e intencional do tecido do próprio corpo, sem intenções suicidas e para fins não sancionados culturalmente, como cortar, queimar, raspar a pele, bater e morder a si mesmo. A principal função da ALNS é regular estados emocionais, punir a si mesmo e influenciar ou se comunicar com os outros. O papel da autopunição na vulnerabilidade e manutenção desses comportamentos é usado para direcionar raiva, repulsa e repugnância em relação a si mesmo e proporciona alívio imediato da emoção diante do estresse, sentimentos intensos de vergonha e culpa e dificuldades interpessoais.

Novos conceitos sociais como derrota social, fuga bloqueada, comportamento aprisionado e agressão bloqueada têm sido associados a problemas de saúde mental, especialmente depressão, automutilação e intenção de suicídio. Esses processos possuem mecanismos subjacentes comuns que afetam a regulação emocional e instigam a autoagressão. A exploração desses sentimentos leva ao empoderamento, validação e visão mais profunda de si e da situação atual. Simplesmente saber que existem e são usuais nas pessoas que se machucam oferece um senso de humanidade comum e ajuda a reduzir a vergonha de pensar que "só eu sou assim".

Portanto, é importante que a terapia aborde as interações entre as funções de autocrítica e o medo da autocompaixão e o treino das habilidades de compaixão (Terapia Focada na Compaixão), que podem ter um papel fundamental para ajudar essas pessoas a gerenciar melhor suas emoções e cognições negativas intensas, tais como vergonha e autocrítica, e não mais se envolverem nos comportamentos de alto risco da ALNS[10].

A FADIGA DA COMPAIXÃO

A intervenção e a prevenção do suicídio expõem os profissionais de ajuda – pessoas da área da saúde, assistentes sociais, professores, advogados, policiais, bombeiros, clérigos, transporte, limpeza em locais de desastre, socorristas, médicos legistas e outros que oferecem assistência no momento do evento ou mais tarde – a experimentar consequências negativas e eventos extremamente estressantes. Essas pessoas podem experimentar efeitos negativos da exposição secundária sem desenvolver um distúrbio psiquiátrico, como o transtorno de estresse pós-traumático (TEPT). Traumatização vicária e fadiga da compaixão não são sinônimos de TEPT, pois fadiga da compaixão não é um diagnóstico, mas é bem possível que quem está lutando com essa fadiga também tenha um distúrbio psicológico.

Portanto, a fadiga da compaixão é o aspecto negativo de ajudar aqueles que sofrem de estresse e consequências trágicas de eventos traumáticos, e pode se expressar como *burnout* e trauma secundário. A fadiga da compaixão pode sobrecarregar o profissional e fazer com que ele experimente sentimento de que seu trabalho pode não fazer nenhuma diferença; e experimentar grande sofrimento ou até mesmo trauma em resposta a ajudar os outros. *Burnout* costuma ter um início gradual, enquanto o trauma secundário é uma resposta rápida.

Não é incomum para uma pessoa que já sofreu traumas escolher uma profissão de ajuda. A maioria das pessoas sente que pode fazer uma diferença positiva ajudando outras pessoas, que podem ter experimentado sofrimento como elas e, às vezes, ter vivenciado esses eventos traumáticos pode tornar uma pessoa particularmente vulnerável aos efeitos negativos de ajudar outras pessoas.

TERAPIAS QUE ENFATIZAM A COMPAIXÃO

Terapia Focada na Compaixão

A Terapia Focada na Compaixão e o Treino da Mente Compassiva, desenvolvidos pelo psicólogo inglês Paul Gilbert, apontam que a compaixão evoluiu da capacidade de cuidar, presente no relacionamento entre mães e bebês em muitas espécies. Paul Gilbert[13] ressaltou que alguns pacientes não conseguem experimentar segurança ou emoções confortáveis, embora consigam gerar pensamentos adaptativos, e eles argumentam que isso está relacionado ao tom de voz do terapeuta. Tais tendências são vistas em pacientes com altos níveis de autocrítica e vergonha, porque eles podem achar extremamente difícil ter compaixão por si mesmos. Gilbert desenvolveu a Terapia Focada na Compaixão (TFC), que é considerada uma nova psicoterapia com potencial para tratar pacientes com elevada autocrítica e vergonha, além de problemas psicológicos crônicos.

Algumas pesquisas recentes demonstram a eficácia de tratamentos cognitivos baseados no Treino da Compaixão para norte-americanos de descendência africana que tentaram suicídio[14] ou protocolos de TFC desenvolvidos especificamente para grupos em vulnerabilidade social, tais como os jovens adultos das minorias sexuais com sintomatologia depressiva, automutilação e elevado risco de suicídio[15]. Também há trabalhos no nível da terapia individual, nas relações interpessoais e nos processos organizacionais buscando a construção de um ambiente compassivo, em um modelo específico de compaixão para identificar e desenvolver os atributos essenciais necessários para ajudar as pessoas que sofrem, e quais os atributos necessários para aliviar esse sofrimento[16].

Além de pesquisas clínicas utilizando a compaixão como um atributo essencial para promover o alívio do sofrimento, há contribuições importantíssimas das neurociências na identificação da neurofisiologia e marcadores comportamentais da compaixão[17], no entendimento de como a atitude compassiva diante do sofrimento do outro ativa sistemas neuronais específicos,[18] como a meditação compassiva aumenta a empatia e qual é a atividade neural relacionada[19] e, ainda, a identificação do aumento do altruísmo e de respostas neuronais específicas ao sofrimento do outro, por meio do treino da compaixão[20]. Estudos recentes caminham na direção do mapeamento e das funções das áreas neuronais relacionadas ao treino das habilidades de compaixão, o "circuito da compaixão".

Terapia Focada na Solução com pacientes suicidas[7]

A Terapia Focada na Solução (TFS) é uma abordagem terapêutica colaborativa, não focada no diagnóstico, que foi desenvolvida por De Shazer et al. É pertencente à escola de pensamento construcionista social, que questiona a validade das suposições tradicionais em psicoterapia, tais como: (1) a ideia de que os problemas precisam ser sempre entendidos antes que as soluções possam ser alcançadas; (2) os sintomas "mascaram" os problemas subjacentes mais profundos, que têm suas causas específicas; e (3) as mudanças terapêuticas reais levam muito tempo e os clientes são invariavelmente resistentes à terapia.

De uma perspectiva pós-moderna, tais suposições não são nem verdadeiras nem falsas. No entanto, tais suposições conduzem o curso e o ritmo da conversação terapêutica, selecionando o que os terapeutas ouvem e orientando o impulso de suas perguntas e técnicas. É indiscutivelmente mais útil conceber que as soluções precisam ser entendidas e elaboradas, ao invés dos problemas, que a mudança terapêutica pode ser breve e central, e que a "resistência" só ocorre quando os terapeutas entendem mal a maneira individual de cooperação de cada cliente. Em termos práticos, é urgente a reorientação de uma abordagem de terapia focada no problema para uma focada em solução, na qual o foco é trabalhar com os pontos fortes do cliente (em vez dos déficits ou "defeitos"), na análise de exceções positivas (em vez dos problemas recorrentes) e na elaboração de futuros preferidos e objetivos (em vez de passados problemáticos). Resumindo, na TFS o foco terapêutico está em auxiliar os clientes a compreender "onde eu quero ir" e não apenas continuar "onde eu estava". O papel do terapeuta é trazer novas hipóteses sobre a natureza do problema (ou da solução) e adotar uma posição genuína de "não saber", colocando assim o cliente como o "especialista" de sua própria vida. Tal postura de curiosidade respeitosa em relação aos clientes e suas situações de vida visa facilitar a geração de suas próprias soluções para os problemas que trouxeram os clientes à terapia.

Os clínicos também devem dedicar algum tempo para fazer coisas que podem impedir que pessoas deprimidas tentem suicídio, como destacar suas habilidades de enfrentamento, explorar suas razões de viver e ajudá-los a imaginar um futuro mais esperançoso e otimista. O objetivo da TFS é aproveitar os pontos fortes, habilidades e recursos a serviço de mudanças positivas, porque a escuta empática garante que os clientes sejam compreendidos, respeitados e não julgados, e é possível manter um espelho reflexivo positivo, para que os clientes enxerguem suas próprias habilidades e os seus pontos fortes. Essa abordagem pode também ser utilizada no aprimoramento e/ou complementar a outras abordagens terapêuticas, a fim de reorientar o foco da terapia, de um direcionamento exclusivo no problema para a visualização de um futuro positivo, em que o suicídio não é uma opção.

COMPAIXÃO E CUIDADOS AO PACIENTE TERMINAL

Imaginem esse diálogo com um paciente terminal:

"Doutor, eu quero morrer, você vai me ajudar?"

O que você faria diante de uma pergunta como essa? Será que é fácil encontrar a resposta correta, que traga paz para ambas as partes?

"Doutora, eu quero morrer e sei que você vai ter compaixão pelo meu sofrimento e vai me ajudar, não vai?"

Quando um paciente faz um pedido como esse e acrescenta a palavra "compaixão", a resposta talvez fique mais difícil e ainda mais complexa. Diante de dilemas éticos e legais, os médicos precisam ouvir e aprender, aceitar sua própria mortalidade, ser compassivos, honestos e "presentes" com seus pacientes e permanecer "abertos" às suas necessidades[1].

Mesmo que o médico seja honesto, compassivo e ouça atentamente o seu paciente, ainda é impossível separar seus valores pessoais nessa interação. Além disso, os médicos enfrentam suas próprias frustrações, fadigas e esperanças secretas ao cuidar de um paciente terminal e desejoso de morrer. Será que a doença terminal dá legitimidade ao suicídio assistido? Seguramente a pessoa nesse estado desperta compaixão. Porém, tal compaixão mal direcionada diante do sofrimento humano pode ser tão perigosa quanto a indiferença. A compaixão é uma virtude, não um princípio, e pode se tornar maléfica. Na história do mundo, muitas injustiças foram cometidas em nome do julgamento de alguém sobre o que é compaixão pelo próximo e até mesmo se a compaixão deve estar sujeita à análise moral e ter razões convincentes[1].

CONSIDERAÇÕES FINAIS

O caminho da compaixão é o caminho da verdade, da coragem de estarmos ao lado da verdade, das nossas próprias emoções, da nossa dor, da nossa profunda insegurança e impotência humana. Nesse caminho escolhido não cabe provocar a morte, mas cabe sim provocar a curiosidade pela vida, o gosto pelo aprendizado de si mesmo, a alegria do encontro de olhares sorrindo e a felicidade contida em um abraço bem apertado.

Qual a resposta então para a pergunta deste paciente?

"Não, eu não posso te ajudar a morrer, meu querido paciente!"

Escolhe-se viver e usar a arte da psicologia para ajudar os pacientes a viver com mais alegria, com mais doçura e gentileza, e com mais compaixão! Pois viver vale a pena!

REFERÊNCIAS BIBLIOGRÁFICAS

1. Pellegrino ED. Compassion needs reason too. JAMA. 1993;270(7):874-5.
2. Larson EJ. Seeking compassion in dying: the Washington State Law against assisted suicide. Seattle Univ Law Rev. 1995;18(3):509-19.
3. Verhofstadt M, Audenaert K, Van Assche K, Sterckx S, Chambaere K. Ghent University Hospital's Protocol regarding the procedure concerning euthanasia and psychological suffering. BMC Med Ethics. 2019;20(1):59.
4. Cole-King A, Parker V, Williams H, Platt S. Suicide prevention: are we doing enough? Adv Psychiatr Treat.2013;19(4):284-91.
5. Cole-King A, Green G, Gask L, Hines K, Platt S. Suicide mitigation: a compassionate approach to suicide prevention. Adv Psychiatr Treat. 2013;19(4):276-83.
6. Ganzini L, Denneson LM, Press N, Bair MJ, Helmer DA, Poat J, et al. Trust is the basis for effective suicide risk screening and assessment in veterans. J Gen Intern Med. 2013;28(9):1215-21.
7. Sharry J, Darmody M, Madden B. A solution-focused approach to working with clients who are suicidal. Br J Guid Counc. 2002;30(4):383-99.
8. Stamm BH. Helping the helpers: compassion satisfaction and compassion fatigue in self-care, management, and policy of suicide prevention hotlines. In: Kirkwood AD, Stamm BH. Resources for community suicide prevention. [CD]. Meridian and Pocatello, ID: Idaho State University; 2012.
9. Clarke M, McEwan K, Ness J, Waters K, Basran J, Gilbert P. A descriptive study of feelings of arrested escape (entrapment) and arrested anger in people presenting to an emergency department following an episode of self-harm. Front Psychiatry. 2016;7.
10. Xavier A, Gouveia JP, Cunha M. Non-suicidal self-injury in adolescence: the role of shame, self-criticism, and fear of self-compassion. Child Youth Care Forum. 2016.
11. Hasking P, Boyes ME, Finlay-Jones A, McEvoy PM, Rees CS. Common pathways to NSSI and suicide ideation: the roles of rumination and self-compassion. Arch Suicide Res.2019;23(2):247-60.
12. Asano A, Shimizu E. A case report of Compassion Focused Therapy (CFT) for a japanese patient with recurrent depressive disorder: the importance of layered processes in CFT. Case Rep Psychiatry. 2018:4165434.
13. Gilbert P. An introduction to compassion focused therapy in cognitive behavior therapy. Int J Cogn Ther. 2010;3(2):97-112.
14. LoParo D, Mack SA, Patterson B, Negi LT, Kaslow NJ. The efficacy of cognitively based compassion training for African American suicide attempters. Mindfulness. 2018;9(6):1941-54.
15. Pepping CA, Lyons A, McNair R, Kirby JN, Petrocchi N, Gilbert P. A tailored Compassion-Focused Therapy Program for sexual minority young adults with depressive symotomatology: study protocol for a randomized controlled trial. BMC Psychol. 2017;5(1):5.
16. Cole-King A, Gilbert P. Compassionate care: the theory and reality. Journal of Holistic Healthcare. 2011;8:29-37.
17. Kim JJ, Parker SL, Doty JR, Cunnington R, Gilbert P, Kirby JN. Neurophysiological and behavioural markers of compassion. Sci Rep. 2020;10(1):6789.
18. Kim JW, Kim SE, Kim JJ, Jeong B, Park CH, Son AR, et al. Compassionate attitude towards others' suffering activates the mesolimbic neural system. Neuropsychologia. 2009;47(10):2073-81.
19. Mascaro JS, Rilling JK, Negi LT, Raison CL. Compassion meditation enhances empathic accuracy and related neural activity. Soc Cogn Affect Neurosci. 2013;8(1):48-55.
20. Weng HY, Fox AS, Shackman AJ, Stodola DE, Caldwell JZK, Olson MC, et al. Compassion training alters altruism and neural responses to suffering. Psychol Sci. 2013;24(7):1171-80.

SEÇÃO II

A FACE SOCIAL DO SUICÍDIO

11

Epidemiologia do suicídio

Wagner Machado de Moraes Busato
Elson Asevedo
Jair Mari

PONTOS-CHAVE

- O suicídio corresponde a 1,4% das mortes anuais.
- Grupos minoritários têm maior chance de cometer suicídio.
- É fundamental a construção de estratégias como melhoria do banco de dados epidemiológicos e a restrição ao acesso de meios letais.

PANORAMA GLOBAL

Os dados epidemiológicos evidenciam que o suicídio é um grave problema de saúde pública em todo o mundo. A Organização Mundial da Saúde (OMS) oferece uma estimativa[1] de 800 mil mortes por suicídio a cada ano, algo próximo de uma cidade como Natal/RN[2], ou uma morte a cada 40 segundos. Trata-se de um tema presente em todo o globo, representando a parcela de 1,4% das mortes em 2016, situando-se na 18ª posição do ranking de todas as causas de óbito[1].

Em 2016, a taxa de mortalidade por suicídio ajustada por idade no mundo foi de 10,53/100 mil habitantes[3], sendo 7,5 para mulheres e 13,7 para homens[4] (Figura 1). Neste capítulo, adotaremos preferencialmente a medida de taxa de suicídio ajustada por idade, por ser melhor para comparações entre lugares e tempos distintos. Fazendo-se uma comparação, o número total de mortes por suicídio representou 57% das mortes ocasionadas por acidentes de trânsito, causa líder de mortes externas ou "não naturais", no mesmo ano[5,6]; para a população mundial entre 15 e 29 anos ele representa a segunda causa de morte.

Distribuição entre os sexos

Se analisarmos a distribuição entre os sexos, para a maioria dos países existe certa predominância de suicídio para o gênero masculino a partir dos 12 a 13 anos; antes dessa idade as taxas são muito próximas (Figura 2). Mesmo com essa predominância, o

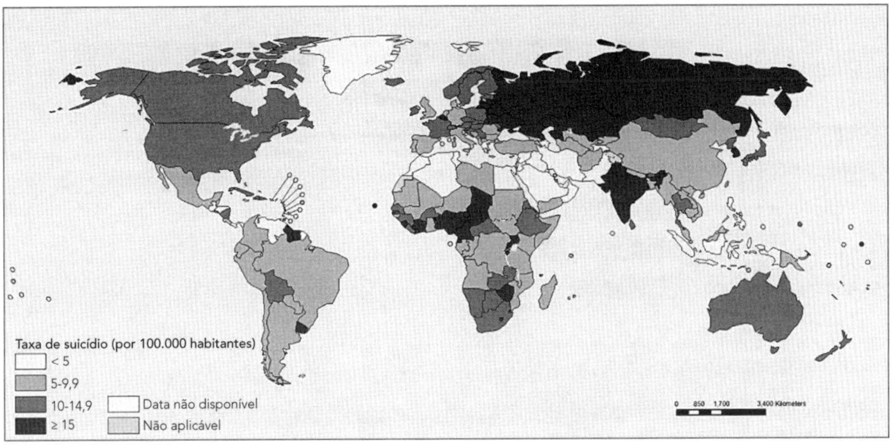

FIGURA 1 Taxas de suicídio no mundo em 2016 (por 100.000 habitantes, ambos os sexos).
Fonte: Organização Mundial da Saúde, 2018[1].

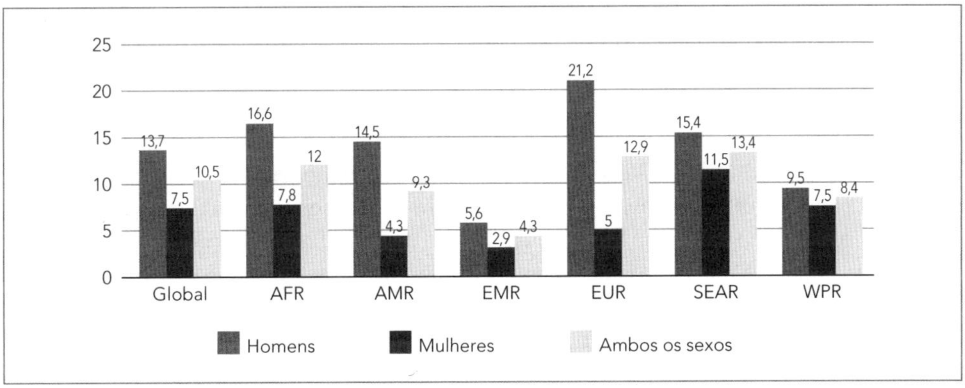

FIGURA 2 Taxas de suicídio ajustadas por idade no mundo por 100.000 habitantes.
Fonte: Organização Mundial da Saúde.
Global: todo o mundo; AFR: África, AMR: Américas, EMR: região mediterrânea oriental, EUR: Europa, SEAR: sudeste asiático, WPR: região do Pacífico ocidental.

suicídio ainda representa uma parcela significativa de mortes para as mulheres; na faixa etária entre 19 e 25 anos, por exemplo, o suicídio ocupa a segunda posição como causa de morte para o sexo feminino, perdendo apenas para doenças maternas (Figura 3).

Em pesquisa recente de 2019, coorte prospectivo entre 1975 e 2016 nos Estados Unidos, constatou-se diminuição na relação homens/mulheres em número de suicídios[7]. Ou seja, houve aumento mais significativo no número de suicídios entre mulheres do que em homens na faixa entre 10 e 19 anos (12,5% x 7,1% entre 10-14 anos e 7,9% x 3,5% entre 15-19 anos, respectivamente), contrariando a tendência anterior e sugerindo uma mudança global.

Vale ressaltar que existem algumas peculiaridades culturais. Na China, existe histórico de predomínio de suicídios em mulheres, com taxas superiores em até 66% em comparação aos homens na área rural. Também encontramos essa tendência na Índia, em mulheres abaixo dos 30 anos, e em alguns

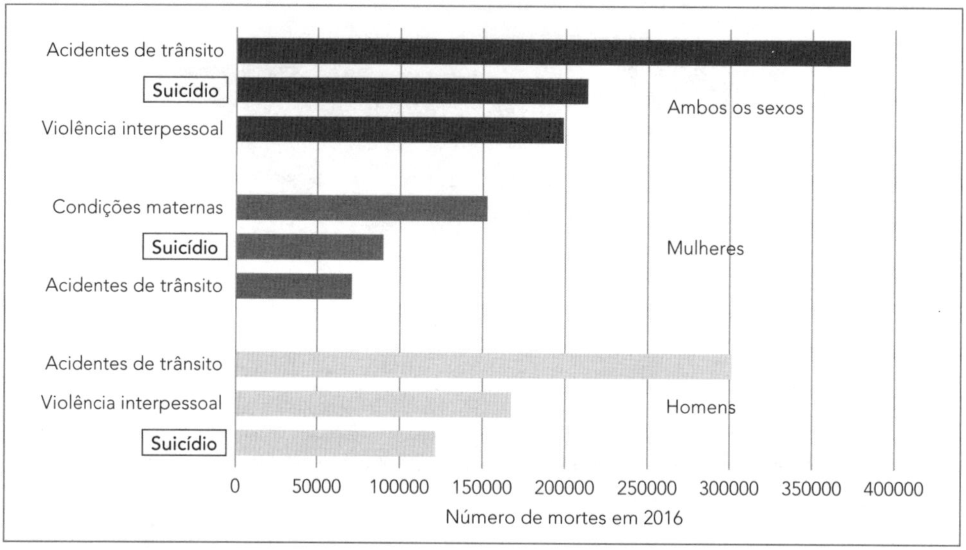

FIGURA 3 Principais causas de morte de acordo com as faixas etárias (15 a 29 anos). Fonte: Organização Mundial da Saúde.

países muçulmanos. Acredita-se que existe certo componente cultural para explicar essa tendência entre as mulheres: mentalidade de subvalorização do gênero feminino, violência doméstica, modelo familiar patriarcal, menor acesso das mulheres aos cuidados médicos de maneira geral, entre outros fatores na composição do papel social da mulher nesses países[8,9].

Distribuição entre as idades

Embora o suicídio seja um fenômeno que abarque todas as faixas etárias, sua distribuição é complexa e heterogênea. Globalmente, para as pessoas com idade entre 15 e 29 anos o suicídio representa 8,5% de todas as mortes, representando a segunda principal causa, atrás apenas de acidentes de trânsito. Entre adultos no intervalo de 30 a 49 anos representa 4,1% de todas as mortes, ocupando a quinta posição de causa de morte. Existe maior número absoluto de suicídio entre adultos jovens (Figura 4) e maior incidência entre pessoas de meia idade e terceira idade.

Em países desenvolvidos, o suicídio é mais comum em homens de meia idade e de terceira idade, com aumento das taxas de suicídio entre os mais jovens ao longo dos últimos anos. Já entre os países em desenvolvimento, as taxas são maiores entre os adultos jovens e mulheres da terceira idade. Na terceira idade, o risco de suicídio é maior entre pessoas com doenças somáticas, depressão e ansiedade. No espectro do comportamento suicida, existe um pico da incidência de ideação suicida e comportamento suicida em adolescentes e adultos jovens, com prevalências entre 12,1-33% e 4,1-9,3%, respectivamente[10,11].

Evolução nos últimos anos

Dos últimos sessenta anos até o início dos anos 2000, houve crescimento das taxas de suicídio para todas as idades em todo o mundo. Após esse período, observa-se outra evolução, com declínio dessas taxas até 2012[7,10]: 122 dos 172 países citados pela OMS apresentaram redução ou estabilização das taxas de suicídio ajustadas por idade. Entre os cinquen-

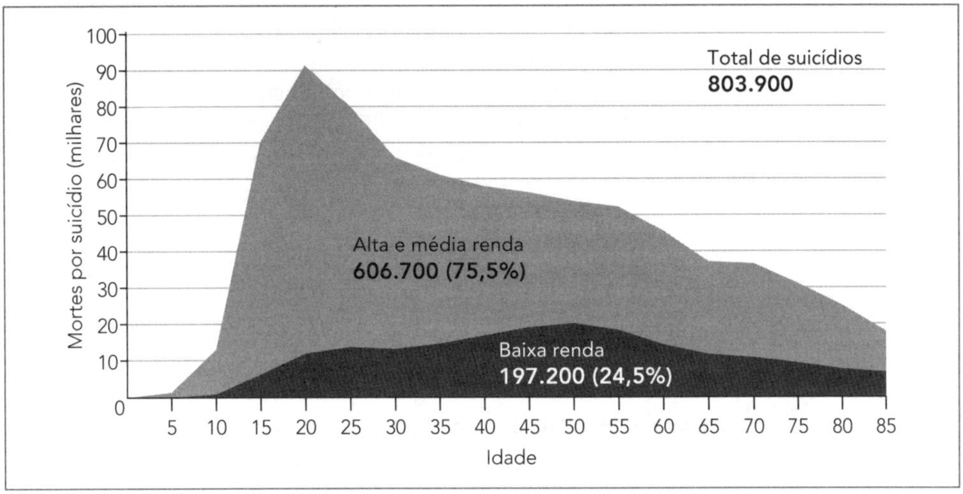

FIGURA 4 Taxas de suicídio por idade.
Fonte: Preventing Suicide a Global Imperative – Organização Mundial da Saúde.

ta que apresentaram aumento, apenas dez são países de alta renda e quarenta são países de baixa renda, dentre eles o Brasil. Em 2016, 79% dos suicídios aconteceram em países de baixa ou média renda[11,12]; no retrospecto citado, houve leve migração da concentração dos suicídios dos países de alta renda para os de baixa e média renda. Como dito anteriormente, ganham destaque os extremos das idades: adolescentes e adultos jovens de um lado e idosos do outro no aumento da incidência[12]. Várias hipóteses (ainda inconclusivas) tentam explicar essa dinâmica: contexto econômico de crise e maior exposição a possíveis estressantes, como poluição, para populações mais jovens. Para idosos, atribuem-se doenças neuropsiquiátricas, solidão, luto, exclusão social, prejuízos cognitivos, ou limitações físicas[12].

Distribuição entre áreas urbanas e rurais

Em um mesmo país, sempre houve dúvidas quanto ao papel das grandes cidades como fator de risco, até mesmo para os transtornos mentais de maneira geral, considerando os conflitos sociais e o alto custo financeiro dos grandes centros. Em revisão recente[13], buscou-se correlacionar as taxas de suicídio e homicídio às 33 megacidades existentes no mundo (pela ONU, cidades com mais de 10 milhões de habitantes). Surpreendentemente, constatou-se que as taxas de suicídio não foram maiores comparadas às taxas nacionais, revelando maior incidência de suicídio em populações rurais ou de cidades menores.

Métodos letais

Existe um leque muito variado de métodos para se cometer suicídio, com diferentes predominâncias de acordo com o país ou continente em questão. Uma revisão de 2008[14] fez o levantamento dos principais métodos pelo mundo para rastreio e intervenções posteriores. Foram incluídos os métodos mais comuns, presentes no Código Internacional de Doenças – 10ª edição (CID-10): armas de fogo e explosivos, queda, afogamento, envenenamento, uso de pesticidas, enforcamento e outros. Apesar das particularidades de cada região, é nítida a preferência de métodos mais violentos ou letais pelos homens. Nesse contexto, os autores sugerem a interdição ou aumento da dificuldade de acesso aos meios como maneira de prevenção, considerando principalmente os suicídios com caráter impulsivo (estimam-se estes em 20 a 30% nos países industrializados[14]).

Dificuldade em se obter dados confiáveis

Por fim, é necessário abordar sobre a dificuldade em se estabelecer um estudo estatístico preciso para o suicídio. Dos 172 membros da OMS, apenas sessenta têm registros de dados vitais considerados de boa qualidade[11]; sendo que apenas 8% dos países de baixa renda têm dados de boa qualidade. Os dados dos outros 112 países (acredita-se serem 71% de todos os suicídios) são obtidos por meio de modelos estatísticos. Essa dificuldade de dados não é exclusividade do suicídio, ocorre em outras causas de morte; mas os estudos sobre suicídio se apresentam mais sensíveis a essa interferência. Sabe-se que o registro dos suicídios é um processo complexo, com várias etapas e envolvimento de médicos e autoridades legais. Para algumas culturas o suicídio é ilegal, assim como é contra os princípios de algumas religiões, o que pode influenciar para o registro como "mortes por causas desconhecidas", "mortes por intenção indeterminada"[11] e assim por diante.

PANORAMA BRASILEIRO

A epidemiologia brasileira não foge à regra na dificuldade em se obter números precisos. Em 2016, o Brasil ocupou a 106ª posição global em taxas de suicídio, com taxa ajustada por idade de 6,1/100 mil habitantes, sendo 9,7 para homens e 2,8 para mulheres, uma aproximação de 31,3 suicídios por dia ou 1,3 suicídio por hora[16-18]. No ano de 2017, estimaram-se 12.495 mortes por suicídio[16], com a seguinte gradação decrescente por regiões: Sudeste (4.635), Nordeste (2.981), Sul (2.682), Centro-Oeste (1.121) e Norte (896) em números absolutos[17]. Historicamente, as regiões com maiores taxas de suicídio ajustadas por idade são o Sul e o Centro-Oeste, com 9,3 e 6,1/100 mil habitantes, respectivamente[19]. Muito se especula sobre essa concentração em áreas rurais no Brasil, atribuindo-se ao acesso a meios letais (pesticidas e armas de fogo), conflitos por posse de terra no campo, exclusão cultural e econômica de comunidades indígenas, falta de acesso a meios de saúde e campanhas de prevenção, modelo latifundiário com cultura patriarcal e mandonista, entre outros fatores. A Figura 5 mostra as taxas de suicídio de acordo com os estados brasileiros.

Um estudo ecológico constatou, entre os anos de 2010 e 2014, as cidades com maiores

A

B

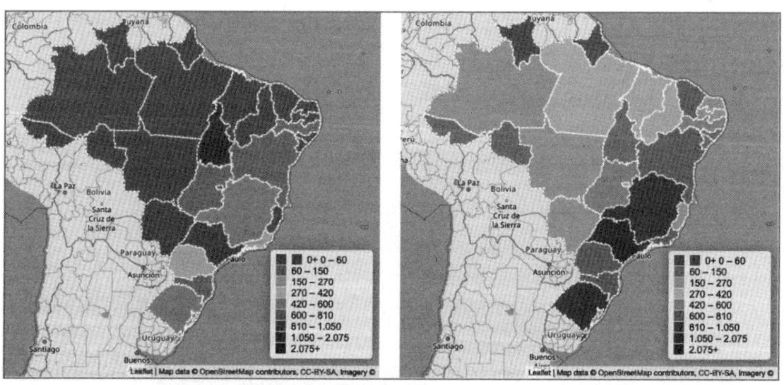

FIGURA 5 Taxas de suicídio de acordo com os estados brasileiros, em 1970 (A) e em 2017 (B). Fonte: Atlas da Violência – IPEA[17].

taxas por 100 mil habitantes (porém sem ajuste para a idade): Taipas do Tocantins/TO (79,68), Itaporã/MT (75,15), Mampituba/RS (52,98), Paranhos/MS (52,41) e Monjolos/MG (52,08)[20]. Por meio de avançados métodos estatísticos (índice de Moran), constatou-se correlação das taxas de suicídio com suas respectivas regiões, conforme mostrado na Figura 6.

Conforme dito anteriormente, o Brasil contrariou uma tendência mundial de diminuição das taxas de suicídio nas últimas duas décadas; entre 1979 até 2016 nossa taxa de suicídio aumentou de 2,95 para 6,1 por 100 mil habitantes[11,17,22], um aumento de aproximadamente 220% em relação ao anterior. Deve-se ponderar o efeito de maior inclusão de dados, antes inacessíveis; mas a grandeza desse aumento instiga mais investigações. Chama a atenção o aumento do número de suicídio entre a população mais jovem: entre 10 até 19 anos houve aumento de 13% nas taxas entre 2006 e 2015[23] (de 2,34 para 2,64 por 100 mil); fenômeno semelhante ao aumento do suicídio entre a população mais jovem verificado no mundo. Em seis grandes cidades do Brasil (Belo Horizonte/MG, Porto Alegre/RS, Recife/PE, Rio de Janeiro/RJ, Salvador/BA e São Paulo/SP), esse aumento foi de 23%[23].

FATORES SOCIOECONÔMICOS

Assim como qualquer outra doença ou fenômeno de grande magnitude, existe certa curiosidade na relação entre os números de suicídio e marcadores socioeconômicos, tanto no Brasil quanto no mundo. Dois estudos da Coreia do Sul, uma série de estudos no Japão e um estudo caso-controle de vários níveis em Nova Iorque sinalizaram que quanto piores os índices de desigualdade de renda, maiores os números de taxas de suicídio[23-26].

Um estudo ecológico retrospectivo no Brasil buscou relacionar as taxas de suicídio em grandes cidades brasileiras com marcadores sociais como PIB, taxas de desemprego e índice de desigualdade social de renda entre 2006 e 2015[28] para adolescentes. Observou-se piora das taxas de suicídio com o índice de GINI (desigualdade social), índices de desemprego e PIB *per capita*. Curiosamente, as estatísticas revelaram essa relação entre os jovens

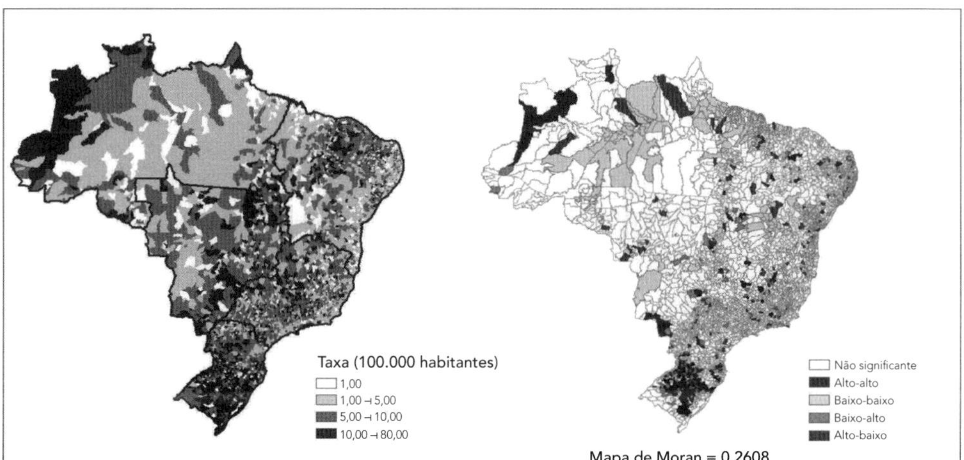

FIGURA 6 (A) Distribuição espacial das taxas de suicídio de acordo com municipalidades brasileiras. (B) Distribuição espacial em grupos de taxas de suicídio com significância estatística e associação local espacial (índice LISA) (mapa de Moran).
Fonte: Dantas et al., 2018[20].

entre 15 e 19 anos e do sexo feminino, sugerindo essa parcela da população como mais vulnerável a essas oscilações.

Em contraposição, outro estudo retrospectivo do mesmo período, 2006 a 2015, buscou correlacionar as taxas de suicídio na população em geral com o produto interno bruto (PIB) e a taxa de desemprego nas maiores cidades brasileiras (Porto Alegre/RS, Recife/PE, Salvador/BA, Belo Horizonte/MG, Rio de Janeiro/RJ e São Paulo/SP)[21]; surpreendentemente, houve relação inversa entre a taxa de desemprego e relação não significativa entre o PIB e as taxas de suicídio.

Esses dados nos levam a refletir uma possibilidade: embora alguns estudos tenham estabelecido relação entre suicídio e vulnerabilidade social, trata-se de uma relação muito complexa e difícil de entender, não podendo ser interpretada apenas como causa-consequência, o que suscita mais pesquisas para melhor entendimento e aplicação de políticas de prevenção.

MEIOS LETAIS

O Brasil segue o mesmo perfil mundial nos métodos de suicídio, havendo predominância de mortes por enforcamento, intoxicação exógena (incluindo pesticidas) e uso de armas de fogo em ordem decrescente, como ilustra a Tabela 1.

Como dito anteriormente, a restrição do acesso aos meios letais é uma forma de prevenção eficaz. São exemplos a restrição de barbitúricos na Austrália, pesticidas no Sri Lanka e regulamentação do gás de cozinha ou mudança nas embalagens de analgésicos no Reino Unido[30]. Muito se debate hoje, no Brasil e no mundo, a respeito da flexibilização do acesso ao porte de armas de fogo; para a prevenção do suicídio essa discussão é espinhosa. Nos Estados Unidos, em que aproximadamente 38% dos domicílios possuem armas de fogo, mediu-se entre 1981 até 2001 que a cada 10% de declínio nas taxas de posse de arma doméstica houve declínio em 4,2% nas taxas de suicídio por esse método e queda de 2,5% nas taxas de suicídio por todos os métodos (sendo a redução mais pronunciada entre crianças e adolescentes, caindo 8,2% para esse método e até 4,1% para outros métodos nessa faixa)[28]. Na mesma revisão, também foi observada essa tendência em países como Suíça, Israel, Austrália e Nova Zelândia. Outro dado curioso é o fato de que o suicídio, assim como a presença de transtorno mental, frequentemente se instala anos depois da compra da arma, o que põe em dúvida a eficácia dos atestados psicológicos e psiquiátricos

TABELA 1 Suicídio no Brasil

Variáveis	Masculino		Feminino		Total	
Situação conjugal	n	(%)	n	(%)	n	(%)
Solteiro(a)/viúvo(a)/divorciado(a)	26.152	60,3	7.440	60,7	33.594	60,4
Casado(a)/união estável	13.574	31,3	3.935	32,1	17.509	31,5
Ignorado/branco	3.656	8,4	883	7,2	4.546	8,2
Meio utilizado						
Enforcamento	28.676	66,1	5.763	47,0	34.446	61,9
Intoxicação exógena	6.024	13,9	3.820	31,2	9.845	17,7
Arma de fogo	4.337	10,0	486	4,0	4.823	8,7
Outros	4.345	10,0	2.189	17,9	6.535	11,7

Fonte: Suicídio. Saber agir e prevenir – Boletim Epidemiológico Secretaria de Vigilância em Saúde Ministério da Saúde, 2017.

necessários no momento da autorização do porte de armas[28].

POPULAÇÕES DE RISCO

Em primeiro lugar, deve-se ter em mente que a cada suicídio concretizado existem aproximadamente outras vinte tentativas, com certa predominância para o sexo feminino – entre 2011 e 2016, essa relação foi 93,2% maior entre as mulheres[30]. Isso não reduz a importância das tentativas, ao contrário, indica um forte instrumento de avaliação no raciocínio epidemiológico: o maior fator de risco para o suicídio é uma tentativa prévia[13].

Para o suicídio, existe uma conjunção de características da sociedade, comunidade, relacionamentos e do indivíduo que agem como potenciais fatores de risco. A Figura 7 ilustra resumidamente essa relação. No Brasil, vale destacar o histórico de conflitos, processo de aculturação (especialmente na população indígena), discriminação e experiências de violência como constantes intrínsecas da nossa realidade.

Estudos revelam o risco aumentado de suicídio na população indígena, sendo a comparação entre as taxas de 15,5/100 mil habitantes em povos indígenas e 8,6/100 mil entre não indígenas. Isso no estado de Roraima. Em outro estudo, revelou-se risco até 8,1 vezes maior de suicídio entre os povos indígenas, no Mato Grosso do Sul[31]. Ou seja, dentre as populações de risco, os povos indígenas representam um grupo extremamente vulnerável para esse fenômeno[32].

Dentre os fatores de risco individuais, destacam-se tentativas de suicídio prévias, presença de transtornos mentais, uso abusivo de álcool, perda de trabalho ou renda, desesperança, dor crônica, história familiar de suicídio ou fatores genéticos e biológicos.

Existe uma relação íntima entre o suicídio e a saúde mental. Obviamente, a presença de transtornos mentais não explica a totalidade do suicídio, porém estima-se que entre 80 e 100% dos suicídios cometidos foram por pessoas que padeciam de alguma doença mental, fossem em países em desenvolvimento ou desenvolvidos[33]. Entre 40 e 60% das pessoas que cometeram suicídio procuraram atendimento médico no mês anterior, não necessariamente com psiquiatra e por diversas queixas.

Existe grande preocupação e muitas dúvidas sobre como e se os meios de comunicação devem reportar casos de suicídio, ou se isso teria um impacto negativo na população, possivelmente incitando tentativas até então latentes. Em 2017, a OMS lançou um guia[30] para melhor orientação da mídia a respeito. Existe evidência sobre possível impacto negativo ao repostar um suicídio com cobertura repetitiva ou de destaque (primeira página, com palavra suicídio no título etc.), exploração detalhada do ato, envolvendo personagens conhecidas especialmente para pessoas que sofram de transtornos mentais, apresentem comportamento suicida anterior, lidem com o suicídio no dia a dia e tenham alguma semelhança qualquer com o indivíduo morto. Por outro lado, existe evidência consolidada do efeito positivo de reportagens que tratam de pessoas que vivem em situação adversa, mas lidaram de maneira construtiva com suas dificuldades, com bom *coping*, na redução do número de tentativas de suicídio.

POSSÍVEIS INTERVENÇÕES

Dada a grandeza epidemiológica, existe grande interesse no desenvolvimento de políticas de prevenção do suicídio. A OMS estabeleceu como meta entre 2013 e 2020 a redução de 10% da taxa bruta de suicídio[34]. No documento lançado pela OMS, é sugerida a redução do acesso aos meios letais, padronização dos meios de comunicação para se evitar iatrogenias e proteger pessoas com alto risco de suicídio e identificação precoce dos trans-

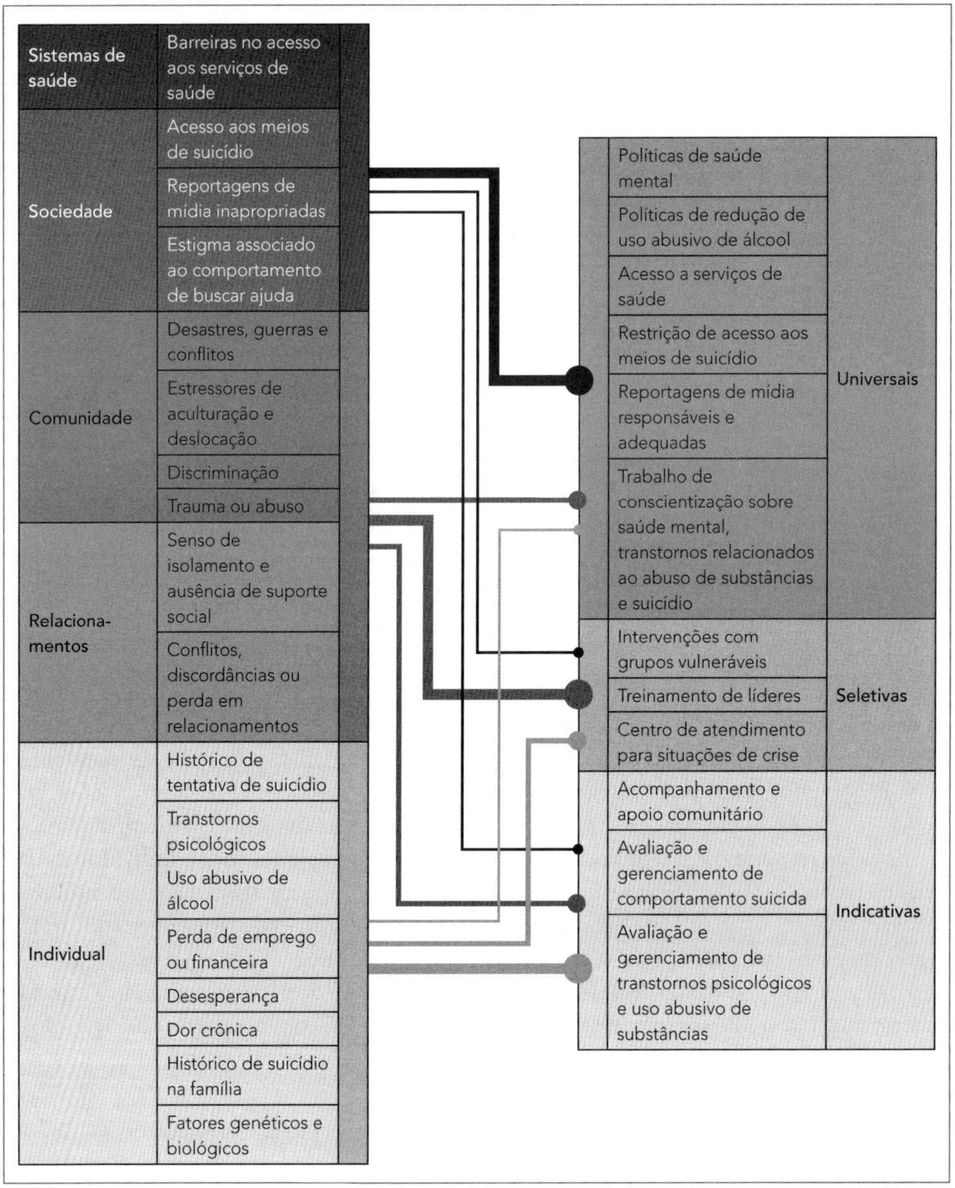

FIGURA 7 Fatores de risco envolvidos no suicídio.
Fonte: *Preventing Suicide – a global imperative*. World Health Organization, 2014.

tornos mentais e comportamentos de suicídio ou parassuicidas. Foram propostas ações aos chefes de estado, mais especificamente, como: desenvolver estratégias nacionais de prevenção e com atenção maior aos grupos de maior risco – lésbicas, gays, bissexuais, transgêneros, jovens em geral e outros grupos vulneráveis de todas as idades e contextos sociais. Também se apontou a necessidade de melhoria nos bancos de informação, como maior integração entre os sistemas hospitalares e jurídico para melhor acurácia epidemiológica.

Desde 2014, a Associação Brasileira de Psiquiatria, em parceria com o Conselho Federal de Medicina, organizou o setembro Amarelo, uma campanha com apoio do Ministério da Saúde para conscientização da população e como incentivo às populações de risco, para que busquem ajuda profissional[35]. Com este último objetivo, também foi criada uma linha direta para situações emergenciais, hoje com número 188, por meio do Centro de Valorização da Vida (CVV)[34]. O CVV também conta com 120 postos e website para consulta e ajuda.

Em razão do grande volume de atendimentos nas unidades de emergência, existe grande interesse no desenvolvimento de métodos de prevenção. Em um estudo multicêntrico realizado nos EUA[37], comparou-se o acolhimento de emergência com o acolhimento mais intervenção de ligações breves para os pacientes - ao menos sete com duração entre 10 e 20 minutos com conversas específicas sobre identificação de fatores de risco, elaboração de objetivos, planos de segurança e planos de futuro de vida, incentivo à adesão ao tratamento e resolução de problemas práticos. O grupo com essas intervenções apresentou 30% menos tentativas de suicídio no total, risco de suicídio reduzido em 20% e número total de pacientes que tentaram suicídio 5% menor que o outro grupo. Vale reforçar, porém, a importância de toda a avaliação de risco no serviço de emergência, bem como o estabelecimento de um plano de segurança para o paciente e seus familiares, com contato de emergência, endereços dos prontos-socorros, telefones de pessoas que possam ser acionadas, medicação de resgate se necessário, entre outras coisas.

Por fim, existe grande interesse em reconhecer possíveis biomarcadores para o comportamento suicida. Por hora, os estudos são muito preliminares, principalmente pela dificuldade em se abordar um tema transdiagnóstico a partir de pacientes com diagnósticos categoriais. Existe alguma expectativa nos marcadores SAT1, IPTEN, MARCKS e MAP3K3 como possibilidades[38].

RESUMO

O suicídio é um fenômeno global de grande importância, representando 1,4% das mortes anuais. Comparativamente, tem maiores taxas de morte que as de homicídio. Existe certa predominância ao longo da vida de suicídios cometidos por homens, porém nos últimos anos há uma tendência de crescimento das taxas relativas na população feminina. Da mesma maneira, observa-se um aumento das taxas de suicídio entre jovens e na população idosa. No mundo todo, existe certa predominância de comportamento suicida em zonas rurais e pequenas cidades.

Embora o Brasil siga essas tendências mundiais, somos um dos cinquenta países que contrariaram a tendência global de redução das taxas de suicídio na última década, fenômeno observado nos outros 122 países registrados da OMS. No Brasil, existe certa correlação entre marcadores sociodemográficos e índices de suicídio, principalmente em jovens do sexo feminino. Tanto no Brasil quanto no mundo, existe grande preocupação com certas populações de risco, principalmente pessoas que sofram de transtornos mentais (entre 80 e 100% das pessoas que tenham cometido tentativa de suicídio) e minorias que tenham sofrido aculturação ou exposição a situações estressantes no cotidiano. Vale ressaltar a dificuldade em todo o mundo de se estabelecer dados precisos para a epidemiologia do suicídio.

Por fim, existem várias estratégias de prevenção, desde melhorias nos bancos epidemiológicos, políticas de restrição do acesso aos meios letais, identificação de grupos de risco, estabelecimento de canais de comunicação em momentos de emergência e até o bom manejo no pronto-socorro, com novas possibilidades de intervenção sendo desenvolvidas, inclusive desenvolvimento de biomarcadores.

REFERÊNCIAS BIBLIOGRÁFICAS

1. World Health Organization. Mental health home, Suicide data. Disponível em: https://www.who.int/data/gho/data/themes/mental-health.
2. Instituto Brasileiro de Geografia e Estatística (IBGE). Portal IBGE. Brasil/Rio Grande do Norte/Natal. Disponível em: https://cidades.ibge.gov.br/brasil/rn/natal/panorama.
3. World Health Organization. World health statistics data visualization dashboard. Disponível em: https://apps.who.int/gho/data/node.sdg.3-4-viz-2?lang=en.
4. Mental Health Atlas 2017. World Health Organization. Seção 5.2: Suicide Prevention.
5. World Health Organization. World Health Organization statistics 2019: monitoring health for the SDGs. Session 6 – Injuries and violence. Disponível em: https://www.who.int/gho/publications/world_health_statistics/2019/EN_WHS_2019_Main.pdf?ua=1.
6. Opas Brasil – 10 principais causas de morte no mundo. Disponível em: https://www.paho.org/bra/index.php?option=com_content&view=article&id=5638:-10-principais-causas-de-morte-no-mundo&Itemid=0
7. Ruch DA. Trends in suicide among youth aged 10 to 19 years in the United States, 1975 to 2016. JAMA Network. 2019.
8. Phillips MR, Xianyun L, Yanping Z. Suicide rates in China, 1995-99. Lancet. 2002;359:835-40.
9. Rane A, Nadkarni A. Suicide in India: a systematic review. Shanghai Arch Psychiatry. 2014;26(2):69-80.
10. Turecki G. Suicide and suicidal behavior. Lancet. 2015. http://dx.doi.org/10.1016/S0140-6736(15)00234-2
11. World Health Organization. Preventing suicide: a global imperative. 2014.
12. Brent DA. World Health Organization. Suicides by age and income level, 2016. Disponível em: https://www.who.int/mental_health/suicide-prevention/age_income_level_2016.JPG?ua=1.
13. Conejero I. Suicide in older adults: current perspectives. Clinical Interventions in Aging. 2018.
14. Jorquera CZ, Jaen-Varas D, Mari JJ. Homicide and suicide in megacities. In N. Okkels, C. B. Kristiansen, & P. Munk-Jørgensen (eds.). Mental health and illness worldwide. Mental health and illness in the city. New York: Springer, 2017. p. 133-51
15. Ajdacic-Gross V, Weiss MG, Ring M, Hepp U, Bopp M, Gutzwiller F, et al. Methods of suicide: international suicide patterns derived from the WHO mortality database. Bulletin of the World Health Organization, WHO, Sep. 2008.
16. Alves JED. Portal EcoDebate. Disponível em: https://www.ecodebate.com.br/2019/02/01/as-taxas-de-suicidio-no-mundo-artigo-de-jose-eustaquio-diniz-alves/.
17. Atlas da Violência – Instituto de Pesquisa Econômica Aplicada (IPEA). Disponível em: http://www.ipea.gov.br/atlasviolencia/dados-series/32.
18. World Health Organization, Data, GHO, Indicators, Age-standardized suicide rates (per 100000 population).
19. Lovisi GM. Epidemiological analysis of suicide in Brazil from 1980 to 2006. Brazilian Journal of Psychiatry. 2009;31(2).
20. Dantas AP. Analysis of suicide mortality in Brazil: spatial distribution and socioeconomic context. Universidade Federal do Rio Grande do Norte (UFRN), Revista Brasileira de Psiquiatria. 2018; 40:12-8.
21. Asevedo E, Ziebolda C, Mari J. Ten-year evolution of suicide rates and economic indicators in large Brazilian urban centers. Current Opinion.2018.
22. Departamento do Censo dos Estados Unidos, Banco Mundial.
23. Cuadrado C, Zitko P, Covarrubias T, Hernandez D, Sade C, Klein C, et al. Association between adolescent suicide and sociodemographic factors in Chile: cross-sectional ecological study. Crisis. 2015;36:281-90.
24. Hong J, Knapp M, McGuire A. Income-related inequalities in the prevalence of depression and suicidal behaviour: a 10-year trend following economic crisis. World Psychiatry. 2011;10:40-4.
25. Inagaki K. Income inequality and the suicide rate in Japan: evidence from cointegration and LA-VAR. J Appl Econ. 2010;13:113-33.
26. Miller JR, Piper TM, Ahern J, Tracy M, Tardiff KJ, Vlahov D, et al. Income inequality and risk of suicide in New York City neighborhoods: a multilevel case-control study. Suicide Life Threat Behav. 2005; 35:448-59.
27. Jaen-Varas D, Mari JJ, Asevedo E. The association between adolescent suicide rates and socioeconomic indicators in Brazil: a 10-year retrospective ecological study. Braz J Psychiatry. 2019.
28. Mann JJ, Michel CA, Prevention of firearm suicide in the United States: What works and what is possible. Am J Psychiatry. 2016.

29. Secretaria de Vigilância em Saúde – Ministério da Saúde. Suicídio. Saber agir e prevenir. Boletim epidemiológico. 2017;48.
30. World Health Organization. Preventing suicide: a resource for media professionals Update 2017. Geneva: WHO; 2017.
31. Souza MLP. Characteristics of suicide mortality among indigenous and non-indigenous people in Roraima, Brazil, 2009-2013. Epidemiol Serv Saúde. 2017;26(4).
32. Orellana JD. Spatial-temporal trends and risk of suicide in Central Brazil: an ecological study contrasting indigenous and non-indigenous populations. Braz J Psychiatry. 2016;38(3):222-30.
33. Department of Mental Health World Health Organization (WHO). Preventing suicide: a resource for general physicians. Mental and Behavioural Disorders. Geneva: WHO; 2000.
34. World Health Organization (WHO). Mental Health Action Plan 2013-2020. Geneva: World Health Organization; 2013.
35. Associação Brasileira de Psiquiatria, Conselho Federal de Medicina. Setembro amarelo: mês de prevenção ao suicídio. Disponível em: www.setembroamarelo.com
36. Centro de Valorização da Vida, 2021. Disponível em: https://www.cvv.org.br/
37. Miller IW, Camargo Jr AC, Arias SA, Sullivan AF, Allen MH, Goldstein AB, et al. Suicide prevention in an emergency department population: The ED-SAFE Study. JAMA Psychiatry. 2017;74(6):563-70.
38. Le-Niculescu H, Levey DF, Ayalew M, Palmer L, Gavrin LM, Jain N, et al. Discovery and validation of blood biomarkers for suicidality. Mol Psychiatry. 2013;18(12):1249-64.

12

Estruturas sociais e suicídio

Mariana Luciano Afonso
Danilo Silveira Seabra

PONTOS-CHAVE

- O suicídio, fenômeno complexo e multideterminado, expressa intenso sofrimento psíquico e pode ser relacionado às estruturas sociais.
- A forma como nossa sociedade está estruturada é historicamente marcada por profundas desigualdades, especialmente no que se refere às relações sociais de gênero, raça e classe. Essas desigualdades produzem modalidades de sofrimento psicológico coletivamente compartilhadas. Geram, também, iniquidades no acesso aos cuidados em saúde.
- Reflete-se sobre uma face do suicídio: em seu aspecto psicossocial, como resultado da interação dialética do sujeito com a sociedade. Pondera-se que grupos sociais em situação de desigualdade podem estar mais expostos a situações de violência física e simbólica, e mais vulneráveis a experiências de sofrimento que podem culminar em suicídio.
- É necessário compreender o conceito de necropolítica desenvolvido por Achille Mbembe e suas implicações analíticas para as estruturas sociais do suicídio no Brasil.

INTRODUÇÃO

O que é o suicídio? Uma primeira resposta a essa questão pode se valer da conhecida definição do suicídio como sendo o "ato intencional e deliberado de dar fim à própria vida". No entanto, pensar mais profundamente sobre o assunto envolve, necessariamente, pensar sobre o sofrimento humano. Assim como pensar na relação desse sofrimento – e da pessoa que sofre – com o outro, com o mundo (não há um "si mesmo" sem "outro").

As mesmas razões que levam ao sofrer levam ao suicídio. Este pode ser interpretado como o elo final de uma longa cadeia de sofrimento[1]. Nesse elo final, em determinado momento, a dor assumiu caráter insuportável. E nenhuma outra saída pareceu possível.

Assim, não se costuma falar do suicídio como tendo uma única causa, uma única determinação*. Trata-se de um fenômeno de

* Embora possa ter fatores predisponentes, entendidos como fatores de risco, e fatores precipitantes, vivenciados como a "gota d'água".

caráter complexo e multideterminado, que envolve toda a trajetória biográfica do sujeito, sua constituição orgânica, genética, psicológica, fatores histórico-culturais e socioambientais. Esses elementos, conjugados, podem provocar um sofrimento tal que se torna insuportável.

O sofrimento, de modo geral, é inerente à condição humana e à vida humana em sociedade. Freud[2] alertava que o sofrer nos ameaça, principalmente, a partir de três lados: o corpo; o mundo externo; e as relações com os outros. O sofrimento que vem pelo corpo relaciona-se com suas próprias limitações e finitude: estamos fadados a um corpo que se esgota, adoece, envelhece. É fadado ao declínio e à dissolução. E isto, naturalmente, provoca dor e medo. O mundo externo pode se abater sobre nós com forças poderosíssimas e destruidoras, comumente fora de nosso controle – o que pode levar à ansiedade e angústia. Já as relações com os outros, para Freud[2], provocariam sofrimentos experimentados, possivelmente, de forma mais dolorosa entre todos.

SOCIEDADE E SUICÍDIO

Cassorla[1,3], ao atuar clinicamente e pesquisar longamente o fenômeno do suicídio a partir de um referencial psicanalítico, chama a atenção para um sentimento de não existir como exercendo grande influência sobre atos e tentativas de suicídio. Precisamos, fundamentalmente, nos sentir existentes. Sentimo-nos assim a partir do olhar do outro.

E o olhar do outro, a relação com o outro, depende significativamente – embora não exclusivamente – das posições que ocupamos na sociedade em que estamos inseridos, dos grupos sociais aos quais pertencemos e com os quais somos identificados.

A partir de referenciais da saúde coletiva e das ciências humanas e sociais, podemos refletir sobre uma significativa influência dos aspectos sociais na forma como o sofrimento psicológico pode atingir diferentemente certos grupos humanos. Como já mencionado, o sofrimento é inerente à condição humana e multideterminado. O suicídio é, também, um fenômeno complexo e multideterminado. Não pode, portanto, ser inteiramente explicado e compreendido a partir de um único foco ou olhar, pois dessa forma a análise será parcial, fragmentada.

Cientes desse limite, sem pretender desconsiderar as singularidades de cada caso, e os fatores biológicos e psíquicos em nível mais individual, dirigiremos nosso olhar a uma certa dimensão social e de grupo do sofrimento humano. Assim, buscamos pensar as relações do fenômeno do suicídio com a sociedade, as estruturais sociais e as relações de poder. Buscando escapar de um reducionismo sociologizante, procura-se refletir sobre essas estruturas sociais sempre em relação com o indivíduo, com o sujeito que sofre. E cujo sofrimento pode, eventualmente, levar ao suicídio.

Dessa forma, consideramos, por exemplo, haver uma dimensão coletiva desse sentimento de não existir (um não reconhecimento de si pelo outro). E que ele pode ser potencializado pela posição que se ocupa em uma determinada sociedade.

Da sociologia, pesquisadoras como Saffiotti[4], Kergoat[5] e Hirata[6] propõem pensar três eixos principais pelos quais a sociedade e as relações de poder estão estruturadas: classe, gênero e raça. As relações sociais de raça, classe e gênero (assim como as interações dialéticas entre elas) atuariam, portanto, como os principais determinantes estruturais de nossa sociedade, pelos quais se expressam a dominação política e a exploração econômica que sustentam as relações de poder.

No campo da saúde coletiva, a noção de determinantes sociais em saúde[7] auxilia na compreensão de como essas estruturas sociais se traduzem em desigualdades nas relações saúde-doença-cuidado e em iniquidades no acesso à saúde, mesmo quando esta é preconizada como um direito universal.

Por fim, com o aporte de reflexões da psicologia social, da antropologia e da filosofia, busca-se pensar a dimensão subjetiva dessa realidade social e o sofrimento psicológico (podendo levar, em última instância, ao suicídio) como resposta às desigualdades sociais, políticas e estruturais.

RAÇA, SAÚDE, SOFRIMENTO E SUICÍDIO

A categoria raça/etnia é muito ilustrativa como determinante (psico) social em saúde. Logo no início da pandemia do novo coronavírus no Brasil, em abril de 2020, o boletim epidemiológico da Prefeitura de São Paulo apontou para um risco de morte de negros por Covid-19 como sendo 62% maior do que em brancos. Pesquisas epidemiológicas posteriores revelaram que essa tendência se repetiu ao longo dos meses subsequentes em diversos estados brasileiros[8], apontando raça/etnia como um fator de maior vulnerabilidade à pandemia (especialmente quando conjugado à pobreza).

Em pesquisa cruzando violência obstétrica e raça/etnia, Assis[9] indica que, no Brasil, as mulheres negras, além de terem menos acesso à anestesia, serem submetidas a um maior tempo de espera no atendimento ao parto e sofrerem maiores índices de violência obstétrica, são também as principais vítimas de óbitos maternos**.

Em relação à saúde mental não é diferente. Na população negra, há indícios de maiores níveis de depressão, reduzidos índices de bem-estar psicológico e autoestima, além de maior exposição ao estresse crônico[10].

Na década de 1980, estudos indicavam que, nos Estados Unidos, foram encontradas maiores taxas de suicídio entre negros e porto-riquenhos, "mais devido a fatores de desorganização social de que eles são vítimas, do que a fatores étnicos"[3].

No contexto atual, no Brasil, vemos uma realidade semelhante. Em pesquisa realizada pelo Ministério da Saúde, junto à Universidade de Brasília (UnB), constatou-se que, de 2012 a 2016, a taxa de suicídio em adolescentes e jovens negros foi 45% maior do que em jovens brancos da mesma faixa etária[11].

Aponta-se que, muitas vezes, as queixas raciais podem ser subestimadas ou individualizadas, tratadas como algo pontual, de pouca importância e ainda culpabilizando aquele que sofre o preconceito. Considera-se que o estigma em torno do suicídio, aliado a elementos estruturantes como o racismo, contribui para um silenciamento em torno da questão. As principais causas associadas ao suicídio na população negra foram: um sentimento de não lugar; ausência de sentimento de pertença; sentimento de inferioridade; rejeição; negligência; maus-tratos; abuso; violência; inadequação; inadaptação; sentimento de incapacidade; solidão; e isolamento social[11]. Os pesquisadores enfatizam ainda que os "modos de adoecer e morrer da população negra no Brasil refletem contextos de vulnerabilidade que são expressos em iniquidades em saúde" (p. 2)[11].

Pode-se perceber, nesses fatores, componentes muito ligados ao outro, à sociedade em que essa população está inserida. E como ela é tratada, enxergada – ou não vista – por essa sociedade. Gonçalves Filho[12], em um ensaio sobre o racismo à luz da psicologia social, discute como uma das principais con-

** Pode-se citar alguns exemplos, como: de 2000 a 2012, as mortes por hemorragia caíram entre as brancas de 141 casos por 100 mil partos para 93 casos. Entre as mulheres negras, aumentaram de 190 para 202 casos. Nos óbitos maternos de 2000 a 2013, no Rio de Janeiro, houve 273 mortes de mulheres brancas e 485 de mulheres negras[9].

sequências subjetivas da dominação racista uma espécie de "apagamento" psicossocial da pessoa negra. O racismo opera subjetivamente fazendo com que, ao entrar em extrema evidência a cor da pele do indivíduo negro quando dirigirmos a ele nosso olhar, encobre-se a pessoa que habita aquela pele. O racismo faz associar estigmas e preconceitos àquele traço fenotípico, ao mesmo tempo em que não se é capaz de enxergar a pessoa real, em sua singularidade. "Aparece a cor da pele, desaparece a pessoa", que deixa de contar como alguém. Deixa de aparecer ao olhar do outro como sujeito, em sua condição plena de humanidade.

DIMENSÃO SUBJETIVA DAS DESIGUALDADES SOCIAIS E POLÍTICAS: HUMILHAÇÃO SOCIAL

Processos psicossociais semelhantes podem acontecer, também, com sujeitos de outros grupos sociais em condição de rebaixamento moral e político, gerando tipos de sofrimentos psicológicos coletivamente compartilhados por membros desses grupos.

Gonçalves Filho[13-16] nomeia humilhação social a dor pessoal mediada por injustiças sociais: a dor sentida por grupos que se encontram em situação de opressão política e, desde então, assumindo aspecto especial nos indivíduos do grupo. A humilhação social é definida como um sofrimento ao mesmo tempo político (uma vez que originariamente sofrida em grupo e que então ganha longa duração, sendo compartilhada por grupos que historicamente vivenciam a dominação) e psicológico (uma vez que é sentida individualmente, de forma muito pessoal por cada sujeito atingido por ela).

É partilhada por grupos ligados a outros grupos por subordinação e, assim sendo, em condições de desigualdade, por exemplo: negros subordinados aos brancos; mulheres, aos homens; os pobres, aos ricos. Gonçalves Filho (p. 17)[15] enfatiza o caráter histórico e coletivo dessa modalidade de sofrimento psicossocial:

> [como uma] Flecha que acerta cedo e fundo a personalidade. Machuca o humilhado depois de já haver machucado seus ascendentes, sua família, seu grupo de raiz, sua classe, às vezes um povo inteiro. Nunca é meramente a dor de um indivíduo, porque a dor é nele a dor já dividida entre ele e seus irmãos de destino. (...) A dor é dor política, é dor comungada pelos dominados.

A humilhação social acompanha sentimentos como os de invisibilidade pública; sentimento de não possuir direitos; sensação dos ambientes como expulsivos; sentimento de impossibilidade de fruição dos bens públicos; sentimento de vigilância (de ordens ou reprimendas iminentes); angústia; e sentimento de rebaixamento – relacionado a não ser visto ou tratado como *alguém*[13-16].

CLASSE SOCIAL, SAÚDE, SOFRIMENTO E SUICÍDIO

A pobreza (classe social) é considerada um importante determinante social em saúde[7], influenciando fortemente nas relações saúde-doença-cuidado. Ela interfere também sobre a expectativa de vida. O Mapa da desigualdade de 2019*** mostra, por exemplo, que a idade média ao morrer pode variar bruscamente no interior de uma mesma cidade, a depender da renda média dos habitantes de cada território. Na cidade de São Paulo, a idade média ao morrer em Moema, um bairro de elite, é de 80,6

*** Publicado pela Rede Nossa São Paulo (RNSP) com dados gerados e fornecidos pela Prefeitura do Município de São Paulo. Disponível em: https://www.nossasaopaulo.org.br/wp-content/uploads/2020/10/Mapa_Desigualdade_2019-Mapas.pdf, consultado em: 10/01/2021.

anos. Enquanto em um dos bairros mais pobres do município, Cidade Tiradentes, a média é de 57,6 anos.

Complementando esses dados mais objetivos, conceitos como o de humilhação social ajudam a compreender também impactos subjetivos dessa situação de assimetria. Ajudam a entender a dimensão de um certo sofrer ligado a essas condições de desigualdade que em nossa realidade traduzem-se em um rebaixamento financeiro, mas também em rebaixamento moral de certos grupos sociais (ou populações inteiras) que, muitas vezes, ao longo de toda a sua trajetória biográfica, vão sistematicamente recebendo mensagens – explícitas e implícitas – de que eles "não podem", "não conseguem", "não deveriam estar ali", de que seu lugar é o elevador de serviço, o trem lotado, o salário *mínimo*, de que merecem menos. De que são, enfim, menos *gente*.

É difícil encontrar estudos que relacionem diretamente o suicídio com a pobreza. No entanto, há apontamentos de que em momentos históricos de crises econômicas os números de suicídio aumentam significativamente. Cassorla[1] indica também certas áreas urbanas como mais propensas ao suicídio: tratam-se de zonas de transição entre centros pobres e bairros mais miseráveis. Seriam áreas de vulnerabilidade, violência, pobreza, grande mobilidade populacional e poucos ou frágeis vínculos comunitários.

DIMENSÃO SUBJETIVA DAS DESIGUALDADES SOCIAIS E POLÍTICAS: DESENRAIZAMENTO

Estudos psicológicos de desenvolvimento humano indicam que, entre as necessidades humanas individuais, temos necessidade psicológica de apego, amparo e proteção. Na vida em comunidade, possuímos, também, necessidades éticas e comunitárias de participação social e senso de pertencimento, de raiz[17,18].

A filósofa Simone Weil conceitua o desenraizamento como a interrupção de uma participação real ativa e natural em uma existência comunitária que compartilha memória e cultura. Pode acontecer por dominação econômica ou pela imposição de um modo de produção. Ocorre todas as vezes em que há uma conquista militar. E atinge seu maior grau quando há supressão total das tradições e da cultura de um povo.

Assim, a colonização europeia dos países latino-americanos e a escravização de países africanos impuseram o nível mais intensificado de desenraizamento[18]. Estudos contemporâneos de psicologia social no contexto brasileiro se valem desse conceito para pensar consequências psicossociais de fenômenos marcantes em nossa realidade pregressa e atual, como o êxodo rural[19] e certos tipos de trabalho precarizados, intensificados[20]. Acreditamos que ele pode nos valer também para refletirmos sobre o sofrimento psicossocial e os altos índices de suicídio indígena em nosso país.

Ao analisar, por exemplo, os altos índices de suicídio entre os Guarani-Kaiowá em Dourados (MS) no início da década de 1990, Morgado[21] os atribuiu ao que chamou de hipótese do recuo impossível: a conjuntura em que viviam aqueles indígenas avançou de tal modo que, ao passo que suas terras foram sendo gradativamente tomadas e/ou destruídas, a cidade também não oferecia possibilidades de absorvê-los com dignidade e respeitando sua pluralidade, crenças e cultura. Encontraram-se presos em um não lugar. Não havia para onde voltar, nem possibilidade de um novo local digno para seguir.

Acreditamos que uma forma de nomear esse não lugar a partir de uma perspectiva psicossocial é o desenraizamento, no qual se é arrancado forçadamente de uma vida comunitária que compartilhava, além de crenças, valores e cultura; memória e sonhos. Havia, assim, uma perspectiva de passado coletivo

– que localiza subjetivamente o sujeito na história e em comunidade – e sonhos de futuro – que dão à vida ares de perspectiva, planejamento, esperança. Sem passado e futuro, o presente pode ser vivido como vazio e sem sentido.

> Seria vão voltar as costas ao passado para só pensar no futuro. É uma ilusão perigosa acreditar que haja aí uma possibilidade. A oposição entre o futuro e o passado é absurda. O futuro não nos traz nada, não nos dá nada; nós é que, para construí-lo, devemos dar-lhe tudo, dar-lhe nossa própria vida. Mas para dar é preciso ter, e não temos outra vida, outra seiva a não ser os tesouros herdados do passado e digeridos, assimilados, recriados por nós. De todas as necessidades da alma humana não há outra mais vital que o passado (p. 418)[18].

GÊNERO, SAÚDE, SOFRIMENTO E SUICÍDIO

Considerando-se as desigualdades historicamente existentes entre homens e mulheres, o suicídio feminino também pode ser examinado pela ótica das relações de poder e desigualdade de gênero.

Ao examinar os casos anuais de suicídio relatados em boletins policiais em Paris em 1846, Marx[22] aponta para o fenômeno do suicídio como resultado da interação de homens e mulheres com as estruturas sociais, de maneira dialética. O suicídio é tomado como produto da sociedade e sintoma da luta social: "A classificação das diferentes causas do suicídio deveria ser a classificação dos próprios defeitos de nossa sociedade" (p. 44)[22].

No caso das mulheres, o autor associa reificação capitalista e dominação patriarcal. Nos casos analisados, o sofrimento feminino, que em última instância levou ao suicídio, foi associado principalmente a: impossibilidade de decidir sobre o próprio corpo, não tendo acesso a direitos sexuais e reprodutivos na ocorrência de uma gravidez indesejada; culpa e condenação moral relacionadas ao exercício da sexualidade (de uma jovem com seu noivo um dia antes do casamento); vigilância, controle e cerceamento de liberdade de uma jovem esposa pelo ciúme de seu marido. Embora o estudo tenha sido feito a partir da realidade francesa de mais de 150 anos atrás, é possível encontrar características semelhantes como fonte de sofrimento das mulheres até hoje.

Em um estudo teórico mais recente, Marquetti e Marquetti[23] encontraram traços de muita similaridade entre suicídio de mulheres na Grécia antiga e na realidade contemporânea. Pode-se extrair daí o argumento central de que esses traços permanecem, pois, ao longo do tempo, permanecem também certas características sociais de desigualdade de gênero que perpetuam relações de poder nas quais as mulheres encontram-se em posições de rebaixamento.

Alguns casos específicos mostram contextos de injustiça social e sofrimento mais explícitos. A antropóloga Veena Das[24, 25], por exemplo, estuda os impactos psicossociais da violência estrutural infringida contra mulheres na Índia. O contexto estudado por ela remonta ao fenômeno da Partição da Índia, de 1947. Ali, a constituição do Estado teria se dado por meio de intensa violência de gênero. Das[24, 25] se pergunta sobre como essa violência histórica influencia a subjetividade das mulheres. Suas reflexões partem do cotidiano e das relações sociais.

A pesquisadora propõe o conceito de conhecimento venenoso como uma modalidade de sofrimento social originada pelo acúmulo de opressões vividas, que penetra a subjetividade e as relações sociais. É tomado como uma espécie de partilha social do sofrer, que penetra e se reproduz no cotidiano, atravessando as relações humanas.

A respeito do conhecimento venenoso, a autora o define como "conhecimento" que vai passando por gerações e se mantém informando a tônica das relações, ao longo do tempo, um processo que pode ressurgir a qualquer momento. É um conhecimento em um contexto em que não há linguagem para elaborá-lo. É negociado de forma cotidiana, mas não é completamente eliminado. Trata-se de uma forma de conhecimento que funciona e é passada por meio do sofrimento e reverbera nas relações.

Durante o fenômeno da Partição, foi relatado sequestro e estupro de milhares de mulheres.

> "De modo geral, as histórias Partição referiam-se a alguns casos famosos, como o de uma aldeia cujos homens mataram todas as mulheres quando suspeitaram da iminência de um ataque por um bando de muçulmanos, ou de uma aldeia em cujo poço já não havia espaço para mais corpos depois de as moças terem-se jogado nele" (p. 37)[24].

Estima-se que, atualmente, o suicídio esteja ainda entre as principais causas de morte entre mulheres jovens na Índia.

No Brasil, estudos apontam que haja de duas a três vezes mais suicídio efetivados em homens. Contudo, haveria cerca de três vezes mais tentativas em mulheres[1]. Embora seja difícil aferir com precisão esses dados, há estimativas epidemiológicas de que as tentativas de suicídio superam o número de suicídios em pelo menos dez vezes[26]. Pode-se supor, a partir dessas considerações, para cada suicídio efetivado no Brasil, números muitos elevados de mulheres que tentam suicídio.

Entre as explicações para a predominância de tentativas entre mulheres, têm se destacado: o fato de homens usarem meios mais violentos e, portanto, mais letais; as mulheres serem encorajadas a não expressarem agressividade, de modo que impulsos reprimidos poderiam irromper mais facilmente em atos autoagressivos; maior coação social contra determinados aspectos das mulheres, que as levaria a sofrerem mais sanções da sociedade, acarretando em mais culpa e facilitando conflitos intrapsíquicos; e as tentativas de suicídio por mulheres poderem ser vistas socialmente com mais tolerância[1,3].

No campo dos estudos de gênero, pode-se ressaltar, ainda, a vulnerabilidade da população LGBT+ em relação ao suicídio e ideações suicidas, especialmente durante a adolescência e juventude. É também nesse momento da vida que a livre aceitação da diversidade sexual pode encontrar maiores obstáculos, em si mesmo e nos outros. O preconceito, o *bullying* e a violência colocam essas pessoas em situação de rebaixamento político e moral, infringindo intenso sofrimento psicológico.

Em contrapartida, como fatores protetivos ao suicídio nessa população foram elencados: sentir-se ligado a adultos; sentir-se seguro na escola; e apoio da família[27]. Pode-se perceber que todos esses fatores estão ligados a um certo tipo de relação com o outro. São relações de amparo, afeto e acolhimento.

SOCIEDADES SUICIDAS

Refletindo sobre as situações de violência e desigualdade de modo geral, Cassorla[1,3] propõe o conceito de sociedades suicidas. Retomando o extermínio histórico de milhares de brasileiros, por miséria, mortalidade infantil e precoce, fome etc., o autor discorre sobre um tipo de sociedade que não proporciona a uma parcela de seus cidadãos e cidadãs condições de sobrevivência.

Após questionar-se sobre por que falar em suicídio de um país, e não em assassinato, o autor argumenta que se trata de um contexto em que o país está sendo assassinado por uma parte dele mesmo. Uma parte de uma sociedade mata as potencialidades de outra parte, e é o mesmo que ocorre no indivíduo suicida.

> "(...) O suicida não está querendo necessariamente matar-se, mas matar uma parte de si mesmo [aquela que abriga a dor insuportável]. No entanto, isso é impossível, e ele, como que num engano, acaba matando-se e morrendo inteiro. Uma parte da sociedade que mata outra parte poderá terminar também por morrer." (p. 18)[1]

Contemporaneamente, pode-se pensar também no genocídio da população negra e periférica, e nos altos índices de feminicídio como sendo exemplos paradigmáticos dessas sociedades suicidas. Deve-se ter em mente que não se trata de um comportamento suicida geral, mas particular e periférico. Atua sobre determinados corpos enquadrados como a parte que deverá morrer. Isso nos leva ao tensionamento seguinte, afinal quem deve viver e quem deve morrer?

NECROPOLÍTICA: SOBRE QUEM DEVE VIVER E QUEM DEVE MORRER

Ao longo do presente capítulo, ficou evidente como para vários grupos (negros, indígenas, mulheres, etc.) a saúde mental encontra-se prejudicada e o risco de suicídio aumentado. Por mais que cada um desses grupos tenham suas particularidades, tornando-os irredutíveis uns aos outros, é fundamental ter em mente que esse fenômeno não é isolado ou aleatório, existe uma precariedade e vulnerabilidade que atuam, de modo complexo e heterogêneo, afetando a saúde mental em todos esses grupos chamados de minoritários.

Se tais grupos são entendidos como minorias, isso não faz referência a nenhuma questão numérica: negros e mulheres são "maioria" no Brasil, por exemplo. A questão, antes de girar em torno dos números, envolve um contexto relacional de poder e dominação social sob o qual as minorias são alvo[28]. Isto é, as populações ditas minoritárias assim o são em função de terem suas vidas, em algum grau, dominadas – e, consequentemente, humilhadas – do ponto de vista social.

Essa vulnerabilidade pode ser observada em múltiplas esferas: econômicas, psicológicas, trabalhistas, condições de acesso à saúde, dentre outras. É importante salientar que o conceito de minoria não busca afirmar uma igualdade entre todos esses grupos, o que seria um absurdo; por outro lado, tem a potência de revelar um cenário comum e heterogêneo de vulnerabilidade social a que esses grupos estão expostos.

Essa vulnerabilidade tem como sua principal marca uma ameaça à própria vida e suas condições básicas de possibilidade: moradia, educação, alimentação e segurança. Trata-se literalmente de um ataque aos corpos em sua finitude biológica; utilizando a negritude como exemplo paradigmático, o simples fato de existir enquanto pessoa negra no Brasil implica um maior risco de sofrer preconceito, ser alvo de violência policial, ter menores salários e de ser preso. Como descrito neste capítulo, essas situações de adversidade têm importantes impactos sobre a saúde mental, aumentando sofrimento e taxa de suicídio.

Existe uma diferença social decisiva entre corpos cuja vida importa e aqueles cuja vida não importa (isto é, minorias em vulnerabilidade). Nas palavras de Michel Foucault, a estrutura social opera "o meio de introduzir, afinal, nesse domínio da vida de que o poder se incumbiu um corte: o corte entre o que deve viver e o que deve morrer"[29]. Temos com isso que essa situação de vulnerabilidade não é um fenômeno natural humano ou um efeito colateral da vida em sociedade; ao contrário, ela é resultado de uma estratégia de poder que opera sistematicamente por "deixar morrer" (ou fazer morrer) certos tipos de sujeitos. A própria estrutura social, portanto, promove uma hierarquia no seio da vida da população, conferindo a alguns a proteção e valoração de sua vida e a outros sua sistemática eliminação.

Um importante autor que estuda esse fenômeno de sistemática eliminação das condições de vida (e, por vezes, diretamente da própria vida) de determinadas populações é o camaronês Achille Mbembe. Trata-se de um autor que promove uma atualização dos conceitos biopolíticos foucaultianos com a noção de necropolítica. Em linhas gerais, a necropolítica busca compreender um tipo de poder (necropoder) cuja forma de ação se sustenta em uma base racista[30]. Esse racismo está além da questão racial, por mais que tenha nela um forte modelo, e pode ser ampliado para todas as populações minoritárias.

Podemos compreender a estratégia da necropolítica como fazendo parte de uma forma de poder de caráter eminentemente imperial e colonial. Para o autor, várias populações – negras, indígenas, trans, dentre outras minorias - têm suas condições de vida reduzidas ao estado de "mortos-vivos". Isto é, são populações sistematicamente humilhadas e aviltadas das condições básicas de existência. Não é de se estranhar, portanto, os elevados índices de transtornos mentais e suicídio nessas populações. É difícil manter a saúde mental quando a estrutura social dominante se materializa em uma sistemática desvalorização e ataque a determinadas vidas.

É digno de nota um importante contraponto; talvez essa discussão tenha traçado um perfil excessivamente vitimizante ou despotencializante das populações aqui chamadas de minorias. É fundamental não encarar as minorias pelo viés único de vítimas de uma estrutura social; não porque sobre determinado aspecto não o sejam, mas porque esse não é o único lado da história. Deve-se sempre ter em mente o quanto conquistas e lutas sociais importantes foram travadas por esses grupos, mostrando sua força e capacidade de resistência e existência. Os exemplos são inúmeros; para utilizar o exemplo das mulheres, os avanços no campo feminista, sejam teóricos ou práticos – no qual o protagonismo foi da própria mulher – geraram importantes progressos em termos de políticas de gênero. Contribuições que, inclusive, foram além do próprio campo feminista de onde surgiram.

Reconhecer a existência da necropolítica, portanto, é uma ação fundamental tanto para o entendimento social de certas facetas do suicídio como para repensarmos contextos de prevenção. É ao atentar para esse nefasto poder, que faz com que determinadas vidas sejam consideradas "dispensáveis" ou "sem valor", que se torna possível propor mudanças na própria estrutura social de poder, contribuindo, assim, para desestabilizar essa cruel realidade. Com tais mudanças, muitas vezes protagonizadas pelos próprios personagens minoritários, será possível diminuir situações de vulnerabilidade e atenuar parte do sofrimento mental e risco de suicídio de certas pessoas no Brasil.

CONSIDERAÇÕES FINAIS

Acreditamos, portanto, que se uma sociedade pode se matar, ela também pode se curar. Em um âmbito de amparo social, podem ser citados como importantes fatores protetivos ao suicídio: rede de apoio; preservação de crenças e cultura; acesso à saúde mental; intervenção precoce; e políticas públicas de redução das desigualdades.

Assim, se as relações sociais podem ser adoecedoras e tão dolorosas a ponto de deixarem as pessoas significativamente mais vulneráveis ao suicídio, é também na relação com o outro – com o olhar, escuta e acolhimento do outro – que são produzidos afetos e sentidos capazes de aliviar sofrimentos, de diminuir a sensação de insuportabilidade e construir novos significados à vida.

> "O mais importante é que a morte, seja qual for sua forma, seja digna. Tão digna quanto merece ser a vida" (Cassorla, 2017, p. 106)[1].

REFERÊNCIAS BIBLIOGRÁFICAS

1. Cassorla RMS. Suicídio - Fatores inconscientes e aspectos socioculturais: uma introdução. São Paulo: Blucher, 2017.
2. Freud S. O mal-estar na civilização (1930). São Paulo: Companhia das letras, 2011.
3. Cassorla RMS. O que é suicídio. São Paulo: Brasiliense, 1984.
4. Saffioti HIB. Gênero, patriarcado, violência. São Paulo: Fundação Perseu Abramo; 2011.
5. Kergoat D. Dinâmica e consubstancialidade das relações sociais. Novos Estudos. 2010;93-103.
6. Hirata H. Gênero, classe e raça: interseccionalidade e consubstancialidade das relações sociais. Tempo Social. 2014;26(1):61-74.
7. Fleury-Teixeira P. Uma introdução conceitual à determinação social da saúde. Saúde em Debate. 2009;33(83):380-9.
8. Santos HLPC, Maciel FBM, Santos KR, Conceição CDVS, Oliveira RS, Silva NRF, et al. Necropolítica e reflexões acerca da população negra no contexto da pandemia da Covid-19 no Brasil: uma revisão bibliográfica. Ciência & Saúde Coletiva. 2020;25 (Supl.2):4211-24.
9. Assis JF. Interseccionalidade, racismo institucional e direitos humanos: compreensões à violência obstétrica. Serv Soc Soc. 2018;133:547-565.
10. Faro A, Pereira ME. Raça, racismo e saúde: a desigualdade social da distribuição do Estresse. Estudos de Psicologia. 2011;16(3):271-8.
11. Brasil. Ministério da Saúde. Secretaria de Gestão Estratégica e Participativa. Departamento de Apoio à Gestão Participativa e ao Controle Social. Óbitos por suicídio entre adolescentes e jovens negros 2012 a 2016. Universidade de Brasília, Observatório de Saúde de Populações em Vulnerabilidade – Brasília: Ministério da Saúde, 2018.
12. Gonçalves Filho JM. A dominação racista: o passado presente. In: O racismo e o negro no Brasil: questões para a psicanálise. [S.l: s.n.], 2017.
13. Gonçalves Filho JM. A memória da casa e a memória dos outros. In: Travessia – revista do migrante. Publicação do CEM – Centro de Estudos Migratórios (Federação dos CEMs J. B. Scalabrini). 1998;XI(32).
14. Gonçalves Filho JM. Humilhação social: um problema político em psicologia. Rev Psicologia USP. 1998; 9(2).
15. Gonçalves Filho JM. A invisibilidade pública (prefácio). In: Costa FB. Homens invisíveis – relatos de uma humilhação social. São Paulo: Globo, 2004.
16. Gonçalves Filho JM. Humilhação social: humilhação política. In: Souza BP (org.). Orientação à queixa escolar. 2.ed. São Paulo: Casa do Psicólogo, 2007.
17. Gonçalves Filho JM. Memória e sociedade. In: Revista do Arquivo Municipal (São Paulo), São Paulo. 1991;200:15-63.
18. Weil SL. A condição operária e outros estudos sobre a opressão. São Paulo: Paz e Terra, 1996.
19. Alvaides NK, Scopinho RA. De sem-terra a sem-terra: memórias e identidades. Psicologia & Sociedade (Online). 2013;25:288-297.
20. Svartman BP. Trabalho e desenraizamento: um estudo sobre o sofrimento psicossocial gerado pela organização do trabalho fabril. Psicologia Revista. 2011;20:221-244.
21. Morgado AF. Epidemia de suicídio entre os Guaraní-kaiwá: indagando suas causas e avançando a hipótese do recuo impossível. Cadernos de saúde Pública. 1991;7(4):585-598.
22. Marx K. Sobre o suicídio. São Paulo: Boitempo Editorial, 2008 (1846).
23. Marquetti FR, Marquetti FC. Suicídio e feminilidades. Cadernos Pagu. 2017;49.
24. 2Das V. Fronteiras, violência e o trabalho do tempo: alguns temas wittgensteinianos. RBCS. 1999;14(40).
25. Das V. O ato de testemunhar: violência, gênero e subjetividade. Cad Pagu [online].2011;37:9-41.
26. Botega NJ. Comportamento suicida: epidemiologia. Psicologia USP. 2014;25(3):231-236.
27. Corrêa FHM, Rodrigues BB, Mendonça JC, Cruz LR. Pensamento suicida entre a população transgênero: um estudo epidemiológico. J Bras Psiquiatr. 2020;69(1):13-22.
28. Deleuze G, Guattari F. Mil platôs volume 2: capitalismo e esquizofrenia. Rio de Janeiro: 2011. p.34
29. Foucault M. História da sexualidade 1: A vontade de saber. Albuquerque MTC, Guilhon Albuquerque JA (trads.). 7.ed. Rio de Janeiro: Paz e Terra, 2018.
30. Mbembe A. Necropolítica. 3. ed. São Paulo: n-1 edições, 2018. 80 p.
31. Fanon F. Pele negra, máscaras brancas. São Paulo: Ubu, 2020.
32. Hatzenbuehler M. The social environment and suicide attempts in lesbian, gay, and bisexual youth. Pediatrics. 2011;127, 5:896-903.

13

Suicídio e trabalho: contexto e intervenções possíveis

Maria Amélia Dias Pereira
Kátia Barbosa Macêdo

PONTOS-CHAVE

- O contexto laboral atual levou a uma precarização do trabalho, caracterizada por ritmo intenso de trabalho, metas inalcançáveis, perda dos direitos trabalhistas, baixo reconhecimento social, perda da autonomia, entre outros fatores.
- A saúde do trabalhador é impactada pelas mudanças na organização do trabalho e também se torna adoecida, sendo reconhecidos doze transtornos mentais relacionados ao trabalho, inclusive alguns que podem levar ao suicídio.
- Para identificar precocemente a ideação suicida e prevenir o suicídio ligado ao trabalho é fundamental que os profissionais de saúde mental incluam na sua consulta a avaliação das condições de trabalho e o significado deste na vida do paciente.

EPIDEMIOLOGIA DO SUICÍDIO LIGADO AO TRABALHO

O suicídio, hoje considerado um problema de saúde pública, é o responsável por 1,4% do total de óbitos no mundo[1]. No Brasil, os dados mostram que houve um crescimento: o coeficiente de 4,9 em 100 mil habitantes em 2000 passou para 6,2 em 2012. Os registros de morte por lesão autoprovocada em 2017 no Sistema de Informação de Mortalidade (SIM) mostraram um total de 12.495 óbitos. Pode-se considerar que o número real de suicídios seja ainda maior, pois nesse mesmo ano houve um registro de 9.799 de óbitos por intenção indeterminada.

As tentativas de suicídio por intoxicação exógena no Brasil no período de 2007 a 2016 publicadas no Boletim Epidemiológico do Ministério da Saúde de 2019[2] foram de 153.745 em mulheres e 66.275 em homens, sendo que 0,5% e 1,4%, respectivamente, ocorreram no local de trabalho. Nesse mesmo período, houve 106.374 óbitos por suicídio. Quanto ao meio utilizado para perpetrar o suicídio, o mais empregado foi o enforcamento (60,3%), seguido por intoxicação exógena (18,3%), arma de fogo (9,5%) e outros meios (12,0%). Quando a pesquisa é realizada com os dados do SIM, não há o registro de ambiente de trabalho no local de ocorrência.

Desde 2004, os transtornos mentais relacionados ao trabalho, bem como outros grupos de agravos relacionados ao trabalho, passaram a ser de notificação compulsória em unidades sentinelas no SUS[3].Em um estudo ecológico avaliando suicídio e trabalho em seis metrópoles brasileiras, observou-se que, em São Paulo, houve correlação positiva entre emprego e suicídio, mostrando uma curva ascendente entre 2002 e 2010, o que não aconteceu nas outras capitais estudadas[4]. Algumas profissões são consideradas de maior risco para suicídio[5], por diferentes razões, ou porque têm acesso a meios letais para cometer suicídio, como arma ou conhecimento técnico, ou por incidência maior de depressão, característica de algumas profissões. Entre estas, encontram-se os médicos e estudantes de medicina[6], bioquímicos e farmacêuticos, fazendeiros e agricultores, policiais, advogados, professores, conselheiros e secretárias.

Apesar do baixo número de notificações de transtornos mentais relacionados ao trabalho, a OMS estima incidência de 30% de transtornos mentais menores e de 5 a 10% de graves na população trabalhadora ocupada. As estatísticas dos serviços que regulam os afastamentos do trabalho apresentam os transtornos mentais como o terceiro motivo de concessão de benefícios previdenciários[7].

É de se imaginar, portanto, que com tantos dados associando os transtornos mentais ao trabalho, o suicídio que tem aumentado no Brasil deve ter muita relação com a precarização do trabalho, que também se intensifica na sociedade contemporânea.

Abordar o suicídio no trabalho constitui-se um desafio, uma vez que leva a reflexões acerca de uma relação entre saúde mental e trabalho, que necessariamente convida a um exame do contexto social e organizacional. Partiu-se do pressuposto da centralidade do trabalho, uma vez que ele possui funções sociais e psíquicas, podendo ser destacada a constituição da identidade, um fator determinante na dinâmica de inclusão/exclusão social, além de poder contribuir para o processo de saúde ou adoecimento do sujeito contemporâneo, uma vez que ele nunca é neutro. Segundo Dejours[8]: "O trabalho se baseia em um engajamento mental e psicoafetivo central de todo o indivíduo e de toda sua personalidade, e que se acha socialmente ligado com seu engajamento coletivo ao trabalho [...] o trabalho é primordial para a construção da identidade e da saúde mental".

Suicídio é definido como "o ato de o indivíduo retirar a própria vida, sendo essa prática presente em diversas culturas, a qual tem seus determinantes e motivadores compreendidos de formas distintas ao longo do tempo"[9].

Conforme comentam Venco e Barreto[10], desde que Durkheim[11] inaugurou as ciências sociais com sua obra clássica *O suicídio*, ele vem sendo abordado como um fato social, ou seja, resultado de um contexto social. Nessa perspectiva, os diferentes graus de deterioração social podem gerar diferentes vivências de sofrimento, tanto individuais quanto coletivamente. Maurice Halbwachs[12] indicava, já em 1930, que as razões para o suicídio vinculadas ao trabalho não residiam apenas no desemprego, nas falências, mas, sobretudo, na existência de um sentimento obscuro de opressão que recaía sobre os operários.

Suicídio no trabalho tanto se refere ao ato suicida realizado no ambiente de trabalho como aquele que decorre das relações de trabalho.

Suicídio no trabalho é o resultado de uma complexa interação entre vulnerabilidades individuais (como problemas de saúde mental), condições de trabalho estressantes e condições de vida (incluindo fatores estressores sociais e do meio ambiente). Ainda que nem todo suicídio ou tentativa de suicídio possam ser prevenidos, pesquisas indicam que os empregadores podem desenvolver ações importantes para reduzir a frequência do suicídio no trabalho. A prevenção do suicídio no trabalho é melhor trabalhada por meio de uma combinação de:

- Mudança organizacional visando reduzir o estresse no trabalho.
- A desestigmaticação das doenças mentais, incluindo cuidados com a saúde da população, com ênfase na saúde mental.
- Reconhecimento e detecção precoce de problemas mentais e dificuldades emocionais.
- Intervenção apropriada e tratamento/programas para a saúde do trabalhador ligados ao sistema de saúde mental da comunidade.

Organizações de todos os tamanhos podem desenvolver políticas e programas que promovam a saúde mental de sua força de trabalho e que possam prevenir comportamentos suicidas[5].

A porcentagem de suicídios ligados ao trabalho não é claramente definida, pois não há ainda levantamentos estatísticos que permitam estabelecer essa relação. Quando o suicídio ocorre no local de trabalho, a vinculação pode ser estabelecida, porém, na notificação de óbito consta o local da morte e não o do ato suicida e, nesse caso, muitos óbitos registrados como tendo ocorrido no hospital poderiam ser associados ao trabalho. Sabe-se também que a situação de desemprego consta nos registros epidemiológicos do suicídio como um fator de risco importante, desde o clássico estudo de Durkheim[11].

Ainda buscando associar o suicídio ao trabalho, outros estudos observam e relatam casos atribuindo significado e analisando as situações e condições de trabalho por meio de relatos dos sobreviventes (tanto colegas de trabalho como familiares)[13]. Há que se considerar que apesar da relação do suicídio com o trabalho ainda ser pouco relatada na literatura, as condições de precarização do trabalho inegavelmente levam ao sofrimento psíquico e impactam de forma negativa na saúde mental do trabalhador, sendo fator de risco para o suicídio. Outros suicídios que podem ser associados ao trabalho são aqueles em que o suicida deixou uma carta denunciando os motivos que o levaram a esse ato extremo, ou de uma outra forma bem clara avisou aos colegas e/ou familiares que planejava interromper a própria vida, correlacionando com sua situação laborativa.

Na obra que Dejours desenvolveu com Bègue[14], o suicídio no trabalho é analisado a partir de uma dimensão sociogenética, que enfatiza fatores da organização do trabalho que contribuem para a desestabilização da saúde do trabalhador. Os autores se referem aos suicídios e tentativas de suicídio no local de trabalho que começaram a ser visibilizados nos países ocidentais nos anos 1990, e que atualmente ocorrem nos meios socioprofissionais mais diversos: homens e mulheres que trabalham em hospitais, instituições de ensino, construção civil, indústrias eletroeletrônicas, serviços bancários, comércio, empresas multinacionais, entre outros. Apesar de as estatísticas epidemiológicas não conseguirem refletir a real incidência de suicídios relacionados ao trabalho, não se pode deixar de perceber que quando o trabalhador se mata no seu local de trabalho está deixando uma clara mensagem a todos, e isso mobiliza tanto os seus colegas de trabalho como a sociedade como um todo. Dejours e Bègue apontam que instituições e empresas não estão preparadas para lidar adequadamente com essas situações e segue-se ao fato um silêncio constrangedor. Falar do suicídio sempre é doloroso e deixa-se para as famílias o trabalho do luto, retirando desse ato qualquer relação com o coletivo ou com o social. Dentre os fatores que correlacionam o suicídio com o trabalho está uma nova gestão do trabalho neoliberal que privilegia o individualismo, a segregação entre os colegas e a promoção dos valores institucionais em favor da máxima produtividade, sem qualquer consideração acerca dos valores sociais do trabalhador. Os autores relacionam o suicídio com a fragilização das defesas estabelecidas pelos trabalhadores no ambiente laboral, a alienação do grupo social e o esvaziamento de sentido e de pertencimento das relações de trabalho.

Em um estudo realizado por Cortez, Veiga, Gomide e Souza em 2019[15], levantou-se que na produção de artigos brasileiros que abordam suicídio e trabalho os dados indicaram que, dentre os fatores socioeconômicos relacionados ao suicídio, configuram: o desemprego, a baixa renda familiar e a percepção de insegurança constante, além da ausência de suporte familiar e social. No que se refere aos fatores organizacionais que contribuem para o suicídio estão: sobrecarga de trabalho e informações; ausência de reconhecimento; baixa autonomia; foco excessivo na produtividade; gestão da qualidade total e avaliação de desempenho de forma individual. Além disso, o excesso de práticas focando os trabalhadores como unidades autônomas, a avaliação de desempenho individualizada e a ênfase na produtividade são fatores que resultam na fragmentação do vínculo social no trabalho, perda do sentido da tarefa e anulação do significado do ato produtivo, o que pode resultar na percepção do trabalho como servidão. Essas ações organizacionais contribuem para a desestabilização psíquica dos trabalhadores e são prejudiciais ao sofrimento criativo e defesas coletivas, associando-se ao suicídio no trabalho.

Por se tratar de um fenômeno complexo e multifatorial, para se abordar o suicídio no trabalho, é necessário realizar uma análise em três níveis: (1) o contexto das relações de trabalho na sociedade; (2) a organização do trabalho e os riscos psicossociais ligados à cultura nas organizações e (3) a mobilização subjetiva dos trabalhadores em relação ao seu trabalho, englobando as relações socioprofissionais que se estabelecem entre o trabalhador e a organização do trabalho, seus colegas, supervisores e subordinados.

O contexto laboral e suas repercussões nas relações de trabalho

Os relatórios mais recentes da Organização Internacional do Trabalho (OIT) indicam que de acordo com as características mais gerais o mercado de trabalho na América Latina (e no Brasil) ainda pode ser caracterizado como precarizado[16]. Robert Castel[17] afirma que a precarização é um processo multidimensional que altera a vida dentro e fora do trabalho.

São dimensões características da precarização das relações de trabalho[18]:

- Vínculos de trabalho e relações contratuais, que compreendem o processo sociopolítico de perdas de direitos trabalhistas ou do seu usufruto no mundo do trabalho real.
- Organização e condições de trabalho que, em todos os setores de atividades, têm se caracterizado por metas inalcançáveis e pelo ritmo intenso de trabalho favorecidos pelo patamar tecnológico da microeletrônica.
- Precarização da saúde dos trabalhadores. Esta vem incidindo de modo marcante na saúde mental, que é indissociável da saúde como um todo. Trata-se da fragilização – orgânica, existencial e identitária – dos indivíduos pela organização do trabalho com intensificação da multiexposição.
- Fragilização do reconhecimento social, da valorização simbólica e do processo de construção das identidades individual e coletiva.

- O binômio terceirização/precarização que, ao minar a identidade individual e coletiva, conduz à fragilização dos agentes sociais.

A precarização é evidenciada por alguns indicadores: (a) geração insuficiente de postos de trabalho, mesmo com crescimento da população economicamente ativa (PEA); (b) crescimento da produtividade restrito a um grupo de setores, com estagnação ou baixo crescimento nos demais, indicando que parte das ocupações ocorreu no trabalho informal; (c) aumento do trabalho nos serviços e comércio (terciário); (d) aumento do desemprego e da informalidade; (e) expansão dos empregos temporários e sem contrato, com aumento da população ocupada sem acesso à seguridade social; (f) flexibilização das condições para a rescisão dos contratos de trabalho; (g) redução das indenizações por demissão; (h) imposição de limites ao direito de greve; (i) e deterioração dos rendimentos do trabalho em um significativo número de países (p. 11)[19].

A cultura organizacional reflete o contexto no qual as organizações estão inseridas. Então, em decorrência dela, as políticas de gestão de pessoas também têm se transformado, infelizmente contribuindo para o adoecimento do trabalhador em detrimento da promoção de saúde, tendo como componente a violência e a presença de riscos psicossociais cada vez mais impactantes.

Organização do trabalho e riscos psicossociais

A violência laboral e a inversão de valores éticos e morais são consequências do individualismo, da competitividade e da perda da confiança e da sensibilidade estimulados nos ambientes de trabalho atuais. Para estudar o desgaste psíquico relacionado ao trabalho é indispensável compreender as relações de poder e a organização do trabalho.

Com a ênfase na produtividade, tem-se adotado cada vez mais uma forma de gestão conhecida como *just in time*, ou seja, a produção é iniciada somente após a concretização dos pedidos, e então são fixadas metas de produtividade com prazos exíguos, que exigem uma aceleração do modo de produção, o que causa medo e sofrimento nos trabalhadores, pois a avaliação de desempenho hoje está atrelada exatamente à rapidez de resposta e produtividade. O trabalhador submetido a relações precarizadas de trabalho se torna vulnerável e pode desestabilizar psíquica e socialmente, com alterações no sistema de valores, na autoimagem e na inserção social.

A busca por excelência como ideologia e como cultura busca a perfeição impondo um ritmo de trabalho intenso, ignorando os limites e variações individuais dos trabalhadores. Estimula a competição interna e o consentimento do assédio. A exigência por parte das empresas de dedicação total (disfarçada ou não) se apropria não só do tempo como dos desejos dos empregados, dominando sua vida mental. O sujeito abre mão de sua vida pessoal e dá seu máximo para manter sua excelência, inclusive negando a própria fadiga. Nessas circunstâncias, podem ser desencadeados quadros de depressão, *burnout* e somatizações. Entre os paradigmas da excelência estão a flexibilidade permanente, a mudança continuada, a polivalência, a agilidade enxuta, a rapidez e a inovação. O esforço para a adaptação constante e para cumprir as metas pode aumentar a tensão e a fadiga dos trabalhadores. A velocidade excessiva no trabalho leva a uma obnubilação da consciência e o pensamento desaparece, levando o trabalhador a não entrar em contato com os próprios sentimentos e fantasias.

Dentre os fatores estressores no ambiente de trabalho estão: mudanças organizacionais ligadas a reengenharia, rápida expansão ou reestruturação de cargos; incerteza ou mudança no controle das atividades; relações conflituosas com chefes ou colegas; metas inalcançáveis de produtividade; más condições de trabalho com a presença de vários fatores de riscos ocupacionais; trabalho monótono ou repetitivo; salário insuficiente para uma sobrevivência digna; cultura organizacional excludente, discriminatória e que facilite o surgimento de assédio moral e se constitua como fator de adoecimento mental[12].

Outra forma de violência psicológica no trabalho é o assédio. O assédio moral se caracteriza por ataque à dignidade de alguém, de modo repetido, deliberado e sistemático durante um período prolongado. Essa prática frequentemente recebe adesão de outros, e quem sofre o assédio se torna cada vez mais isolado; a comunicação se deteriora e perde-se o vínculo de confiança. Os colegas de trabalho têm uma tendência a se distanciarem do assediado por medo de serem também discriminados.

Essas situações de precarização e violência laboral propiciam o surgimento de transtornos mentais. Antes do adoecimento psíquico ligado ao trabalho existe quase sempre uma fase de vulnerabilização, que é caracterizada por várias perdas: perda de suportes sociais e afetivos, perda da confiança (consequência da competitividade), impedimento do repouso e da recuperação do cansaço, perdas relacionais em razão do isolamento, perda da autenticidade e da possibilidade de expressar-se livremente, fazer críticas e sugestões, perda de respeito, impedimento de ser reconhecido.

A mobilização subjetiva do trabalhador diante da organização do trabalho

Há duas categorias de análise das relações de trabalho: a organização do trabalho e a mobilização subjetiva do trabalhador. A organização do trabalho engloba os aspectos das condições de trabalho e das relações de trabalho, incluindo aí todos os aspectos ligados à jornada, local, equipamentos, gestão, relações socioprofissionais. Pode ser compreendida como o contexto no qual o trabalho é realizado. A partir da organização do trabalho, o trabalhador mobiliza toda a sua subjetividade para realizar no real o trabalho prescrito.

A categoria da mobilização subjetiva do trabalhador inclui as vivências de prazer e sofrimento no trabalho, bem como as estratégias desenvolvidas para lidar com o sofrimento advindo do trabalho. Como indicadores de prazer, há a autonomia/liberdade e o reconhecimento, e como indicadores do sofrimento há a sobrecarga e a falta de reconhecimento. As estratégias para enfrentar o sofrimento podem ser individuais ou coletivas, e, dependendo da organização do trabalho, da gestão e da cultura da organização, é possível que o trabalhador consiga transformar o sofrimento em prazer via sublimação ou ajustes na organização do trabalho, o que resulta em saúde ou, caso contrário, em adoecimento.

A organização também pode promover ações de saúde mental no trabalho, criando um ambiente mais colaborativo, harmonioso e respeitoso; possibilitar comunicação e gestão de conflitos; desenvolver e implementar política de saúde, incluindo equipe multiprofissional para detectar, acompanhar e tratar trabalhadores em risco; oferecer serviços de aconselhamento ou encaminhamento para tratamento de doença mental; treinar os gestores para identificar e gerir dificuldades entre os trabalhadores; desenvolver ações para reduzir o estigma associado à doença mental e avaliar regularmente a saúde mental dos trabalhadores, procedimentos e ações para atender às necessidades dos trabalhadores.

Uma estratégia organizacional que vise a prevenir o adoecimento relacionado ao trabalho deve incluir a redução de: falta de clareza na descrição das tarefas; pressão por resultados que muitas vezes extrapolam a capacidade do trabalhador; subutilização das capacidades do trabalhador; gestão autoritária; cultura organizacional que estimule competição, individualismo, protecionismo, injustiça e exposição desnecessária do trabalhador a fatores de risco, sem uso de EPI, além de discriminação e assédio moral.

Um gestor pode auxiliar um trabalhador potencialmente suicida observando alguns sinais como: se o trabalhador se isola e fica solitário, expressa frequentemente sentimentos relacionados a baixa autoestima; falta de esperança; aumento de irritabilidade, impulsividade e agressão; problemas relacionados ao sono; queixa de falta de suporte; relatos de vontade de desistir de tudo. Às vezes, isso pode ocorrer após a perda recente de alguém querido da família, uma mudança na gestão do trabalho, ocorrência de um problema ou situação traumática no trabalho, surgimento de problema de saúde, aumento do uso de álcool ou outras drogas, histórico de comportamento suicida na família, depressão, *burnout* ou fadiga excessiva.

O gestor pode auxiliar encorajando a pessoa a falar, encaminhando para um serviço médico e de assistência psicossocial; pedindo que colegas possam ligar, dar atenção e ficar próximos; encaminhando para o serviço de saúde ocupacional e saúde mental especializado; identificando pessoas ou suporte em membros da família; auxiliando na eliminação de fatores estressores e de risco ocupacionais a que o trabalhador esteja exposto[12].

A importância de se abordar a situação do trabalho ao diagnosticar doença mental

O suicídio é um fenômeno complexo e multifatorial e não pode ser atribuído somente à sua relação com o trabalho, porém, na sociedade contemporânea, o sofrimento psíquico ligado ao trabalho tem aumentado, consequentemente aumentando também o adoecimento em saúde mental e o suicídio. Todo esse adoecimento mental, se não tratado adequadamente, pode ter como desfecho a desistência da vida. É importante que o profissional de saúde mental identifique a correlação com o trabalho para que medidas de prevenção possam ser implantadas.

Para que a associação entre adoecimento psíquico e trabalho seja feita é fundamental que os profissionais da área de saúde mental estejam atentos a identificar nas consultas as condições de trabalho, por meio de uma anamnese abrangente e adequada. Deve-se evitar a lógica positivista hegemônica que identifica a origem dos problemas em saúde mental apenas a partir da esfera individual e intrapsíquica (psicogênica).

As perguntas que o profissional deve se fazer são: o que esse quadro diz desse sujeito e de seu contexto de vida e trabalho? Quais circunstâncias laborativas levaram a esse agravo? Será que não há outras pessoas no mesmo trabalho ou categoria profissional que estão sofrendo da mesma forma? Seria possível desconsiderar anos de experiência em uma atividade e procurar outro trabalho? Questões que identifiquem as condições de trabalho, medidas de proteção, descrição de um dia laboral, relações no local de trabalho e atividades exercidas anteriormente devem ser feitas quando se realiza uma entrevista em saúde mental. No levantamento ocupacional, o profissional deve procurar compreender como o trabalhador vê sua trajetória profissional e as repercussões em sua saúde e o sentido do trabalho para ele. Atentar também para comunicação e relacionamentos interpessoais, conhecimento do processo de trabalho, controle sobre o trabalho, natureza e conteúdo das tarefas e reconhecimento social.

Não somente a depressão pode levar ao suicídio, mas também o estresse pós-traumático, casos de esgotamento profissional (*burnout*), alcoolismo, dentre outros. Mais de 90% dos suicídios consumados são associados a transtornos mentais prévios.

Desde 1999, após a Portaria do Ministério da Saúde n. 1.339/1999[20], doze transtornos mentais e do comportamento foram considerados relacionados ao trabalho. São eles classificados segundo a CID-10, Classificação Internacional de Doenças vigente na época da publicação (Quadro 1).

O que se observa nos centros de referência em saúde do trabalhador (CEREST) é que o número de notificações de problemas de saúde mental relacionadas ao trabalho ainda é pouco significativo em relação ao total dos atendimentos. Em 2009, no CEREST de Campinas, foi menos de 1%[21]. Os trabalhadores se sentem mais autorizados a relacionar seus problemas às questões do trabalho quando apresentam sintomas físicos. Em casos de afastamento por LER/DORT, por exemplo, é frequente a existência de depressão, insônia e desequilíbrio emocional importante. Apesar disso, a busca por assistência e tratamento não indicou esses fatores na queixa principal.

QUADRO 1 Classificação Internacional de Doenças

F02.8 Demência (6D8Z-CID11)	Episódios depressivos F32(6A70.Z-CID11)
Delirium, não sobreposto à demência F05.0 (6D8Z-CID11)	Estado de estresse pós-traumático F43.1 (6B40-CID11)
Transtorno cognitivo leve F06.7 (6D71-CID11)	Neurastenia (inclui síndrome de fadiga) F48.0 (6B6Z-CID11)
Transtorno orgânico de personalidade F07.0 (6E6Z-CID11)	Outros transtornos neuróticos especificados (inclui neurose profissional) F48.8 (6B6Z-CID11)
transtorno mental orgânico ou sintomático não especificado F09 (6E8Z-CID11)	Transtorno do ciclo vigília-sono devido a fatores não orgânicos F51.2(7B2Z-CID11)
Alcoolismo crônico relacionado ao trabalho F10.2 (6C40.Z-CID11)	Sensação de estar acabado (síndrome de *burnout* ou síndrome do esgotamento profissional) Z73.0 (QD85-CID11)

Entre parênteses colocamos a equivalência na CID-11, que ainda não foi traduzido para o português. Fonte: Ministério da Saúde do Brasil Organização Pan-Americana da Saúde/Brasil, 2001.

A Classificação de Schilling é utilizada pelo Ministério da Saúde no Brasil como referência para dimensionar a relação entre a doença e o trabalho (Quadro 2).

QUADRO 2 Classificação de Schilling

Grupo I	Doenças nas quais o trabalho é uma causa necessária e direta.
Grupo II	Doenças nas quais o ambiente de trabalho contribuiu para o seu aparecimento, mas não foi necessariamente a causa principal.
Grupo III	Doenças em que o ambiente de trabalho foi provocador de um distúrbio latente ou agravou de alguma forma uma doença já estabelecida.

Sempre que for possível identificar fatores psicossociais associados ao trabalho desencadeando ou agravando esses transtornos mentais, além dos códigos específicos de cada doença, os códigos Z56 (CID-10), que se refere a problemas relacionados ao emprego e ao desemprego (com diferentes subitens), e Y96 (CID-10), circunstância relativa a condições de trabalho, não devem ser esquecidos. Na CID-11, o código QD82 se refere a situações de emprego e desemprego não especificadas; pode-se, também, acrescentar a letra X, que representa relevância ocupacional.

- As demências, o *delirium*, o transtorno cognitivo leve, o transtorno orgânico de personalidade e o transtorno mental orgânico ligados ao trabalho são basicamente consequências de intoxicações por exposições ocupacionais de diferentes substâncias químicas tóxicas. Nesses casos, o nexo causal com o trabalho é claro, pois sem as condições do trabalho seria improvável que a doença fosse adquirida, ou seja, pertencem ao grupo 1 da classificação de Schilling.

- O alcoolismo crônico relacionado ao trabalho está associado a trabalhos perigosos, insalubres ou penosos, nos quais o consumo do álcool aparece como uma estratégia defensiva individual ou coletiva dos trabalhadores para se manter no trabalho. O álcool tem efeitos farmacológicos calmantes, euforizantes, estimulantes, relaxantes e indutores de sono. Uma frequência maior de alcoolismo é observada em determinadas ocupações: naquelas caracterizadas por serem socialmente desprestigiadas (por exemplo, nas profissões que implicam contato com cadáver, lixo ou dejetos de um modo geral), ou quando a tensão é constante e elevada (como transportes coletivos e estabelecimentos bancários), ou de grande densidade de trabalho mental (repartições públicas, estabelecimentos bancários e comerciais), ou de trabalho monótono gerando tédio, ou em isolamento do convívio humano (vigias) ou afastamento prolongado do lar (viagens frequentes, plataformas marítimas, zonas de mineração).
- A relação dos episódios depressivos com o trabalho pode ser sutil e algumas circunstâncias específicas da organização do trabalho devem ser observadas: exigências excessivas de desempenho, excesso de competição; ameaça permanente de perda de hierarquia na empresa ou mesmo de demissão; além de decepções sucessivas em situações de trabalho frustrantes e as perdas acumuladas ao longo dos anos. Em relação à categoria na classificação de Schilling, podem ser incluídos no grupo 2.
- Sobre o transtorno de estresse pós-traumático (TEPT), que é uma resposta a evento ou situação estressante de curta ou longa duração e de natureza excepcionalmente ameaçadora ou catastrófica, sabe-se que algumas profissões têm maior exposição a situações de risco, e a taxa de prevalência pode aumentar, por exemplo: atividades perigosas, que envolvem responsabilidade por vidas humanas ou riscos de grandes acidentes (como bombeiros), trabalho nos sistemas de transporte ferroviário, metroviário ou aéreo etc. Estudos têm evidenciado o assédio moral, que se caracteriza por agressões deliberadas e repetidas ao longo de muito tempo no ambiente de trabalho, precedendo o quadro clínico de TEPT[18].
- A síndrome da fadiga relacionada ao trabalho (incluída em neurastenia) se caracteriza por presença constante de fadiga resultante de acúmulo de meses ou anos de situações de trabalho em que não é possível o descanso necessário. As queixas mais frequentes são: um sono que não descansa, não conseguir "desligar"; irritabilidade e desânimo; dores de cabeça e no corpo e mal-estar geral. A detecção da relação com o trabalho depende de uma anamnese ocupacional e de história de trabalho bem realizadas.
- A neurose profissional (incluída em "Outros transtornos neuróticos específicos – F48.8 na CID-10 e que aparece como transtorno dissociativo não específico, 6B6Z, na CID-11) apresenta três formas clínicas: neurose profissional atual, reativa a um trauma atual; psiconeurose profissional, uma situação de trabalho funciona como desencadeante, reativando conflitos infantis inconscientes; neurose de excelência, desenvolvida a partir de situações organizacionais em que a excelência é imperativa e por pessoas com alto nível de exigências.
- O transtorno do ciclo sono-vigília relacionado ao trabalho basicamente acontece

em "trabalho em turnos", no qual a jornada de trabalho ocorre em horários do dia e da noite incomuns ou variáveis. Caracteriza-se pelas queixas de fadiga, irritabilidade, sonolência diurna e tendência a cochilar durante o horário de trabalho e está associado à ocorrência de acidentes.

- A síndrome de esgotamento profissional (*burnout*) é uma resposta prolongada a estressores emocionais e interpessoais crônicos no trabalho que se apresenta em três dimensões: exaustão emocional, despersonalização (atitude insensível e distanciada das questões que envolvem o trabalho) e baixa realização profissional (sentimento de incompetência e insatisfação pessoal e profissional). Na CID-10, aparece como "sensação de estar acabado" (Z73.0) e deve ser associado com Z56.3 ("problemas de emprego e desemprego: ritmo de trabalho penoso") ou Z56.6 ("circunstâncias relativas às condições de trabalho"). Na CID-11, o *burnout* (já com esse nome) é identificado com o código QD85, o ritmo de trabalho estressante como QD83.1 e como problema associado ao emprego e desemprego, não específicos ao código QD8Z.

CONSIDERAÇÕES FINAIS: NÍVEIS DE INTERVENÇÃO VISANDO PREVENIR SUICÍDIO NO TRABALHO

O *Mental Health Atlas* 2017[22] indica que menos da metade da população mundial recebe atualmente todos os serviços de saúde essenciais e que, em 2010, quase 100 milhões de pessoas foram levadas à pobreza extrema por terem de pagar pelos serviços de saúde. Apesar do progresso em alguns países relativo às políticas de implementação e planejamento de ações de saúde, existe uma carência de investimentos e de trabalhadores de saúde capacitados para lidar com a saúde mental; nos países de baixa renda esse número é menor que 2 por 100 mil pessoas, sendo que nos países de alta renda ele é de 70 por 100 mil, o que demonstra um grande contraste de necessidades, entendendo-se que a estimativa ideal estabelece um trabalhador para cada dez pessoas com doenças mentais.

O conceito de trabalho decente foi formalizado pela Organização Internacional do Trabalho (OIT) em 1999[23]. Está em alinhamento com a missão dessa entidade internacional de diminuir a desigualdade social e a pobreza, assegurando a governabilidade democrática e o desenvolvimento sustentável. Quatro objetivos estratégicos da OIT estariam relacionados ao trabalho decente: (i) o respeito aos direitos no trabalho (liberdade sindical, direito de negociação coletiva, eliminação da discriminação no emprego e erradicação do trabalho forçado e infantil); (ii) a promoção do emprego produtivo e de qualidade (dando sentido e significado do trabalho, grifo nosso); (iii) a ampliação da proteção social (familiares e desassistidos); e (iv) o fortalecimento do diálogo social (negociação como forma de superar conflitos).

O Quadro 3 mostra as intervenções nos três níveis visando prevenir suicídio no trabalho.

O último relatório sobre o trabalho decente no Brasil disponível no site da OIT Brasil data de 2009 e foi publicado sob a forma de livro, encontrando-se esgotado[23]. O resumo do relatório indica progressos no período estudado com destaque para o declínio do trabalho infantil e aumento dos trabalhadores com contrato formal, embora alerte para a disparidade salarial entre homens e mulheres, e entre trabalhadores negros e brancos, para o agravamento também do número de jovens que não estudam e nem trabalham (geração nem/nem), e para a persistente e inaceitável presença do trabalho forçado no Brasil.

O trabalho decente estaria vinculado aos direitos de cidadania, do âmbito da Ordem

QUADRO 3 Prevenção de suicídio no trabalho

Intervenção no contexto	Intervenção organizacional	Intervenção com atendimento ao trabalhador
Trabalho decente, que prevê: 1. Políticas públicas para melhor distribuição de renda. 2. Mais inclusão social. 3. Palestras e trabalhos de sensibilização e prevenção.	1. Normatização interna. 2. Desenvolvimento gerencial. 3. Clareza na descrição das tarefas; redução da pressão por resultados; não estímulo à competição, ao individualismo, ao protecionismo e à injustiça.	1. Equipe multidisciplinar para diagnóstico e tratamento de doenças mentais. 2. Ênfase no trabalho em equipes, com grupos de discussão para estimular estratégias defensivas individuais e coletivas. 3. Ambiente acolhedor e com espaço para conversas informais.

Fonte: elaborado pelas autoras.

jurídico-política de um país, estado ou constituição federal, ao passo que o trabalho digno, aos Direitos naturais, universais e históricos. No primeiro caso, a antítese do trabalho decente seria o trabalho precário, que vemos crescer assustadoramente no Brasil. No segundo caso, estaria em jogo o discernimento do que seria bom ou mau, certo ou errado. No entanto, seria possível um trabalho digno sem ser decente?

REFERÊNCIAS BIBLIOGRÁFICAS

1. D'Eça Júnior A, Rodrigues LS, Meneses Filho EP, Costa LDLN, Rêgo AS, Costa LC, et al. Mortalidade por suicídio na população brasileira, 1996-2015: qual é a tendência predominante? Cad Saúde Colet. 2019; 27(1):20-4.
2. Ministério da Saúde (BR). Suicídio: tentativas e óbitos por intoxicação exógena no Brasil, 2007 a 2016. Boletim Epidemiológico Secretaria de Vigilância em Saúde Ministério da Saúde. 2019;50(15).
3. Brasil. Ministério da Saúde. Portaria n. 777, de 28 de abril de 2004. Dispõe sobre os procedimentos técnicos para a notificação compulsória de agravos à saúde do trabalhador em rede de serviços sentinela específica, no Sistema Único de Saúde - SUS. Diário Oficial [da] República Federativa do Brasil.
4. Ceccon RF, Meneghel SN, Tavares JP, Lautert L. Suicide and work in Brazilian metropolises: an ecological study. Suicídio e trabalho em metrópoles brasileiras: um estudo ecológico. SciELO - Saúde Pública. 2014;19(n7):225-34.
5. WHO [World Health Organization] Department of Mental Health and Substance Abuse. Management of mental and brain disorders. Preventing suicide: a resource at work. Geneva: WHO; 2006.
6. Meleiro AMAS, Suicídio entre médicos e estudantes de medicina. Rev Ass Med Brasil. 1998;44(2):135-40.
7. Ministério da Previdência Social (MPS). Cai número de acidentes de trabalho e aumenta afastamentos por transtornos mentais. Previdência em questão. 2012. Disponível em: http://www.previdencia.gov.br/ arquivos/office/4_120326-105114-231.pdf. Acesso em: 19 mar.2020.
8. Dejours C. Trabalho vivo, sexualidade e trabalho. Brasília: Paralelo 15; 2012, p. 24-9.
9. Colucci E, Lester D. Suicide and culture: understanding the context. Toronto: Hogrefe; 2012.
10. Venco S, Barreto M. O sentido social do suicídio no trabalho. Rev Espaço Acadêmico. 2010;9(108):1-8.
11. Durkheim E. O suicídio: um estudo sociológico. Rio de Janeiro: Zahar; 1982.
12. Halbwachs M. Les causes du suicide. Paris: Felix Alcan; 1930.
13. Finazzi-Santos MA, Siqueira MVS. Considerações sobre trabalho e suicídio: um estudo de caso. Rev Bras Saúde Ocup. 2011;36(123):71-83.
14. Dejours C, Bègue F. Suicide et travail: que faire? Paris: PUF; 2009.
15. Cortez PA, Veiga HMS, Gomide APA, Souza MVR. Suicídio no trabalho: Um estudo de revisão da literatura brasileira em psicologia. Revista Psicologia, Organizações e Trabalho. 2019;19(1):523-531.
16. Organização Internacional do Trabalho (OIT). Panorama Laboral 2018. Lima: OIT/Oficina Regional para América Latina y el Caribe, 2018. 132 p.
17. Castel R. As metamorfoses da questão social: uma crônica do salário. Petrópolis: Vozes; 1998.

18. Seligmann-Silva E. Trabalho e desgaste mental: o direito de ser dono de si mesmo. São Paulo: Cortez, 2011.
19. Organização Internacional do Trabalho (OIT). Perfil do trabalho decente no Brasil. [Homepage]. Disponível em: https://www.ilo.org/brasilia/temas/trabalho-decente/WCMS_226245/lang--pt/index.htm. Acesso em: 19 mar.2020.
20. Brasil. Ministério da Saúde. Portaria n. 1.339 de 18 de novembro de 1999. Lista de doenças relacionadas ao trabalho. Sistema de legislação da saúde. Disponível em: http://bvsms.saude.gov.br/bvs/saudelegis/gm/1999/prt1339_18_11_1999.html
21. Sato L, Bernardo MH. Saúde mental e trabalho: os problemas que persistem. Artigos Ciên. Saúde Coletiva. 2005;10(4).
22. World Health Organization (WHO). Depression and other common mental disorders: global health estimates. Geneva; 2017.
23. Organização Internacional do Trabalho (OIT). Trabalho decente. [Homepage]. Disponível em: https://www.ilo.org/brasilia/temas/trabalho-decente/lang--pt/index.htm. Acesso em: 19 mar.2020.

14

Impacto familiar do suicídio

Alexandre Freitas
Fabio Cassiodoro Veiga Scardueli
Juliana Hangai Vaz Guimarães Nogueira
Maria Odila Buti de Lima

PONTOS-CHAVE

- Do ponto de vista simbólico, o impacto do comportamento suicida acaba por destacar o aspecto concreto da morte, trazendo dificuldade para a elaboração do símbolo da morte como uma possibilidade de fim e recomeço, de transformação.
- A ameaça suicida impacta o sistema familiar, resultando em possíveis transformações de aspectos relacionais vigentes ou, ao contrário, em paralisia e estagnação.
- O suicídio concretizado resulta em grandes ambiguidades afetivas, em sentimentos de culpa e vergonha, que podem conduzir o sistema familiar para o isolamento e dificultar a elaboração do luto.

A morte chega cedo,
Pois breve é a vida
O instante é o arremedo
De uma coisa perdida.

O amor foi começado,
O ideal não acabou,
E quem tenha alcançado
Não sabe o que alcançou.

E tudo isto a morte
Risca por não estar certo
No caderno da sorte
Que Deus deixou aberto.

(A morte chega cedo, Fernando Pessoa)

Este texto propõe-se a tecer algumas breves considerações sobre o impacto do suicídio sobre a dinâmica familiar.

Iniciamos pela irrefutável constatação de que todo viver é um contínuo caminhar em direção à morte. Essa observação óbvia e que pode ser motivo de tantos medos e fobias também pode, paradoxalmente, conduzir a uma vida mais atenta e criativa – a certeza da visitante indesejada é deixada de lado e a importância de cada tempo vivido é experimentada.

Quando nos deparamos com o suicídio, tema da presente obra, a questão da morte torna-se ainda mais complexa, já que deixa de ser indesejada e passa a ser um ato voluntário da própria vida. Sendo assim, o suicídio, a morte autoinfligida, é uma possibilidade humana que, aparentemente, faz muito pouco sentido, mas guarda significados profundos para quem realiza e para tantos outros indivíduos ligados àquele que realiza (ou tenta) o ato de interromper a própria vida.

Como exemplo dessa introdução, estudos estimam que cada morte por suicídio afete diretamente até 60 pessoas, incluindo a família nuclear e estendida, amigos e colegas[1]. Considerando que cerca de 800 mil pessoas cometem suicídio por ano no mundo, até quase 50 milhões de pessoas têm de lidar com o luto por suicídio anualmente[2]. Ainda nessa linha, uma revisão sistemática que avaliou o impacto na saúde mental e o risco de suicídio em pessoas enlutadas por esse motivo concluiu que há aumento de risco de morte por essa causa entre parceiros enlutados por suicídio, no risco de internação psiquiátrica entre pais e mães enlutados pelo suicídio dos filhos, no risco de suicídio entre mães enlutadas pelo mesmo motivo de filhos adultos e no risco de depressão entre filhos enlutados pelo suicídio de pai ou mãe[1].

Há evidências de herdabilidade do comportamento suicida a partir de estudos com gêmeos monozigóticos, dizigóticos, adotados, bem como de grupos familiares. As hipóteses para a herdabilidade suicida incluem fatores genéticos e componentes fenotípicos intermediários, como agressividade, impulsividade e transtornos psiquiátricos[3]. Também são observados nos estudos outros fatores significativos para a herdabilidade suicida, descritos como componentes familiares ambientais, dentre eles divórcio e separação (seja do próprio indivíduo com comportamento suicida ou dos seus pais); experiência de abuso na infância e adolescência; e a qualidade das interações familiares[4].

A partir do exposto, faremos nossas reflexões sobre o impacto familiar do suicídio, primeiramente considerando alguns sentidos encerrados na morte como um símbolo. Então, faremos algumas observações sobre o suicídio quando é experimentado pelo sistema familiar como uma ameaça e quando se torna um ato realizado.

MORTE E SÍMBOLO

Sob o ponto de vista da psicologia analítica, todo o material da vida psíquica pode ser lido sob um ponto de vista simbólico. Símbolo é uma palavra cuja etimologia significa "lançar junto" e traz consigo a ideia de que um ato, uma imagem, uma vivência podem guardar inúmeros outros significados que a consciência a princípio desconhece.

A morte também pode ser considerada sob essa perspectiva. Se por uma perspectiva literal a morte é o fim e ponto final, sob uma perspectiva simbólica é uma imagem carregada de grande carga afetiva, que significa destruição, desaparecimento, passagem, fim de um ciclo que se abre para outros. Ao longo do processo de desenvolvimento psíquico que Jung denominava processo de individuação, o símbolo da morte é revivido inúmeras vezes, os inúmeros encerramentos recorrentes, as destruições do que é velho e conformado e a abertura e busca do novo, de novas ocupações, de novas posturas, de novos relacionamentos[5].

Dentro do contexto familiar, a morte como símbolo determina o fim do sistema cristalizado de relações e a possibilidade de abertura para novos padrões de relacionamento, novas configurações e novas regras de relação entre os indivíduos.

Aqui é interessante observar nossa atual relação com a morte. Nos últimos séculos, houve um deslocamento da morte da casa para o hospital. Antes vivida como um ato público, com rituais de despedida de entes queridos no leito de morte, com ritos com o corpo do falecido, agora a morte é frequentemente vista como uma consequência da ineficiência médica, como um fato a ser evitado a todo custo e não mais como parte da vida[6]. À parte tantas distanásias decorrentes dessa nova postura, sob o ponto de vista psíquico a morte está cada vez mais à margem da consciência como um fato vital carregado de símbolo: relacionamo-nos cada vez mais com a morte concreta, afastando-nos da morte simbólica e da relevância dos seus significados.

Apesar das mudanças da relação da sociedade com o tema da morte, o suicídio permanece como um dos grandes tabus das sociedades ocidentais, suscitando repressões, punições e estigma. O comportamento suicida aumenta o impacto do símbolo da morte por condensar no mesmo indivíduo aquele que mata e aquele que morre. Essa reunião paradoxal potencializa o afeto despertado pelo ato suicida, também de forma paradoxal: a raiva em relação a quem mata e a pena em relação a quem morre. Dessa forma, especialmente em relação ao suicídio, a destruição da morte concreta ocupa tamanho espaço que ofusca os diversos significados guardados pela ameaça suicida ou pelo suicídio concretizado[7].

A MORTE ANUNCIADA

Há situações em que o suicídio é anunciado dentro da família. O anúncio pode ser explícito, como na verbalização da intenção ou nas tentativas frustradas. Nesses casos, para além do objetivo concreto da morte, é importante estar atento para os diversos significados do comportamento suicida.

As motivações intrafamiliares do comportamento suicida foram estudadas e teorizadas por alguns estudiosos, como John Bowlby, em sua Teoria do Apego[8]. O autor propõe dois motivos principais para o comportamento suicida infantil: a intenção de demonstrar a necessidade de atenção e cuidado ("pedido de socorro") e a intenção de punir uma figura de apego mais próxima, percebida como negligente, ou coagi-la a ser mais atenciosa. Cabe aqui uma ressalva de suma importância: o pedido de socorro ou atenção não invalida nem diminui a intenção suicida propriamente dita e essas teorias não devem ser usadas para embasar a interpretação vulgar de uma tentativa frustrada de suicídio, algo como "o paciente só queria mesmo chamar a atenção".

Do ponto de vista simbólico, no entanto, essa interpretação dialoga perfeitamente com o sentido da morte como um símbolo de transformação, como uma necessidade de transformação de uma dinâmica insatisfatória e insuficiente.

As ameaças explícitas de suicídio podem guardar outros significados. As relações de amor e poder são polaridades observáveis nas relações humanas íntimas: as ameaças explícitas de suicídio podem estar relacionadas com disputas de poder dentro das relações familiares e com necessidades de estabelecimento de controle.

Há ainda outras formas muito menos explícitas de ameaça suicida dentro das famílias: atitudes impulsivas e comportamentos parassuicidas. Nesses casos, a intenção suicida pode até mesmo ser negada, mas todo o sistema familiar vive a ameaça do fim da vida, de forma mais ou menos consciente.

A morte anunciada, como chamamos aqui a ameaça suicida, pode ser trabalhada junto ao sistema familiar para que os sentidos sejam revelados e as possíveis transformações ocorram.

No entanto, a ameaça suicida pode também resultar em um efeito indesejado: o medo muito compreensível da morte concreta pode levar à paralisação do sistema familiar e ao bloqueio da vivência psíquica da morte simbólica, da necessidade de transformação. Paradoxalmente, a morte (concreta) impede que a morte (simbólica) ocorra.

A MORTE REALIZADA

Sob o ponto de vista da teoria sistêmica, a família é um grupo de pessoas cujas interações ocorrem de determinadas formas que vão se estabelecendo com o tempo, chamadas de "regras" por essa teoria. As regras dentro de um sistema familiar são responsáveis pela homeostase, ou seja, pela estabilidade de como as interações ocorrem dentro do sistema (sejam essas interações "normais" ou "patológicas"). Dentro do sistema familiar também são observados diversos eventos vitais que tendem a alterar a estabilidade ou homeostase do sistema familiar – nascimentos, adolescência, saída dos filhos de casa, mortes etc. Alguns eventos são responsáveis por grandes alterações do sistema familiar, como, por exemplo, os divórcios e as mortes[9].

A morte produz uma grande alteração da homeostase do sistema familiar: traz aos sobreviventes o desafio de dar contorno ao acontecido e absorvê-lo em um novo equilíbrio, em um novo sistema de relação entre os indivíduos restantes.

A ambiguidade do suicídio, pela fusão do assassino e do assassinado, é uma experiência de morte muito mais traumática para o sistema familiar, cuja elaboração e assimilação tendem a ter algumas características mais específicas. Em geral, as famílias que perdem alguém por suicídio têm uma necessidade maior de identificar responsáveis e atribuir culpa, o que pode levar a uma atitude inquisitória consigo mesmo e com os demais membros da família. Trata-se se uma tentativa de dar sentido à morte, de compreender o motivo pelo qual o familiar suicida decidiu terminar com a própria vida.

Nesse processo investigatório, interações, antes triviais, são ressignificadas sob a luz da culpa pelo suicídio: sinais, antes não percebidos, saltam aos olhos; palavras, ditas e não ditas, adquirem o peso do eterno. No grupo familiar, a culpa pode ser expressa abertamente por meio de palavras ou comunicada de maneira secreta por meio da linguagem não verbal.

Como função psíquica, a culpa pode contribuir, sem dúvida dolorosamente, para que o grupo familiar elabore vivências coletivas sombrias e promova transformações. Por outro lado, as vivências de culpa também podem ceifar as possibilidades de transformação ou mesmo culminar na ruptura da coesão familiar e no afastamento entre os membros.

A capacidade de um grupo social de fornecer apoio é um fator determinante na trajetória de elaboração do luto[10]. Frequentemente, as famílias que tiveram um membro morto por suicídio optam por esconder a causa da morte. Esse comportamento revela a tremenda carga afetiva associada a esse evento familiar tão dramático – cuja elaboração exige um esforço incalculável dos membros restantes.

Sentimentos de vergonha são muito frequentes, reveladores de uma suposta incapacidade e insuficiência do indivíduo suicida e do seu sistema familiar.

Como resultado de tais sentimentos e comportamentos, o suicídio torna-se um assunto proibido, dificultando sua elaboração em grupo. O segredo, que supostamente protege o grupo do sentimento de vergonha da revelação da disfunção familiar, também pode unir o grupo familiar de maneira sombria ou mesmo disfuncional.

O suicídio concretizado pode ser trabalhado dentro do sistema familiar restante a partir da elaboração dos sentimentos ambíguos de raiva e tristeza, da elaboração dos sentimentos de culpa e vergonha a partir de possibilidades realistas de cuidado entre os membros da família e aceitação dos sentimentos de impotência e incompreensão daí decorrentes.

CONSIDERAÇÕES FINAIS

Seja como ameaça, seja como um ato concreto, o comportamento suicida compreende a ambiguidade do assassino e do assassinado no mesmo indivíduo. A complexidade dessa possibilidade humana impacta gravemente o sistema familiar. Por um lado, é possível que ocorram transformações no sistema familiar a partir da difícil e dolorosa elaboração dessa simbólica morte. Por outro lado, também é possível que as elaborações não ocorram e a morte concreta triunfe por meio de paralisias e estagnações.

REFERÊNCIAS BIBLIOGRÁFICAS

1. Pitman A, Osborn D, King M, Erlangsen A. Effects of suicide bereavement on mental health and suicide risk. Lancet Psychiatry. 2014;1:86-94.
2. World Health Organization (WHO). Suicide in the world: Global Health Estimates. 2019. Disponível em: https://www.who.int/publications/i/item/suicide-in-the-world.
3. Tidemalm D, Runeson B, Waern M, Frisell T, Carlstrom E, Lichtenstein P, Langstrom N. Familial clustering of suicide risk: a total population study of 11.4 million individuals. Psychological Medicine. 2011; 41:2527-34.
4. Brent DA, Melhem N. Familial transmission of suicidal behavior. Psychiatr Clin N Am. 2008;157-77.
5. Gadotti CM. Morte, um estranho paradoxo. Junguiana. 2011;29(2):61-67.
6. Hassano MS. Suicídio e criatividade: Imagens e experiências da morte na alma. Monografia apresentada à Sociedade Brasileira de Psicologia Analítica, São Paulo, 2018.
7. Hillman J. Suicídio e alma. 4.ed. Petrópolis: Vozes, 2011.
8. Bowlby J. Attachment and loss: loss, sadness and depression. 1.ed. Londres: The Tavistock Institute of Human Relations, 1980.
9. Carter B, McGoldrick M. As mudanças no ciclo de vida familiar: uma estrutura para a terapia familiar, 2.ed. Porto Alegre: Artmed, 1995.
10. Cerel J, Jordan JR, Duberstein PR. The impact of suicide on the family. Crisis. 2008;29(1):38-44.

15

Situações limites da intencionalidade suicida

Alan Campos Luciano
Mariana Luciano Afonso

PONTOS-CHAVE

- Os comportamentos de autodestrutividade podem levar ao suicídio indireto, "pouco a pouco" e a situações mais agudas, talvez por perda do controle, nas quais a autodestruição pode ser desproporcional às "doses homeopáticas" a que a pessoa estava habituada.
- Podemos pensar em um limiar muito tênue entre sequências de gestos autodestrutivos – indicando progressivo desinvestimento dos objetos e de si mesmo – e as tentativas de suicídio.
- Os relatos de atos de automutilação sem ideação suicida frequentemente remetem à intenção de aliviar tensões, culpa excessiva, raiva contida, ou outros sentimentos egodistônicos.

INTRODUÇÃO À INTENÇÃO E MOTIVAÇÃO SUICIDA

Suicídio é definido como o ato de ceifar a própria vida com a intenção de fazê-lo. Ao olhar superficialmente, o conceito parece claro e até intuitivo. Porém, se nos dedicarmos a pensar nas implicações de uma palavra utilizada para essa definição, teremos várias considerações a fazer em um campo muito menos claro e intuitivo. Trata-se da intenção. Faremos, então, algumas considerações sobre a intencionalidade suicida.

Podemos, inicialmente, dividir três implicações da intenção:

- Ela existe? O ato da pessoa em questão tem por finalidade ceifar a própria vida?
- O sujeito em questão tem acesso consciente à sua intencionalidade ao agir de determinada forma?
- Qual o valor ou sentimento que motiva a intenção de ceifar a própria vida? Qual o significado e a função desse gesto para o próprio sujeito? A literatura científica nos convoca a considerar alguns deles, como:
  - Alívio/fuga de sofrimento (dor física ou psíquica), negação da realidade que se apresenta por inconformação com o juízo que faz da sua autoimagem (or-

gulho), massacres íntimos (ressignificação da própria história), crimes passionais (ciúmes), *kamikazes* e ataques terroristas (sublimação ideológica, martírio), *seppuku/harakiri* (honra), atribuir a outro a responsabilidade pela própria morte (vingança).

No primeiro ponto levantado, podemos considerar os comportamentos de autodestrutividade. Estes podem levar ao suicídio indireto, ao "matar-se em doses homeopáticas, em parcelas, pouco a pouco". Porém, também podem levar a situações mais agudas, talvez por perda do controle, nas quais "a dose de autodestruição implantada" pode ser desproporcional às "doses homeopáticas" a que a pessoa estava habituada. Apossando-se até na analogia de doses utilizadas, estamos falando aqui das situações de morte advindas de overdoses de substâncias. Como podemos considerar tratar-se de um acidente ou de suicídio? Há, inclusive, relatos na literatura acadêmica de consideráveis índices de subnotificação de suicídio e tentativa de suicídio que são registrados nos serviços de saúde e/ou atestados de óbito como envenenamento acidental, afogamento, acidente automobilístico ou "morte de causa indeterminada"[1].

Há, ainda, as situações em que o sujeito, diante do desejo de morrer, mas sem conseguir se apropriar do desejo de ser ele o agente do ato de ceifar a própria vida, age de maneira a expor-se a situações de risco de morte. Por exemplo, a pessoa que, na dualidade do desejo de morrer e de não ser um suicida, atravessa a rua sem olhar para os lados, sem certificar-se de que não será atropelado, em uma perspectiva "se morrer, morreu". Nessa situação, de fato, a pessoa age em favor de ceifar a própria vida, porém não integra a consequência de sua ação à responsabilidade própria[2].

Já ao analisarmos o segundo ponto apresentado, sobre a consciência da própria intencionalidade suicida, podemos pensar em um limiar muito tênue entre sequências de gestos autodestrutivos – indicando progressivo desinvestimento dos objetos e de si mesmo – e as tentativas de suicídio. Pode-se pensar, ainda, na possibilidade de a tentativa de suicídio, muitas vezes, ser impulsionada por elementos psíquicos que escapem à capacidade de representação e atribuição de sentido por parte do sujeito. Trata-se de uma dor psíquica muito intensa, singular e enigmática. Nesse sentido, um direcionamento possível para o tratamento clínico seria buscar caminhar, junto ao sujeito, em direção ao deciframento do enigma. E buscar atribuição de sentido para aquilo que parece não ter sentido (e que ameaça a existência do sujeito): angústias, perdas, fracassos[3].

Podemos, ainda, questionar a função dos atos de automutilação sem ideação suicida. Nesses casos, os relatos frequentemente remetem à intenção de aliviar tensões, culpa excessiva, raiva contida, ou outros sentimentos egodistônicos[4]. Pode-se pensar, ainda, na tese do outro introjetado: na qual as ações agressivas autodirigidas podem ser interpretadas como tentativa de destruir o objeto internalizado de amor/ódio[4].

Uma técnica utilizada para auxiliar o entendimento dos suicídios consumados é a chamada "autópsia psicológica", que consiste em recolher dados sobre a vítima por meio de documentos médicos, produções de expressões em redes sociais e entrevistas com familiares e conhecidos, a fim de, com esses dados, conseguir obter uma compreensibilidade da perspectiva da vítima, que poderia ter colaborado para o desfecho que escolheu. Com base nisso, Knoll[5] propôs duas classificações baseadas na relação com a vítima e a motivação para o ato: uma para os fenômenos homicídios-suicídios e outra para os massacres em massa. Estas podem ser observadas nos Quadros 1 e 2, respectivamente. A finalidade de apresentar essa classificação não é tentar resumir ou encerrar as motivações possíveis, mas sim exemplificar algumas perspectivas possíveis.

QUADRO 1 **Sistema de classificação de homicídio-suicídio[5]**

Esquema de classificação: relacionamento + motivação
- Relação entre vítima e agressor (cônjuge, familiar etc.)
- Motivação do agressor (ciúme, altruísmo, vingança etc.)

Protótipos:

I. Íntimo – possessivo
Tipo mais comum, responsável por 50 a 75% de todos os homicídios suicidas. Envolve um homem na casa dos 30 ou 40 anos, recentemente afastado de sua parceira. Relacionamento frequentemente caracterizado por violência doméstica e várias separações e reuniões.

II. Íntimo – debilitado
O perpetrador geralmente é um homem idoso com problemas de saúde, um cônjuge doente ou ambos. A saúde debilitada em geral resulta em dificuldades financeiras. A depressão é frequente e o motivo pode envolver altruísmo ou desespero quanto ao futuro. Notas de suicídio são frequentemente deixadas e descrevem uma incapacidade de lidar com problemas de saúde, finanças e solidão.

III. Infanticida – suicida
Cerca de 40 a 60% dos pais e 16 a 29% das mães cometem suicídio imediatamente após assassinarem seus filhos. Os bebês, no entanto, têm maior probabilidade de serem mortos pela mãe. É improvável que uma mãe matando um recém-nascido cometa suicídio. Existem outros subtipos de filicídio-suicídio com base em motivos como psicose, altruísmo e vingança.

IV. Familicida – suicida
Envolve o homem idoso deprimido de uma família. Frequentemente, existem fatores precipitantes de estresse associados a problemas conjugais, financeiros ou relacionados ao trabalho. Ele pode ver sua ação como uma "libertação" altruísta de sua família de sofrimentos contínuos. Pode também suspeitar de infidelidade conjugal e estar fazendo mau uso de substâncias. Geralmente, há evidências de depressão ou cognições depressivas que distorcem o julgamento. Em alguns casos raros, o perpetrador pode começar com familicídio e então cometer assassinato em massa-suicídio.

V. Homicida extrafamiliar – suicida
Normalmente envolve um ex-funcionário insatisfeito, um estudante intimidado ou um solitário paranoico ressentido. Ele externaliza a culpa para os outros e se sente injustiçado de alguma forma. É muito provável que tenha depressão, bem como traços paranoicos e/ou narcisistas. Delírios persecutórios reais às vezes podem ser vistos. Outras variantes desse tipo incluem litigantes, pacientes ou clientes descontentes. Esse perpetrador costuma usar um poderoso arsenal de armas e não tem uma fuga planejada. O evento pode envolver um "suicídio de policial", no sentido de que ele força a polícia a matá-lo ou, de outra forma, se suicida antes que a polícia possa prendê-lo. Muitos casos de assassinato em massa-suicídio se enquadram nesse tipo e podem ser mais bem delineados usando o esquema do Quadro 2.

A seguir, faremos algumas breves considerações sobre peculiaridades envolvidas na motivação do ato de tirar a própria vida em algumas situações.

CONSIDERAÇÕES SOBRE A INTENCIONALIDADE NOS MASSACRES ÍNTIMOS E NOS CRIMES PASSIONAIS

Nos ataques terroristas e nos massacres íntimos, uma característica marcante é o alto grau de planejamento para que os eventos ocorram. Aqui o planejamento aparece com aspecto muito diferente, mas isso reflete algo a mais:

Nos massacres, o ato suicida vem como uma autoafirmação de potência e ressignificação da narrativa da própria história. O que via a sua própria história como oprimido, finaliza-a com um grande ato de potência e comunica-a a todos[6].

No crime passional, de modo geral, a falta de planejamento parece remeter ao teor da situação, além de ser tomado mais agudamen-

QUADRO 2 **Classificação de homicídio em massa**[5]

Esquema de classificação: relacionamento + motivação

- Relação ou vínculo entre as vítimas e o agressor (trabalho, escola, família, comunidade específica, pseudocomunidade etc.)

Protótipos:

I. Local de trabalho – ressentido
Ex-funcionário insatisfeito ou funcionário ressentido que está chateado com um supervisor, colega(s) ou algum aspecto do ambiente de trabalho. Ele externaliza a culpa para os outros e se sente injustiçado de alguma forma. É muito provável que tenha depressão, bem como traços paranoides e/ou narcisistas. Delírios persecutórios podem ocorrer.

II. Escola – ressentido
Aluno intimidado, insatisfeito ou socialmente alienado que é motivado por sentimentos de rejeição ou humilhação por parte dos colegas. É provável que haja depressão e/ou ameaças de suicídio antes do crime, e o perpetrador frequentemente comunica sua intenção a terceiros.

III. Comunidade específica – ressentido
Inclui clientes descontentes ou outras pessoas que guardam profundo ressentimento em relação a um grupo, cultura ou movimento político identificável.

IV. Pseudocomunidade – psicótico
Inclui indivíduos com delírios paranoicos ou persecutórios decorrentes de um transtorno psicótico. Eles têm como alvo um grupo que eles acreditam delirantemente que os está perseguindo. Psicoses paranoides e/ou fortes cognições paranoides são comuns.

V. Familiar – deprimido
Ver tipo familicida-suicida no Quadro 1. Esse tipo pode ser usado quando as vítimas familiares totalizam quatro ou mais. Se houver evidência de depressão psicótica, o evento pode ser classificado mais apropriadamente como familiar-psicótico.

VI. Indiscriminado – ressentido
Indivíduo geralmente raivoso, deprimido e frequentemente paranoico que libera sua raiva arbitrariamente em algum lugar público. O grupo de vítimas pode ser escolhido de forma aleatória ou com base na conveniência ou facilidade de acesso a um grande número de vítimas.

te e intenso do ponto de vista emocional, como uma impossibilidade de lidar com a frustração da ideia da fusão do próprio ego com a pessoa amada, não admitindo outras possibilidades de existência na impossibilidade desta. Daí parece haver certa compreensibilidade para o duplo crime: nota-se o objeto amado e mata-se a fonte (a si mesmo). Do mesmo modo que não consegue conceber vida sem a fusão egoica com o objeto amado (pessoa), mantém a coerência ao não admitir a existência de um sem o outro, também. No entanto, no tocante aos crimes passionais, faz-se importante considerar algumas particularidades ligadas às relações de gênero, sobre as quais refletimos a seguir[7].

CONSIDERAÇÕES SOBRE SUICÍDIO, CIÚMES E CRIMES PASSIONAIS

Nos casos de suicídio ligados a relações amorosas, há relatos de estudos que – sem desconsiderar as singularidades existentes em cada caso –, apontam para alguns conjuntos de características comuns. Cassorla[8] relata encontrar muitas vezes, entre as mulheres que tentam suicídio, um perfil de dependência emocional.

Nesse contexto interno de dependência emocional, de acordo com o autor, é comum que elas busquem, frequentemente em pessoas do sexo masculino, alguém que as guie e apoie. Quando esse tipo de apoio é encontrado em namorados ou maridos, a ameaça de perda – seja ela real ou imaginária – do objeto amado pode ter consequências devastadoras. Diante da separação ou ameaça de separação, pode ser despertada uma sensação insuportável de desamparo, como se o que estivesse em jogo fosse a iminência de perder uma parte de si mesmas.

Os atos e as tentativas de suicídio são, de modo geral, multicausais. Contudo, nas condições a que nos referimos aqui, há indícios de que usualmente vêm acompanhados de fantasias de reconquista; de agressão ao parceiro; de reencontro com pessoas mortas queridas; e de retorno a uma condição de segurança e amparo (tais como, na linguagem psicanalítica, poderiam ser representados pelo seio materno)[8].

Esse tipo de estruturação de personalidade, entre outros fatores psicológicos e socioculturais, pode estar relacionado a um menor grau de autonomia ao longo do desenvolvimento humano e da história de vida da pessoa. Essas mesmas características são também encontradas em muitos homens. A diferença central é que neles, tais características tendem a se converter em comportamentos heteroagressivos, o que elucidaria muitos dos chamados crimes passionais[8]. Sá e Werlang[9] apontam para um perfil semelhante em homens que cometeram feminicídio seguido de suicídio, em que:

> O ciúme exacerbado, com traços paranoides de um agressor frágil e dependente, ambivalente e agressivo, tem a autoafirmação e a dureza típicas de sujeitos machistas, sendo apenas uma "fachada" sob a qual se esconde uma pessoa débil, incapaz de enfrentar uma rejeição inesperada ou uma mudança radical de vida, o que a leva a cometer suicídio, após eliminar a extensão de si mesmo (p. 187)[9].

Pode-se refletir, assim, que aquilo que, nas relações amorosas, pode levar mulheres a condutas autoagressivas, em situações limite pode levar ao suicídio; nos homens, as construções socioculturais hegemônicas de masculinidade associada à violência propiciam que o ciúme e a possessividade manifestem-se também de forma violenta, o que, em situações limite, pode levar ao feminicídio ou ao feminicídio seguido de suicídio.

CONSIDERAÇÕES SOBRE OS SUICÍDIOS COLETIVOS (SUICÍDIOS EM MASSA)

O suicídio em massa pode ser definido como o suicídio simultâneo de todos os membros de um grupo social e está intimamente ligado à dimensão humana da existência, embora os contextos social e cultural possam variar. Podemos classificá-lo em: (a) autoinduzido, em que a motivação está relacionada a uma avaliação distorcida da realidade, sem que haja uma situação intolerável ou um risco real de morte; ou (b) heteroinduzido, típico de populações derrotadas e colonizadas que são obrigadas a escapar de uma realidade em que a dignidade humana não é reconhecida, e típica de comunidades com uma identidade histórica e cultural bem definida.

O caso mais famoso ocorreu em 18 de novembro de 1978, na Guiana, fazendo 912 vítimas, todos membros da seita religiosa norte-americana chamada Templo do Povo. O líder fundador desse grupo foi James Warren Jones. Após conflitos pessoais, Jones se mudou para a Guiana com parte de seus seguidores, para um lugar chamado Jonestown, onde o Templo do Povo conseguiu estabelecer uma comunidade agrícola na selva tropical. Lá, Jones teve sintomas delirantes paranoides e pronunciou o famoso discurso: "Talvez não sobrevivamos esta noite; não podemos suportar este assédio contínuo, os membros do Templo decidiram permanecer aqui reunidos até que a situação melhore, ou morrerão; esta é a maior decisão tomada na história." Ele ordenou que seus seguidores bebessem um coquetel contendo cianeto para protestar contra o racismo e o fascismo; as dramáticas fases da cerimônia, gravadas em cassete, testemunham a determinação de um grupo em deixar de existir[10].

Black[11] traz uma análise mais minuciosa do significado desses suicídios à luz da teoria sociológica de Durkheim sobre o suicídio, e propõe que os líderes e seguidores da comunidade de Jonestown teriam morrido por razões muito diferentes: os líderes por razões altruístas, enquanto os seguidores estariam mais sensibilizados por razões fatalistas.

O suicídio altruísta ocorre quando o coletivo suplanta a individualidade do sujeito, estes ficam completamente identificados e submetidos ao grupo ao qual pertencem, enxergando, então, diante de certas situações, a própria morte como um dever em favor do grupo, algo valorizado, um sacrifício heroico. Nesse tipo, a vida do indivíduo não é sua propriedade e seu objetivo de conduta emana de uma fonte externa ao ego e resultaria da individuação insuficiente ou rudimentar[12].

O suicídio fatal, por outro lado, ocorre em sociedades dominadas por regras inelutáveis e inflexíveis contra as quais o indivíduo não tem apelo. Em tais sociedades, o indivíduo conta pouco ou nada, e os objetivos de vida dele são bloqueados e as paixões, sufocadas por forças externas opressoras das quais não há alívio. Nessas sociedades, surge a desesperança individual e o resultado é o suicídio fatalista. A vida individual se torna tão insuportável que morrer parece mais doce do que viver[12].

CONSIDERAÇÕES SOBRE ALGUMAS FORMAS DE SUICÍDIO NA CULTURA ORIENTAL

O *seppuku*, mais conhecido como *harakiri* no ocidente, é o ritual de suicídio dos guerreiros samurais, executado por meio de esventramento, uma forma de execução com tortura que consiste em abrir o abdome da vítima e extrair seus órgãos internos (evisceração). Um aspecto importante é a necessidade de realizar movimentos complexos e lentos nessa técnica (um corte – *kiru* – horizontal na zona do abdome, abaixo do umbigo, da esquerda para a direita, outro corte puxando a lâmina para cima, e, por fim, um terceiro finaliza o ritual com a decapitação). Tal característica pode conferir uma certa sensação de controle da pessoa que a executa, uma vez que o ato não é súbito e ele precisa continuar os movimentos mesmo após já estar bastante ferido.

Esse ritual pode ter motivações na honra, ao morrer gloriosamente, rejeitando cair nas mãos dos seus inimigos, ou na culpa frente à desonra por um crime ou delito, funcionando como uma tentativa de redenção.

Podemos citar também o ritual *jigai*, que corresponde à contraparte feminina do *seppuku* (*harakiri*), porém, ao contrário deste, pode ser executado sem assistência. Consiste em cortar a veia jugular com uma faca (lâmina de 15 a 30 cm) ou com uma *kaiken* (lâmina de 15 cm). Antes de executar o ritual, as mulheres costumavam amarrar seus joelhos juntos para que seus corpos fossem encontrados em uma posição decorosa e sua honra fosse preservada[13].

Por fim, os já bem conhecidos *kamikazes* configuram um exemplo clássico de suicídio altruísta. Eles se matam porque estão totalmente submersos em seus respectivos grupos sociais. A morte em tal contexto torna-se uma obrigação, um dever. Essas mortes são consideradas sacrifícios heroicos para o grupo ou para um líder[12].

CONSIDERAÇÕES FINAIS

Procuramos levantar algumas nuances sobre a intencionalidade e motivação da pessoa que acaba por encerrar sua própria vida em alguns contextos diversos. Nos (sub)capítulos que se seguem, procura-se explorar as informações disponíveis e aprofundar nossas reflexões sobre os limites da intencionalidade suicida – a partir de considerações sobre o suicídio – em diferentes contextos – como um fenômeno eminentemente psicossocial.

REFERÊNCIAS BIBLIOGRÁFICAS

1. Botega NJ. Comportamento suicida: epidemiologia. Psicologia USP. 2014;25(3):231-6.
2. Herrmann F. O Gesto autodestrutivo. Rev Bras Psicanálise. 2019;53(4):25-47.
3. Macedo MMK. Dicifro-me ou me devoro: dor psíquica e autodestrutividade. Rev Bras Psicanálise. 2019;53(4):209-23.
4. Cedaro JJ, Nascimento JPG. Dor e Gozo: relatos de mulheres jovens sobre automutilações. Psicologia USP. 2013;24(2):203-23.
5. Knoll JL. Understanding homicide-suicide. Psychiatric Clinics. 2016;39(4):633-47.
6. Koury MGP, Katz J. Uma teoria dos massacres íntimos: passos para uma explicação causal. RBSE. 2017;16(46):23-42.
7. Rosenbaum M. The role of depression in couples involved in murder-suicide and homicide. Am J Psychiatry. 1990;147(8):1036-9.
8. Cassorla R. Suicídio. Fatores inconscientes e aspectos socioculturais: uma introdução. São Paulo: Blucher, 2017.
9. Sá SD, Werlang BSG. Homicídio seguido de suicídio na cidade de Porto Alegre. Estudos de Psicologia, Campinas. 2007;24(2):181-9.
10. Mancinelli I, Comparelli A, Girardi P, Tatarelli R. Mass suicide: historical and psychodynamic considerations. Suicide Life Threat Behav. 2002;32(1):91-100.
11. Black A Jr. Jonestown – two faces of suicide: a Durkheimian analysis. Suicide Life Threat Behav. 1990; 20(4):285-306.
12. Durkheim E. Suicide. New York: Free Press, 1951 (trabalho original publicado em 1897).
13. Maiese A, Gitto L, dell' Aquila M, Bolino G. A peculiar case of suicide enacted through the ancient japanese ritual of jigai. Am J Forensic Med Pathol. 2014;35(1):8-10.
14. Bargen DG. Suicidal honor: General Nogi and the writings of Mori Ōgai and Natsume Sōseki. Honolulu: University of Hawaii Press, 2006.
15. Cassorla R, Smeke EL. Autodestruição humana. Cadernos de Saúde Pública.1994;10:S61-73.
16. Cassorla R. Suicídio: em busca do objeto idealizado. Rev BrasPsicanálise. 2019;53(4):49-65.
17. Flaskerud JH. Suicide culture. Issues Ment Health Nurs. 2014;35(5):403-5.
18. Moore R. The stigmatized deaths in Jonestown: finding a locus for grief. Death Stud. 2011;35(1):42-58.

15.1

Suicídio e mortes violentas: subnotificação

Lais Pereira

PONTOS-CHAVE

- Os dados sobre suicídio atualmente disponíveis caracterizam-se por sub-registros e frequentes erros de classificação (alocação de tais mortes dentro de outras causas externas). Dessa forma, a subestimação é uma realidade quando tratamos dos óbitos autoinfligidos e, a fim de evitar erros analíticos e estratégicos, deve ser considerada em estudos e políticas públicas sobre o tema.
- Os suicídios costumam esconder-se dentro de outras categorias: mortes por causa mal definida ou indeterminada; eventos de intencionalidade indeterminada; mortes acidentais. Altas taxas destas são indicativos de suicídios potencialmente subestimados. Tais erros de classificação não costumam ser aleatórios, mas, sim, responsivos a: fatores socioculturais como estigma e baixa aceitabilidade ao suicídio por questões religiosas (como em países islâmicos ou católicos ortodoxos); fatores legais (suicídio como ilegal e sem direito a indenizações securitárias); fatores técnicos (baixa disponibilidade de médicos e/ou acesso a exames necroscópicos, critérios mal definidos para determinação de morte autoinfligida, entre outros).
- O grau de subestimação dos suicídios é de difícil determinação e não há consenso no meio científico, o que se deve, em grande parte, às variações entre as regiões estudadas. Sabe-se, no entanto, que a situação é mais grave em países menos desenvolvidos, com registros mais pobres e inconsistentes. Os países com melhor qualidade de informação – em geral, os mais ricos –, consequentemente, servem de parâmetro para estudos de comparação, projeção e prevenção. O Brasil, apesar de considerado pela OMS como fornecedor de dados de boa qualidade, apresenta diversas inconsistências inter-regionais, significativa subnotificação e altas taxas de mortes indeterminadas, o que nos faz lançar olhar crítico sobre as informações vitais brasileiras.

QUALIDADE DOS DADOS SOBRE SUICÍDIO: UM PROBLEMA GLOBAL

O registro e a classificação das mortes e suas causas são, no geral, deficitários e permeados por inconsistências quando analisados globalmente. Isso se deve, em grande parte, às disparidades entre as nações e às insuficientes condições para coleta e processamento dos dados. Quando passamos ao recorte específico do suicídio, esse quadro se agrava[1,2].

Em 2016, dos 183 países que compunham a OMS, cerca de 80, apenas, forneciam dados suficientemente confiáveis (considerados de média ou alta qualidade) para estimar diretamente as taxas de suicídio. As taxas das nações restantes seriam baseadas tão somente em modelos estatísticos. Constatação alarmante, já que nestas últimas estariam 60% de todos os suicídios.[2]

Como esperado, o problema com a qualidade das informações sobre mortalidade e suicídio seria maior nos países menos desenvolvidos, os quais concentram 79% dos suicídios mundiais. No último boletim da OMS a respeito do suicídio, de 2014, as 39 nações desenvolvidas com informações sobre mortalidade de boa qualidade contabilizavam 95% dos suicídios ocorridos nos países ricos. Por outro lado, os suicídios nas 21 nações de baixa ou média renda que dispunham de informações confiáveis representavam apenas 8% de todos os suicídios estimados para os países menos desenvolvidos[1].

Isso não exime as nações mais desenvolvidas de fragilidades em seus registros[3]. Quando colocados sob escrutínio, esses dados revelam, habitualmente, tendências ao erro na classificação das causas de mortalidade, sobretudo em casos limítrofes (nos quais a intencionalidade não é clara).

Por serem considerados os dados de maior qualidade, os registros provenientes desses países são corriqueiramente tomados como parâmetros para estudos. Destarte, além de grande subestimação, é possível que estejamos promovendo análises incompletas e substanciais erros estratégicos em nossas políticas de prevenção.

Determinar o grau de subestimação das taxas de suicídio ainda é uma tarefa desafiadora e não há, até o momento, consenso sobre a magnitude desse fenômeno. A maioria dos estudos atuais parte do pressuposto de que os números disponíveis estão abaixo dos reais e, portanto, devem ter seus parâmetros corrigidos; caso contrário, alguns autores chegam a contraindicar o uso de dados oficiais para basear estudos ou políticas públicas[4]. No entanto, estima-se que mesmo após os devidos ajustes, ainda restaria uma minimização importante. Segundo Bakst, avalia-se grosseiramente que as taxas atuais estejam subestimadas entre 10% – em países com os melhores registros, como Áustria e Hungria – e 70% – em países como Taiwan e Polônia[5].

SUICÍDIOS E SEUS "ESCONDERIJOS"

Eventos com intenção indeterminada (contemplados na CID-10 nas categorias de Y-10 a Y-34) incluem a maior porção dos casos de suicídio mal classificados[7]. Essa categoria diferencia-se das mortes por causas mal definidas ou desconhecidas (CID-10: R-96 a R-99) – outra categoria frequente entre as mortes autoinfligidas – por ter a etiologia do óbito especificada (envenenamento, enforcamento, queda, trauma automobilístico, entre outros), apesar de não ser possível estabelecer a intencionalidade do indivíduo além da dúvida razoável, critério necessário para definição de suicídio nos manuais forenses[6]. Um importante sinal de alerta para dúvida sobre a qualidade dos dados de suicídio de determinada nação é a constatação de altas taxas de mortalidade por causas mal definidas ou por intenção indeterminada[7]. Outro esconderijo para um suicídio encontra-se dentro da categoria das mortes acidentais (CID-10: V-01 a X-59, principalmente, W65-74 e X40-X49)[1,7]. Observando por vinte anos (de 1992 a 2011) as taxas de suicídio da Coreia do Sul, a qual passou por um grande esforço pela melhora no registro de seus dados de mortalidade, notamos um importante aumento nas taxas de óbito autoinfligido concomitante à significativa redução nas taxas de mortes acidentais. Estima-se que 43% do aumento no registro de suicídios seriam atribuídos à redução da classificação dos óbitos como acidentais.[8]

Erros de classificação nas causas de óbitos, com conseguinte subnotificação de suicídios, não costumam ser aleatórios. Algumas situações contribuem para esse fenômeno, das quais trataremos a seguir.

Aspectos culturais

Em diferentes regiões do mundo, o suicídio tem baixíssima aceitabilidade por razões culturais e/ou religiosas, de forma a se desencorajar ou deliberadamente evitar a notificação e classificação de um óbito como suicídio. Nessas localidades, aos familiares de quem se matou resta uma herança de vergonha e estigma; não raro, sendo-lhes rejeitados os ritos fúnebres tradicionais para o falecido como, também, a própria vida em comunidade (parentes de suicidas em países como Índia e Malásia podem ter dificuldades até para encontrar parceiros e se casar)[9].

Isso explica as baixíssimas taxas de suicídio em países islâmicos, situação bem ilustrada em recente estudo de Pritchard et al. que comparou dados de Itália, Portugal, Grécia e Irlanda – países de forte tradição religiosa – e países islâmicos: para os primeiros, encontrou-se uma taxa de 66 suicídios por milhão (número modesto em relação a outros países ocidentais), enquanto para países do Oriente Médio e Norte da África, esta era de seis suicídios por milhão[10].

Aspectos legais

Em algumas nações, o suicídio ainda é considerado ilegal e tentativas são passíveis de punição (incluindo encarceramento)[11]. Apesar da inexistência de evidências que relacionem a descriminalização do suicídio ao aumento de sua incidência, é intuitivo que tal desimpedimento promova um incremento nos registros dessa causa de óbito[11,12].

Assim ocorreu na Irlanda, cuja descriminalização do suicídio em 1993 promoveu significativa redução na contabilização de óbitos por causas indeterminadas desde então[12]. Fenômeno semelhante espera-se observar na Índia, que passou por descriminalização em 2017[7].

Em outras nações, apesar de o suicídio não ser considerado ilegal, as mortes voluntárias representam uma perda do direito ao recebimento de indenizações pelos seguros de vida, sendo esse mais um incentivo a vereditos por outras causas de morte.[7]

Aspectos técnicos

Um ponto problemático a se considerar está na qualidade dos dados gerais de mortalidade. Estes influenciados por condições relacionadas ao registro de eventos e integração das informações, e pela falta de capacitação dos profissionais para o preenchimento de notificações e declarações de óbito. Formulários preenchidos de maneira incompleta, ou mesmo displicente, têm potencial para produção de grandes deformações quando pensados a nível populacional.

Um exemplo da importância que quesitos simples como codificação produzem é o impacto da transição entre os sistemas CID-9 e CID-10 sobre os dados de suicídio na Itália e na Noruega. Alterações significativas nas taxas de algumas causas de mortalidade representaram uma quebra temporal na possibilidade de analisar a evolução das tendências suicidas nesses países[13].

Outro ponto está na deficiência de uma padronização de critérios para definição de suicídio quando as circunstâncias não induzem claramente a tal conclusão. Definir a intencionalidade frente a métodos letais, como intoxicação por substâncias psicoativas ou afogamento, na ausência de evidências, como uma carta suicida, por exemplo, pode representar uma tarefa muitas vezes desafiadora para o médico perito. Frente à dúvida, comumente, opta-se por descrever a *causa mortis* como outra que não a autoinfligida, de forma a poupar a família de estigma, sanções religiosas e desdobramentos legais aqui já referidos[6,7,14].

Se a definição de um suicídio por um médico legista treinado já apresenta suas dificuldades, imaginemos as barreiras, então, quando necrópsias são indisponíveis. A incidência de exames necroscópicos afeta a validade dos dados sobre suicídio à medida que menores taxas de submissão à necrópsia envolvem menores taxas de suicídio e mais erros de classificação.[15] Um agravante a essa situação é a indisponibilidade não somente de laudos necroscópicos, mas também de médicos que classifiquem o óbito; em muitas regiões onde esses profissionais não são acessíveis, a própria força policial fica encarregada da definição do suicídio.

Tais condições explicam a opção de alguns países, caso do Reino Unido[14], pela contabilização conjunta de mortes voluntárias e mortes por intenção indeterminada quando estabelecem suas metas para redução de suicídio.

ERROS DE CLASSIFICAÇÃO E VIESES

Evidências demonstram que o método é fator discriminante para a definição do óbito como suicídio ou por causa indeterminada[5,16]. Métodos "mais ativos" – os quais incluem enforcamento, disparo de armas de fogo, defenestração, entre outros – tendem a ser mais frequentemente classificados como suicídios do que métodos "menos ativos", como envenenamento e afogamento[5,16].

Isso pode desdobrar, também, em importantes diferenças nos registros de dados de suicídio entre os gêneros e as faixas etárias. Armas de fogo e enforcamento são mais comumente eleitos por indivíduos do sexo masculino, enquanto, entre mulheres, é mais frequente o envenenamento como método letal. Indivíduos mais jovens, por outro lado, tendem aos métodos mais violentos quando comparados a idosos.

Em relação aos idosos, outra constatação importante é a de que a submissão a necrópsias nessa faixa etária é menor do que nos indivíduos mais jovens, pela tendência a assumir a maior prevalência de mortes naturais nesse grupo. Como visto anteriormente, menor incidência de necrópsias leva a menor constatação de suicídios[7,15].

Tal conjectura propicia uma armadilha: mulheres e idosos têm maior chance de terem suas mortes erroneamente classificadas e seus suicídios subnotificados.[5,16] Percebamos o impacto dessas considerações ao reavaliar uma significância do sexo feminino como fator protetivo e da velhice como fator de risco ou ao examinar nossas políticas de prevenção específicas.

A SITUAÇÃO BRASILEIRA

A OMS classifica os dados brasileiros sobre suicídio como sendo de boa qualidade[1]. Entretanto, algumas inconsistências ficam evidentes quando observamos tais informações cuidadosamente.

O Brasil apresenta uma taxa de suicídio considerada baixa (6,5/100 mil habitantes – sem correção por sexo e faixa etária) em comparação com a média mundial (10,5/100 mil habitantes); no entanto, coloca-se entre os dez países com maior número de suicídios anualmente[17].

Estudo prévio de Pritchard demonstra que, na América Latina – estando o cenário brasileiro concordante –, encontramos taxas de mortalidade específica por causas indeterminadas (que englobam as mortes de intenção indeterminada, por causas mal definidas ou desconhecidas e acidentais) significativamente maiores do que por suicídios. Quando comparamos a razão suicídios/mortes indeterminadas no Brasil e em países desenvolvidos, encontramos uma disparidade notável; o que aponta deficiência brasileira em especificar importante parcela dentro dessas mortes indeterminadas[18].

O sub-registro de óbitos vem decaindo no Brasil ao longo dos anos[19], porém a ocorrência de subnotificação e má classificação de suicídios mantém-se em taxas de difícil precisão. Pela pobreza de estudos, o grau de subestimação dos suicídios ainda é uma incógnita e, provavelmente, varia de acordo com a região estudada, seu grau de urbanização e comprometimento no registro de informações. Um aprimoramento na qualidade das informações vitais brasileiras (via: facilitação e menor burocratização no processo de notificação, estendendo a sua responsabilidade à toda equipe assistencial, e não somente ao médico ou ao enfermeiro; adequado treinamento para preenchimento de declarações de óbito; integração entre bases de dados, entre outras medidas) urge, visto o escalonamento nos coeficientes de suicídio nacionais, os quais podem estar escondendo um problema ainda mais grave.

É imprescindível, para um adequado entendimento da situação brasileira, que levemos em conta as diferenças socioeconômicas e culturais próprias a cada micro e macrorregião desse país-mosaico. Em um país estruturalmente marcado por abissais desigualdades econômicas, particular diversidade étnico-religiosa e tão variadas condições socioambientais, dados estatísticos resumidos e homogeneizados representam uma armadilha. Voltemo-nos à situação peculiar de algumas localidades brasileiras que abrigam populações específicas, caso de comunidades indígenas da região amazônica e camponeses no interior do Rio Grande do Sul, cujas taxas de suicídio aproximam-se das de países escandinavos, chegando a 15-30/100 mil ao ano. Número muito distante da média nacional que ilustra como a análise crítica, relativa e regionalizada é imprescindível em um país de dimensões continentais e composições tão contraditórias como o Brasil[20].

REFERÊNCIAS BIBLIOGRÁFICAS

1. World Health Organization. Preventing suicide: a global imperative. 2014. Disponível em: https://apps.who.int/iris/handle/10665/131056.
2. World Health Organization. Quality of suicide mortality data. 2016. Disponível em: https://www.who.int/mental_health/suicide-prevention/mortality_data_quality/en/.
3. Rockett IRH, Thomas BM. Reliability and sensitivity of suicide certification in higher-income countries. Suicide and Life-Threatening Behavior. 1999;29: 141-9.
4. Phillips DP, Ruth TE. Adequacy of official suicide statistics for scientific research and public policy. Suicide Life Threat Behav. 1993;23(4):307-19.
5. Bakst SS, Braun T, Zucker I, Amitai Z, Shohat T. The accuracy of suicide statistics: are true suicide deaths misclassified?. Soc Psychiatry Psychiatr Epidemiol. 2016;51:115-23.
6. Linsley K, Schapira K, Kelly T. Open verdict v. suicide: importance to research. Br J Psychiatry. 2001; 178(5):465-468.
7. Snowdon J, Choi NG. Undercounting of suicides: where suicide data lie hidden. Glob Public Health. 2020;1-8.
8. Chan CH, Caine ED, Chang SS, Lee WJ, Cha ES, Yip PS. The impact of improving suicide death classification in South Korea: a comparison with Japan and Hong Kong. PLoS One. 2015;20:10(5).
9. Pirkis J, Hương TT, Yip P, Seneviratne R, Hendin H. Socio-economic, cultural and religious factors affecting suicide prevention in Asia. 2008.
10. Pritchard C, Iqbal W, Dray R. Undetermined and accidental mortality rates as possible sources of underreported suicides: population-based study com-

paring Islamic countries and traditionally religious Western countries. B J Psych Open. 2020;6(4):e56.

11. Mishara BL, Weisstub DN. The legal status of suicide: a global review. Int J Law Psychiatry. 2016;44:54-74.
12. Osman M, Parnell AC, Haley C. "Suicide shall cease to be a crime": suicide and undetermined death trends 1970-2000 before and after the decriminalization of suicide in Ireland 1993. Irish J Med Science. 2017;186(1):201-5.
13. Gjertsen F, Bruzzone S, Vollrath ME, Pace M, Ekeberg O. Comparing ICD-9 and ICD-10: the impact on intentional and unintentional injury mortality statistics in Italy and Norway. Injury. 2013;44(1):132-8.
14. Cooper PN, Milroy CM. The coroner's system and under-reporting of suicide. Med Sci Law. 1995; 35(4):319-26.
15. Kapusta ND, Tran US, Rockett IR, De Leo D, Naylor CP, Niederkrotenthaler T, et al. Declining autopsy rates and suicide misclassification: a cross-national analysis of 35 countries. Arch Gen Psychiatry. 2011; 68(10):1050-7.
16. Platt S, Backett S, Kreitman N. Social construction or causal ascription: Distinguishing suicide from undetermined deaths. Soc Psychiatry Psychiatr Epidemiol. 1988;23:217-21.
17. World Health Organization. World health statistics data. Suicide estimates. 2019. Disponível em: https://www.who.int/mental_health/prevention/suicide/estimates/en/.
18. Pritchard C, Hean S. Suicide and undetermined deaths among youths and young adults in Latin America: comparison with the 10 major developed countries: a source of hidden suicides? Crisis. 2008;29(3):145-53.
19. Soares Filho, Adauto Martins, Cortez-Escalante, Juan José, França Elisabeth. Revisão dos métodos de correção de óbitos e dimensões de qualidade da causa básica por acidentes e violências no Brasil. Ciência & Saúde Coletiva. 2016;21(12):3803-18.
20. Botega NJ. Comportamento suicida: epidemiologia. Psicologia USP. 2014;25(3):231-6.

15.2

Suicídio ou overdose?

Hercilio Pereira de Oliveira Junior
Fabio Carezzato
Andre Malbergier

PONTOS-CHAVE

- A ocorrência de complicações não intencionais, incluindo a morte, associadas ao uso de substâncias psicoativas constitui um grave problema de saúde pública nos países ocidentais, sendo relacionada a mais de 100 mil mortes todos os anos.
- Existe uma grande dificuldade em diferenciar overdoses intencionais, classificadas muitas vezes como tentativas de suicídio, e overdoses acidentais. Porém, existem características mais comuns em cada uma que podem ajudar a diferenciá-las.
- A abordagem para overdoses classificadas como acidentais é focada em medidas de proteção de nova overdose e cuidado em relação ao uso de substância. No caso de overdoses intencionais, o foco deve ser o rastreio e o cuidado das comorbidades psiquiátricas e a prevenção de suicídio.

INTRODUÇÃO

Há uma clara associação entre o uso de substâncias psicoativas lícitas e ilícitas e a ocorrência de mortes em todo o mundo. Segundo dados da Organização Mundial da Saúde, o uso de álcool e tabaco contribui de modo direto ou indireto com cerca de 3 e 8 milhões de mortes, respectivamente, a cada ano em todo o mundo[1,2]. O uso de drogas ilícitas também é associado à perda significativa de anos de vida com importante impacto na população de adultos jovens. Entre as drogas ilícitas, o consumo de opioides ocasionou, no ano de 2018, cerca de 66% das mortes diretamente atribuíveis ao uso de drogas[3]. O estudo da associação entre o consumo de drogas psicoativas e o aumento do risco de morte constitui uma tarefa complexa, pois diversos contextos relacionados ao consumo podem ter como resultado a morte do indivíduo que as usa.

A fim de aprofundar a compreensão do tema, consideremos exemplos de duas situações clínicas distintas: (1) Um indivíduo com transtorno por uso de opioides inicia um determinado tratamento e consegue ficar sem utilizar essa classe de substâncias por diversos meses. Ele apresenta uma recaída e, logo no primeiro dia, utiliza as mesmas doses que fazia uso antes de iniciar o período de abstinência. Nesse dia, ele evolui com sintomas de intoxicação severa, complicações e morte. Nesse caso, haveria poucas dúvidas que a causa provável de morte foi overdose por opioides. Agora um outro exemplo: (2) Um indivíduo com depressão grave já em tratamento com medicações evolui sem melhora de sintomas. A certo momento, já sem esperanças de recuperação, ele escreve uma carta de despedida, espera que seus familiares saiam de casa, reúne todas as suas medicações, dentre elas benzodiazepínicos e antidepressivos e as ingere juntamente com bebidas alcoólicas. Evolui com rebaixamento do nível de consciência, coma e morte. Nesse caso, também não haveria dúvidas sobre assinalar a causa de morte como suicídio.

Nos dois exemplos descritos, temos a utilização de substâncias com potencial de abuso e dependência levando os indivíduos à morte. No entanto, qual aspecto diferencia as duas situações? O aspecto fundamental é a intenção. Segundo o dicionário Houaiss, intenção é um substantivo que significa aquilo que se pretende fazer, propósito, plano ou ideia. Uma das grandes dificuldades ao estudarmos esse tema é justamente atribuir intencionalidade na realização de um ato potencialmente suicida quando um indivíduo consome determinada droga. Nem sempre os contextos clínicos ficam claros como descrito nos exemplos. Dessa maneira, existe uma inevitável superposição de mortes associadas ao uso de drogas que ocorreram de modo não intencional, overdoses acidentais (ODA) e tentativas ou mortes associadas ao uso de drogas que ocorreram de modo intencional, overdoses intencionais (ODI). Assim, quando estudamos dados de prevalência de overdose por drogas com desfecho letal e suicídio, tendo como meio a intoxicação por uso de substâncias, poderemos lidar com imprecisões, pois a decisão de compreender o ocorrido será realizada no contexto de estresse de um serviço de emergência ou na verificação da causa do óbito. A limitação inerente é de que a morte não permitirá investigar de modo mais aprofundado a intenção, e diversos outros fatores podem influenciar a decisão, como o estigma existente tanto em relação ao uso de drogas psicoativas como ao suicídio.

Suicídio ou overdose? A única resposta possível para estudar esse tema complexo seria considerar com maior detalhamento cada um dos dois conceitos em termos de sua caracterização, prevalência, substâncias mais comumente associadas, seus mecanismos de ação, contextos clínicos mais relacionados, fatores de risco e fatores de proteção. Apesar da ocorrência difusa do fenômeno em diferentes países e culturas, existem características particulares entre cada um deles de acordo com fatores como disponibilidade e acesso a determinadas substâncias e serviços de saúde.

MORTES POR OVERDOSE

Segundo o Institute for Health Metrics and Evaluation (IHME), no ano de 2019 foram estimadas 296 mil de mortes por overdose (OD) no mundo, sendo 10.831 mortes por essa causa no Brasil[4]. Tais mortes apresentam um desafio para a formulação de políticas públicas, pois, apesar de terem uma causa evitável, existe uma dificuldade em discernir quais dessas mortes foram acidentais e quais podem ser classificadas como suicídio. Com o aumento significativo de mortes por overdose de opioides e epidemia de transtornos relacionados ao uso de opiáceos no Estados Unidos, questões relacionadas a essa situação têm estado em evidência. O número de mortes por overdose e suicídio neste país passou de 41 mil nos anos 2000 para 110 mil em 2017, e estima-se que nesse mesmo período as mortes não intencionais por overdose de opioides passaram de 2,20 para cada 100 mil habitantes para 13,21 para cada 100 mil habitantes[5,6].

A ocorrência de complicações não intencionais, incluindo a morte, associadas ao uso de substâncias psicoativas constitui um grave problema de saúde pública nos países ocidentais, sendo relacionada a mais de 100 mil mortes todos os anos[7]. Em todo o mundo, estudos apontam que cerca de 73% dos usuários de drogas já presenciaram uma situação de overdose e 47% já sofreram pelo menos um episódio de OD não fatal[8]. O fenômeno também é comum em populações específicas, como adolescentes[9] e mulheres[10]. Embora as complicações do uso de drogas que cursam com morte sejam associadas frequentemente a um cenário de uso de múltiplas substâncias, particularmente nos últimos anos houve aumento importante no número de mortes por OD de drogas no contexto da associação do uso de opioides, álcool, estimulantes e benzodiazepínicos. A associação entre substâncias potencializa os riscos em razão de mecanismos que incluem interações farmacológicas e comprometimento da capacidade de julgamento e tomadas de decisões dos usuários.

Os opioides constituem uma classe de substâncias cuja utilização fora do contexto de tratamentos médicos pode trazer extremo risco. Estima-se que cerca de 70% das mortes por overdose de drogas possam ser atribuídas ao uso dessas substâncias[11]. Particularmente, na América do Norte, os últimos anos foram marcados por um pico de incidência de mortes por OD de opioides. Entre 1999 e 2018, o número de mortes aumentou de 0,3 para 9,9 por 100 mil pessoas nos Estados Unidos[12]. Esse aumento significativo parece estar associado ao crescimento da utilização de opioides sintéticos, como o fentanil e o tramadol. O mecanismo de ação dos opioides no sistema nervoso central (SNC), associado a complicações e possível evolução à morte por OD, inclui a ligação dos compostos dessa classe a receptores opioides no sistema nervoso central denominados mu e delta. A ativação desses receptores produz importante atividade inibitória do SNC e desequilíbrio dos neurotransmissores GABA e glutamato, tendo como via final a depressão da atividade respiratória e morte. Esse mecanismo preferencialmente inibitório explica por que o consumo conjunto de álcool e benzodiazepínicos pode aumentar significativamente a mortalidade entre usuários de opioides que cursam com OD[13]. A OD por opioides é caracterizada clinicamente por uma tríade: pupilas puntiformes, rebaixamento do nível de consciência e depressão respiratória. Frequências respiratórias abaixo de 10 incursões por minuto já sinalizam a necessidade de medidas de suporte ventilatório que podem ser mais ou menos invasivas e a possível utilização do naloxone, que constitui um antagonista opioide com potencial de rapidamente reverter os efeitos da intoxicação por essa classe de substâncias[14].

O consumo de álcool também é relacionado à ocorrência de morte em diferentes contextos. Excluindo-se para os fins deste capítulo, as complicações crônicas do consumo do álcool como maior predisposição às doenças hepáticas, pancreáticas, cardiovasculares e neoplasias, temos o consumo do álcool como fator de risco para morte em termos da exposição do indivíduo a doses excessivas, que podem ocasionar risco em razão do comprometimento de funções psíquicas, como capacidade de julgamento ou controle de impulsos, e físicas, como comprometimento da percepção e pior desempenho de funções motoras. Estima-se que, no conjunto de mortes atribuíveis ao álcool, aproximadamente dois terços sejam relacionadas a doenças crônicas e um terço à intoxicação e exposição a fatores de risco[15]. Apesar da proporção menor de mortes, a intoxicação e os acidentes atribuíveis ao álcool causam grande impacto, pois acometem preferencialmente indivíduos mais jovens. Na faixa etária de 15 a 49 anos, o consumo de álcool pode ser relacionado a 10% de todas as mortes e, a despeito de publicações que defendem níveis seguros de consumo, o único padrão isento de risco é o não consumo de álcool[16].

A intoxicação pelo álcool, particularmente no padrão de beber pesado (cinco ou mais doses para homens e quatro ou mais doses para mulheres em um intervalo de duas horas), produz efeitos progressivos de acordo com o aumento da concentração plasmática. O quadro clínico é caracterizado por alterações de julgamento e controle, perda de coordenação motora, dificuldades na articulação da fala, vômitos, estupor, coma (redução do nível de consciência) e morte. Fatores como a quantidade e a concentração alcoólica das bebidas consumidas e características do usuário, como condição prévia de saúde e capacidade de metabolização, podem desempenhar um papel importante.

As substâncias pertencentes ao grupo dos estimulantes também são frequentemente associadas a overdoses. Nos últimos anos, há registros de aumento no número de mortes por overdose de cocaína nos Estados Unidos. Os registros de morte cresceram 27% a cada ano entre 2013 e 2018[17]. A explicação para esse aumento acentuado pode ser a associação comum entre o uso da cocaína e o de outras substâncias, como por exemplo os opioides. Esses dados são relevantes, pois o país possui altas prevalências de transtorno por uso da cocaína. No Brasil, dados de estudos com indivíduos com transtorno por uso da cocaína, com predominância de utilização de crack, apontam alta mortalidade, sendo que as mortes por OD responderiam por cerca de 10% do total de óbitos[18]. Essa proporção projetada sobre o aumento de uso da droga reportado nos últimos anos pode ter produzido impacto significativo sobre aumento do número de mortes. Alguns fatores, como etnia afrodescendente e presença de sintomas depressivos, foram associados a maior risco[19].

O mecanismo envolvido na toxicidade e complicações decorrentes do uso da cocaína envolve fatores como a dose consumida, a via de administração, a ligação da cocaína a proteínas plasmáticas e a capacidade de metabolização. A cocaína disponível no plasma não ligada a proteínas interage com transportadores de neurotransmissores, receptores, canais iônicos voltagem-dependentes e enzimas[20]. Doses maiores consumidas de droga fumada ou injetada representam maior risco, e os fenômenos clínicos mais descritos entre indivíduos intoxicados em emergência com risco de morte incluem arritmias cardíacas, infarto do miocárdio, convulsões e choque cardiovascular.

SUICÍDIO

A realização de um ato intencional para interrupção da própria vida por meio da utilização de drogas em doses excessivas configura um fenômeno de natureza complexa, cujo desfecho de letalidade pode ser influenciado por múltiplas variáveis, como tipo de substância ingerida, presença de mecanismos de tolerância a essa determinada substância, associação com o uso de outras drogas, características físicas e capacidade de metabolização do indivíduo, presença de comorbidades e acesso precoce à assistência médica no momento da ocorrência. O envenenamento por ingesta de medicações ou drogas de abuso é um método comum de tentativa de suicídio (TS), variando sua prevalência de acordo com a região. Estima-se que 15% das mortes autoprovocadas nos Estados Unidos sejam causadas por essa via[21]. Da mesma forma, pessoas que apresentam transtornos relacionados ao uso de substância têm risco de 8 a 14 vezes maior de morrer por suicídio[22,23].

Um estudo recente e abrangente nos Estados Unidos apontou que entre as drogas mais comumente utilizadas em atos suicidas destacam-se os benzodiazepínicos, com 19,6 a 22,5% dos casos, opioides (15,4 a 17,3%), barbitúricos (3,35 a 3,45%), antidepressivos

(2,95 a 3,52%), hipoglicemiantes (1,94 a -3,41%) e álcool (1,84 a 2,26%). Nesse estudo, os opioides foram a classe mais comumente relacionada à fatalidade (33,3 a 47,8%)[24]. Um estudo de coorte entre usuários de drogas estimulantes identificou que o suicídio constitui a causa mais frequente de morte entre pacientes em tratamento[25]. Considerando o perfil de substâncias consumidas no contexto brasileiro, cabe ressaltar que, entre indivíduos com transtorno por uso da cocaína, a prevalência de tentativas prévias de suicídio alcançou 34% entre homens e 50% entre mulheres[26]. Estudos longitudinais apontam que a utilização de maconha também pode ser considerada um fator de risco, principalmente em indivíduos jovens. Adolescentes que iniciaram uso diário da droga antes dos 18 anos apresentam risco seis vezes maior de realizar tentativas de suicídio[27].

O uso de substâncias como meio para o suicídio pode ser relacionado a diversos contextos e situações clínicas. Por exemplo, pessoas sem transtornos por uso de substâncias podem ter acesso pontualmente a determinada droga e utilizá-la para consumar o ato de suicídio. Em outro contexto, pessoas com transtorno por uso de substâncias que têm amplo acesso a certa droga podem utilizá-la intencionalmente em quantidade excessiva para um ato suicida. Ainda, pessoas com transtornos por uso de substâncias podem desenvolver de modo agudo ou crônico comorbidades psiquiátricas que predispõem ao suicídio, como sintomas psicóticos ou depressão. Entre os fatores de risco para a concretização do suicídio, destacam-se tentativas prévias, sexo masculino, desemprego, presença de doenças físicas e dor crônica, viver sozinho e ser solteiro[28]. A própria ocorrência do tabagismo já foi assinalada como um fator de risco para comportamentos suicidas[29].

Tomando como exemplo o álcool, que é uma substância comum e amplamente utilizada na maioria dos países, fica evidente como a interação droga-suicídio é relevante. Uma vasta literatura mostra que a intoxicação por álcool pode aumentar a disforia cognitiva, a impulsividade e a intensidade da ideação suicida. As tentativas de suicídio após uso de álcool podem acontecer em indivíduos com ou sem um diagnóstico de dependência. A ingestão aguda de álcool aumenta em sete vezes o risco para realizar uma TS. Esse risco aumenta para 37 vezes se o indivíduo apresentar uso pesado.

O suicídio é a terceira causa de morte atribuível ao álcool em populações jovens. Vários estudos apontam que em vítimas de suicídio, entre 33 e 75% apresentavam algum nível de álcool no sangue. O álcool também pode influenciar a gravidade e o potencial de letalidade do método da tentativa de suicídio. Em um estudo com indivíduos com depressão, álcool e/ou drogas estiveram presentes no momento da tentativa para 25% dos indivíduos que tentaram suicídio por método com baixa letalidade, 36% dos que tentaram suicídio por método de alta letalidade e 52% daqueles que morreram por suicídio[30].

Um conceito importante é de que tanto o consumo agudo como o crônico de determinada droga constituem fatores de risco para o suicídio. No caso do uso agudo, a substância insere-se na lógica de fator precipitante para o ato suicida. No contexto do uso crônico, a substância constituirá um fator de desenvolvimento de risco mais acentuado, inclusive a partir do desencadeamento de comorbidades[31]. Considerando a alta prevalência de comportamentos suicidas entre indivíduos com transtornos por uso de substâncias, o profissional que realiza atendimento deve incorporar a avaliação de risco de suicídio sistematicamente. Nessa avaliação, cabe uma consideração criteriosa sobre padrões de uso de substâncias com a descrição das drogas consumidas e comportamentos de risco apresentados nos contextos de intoxicação e abstinência, presença de comorbidades clínicas e psiquiátricas, histórico de TS, presença de ideação suicida (IS) em suas diversas nuances (pensamentos de menos valia, pensamentos de falta de sentido e morte, planejamento e estabelecimento de meios para realização do ato suicida), rede de suporte social e familiar.

A adoção de medidas visando a diminuição da incidência de tentativas e realização de atos suicidas associados ao consumo de substâncias em nosso meio constitui um tema atual e relevante. Há evidências de que a disponibilização de tratamentos para transtornos por uso de substâncias e comorbidades psiquiátricas, bem como a incorporação de medidas que promovam vinculação e suporte social, como intervenções familiares, no ambiente profissional ou escolar[32], e vinculação a práticas religiosas ou de espiritualidade[33] podem ter um papel relevante na prevenção do suicídio. Um princípio fundamental é o do acesso. A expressão de pensamentos ou intenção associada ao suicídio deve sempre ser valorizada por familiares, pares e profissionais. De modo abrangente, a pessoa que teve percepção ou acesso a alguém com comportamentos sugestivos de um ato suicida necessita emitir um alerta que possibilite o desdobramento dessa percepção até que o indivíduo usuário de substâncias em risco chegue ao cuidado de saúde. No contexto dos cuidados em saúde, não pode existir jamais o conceito de "porta errada" ao indivíduo com risco de suicídio. Ou seja, ele não pode ter atendimento negado ou ser encaminhado de maneira descuidada a outro serviço, necessitando ser acompanhado ou monitorizado com as medidas de segurança necessárias.

COMO DISTINGUIR OVERDOSES DE TENTATIVAS DE SUICÍDIO

A diferenciação de um ato suicida por uso de drogas e a ocorrência de ODA pode constituir uma tarefa difícil para os profissionais de saúde implicados. Há importante sobreposição dos fenômenos e há autores que chegam a considerar que a ocorrência de uma OD possa constituir a expressão oculta de um ato suicida. Esse componente pode ser verificado por estudos que apontam que, entre jovens usuários de múltiplas drogas em contexto de situação de rua, houve associação significativa entre a ocorrência de ODA e a presença de IS prévia[34,35]. Embora tenhamos diversos fatores desencadeadores de confusão, alguns dados e particularidades podem auxiliar nessa diferenciação. Usuários de substâncias que fazem uso da droga em um contexto de ato suicida geralmente utilizam quantidades maiores de droga, possuem menor consumo prévio de álcool, mas maior consumo prévio de medicações como a metadona e drogas como a cocaína em relação aos indivíduos com ODA[36].

Diversos estudos apontam que há uma sobreposição de fatores que aumentam o risco tanto para TS quanto para OD. Comorbidades psiquiátricas, em especial depressão, eventos vitais adversos, doenças crônicas, isolamento social, problemas familiares, desemprego, além de uso de múltiplas substâncias, são associados significativamente com ambos os desfechos[37,38]. Apesar disso, curiosamente, é pouco comum a escolha do uso da droga de predileção como tentativa de suicídio e foi observado que a presença de IS não é significativamente associada a maior risco para OD[37,39].

Como apontado anteriormente, existe grande dificuldade em distinguir um evento de ODI, que em alguns estudos é considerado sinônimo de TS e em outros separado como categoria à parte, e ODA. Para tentar delinear melhor essas situações limítrofes, alguns estudos buscaram investigar pacientes com histórico de OD não fatais, tentando avaliar diferenças na intencionalidade. Existem evidências de que sofrimento psíquico, histórico de abuso na infância, uso de múltiplas drogas, histórico de outras OD, apresentar diagnóstico de transtornos depressivo ou de personalidade *borderline*, estar em tratamento e fazer terapia de substituição estão mais associados a ODI[38,40]. Já eventos de ODA são mais comuns em pacientes mais velhos, com uso de droga injetável, com até 2 anos do início da dependência, mais intoxicações graves e alta impulsividade[38,40].

Essas características de pacientes que sofrem ODA são compatíveis com comportamentos de risco em relação ao uso. Outros fatores que predispõem uma ODA são longos períodos de abstinência, uso concomitante de outros depressores do sistema nervoso central e saída de prisão. Apesar de não relatarem o episódio como uma TS deliberada, muitos desses usuários admitem um desejo de ficar mais intoxicado que o habitual naquele momento. As razões que levam a esse uso variam desde conflitos familiares, tédio até datas comemorativas[40]. Nessa linha, alguns autores defendem que a baixa notificação desses casos como TS se deve ao fato de que transtornos relacionados ao uso de substância afetam diversas esferas da vida do paciente, fazendo com que o sujeito tenha sua motivação para viver prejudicada, mantendo comportamentos autodestrutivos e arriscados sem apresentar uma intenção consciente de morrer[21].

Tendo em vista essas características da ODA, tanto sua abordagem clínica como políticas públicas voltadas a prevenir esses eventos devem estar focadas na redução de riscos e no tratamento do uso problemático de substâncias. Assim, abordagens como entrevista motivacional, orientações sobre diminuição de danos, explicação sobre como proceder em caso de overdose e prevenção de recaída são ferramentas eficazes nesse caso.

Apesar de alguns estudos apontarem correlação entre histórico de OD e TS, Darke e Ross[39] observaram que essa correlação desaparece ao se remover os casos em que a tentativa de suicídio ocorreu por meio de overdose. Como mencionado anteriormente, é incomum a escolha de overdose por droga de predileção como método de suicídio. Por exemplo, sabe-se que pacientes dependentes de opioide costumam fazer TS com uso de benzodiazepínicos[39].

Um estudo em que participaram 1.500 dependentes de opioide observou que, nesse grupo, episódios de OD eram mais frequentes que TS (58% contra 32%) e que, enquanto 67% daqueles que relataram uma TS também apresentavam ao menos uma OD, apenas 37% dos que passaram por um episódio de OD também haviam tentado suicídio. Os que possuíam histórico de ambos os comportamentos, 22% da população do estudo, também apresentavam um quadro clínico mais complexo em relação ao uso de droga, problemas psicológicos e histórico de trauma na infância[41].

Apesar de os eventos serem prevalentes na população do estudo, os fatores correlacionados eram diferentes para cada grupo, sendo TS mais relacionada à depressão e transtornos de ansiedade e personalidade, enquanto uso injetável de opioides e dependência de sedativos, mais ligados à OD. Também pacientes com TS prévia apresentavam maiores níveis de ideação suicida em todas as medições realizadas[41].

Assim, podemos considerar distintos os grupos de pacientes que relatam ODI e TS e aqueles que apresentam ODA. A abordagem para esse primeiro grupo deve ser focada em seu sofrimento psíquico e tratamento de transtornos psiquiátricos subjacentes. Em geral, ODI são motivadas por fatores psicossociais diversos como circunstâncias pessoais predisponentes, como depressão, abuso e sintomas psicóticos; fatores precipitantes como brigas domésticas e luto; e repertório pobre para lidar com emoções[37]. Assim, o profissional deve estar atento as essas características para prevenir novos eventos adversos.

Para pacientes com que fazem uso de analgésicos opioides prescritos existem certas especificidades. É importante fazer rastreio de IS, visto que duas das populações com mais chance de receber essa medicação, pacientes com dor crônica ou com transtornos de humor, apresentam maior risco para suicídio[21]. Além disso, o quadro de dor crônica causa alterações na circuitaria de recompensa, que aumentam a vulnerabilidade para suicídio e uso abusivo de opioides[5].

Outro fator que explica o aumento da prevalência de transtornos, overdose e suicídios relacionados ao uso de opioides nos Estados Unidos é o aumento da dose prescrita, que entre 1997 e 2007 passou de 100 mg de equivalência de morfina por paciente para 700 mg. Em vista disso, as agências norte-americanas publicaram recomendação para que se evite doses maiores de 90 mg equivalentes de morfina e que se tenha esse valor como meta de redução nas doses. Também recomendam diminuir a disponibilidade de medicamentos, prescrevendo de forma fracionada os analgésicos. Indicam, porém, a necessidade de se atentar ao fato de que alguns pacientes, na falta das medicações, buscam drogas ilícitas para substituí-las[5].

A associação de benzodiazepínicos nesses quadros é contraindicada, por estar associado à ODA e maior risco de suicídio. Já o tratamento de sintomas de humor com medicamentos antidepressivos parece diminuir esses riscos. Por fim, orientar o paciente e familiares sobre os riscos e manejo de OD e fornecer naloxona para uso em eventuais emergências são outras medidas de proteção[5].

Embora o manejo agudo de situações de intoxicação por álcool e outras drogas não tenha diferenças significativas de acordo com o fenômeno originário, se overdose ou ato suicida, uma melhor compreensão do fato ocorrido poderá direcionar melhor os esforços para o tratamento que deverá se seguir. Pessoas com histórico de abuso de substâncias que realizaram atos suicidas tendem a apresentar mais sintomas depressivos, psicóticos e desordens somáticas em relação às pessoas que acidentalmente evoluem com overdose por determinada droga[42,43]. Esse fator pode trazer implicações diretas para o diagnóstico e manejo precoce dessas comorbidades. Um conceito importante no estudo desse tópico é que, embora haja uma via final comum, os fatores de risco para as condições de ato suicida ou overdose diferem sensivelmente, e isto pode ser algo extremamente relevante quando elaboramos estratégias de prevenção. Enquanto, conforme ressaltamos, a presença de transtornos mentais comórbidos graves pode ser relacionada a tentativas de suicídio por intoxicação, no caso de overdoses, outros componentes desempenharão um papel importante, como o tipo de substância consumida, com importante predominância para opioides, experiência de consumo e exposição à droga após período de abstinência, como ocorre quando pessoas presas são colocadas em liberdade e apresentam uma recaída[44].

Dessa maneira, de modo ideal, após a diferenciação entre a ocorrência de uma overdose por drogas de um ato suicida, as providências relacionadas ao tratamento deverão incorporar cuidados diferenciados para as duas condições. No caso de indivíduos com transtornos por uso de substâncias que tiveram um episódio de overdose acidental, o projeto de tratamento deve considerar esse usuário como alguém com maior gravidade e risco potencial para nova overdose, necessitando cuidados de proteção, como monitoramento mais cuidadoso, cautela em relação à prescrição de substâncias com potencial de interação e agravamento de overdose e estabelecimento de uma rede de suporte social e familiar com esclarecimento sobre os riscos. No caso de indivíduos que apresentaram um ato suicida, deve ser ressaltado o acesso precoce a diagnóstico e tratamento de comorbidades, atenção especial em relação à prescrição de medicações com risco de intoxicação e desenvolvimento de mecanismos para acesso a suporte psicológico e social.

REFERÊNCIAS BIBLIOGRÁFICAS

1. World Health Organization. Harmful alcohol use. 2020. https://www.who.int/health-topics/tobacco#-tab=tab_1.
2. World Health Organization. Tobacco. 2020 https://www.who.int/health-topics/alcohol#tab=tab_1.
3. United Nations Office on Drugs and Crime (UNODC). World Drug Report 2020. United Nations publication, E.20.XI.6.
4. Institute for Health Metrics and Evaluation [IHME] (2019). Global Health Data Exchange. Disponível em: http://ghdx.healthdata.org/gbd-results-tool. Acesso em: 20 nov. 2020.
5. Bohnert AS, Ilgen MA. Understanding links among opioid use, overdose, and suicide. New Engl J Med. 2019;380(1):71-9.
6. Olfson M, Rossen LM, Wall MM, Houry D, Blanco C. Trends in intentional and unintentional opioid overdose deaths in the United States, 2000-2017. JAMA. 2019;322(23):2340-2.
7. European Monitoring Centre for Drugs and Drug Addiction. Drug-related deaths and mortality in Europe: update from the EMCDDA expert network. Luxemburg: Publications Office of the European Union, 2019.
8. Martins SS, Sampson L, Cerdá M, Galea S. Worldwide prevalence and trends in unintentional drug overdose: A systematic review of the literature. Am J Public Health. 2015;105(11):e29-49.
9. Curtin SC, Tejada-Vera B, Warmer M. Drug overdose deaths among adolescents aged 15-19 in the United States: 1999-2015. NCHS Data Brief. 2017;(282):1-8.
10. Santos JAT, Perruci LG, Pegoraro NPJ, Scherer ZAP, Souza J, Santos MAD, Pillon SC. Use of psychoactive substances in women in outpatient treatment. Rev Bras Enferm. 2019;72(suppl 3):178-83.
11. Wilson N, Kariisa M, Seth P, et al. Drug and opioid-involved overdose deaths – United States, 2017-2018. MMWR Morb Mortal Weekly Rep. 2020;69: 290-29.
12. Hedegaard H, Miniño AM, Warner M. Drug overdose deaths in the United States, 1999-2018.pdf icon NCHS Data Brief, no 356. Hyattsville: National Center for Health Statistics. 2020.
13. White JM, Irvine RJ. Mechanisms of fatal opioid overdose. Addiction. 1999;94(7):961-72.
14. World Health Organization (WHO). Guidelines for the psychosocially assisted pharmacological treatment of opioid dependence. Genebra: WHO; 2009.
15. Spillane S, Shiels MS, Best AF, Haozous EA, Withrow DR, Chen Y, et al. Trends in alcohol-induced deaths in the United States, 2000-2016. JAMA Netw Open. 2020;3(2):e1921451.
16. GBD 2016 Alcohol Collaborators. Alcohol use and burden for 195 countries and territories, 1990-2016: a systematic analysis for the Global Burden of Disease Study 2016. Lancet. 2018;392(10152):1015-35. Erratum in: Lancet. 2018;392(10153):1116. Erratum in: Lancet. 2019;393(10190):e44.
17. Centers for Disease Control and Preventicon (CDC). Increase in drug overdose deaths involving cocaine: United States, 2009-2018. CDC; 2020. Disponível em: https://www.cdc.gov/nchs/products/index.htm.
18. Ribeiro M Dunn J, Sesso R, Dias AC, Laranjeira R. Causes of death among crack cocaine users. Rev Bras Psiquiatr. 2006;28(3):196-202.
19. Silva DC, Ávila AC, Yates MB, Cazassa MJ, Dias FB, Souza MH, et al. Sintomas psiquiátricos e características sociodemográficas associados à tentativa de suicídio de usuários de cocaína e crack em tratamento. J Bras Psiquiatr [online]. 2017;66(2):89-95. Disponível em: <http://www.scielo.br/scielo.php?script=sci_arttext&pid=S0047-20852017000200089&lng=en&nrm=iso>.
20. Heard K, Palmer R, Zahniser NR. Mechanisms of acute cocaine toxicity. Open Pharmacol J. 2008; 2(9):70-8.
21. Oquendo MA, Volkow ND. Suicide: a silent contributor to opioid-overdose deaths. New Engl J Med. 2018;378(17):1567-9.
22. Wilcox HC, Conner KR, Caine ED. Association of alcohol and drug use disorders and completed suicide: an empirical review of cohort studies. Drug Alcohol Depend. 2004;76:S11-S19.
23. Flensborg-Madsen T, Knop J, Mortensen EL, Becker U, Sher L, Gronbaek M. Alcohol use disorders increase the risk of completed suicide-irrespective of other psychiatric disorders. Psychiatry Res. 2009; 167:123-30.
24. Miller TR, Swedler DI, Lawrence BA, Ali B, Rockett IRH, Carlson NN, Leonardo J. Incidence and lethality of suicidal overdoses by drug class. JAMA Netw Open. 2020;3(3):e200607.
25. Pavarin RM, Fioritti A. Mortality trends among cocaine users treated between 1989 and 2013 in Northern Italy: results of a longitudinal study. J Psychoactive Drugs. 2018;50(1):72-80.
26. Roglio VS, Borges EN, Rabelo-da-Ponte FD, Ornell F, Scherer JN, Schuch JB, et al. Prediction of attempted suicide in men and women with crack-

-cocaine use disorder in Brazil. PLoS One. 2020; 15(5):e0232242.

27. Silins E, Horwood LJ, Patton GC, Fergusson DM, Olsson CA, Hutchinson DM, et al.; Cannabis Cohorts Research Consortium. Young adult sequelae of adolescent cannabis use: an integrative analysis. Lancet Psychiatry. 2014;1(4):286-93.
28. Sinclair L, Leach R. Exploring thoughts of suicide. BMJ. 2017;30356:j1128.
29. Berardelli I, Corigliano V, Hawkins M, Comparelli A, Erbuto D, Pompili M. Lifestyle interventions and prevention of suicide. Front Psychiatry. 2018;9:567.
30. Griswold MG, Fullman N, Hawley C, Arian N, Zimsen SRM, Tymeson HD, et al. Alcohol use and burden for 195 countries and territories, 1990–2016: a systematic analysis for the Global Burden of Disease Study 2016. The Lancet. 2018;392(10152):1015-35.
31. Turecki G, Brent DA. Suicide and suicidal behaviour. Lancet. 2016;387(10024):1227-39.
32. Peterson C, Sussell A, Li J, Schumacher PK, Yeoman K, Stone DM. Suicide rates by industry and occupation - National Violent Death Reporting System, 32 States, 2016. MMWR Morb Mortal Wkly Rep. 2020; 69(3):57-62.
33. Chen Y, Koh HK, Kawachi I, Botticelli M, VanderWeele TJ. Religious service attendance and deaths related to drugs, alcohol, and suicide among US Health Care Professionals. JAMA Psychiatry. 2020;77(7):737-44.
34. Richer I, Bertrand K, Vandermeerschen J, Roy É. Overdose and suicidality among street youth. Drug Alcohol Rev. 2013;32:398-404.
35. Gicquelais RE, Jannausch M, Bohnert ASB, Thomas L, Sen S, Fernandez AC. Links between suicidal intent, polysubstance use, and medical treatment after non-fatal opioid overdose. Drug Alcohol Depend. 2020;212:108041.
36. Darke S, Duflou J, Torok M. Comparative toxicology of intentional and accidental heroin overdose. Journal for Sciences. 2010;55:1015-8.
37. Neale J. Suicidal intent in non-fatal illicit drug overdose. Addiction. 2000;95:85-93.
38. Bohnert AS, Roeder K, Ilgen MA. Unintentional overdose and suicide among substance users: a review of overlap and risk factors. Drug and Alcohol Dependence. 2010;110(3):183-92.
39. Darke S, Ross J. The relationship between suicide and heroin overdose among methadone maintenance patients in Sydney, Australia. Addiction. 2001;96: 1443-53.
40. Pfab R, Eyer F, Jetzinger E, Zilker T. Cause and motivation in cases of non-fatal drug overdoses in opiate addicts. Clinical Toxicology. 2006;44(3):255-9.
41. Maloney E, Degenhardt L, Darke S, Nelson EC. Are non-fatal opioid overdoses misclassified suicide attempts? Comparing the associated correlates. Addictive Behaviors. 2009;34(9):723.
42. Bohnert AS, Roeder KM, Ilgen MA. Suicide attempts and overdoses among adults entering addictions treatment: comparing correlates in a U.S. National Study. Drug Alcohol Depend. 2011;119(1-2):106-12.
43. Kjelsberg E, Winther M, Dahl A. Overdose deaths in young substance abusers: accidents or hidden suicides?. Acta Psychiatrica Scandinavica. 1995; 91:236-242.
44. Farrell M, Neeleman J, Griffiths P, Strang J. Suicide and overdose among opiate addicts. Addiction. 1996;91:321-3.
45. World Health Organization (WHO). Alcohol and drug use disorders: Global Health Estimates 2017. Disponível em: https://www.who.int/substance_abuse/activities/fadab/msb_adab_2017_GHE_23June2017.pdf.

15.3

Massacres íntimos e terrorismo suicida

Alan Campos Luciano
Mariana Luciano Afonso
Silvia Stahl Merlin

PONTOS-CHAVE

- Reflete-se sobre a relação homicídio-suicídio a partir de dois fenômenos psicossociais complexos: massacres em massa (denominados também massacres íntimos, pelos afetos envolvidos, relacionados com a história biográfica do atacante) e ataques terroristas.
- Os dois fenômenos assemelham-se por usualmente envolverem homicídio e/ou tentativa de homicídio de mais de uma pessoa em locais públicos e por, frequentemente, serem acompanhados do suicídio ou morte de quem faz o ataque. No entanto, distinguem-se por suas motivações e significados subjetivos.
- Buscamos realizar uma leitura interdisciplinar desses episódios: são apresentados dados epidemiológicos e etiológicos, considerações históricas e culturais, em diálogo com teorias psicológicas e sociológicas.

Nas próximas páginas, discutiremos as situações de homicídio, tentativas de homicídio ou agressão física grave seguida de suicídio ou tentativa de suicídio. Nesse contexto, abordamos os ataques terroristas e os episódios de massacres em massa que chamamos, em uma perspectiva psicossociológica, de massacres íntimos. Façamos, então, algumas considerações iniciais sobre essas duas situações.

Em episódios de ataques em locais públicos contra várias vidas, indiscriminadamente é comum o sujeito agressor se matar após o ataque ou se deixar ser alvejado e morto. Há, no caso, uma clara ação em favor da própria morte. Sociólogos vêm propondo o termo "massacres íntimos" para esses episódios, termo que definiremos a seguir[1].

Já nos ataques terroristas, temos atos violentos e criminosos cometidos por indivíduos e/ou grupos que levam à aniquilação de vidas, inspirados por um ideal religioso, político ou separatista, em geral com um alvo específico (comunicação política), porém não diretamente endereçados às vítimas dos ataques. Não é incomum, também, o evento envolver a morte ou suicídio do agente agressor[2]. Nesse caso, é comumente utilizado o termo terrorismo suicida para denominar essa situação[3].

Ainda, devemos considerar as seguintes definições para situações que levam à própria morte, distinguindo-se, essencialmente, pela sua motivação:

- Suicídio: caracteriza-se pelo ato de tirar a própria vida, tendo como objetivo somente a morte do indivíduo que o comete.
- Sacrifício: seu significado traduz-se em abdicar de alguém, ou algo, considerado importante para esse mesmo indivíduo, por algo que essa pessoa considera ainda mais importante.
- Martírio: caracteriza-se por sacrificar a própria vida com a certeza de ter um lugar no "paraíso" depois da morte e de não ir para o "inferno", sendo um ato repleto de concepções religiosas e de fé[3,4].

Considerando essa complexidade motivacional envolvida nos massacres íntimos e no terrorismo suicida, exploraremos com mais detalhes essas duas situações.

MASSACRES EM MASSA (MASSACRES ÍNTIMOS)

Definição

Quando nos referimos à concepção de massacres íntimos, ao invés de tiroteios escolares ou termos semelhantes que possam encobrir o fenômeno, partilhamos da noção de Katz[1]. O autor cunha o termo "íntimo", porque o lugar alvejado possui um significado biográfico para o atacante, diferentemente, por exemplo, dos ataques terroristas. E "massacre", porque constitui-se como um ataque indiscriminado às vítimas (não importa se as vítimas serão as pessoas que o agrediram, de alguma forma, previamente). Os massacres íntimos envolvem uma associação de três contingências: (1) a busca de um ponto de não retorno; (2) a existência de um projeto de destruir a personificação em um determinado lugar; e (3) um desejo de transformar o caos emocional em uma linha cristalizada de ação irresistível.

A categoria de massacres íntimos não abrange todos, mas muitos dos tiroteios nas escolas, bem como muitos dos ataques em locais de trabalho, *shoppings*, aeroportos e outros locais não domésticos nos quais o agente tenha ou imagine ter sofrido algum tipo de agressão. Por exemplo, não são massacres íntimos os episódios de chacinas que ocorrem, principalmente, nas periferias das cidades brasileiras. Estes, apesar de alvejarem múltiplas vítimas, estão relacionados à vingança ou cobrança de dívidas, com frequência associados ao tráfico de drogas ilícitas, e não têm nenhuma relação com o suicídio ou morte do agente agressor após o episódio.

Epidemiologia

Poucas estatísticas estão disponíveis para o público a respeito dos massacres em massa no mundo. Grande parte dos dados acessíveis são norte-americanos (EUA) e encontram-se publicados no *Statista Research Department*. Nessa base de dados, temos acesso aos tiroteios em massa de 1982 até janeiro de 2020 e é possível observar um aumento gradativo do número de episódios de violência em massa principalmente a partir de 2017[5]. Esses dados são observados com detalhes na Figura 1.

Os Estados Unidos assistem ao maior número de tiroteios em escolas do mundo. O massacre em massa em escola mais mortífero, em abril de 2007, foi o "Massacre de Virginia Tech" (EUA), que deixou 33 mortos e 17 feridos. Entre os mortos, encontra-se o atirador, que se suicidou logo após os disparos. No Brasil, não temos uma documentação que permite quantificar o número de eventos como este em determinado período, porém, podemos nos lembrar de vários episódios que chocaram o país e foram publicados pela mídia. Citaremos aqui alguns deles:

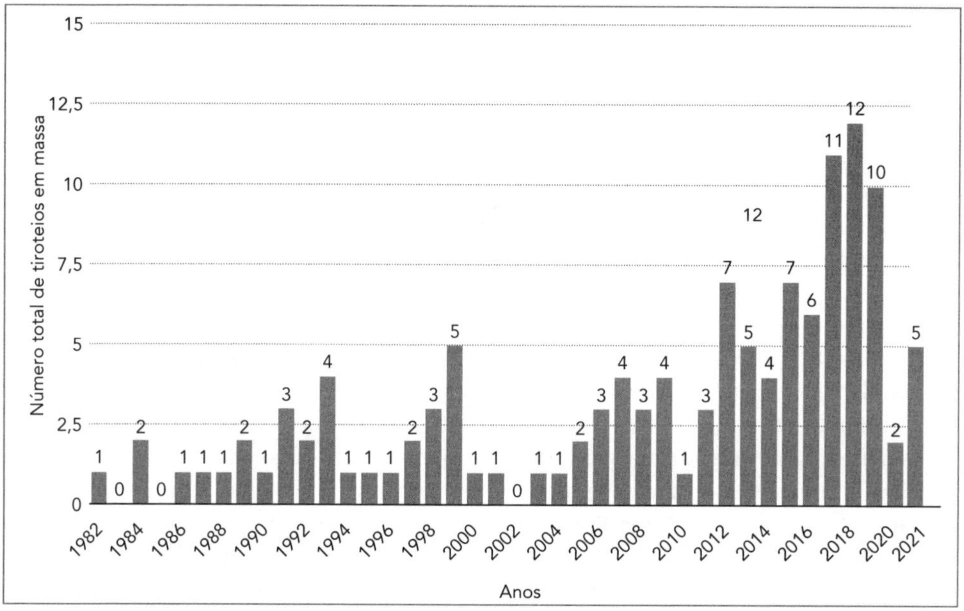

FIGURA 1 Número de episódios por ano de tiroteios em massa nos Estados Unidos desde 1982. Fonte: Statista[43].

- Taiúva (SP), 2003. A Escola Estadual no interior de São Paulo foi alvo de um ataque a tiros em janeiro de 2003 cometido por um ex-aluno do sexo masculino, de 18 anos, que abriu fogo contra alunos e funcionários e se matou em seguida. As investigações apontaram que o crime foi motivado por *bullying*[6].
- Realengo (RJ), 2011. Um rapaz de 25 anos abriu fogo contra alunos em salas de aula lotadas na Escola Municipal na zona oeste do Rio de Janeiro. Ao todo, 12 estudantes morreram e 13 ficaram feridos e o autor do ataque cometeu suicídio. O atirador era ex-aluno da escola e, em anotações encontradas em sua casa, havia escrito que o massacre foi motivado por humilhações que enfrentou enquanto estudava[7].
- Suzano (SP), 2019. Dois ex-alunos de 17 e 25 anos mataram a tiros ao menos oito pessoas em um colégio estadual e se mataram em seguida. Vítimas incluem alunos e duas funcionárias. O mais novo teria abandonado a escola antes de acabar o ano letivo. A mãe dele afirmou que o filho parou de estudar porque sofria *bullying* no colégio[8].

Ainda, dados da literatura demonstram que o assassinato em massa é um fenômeno quase exclusivamente masculino (proporção 24 homens:1 mulher) e de jovens de 20 a 44 anos[9].

Fenomenologia e etiologia

Como vimos, por definição, o ambiente em que os ataques ocorrem tem um significado. Expressa um envolvimento profundamente pessoal, de modo que, subjetivamente, seria capaz de abrigar uma versão da identidade do atacante (mesmo que eventualmente ele não esteja mais lá). É uma escola em que ele estuda ou estudou, um local em que trabalha ou já trabalhou. Katz[1] aponta que um aspecto de nossa dificuldade de entender esse tipo de ataque relaciona-se precisamente com uma perspectiva narcisista do atacante: aquilo que para a maioria das pessoas seria um local mundano, para o atacante é um reflexo de sua identidade.

As pessoas atingidas podem ser tanto indivíduos que diretamente agrediram ou intimidaram o atacante como, também, pessoas relativamente aleatórias naquele determinado ambiente. No entanto, esses ataques diferenciam-se de atos meramente de vingança, sobretudo por duas razões: primeiro, porque na vingança há alvos específicos; segundo, porque na vingança há uma projeção de futuro: espera-se superar um passado (em que se foi agredido, rebaixado, humilhado), projetando-se um futuro diferente, em que se é temido, por exemplo. No entanto, em um ato de vingança, muitas falhas são passíveis de acontecer e, mesmo que seja bem-sucedido, pode sempre ser seguido por uma retaliação e nova agressão do agente, o que poderia implicar na atualização do sentimento de estar agredido e ofendido e na necessidade de um novo ato de vingança[1].

No caso dos massacres íntimos, não há esse risco. Esses atacantes não apostam no futuro. É justamente disso que se trata o ponto de não retorno: não apostando no futuro, garantem que não se corre o risco de repetir o seu passado. Os atacantes buscam, assim, destruir a maneira como foram personificados em um determinado ambiente. E o fazem sem desenvolver um *self* que transcenda o evento[1].

> "Estão orientados a negar um lado específico da sua identidade. Eles procuram destruir a maneira como foram personificados sem desenvolver um self que transcenda o evento (...) O que deve ser destruído não é o self prévio e nem toda a identidade, mas apenas a pessoa que os outros assumiram como sendo ele próprio. O projeto é, em sua essência, uma forma comprometida de suicídio (...) quando uma personificação intolerável tornou-se parte de um lugar persistente"[1]

Eles tentaram, assim, construir uma transformação irreversível da identidade, que se dá por meio de um ato tido como grandioso que nega, simultaneamente, passado e futuro. Opera, assim, como uma tentativa de fixar a identidade do sujeito naquele último e grande "ato final". A principal apreciação para se compreender essas pessoas seria a de que:

> "Uma neblina desceu em algum lugar entre a origem pessoal, a paisagem contemporânea e a produção situacional do *self* (...) Após uma história biográfica repleta de atos de autodestruição e uma luta constante para 'esconder a loucura sob aparências convencionais', nos massacres íntimos encontraríamos aqueles poucos exibicionistas profundamente inibidos que, por um momento, insistem em forçar todo mundo a testemunhar um esforço de dar sentido às suas vidas"[1]

O predomínio de agressores do sexo masculino alerta-nos para o envolvimento de questões de gênero nesse fenômeno. Concebe-se que as construções psicossociais sobre masculinidade – seja incentivando comportamentos agressivos, seja retraindo a expressão de sentimentos – exercem considerável influência sobre esses episódios[10].

A maioria dos assassinatos em massa é planejada bem antes da ação, geralmente como atos de vingança ou retribuição por ofensas. O autor de um assassinato em massa em sua maioria é da raça branca, da classe trabalhadora, impulsionado por algum tipo de ressentimento e, embora possa apresentar algum problema de personalidade, em geral, não possui um transtorno mental[10].

Porém, alguns assassinatos em massa altamente dramáticos foram cometidos por pessoas com transtornos mentais, o que levou à estigmatização injustificada das doenças mentais como um elemento inerentemente perigoso na sociedade. Pesquisadores demonstram que, em cerca de 20% dos casos, o assassino apresentava algum diagnóstico psiquiátrico, como esquizofrenia, traços paranoicos ou transtorno do espectro autista[11,12].

A maior parte dos agressores apresenta características de personalidade paranoica, tipicamente associada a um profundo senso de descontentamento e injustiça. Pessoas sob alto risco de cometer assassinato em massa são difíceis de identificar com antecedência. Porém, em 85% dos casos há algum conflito na esfera social antecedendo o ato[10,13].

Frequentemente, existe uma desesperança avassaladora nos sujeitos que deliberam e se dispõem a esses atos. Isso pode ajudar a explicar como quase metade das pessoas que cometem assassinatos em massa comete suicídio após o evento[10,13].

Além desses dados de perspectiva individual, há alguns dados que se correlacionam com um risco maior desses episódios. Um estudo norte-americano demonstrou que a prevalência de posse de armas de fogo está significativamente associada à incidência estadual de assassinatos em massa com armas de fogo, tiroteios em escolas e tiroteios em massa[14].

Gerchmann[15] nos oferece uma proposta de compreensão à luz da psicanálise sobre nossa sociedade atual intensamente fragmentada, em que o coletivismo e o individualismo, em vez de se complementarem, tornam-se antagônicos. Nesse terreno adverso, jovens confusos poderiam buscar uma forma de validação de sua existência na espetacularização. Desse modo, a ideia de diferenciar-se da massa, mesmo à custa da própria vida (narcisismo de morte), encontraria nas mídias sociais a sua satisfação. Sugere, ainda, que o desejo de se diferenciar, de deixar neste mundo sua marca pessoal, aproximaria o suicídio do homicídio midiático, seja pela transmissão do próprio ato suicida, seja por massacres que antecedem o ato de findar a própria vida[15].

Nessa perspectiva, estudos indicam a presença de "efeito de contágio" nos massacres em massa, que se refere ao fenômeno de que um assassinato pode aumentar temporariamente a probabilidade de um evento semelhante no futuro próximo[14,16]. Ainda, há evidências de tendência crescente de massacres em massa ao longo do tempo e correlações inversas entre o intervalo entre os eventos e a frequência com que o evento é noticiado *on-line* relacionadas e, também, com o aumento da procura nos sites de busca na internet sobre notícias desse tipo[17].

ATAQUES TERRORISTAS (TERRORISMO SUICIDA)

Definição

O terrorismo é definido como uma violência ou ameaça de violência contra a população civil para obter um objetivo político, religioso ou ideológico, por meio do medo e da intimidação. É um ato criminoso que costuma ter uma intenção simbólica. O alvo da violência difere dos alvos da intenção de comunicação[18].

É importante distinguir o terrorismo da guerra de guerrilha, insurgência ou insurreição. Estas últimas podem ser classificadas como formas de resistência populares à invasão de seu território – como a guerra de guerrilha no Vietnã – ou à instauração de governos autoritários que possam se valer, inclusive, de práticas de terrorismo de Estado – tais como os movimentos de resistência às ditaduras na América Latina na segunda metade do século XX[19]. O fator-chave para a diferenciação é que o terrorismo é simbólico e visa minar a autoridade da potência dominante, mas carece de força militar para derrubar o governo. O objetivo de uma insurgência é geralmente a derrubada de um sistema político ou a ocupação do território que pretende expandir. Esses termos são atribuídos de forma diferente e conveniente por cada lado do conflito, em razão do seu poder retórico e servindo como propaganda e legitimação das condutas tomadas ou a serem tomadas[19].

Comumente ligado a extremismos religiosos, o terrorismo assume significados diferentes. Sob a ótica ocidental, associa-se o terrorismo às agressões a várias pessoas inocentes, comumente associado ao suicídio do agressor, principalmente oriundo de extremistas islâmicos. Já sob a óptica islâmica radical, esse ato que envolve a morte do agente agressor não se trata de "suicídio", trata-se de "*istishhad* (martírio ou autossacrifício a serviço de Allah)". Assim, os extremistas nomeiam seus atos como "operações de martírio"[20].

O terrorismo suicida costuma ser confundido com a noção de jihad, que também é frequentemente considerada sinônimo de "guerra santa" e "radicalismo". Jihad é um ato de adoração islâmica e é derivado do verbo árabe, *jihad*, que significa "esforço e empenho". Embora existam muitas formas de jihad, todas definidas por um conjunto de regras, a jihad é frequentemente interpretada como uma autodefesa: defesa contra a tentação, defesa contra Satanás, defesa contra os injustos[21].

É importante observar que nem todos os atos classificados como terrorismo suicida são inspirados na religião convencional e nem todos representam matar em nome de Deus. É possível elencar alguns grupos não religiosos associados ao terrorismo suicida, como os Tigres Tamil (LTTE) do Sri Lanka e os separatistas chechenos. De acordo com algumas perspectivas ocidentais, para esses grupos, a causa de estabelecer sua nação separada (como Tamil Eelam para o LTTE ou uma Chechênia independente) passou a ser uma questão de fé para os "verdadeiros crentes", que estão dispostos a dar suas vidas pela causa[22].

Ponderamos, no entanto, que um aspecto a ser levado em conta quando se trata de discorrer sobre terrorismo são as disputas de narrativas em jogo. Ressaltamos a existência de uma complexidade psicossocial e de disputas políticas envolvidas na criminalização de determinados grupos, partidos e movimentos sociais, definindo-os como terroristas. No campo do Direito internacional, pesquisadores apontam para o endurecimento da legislação antiterrorista em diversos países ao redor do mundo após os atentados de 11 de setembro de 2001. Esse endurecimento levou a abusos e desvios, classificando movimentos sociais legítimos como terroristas e incorrendo, contra eles, em violações de direitos humanos. Um exemplo recente foi o Estado chileno, posteriormente condenado pela violação de direitos fundamentais dos indígenas mapuche, ao classificá-los como organização terrorista[23]. Assim, consideramos a importância da interdisciplinaridade para olhar fenômenos sociais complexos como esses. A seguir, apresentamos a sistematização de alguns dados epidemiológicos e etiológicos, esperando contribuir com a construção desse diálogo interdisciplinar, sem pretender esgotá-lo.

EPIDEMIOLOGIA

Publicado pelo Departamento de Pesquisa Estatística dos Estados Unidos, em 2019 foram registrados 8.302 ataques terroristas em todo o mundo. Esse foi o menor número de incidentes desde 2006, quando o número atingiu o pico de 14.371 casos[24].

Embora o terrorismo seja um problema mundial, suas vítimas estão altamente concentradas em certas áreas do mundo. A área mais proeminente a ter sido vítima de ataques terroristas nos últimos tempos foi a região que abrange o Oriente Médio, principalmente o Afeganistão e a Síria, e o Norte da África. Atualmente esses países enfrentam crises financeiras, políticas, religiosas, territoriais e culturais[24].

Na Figura 2, podemos observar a distribuição de eventos terroristas desde 2000 até 2013, segundo sua motivação ideológica. O que se observa é que a religião como base ideológica de atividades terroristas aumentou

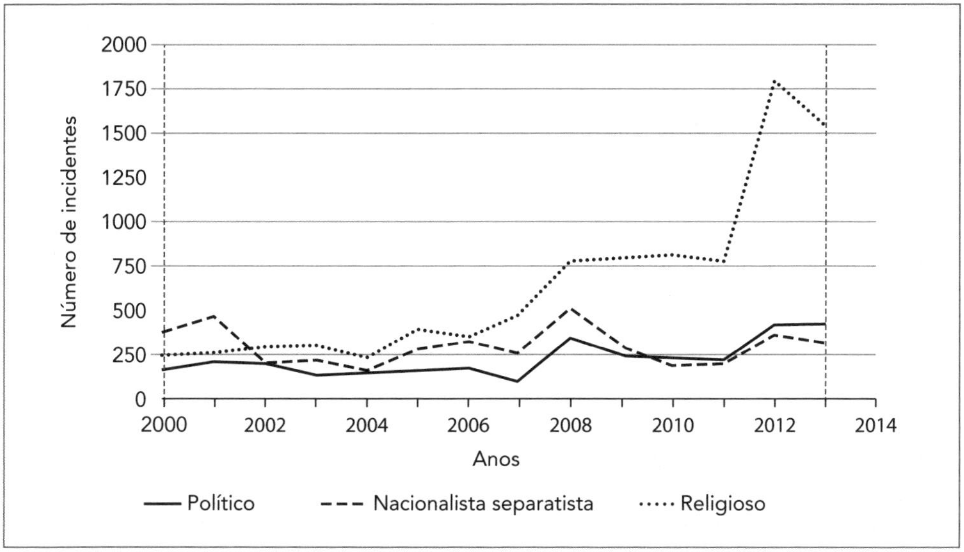

FIGURA 2 Número de eventos terroristas entre 2000 e 2013 de acordo com a base ideológica. Fonte: The Institute for Economics and Peace, 2015[25].

dramaticamente desde 2000. No entanto, em 2000, os movimentos separatistas nacionais eram mais proeminentes. Os movimentos nacionalistas separatistas ainda são significativos em 2013, mas apresentaram uma redução de atividade nesse período[25].

Um estudo prévio (conduzido após a primeira intifada, 1993-1994) israelense *post mortem* de 93 homens-bomba – isto é, a reconstrução das vidas dos suicidas – revelou um grupo de 17 a 22 anos de idade sem educação, solteiro, desempregado e juventude informe. Mais recentemente, embora a faixa etária tenha se expandido e as mulheres tenham ingressado nas fileiras dos homens-bomba, o grupo principal continua sendo o de adolescentes do sexo masculino[26].

Fenomenologia e etiologia

Muitas evidências sugerem que os ataques terroristas raramente alcançam seus objetivos[27]. No entanto, o terrorismo é uma estratégia que continua a se mostrar atraente para uma variedade de grupos e pessoas[28,29]. Então, o que torna esse recurso atraente para algumas pessoas? A psicologia ainda não consegue nos oferecer uma resposta clara[30], mas podemos levar em consideração algumas perspectivas na intenção de encontrar possíveis respostas para essa pergunta. Como ponto de partida, podemos observar as principais diferenças motivacionais e de influência encontradas por Townsend[31] entre o suicídio no terrorismo (suicídio terrorista) e o suicídio não terrorista no Quadro 1.

O fato de a maioria dos agentes ser adolescente traz uma compreensibilidade à luz das mudanças psíquicas nessa fase da vida: à medida que os laços com os pais estão sendo afrouxados, a cultura de pares é particularmente mais influente. O estudo de Anat Berko[32] sobre terroristas suicidas palestinos fracassados revelou a importância da cultura de pares. Além disso, nessa época de desenvolvimento, fontes alternativas de autoridade são procuradas. Assim, os adolescentes muçulmanos que buscam consolidar sua identidade são especialmente vulneráveis à influência de líderes fomentadores de ódio, incluindo imãs

QUADRO 1 Resumo das principais diferenças entre suicídio terrorista e suicídio não terrorista[31]

	Suicídio terrorista	Suicídio não terrorista
Religião	Possível motivador.	Protege contra o suicídio.
Objetivo do ato	Criar terror (comunicação-reivindicação social).	Morrer ou escapar de situações/sentimentos insuportáveis.
Expectativa de consequência do ato	Entrada para uma vida após a morte ("paraíso", não morte).	Morrer ou provavelmente morrer.
Vingança	Motivador comum para o ato.	Motivador raro para o ato.
Intenção assassina	Motivador comum para o ato.	Motivador raro para o ato.
Altruísmo	Pode ser uma variante atípica quando ocorre a morte de terceiros.	Geralmente não envolve a morte de outros, porém, pode haver envolvimento de terceiros em alguns casos.
Características psicológicas/transtornos mentais	Não evidente na maioria dos casos, mas pode influenciar a identificação com algumas religiões e o engajamento aos grupos com propostas terroristas.	Presença de transtornos mentais evidentes na maioria dos casos (especialmente depressão).
Doutrinação e influência de grupo	Favorece a motivação.	Motivador raro para o suicídio, mas podem existir em suicídios em massa e pactos suicidas.
Divulgação midiática	Pode induzir sugestão para reproduzir/imitar comportamento e influenciar o recrutamento para as células terroristas.	Pode induzir sugestão para reproduzir/imitar comportamento.

radicais, que identificam causas externas para a miséria das vidas dos jovens. "Não somos nós, somos eles!".

É interessante notar o fato de que potenciais terroristas suicidas descrevem a "sensação de ser elevado", uma espécie de euforia quando chegam à decisão de consumar o ato[33].

A grande maioria das pessoas que se integra em grupos terroristas não possui uma psicopatologia relacionada ou determinante[34]. Estudos demonstram que as motivações que regem os terroristas comumente são associadas ao sentir-se com raiva ou privado de seus próprios direitos; ao acreditar que o envolvimento político vigente não lhes concede poder suficiente para uma real mudança social e que devem tomar alguma decisão ao invés de conversar a respeito do problema. Os terroristas também se identificam como vítimas de injustiça social, contra a qual lutam e acreditam, piamente, que qualquer violência contra o Estado não é imoral. Por fim, creem que, ao ingressarem no grupo terrorista, terão recompensas psicológicas e sociais e, assim, sentem-se acolhidos, gratificados e valorizados. Encontram suporte emocional ao fazer parte do grupo[35].

Nenhuma característica individual, até agora, mostrou-se capaz de predizer quem se tornará um terrorista[36], sendo consenso hoje de que não é psicologia individual, mas de grupo, psicologia organizacional e social que fornecem o maior poder analítico na compreensão desse fenômeno complexo. Os terroristas subordinaram sua identidade individual à identidade coletiva, de modo que o que serve ao grupo, organização ou rede é de importância primordial. Para alguns grupos, especialmente os terroristas separatistas nacionais, essa identidade coletiva é estabelecida muito cedo: o ódio é "criado no osso". Este, por sua vez, enfatiza o contexto sociocultural, que determina o equilíbrio entre a identidade coletiva e a individual[37].

Descreveremos, brevemente, alguns desses mecanismos envolvidos:

- Valorização cultural e transmissão geracional – em algumas civilizações, a aceitação e a celebração dos atentados suicidas são evidentes desde a infância, conforme evidenciado por fotografias de bebês e crianças com bonecos de homem-bomba de brinquedo. As crianças costumavam ouvir, desde cedo, histórias de humilhação, indignação e perda de seus familiares. Muitos relatam terem ouvido na mesquita sobre a maneira como as propriedades de seus pais foram tomadas, despertando o sentimento de injustiça e polarização do bem contra o mal[20]. Isso estende-se à educação nas escolas, com exemplos desde o ensino infantil até valoração explícita e dogmática nas universidades[38].
- Perspectiva dualista e identificação como oprimidos – a perspectiva dos terroristas é muito polarizada, dualista: "somos nós contra eles, os bons contra os maus", sendo que, na visão deles, pertencem sempre ao "lado do bem"; o resto do mundo é o mal. O inimigo pode ser o governo, uma nação, um grupo étnico, ou um sistema inteiro de ideais, tais como a civilização ocidental[39].
- Desindividuação – esse conceito está intimamente relacionado ao poder dos movimentos carismáticos destrutivos. Vários estudiosos abordaram a psicologia social dos indivíduos em um coletivo e a maneira pela qual as normas do grupo podem vir a dominar a moralidade individual. As teorias da desindividuação propõem um estado subjetivo não individualizado que causa uma transgressão das normas sociais gerais. Zimbardo[40], que foi o pioneiro no uso do termo desindividuação, comparou individuação, razão e ordem com desindividuação, impulso e caos.
- Mecanismo de desengajamento moral – a crença de que os membros "do outro" em um conflito são maus é um exemplo do erro fundamental de atribuição. O termo se refere à tendência de superestimar a importância dos fatores disposicionais ou de personalidade como causas do comportamento observado por outras pessoas. Em contraste, a discrepância ator-observador refere-se à tendência da vítima de justificar seus atos conforme exigido pelo "outro". Assim, o palestino como o citado no estudo de Anat Berko se sente justificado em seus atos, assim como alguns funcionários contraterroristas israelenses se sentem justificados nos deles. Cada lado se sente como uma vítima, cujos atos são compelidos pelo comportamento do outro[41].

Em síntese, não há apenas uma variável que determine um sujeito a fazer parte de uma organização terrorista e se submeter ao suicídio. Variáveis biológicas, sociais, psicológicas, religiosas, culturais, estatais e políticas estão em jogo. Desde cedo, essas variáveis moldam o comportamento do sujeito, o qual, sem muita opção, encontra alento em grupos terroristas[42]. O que parece haver em comum entre eles é que os terroristas tendem a ter baixa autoestima antes de se juntarem à organização e que são atraídos por grupos liderados por pessoas carismáticas e dominadoras. Como acontece com muitos fenômenos sociais de dinâmica de grupo, eles agem no sentido de evitar a reprovação do grupo social por não terem mostrado coragem e determinação na realização de atos violentos deles esperados e optam pelo suicídio[39].

CONSIDERAÇÕES FINAIS

Tanto os massacres íntimos quantos os ataques terroristas suicidas são fenômenos complexos que estão além da compreensibilidade pela psicologia individual isoladamente, necessitando levar em consideração muitos fatores culturais e sociais para a aproximação de uma compreensão mais acurada. Em ambos, há uma combinação desses valores, que coincidem para a formação de um valor maior que a própria vida, fazendo, desse modo, coerência para o indivíduo colocar a própria vida a serviço desse valor.

Esses apontamentos complementam uma perspectiva biopsicossocial do ser humano, na qual, para tentarmos nos aproximar da compreensão desses fenômenos intersubjetivos, acreditamos ser necessário considerar sua complexidade. Assim, é importante levar em conta tanto a constituição psíquica dos sujeitos como também as relações sociais e as violências estruturais que constituem a sociedade em que o sujeito está inserido, exercendo influência sobre sua subjetividade.

REFERÊNCIAS BIBLIOGRÁFICAS

1. Koury MGP, Katz J. Uma teoria dos massacres íntimos: passos para uma explicação causal. Revista Brasileira de Sociologia da Emoção. 2017;16(46):23-42.
2. Schmid AP (ed.). The Routledge handbook of terrorism research. London: Routledge, 2011.
3. Burnham G. Suicide attacks - the rationale and consequences. Lancet. 2011;378:855-857.
4. Voronina L. Suicide bombers: martyrdom vs. the death-drive. Existenz. 2008;3(1):30-39.
5. Statista Research Department. 2021. Mass shootings in the U.S. 1982-2020. Statista Research Department. 2021. Disponível em: https://www.statista.com/statistics/811487/number-of-mass-shootings-in-the-us/.
6. Ribeiro MC. O desenvolvimento cognitivo dos autores de bullying: implicações para aprendizagem escolar. Tese de Doutorado – Unicamp, 2016. p. 19. Disponível em: http://repositorio.unicamp.br/handle/REPOSIP/305330.
7. Lopes AJ. Considerações sobre o massacre de Realengo. Estudos de Psicanálise. 2012;37:25-44.
8. Atiradores deixam mortos em escola na Grande São Paulo. Deutsche Welle, 13/3/2019. Disponível em: https://www.dw.com/pt-br/atiradores-deixam-mortos-em-escola-na-grande-s%C3%A3o-paulo/a-47892767.
9. The Lancet (Editorial). Reaching critical mass on mass shootings. Lancet. 2019;394(10198):541.
10. Stone MH. Mass murder, mental illness, and men. Violence and Gender. 2015;2(1).
11. Meloy JR, Hempel AG, Mohandie K, Shiva AA, Gray BT. Offender and offense characteristics of a nonrandom sample of adolescent mass murderers. J Am Acad Child Adolesc Psychiatry. 2001; 40(6):719-28.
12. Sarteschi CM. Severe mental illness, somatic delusions, and attempted mass murder. J Forensic Sci. 2016;61(1):284-7.
13. Metzl JM, MacLeish KT. Mental illness, mass shootings, and the politics of American firearms. Am J Public Health. 2015;105(2):240-9.
14. Towers S, Gomez-Lievano A, Khan M, Mubayi A, Castillo-Chavez C. Contagion in mass killings and school shootings. PLoS One. 2015;10(7):e0117259.
15. Gerchmann A, Antunes CA. O suicídio na era do espetáculo: a respeito dos massacres nas escolas. Revista Brasileira de Psicanálise. 2019;53(4):103-16.
16. Kissner J. Are active shootings temporally contagious? An empirical assessment. Journal of Police and Criminal Psychology. 2015:1-11.
17. Lin PI, Fei L, Barzman D, Hossain M. What have we learned from the time trend of mass shootings in the U.S.? PLoS One. 2018;13(10):e0204722.
18. Schmid A. Political terrorism: a research guide to concepts, theories, data bases and literature. New Brunswick: Transaction Books, 1983.
19. Hur DU, Lacerda Junior F. Ditadura e insurgência na América Latina: psicologia da libertação e resistência armada. Psicol Cienc Prof. 2017;37(spe):28-43.
20. Post J, Sprinzak E, Denny L. The terrorists in their own words: interviews with 35 incarcerated Middle Eastern terrorists. Terrorism and Political Violence. 2003;15(1):171-84.
21. Abualrub J. Holy wars, crusades, jihad. Columbia: Madinah, 2002.
22. Post J. The mind of the terrorist: the psychology of terrorism from the IRA to alQaeda. New York: Palgrave MacMillan, 2007.
23. Lopes AMD, Santos Junior LHP. "Conflito mapuche": aplicação da lei antiterrorista e violação de direitos humanos. Rev Direito Práx. 2018;9(2):587-609.
24. Statista. Countries with the highest number of deaths by terrorism in 2019, by percentage of total deaths. Disponível em: https://www.statista.com/statistics/377061/countries-with-the-highest-number-of-deaths-by-terrorism/

25. The Institute for Economics and Peace. Global Terrorism Index 2015: Measuring and Understanding the Impact of Terrorism. Oxford, IEP, 2015.
26. Merari A. Social, organizational and psychological factors in suicide terrorism. In: Bjørgo T (ed.). Root causes of terrorism: myths, reality and ways forward. New York: Routledge, 2018. p.70-86.
27. English R. Does terrorism work? A history. London: Oxford University Press, 2016.
28. Borum R. Radicalization into violent extremism I: a review of social science theories. Journal of Strategic Security. 2011;4:7-36.
29. Borum R. Radicalization into violent extremism II: A review of conceptual models and empirical research. J Strategic Security. 2011;4:37-62.
30. Horgan JG. Psychology of terrorism: Introduction to the special issue. Am Psychol. 2017;72(3):199-204.
31. Townsend E. Suicide terrorists: are they suicidal? Suicide Life Threat Behav. 2007;37(1):35-49.
32. Berko A. The path to paradise: the inner world of suicide bombers and their dispatchers. London: Praeger, 2007.
33. Sageman M. Understanding terror networks. Philadelphia: University of Pennsylvanian Press, 2004.
34. DeAngelis T. Understanding terrorism. Monitor on Psychology. 2009;40(10).
35. DeAngelis T. With terrorism, labeling has implications. Monitor on Psychology. 2009;40(10).
36. Monahan J. The individual risk assessment of terrorism: Recent developments. Virginia Public Law and Legal Theory Research Paper. 2015;57.
37. Post J. When hatred is bred in the bone: The psycho-cultural foundations of contemporary terrorism. Political Psychology. 2005;26(4):615-36.
38. Kelley J. The secret world of suicide bombers Devotion, desire drive youths to 'martyrdom' Palestinians in pursuit of paradise turn their own bodies into weapons. USA Today. 2001;A01.
39. Post JM, Ali F, Henderson SW, Shanfield S, Victoroff J, Weine S. The psychology of suicide terrorism. Psychiatry. 2009;72(1):13-31.
40. Zimbardo P. The human choice: Individuation, reason, and order vs. deindividuation, impulse and chaos. In: Arnold WJ, Levine D (eds.). Nebraska Symposium on Motivation. Lincoln: University of Nebraska Press, 1969. p.237-307.
41. Bloom M. Dying to kill: the allure of suicide terror. New York: Columbia University Press, 2005.
42. Moghaddam FM. The staircase to terrorism: a psychological exploration. Am Psychol. 2005;60(2): 161-9.
43. Skatista. Number of mass shootings in the United States between 1982 and May 2021. Disponível em: https://www.statista.com/statistics/811487/number-of-mass-shootings-in-the-us/

15.4

Amor, ciúme e suicídio: crimes passionais

Andrea Lorena Stravogiannis
Cintia Cristina Sanches

PONTOS-CHAVE

- Relacionamentos insatisfatórios podem ser risco para suicídio.
- Altos níveis de ciúme são gatilhos para os crimes passionais.
- As motivações do crime passional cometido por homens e mulheres são diferentes.
- Suicídio como um desfecho negativo do relacionamento amoroso.

Dedicado a todas as mulheres que tiveram a vida ceifada por um sentimento de posse.

O amor é tido como uma das emoções humanas mais gratificantes, manifestado como desejo pelo outro e atração recíproca entre os casais[1,2]. Skinner define o amor como reforçamento positivo mútuo, bem como demonstração de comportamento de afeto para o outro[3]. No entanto, quando esse amor se torna patológico, definido como o ato de gastar mais tempo do que gostaria controlando a vida do parceiro, considerando este como prioridade e deixando de lado atividades, amigos, trabalho ou interesses que antes que eram valorizados, amar se torna um fardo, o que é comumente chamado de amor patológico[4].

AMOR PATOLÓGICO E SUICÍDIO

Estudos mostraram que pessoas que sofrem de amor patológico têm uma característica chamada de autotranscendência. Tal característica se apresenta no dia a dia com pensamentos como "fomos feitos um para o outro" e "nosso destino é ficar junto para sempre". Outra característica importante de indivíduos com amor patológico é apresentar estilo de amor mania (amor obsessivo e ciumento), estilo de amor ágape (preocupação em ajudar o parceiro excessivamente) e tipo de apego ansioso-ambivalente (medo de perder o parceiro)[5]. Diante desse quadro, quando o relacionamento é rompido, essas pessoas tendem a tentar cometer suicídio. Estudo realizado por Costa[6] encontrou que 30% dos participantes já tinham tentado suicídio ao menos uma vez na vida por causa da perda do parceiro amado.

Há outros estudos mostrando que a taxa de suicídio entre os divorciados é maior do que na população geral. Ainda, homens divorciados apresentam oito vezes mais chances de cometer suicídio quando comparados com mulheres divorciadas. Um dos principais fatores que podem explicar essa diferença está ligado à masculinidade, na qual ser bom pai, marido, provedor e ter o controle são itens essenciais. Portanto, quando isto para de acontecer, a masculinidade fica comprometida e dá lugar a sentimentos de vergonha, que podem levar ao suicídio[7]. A probabilidade de cometer suicídio após o rompimento aumenta quando o parceiro em questão estava altamente conectado com o relacionamento e quando associado a sintomas depressivos[8].

Estudo realizado na Áustria com 382 indivíduos encontrou que não estar satisfeito no relacionamento amoroso também pode ser um fator de risco de suicídio, bem como manter questões não resolvidas com o parceiro, associado a sintomas depressivos e sentimentos de falta de esperança[9]. Esses dados também foram encontrados na revisão sistemática realizada por Kazan et al.[10], que encontraram que estar em um relacionamento insatisfatório, com brigas e rompimentos constantes aumenta a chance da ocorrência de pensamentos e comportamentos suicidas.

Ainda, em uma análise de 56 cartas de pessoas suicidas foi encontrado que problemas amorosos foram mais mencionados do que problemas escolares e laborais em qualquer idade[11].

CIÚME PATOLÓGICO E SUICÍDIO

Quando o relacionamento também não satisfaz e é permeado de ciúme patológico, comportamentos direcionados ao suicídio também podem ocorrer. Ciúme patológico pode ser definido como sentimentos e pensamentos constantes acerca da infidelidade do parceiro, os quais levam a comportamentos exagerados e desprovidos de controle que objetivam encontrar uma provável traição. Pode ser do tipo delirante, no qual o sujeito não tem crítica sobre a realidade e acredita piamente que está sendo traído, mesmo que as evidências mostrem o contrário. O ciúme obsessivo é caracterizado pelas buscas constantes de provas sobre a traição do parceiro, entretanto, há forte sentimento de culpa e vergonha[12-14].

Alguns estudos têm mostrado a relação entre o comportamento suicida e o ciúme patológico, tais como os realizados por Tarrier et al.[12] e Cynkier[15], que mostraram que comportamentos exacerbados direcionados a provar a infidelidade do parceiro podem levar a maior risco de agressão e suicídio – tanto por acharem seu comportamento de ciúme inadequado quanto porque consideram que não serão capazes de aguentar ver o parceiro com outra pessoa.

Estudo realizado com 32 sujeitos com ciúme excessivo encontrou que 10% da amostra já tinha tentado suicídio por questões relacionadas ao ciúme. Somado a isso, 43,7% dos participantes informaram que, apesar de não terem tentado se matar, realizaram comportamentos parassuicidas, isto é, ações que podem facilitar a morte[6].

Na comparação entre os sexos, Singh et al.[16] encontraram que as mulheres ciumentas patológicas e aquelas com parceiros ciumentos patológicos apresentam maior risco para o suicídio quando comparadas aos homens. Interações do parceiro (ou parceira) com uma terceira pessoa do sexo oposto e trabalhar longe do parceiro e com poucos encontros com este são os principais fatores desencadeantes, de acordo com o estudo.

Em uma amostra com 90 pessoas de ambos os sexos, um estudo encontrou que 50% delas já haviam tentado suicídio por causa de ciúme patológico. Entretanto, não foram encontradas diferenças significativas entre homens e mulheres[17]. Outros estudos também encontraram associação entre ciúme patológico e risco de suicídio[18,19].

CRIME PASSIONAL

Quando questionamos pacientes do Programa Ambulatorial Integrado dos Transtornos do Impulso (PRO-AMITI) sobre o que os faz manter suas relações, ou então, por que ainda sentem falta dessa relação mesmo que fisicamente ela já tenha se encerrado, a resposta é quase unânime: "porque eu o(a) amo". E quando questionado que amor é esse, os pacientes não conseguem responder, mas sim justificam o seu envolvimento amoroso por meio de uma relação de dependência e sofrimento.

Aprendemos, precoce e primariamente, que o amor está constantemente ligado ao sofrimento ou à dor. Esse estereótipo é reforçado pela arte, literatura e religião. Isso vale para amor na relação amorosa ou em outros tipos de relação. Observa-se na literatura uma das "histórias de amor" mais conhecida no mundo, *Romeu e Julieta*, de Willian Shakespeare, com um final extremamente trágico: "já que por impedimento não podemos viver esse amor, vamos fazer um pacto e nos matar".

Não podemos deixar de lembrar do famoso livro de Goethe — *Os sofrimentos do jovem Werther*, escrito em 1774 —, que narra a história de um jovem que se apaixona por uma mulher que irá se casar com outra pessoa. Por não poder viver esse amor, ele decide se matar com uma arma de fogo. Esse livro motivou uma onda de suicídio na Europa desde o momento de sua publicação. Esse fenômeno foi chamado de Efeito Werther, comprovado em 1985[20].

Adentrando na cultura, na mídia e nas músicas das paradas de sucesso no Brasil, podemos passar desde a aclamada e mundialmente reconhecida bossa nova, na música de Vinicius de Moraes e Carlos Lyra, *Minha namorada* (1965)[21], que, em uma de suas estrofes, elucida o destino ao cárcere do amor; até os *hits* mais atuais, como o samba/pagode:

> "Eu quero presentear
> A minha linda donzela
> Não é prata nem é ouro
> É uma coisa bem singela
> Vou comprar uma faixa amarela
> Bordada com o nome dela
> E vou mandar pendurar
> Na entrada da favela
> (...) Mas se ela vacilar, vou dar um castigo nela
> Vou lhe dar uma banda de frente
> Quebrar cinco dentes e quatro costelas
> Vou pegar a tal faixa amarela
> Gravada com o nome dela
> E mandar incendiar
> Na entrada da favela"
>
> (Zeca Pagodinho, Jessé Pai, Luiz Carlos e Beto Gago, 1997)[22]

A maioria dos compositores de samba/pagode remete ao nascimento do estilo musical nas zonas mais periféricas. Associam o morro como a casa do samba. Foi em uma região como essa em Santo André, no Grande ABC Paulista, que a adolescente Eloá Cristina Pimentel foi brutalmente assassinada depois de mais cem horas de cárcere privado junto com sua amiga também adolescente, Nayara, pelo seu ex-namorado, um adulto de 22 anos chamado Lindemberg Fernandes Alves. Supostamente, Lindemberg não aceitava o término da relação entre ele e a adolescente.

Esse crime repercutiu mundialmente e foi transmitido em tempo real pelas emissoras de televisão do Brasil. Fotos das meninas eram postadas nas redes sociais da época com o objetivo de difamar as garotas e, de certa forma, justificar a barbaridade que acontecia naquele momento, dando a "liberdade" de seu ex-namorado "lavar a sua honra". Entre tantos crimes nesse mesmo contexto, selecionamos esse caso para elucidar o que acontece no dia a dia e com a literatura a respeito desse tipo de crime, pois houve uma grande repercussão na mídia, logo, há uma exposição minuciosa de detalhes e informações.

Nas primeiras horas do crime, um policial que estava tentando negociar a libertação das adolescentes questionou: "O que você quer? Fala pra mim para poder te ajudar, cara?". Lindemberg questionou o policial e respondeu logo em seguida a pergunta: "O que eu quero cara? Matar a Eloá, me matar e liberar a Barbie" (Nayara)[23].

Carmichael et al.[24] realizaram um estudo retrospectivo em que levantaram fichas dos óbitos entre os anos de 2004 a 2015 que tiveram uma morte realizada por um parceiro íntimo (marido/ex-marido; namorado/ex-namorado) no estado do Colorado (EUA). Foram levantados 2.279 casos de homicídio; desse número, 295 casos foram cometidos por parceiro íntimo (12,9%), sendo que a maioria desses homicídios foi cometida por homens contra suas parceiras (n = 240, 81,4%). No entanto, 14,2% (n = 42) dos homicídios foram realizados por mulheres contra parceiros homens; 2,7% (n = 8) dos casos foram homens que cometeram crimes contra parceiro homens; e uma mulher (2,7%) cometeu crime contra parceira mulher. Em 1,4% (n = 4) dos crimes, o sexo do suspeito era desconhecido[24].

Em quase metade dos crimes cometidos por parceiros homens contra parceiras, o assassino cometeu suicídio logo em seguida (n = 108, 45%) – algo que foi premeditado por Lindemberg, porém ele não chegou à tentativa de suicídio. O estudo conduzido no Colorado afirma que, desses 240 homicídios, quatorze (10,6%) foram cometidos por ex-parceiros e 47 (35,6%) por parceiros atuais e nenhum foi seguido de suicídio. Muito similar a esse dado com o crime contra Eloá, pessoas próximas a ela afirmavam que eles tinham encerrado a relação amorosa[23].

Uma pesquisa qualitativa realizada no Brasil em duas unidades prisionais em Salvador, Bahia, analisou 117 prontuários de prisioneiros que tinham cometido crimes (lesão corporal, tentativa de homicídio e homicídio) contra as suas parceiras ou ex-parceiras. Foram selecionados 22 prontuários e, a partir dessa seleção, as pesquisadoras conversaram com 13 presos. Um achado importante é que, quando entrevistados pelas pesquisadoras, os sujeitos (em sua maioria) afirmavam que estavam na relação amorosa, divergindo do que foi constatado no depoimento da vítima no prontuário[25].

Esse relato apareceu de forma similar na fala de Lindemberg, durante o sequestro:

> Lindemberg: "Eu tô agredindo a minha namorada tá! Essa desgraçada aqui."
> Eloá: "Eu não sou sua namorada" (ouve-se um barulho seguido de um grito de Eloá).

Um programa de televisão entrevistou Lindemberg ao vivo. Alguns especialistas informaram que isso atrapalhou a polícia em sua atuação no caso e que o autor do crime teve total consciência de cada passo dos policiais. Em vários veículos televisivos, jornalistas e convidados ressaltavam o caráter de bom moço de Lindemberg (trabalhador e sem antecedentes criminais) que, por estar muito apaixonado, manteve Eloá em cárcere privado. Nesse momento, o assassino recebe o holofote e vira protagonista da mídia, torna-se o coitado abandonado pela namorada, que não o ama mais, e a vítima é esquecida para morrer nesse cenário, virando algoz por não querer esse amor puro. Em um programa de televisão, um convidado diz que espera que o caso tenha um final feliz, que termine em pizza e que exista um casamento entre o assassino e a vítima. E comenta o ato como "uma fase momentânea e que muitas vezes um rapaz jovem que se apaixona se desequilibra."

Esse comentário lembra muito o discurso desse tipo de crime que ocorria entre as décadas 1910 e 1930, que culpabilizava a mulher do ato violento sobre ela. Se o homem sentia ciúme, ou acreditava que existia infidelidade, parecia haver uma naturalização do comportamento criminoso do homem, tanto para mulheres como a agressão a outros homens que se interessavam por elas. De certa forma, a estrutura psíquica ou saúde mental do homem nesse tipo de crime era atribuída totalmente ao comportamento da mulher. Sendo assim, ela seria a culpada pelo desequilíbrio do parceiro[26].

A pessoa que comete um crime passional normalmente está em um contexto estressante ou conflitante – como uma briga com o par amoroso – e toma uma atitude impulsiva; normalmente, o infrator não tem histórico criminal[27]. Os crimes passionais que são seguidos de suicídio apresentam um padrão maior de premeditação, enquanto os crimes em que só ocorre o homicídio são considerados passionais[24].

Uma das teorias sobre crime passional diz que o autor desse tipo de delito normalmente não suporta lidar com o narcisismo lesionado que foi causado após "uma traição". Ele perpetrou o crime para evitar a morte de seu Eu, pois se espelha e consegue ser amado por meio do outro (relação). Ele necessita o tempo todo ser colocado em primeiro lugar na vida do parceiro (vítima), e quando não está nesse pedestal, sente-se destruído, morto e desprezado; não conseguindo ressignificar e retomar a vida sem estar nesse papel de "o mais amado e espelhado". Por não conseguir retornar a esse local, percebe que esse amor é rejeitado e age com violência contra o seu objeto de amor[25].

Em uma outra entrevista que Lindemberg deu a uma emissora de televisão ao vivo:

> Repórter: "Por que você tomou essa atitude? Desespero, ciúme, o que foi?"
> Lindemberg: "Desespero? Desespero? Que desespero, seu tivesse desesperado tinha dado um tiro na minha cara e já era. Tô sem sentimento nenhum, tô frio pra caralho."

Um pouco mais tarde:

> Repórter: "Eu queria entender, e acho que o Brasil inteiro também. Me fala, você diz para o Guerra que você não queria mais saber da Eloá. Então porque você invadiu o apartamento. O que você tá querendo? O que você está buscando nessa história?"
> Lindemberg: "Eu tô aqui, porque ela virou as costas para mim, quando eu mais precisei dela. Eu tentei sentar com ela na boa, pra tentar conversar com ela na boa, ela sempre virava as costas para mim. Então eu estou causando, porque sou apaixonado por ela. E se ela me amava do mesmo jeito que ela me amou e pediu para voltar comigo, porque ela me causou danos de não querer mais falar comigo, de me dar as costas?
> — Tive que usar a força pra falar com ela pra ela me ouvir (....) Se ela está passando isso é porque ela merece, se ela está passando isso porque ela quis dessa maneira."

E mais uma vez a vítima é colocada como culpada, ora pela mídia, ora sobre a fala machista e, assim como Eloá, várias mulheres são desacreditadas todos os dias em denunciar esses homens. Segundo a Organização Mundial da Saúde (OMS), uma a cada três mulheres (35%) sofrem algum tipo de violência, seja ela física ou sexual, por parte de parceiros ou então por terceiros ao longo de sua vida. Trinta por cento dos casos de violência contra a mulher ocorrem por parceiros e 38% dos assassinatos de mulheres são cometidos por seu parceiro masculino[28].

Violência e assassinato contra mulheres e meninas tendo como motivação apenas seu gênero, ou seja, por ser do sexo feminino, ganharam o nome de "feminicídio" em 2012, em uma convenção das Organizações das Nações Unidas (ONU). O núcleo de comportamentos violentos que se encaixam como feminicídio é: violência doméstica praticada pelo parceiro íntimo, práticas no contexto de crimes armados; pagamentos de dotes do homem; prática no contexto de conflitos armados e misoginia, tortura contra mulheres, entre outros[29].

Carmichael et al.[24] afirmam que, em 70% dos casos de homicídios por parceiro íntimo, as vítimas já passaram por algum tipo de violência praticada pelos parceiros ao longo do relacionamento ou término e foram hospitalizadas em algum momento. Vale lembrar que o crime cometido contra Eloá foi feito por arma de fogo e não foi acompanhado. No estudo supracitado, cerca de 41 crimes (31,1%) foram cometidos por arma de fogo; 49 (37,1%), arma afiada, 19 (14,4%), arma cega; 21 (15,9%), estrangulamento, afogamento ou envenenamento; e dois (1,5%), arma desconhecida. No total, 55% dos casos constatados nessa pesquisa (n = 108), os homicídios não foram sucedidos por suicídio do autor; fato semelhante aconteceu no caso Eloá, após disparar com a arma de fogo contra as meninas, Lindemberg não tentou cometer suicídio.

Existem vários crimes similares e de tamanha brutalidade como esse, e o que percebemos é que não há correlação entre classe social ou idade e a violência cometida. Um fator comum em crimes passionais é que, normalmente, os agressores, em sua maioria homens, relatam que fazem isso por amor e por não aceitarem o fim da relação amorosa. Historicamente, a violência cometida contra a mulher é perpetuada da mesma forma: o agressor torna-se a vítima e a pessoa violentada é culpada. Entre 1910 e 1930, no Rio de Janeiro, a elite intelectual e social discutia que as mulheres eram o alicerce da família e família era a base da nação[26]. Ou seja, uma mulher que traía seu marido traía também a sua família e a nação; porém, o mesmo discurso não era válido quando a traição vinha do sexo oposto. Esse discurso de imoralidade deferido para as mulheres, além de afetá-las em casa, prolifera-se nos meios jurídico e médico. Esse discurso coloca a mulher em uma posição em que sua imoralidade afetaria o desequilíbrio psicológico masculino[26].

Os discursos psiquiátricos, que eram documentados em laudos e textos na época, tinham um conteúdo em que o comportamento feminino patologizava o homem por cometer a violência e a explicação que era fornecida advinha da etiologia sócio-histórica. A pessoa que cometia um crime passional e passava por uma perícia médica, em meados do século XIX, era vista como doente; sendo assim, não era responsabilizada por seu crime. A sintomatologia que era argumentada para essa doença era: hiperemotividade, amor masculino em excesso e exaltação emotiva. Esses argumentos vinham da teoria psicopatológica do constitucionalismo kretschemeriano[26].*

Nos artigos e estudos atuais não se usa o método supracitado. As pesquisas mostram que os crimes passionais cometidos por homens se assemelham ao caso descrito anteriormente. Existem questões históricas nas quais o homem pode "lavar a sua honra" e a da família matando a sua mulher desonrosa;

* Ernst Kretschmer foi um psiquiatra alemão que desenvolveu sua teoria sobre temperamento e caráter por meio do biotipo físico das pessoas. Dependendo do tipo do corpo, ele inferia que a pessoa era mais propensa a desenvolver algum tipo de doença e temperamento. Ele classificou três tipos: esquizotímico – pessoas que apresentam mais oscilação de irritabilidade e indiferença, astênicos, rígidos e com dificuldades de adaptação; são mais propensos à esquizofrenia; ciclotímico – pessoas (acima do peso ou obesas) com oscilação no humor (alegria e tristeza), habilidosas no contato com os outros e com uma tendência maior para o distúrbio maníaco depressivo; isotímico – indivíduos com o corpo considerado atlético, com pouca sensibilidade, dificuldade de adaptações ao meio, mais contidos em sua gesticulação e imitações e mais propensos a desenvolver epilepsia[34].

isso difere se é imaginação ou se essa desonra (traição) realmente ocorreu.

A teoria que embasa os crimes passionais vai além da psiquiatria ou da psicologia, pode-se dizer que começa bem antes. Inicia-se no sistema patriarcal e no machismo estrutural, que sempre proliferaram e determinaram a postura das mulheres perante a sociedade. A partir do momento em que não se segue tais regras, ela sai de uma posição de "mulher casta" e vira uma mulher "da vida", traidora ou qualquer outro adjetivo que é dado para desqualificá-la. Assim, o homem tem o "direito" de puni-la por não cumprir as regras[29,30].

Para Marabezzi *apud* Bressan e Oliveira[30], o crime passional precisaria ser visto perante a lei como um crime hediondo, ou seja, premeditado de forma fria com objetivo de vingança. Em sua análise, o crime passional ou homicídio passional é praticado em larga escala por homens contra as mulheres, logo, deveria ser visto aos olhos da lei como um crime de violência de gênero[30].

Apesar de a maioria dos crimes passionais ser cometida por homens, isso não exclui a possibilidade de mulheres praticarem esse delito. Um estudo realizado no Manicômio Judiciário de Barbacena teve como objetivo investigar prontuários antigos sobre crimes passionais cometidos por mulheres. O autor do estudo fez uma análise dos prontuários dos internados que cometeram esse tipo de crime e, dos 33 casos levantados, somente três deles foram cometidos por mulheres[31].

Um dos primeiros casos analisados foi de uma interna de 28 anos, branca, empregada doméstica e analfabeta. Sua internação ocorreu em 16/11/1936. A acusação deferida é de ter matado o marido a machadadas no sul de Minas Gerais. Segundo dados do prontuário, eles tiveram uma briga por ciúme (não existe informação de quem manifestava o sentimento de ciúme no momento do crime). No momento em que o marido foi lavar-se em uma bacia, a esposa desferiu machadadas em sua cabeça. Algumas horas antes do crime teriam ocorrido brigas e uma agressão física por parte do marido (soco no rosto). No discurso da mulher (transcrito no prontuário), ela informava que já tinha sido vítima de outras agressões do marido e que essa agressão teria sido "a última gota d'água". No relato dos peritos, eles observaram que a interna não demonstrava arrependimento ou remorso pelo crime. Durante o processo de internação, a mulher era considerada calma, educada e ajudava os funcionários da instituição[31].

Todos os três crimes vistos nessa pesquisa são semelhantes, todas confessaram o homicídio e, em seus depoimentos, todas informaram que sofriam agressões dos maridos e eram acusadas constantemente de traição[31].

Alguns estudos apontam que os crimes chamados de passionais ou conjugais, indiferente ao fato de o casal estar em uma relação atual ou separado, apresentam uma distinção entre o "motivo provocador" para que ocorram. Os crimes que são cometidos por homens em geral são vinculados ao sentimento de abandono e separação, diferentemente dos motivos das mulheres, que normalmente são defesa em situações de confronto, com o objetivo de proteger a sua vida e a dos filhos[32].

CONSIDERAÇÕES FINAIS

Em síntese, pelos estudos analisados o crime ou homicídio passional é algo que ainda precisa ser amplamente estudado. Assim como os motivos dos crimes e verificar as motivações e distinções quando se trata do gênero da pessoa que cometeu esse crime. Conforme descrito no presente trabalho, crimes passionais vistos na literatura são cometidos predominantemente por homens, que, em sua maioria, baseiam-se em uma teoria sobre o que deve ou não ser adequado no comportamento de uma mulher, ou seja, não se comete crime por amor e sim por honra, ou por uma abrupta emoção violenta.

Isso porque o homicida passional enxerga o amor que tem pelo seu ex-parceiro como um objeto que lhe pertence. Quando se encerra essa relação, muitas vezes independendo o motivo, ele acredita que algo lhe foi tirado (o que era por direito a sua posse) e deixado em liberdade. Dessa forma, sente-se desprezado pelo seu objeto de amor, que lhe trazia completude, e assim abre-se uma ferida narcísica. A falta de recursos internos psíquicos para lidar com as perdas é tão frágil que a forma elegida para isso é matar esse objeto de amor e, de certa forma, matar um lado de si.

Uma outra hipótese é que criminosos passionais tiveram problemas com a família de origem, uma vinculação sem qualidade e com pouco ou quase nenhum afeto: abandonos de uma ou mais figuras parentais, lares considerados desajustados que só contribuíram para o desfavorecimento de ter vínculos amorosos saudáveis.

Contudo, podemos perceber que crimes cometidos por mulheres são menos prevalentes do que cometidos por homens, não só os passionais, mas quaisquer outros. Nas estatísticas, a porcentagem de crimes cometidos por mulheres oscila em 6%, sendo 94% dos crimes praticados por homens. Isso mostra também a dificuldade de encontrar dados para averiguar a motivação do crime passional ou homicídio passional cometido por mulheres[33].

REFERÊNCIAS BIBLIOGRÁFICAS

1. Levine SB. What is love anyway? J SexMarital Ther. 2005;31:143-51.
2. Nóbrega SM, Fontes EPG, Paula FMSM. Do amor e da dor: representações sociais sobre o amor e o sofrimento psíquico. Estud Psicol. 2005;22(1):77-87.
3. Skinner BF. Walden II: uma sociedade do futuro. E.P.U., 1987.
4. Sophia EC, Tavares H, Zilberman ML. Amor patológico: um novo transtorno psiquiátrico. Rev Bras Psiquiatr. 2007;29(1):55-62.
5. Sophia EC, Tavares H, Berti M, Pereira AP, Lorena A, Mello C, et al. Pathological Love: impulsivity, personality, and romantic relationship. CNS Spectr. 2009;14(5):268-74.
6. Costa AL. Contribuições para o estudo do ciúme excessivo. Dissertação de Mestrado. São Paulo, 2010.
7. Scourfield J, Rhiannon E. Why might men be more at risk of suicide after a relationship breakdown? Sociological Insights. Am J Men's Health. 2015;9(5):380-4.
8. Love HA, Nalbone DP, Hecker LL, Sweeney KA, Dharnidharka P. Suicidal risk following the termination of romantic relationships. Crisis. 2018;39(3):166-74.
9. Till B, Tran US, Niederkrotenthaler T. Relationship satisfaction and risk factors for suicide. Crisis. 2017;38(1):7-16.
10. Kazan D, Calear AL, Batterham PJ. The impact of intimate partner relationships on suicidal thoughts and behaviours: A systematic review. J Affect Dis. 2016;585-98.
11. Canetto SS, Lester D. Love and achievement motives in women's and men's suicide notes. The Journal of Psychology: Interdisciplinary and Applied. 2002;136(5):573-6.
12. Tarrier N, Beckett R, Harwood S, Bishay N. Morbid jealousy: a review and cognitive-behavioural formulation. Br J Psychiatry. 1990;157:319-26.
13. Michael A, Mirza S, Mirza KA, Babu VS, Vithayathil E. Morbid jealousy in alcoholism. Br J Psychiatry. 1995;167(5):668-72.
14. Marazziti D, Di Nasso E, Masala I, Baroni S, Abelli M, Mengali F, et al. Normal and obsessional jealousy: a study of a population of young adults. Eur Psychiatry. 2003;18(3):106-11.
15. Cynkier P. Pathological jealousy from forensic psychiatric perspective. Psychiatr Pol. 2018;52(5):903-14.
16. Singh SK, Bhandari SS, Singh PK. Phenomenology and predisposing factors of morbid jealousy in a psychiatric outdoor: a cross-sectional, descriptive study. Open J Psychiatry Allied Sci. 2017;8(2):129-35.
17. Stravogiannis ALC. Contribuição do gênero, apego e estilos de amor nos tipos de ciúme. Tese de Doutorado. São Paulo, 2019.
18. Kingham M, Gorgon H. Aspects of morbid jealousy. Adv in Psychiatric Treatment. 2004;10:207-15.
19. Samad FDA, Sidi H, Kumar J, Das S, Midin M, Hatta NH. Subduing the green-eyed monster: bridging the psychopharmacological and psychosocial treatment perspective in understanding pathological jealousy. Current Drug Targets. 2019;20:201-9.
20. Almeida AF. Efeito de Werther. Análise Psicológica. 2000;37:51-18.
21. Moraes V, Lyra C. Minha namorada, 1965.
22. Pagodinho Z, Carlos L. Faixa amarela, 1997.

23. Perez L. Quem matou Eloá? Documentário de curta metragem. São Paulo, 2015.
24. Carmichael H, Jamison E, Bol KA, McIntyre Jr R, Velopulos CG. Premeditated versus "passionate": patterns of homicide related to intimate partner violence. J Surg Research. 2018;87:93.
25. Santiago RA, Coelho MTAD. O Crime passional na perspectiva de infratores presos: um estudo qualitativo. Psicologia em Estudo. 2010;87:95-15.
26. Toledo ET, Dias AAT. Psiquiatria e naturalização do crime passional no Rio de Janeiro da década de 1930. Estudos Históricos. 2020;203:423-33.
27. Guan M, Li X, Xiao W, Miao D, Liu X. Categorization and prediction of crimes of passion based on attitudes toward violence. International Journal of Offender Therapy and Comparative Criminology. 2016;1:16.
28. Organização Pan-Americana da Saúde: Violência contra as mulheres. Disponível em: https://www.paho.org/pt/topics/violence-against-women. Acesso em: 02 fev.2021.
29. Roichman CBC. Faca, peixeira, canivete: uma análise da lei do feminicídio no Brasil. Revista Katálysis. 2020;357:365-23.
30. Oliveira LRF, Bressan C. A percepção do sujeito que matou por amor. Mudanças – Psicologia da Saúde. 2014;22(1):21-30.
31. Oliveira PHFD. A patologização do feminino: gênero, crime e loucura- estudos de casos de mulheres internadas no Manicômio Judiciário de Barbacena. Histórias Usisinos. 2019;310:316- 23.
32. Borges LM. Crime passional ou homicídio conjugal? Psicologia em Revista. 2011;12(3):433-444.
33. Neri H. O feminino e o crime passional. Psicanálise & Barroco – Revista de Psicanálise. 2007;07:23-5.
34. Ito PCP, Guzzo RSL. Individual differences: Temperament and personality; importance of the theory. Rev. Estudos de Psicologia, PUC-Campinas. 2002;91:100-19.
35. Augusto J. Separação. s/d. Disponível em: https://www.vagalume.com.br/jose-augusto/separacao.html.

16

Estratégias na prevenção do suicídio

Isabella D'Andrea Garcia da Cruz
Rodrigo Martins Leite
Rodolfo Furlan Damiano

PONTOS-CHAVE

- O risco de suicídio é influenciado pela interação de uma variedade de fatores biológicos, clínicos, psicológicos, sociais, ambientais e culturais, o que leva à heterogeneidade etiológica do suicídio e do comportamento suicida. A identificação dos principais fatores de risco de suicídio é a base para intervenções eficazes na prevenção do suicídio.
- Dados os múltiplos fatores e vias relacionados ao comportamento suicida, os esforços de prevenção do suicídio requerem uma ampla abordagem multissetorial que aborde os vários grupos de risco e contextos da população ao longo da vida.
- Neste capítulo, as estratégias abordadas apresentam-se em nível de prevenção primária e universal, uma vez que os outros níveis de estratégia são demasiadamente detalhados em capítulos específicos. Ressaltamos as principais estratégias, com enfoque na perspectiva brasileira: políticas de saúde mental, acesso a rede de serviços e ao tratamento, restrição no acesso a meios letais, informação responsável na mídia, intervenções em educação e conscientização sobre saúde mental e suicídio e políticas para reduzir o uso nocivo de álcool e outras substâncias.

Segundo a Organização Mundial da Saúde (OMS), para cada morte por suicídio, existem cerca de vinte tentativas de suicídio[1]. Essa proporção varia de país para país e depende da letalidade dos métodos de suicídio mais comumente usados[2]. Em muitos países, a incidência de tentativas de suicídio é mais alta em indivíduos de 18 a 34 anos, enquanto as mais altas taxas de mortes por suicídio são geralmente observadas em pessoas com mais de 70 anos[3]. De modo geral, os índices de tentativa de suicídio são geralmente mais altos em mulheres do que em homens, enquanto as taxas de suicídio são duas a três vezes mais altas em homens do que em mulheres, o que pode ser decorrente de uma preferência masculina por métodos de maior letalidade e da relutância dos homens em procurar ajuda especializada[1].

No Brasil, as taxas de mortalidade por suicídio apresentam níveis baixos quando comparadas às de outros países do mundo.

Enquanto Lituânia, Bielorrússia, Rússia, Cazaquistão, Hungria, Japão e Coreia do Sul registram índices que variam entre 20 e 40 óbitos por 100 mil habitantes, o Brasil teve 5,8 em 2014 e, em São Paulo, 5,6 por 100 mil. Os estados com maiores taxas de mortalidade são Rio Grande do Sul e Santa Catarina, com índices superiores a dez óbitos por 100 mil habitantes. Apesar dos baixos índices, esse evento torna-se importante quando se considera o volume de vítimas, pois coloca o Brasil em oitavo lugar em número de suicídios, segundo relatório da OMS[1].

De acordo com o boletim epidemiológico do Ministério da Saúde do Brasil realizado em 2017[4], observaram-se as seguintes características sociodemográficas associadas ao suicídio na população brasileira: ser do sexo masculino (8,7/100 mil hab.), sendo aproximadamente quatro vezes maior que o feminino (2,4/100 mil hab.); faixa etária de a partir de 70 anos (8,9/100 mil hab.), escolaridade de até 3 anos (6,8/100 mil hab.) e pertencer à população indígena (15,2/100 mil hab.). Cabe ressaltar a gravidade da situação da população indígena brasileira – a taxa de suicídio em indígenas brasileiros no ano de 2014 foi de 21,8 por 100 mil habitantes, praticamente quatro vezes maior do que na população brasileira em geral[4]. As regiões Centro-Oeste e Norte são as que concentram as maiores taxas de suicídio indígena do Brasil, sendo que, no Centro-Oeste, a taxa de suicídio indígena é sete vezes maior do que na população não indígena; e na região Norte, cinco vezes maior do que na população não indígena[5].

FATORES DE RISCO

A identificação dos fatores de risco de suicídio é a base para intervenções eficazes na prevenção do suicídio. Porém, o risco de suicídio é influenciado pela interação de uma variedade de fatores biológicos, clínicos, psicológicos, sociais, ambientais e culturais. A associação relativa desses fatores com o risco de suicídio varia muito entre os indivíduos e pode ser mediada por uma variedade de fatores que levam à heterogeneidade etiológica do suicídio e do comportamento suicida. Assim, nenhuma causa ou fator de estresse isolado é suficiente para explicar um ato suicida. Podemos observar vários fatores de risco agindo concomitantemente para aumentar a vulnerabilidade de um indivíduo ao comportamento suicida.

A OMS[1] agrupa os fatores de risco nas seguintes áreas: fatores de risco dos sistemas de saúde e sociais, comunitários e de relacionamento (conexão social com familiares e amigos) e individuais. Dentre os fatores de risco sociais e de sistemas de saúde, destacam-se a dificuldade de acesso ao cuidado em saúde, ao estigma, ao acesso a meios letais e à cobertura midiática inapropriada. O risco de suicídio aumenta significativamente com comorbidades, tanto clínicas como psiquiátricas, portanto, é essencial para a redução do risco o acesso eficaz aos cuidados de saúde. No entanto, os sistemas de saúde em muitos países são complexos e apresentam recursos limitados. No Brasil, o uso dos serviços de saúde é assegurado pelo princípio da equidade do Sistema Único de Saúde (SUS), porém o acesso ao cuidado retrata, ainda, desigualdades e vulnerabilidades da sociedade brasileira. As pessoas residentes nas regiões Sudeste e Sul apresentaram maior acesso aos serviços quando comparadas aos residentes de outras regiões, e pessoas com maior nível de instrução também apresentaram maior acesso aos serviços quando comparadas às de menor nível de instrução[6].

O estigma associado à procura por ajuda para comportamentos suicidas, transtornos mentais, abuso de substâncias ou outros estressores emocionais agrava ainda mais a dificuldade de acesso ao tratamento. Alguns fatores que aumentam a probabilidade de evitação de busca por tratamento são falta de conhecimento sobre as características e tratabilidade das doenças mentais, ignorância sobre como acessar avaliação e tratamento, preconceito contra pessoas que têm doença mental e expectativas de discriminação contra pessoas que têm diagnóstico de doença mental[7].

A exposição midiática mostrou aumento do risco de comportamento suicida em indivíduos vulneráveis, especialmente adolescentes e adultos jovens[8]. Observam-se aumentos nas taxas proporcionais à quantidade de publicidade, à cobertura com detalhes de suicídios de celebridades e à romantização do ato em vez de relatar o suicídio em associação aos transtornos mentais e às consequências adversas sobre os sobreviventes, podendo normalizar o suicídio como uma resposta aceitável à crise ou adversidade[9]. Outra questão importante ao avaliar a influência da mídia é a reportagem sobre métodos específicos de suicídio. Os relatos da mídia não são representativos dos dados oficiais dos métodos e tendem a exagerar de forma sensacionalista, por exemplo, reportando métodos de suicídio dramáticos e altamente letais.

Entre os fatores de risco de base ambiental para o suicídio, um dos mais importantes é o acesso aos meios letais. O efeito do acesso aos meios mais letais é importante preditor de suicídio[2,10]. O acesso direto ou proximidade de meios (incluindo pesticidas, armas de fogo, acesso a trilhos de trem, venenos, medicamentos, fontes de monóxido de carbono) eleva enormemente o risco de suicídio, e o impedimento de seu acesso não aumenta proporcionalmente o suicídio por outros meios[11]. Por exemplo, o fácil acesso a pesticidas altamente letais, que são o método mais comum de suicídio na China rural, contribui para a alta taxa de fatalidade nas tentativas de suicídio, e essa alta letalidade pode explicar em parte por que as mulheres chinesas, em relação aos homens, têm taxas mais altas de morte por suicídio quando comparadas às de países ocidentais[12].

Dentre os fatores de risco comunitários e de relacionamentos, destacam-se desastres naturais, guerras, conflitos civis e epidemias, incluindo a situação atual sobre a pandemia de Covid-19[13-15]. Essas experiências podem aumentar o risco de suicídio em razão dos impactos negativos em bem-estar social, saúde, habitação, emprego e segurança financeira. Paradoxalmente, existem evidências de que as taxas de suicídio podem diminuir durante e imediatamente após um desastre ou conflito, mas isso varia entre os diferentes grupos de pessoas, fato corroborado em alguns países durante a Covid-19[16]. Outros fatores de risco comunitários abrangem discriminação social e estresse por aculturação e deslocamento. As tensões de aculturação e deslocamento representam um risco significativo de suicídio que afeta vários grupos vulneráveis, incluindo povos indígenas, refugiados, pessoas em centros de detenção, pessoas deslocadas internamente e migrantes[1].

Em níveis de relacionamentos, o isolamento social também é um forte contribuinte para o risco de suicídio. O primeiro a detalhar esse fenômeno foi o sociólogo Émile Durkheim, que descreveu que o suicídio está inversamente correlacionado com a integração social, em especial em indivíduos nas comunidades religiosas[17,18]. O comportamento suicida pode ocorrer como uma resposta ao estresse psicológico pessoal em um contexto social, em que as fontes de apoio são ineficazes e podem refletir uma ausência mais ampla de bem-estar e coesão entre um grupo. Já se sabe que a solidão está associada à depressão e sintomas de baixa autoestima[19] e, paralelamente, altos níveis de coesão social são fatores de proteção contra comportamento suicida[20].

Nos fatores de risco individuais, destacam-se transtornos mentais (incluindo transtorno de personalidade e abuso de substâncias), comportamento suicida prévio, doenças clínicas, predisposição genética/familiar e adversidades na primeira infância.

Turecki et al.[2] sugerem a classificação dos fatores de risco individuais como distais, de desenvolvimento e proximais de acordo com sua relação temporal com o suicídio. Apresentam que essa classificação tem utilidade para entender as relações entre os fatores de risco, construindo, assim, um modelo de risco de suicídio. Ressaltam também como alguns fatores de risco, como *status* socioeconômico ou fatores genéticos e epigenéticos, podem atuar simultaneamente em diferentes categorias.

Dentre os fatores distais ou predisponentes, destacam-se a predisposição familiar e genética e a exposição a eventos adversos na primeira infância. Embora esses fatores distais sejam contribuintes importantes para o risco de suicídio, sua ligação com o comportamento suicida é pelo menos parcialmente mediada por outros fatores. Esses fatores são os de desenvolvimento ou mediadores, que elevam a vulnerabilidade a respostas mal-adaptativas a fatores proximais, aumentando assim o risco de ideação suicida ou comportamento suicida. Entre os principais desses fatores mediadores estão os traços de personalidade, principalmente os afetos negativos, impulsivos e a desregulação emocional, além de alterações cognitivas. Dentre os fatores precipitantes ou proximais, podemos citar como principal a presença de transtornos mentais e eventos estressantes de vida.

Estudos epidemiológicos sugerem que a grande maioria das pessoas que tentam suicídio tem um transtorno psiquiátrico diagnosticável, apoiando que os transtornos mentais estão entre os indicadores mais fortes de tentativa de suicídio[2,10]. As estimativas da proporção de pessoas com doença mental no momento do suicídio variam de 30 a 90% entre os países[2]. Entretanto, em muitos casos não são diagnosticados ou tratados antes da morte e, provavelmente, representam um dos principais aspectos modificáveis do risco de suicídio de um indivíduo. Os diagnósticos psiquiátricos mais comuns em pessoas que morrem por suicídio são transtorno depressivo maior, transtorno afetivo bipolar, transtornos por uso de substâncias e esquizofrenia[21].

ESTRATÉGIAS DE PREVENÇÃO AO SUICÍDIO

O que é prevenção?

A definição de prevenção é bastante abrangente e está associada à promoção e manutenção da saúde da população. A prevenção de uma doença é antecipar-se à sua ocorrência com o objetivo de interceptar ou anular sua evolução. O trabalho de prevenção do suicídio pode usar algumas abordagens, sendo a mais tradicional focada em três níveis: prevenção primária, secundária e terciária[4].

A prevenção primária visa a intercepção dos fatores de risco ou causais antes que se desenvolvam mecanismos que levarão à doença, o que inclui, por exemplo, a promoção de saúde e a proteção específica contra o aparecimento de transtornos mentais/comportamento suicida. Encontram-se, assim, nesse nível, ações destinadas ao período antecedente à ocorrência do transtorno. Vale ressaltar que práticas de prevenção primária devem ser realizadas também fora do sistema de assistência de saúde. A prevenção primária pode ser realizada por meio de medidas que envolvem o desenvolvimento do estado de bem-estar, como o fornecimento de moradias, escolas, áreas de lazer e alimentação adequada.

A prevenção secundária é realizada no nível do estado de doença e inclui diagnóstico e tratamento precoces. Assim, a maior parte desse nível de prevenção é realizada em âmbito clínico e a prevenção terciária refere-se às atividades implementadas que diminuem as consequências e complicações ou previne a deterioração adicional após o estabelecimento da doença. Essa prevenção tem como escopo promover a adaptação e reabilitação psicossocial do indivíduo às consequências inevitáveis, modular a progressão da doença e prevenir novos episódios.

Uma segunda abordagem utilizada na prevenção do suicídio enfoca uma estrutura criada para identificar intervenções eficazes, alinhá-las com fatores de risco de suicídio e classificá-las em três tipos de estratégias de prevenção: universal, seletiva e indicada (Tabela 1)[22]. Estratégias de prevenção universais são aplicadas em populações ou subgrupos, não necessariamente identificadas como grupos com maior risco de suicídio. As estratégias de prevenção seletivas visam subpopulações ou ambientes dentro da população que podem estar em risco aumentado, mas não necessariamente com comportamento suicida. As estratégias de prevenção indicadas se concentram em indivíduos com maior vulnerabilidade e maior risco, como os que já exibiram alguma forma de comportamento suicida ou ideação.

Dados os múltiplos fatores envolvidos e as muitas vias que levam ao comportamento suicida, os esforços de prevenção do suicídio requerem uma ampla abordagem multissetorial que aborde os vários grupos de risco e contextos da população ao longo da vida. Assim, é importante garantir que os indivíduos com maior risco de suicídio participem de intervenções universais ou seletivas, para que possam ser identificados e apoiados de forma adequada. Estratégias que propiciem ligações melhores e mais sistemáticas entre os diferentes níveis de prevenção podem ser importantes quando se trata de um assunto tão complexo quanto o suicídio[23]. Neste capítulo, as estratégias abordadas apresentam-se em nível de prevenção primária e universais, uma vez que os outros níveis de estratégias serão demasiadamente detalhados em capítulos específicos neste livro.

Políticas de saúde mental no Brasil, acesso a rede de serviços e ao tratamento

Evidências apontam para uma forte relação entre disponibilidade no acesso a serviços de saúde mental e menores taxas de suicídio. Tais achados foram replicados em diversos estudos de diferentes países ao redor do mundo, como Estados Unidos[24], Eslovênia[25] e Japão[26]. Um achado interessante é que estudos ecológicos que avaliaram locais onde encon-

TABELA 1 Exemplos de estratégias de prevenção ao suicídio

Universais	Seletivas	Indicadas
Políticas de saúde mental	Rastreamento de indivíduos em risco	Suporte da comunidade
Educação e conscientização sobre saúde mental	Canais de suporte como serviço telefônico	Acompanhamento psicossocial
Acesso ao cuidado de saúde	Intervenções para grupos em vulnerabilidade	Avaliação e manejo de transtornos associados aos comportamentos suicidas
Políticas para diminuição do uso prejudicial do álcool		Acompanhamento após tentativas de suicídio
Informação responsável na mídia		
Restrição do acesso a meios letais		

tram-se maiores taxas de prescrição de antidepressivos não apresentam menores taxas de suicídio[27,28]. Indubitavelmente, esta deverá ser uma importante estratégia nacional a ser adotada pelos países que se orientem por diminuir suas taxas de suicídio.

O Brasil encontra uma série de características que dificultam o estabelecimento de estratégias nacionais, tais como diversidade cultural, desigualdade social, distribuição dos recursos públicos e extensa dimensão continental. As ações de prevenção em nível das estruturas sociopolíticas e econômicas devem anteceder a ação dos especialistas em saúde[29]. Dessa forma, cabe ressaltar que as condições socioeconômicas, respaldadas pela estrutura política, que entram muitas vezes no contexto da prevenção primária influenciam grandemente a saúde mental de toda uma população.

A estrutura atual do cuidado em saúde mental do brasileiro tem início no processo de Reforma Psiquiátrica no Brasil, nos anos 1970. Esse processo político e social complexo deu-se a favor da mudança dos modelos de atenção e gestão nas práticas de saúde, promovendo a substituição progressiva da assistência hospitalocêntrica psiquiátrica por outros dispositivos ou serviços. Para a construção da desinstitucionalização em psiquiatria, houve propostas e ações para a reorientação da assistência, como o surgimento dos centros de atenção diária (Centros de Atenção Psicossocial - CAPS), a utilização de leitos em hospitais gerais, a notificação de internação involuntária, a criação de Núcleos de Atenção Psicossocial (NAPS) e a regulamentação e proteção dos direitos das pessoas com transtornos mentais.

Podemos observar que foi promovida, desde então, a substituição progressiva dos leitos psiquiátricos por uma rede integrada de atenção à saúde mental. Redirecionou-se a assistência em saúde mental, privilegiando o oferecimento de tratamento em serviços de base comunitária. Podemos ressaltar como partes importantes desse processo o Programa de Volta para Casa, as residências terapêuticas, a avaliação anual dos hospitais, a redução de leitos de hospitais psiquiátricos e a construção de uma política de saúde mental para os usuários de álcool e outras drogas[30].

O Brasil implantou uma estratégia nacional de prevenção em 2006, que reconheceu a importância epidemiológica do suicídio em todo o território nacional e estabeleceu a necessidade de organizar uma rede de atenção à saúde. As diretrizes dessa estratégia incluíram a qualificação das equipes de saúde, o reconhecimento das populações de risco, a articulação entre os departamentos de saúde, a organização de linha de cuidados integrais, a melhora do acesso ao atendimento especializado, o desenvolvimento de estratégias de informação e a identificação da prevalência dos fatores associados ao suicídio[31].

Em 2011, estabeleceu-se a Rede de Atenção Psicossocial (RAPS) do SUS, que organiza e estabelece os fluxos para atendimento de pessoas com problemas mentais, desde os transtornos menos complexos até os mais graves[32]. A RAPS tem como alvos: a ampliação do acesso à população, incluindo os transtornos por uso de substância; promoção da vinculação das pessoas com transtornos mentais e suas famílias aos serviços; garantia da articulação e integração dos pontos de atenção das redes de saúde no território; e melhora da assistência e do acompanhamento psiquiátrico. Hoje, de acordo com as informações do Ministério da Saúde, o SUS conta com 2.661 CAPS, 686 Serviços residenciais terapêuticos e 65 Unidades de acolhimento e com a oferta de 1.622 leitos em 305 hospitais gerais no país.

Em 2019, foi sancionada a Lei n. 13.819, instituindo a Política Nacional de Prevenção da Automutilação e do Suicídio no Brasil (PNPAS)[33]. Esta constitui um marco legal para a promoção de uma política de prevenção e assistência para o comportamento suicida, permitindo uma maior atuação do Ministério da Saúde em consonância com as demais autoridades. Como principais objetivos, apresenta a promoção de saúde mental, a prevenção de violência autoprovocada, a garantia de assistência psicossocial às pessoas em sofrimento psíquico, o incentivo à educação e qualificação permanente de gestores e profissionais de saúde para identificação e tratamento dos casos de sofrimento psíquico e conscientização da sociedade civil acerca desses casos. Destaca-se que a lei torna a notificação de tentativas de suicídio e autolesão compulsória, o que permite o mapeamento de dados acerca dos casos, de modo a possibilitar a implantação de políticas futuras.

Além disso, a lei abrange a previsão de criação de serviço telefônico para recebimento de ligações, destinado ao atendimento gratuito e sigiloso de pessoas em sofrimento psíquico. Hoje, tem-se o funcionamento do CVV (Centro de Valorização da Vida), que é uma fundação fundada em São Paulo, em 1962, reconhecida como sendo de utilidade pública federal desde 1973 e que presta serviço gratuito de apoio emocional e prevenção do suicídio para todas as pessoas que o buscam sob sigilo e anonimato.

Podemos constatar que, apesar de um avanço enorme no respaldo político e legal no cenário brasileiro, as ações de prevenção ao suicídio de abrangência nacional são complexas e dificultam sua real efetividade. A complexidade e particularidades dos territórios que compõem o Brasil devem ser ponderadas ao se considerar a implementação de uma política pública setorial, além de um contínuo monitoramento dos resultados de tais programas, baseando as ações no que temos de mais significante no cunho científico atual.

Restrição no acesso a meios letais

Tentativas de suicídio usando meios altamente letais, como armas de fogo em homens norte-americanos ou pesticidas nas áreas rurais da China, resultam em taxas mais elevadas de mortalidade. Há fortes evidências de que restringir o acesso a métodos frequentemente usados e de alta letalidade é uma estratégia eficaz de prevenção do suicídio[11,34]. Diferentemente do que se imagina, a restrição não implica no aumento de suicídio por outros métodos[35]. A implementação de estratégias para restringir os meios pode ocorrer tanto em nível nacional, por meio de leis e regulamentos, quanto em nível local, por exemplo, protegendo ambientes de risco, como pontes, edifícios altos ou trilhos de trens[36]. Vários fatores contribuem para o sucesso da restrição de métodos letais: o uso de alternativas menos letais em tentativas, o adiamento da tentativa e a diminuição do relato do método pela mídia. Suicídios por tais métodos diminuíram após a legislação de controle de armas de fogo, restrições sobre pesticidas, diminuição da toxicidade do gás de uso doméstico, construção de barreiras em locais com possibilidades de salto e diminuição do acesso e disponibilidade de medicamentos comumente usados no suicídio[11].

A autointoxicação por agrotóxicos é responsável por cerca de 20% dos suicídios globais[37]. Muitas dessas mortes ocorrem entre pessoas que vivem em áreas rurais de países de baixa e média renda e que têm acesso à ingestão em crises suicidas. Em um estudo de revisão sistemática feito[38] sobre prevenção de suicídio por pesticidas, encontrou-se que o número de suicídios pode ser reduzido pela proibição nacional de pesticidas altamente perigosos. No Brasil, em 2017 a Agência Nacional de Vigilância Sanitária (Anvisa) determinou proibição do ingrediente ativo Paraquate em produtos agrotóxicos no país até 2020; porém, neste ano, em nova resolução, foi liberada a utilização dos estoques em posse dos agricultores brasileiros de produtos à base do ingrediente ativo para o manejo dos cultivos na safra agrícola de 2020/2021.

A legislação que restringe a posse de armas de fogo foi associada a uma redução nas taxas de suicídio por esse tipo de arma em muitos países, incluindo Austrália, Canadá, Nova Zelândia e Suíça[11,39]. Há uma estreita correlação entre as proporções de famílias que possuem armas de fogo e a de suicídios com armas de fogo[40]. Estimativas apontam que, somente no Brasil, legislações mais severas contra o porte de arma em 2013 salvaram mais de 5 mil vidas apenas em 2004 (não todas por suicídio)[41]. Uma possível ação legislativa e regulatória para reduzir o suicídio por arma de fogo inclui o endurecimento das regras sobre a disponibilidade de armas de fogo em residências privadas e dos procedimentos para obter licenças e registro; ampliação do período de espera para compras; aplicação de requisitos de armazenamento seguro; decretar idade mínima para compra de arma de fogo e implementação de verificações de antecedentes criminais e psiquiátricos para compras de armas de fogo[1].

Informação responsável na mídia

A mídia pode ajudar ou atrapalhar os esforços de prevenção do suicídio, sendo uma via para novas oportunidades de assistência e prevenção – como ao ajudar na educação pública – ou exacerbando o risco de suicídio, por exemplo, ao exaltar o suicídio como uma solução. As plataformas de redes sociais são claramente populares e podem servir de busca por apoio para assuntos relacionados ao suicídio. Essas redes podem facilitar conexões sociais entre pessoas com experiências semelhantes e aumentar a conscientização sobre programas de prevenção, linhas de ajuda para crises e outros recursos de apoio e educacionais[42]. As plataformas de mídia social parecem permitir que pessoas em risco de suicídio acessem informações, suporte e aconselhamento e compartilhem suas experiências de forma flexível e acessível. Embora os riscos potenciais não devam ser ignorados – como o fornecimento de instruções sobre métodos de suicídio –, se usada com cuidado, a mídia social pode desempenhar um papel importante na prevenção do suicídio, fornecendo um complemento útil para formas mais tradicionais de tratamento[43].

Outro exemplo de intervenção que reconhece o papel influente da mídia é a produção de diretrizes para jornalistas, feitas por muitos países e organizações para o encorajamento da reportagem responsável de suicídio. Segundo a Organização Mundial da Saúde, aspectos importantes do relato responsável incluem: evitar descrições detalhadas de atos suicidas, bem como sensacionalismo e glamourização – o que pode levar à imitação dos atos –, usar linguagem responsável, minimizar a proeminência de relatos de suicídio, evitar simplificações excessivas, ser fonte de informações sobre onde buscar ajuda e possibilidades de tratamentos[44].

Intervenções em educação e conscientização sobre saúde mental e suicídio

As campanhas de educação pública têm como objetivo melhorar o reconhecimento do risco de suicídio e ajudar na busca por uma melhor compreensão dos fatores de risco para o comportamento suicida, particularmente dos transtornos mentais. A educação pública também busca reduzir a estigmatização desse tema, encorajar a busca por ajuda e facilitar o acesso aos serviços de saúde mental. Estudos em diferentes países sugerem efeitos modestos das campanhas de educação pública em relação às causas e ao tratamento da depressão[11]. O uso proativo das mídias sociais para aumentar a conscientização e a educação do público sobre questões de saúde mental é uma abordagem de saúde pública[2]. As campanhas que utilizam a internet e a mídia social para aumentar a conscientização também sobre essas questões em escolas, faculdades e outros ambientes estudantis são benéficas[42].

No Brasil, baseando-se nas orientações da Organização Mundial da Saúde (OMS) e da Organização Pan-americana da Saúde (OPAS), o Ministério da Saúde formulou manuais direcionados a profissionais de saúde mental, atenção básica, mídia, educação e familiares como forma de sistematizar e reunir informações importantes sobre saúde mental e cada segmento. A campanha do setembro amarelo também surge dessa demanda, entretanto, a psicoeducação sem o devido contraponto da disponibilidade de serviços de saúde mental à população pode ser um fator de risco para o suicídio. Tal fato merece ser mais bem investigado por estudos ecológicos futuros.

Outros exemplos de intervenções universais específicas de educação, além das campanhas de saúde pública destinadas aos jovens, são os programas escolares e comunitários. Revisão sistemática realizada por Zalsman et al.[11] sintetizou as evidências em torno de intervenções específicas de prevenção do suicídio e identificou apenas algumas intervenções com evidências inequívocas de eficácia na redução de desfechos relacionados ao suicídio. Essa revisão concluiu que os programas de conscientização nas escolas, enfatizando o aprendizado sobre saúde mental, consciência do risco de suicídio e treinamento de habilidades, mostraram efeitos significativos na redução de tentativas de suicídio e ideação suicida grave em comparação com o grupo controle.

Políticas para reduzir o uso nocivo de álcool e outras substâncias

Transtorno por uso de substâncias é encontrado em grande proporção de pessoas que morrem por suicídio. Em estudo de Cherpite et al.[45], encontrou-se uma ampla gama de casos positivos para álcool tanto para suicídio consumado (10-69%) quanto para tentativas de suicídio (10–73%). Kolves et al., em um estudo de autópsia, relataram que 68% dos homens e 29% das mulheres que cometeram suicídio preencheram os critérios para abuso ou dependência de álcool[46]. Assim, observamos que o abuso de álcool pode ser associado ao suicídio por meio de desinibição e impulsividade, mas também pode ser usado como um meio para aliviar a angústia associada à prática de um ato suicida[47]. Assim, as estratégias de prevenção do suicídio devem abranger as medidas de redução do uso nocivo do álcool.

Em revisão sistemática de Wagenaar et al.[48] sobre os efeitos dos impostos e preços do álcool sobre a morbidade e mortalidade relacionadas ao álcool, encontrou-se que o aumento dos preços e impostos das bebidas alcoólicas foi significativa e inversamente relacionado a todas as categorias de resultados examinadas: morbidade e mortalidade relacionadas ao álcool, violência, fatalidades em acidentes de trânsito e dirigir embriagado, taxas de DSTs e comportamento sexual de risco. Em outra revisão recente, Xuan et al.[49] evidenciaram a importância das políticas de restrição ao acesso ao álcool na prevenção do suicídio em diversos países. Assim, os impostos e taxas sobre as bebidas constituem um instrumento poderoso de política de prevenção dos danos relacionados ao álcool.

O controle da disponibilidade do álcool é uma estratégia de baixo custo e de alta efetividade para reduzir o consumo e os problemas relacionados[50]. As medidas que atuam na disponibilidade do álcool visam regulamentar o mercado de venda da bebida alcoólica, limitar o acesso do consumidor ou regular os contextos em que é consumida. As possíveis ações em disponibilidade que podem ser estabelecidas: delimitação de dias e horários de funcionamento dos locais de venda, controle da densidade de pontos de venda, leis de zoneamento urbano e estabelecimento de idade mínima para a compra de bebidas. Além disso, a implantação de um sistema de licenças para a venda de bebidas constitui uma das estratégias eficazes que permite obter um controle efetivo sobre a venda de bebidas alcoólicas[51].

Considerações finais e perspectivas do suicídio no Brasil: a urgência do sinergismo intersetorial

O suicídio é um fenômeno social complexo e eminentemente multifatorial, o que contribui para o desafio no delineamento e efetividade de políticas de prevenção. Frente ao aumento da incidência de suicídio em grupos etários como a infância, a adolescência e a terceira idade e o possível aumento nas taxas gerais relacionadas às crises social e econômica causadas pela pandemia da Covid-19 no país, é fundamental que sejam delineadas estratégias específicas para a efetivação de uma política efetiva. A disponibilidade orçamentária ainda é um entrave para a capilarização intersetorial da prevenção do suicídio. O envolvimento de áreas como educação, assistência social, segurança pública e transportes é mandatório. Como exemplo, podemos citar locais do município de São Paulo com alta incidência histórica de suicídios, como os viadutos da região central da cidade e estações do transporte metroviário. Nesses locais, caberia uma presença maior de agentes de segurança pública e de saúde, devendo-se destacar o imperativo de que qualquer estratégia de prevenção ao suicídio exigirá criatividade e grande esforço de sinergismo das partes envolvidas.

O estigma relacionado ao suicídio ainda impede um debate social mais consistente. Quando este ocorre em cenários como a administração penitenciária, polícia militar ou mesmo no transporte metroviário, os dados tendem a ser pouco trabalhados. No que tange à saúde, a integração da saúde mental à atenção básica ainda necessita de consolidação. A potência da Estratégia de Saúde da Família (ESF) e do Consultório na Rua (CR) em detectar indivíduos ou mesmo populações de risco dentro de dado território facilita a integração intersetorial e a consolidação de uma prevenção efetiva do suicídio. O Programa Saúde nas Escolas (PSE) poderia atuar no ambiente escolar de modo a identificar crianças e adolescentes em sofrimento mental e/ou vulnerabilidade social, promover espaços de escuta e ofertar capacitação específica aos professores e funcionários administrativos.

No campo do setor judiciário, ainda há pouca evidência de um controle sobre a efetivação da política de prevenção ao suicídio. Os órgãos de controle (Ministério Público, Defensoria Pública etc.) necessitam ser sensibilizados quanto à gravidade do cenário, de modo a catalisarem iniciativas concretas de prevenção. Existem cenários de alta incidência de suicídio no país, como no município de Santa Cruz do Sul (RS) e no município de Dourados (MS), que necessitariam de especial atenção do gestor público em âmbitos federal, estadual e municipal. A atuação do Centro de Valorização da Vida (CVV) poderia ser complementada se houvesse comunicação deste com a rede de atenção psicossocial disponível para cada indivíduo. Desse modo, ampliaria-se o acesso ao acolhimento e tratamento em saúde mental.

A formação dos profissionais de saúde ainda inclui timidamente a abordagem do indivíduo em risco suicida e/ou com questões de sofrimento mental em seus currículos formativos. Isto contribui para um prejuízo geral na qualidade assistencial, estigmatização e pouca familiaridade das equipes na construção de estratégias "*bottom-up*" de prevenção do suicídio. Profissionais como bombeiros, policiais e emergencistas são a linha de frente para a abordagem daqueles que tentam suicídio, não raro em contextos de altíssimo risco à vida. Dessa forma, a capacitação em abordagem do indivíduo suicida para esses profissionais é essencial e ainda insuficientemente ofertada.

REFERÊNCIAS BIBLIOGRÁFICAS

1. World Health Organization. Preventing suicide: a global imperative.2014.
2. Turecki G, Brent DA, Gunnell D, O'Connor RC, Oquendo MA, Pirkis J, et al. Suicide and suicide risk. Nature Reviews Disease Primers. 2019;5(1):74.
3. Nock MK, Borges G, Bromet EJ, Alonso J, Angermeyer M, Beautrais A, et al. Cross-national prevalence and risk factors for suicidal ideation, plans and attempts. Br J Psychiatry. 2008;192(2):98-105.
4. Brasil. Ministério da Saúde. Perfil epidemiológico das tentativas e óbitos por suicídio no Brasil e a rede de atenção à saúde. Brasília, 2017.
5. Souza MLPD, Orellana JDY. Suicide among the indigenous people in Brazil: a hidden public health issue. Brazilian J Psychiatry. 2012;34:489-90.
6. Stopa SR, Malta DC, Monteiro CN, Szwarcwald CL, Goldbaum M, Cesar CLG. Use of and access to health services in Brazil, 2013 National Health Survey. Revista de Saúde Pública.2017;51.
7. Henderson C, Evans-Lacko S, Thornicroft G. Mental illness stigma, help seeking, and public health programs. Am J Public Health. 2013;103(5):777-80.
8. Sisask M, Värnik A. Media roles in suicide prevention: a systematic review. Int J Environ Res Public Health. 2012;9(1):123-38.
9. Pirkis J, Nordentoft M. Media influences on suicide and attempted suicide. In: O'Connor R, Platt S, Gordon J (eds.). International handbook of suicide prevention: research, policy and practice. Chichester; Malden: John Wiley & Sons; 2011. p. 531-44.
10. Turecki G, Brent DA. Suicide and suicidal behaviour. Lancet (London, England).2016;387(10024):1227-39.
11. Zalsman G, Hawton K, Wasserman D, van Heeringen K, Arensman E, Sarchiapone M, et al. Suicide prevention strategies revisited: 10-year systematic review. The lancet Psychiatry. 2016;3(7):646-59.
12. Phillips MR, Yang G, Zhang Y, Wang L, Ji H, Zhou M. Risk factors for suicide in China: a national case-control psychological autopsy study. Lancet. 2002;360(9347):1728-36.
13. McIntyre RS, Lee Y. Projected increases in suicide in Canada as a consequence of Covid-19. Psychiatry Research. 2020;290:113104.
14. McIntyre RS, Lee Y. Preventing suicide in the context of the Covid-19 pandemic. World Psychiatry. 2020; 19(2):250-1.
15. Sher L. The impact of the Covid-19 pandemic on suicide rates. QJM. 2020;113(10):707-12.
16. Qin P, Mehlum L. National observation of death by suicide in the first 3 months under Covid-19 pandemic. Acta Psychiatr Scand. 2021;143(1):92-3.
17. Durkheim E. Suicide: a study in sociology. London: Routledge & Kegan; 1952.
18. Durkheim É. The elementary forms of religious life. In: Cosman C, Cladis MS (eds.). New York: Oxford University Press; 2001.
19. Matthews T, Danese A, Wertz J, Odgers CL, Ambler A, Moffitt TE, et al. Social isolation, loneliness and depression in young adulthood: a behavioural genetic analysis. Soc Psychiatry Psychiatr Epidemiol. 2016;51(3):339-48.
20. Hall-Lande JA, Eisenberg ME, Christenson SL, Neumark-Sztainer D. Social isolation, psychological health, and protective factors in adolescence. Adolescence. 2007;42(166):265-86.
21. Arsenault-Lapierre G, Kim C, Turecki G. Psychiatric diagnoses in 3275 suicides: a meta-analysis. BMC Psychiatry. 2004;4:37.
22. Gordon RS Jr. An operational classification of disease prevention. Public Health Rep. 1983;98(2):107-9.
23. Sakashita T, Oyama H. Developing a hypothetical model for suicide progression in older adults with universal, selective, and indicated prevention strategies. Front Psychiatry. 2019;10:161.
24. Hung P, Busch SH, Shih Y-W, McGregor AJ, Wang S. Changes in community mental health services availability and suicide mortality in the US: a retrospective study. BMC Psychiatry. 2020;20(1):188.
25. Korosec Jagodic H, Rokavec T, Agius M, Pregelj P. Availability of mental health service providers and suicide rates in Slovenia: a nationwide ecological study. Croat Med J. 2013;54(5):444-52.
26. Kawaguchi H, Koike S. Association between the density of physicians and suicide rates in Japan: nationwide ecological study using a spatial bayesian model. PloS One. 2016;11(2):e0148288.
27. Baldessarini RJ, Tondo L, Strombom IM, Dominguez S, Fawcett J, Licinio J, et al. Ecological studies of antidepressant treatment and suicidal risks. Harv Rev Psychiatry. 2007;15(4):133-45.
28. Opoliner A, Azrael D, Barber C, Fitzmaurice G, Miller M. Explaining geographic patterns of suicide in the US: the role of firearms and antidepressants. Inj Epidemiol. 2014;1(1):6.
29. Cordeiro Q, Oliveira AM, Melzer D, Ribeiro RB, Rigonatti SP. Prevenção em saúde mental. Revista do Curso de Direito da Faculdade de Humanidades e Direito. 2010;7(7):38-53.

30. Brasil. Ministério da Saúde. Reforma Psiquiátrica e Política de Saúde Mental no Brasil Brasília: Conferência Regional de Reforma dos Serviços de Saúde Mental: 15 anos depois de Caracas; 2005.
31. Brasil. Ministério da Saúde. Diretrizes Nacionais para Prevenção do Suicídio, a serem implantadas em todas as unidades federadas, respeitadas as competências das três esferas de gestão. Brasília, 2006.
32. Brasil. Ministério da Saúde. Institui a Rede de Atenção Psicossocial para pessoas com sofrimento ou transtorno mental e com necessidades decorrentes do uso de crack, álcool e outras drogas, no âmbito do Sistema Único de Saúde (SUS). Brasília, 2011.
33. Brasil. Ministério da Saúde. Institui a Política Nacional de Prevenção da Automutilação e do Suicídio, a ser implementada pela União, em cooperação com os Estados, o Distrito Federal e os Municípios. Brasília, 2019.
34. Sarchiapone M, Mandelli L, Iosue M, Andrisano C, Roy A. Controlling access to suicide means. Int J Environ Res Public Health. 2011;8(12):4550-62.
35. Daigle MS. Suicide prevention through means restriction: assessing the risk of substitution. A critical review and synthesis. Accid Anal Prev. 2005;37(4): 625-32.
36. Cox GR, Owens C, Robinson J, Nicholas A, Lockley A, Williamson M, et al. Interventions to reduce suicides at suicide hotspots: a systematic review. BMC Public Health. 2013;13(1):214.
37. Mew EJ, Padmanathan P, Konradsen F, Eddleston M, Chang SS, Phillips MR, et al. The global burden of fatal self-poisoning with pesticides 2006-15: systematic review. J Affect Dis. 2017;219:93-104.
38. Gunnell D, Knipe D, Chang S-S, Pearson M, Konradsen F, Lee WJ, et al. Prevention of suicide with regulations aimed at restricting access to highly hazardous pesticides: a systematic review of the international evidence. The Lancet Global Health. 2017;5(10):e1026-e37.
39. Mann JJ, Michel CA. Prevention of firearm suicide in the United States: what works and what is possible. Am J Psychiatry. 2016;173(10):969-79.
40. Kellermann AL, Rivara FP, Somes G, Reay DT, Francisco J, Banton JG, et al. Suicide in the home in relation to gun ownership. N Engl J Med. 1992;327(7): 467-72.
41. Marinho de Souza Mde F, Macinko J, Alencar AP, Malta DC, de Morais Neto OL. Reductions in firearm-related mortality and hospitalizations in Brazil after gun control. Health Aff (Millwood). 2007; 26(2):575-84.
42. Luxton DD, June JD, Fairall JM. Social media and suicide: a public health perspective. Am J Public Health. 2012;102 Suppl 2(Suppl 2):S195-200.
43. Robinson J, Cox G, Bailey E, Hetrick S, Rodrigues M, Fisher S, et al. Social media and suicide prevention: a systematic review. Early Interv Psychiatry. 2016;10(2):103-21.
44. World Health Organization. Preventing suicide: a resource for media professionals. Genebra, Suíça; 2008.
45. Cherpitel CJ, Borges GL, Wilcox HC. Acute alcohol use and suicidal behavior: a review of the literature. Alcohol Clin Exp Res. 2004;28(5 Suppl):18s-28s.
46. Kõlves K, Värnik A, Tooding LM, Wasserman D. The role of alcohol in suicide: a case-control psychological autopsy study. Psychological Med. 2006; 36(7):923-30.
47. Pompili M, Serafini G, Innamorati M, Dominici G, Ferracuti S, Kotzalidis GD, et al. Suicidal behavior and alcohol abuse. Int J Environ Res Public Health. 2010;7(4):1392-431.
48. Wagenaar AC, Tobler AL, Komro KA. Effects of alcohol tax and price policies on morbidity and mortality: a systematic review. Am J Public Health. 2010; 100(11):2270-8.
49. Xuan Z, Naimi TS, Kaplan MS, Bagge CL, Few LR, Maisto S, et al. Alcohol policies and suicide: a review of the literature. Alcohol Clin Exp Res. 2016;40(10): 2043-55.
50. Laranjeira R, Romano M. Consenso brasileiro sobre políticas públicas do álcool. Brazilian Journal of Psychiatry. 2004;26:68-77.
51. Duailibi S, Laranjeira R. Políticas públicas relacionadas às bebidas alcoólicas. Revista de Saúde Pública. 2007;41:839-48.

17

Suicídio e pandemias

Talita Di Santi
Rodolfo Furlan Damiano
Paulo Clemente Sallet

PONTOS-CHAVE

- Pandemias são epidemias de dimensões globais e que causam efeitos diretos na saúde mental de toda uma população, seja pelas consequências psicossociais, seja pelas possíveis lesões que os microrganismos podem causar.
- Desde o fim do ano de 2019, a Covid-19 dizimou milhões de pessoas ao redor do mundo, e suas consequências na saúde mental e na suicidalidade ainda serão alvo de debate pelas próximas décadas.
- Estudar o impacto das pandemias na saúde mental não é apenas importante para compreendermos o momento em questão (Covid-19), mas também para planejarmos e estruturarmos políticas de saúde mental em situações de crise.

"A fragilidade dos vínculos humanos é um atributo proeminente, talvez definidor da vida líquido-moderna"

Zygmunt Bauman

A Organização Mundial da Saúde (OMS) anunciou, em 11 de março de 2020, uma pandemia de consequências inimagináveis, causada por um novo vírus chamado de SARS-CoV-2[1]. O anúncio ocorreu cerca de três meses após os primeiros registros dessa infecção na capital Wuhan, localizada na província de Hubei, na China[2]. A pandemia da Covid-19 (*coronavirus disease 2019*) é a segunda do século XXI e, como todas elas, tem causado consequências para além dos quadros infecciosos e biológicos, haja vista que toda pandemia tem impactos na saúde, no cotidiano laboral, social e cultural de toda uma geração.

BREVE HISTÓRICO DAS PANDEMIAS

Pandemias são doenças que se disseminam por continentes ao redor do mundo de forma exponencial. É uma definição puramente geográfica que não considera os aspectos relacionados à severidade das doenças e suas consequências. As epidemias caminham junto com o desenvolvimento da humanidade, existindo relatos delas desde a Antiguidade. Os efeitos das epidemias refletem no curso dos acontecimentos da época, redefinindo um novo mundo[3-5].

A peste ateniense foi uma das primeiras grandes epidemias registradas. Ocorreu durante a guerra do Peloponeso, na Grécia Antiga, em 430 a.C. A doença a qual se tem registro é provavelmente o ebola, sendo responsável pela morte de cerca de 25% da população na região. Até os dias atuais, regiões africanas enfrentam surtos locais de Ebola. Além disso, na história antiga, houve outras pandemias que causaram grandes impactos na humanidade, tais como a peste antonina (165-180 d.C.) e a peste bubônica (541-600 d.C.), as quais trouxeram um conteúdo religioso atrelado. Podemos dizer que a peste antonina propiciou o fortalecimento do cristianismo e a bubônica, do islamismo.

A peste negra (1334–1400), uma das grandes pandemias da história, surgiu na China e se disseminou para a Europa pela rota de seda, matando quase 200 milhões de pessoas. Causada pelo bacilo *Yersinia pestis*, transmitido pela pulga de ratos, ela também trouxe um forte conteúdo religioso, classificando os doentes como hereges, bruxos e pecadores, principalmente durante a inquisição. A partir dessa pandemia foram relatados os primeiros registros do termo "quarentena", surgido na Croácia em 1377, onde a população que chegava ao país era obrigada a passar quarenta dias na ilha de Lokrum. As Figuras 1, 2 e 3 apresentam algumas representações da peste negra pelos olhos de alguns artistas, evidenciando o caos e a destruição que uma doença infecciosa pode ter na vida das pessoas em todo o mundo.

A primeira pandemia de impacto global registrada foi a gripe espanhola (1918-1920). Causada pelo H1N1, sua provável origem advém dos campos militares dos Estados Unidos, disseminando-se pela Europa na Primeira Guerra Mundial. O nome gripe espanhola

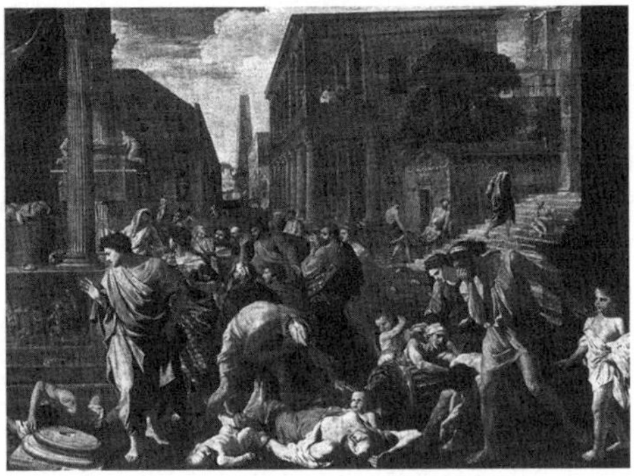

FIGURA 1 "A peste em Ashdod", de Nicolas Poussin (1630), Museu do Louvre, Paris.

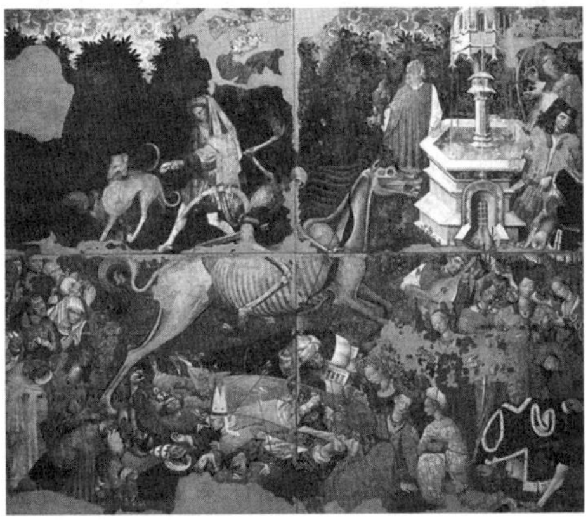

FIGURA 2 "Triunfo da morte" (1446), autor desconhecido, Palermo.

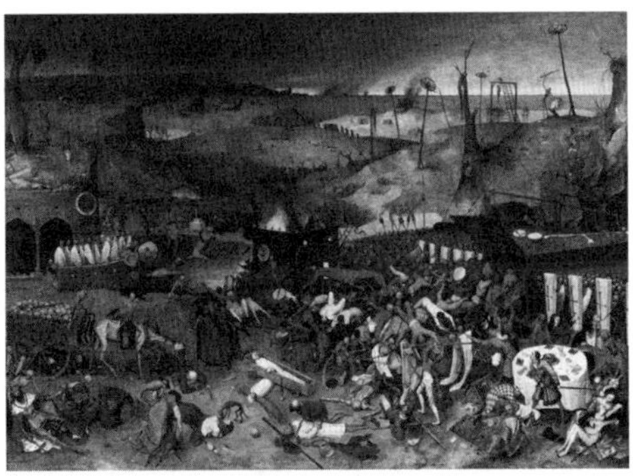

FIGURA 3 "O triunfo da morte" (1562), de Pieter Bruegel, sobre a peste bubônica (1334-1400). Museu do Prado, Madrid.

não indica sua origem, mas o primeiro país a noticiar os casos, uma vez que não estava em guerra e, portanto, não seria censurado. Estima-se que 50 a 100 milhões de pessoas morreram e que, por ter acometido inicialmente e com maior gravidade as tropas alemãs, o desfecho da guerra foi favorável aos aliados.

Dentre as pandemias mais recentes enfrentadas pela humanidade, destacam-se: a epidemia de Aids, em 1980, que, além das altas morbidade e mortalidade, trouxe estigmatização da população homossexual; o primeiro coronavírus (SARS-CoV-1), com cerca de 10 mil infectados em 2003, na Ásia; a gripe suína (H1N1), que infectou 10% da população mundial; a MERS-CoV, em 2012; o ebola, em 2014, com cerca de 50% de letalidade; além de malária e tuberculose, que permanecem endêmicas até hoje.

No final de 2019, uma epidemia de dimensões globais começou a se manifestar em uma província central da China, Hubei, alastrando-se rapidamente por todos os continentes, causando pânico, crises econômicas e graves problemas de saúde pública nos diversos países, sejam eles desenvolvidos ou não. Até o momento da escrita deste capítulo (fim de março de 2021), segundo o Coronavirus Resource Center, da Johns Hopkins University, mais de 127 milhões de pessoas já foram infectadas em todo o mundo e mais de 2,7 milhões já perderam suas vidas. Sem dúvida, além das consequências evidentes para a saúde física, haverá impactos incomensuráveis para a saúde mental das pessoas em todo o mundo[6-11].

Em cada epidemia enfrentada surgem demandas de inovações tecnológicas em saúde. Um exemplo disso é o surgimento de soros e vacinas para o combate de doenças, iniciado com Louis Pasteur e Norbert Hirschhorn nas epidemias de cólera e varíola. Não apenas a ciência precisa se modificar, mas também o cotidiano dos cidadãos. Temos de lidar com novas ordens políticas, distanciamento social, ajustes econômicos e, dentre outros, com novos paradigmas que surgem para além da religião, do luto, do nacionalismo, dos indivíduos e dos padrões sociais. Como lidar com as mudanças e entender o impacto de uma pandemia na saúde mental do ser humano?

IMPACTO PSICOSSOCIAL DAS DOENÇAS EMERGENTES

A pandemia do SARS-CoV-2 impactou o cotidiano dos indivíduos de praticamente todos os países do mundo. Para além da doença Covid-19, foram necessárias medidas sociais de enfrentamento, em grande parte baseadas nos dados científicos, como tentativa de controle da infecção, somando-se a métodos que se diferenciam nas mais diversas culturas. Viver, durante e depois de uma pandemia, requer adaptações psíquicas, ambientais, além das relações sociais, políticas e econômicas.

Novas doenças exigem comprometimento da comunidade científica para o seu conhecimento técnico e tratamento. Em 2020, diretamente com os casos de Covid-19, o número de pesquisas científicas cresceu exponencialmente. Até junho do mesmo ano, mais de 23 mil artigos científicos citaram a doença, segundo a Medline, base de dados de pesquisa em biomedicina. Essa busca promove a produção de medidas seguras para a contenção da nova doença. No entanto, o início da Covid-19 foi marcado pela veiculação de dados não comprovados e até mesmo pelas denominadas *fake news*, muitas vezes propagadas por representantes políticos de grandes países. Essas informações inadequadas, durante um estado de alerta mundial, podem provocar efeitos na saúde mental dos indivíduos, como medo e ansiedade limitantes.

Além disso, tais sintomas podem também ser causados, ao mesmo tempo, pelo receio de contrair a doença e transmiti-la para pessoas próximas, já que a orientação principal foi o distanciamento social como forma de prevenção da Covid-19. Indivíduos que apresentam características do espectro obsessivo-compulsivo são ainda mais impactados por tais medidas requeridas. Ademais, o período indefinido da quarentena e, em alguns países, do *lock down*, impacta ainda mais a saúde mental dos indivíduos ansiosos. A Figura 4 mostra São Paulo durante o isolamento social em razão da Covid-19.

Essa necessidade de isolamento social traz consequências importantes, dentre as quais a incerteza econômica. Grandes empresas foram obrigadas a reduzir o número de funcionários, lojas fecharam suas portas e vendedores informais deixaram de vender. Dessa forma, famílias passaram a controlar os gastos e repensar como gerir o período da quarentena. No início, o pânico sobre a insuficiência de suprimentos fez alguns lotarem supermercados para estocar produtos em suas próprias residências, como durante as grandes guerras mundiais.

Além disso, o convívio de familiares por longo período aumentou o número de notificações de violência doméstica e o consumo de substâncias psicoativas (como álcool). Os medos relacionados à doença, à perda de familiares próximos e à economia podem causar aumento de comportamentos impulsivos e compulsivos. Dessa forma, enfrentar a Covid-19 dentro do ambiente familiar é um fator precipitante de estresse, uma vez que indivíduos hospitalizados permanecem sem contato com parentes e, por outro lado, há a inquietação por não receber notícias ou visitar seu familiar no hospital. Do mesmo modo, os que perdem pessoas próximas e não podem se despedir em razão das normas sanitárias podem vir a desenvolver um luto patológico que, se não tratado, pode vir a configurar um transtorno depressivo.

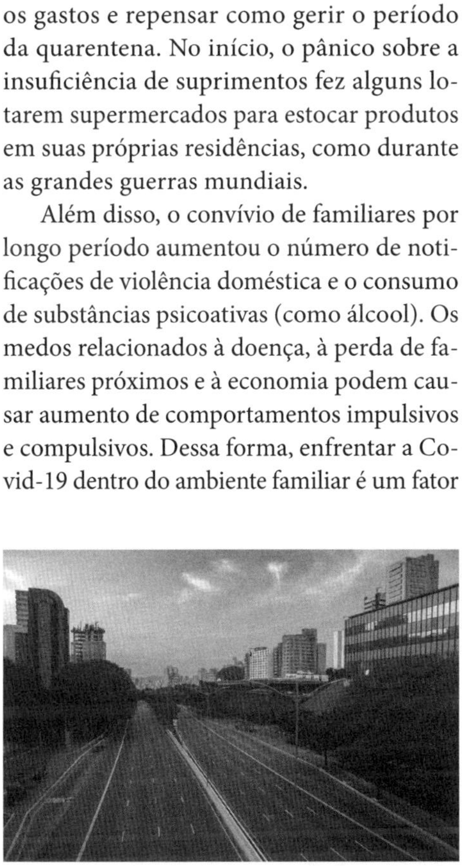

FIGURA 4 São Paulo durante o isolamento social em razão da Covid-19 (2020). Fonte: Freepik.

Assim, as atividades de lazer (como encontrar amigos, passear ao ar livre, ir ao cinema e atividades culturais) se tornam escassas durante períodos de isolamento social. Isso pode ser ainda pior para aqueles isolados das redes sociais, principalmente idosos e pessoas sem acesso à internet. Eles são grupos de risco para desenvolver sintomas depressivos decorrentes do distanciamento físico. Sabe-se também que cresceram atividades ligadas à mídia social, possibilitando que os indivíduos mantenham-se conectados e com acesso à informação. É fundamental lembrar que a mídia tem papel na sensação de pertencimento dos indivíduos, mas, quando mal usada, pode produzir sintomas depressivos e ansiosos. Paradoxalmente, o uso excessivo das redes sociais, apesar de aproximar as pessoas, pode também causar sintomas depressivos e ansiosos em indivíduos das mais diversas idades.

Esses são apenas alguns dos impactos que podem acarretar consequências na saúde mental dos indivíduos durante uma pandemia. Épocas de incertezas podem causar sintomas ansiosos, depressivos e relacionados ao estresse que perduram por longos períodos, caso não prevenidos ou tratados. Tais sintomas e comportamentos de risco, somados a um baixo suporte social e aumento da desesperança dos indivíduos frente a um futuro incerto, colocam a população sob um risco aumentado de ideação e pensamentos suicidas, o que nos coloca diante de um novo problema no futuro próximo.

SUICIDALIDADE

O suicídio é um problema de saúde pública, tirando a vida de cerca de 800 mil pessoas todos os anos[12]. Além do suicida, muito mais pessoas são impactadas pelo suicídio e seu contágio pode ser comparado ao de uma epidemia. Uma das primeiras referências associando a mídia e o suicídio surgiu após a publicação do romance *Die Leiden des jungen Werthers* (Os sofrimentos do jovem Werther) de Goethe, publicado em 1774. O chamado "efeito Werther" resultou que jovens começaram a imitar o jovem Werther, personagem principal vestindo calças amarelas e jaquetas azuis, que dispara contra si mesmo após desventura amorosa. Logo após sua publicação, houve relatos de jovens usando o mesmo método para se matar, o que resultou na proibição do livro em vários países[13]. Estudos demonstram aumento das taxas de suicídio nos Estados Unidos durante a pandemia de influenza, em 1918, e em Hong Kong durante a SARS, em 2003[14,15], principalmente em pessoas acima de 65 anos[16]. Fatores econômicos e psicossociais, como os colocados anteriormente, são os principais motores para explicar o aumento dos transtornos mentais e consequente ideação e comportamento suicidas durante pandemias[17-19].

Como é sabido, o distanciamento social recomendado durante uma pandemia reduz a transmissão de doenças virais respiratórias. No entanto, a diminuição de conexões humanas é um dos principais fatores de risco na ideação e comportamento suicidas[20]. Especialmente em pacientes internados e idosos isolados da família, o sentimento de solidão e desesperança estão associados a pensamentos de morte. A manutenção de atividades do cotidiano e de conexões sociais, como vivência familiar ou frequência em cultos religiosos, diminui significativamente as taxas de suicídio[21-23]. Conforme abordado, embora haja controvérsias e deva ser avaliado individualmente, o uso de tecnologias eletrônicas e redes sociais pode reduzir o isolamento e, dessa forma, contribuir positivamente[24-27]. Deve-se ter cuidado em relação ao mau uso das redes sociais, que podem passar uma falsa imagem de felicidade excessiva das pessoas ao redor e, consequentemente, diminuir a sensação de pertencimento. Esse fato é evidenciado pelo paradoxo da felicidade-suicídio, o qual define paradoxalmente que em locais onde as pessoas referem serem mais felizes também são encontradas maiores taxas de suicídio[28].

Por outro lado, há indícios de que eventos catastróficos podem exercer um papel protetivo com relação ao suicídio. Sabe-se, por exemplo, que as guerras não aumentaram as taxas de suicídio[14], mesmo considerando-se os riscos associados às consequentes elevadas taxas de desemprego e impactos econômicos a elas associados[29]. O sociólogo francês Émile Durkheim (1858-1917) foi um dos pioneiros dessa hipótese, argumentando que momentos de incerteza gerariam coesão e integração social, repercutindo em redução das taxas de suicídio[30]. Esse achado foi confirmado por estudos mais recentes, que encontraram menores taxas de suicídio em adultos que tinham maior participação nas forças armadas[31] e mesmo em países que não tiveram participação direta nos conflitos armados[32]. Entretanto, se por um lado o sentido de coesão social diante de catástrofes funciona como fator protetivo, por outro o isolamento social e a diminuição da interação humana causada por uma doença contagiosa, somados às diferenças encontradas na pós-modernidade, incluindo-se aqui a maior fragilidade dos vínculos sociais e familiares, são fatores que podem impactar negativamente e de diferentes maneiras as taxas de suicídio pós-Covid-19[33].

Além disso, há evidências de que a pandemia trouxe aumento da violência doméstica e consumo de álcool durante a quarentena[34-38]. Esses fatores podem desencadear transtornos psiquiátricos e fomentar o sentimento de solidão. Conflitos familiares aumentaram em razão de novas demandas psicossociais e mudanças na dinâmica entre coabitantes de uma mesma residência. Por exemplo, muitos pais precisam trabalhar em casa e auxiliar nos deveres escolares *on-line* de seus filhos. Nesse sentido, tornam-se necessárias medidas psicoeducacionais que incentivem o compartilhamento familiar desses novos compromissos, de modo a evitar fatores predisponentes ao suicídio, sendo fundamental o suporte da comunidade para vítimas de violência doméstica[39,40].

Distúrbios do sono se mostram mais prevalentes durante uma pandemia. As razões podem estar associadas a variados aspectos, desde sintomas ansiosos decorrentes dos impactos da pandemia até o aumento das jornadas de trabalho, especialmente entre profissionais de saúde na linha de frente contra a Covid-19[41]. O reconhecimento de distúrbios do sono é importante para a redução de transtornos psiquiátricos e suicidalidade[42]. Outros estressores importantes no contexto de uma pandemia são as incertezas perante a nova doença e suas consequências para a saúde e bem-estar social dos indivíduos. Como é sabido, pessoas com comorbidades clínicas têm risco aumentado para suicídio, especialmente os idosos, sob maior risco de desenvolver transtornos de humor durante a pandemia[43].

Sabe-se que cerca de 70 a 90% dos suicídios estão ligados a algum transtorno mental[44]. Uma metanálise recente mostrou que pandemias anteriores causadas por coronavírus (SARS-CoV-1 e MERS) estiveram ligadas a elevados índices de depressão, ansiedade e transtorno do estresse pós-traumático[45]. Estudos transversais e longitudinais recentes avaliando pacientes pós-SARS-CoV-2 também evidenciaram maiores índices de sintomas depressivos, ansiosos e estresse, além de sintomas cognitivos diversos[46-48]. Além das causas psicossociais aventadas[49], alterações orgânicas, como neuroinflamatórias, imunológicas, de coagulação e lesão viral direta, também são explicações plausíveis para o aumento na incidência de transtornos psiquiátricos e consequente aumento da suicidalidade em pacientes acometidos pela Covid-19[50-52].

CONSIDERAÇÕES FINAIS

Como visto, para se compreender uma pandemia, deve-se estudar seus aspectos históricos, sociais, econômicos, biológicos e culturais. Os possíveis impactos de infecções assolando o mundo inteiro envolvem não apenas as sequelas físicas, mas também os impactos na saúde mental dos indivíduos direta ou indiretamente afetados. Fatores socioculturais e econômicos têm papel central, mas também há relatos de possíveis efeitos diretos da infecção no sistema nervoso central. Com base nas evidências de epidemias anteriores, o tempo de isolamento social é diretamente proporcional ao aumento na incidência de transtornos psíquicos na população[4].

Por outro lado, estudos epidemiológicos apontam para o surgimento de uma "segunda onda" de infectividade associada à flexibilização do distanciamento social[53]. Portanto, é essencial que não apenas indivíduos se engajem em estratégias de prevenção, mas que também governos desenvolvam estratégias socioeconômicas para mitigar os possíveis efeitos da pandemia na saúde mental e suicidalidade.

REFERÊNCIAS BIBLIOGRÁFICAS

1. Mahase E. Covid-19: WHO declares pandemic because of "alarming levels" of spread, severity, and inaction. BMJ (Clinical research ed). 2020;368:m1036.
2. Ciotti M, Angeletti S, Minieri M, Giovannetti M, Benvenuto D, Pascarella S, et al. Covid-19 outbreak: an overview. Chemotherapy.2020.
3. Kelly AH, Keck F, Lynteris C. The Anthropology of epidemics: Routledge; 2019.

4. Huremović D. Psychiatry of pandemics: a mental health response to infection outbreak. New York: Springer; 2019.
5. Loomis JS. Epidemics: the impact of germs and their power over humanity: ABC-CLIO; 2018.
6. Troyer EA, Kohn JN, Hong S. Are we facing a crashing wave of neuropsychiatric sequelae of COVID-19? Neuropsychiatric symptoms and potential immunologic mechanisms. Brain, Behavior, and Immunity. 2020.
7. Wang J, Wang JX, Yang GS. The psychological impact of covid-19 on chinese individuals. Yonsei Medical Journal.2020;61(5):438-40.
8. Yahya AS, Khawaja S, Chukwuma J. The Impact of Covid-19 in Psychiatry. The Primary Care Companion for CNS Disorders. 2020;22(2).
9. Zhang SX, Wang Y, Rauch A, Wei F. Unprecedented disruption of lives and work: Health, distress and life satisfaction of working adults in China one month into the Covid-19 outbreak. Psychiatry Res. 2020; 288:112958.
10. Zhang Y, Ma ZF. Impact of the COVID-19 Pandemic on mental health and quality of life among local residents in Liaoning Province, China: a cross-sectional study. Int J Environ Res Public Health. 2020; 17(7).
11. Zheng W. Mental health and a novel coronavirus (2019-nCoV) in China. J Affect Dis. 2020;269:201-2.
12. Organization WH. Global Health Observatory (GHO) Data: Suicide Rates. Geneva, Switzerland: World Health Organization, Health M; 2016.
13. Wasserman D. Suicide: an unnecessary death. 2nd ed. Oxford University Press; 2016 2016-02. 448 p.
14. Wasserman IM. The impact of epidemic, war, prohibition and media on suicide: United States, 1910-1920. Suicide Life Threat Behav. 1992;22(2):240-54.
15. Cheung YT, Chau PH, Yip PS. A revisit on older adults suicides and severe acute respiratory syndrome (SARS) epidemic in Hong Kong. Internat J Geriatr Psychiatry. 2008;23(12):1231-8.
16. Yip PSF, Cheung YT, Chau PH, Law YW. The impact of epidemic outbreak: The case of severe acute respiratory syndrome (SARS) and suicide among older adults in Hong Kong. Crisis. 2010;31(2):86-92.
17. Sher L. An infectious disease pandemic and increased suicide risk. Braz J Psychiatry. 2020.
18. Sher L. The impact of the Covid-19 pandemic on suicide rates. QJM. 2020;113(10):707-12.
19. Gunnell D, Appleby L, Arensman E, Hawton K, John A, Kapur N, et al. Suicide risk and prevention during the Covid-19 pandemic. The lancet Psychiatry. 2020.
20. Van Orden KA, Witte TK, Cukrowicz KC, Braithwaite SR, Selby EA, Joiner TE, Jr. The interpersonal theory of suicide. Psychol Rev. 2010;117(2):575-600.
21. Milner A, Page A, Morrell S, Hobbs C, Carter G, Dudley M, et al. Social connections and suicidal behaviour in young Australian adults: evidence from a case-control study of persons aged 18-34 years in NSW, Australia. SSM - Population Health. 2015;1:1-7.
22. Caribe AC, Nunez R, Montal D, Ribeiro L, Sarmento S, Quarantini LC, et al. Religiosity as a protective factor in suicidal behavior: a case-control study. J Nervous Mental Dis. 2012;200(10):863-7.
23. Lawrence RE, Oquendo MA, Stanley B. Religion and suicide risk: a systematic review. Arch Suicide Res. 2016;20(1):1-21.
24. Luxton DD, June JD, Fairall JM. Social media and suicide: a public health perspective. Am J Public Health. 2012;102 Suppl 2(Suppl 2):S195-200.
25. Király O, Potenza MN, Stein DJ, King DL, Hodgins DC, Saunders JB, et al. Preventing problematic internet use during the Covid-19 pandemic: Consensus guidance. Comprehensive Psychiatry. 2020;100: 152180.
26. Torous J, Jän Myrick K, Rauseo-Ricupero N, Firth J. Digital mental health and Covid-19: using technology today to accelerate the curve on access and quality tomorrow. JMIR Ment Health. 2020;7(3): e18848.
27. Gao J, Zheng P, Jia Y, Chen H, Mao Y, Chen S, et al. Mental health problems and social media exposure during Covid-19 outbreak. PloS One. 2020;15(4).
28. Daly MC, Oswald AJ, Wilson DJ, Wu S. The happiness: suicide paradox. Federal Reserve Bank of San Francisco: Working Paper Series. 2010.
29. Marshall JR. Political Integration and the Effect of War on Suicide: United States, 1933-76. Social Forces. 1981;59(3):771-85.
30. Durkheim E. Suicide: a study in sociology. London: Routledge & Kegan; 1952.
31. Lester D, Yang B. The Influence of War on Suicide Rates. J Social Psychol. 1992;132(1):135-7.
32. Lester D. Suicide rates before, during and after the world wars. Eur Psychiatry. 1994;9(5):262-4.
33. Zygmunt B. Modernidade líquida. 1.ed. Rio de Janeiro: Zahar; 2001. 280 p.
34. Rajkumar RP. Covid-19 and mental health: a review of the existing literature. Asian J Psychiatr. 2020; 52:102066.
35. Pfefferbaum B, North CS. Mental Health and the Covid-19 Pandemic. New Engl J Med. 2020.

36. Galea S, Merchant RM, Lurie N. The Mental Health Consequences of Covid-19 and Physical Distancing: The Need for Prevention and Early Intervention. JAMA Internal Med. 2020.
37. Bradbury-Jones C, Isham L. The pandemic paradox: The consequences of Covid-19 on domestic violence. J Clin Nurs. 2020;29(13-14):2047-9.
38. Garcia LP, Sanchez ZM. Consumo de álcool durante a pandemia da Covid-19: uma reflexão necessária para o enfrentamento da situação. Cadernos de Saúde Pública. 2020;36.
39. O'Connor RC, Kirtley OJ. The integrated motivational-volitional model of suicidal behaviour. Philos Trans R Soc Lond B Biol Sci. 2018;373(1754).
40. Ferrari G, Agnew-Davies R, Bailey J, Howard L, Howarth E, Peters TJ, et al. Domestic violence and mental health: a cross-sectional survey of women seeking help from domestic violence support services. Glob Health Action. 2016;9:29890.
41. Sher L. Covid -19, anxiety, sleep disturbances and suicide. Sleep Medicine.2020;70:124.
42. Bernert RA, Joiner TE. Sleep disturbances and suicide risk: a review of the literature. Neuropsychiatr Dis Treat. 2007;3(6):735-43.
43. Forlenza OV, Stella F. Impact of SARS-CoV-2 pandemic on mental health in the elderly: perspective from a psychogeriatric clinic at a tertiary hospital in São Paulo, Brazil. Int Psychogeriatr. 2020:1-5.
44. Arsenault-Lapierre G, Kim C, Turecki G. Psychiatric diagnoses in 3275 suicides: a meta-analysis. BMC Psychiatry. 2004;4:37.
45. Rogers JP, Chesney E, Oliver D, Pollak TA, McGuire P, Fusar-Poli P, et al. Psychiatric and neuropsychiatric presentations associated with severe coronavirus infections: a systematic review and meta-analysis with comparison to the Covid-19 pandemic. Lancet Psychiatry. 2020.
46. Mazza MG, De Lorenzo R, Conte C, Poletti S, Vai B, Bollettini I, et al. Anxiety and depression in Covid-19 survivors: role of inflammatory and clinical predictors. Brain Behav Immun. 2020.
47. Wang C, Pan R, Wan X, Tan Y, Xu L, McIntyre RS, et al. A longitudinal study on the mental health of general population during the Covid-19 epidemic in China. Brain Behav Immun. 2020.
48. Varatharaj A, Thomas N, Ellul MA, Davies NWS, Pollak TA, Tenorio EL, et al. Neurological and neuropsychiatric complications of Covid-19 in 153 patients: a UK-wide surveillance study. Lancet Psychiatry. 2020;7(10):875-82.
49. Autrán-Gómez AM, Favorito LA. The social, economic and sanitary impact of Covid-19 pandemic. Int Braz J Urol. 2020;46(suppl.1):3-5.
50. Aghagoli G, Gallo Marin B, Katchur NJ, Chaves-Sell F, Asaad WF, Murphy SA. Neurological involvement in Covid-19 and potential mechanisms: a review. Neurocrit Care. 2020.
51. Garg RK, Paliwal VK, Gupta A. Encephalopathy in patients with Covid-19: A review. Journal of Medical Virology. n/a(n/a).
52. Crunfli F, Corasolla Carregari V, Veras FP, Vendramini PH, Valenca AGF, Antunes ASLM, et al. SARS-CoV-2 infects brain astrocytes of Covid-19 patients and impairs neuronal viability. medRxiv. 2020:2020.10.09.20207464.
53. Anderson RM, Heesterbeek H, Klinkenberg D, Hollingsworth TD. How will country-based mitigation measures influence the course of the Covid-19 epidemic? Lancet. 2020;395(10228):931-4.

SEÇÃO III

A FACE BIOLÓGICA DO SUICÍDIO

18

Espectro da suicidalidade e o transtorno do comportamento suicida

Rodolfo Furlan Damiano
Alan Campos Luciano

PONTOS-CHAVE

- Suicidalidade é entendida como um espectro de ações que vão desde pensamentos sobre morrer até o suicídio completo.
- Há um conjunto sólido de evidências que caracterizam a suicidalidade como um diagnóstico psiquiátrico à parte, independente de outros transtornos mentais.
- O transtorno do comportamento suicida, proposto pelo DSM-5, é um deles, necessitando ainda de validação empírica.

INTRODUÇÃO

Pessoas que desejam e tentam ceifar a própria vida de maneira repentina de forma reativa a um gatilho estressor têm o mesmo padrão de sofrimento e adoecimento que uma pessoa que deseja e planeja a morte há algum tempo? Ou mesmo, estes diferem daqueles que acabam tendo esse comportamento de forma reativa, apenas, sem ideação constante, em inúmeras e diversas situações durante a vida? Esses padrões estão, necessariamente, relacionados a um outro transtorno psiquiátrico subjacente? Esses questionamentos são alguns dos aspectos que motivam a exposição dos conceitos a seguir.

A SÍNDROME DA SUICIDALIDADE

Suicidalidade é normalmente entendida como um espectro de ações que vão desde pensamentos sobre morrer até o suicídio completo[1], sendo usualmente entendida como resultado de um transtorno mental, principalmente uma consequência grave dos transtornos de humor. Entretanto, evidências recentes apontam para características ímpares que fazem a suicidalidade ser entendida como um fenômeno psicopatológico à parte, distinto de todos os outros transtornos psiquiátricos[1,2]. Tal distinção levou muitos autores a proporem critérios diagnósticos para descrever tal entidade, sendo os mais comuns o distúrbio afetivo suicida agudo[3], a síndrome da crise suicida[4] e o transtorno do comportamento suicida[5]. É certo que ainda faltam estudos de validade para tais diagnósticos, entretanto, cada vez mais evidências apontam para que o espectro da suicidalidade seja entendido como uma entidade à parte, distinta de todos os demais transtornos mentais.

Corroborando para essa distinção, autores como Eli Robins e Samuel B. Guze[6] propuseram, em 1970, critérios de validade diagnóstica que pressupõem que um diagnóstico psiquiátrico válido deva preencher alguns critérios, tais como: (a) descrição clínica bem característica e bem descrita; (b) delimitação de outros transtornos; (c) estudos laboratoriais específicos (químicos, radiológicos, fisiológicos e anatômicos); (d) estudos longitudinais característicos; (e) estudos familiares (hereditariedade) positivos. Nos próximos parágrafos, iremos avaliar as características da suicidalidade quanto aos critérios citados, a fim de caracterizá-la como um diagnóstico independente.

Descrição clínica e longitudinalidade

O primeiro critério trata-se de uma descrição clínica bem característica e bem minuciosa, o que inclui não apenas sintomas, mas características epidemiológicas distintas, como idade, sexo, fatores precipitantes, e curso bem determinado. Tal descrição clínica para o espectro da suicidalidade está amplamente abordada na literatura nacional[7] e internacional[8], bem como em alguns livros dedicados apenas à compreensão do assunto[9, 10]. Além disso, podemos observar um *continuum*, no qual se iniciam pensamentos de morte que terminam com a morte consumada por suicídio. Isso é corroborado por estudos longitudinais, que mostram a relativa estabilidade dos pensamentos e comportamentos suicidas ao longo do tempo em diversos diagnósticos, muito embora sejam evidentes períodos de agudização e remissão[11-14]. A Figura 1, proposta por Turecki em 2019 em um *primer* para a revista *Nature*[15], apresenta uma possível representação do espectro da suicidalidade, indo desde fatores sociais e distais até fatores proximais, que levam um indivíduo previamente vulnerável a cometer o ato suicida.

Delimitação de outros transtornos

Apresentamos aqui um outro argumento de vital importância. Já é claro e bem evidente que o comportamento suicida não é específico de nenhum transtorno mental e, algumas vezes, nenhum transtorno é identificado. Segundo levantamentos recentes, em cerca de 60 a 98% de todos os suicídios pode ser diagnosticado algum tipo de doença mental[16]. Dos transtornos identificados, os mais prevalentes são transtornos de humor (cerca de 30%), transtorno por uso de substâncias (cerca de 18%), esquizofrenia (cerca de 14%) e transtornos de personalidade (cerca de 13%)[17].

Da mesma forma, entre os pacientes com algum tipo de transtorno mental, apenas uma pequena parcela engaja em algum tipo de comportamento suicida. De acordo com um levantamento epidemiológico retrospectivo, cerca de 29,2% dos pacientes com transtorno afetivo bipolar se engajam em alguma tentativa de suicídio ao longo da vida, comparado a 15,9% dos pacientes com depressão unipolar e 4,2% dos pacientes com qualquer outro transtorno mental do eixo I[18]. Nesse sentido, estudos populacionais evidenciam um aumento de mortalidade por diversas causas em pacientes com algum tipo de transtorno mental, principalmente um aumento da mortalidade por suicídio[19], muito embora ainda reste uma questão de qual base está por trás da psicopatologia e neurobiologia do comportamento suicida, e se ela difere dos transtornos mentais comuns.

Em indivíduos com depressão, há uma discussão na literatura sobre se o único ou mais forte preditor de um comportamento suicida seria a gravidade do episódio depres-

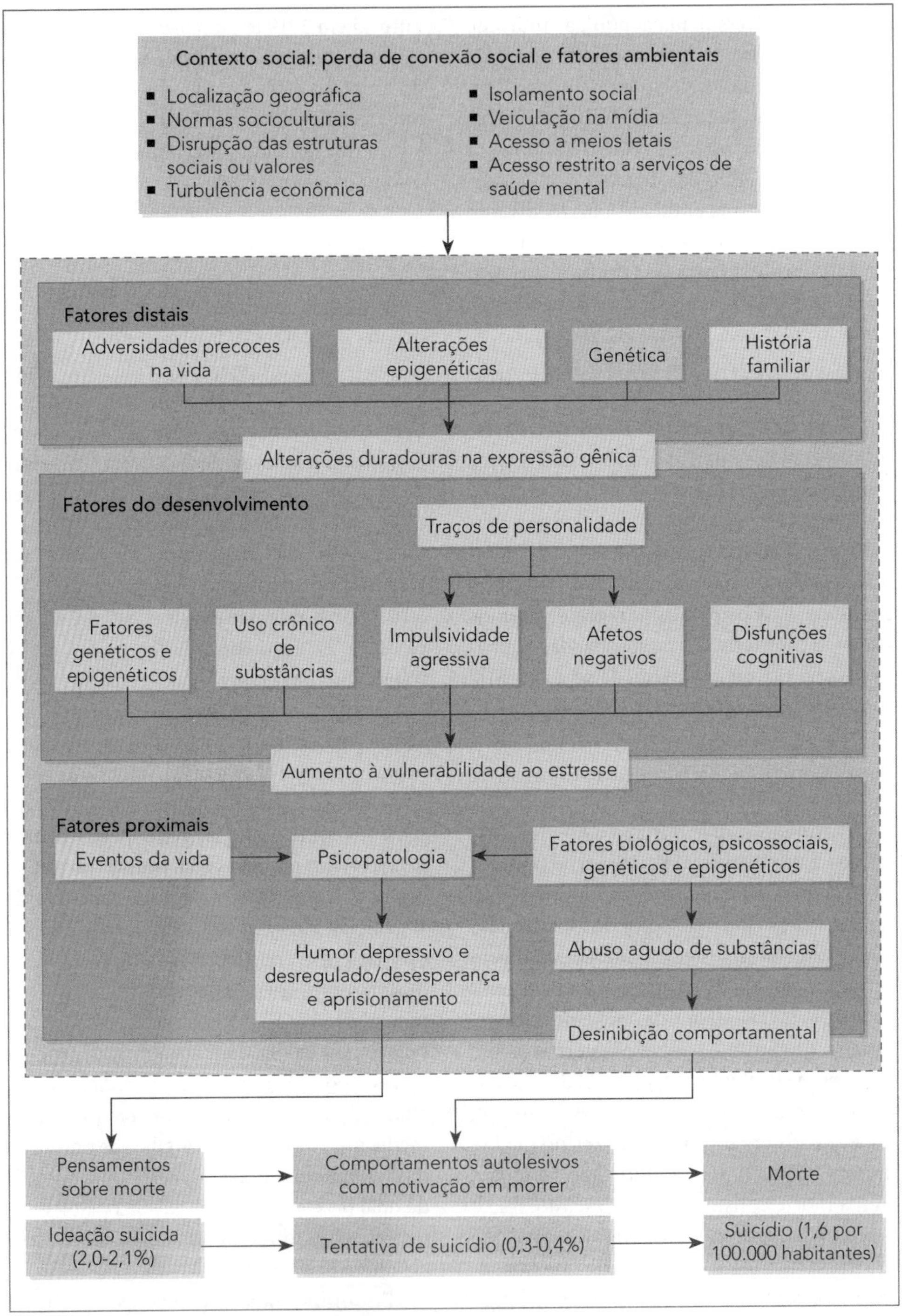

FIGURA 1 O espectro da suicidalidade.
Figura traduzida com a autorização do autor. Fonte: Turecki, et al., 2019[15].

sivo, com alguns autores encontrando outros achados mais significativos (impulsividade, uso de substâncias, subtipo do transtorno depressivo etc.), a despeito da gravidade da depressão[20-24]. Da mesma maneira, um outro ponto importante de se aventar são os estudos com quetamina em pacientes com crise suicida. Diversos deles demonstram uma melhora de ambos, sintomas depressivos e ideação suicida, após o uso de quetamina[25]. O interessante é que alguns estudos encontraram uma melhora na suicidalidade independente da melhora dos sintomas depressivos, sugerindo um aspecto neurobiológico à parte[26,27].

Estudos laboratoriais

Somando-se ao corpo de evidência, incluem-se os marcadores neurobiológicos, os quais distinguem cada patologia por meio de seu perfil genético, neuroquímico, radiológico, fisiológico e anatômico. Sob a perspectiva neurobiológica, diversos estudos também se debruçaram a estudar a questão, comparando as devidas alterações neurobiológicas do comportamento suicida com aquelas encontradas nos transtornos depressivos (protótipo da suicidalidade). Neste livro, há um capítulo que discute a neurocircuitaria do suicídio, porém, cumpre-nos diferenciar de outros transtornos mentais, como a depressão e o transtorno afetivo bipolar.

Segundo revisão recente capitaneada por Schmaal et al.[28], múltiplas pesquisas investigaram áreas cerebrais relacionadas ao comportamento e pensamentos suicidas. Ambas as expressões diferem em níveis funcionais, apesar de intrinsecamente ligadas. Os pensamentos e ideações suicidas se caracterizam por alterações mais difusas, como em córtex pré-frontal medial, ínsula, amígdala, hipocampo, cerebelo, entre outros. Já os comportamentos suicidas estão mais ligados a disfunções no córtex pré-frontal dorsal, córtex cingulado anterior dorsal, giro frontal inferior, entre outras áreas ligadas ao córtex frontal. Só a título de comparação, estudos de neuroimagem da depressão encontraram alterações bem menos amplas e mais específicas ao sistema límbico e algumas áreas do córtex pré-frontal[29]. Marcadores fisiológicos, como o sistema hipotálamo-hipófise-adrenal e o sistema serotoninérgico, também já foram implicados como importantes marcadores biológicos alterados em indivíduos com comportamento suicida[30].

Estudos familiares

Os comportamentos e pensamentos suicidas também apresentam características genéticas bem específicas, as quais são compartilhadas em estudos familiares de herdabilidade, assim como em estudos com gêmeos homozigóticos/dizigóticos[31-37]. O fato curioso é: a herdabilidade dos comportamentos suicidas é amplamente independente dos fatores genéticos de herdabilidade de outros transtornos mentais, como depressão, ansiedade, transtorno afetivo bipolar, esquizofrenia, entre outros[35-37]. Esse achado corrobora a proposição do presente capítulo, de que o suicídio, bem como o comportamento suicida, não é apenas um sintoma de uma doença mental, mas um transtorno bem específico.

DIAGNÓSTICO EM SUICIDALIDADE

Diante do exposto até o momento, parece-nos clara a ideia da existência de uma síndrome de suicidalidade. Porém, o que temos até o momento no intuito de operacionalizar o diagnóstico dentro dessa síndrome? É o que veremos a seguir.

Transtorno do comportamento suicida (TCS)

O diagnóstico do transtorno do comportamento suicida (TCS), proposto por Oquendo e Baca-Garcia[38,39], vem sendo debatido há mais de dez anos na literatura mundial. Na quinta edição do *Manual diagnóstico e estatístico de transtornos mentais* (DSM-5), o TCS foi incluído na seção 3, como condição para estudos posteriores, juntamente com episódios depressivos com hipomania de curta duração, transtorno do luto complexo persistente, transtorno por uso de cafeína, transtorno do jogo pela internet, transtorno neurocomportamental associado à exposição pré-natal ao álcool e a autolesão não suicida (ou autolesão sem intenção suicida – ASIS)[5]. A seguir, podemos observar os critérios propostos pela Associação Americana de Psiquiatria (APA), no DSM-5, para considerar o diagnóstico do TCS (Quadro 1).

QUADRO 1 Critérios propostos para o transtorno do comportamento suicida (DSM-5)[3].

a. Nos últimos 24 meses, o indivíduo fez uma tentativa de suicídio.
Nota: Uma tentativa de suicídio é uma sequência autoiniciada de comportamentos por um indivíduo que, no momento do início, tinha a expectativa de que o conjunto de ações levaria à sua própria morte. (O "momento do início" é o momento em que ocorreu um comportamento que envolveu a aplicação do método.)
b. O ato não preenche os critérios par autolesão não suicida – isto é, não envolve autolesão direcionada à superfície do corpo realizada para produzir alívio de um estado cognitivo/sentimento negativo ou para alcançar um estado de humor positivo.
c. O diagnóstico não é aplicado à ideação suicida ou a atos preparatórios.
d. O ato não foi iniciado durante um estado de *delirium* ou confusão.
e. O ato não foi realizado unicamente por um objetivo político ou religioso.
Especificar se: Atual: não mais de 12 meses desde a última tentativa. Em remissão inicial: 12 a 24 meses desde a última tentativa.

Síndrome da crise suicida

Outro importante diagnóstico proposto na área, abordando uma situação mais aguda, é o da síndrome da crise suicida[4]. Tal diagnóstico, introduzido por Schuck et al. em 2019[40], descreve estados mentais (afetivos e cognitivos) que estão associados aos comportamentos pré-tentativa de suicídio, ou seja, que levariam o indivíduo a cometer o suicídio. Diferentemente do transtorno do comportamento suicida, que descreve uma entidade espectral, desde fatores sociais/ambientais, até fatores precipitantes, a síndrome da crise suicida está relacionada aos estados que antecedem o ato suicida. O estudo de tal entidade é importante para identificarmos indivíduos com alto risco de suicídio, comparado com os de médio e baixo risco. A Figura 2 apresenta os diagnósticos propostos por Schuck et al.[40].

QUADRO 2 Critérios de diagnóstico propostos para a síndrome de crise suicida

Critério A: Aprisionamento/desesperança frenética
Critério B: Distúrbios associados 1. Perturbação afetiva manifestada em pelo menos um dos seguintes: ▪ Turbulência depressiva ▪ Ansiedade frenética ▪ Anedonia aguda ▪ Dor emocional
2. Perda de controle cognitivo manifestada em pelo menos um dos seguintes: ▪ Ruminações ▪ Rigidez cognitiva ▪ Supressão de pensamento ▪ Inundação ruminativa
3. Hiperexcitação manifestada em pelo menos um dos seguintes: ▪ Agitação ▪ Hipervigilância ▪ Irritabilidade ▪ Insônia
4. Retraimento social manifestado em pelo menos um dos seguintes: ▪ Isolamento social ▪ Comunicação evasiva

Os fenótipos da suicidalidade

Para finalizar, a junção de tais transtornos nos ajuda a entender melhor o curso da enfermidade, planejando tratamentos e estratégias terapêuticas específicas para cada indivíduo. Há alguns autores, inclusive, que se debruçam a compreender os subtipos e fenótipos dos diferentes transtornos de suicidalidade, os quais poderiam entrar como especificadores em um próximo manual da Associação Americana de Psiquiatria[41]. O Quadro 3 apresenta os diferentes fenótipos, os quais ainda carecem de validação empírica, mas que nos ajudam a raciocinar em diferentes abordagens e tratamentos individualizados.

QUADRO 3 Fenótipos do comportamento suicida

Fenótipos do comportamento suicida
Transtornos de suicidalidade por ataque impulsivo
Transtornos de suicidalidade homicida
Transtornos de suicidalidade psicóticos
Transtornos de suicidalidade obsessivos compulsivos
Transtornos de suicidalidade por transtorno de estresse pós-traumático (TEPT)
Transtornos de suicídio por transtorno induzido por substância
Distúrbios da suicidalidade induzida por doença médica/condição neurológica
Transtorno alimentar/transtornos por suicidalidade por absorção
Transtornos da suicidalidade induzida por transtorno da ansiedade
Transtornos da suicidalidade induzida por transtorno do humor
Transtornos da suicidalidade induzida por eventos de vida
Transtornos de suicidalidade induzida por outras situações

CONSDERAÇÕES FINAIS

A identificação da suicidalidade como um transtorno independente ajudaria médicos psiquiatras, clínicos e epidemiologistas a terem um panorama mais amplo e ao mesmo tempo específico para o transtorno em questão. Isto proporcionaria a possibilidade de implementação de medidas de saúde pública, medidas terapêuticas mais direcionadas e medidas preventivas mais individuais que não correspondam apenas ao diagnóstico do transtorno mental de base (transtorno depressivo, transtorno de personalidade *borderline* etc.). Por fim, com essa perspectiva, poderíamos, finalmente, dispor de algum recurso que poupasse parte das milhares de vidas que são ceifadas todos os anos no Brasil e no mundo.

REFERÊNCIAS BIBLIOGRÁFICAS

1. Obegi JH. Is suicidality a mental disorder? Applying DSM-5 guidelines for new diagnoses. Death Studies. 2019:1-13.
2. Obegi JH. Rethinking suicidal behavior disorder. Crisis. 2019;40(3):209-19.
3. Rogers ML, Chu C, Joiner T. The necessity, validity, and clinical utility of a new diagnostic entity: Acute suicidal affective disturbance. J Clin Psychol. 2019;75(6):999-1010.
4. Bloch-Elkouby S, Gorman B, Schuck A, Barzilay S, Calati R, Cohen LJ, et al. The suicide crisis syndrome: A network analysis. J Counseling Psychology. 2020;67(5):595-607.
5. American Psychiatric Association (APA). Diagnostic and statistical manual of mental disorders. 5.ed. Washington: APA; 2013. 992 p.
6. Robins E, Guze SB. Establishment of diagnostic validity in psychiatric illness: its application to schizophrenia. Am J Psychiatry. 1970;126(7):983-7.
7. Abuabara A, Abuabara A, Tonchuk CAL. Comparative analysis of death by suicide in Brazil and in the United States: descriptive, cross-sectional time series study. Sao Paulo Medical Journal. 2017;135:150-6.
8. Posner K, Oquendo MA, Gould M, Stanley B, Davies M. Columbia Classification Algorithm of Suicide Assessment (C-CASA): classification of suicidal events in the FDA's pediatric suicidal risk analysis of antidepressants. Am J Psychiatry. 2007;164(7):1035-43.
9. Wasserman D. Suicide: an unnecessary death. 2.ed. Oxford University Press; 2016;02. 448 p.
10. Botega NJ. Crise Suicida. Porto Alegre: Artmed; 2015. 304 p.

11. de Beurs D, Ten Have M, Cuijpers P, de Graaf R. The longitudinal association between lifetime mental disorders and first onset or recurrent suicide ideation. BMC Psychiatry. 2019;19(1):345.
12. Walsh CG, Ribeiro JD, Franklin JC. Predicting suicide attempts in adolescents with longitudinal clinical data and machine learning. J Child Psychol Psychiatry, and Allied Discip. 2018;59(12):1261-70.
13. Steinhausen HC, Bösiger R, Metzke CW. Stability, correlates, and outcome of adolescent suicidal risk. Journal of child psychology and psychiatry, and allied disciplines. 2006;47(7):713-22.
14. Guzmán EM, Cha CB, Ribeiro JD, Franklin JC. Suicide risk around the world: a meta-analysis of longitudinal studies. Soc Psychiatry Psychiatr Epidemiol. 2019;54(12):1459-70.
15. Turecki G, Brent DA, Gunnell D, O'Connor RC, Oquendo MA, Pirkis J, et al. Suicide and suicide risk. Nature Reviews Disease Primers. 2019;5(1):74.
16. Bachmann S. Epidemiology of suicide and the psychiatric perspective. Int J Environ Res Public Health. 2018;15(7).
17. Bertolote JM, Fleischmann A, De Leo D, Wasserman D. Psychiatric diagnoses and suicide: revisiting the evidence. Crisis. 2004;25(4):147-55.
18. Chen YW, Dilsaver SC. Lifetime rates of suicide attempts among subjects with bipolar and unipolar disorders relative to subjects with other axis I disorders. Biological Psychiatry. 1996;39(10):896-9.
19. Harris C, Barraclough B. Excess mortality of mental disorder. Br J Psychiatry. 1998;173(1):11-53.
20. van Praag HM, Plutchik R. Depression type and depression severity in relation to risk of violent suicide attempt. Psychiatry Research. 1984;12(4):333-8.
21. McManama O'Brien KH, Becker SJ, Spirito A, Simon V, Prinstein MJ. Differentiating adolescent suicide attempters from ideators: examining the interaction between depression severity and alcohol use. Suicide Life Threat Behav. 2014;44(1):23-33.
22. Perrot C, Vera L, Gorwood P. Poor self-esteem is correlated with suicide intent, independently from the severity of depression. Encephale. 2018;44(2):122-7.
23. Melhem NM, Porta G, Oquendo MA, Zelazny J, Keilp JG, Iyengar S, et al. Severity and variability of depression symptoms predicting suicide attempt in high-risk individuals. JAMA Psychiatry. 2019; 76(6):603-13.
24. Cole AB, Littlefield AK, Gauthier JM, Bagge CL. Impulsivity facets and perceived likelihood of future suicide attempt among patients who recently attempted suicide. J Affect Dis. 2019;257:195-9.
25. Dadiomov D, Lee K. The effects of ketamine on suicidality across various formulations and study settings. Ment Health Clin. 2019;9(1):48-60.
26. Wilkinson ST, Ballard ED, Bloch MH, Mathew SJ, Murrough JW, Feder A, et al. The effect of a single dose of intravenous ketamine on suicidal ideation: a systematic review and individual participant data meta-analysis. Am J Psychiatry. 2018;175(2):150-8.
27. Grunebaum MF, Galfalvy HC, Choo TH, Keilp JG, Moitra VK, Parris MS, et al. Ketamine for rapid reduction of suicidal thoughts in major depression: a midazolam-controlled randomized clinical trial. Am J Psychiatry. 2018;175(4):327-35.
28. Schmaal L, van Harmelen A-L, Chatzi V, Lippard ETC, Toenders YJ, Averill LA, et al. Imaging suicidal thoughts and behaviors: a comprehensive review of 2 decades of neuroimaging studies. Molecular Psychiatry. 2020;25(2):408-27.
29. Sacher J, Neumann J, Funfstuck T, Soliman A, Villringer A, Schroeter ML. Mapping the depressed brain: a meta-analysis of structural and functional alterations in major depressive disorder. J Affect Dis. 2012;140(2):142-8.
30. Pandey GN. Biological basis of suicide and suicidal behavior. Bipolar Dis. 2013;15(5):524-41.
31. Statham DJ, Heath AC, Madden PA, Bucholz KK, Bierut L, Dinwiddie SH, et al. Suicidal behaviour: an epidemiological and genetic study. Psychological Med. 1998;28(4):839-55.
32. Ruderfer DM, Walsh CG, Aguirre MW, Tanigawa Y, Ribeiro JD, Franklin JC, et al. Significant shared heritability underlies suicide attempt and clinically predicted probability of attempting suicide. Mol Psychiatry. 2019.
33. Roy A, Segal NL. Suicidal behavior in twins: a replication. J Affect Dis. 2001;66(1):71-4.
34. Sokolowski M, Wasserman J, Wasserman D. Genome-wide association studies of suicidal behaviors: a review. Eur Neuropsychopharmacol. 2014;24(10):1567-77.
35. Brent DA, Bridge J, Johnson BA, Connolly J. Suicidal behavior runs in families. A controlled family study of adolescent suicide victims. Arch Gen Psychiatry. 1996;53(12):1145-52.
36. Voracek M, Loibl LM. Genetics of suicide: a systematic review of twin studies. Wien Klin Wochenschr. 2007;119(15-16):463-75.
37. Brent DA, Mann JJ. Family genetic studies, suicide, and suicidal behavior. Am J Med Genet C Semin Med Genet. 2005;133c(1):13-24.

38. Oquendo MA, Baca-Garcia E. Suicidal behavior disorder as a diagnostic entity in the DSM-5 classification system: advantages outweigh limitations. World Psychiatry. 2014;13(2):128-30.
39. Oquendo MA, Baca-Garcia E, Mann JJ, Giner J. Issues for DSM-V: suicidal behavior as a separate diagnosis on a separate axis. Am J Psychiatry. 2008; 165(11):1383-4.
40. Schuck A, Calati R, Barzilay S, Bloch-Elkouby S, Galynker I. Suicide crisis syndrome: a review of supporting evidence for a new suicide-specific diagnosis. Behav Sci Law. 2019;37(3):223-39.
41. Giddens J, Sheehan D. A classification of suicidality disorders phenotypes (12 phenotype version). Conference: American Society of Clinical Psychopharmacology. Miami, 2017.

19

Neurocircuitaria do suicídio: uma revisão dos estudos de neuroimagem

Rodolfo Furlan Damiano
Jihoon A. Kim
Danielle A. Goldman
Anjali Sankar
Marcelo Queiroz Hoexter
Hilary P. Blumberg

PONTOS-CHAVE

- Evidências crescentes apontam para um modelo transdiagnóstico de entendimento dos pensamentos e comportamentos suicidas (PCS).
- A identificação de marcadores de neuroimagem específicos dos PCS possibilitará abordagens e terapêuticas mais específicas voltadas à fenomenologia dos PCS.
- As principais áreas associadas aos PCS foram agrupadas em córtex pré-frontal ventral (CPFv), córtex pré-frontal dorsal (CPFd), córtex cingulado anterior (CCA), ínsula, região temporal mesial (amígdala e hipocampo), região subcortical (tálamo e estriado) e regiões posteriores (córtex cingulado posterior – CCP –, lobos temporais laterais e cerebelo).

INTRODUÇÃO

O suicídio tem sido um dos mais importantes tópicos debatidos na psiquiatria durante séculos, tanto em razão da complexidade de suas causas subjacentes quanto por ser o desfecho mais grave dos transtornos psiquiátricos. Nesse sentido, existem vários termos sob a égide do suicídio, por exemplo, ideação suicida, pensamentos suicidas e tendência suicida, e a escolha de um termo específico é extremamente importante para produzir evidências científicas mais confiáveis[1]. Nesta revisão, usaremos a nomenclatura "pensamentos e comportamentos suicidas" (PCS) amplamente implementada atualmente, que distingue a ideação suicida de atos suicidas com intenção de morrer[1-3]. Mesmo que a maioria dos suicídios esteja relacionada a um diagnóstico psiquiátrico[4], há um crescente corpo de evidências de que os PCS não podem ser atribuídos meramente a qualquer categoria de diagnóstico previamente conhecida (como um transtorno de humor). Embora possa haver características relacionadas a um PCS que estão associadas a transtornos psiquiátricos específicos, parece haver características transdiagnósticas de PCS[5-8]. A quinta edição do *Manual diagnóstico e estatístico de transtornos mentais* da American Psychiatric Association (APA) (DSM-5) inclui uma classificação diagnóstica chamada "transtorno de comportamento suicida" na terceira seção de seu manual[9], ressaltando a necessidade de mais estudos com enfoque nos PCS. Seguindo essa tendência, o estudo da neurocircuitaria do suicídio vem ganhando atenção, tanto no seu estudo dentro de diagnósticos específicos[10] quanto utilizando uma abordagem transdiagnóstica[11]. A utilidade de estudar a neurobiologia dos PCS de forma transdiagnóstica é destacada pela importância do desenvolvimento de estratégias preventivas e terapêuticas específicas que possam ser compartilháveis entre todos os indivíduos, uma teoria que é endossada pela estrutura do *Research Domain Criteria* (RDoC)[12].

Schmaal et al. conduziram uma revisão abrangente investigando os últimos 20 anos de estudos sobre o neurocircuito dos PCS e apresentaram um amplo corpo de evidências sobre o tema[13]. As principais áreas do cérebro que os pesquisadores identificaram como associadas aos PCS foram agrupadas em córtex pré-frontal ventral (CPFv), córtex pré-frontal dorsal (CPFd), córtex cingulado anterior (CCA), ínsula, região temporal mesial (amígdala e hipocampo), região subcortical (tálamo e estriado) e regiões posteriores (córtex cingulado posterior – CCP –, lobos temporais laterais e cerebelo), que serão discutidos nas seções seguintes. As seções estão organizadas pela metodologia de imagem do cérebro (técnicas de imagem estrutural, funcional e molecular) usada para estudar PCS e incluirão discussões para identificar as limitações e lacunas da pesquisa e sugerir futuras direções. Assim, o objetivo deste capítulo é apresentar um breve panorama dos principais achados sobre a neurocircuitaria dos PCS por meio de uma abordagem transdiagnóstica e fornecer suporte para os fenômenos de PCS como entidades fenomenológicas e biológicas distintas, a fim de avançar com as medidas preventivas e terapêuticas direcionadas para eles.

NEUROIMAGEM ESTRUTURAL

Estudos de neuroimagem estrutural dos PCS usaram principalmente imagens de ressonância magnética estrutural (RNMe) para estudar a morfologia das regiões da substância cinzenta do cérebro, incluindo volume, espessura e área de superfície das estruturas cerebrais de massa cinzenta. Uma grande metanálise mostrou que os pacientes com transtorno depressivo maior (TDM) que relatam planos ou tentativas de suicídio têm um volume cerebral intracraniano total menor (2,87% menor) quando comparados com controles saudáveis[14]. Embora existam algumas descobertas variadas entre os estudos, algumas regiões do cérebro foram mais associadas aos PCS do que outras regiões em estudos de imagem estrutural. Uma região frequentemente associada a anormalidades estruturais relacionadas aos PCS é o córtex pré-frontal (CPF), principalmente regiões do CPFv, incluindo o CPF ventrolateral (CPFvl) e o CPF ventromedial (CPFvm)[13,15]. Essas regiões cerebrais atendem a funções que estão implicadas nos PCS, incluindo controle cognitivo, especialmente na regulação emocional, controle de impulso, autorreflexão, avaliação de emoções, recompensa e comportamentos relacionados à punição e planejamento futuro[16-18].

Vários estudos têm apontado a diminuição do volume da substância cinzenta do CPFv como um possível fator transdiagnóstico no comportamento suicida, como foi observado em pacientes com tentativas prévias de suicídio com transtorno depressivo maior (TDM), transtorno afetivo bipolar (TAB) e transtorno esquizoafetivo[19-23]. Enquanto a maioria dos estudos anteriores focou no comportamento suicida, estudos emergentes estão avaliando a ideação suicida, bem como analisando a espessura cortical *versus* as contribuições da área de superfície para as anormalidades do volume da substância cinzenta. Por exemplo, descobriu-se que o CPFv tem espessura cortical mais baixa em indivíduos deprimidos com pensamentos de morte[24].

Outra área importante do CPF relacionada aos PCSs é o CPFd, incluindo o CPF dorsolateral (CPFdl) e o dorsomedial (CPFdm)[13]. Essas regiões estão envolvidas na tomada de decisões, memória de trabalho e controle cognitivo de pensamentos e comportamentos, resolvendo conflitos cognitivos, bem como na regulação das emoções. Vários estudos mostraram menor volume e espessura cortical em CPFdl e CPFdm em pessoas com comorbidades como TDM e TAB que tentaram suicídio[22,25,26]. Essas descobertas são consistentes com estudos *post mortem* que, muitas vezes, mostraram diferenças de CPFv, mas também notaram diferenças de CPFdl nos cérebros de pessoas que morreram por suicídio[11]. Um estudo recente mostrou que áreas menores de superfície cortical e volume dentro do CPFdl estavam associadas ao aumento da ideação suicida em indivíduos sem história psiquiátrica anterior, sugerindo um papel para o CPFdl na ideação suicida que pode ser independente do diagnóstico[27].

Outras áreas do cérebro que mostraram alterações estruturais em associação com PCSs incluem regiões paralímbicas e límbicas que têm fortes conexões com o CPF. Estas incluem CCA e CCP[21,28], ínsula[29], hipocampo[30] e amígdala[31]. Adicionalmente, o cerebelo também tem sido aventado[32]. Essas áreas também atendem aos processos implicados nos PCSs, incluindo processamento e regulação da emoção, memórias emocionais, interocepção e autorreferência[13]. No entanto, alguns estudos não detectaram diferenças relacionadas aos PCSs, que podem estar relacionadas à heterogeneidade na amostra e demais fatores metodológicos entre os estudos. Por exemplo, muitas das descobertas relatadas foram de estudos de pequenas amostras de indivíduos similarmente caracterizados e avaliados em um único centro, enquanto um estudo incorporando grandes amostras coletadas em vários locais e usando medidas de áreas maiores do cérebro não detectou diferenças significativas relacionadas ao volume subcortical cerebral e PCSs[14].

DIFFUSE TENSOR IMAGING (DTI)

Diffuse tensor imaging (DTI) é uma variante da ressonância magnética estrutural que fornece medidas pensadas para refletir a integridade estrutural da substância branca e, portanto, sua conectividade estrutural[33]. Poucos estudos usaram DTI como método para investigar PCS[15]. Estudos iniciais com pacientes que realizaram tentativas de suicídio sugerem uma associação entre o comportamento suicida e anormalidades na substância branca, que fornece conexões entre o CPF e seus locais de conexão implicados pelos estudos de substância cinzenta mostrados anteriormente, por exemplo, conexões de substância branca frontal-subcortical[20,34,35].

NEUROIMAGEM FUNCIONAL

Ressonância nuclear magnética funcional (RNMf)

A RNMf mede as mudanças na oxigenação do sangue que ocorrem em resposta à atividade neural e parecem refletir a atividade cerebral regional subjacente aos processos mentais dos participantes da pesquisa durante o escaneamento. A RNMf é algumas vezes realizada quando os sujeitos estão em repouso, ou seja, *resting state* RNMf (rs-RNMf), considerada para fornecer visões mais naturalistas da atividade cerebral. A RNMf é realizada de outra forma enquanto os participantes realizam certas tarefas. Estas são projetadas para ajudar a reduzir a heterogeneidade nos estados mentais dos participantes durante a varredura e para sondar o cérebro enquanto ele executa funções implicadas. A análise dos dados de RNMf pode incluir medidas de como as regiões do cérebro respondem ou "ativam" durante uma tarefa. As análises de RNMf também podem incluir medidas de "conectividade funcional", ou seja, a coordenação da atividade entre as regiões do cérebro no tempo, que pode ser derivada do estado de repouso ou RNMf baseado em tarefas ("*task-based*" RNMf).

Resting state RNMf

A *default mode network* (DMN) é uma rede cerebral que mostra atividade quando uma pessoa está «em repouso» e acredita-se que esteja envolvida em processos autorreferenciais, cognição social, memória autobiográfica e imagens prospectivas[36]. Os nós principais da DMN incluem CPF medial, CCP e regiões pré-cuneus e giro angular. Vários estudos de rs-RNMf sugerem que a conectividade funcional em estado de repouso no DMN está associada aos PCS. Uma menor conectividade funcional em repouso em DMN em adolescentes com ideação suicida e TDM foi relatada[37]. Pesquisas também mostraram uma menor conectividade funcional em repouso de CCA rostral com córtex orbitofrontal medial (COF), pré-cuneus e polo temporal em adultos com ideação suicida e TDM[38]. Conectividade funcional anormal em repouso nas regiões de DMN, especialmente CCP, pré-cuneus e cerebelo, foi mostrada em adultos jovens com TDM e história de tentativa de suicídio[39].

Task-based RNMf

Domínios comportamentais comumente avaliados em estudos de RNMf dos PCSs incluem processamento de emoções, controle cognitivo, processamento de recompensa e tomada de decisão, memória, processamento de autorreferência, exclusão social e controle motor, usando tarefas de ativação que são projetadas para evidenciarem os construtos sendo estudados[13]. A seguir, resumiremos as evidências derivadas relacionadas a esses diferentes domínios comportamentais.

Processamento de emoções

Os processos relacionados à emoção, como a desregulação emocional, são construtos relevantes para a pesquisa dos PCS, uma vez que os distúrbios nos processos relacionados à emoção são fatores de risco chave para o suicídio. Estudos têm mostrado associações entre PCS e aumento de emoções negativas e diminuição de emoções positivas, e respostas aberrantes a estímulos valenciados relacionados a sintomas clínicos associados a PCS, como ruminação, anedonia e autoestima reduzida[40,41]. Assim, estudos de RNMf de PCS nos quais as tarefas foram empregadas muitas vezes sondaram o processamento e a regulação da emoção usando paradigmas que envolvem a visualização de rostos emocionalmente valenciados (por exemplo, zangado, feliz, triste e neutro). O aumento da ativação em associação com os PCS foi observado em resposta a rostos raivosos, o que pode estar relacionado ao aumento da sensibilidade à crítica e rejeição implicada no risco de suicídio. Vários estudos de adultos com tentativas anteriores de suicídio relataram aumento da ativação das regiões do CPF em rostos raivosos[42,43], com ativação do giro frontal inferior (GFI) e do CPFdm, positivamente associados à maior impulsividade[44]. Maior ativação de CCA dorsal (CCAd) para rostos raivosos foi observada em adolescentes que tentaram suicídio[45]. Aumentos de ativação em resposta a rostos felizes, com aumentos vistos em CCA ventral (CCAv), também foram relatados em adultos com histórico de tentativas de suicídio[42]. Nem todas as disfunções foram relatadas como específicas de uma emoção; em todas as valências emocionais, a ativação do giro temporal médio direito superior foi observada em adolescentes com tentativa de suicídio em comparação com controles saudáveis[45]. Em ambos os estados emocionais e neutros, adolescentes e adultos jovens com TAB e história de tentativas de suicídio mostraram menor conectividade da amígdala com CPFvm, a qual se correlacionou com a letalidade das tentativas de suicídio, e menor conectividade da amígdala com CPF rostral, a qual se correlacionou com a ideação suicida atual[20]. Estudos de ideação suicida usando paradigmas de processamento de emoção são escassos, mas um estudo usando uma tarefa relacionada a eventos avaliando marcadores neurais de regulação emocional em jovens com ideação suicida, em comparação com jovens sem ideação, observou que os indivíduos com ideação suicida apresentavam anormalidades na ativação do CPFdl[46].

Controle cognitivo

Tarefas para avaliar o controle cognitivo usado em estudos de RNMf de PCSs incluem *Go/No-Go Response Inhibition Test, N-Back Test, Continuous Performance Test, Stroop Test* e *Delay Discounting Test*. Estudos de RNMf que utilizaram esses métodos mostraram uma ativação anormal de CPFvl, CPFdl, CCA dorsal, ínsula e estriado dorsal em indivíduos com tentativas e ideação suicidas[47-50]. Utilizando um *Continuous Performance Test* em adultos com início recente de TAB ou TDM com características psicóticas, Minzenberg et al.[50] identificaram uma conectividade funcional anormal entre CCA dorsal e CPFvl em pacientes com ideação suicida *versus* sem ideação suicida, e entre CCA dorsal e CPFdl em indivíduos que tentaram *versus* que não tentaram suicídio previamente, sugerindo o papel que a disconectividade do CCA dorsal durante o controle cognitivo pode desempenhar na transição de ideação para comportamento suicida[51].

Processamento de recompensa e tomada de decisão

As tarefas de RNMf usadas para estudar os PCSs que investigam o processamento de recompensas ou a tomada de decisões, e particularmente sua combinação, fornecem janelas valiosas para a associação entre o papel dos sistemas cerebrais que atendem a essas funções e os PCSs. Essas tarefas incluem *Delay Discounting Task, Iowa Gambling Test, Risk and Loss Aversion Test, Card Guessing Test* e *Probabilistic Reversal Learning*. Por exemplo, eles destacam o papel do CPF e seus principais locais de conexão na tomada de decisões relevantes para os PCS, especialmente no contexto de avaliação do valor motivacional das escolhas. Em um estudo de adultos com TDM, as tentativas de suicídio foram associadas à ativação de CPFdl embotada ao considerar recompensas instantâneas menores *versus* recompensas maiores de longo prazo (*Delay Discounting Task*)[48]. A diminuição da ativação do CPFd também foi demonstrada em adultos com TDM e tentativas de suicídio ao avaliar opções de risco *versus* opções seguras (*Iowa Gambling Task*)[43]. Indivíduos que tentaram suicídio mostraram ativação reduzida no CPFvl, CPFdl, CCA, ínsula, pré-cuneus e tálamo durante escolhas arriscadas[43,52-55]. Em resposta à recompensa de ganhar ou perder, indivíduos eutímicos com TDM e história de tentativas de suicídio mostraram atividade aumentada em CPFvl, CPFdl e CCA[43]. Um estudo com indivíduos com ideação suicida identificou uma desconexão funcional entre estriado ventral e CPFdm, CPFdl e CCA dorsal durante os ensaios de perda[56]. Essas deficiências sugerem regiões cerebrais de disfunção, que contribuem para os distúrbios na motivação, previsão e antecipação relevantes para os PCS.

Memória

Estudos que investigaram indivíduos com histórico de tentativas de suicídio usando tarefas relacionadas à memória implementaram tarefas que também incluíram aspectos de valência emocional, como o *Recall of Mental Pain Test and Reappraisal of Negative Auto-*

biographical Memories Test[57,58]. Quando os indivíduos foram solicitados a relembrar seu episódio suicida por meio de duas ações – relembrar a ação suicida e sua dor mental associada –, houve uma diminuição na atividade do CPF em comparação com o que ocorreu ao relembrar as atividades diárias. Quando os indivíduos foram solicitados a relembrar seus comportamentos suicidas preparatórios, houve maior ativação de CPF medial, CCA e hipocampo em comparação com relembrar a dor mental[57]. O embotamento da atividade do CPF durante a lembrança da dor mental em relação à tentativa de suicídio pode sugerir prejuízos na regulação das respostas emocionais e comportamentais a experiências traumáticas, enquanto o aumento da atividade do CPF durante a lembrança de comportamentos da ação suicida preparatória pode sugerir um aumento na direção de comportamentos suicidas orientados em suprimir a dor mental.

Processamento de autorreferência

Quevedo et al. utilizaram o *Emotional Self-Other Morph-Query Test* para comparar indivíduos com TDM e PCSs com controles saudáveis e encontraram atividade reduzida em CCA rostral, CCP e pré-cuneus em pessoas que tentaram suicídio, mesmo após controlar o efeito potencialmente confundidor da gravidade da depressão, sugerindo papéis importantes de distúrbios nessas regiões do cérebro em construtos e vulnerabilidades de autorreferência de valência emocional relevantes para PCSs[59].

Exclusão social

Apesar da relevância das experiências sociais negativas em risco para os PCSs, estudos de exclusão social são raros. Em um estudo de RNMf usando o *Cyberball Task* em uma amostra de 36 tentativas anteriores, Olié et al.[60] mostraram uma ativação reduzida da ínsula posterior e giro supramarginal esquerdo durante essa tarefa. A ínsula está recebendo cada vez mais interesse na pesquisa de PCS, pois desempenha um papel na consciência interoceptiva de estados internos e na compreensão dos estados emocionais dos outros que estão implicados nos PCS[61].

Controle motor

Controle motor alterado, como pode ser visto em comportamentos impulsivos, tem sido implicado em PCSs. O *Motor Activation Test* foi usado para investigar o controle motor em uma série de três estudos de Marchand et al. e grupo de pesquisa, em que investigaram indivíduos com ideação suicida e TDM ou TAB[62,63]. Os pesquisadores descobriram ativação reduzida no estriado esquerdo e conectividade funcional alterada entre estriado esquerdo e CCA associada à ideação suicida[62,63].

Single-photon emission tomography (SPECT) e *positron emission tomography* (PET)

Estudos utilizando técnicas de *single-photon emission tomography* (SPECT) e *positron emission tomography* (PET) apresentaram resultados amplamente consistentes com os estudos de RNMf[13]. Estudos de SPECT e PET mostraram diminuição do fluxo sanguíneo cerebral regional (rCBF) e da taxa metabólica cerebral regional para glicose (rCMRGlu) em CPFdl em pessoas que tentaram suicídio[64,65]. Isso está de acordo com outros achados em adultos com TDM, de que a redução de rCMRGlu em repouso em CPFdl foi associada à maior letalidade de tentativa[66] e com ideação suicida com planejamento[10]. Um estudo com pessoas que tentaram suicídio também mostrou anormalidades frontais, como um aumento atenuado de rCBF em CPFvm e CCA dorsal, em comparação com controles saudáveis de mesma idade durante um teste de fluência verbal[67]. Outras áreas do cérebro que receberam relativamente pouca atenção mostraram-se relevantes com o uso desses métodos. Um maior rCBF em repouso na ínsula foi encontrado em indivíduos com TDM que, mais tarde, morreram por suicídio[68]. Além disso, várias outras regiões do cérebro também demonstraram ter menor rCBF em indivíduos que morreram posteriormente por suicídio, como opérculo parietal, giro pós-central, pré-cuneus, ínsula e caudado[64]. Novos e empolgantes usos desses métodos de imagem com radioligantes incluem sua implementação no estudo de respostas a tratamentos. A cetamina é uma das poucas intervenções farmacológicas que reduzem rapidamente a ideação suicida[69,70]. Após uma infusão de cetamina, a ideação suicida em indivíduos deprimidos reduziu do ponto de vista comportamental, e a diminuição foi associada a reduções de rCMRGlu em vmPFC e aumentos no giro lingual, córtex occipital e cerebelo. Essas descobertas sugerem mudanças cerebrais subjacentes às reduções terapêuticas da ideação suicida e apontam para alvos promissores para a prevenção do suicídio em estudos futuros[71].

As imagens com radioligantes também podem usar compostos moleculares para pesquisar neurotransmissores implicados nos PCS. Muitos desses estudos em PCS focaram na serotonina (5-HT), dadas evidências convergentes que sustentam seu papel importante nos PCS[72]. Um potencial de ligação reduzido dos receptores 5-HT2a no CPF e um potencial aumentado de ligação no hipocampo, córtex temporal medial e córtex occipital foram mostrados em pessoas com histórico de tentativas de suicídio[73,74]. Aumento do potencial de ligação ao receptor 5-HT1a foi encontrado especificamente em pessoas que tentaram suicídio com maior letalidade e com TDM em comparação com tentativas de menor letalidade[75], apoiando um papel para 5-HT no risco de comportamento suicida de alta letalidade. O potencial de ligação do transportador 5-HT (5-HTT) mais baixo no putâmen foi relatado em adultos com TDM que tentaram suicídio, em comparação com controles saudáveis, sendo também associado à impulsividade[76,77]. Em relação à síntese de 5-HT, uma síntese diminuída foi mostrada no CPFv em indivíduos com tentativas anteriores e ideação suicida durante um período de *follow-up*, enquanto uma ligação ao receptor no CPFdl mais elevada durante o *baseline* foi associada à maior letalidade de futuras tentativas e ideação suicida durante *follow-up*[78]. A diminuição da síntese de 5-HT também foi encontrada em CPFvm, incluindo CPF orbital, entre indivíduos com tentativas de suicídio quando comparados a controles saudáveis[79].

Outros neurotransmissores e mecanismos moleculares também foram implicados no papel dos PCSs e mais estudos de neuroimagem focados neles são importantes[72]. Por exemplo, estudos *post mortem* sugeriram expressão gênica e disponibilidade de receptor de ácido gama-aminobutírico (GABA) e glutamato alteradas em CPF, CCA e regiões do hipocampo em vítimas de suicídio[80,81]. Estudos de neuroimagem *in vivo* de GABA e vias glutamatérgicas são relativamente escassos até o momento e futuras investigações são necessárias[82-84]. Um artigo recente apontou que as interações negativas com pares estão associadas à ideação suicida em jovens com transtornos de ansiedade, e que a associação é mais forte em jovens com altos níveis de ocitocina, sugerindo que o estudo de outros mecanismos, como aqueles relacionados à oxitocina, ou potencialmente outros fatores neuroendócrinos podem ser frutíferos para os estudos de PCS[85].

DISCUSSÃO E CONSIDERAÇÕES FINAIS

Enquanto a maioria dos estudos de neuroimagem relacionados aos PCS até o momento teve tamanhos de amostra modestos e outras limitações, como estar confinado a um diagnóstico específico ou a uma modalidade de imagem, tem havido uma convergência de descobertas em regiões cerebrais específicas, que podem ajudar a informar a compreensão dos PCS e orientar o desenvolvimento de intervenções futuras. As regiões do cérebro que receberam suporte para envolvimento em PCS por estudos de neuroimagem incluem CPFv, CPFd, ínsula, região mesial temporal e outras áreas subcorticais e posteriores. Essas regiões desempenham papéis centrais em domínios de funções implicadas nos PCS, incluindo regulação da emoção, controle cognitivo, processamento de recompensa, tomada de decisão, experiência social, estados internos e controle motor. Os estudos de neuroimagem fornecem evidências para as alterações funcionais e estruturais dentro dessas regiões do cérebro e nas conexões entre elas que estão por trás dos distúrbios nesses domínios comportamentais que aumentam o risco de PCS.

Existem inúmeros fatores biopsicossociais potenciais que podem alterar essas regiões do cérebro. A redução desses fatores de risco é crítica para prevenir o suicídio. A identificação das anormalidades nos circuitos cerebrais subjacentes ao risco pode fornecer alvos para intervenções para reduzir o risco. A fim de reduzir a crise global de altas taxas de suicídio, é urgente que os aspectos multifacetados dos PCS recebam mais pesquisas. As áreas de pesquisas futuras necessárias incluem estudos de amostras maiores com indivíduos com diagnósticos variados para realizar uma análise transdiagnóstica e desenhos longitudinais que podem revelar os mecanismos subjacentes ao desenvolvimento da ideação suicida e sua transição para o comportamento suicida. O futuro é promissor, pois estudos maiores estão em andamento, como no consórcio internacional de pesquisa de neuroimagem para estudar PCS em adolescentes, como *Help Overcome and Prevent the Emergence of Suicide* (HOPES) (https://www.mqmentalhealth.org/research/profiles/overcome-and-predict-the-emergence-of-suicide), e em adultos, como *Enhancing Neuro Imaging Genetics through Meta-Analysis (ENIGMA) STB* (http://enigma.ini.usc.edu/ongoing/enigma-stb/). Tais iniciativas podem contribuir para os esforços globais a fim de prevenir milhões de mortes por suicídio.

REFERÊNCIAS BIBLIOGRÁFICAS

1. Silverman MM, Berman AL, Sanddal ND, O'Carroll P W, Joiner TE. Rebuilding the tower of Babel: a revised nomenclature for the study of suicide and suicidal behaviors. Part 2: Suicide-related ideations, communications, and behaviors. Suicide Life Threat Behav. 2007;37(3):264-77.
2. Obegi JH. Rethinking suicidal behavior disorder. Crisis: The Journal of Crisis Intervention and Suicide Prevention. 2019;40(3):209-19.
3. Obegi JH. Is suicidality a mental disorder? Applying DSM-5 guidelines for new diagnoses. Death Studies.2019:1-13.
4. Arsenault-Lapierre G, Kim C, Turecki G. Psychiatric diagnoses in 3275 suicides: a meta-analysis. BMC Psychiatry. 2004;4:37.
5. Turecki G, Brent DA. Suicide and suicidal behaviour. Lancet (London, England). 2016;387(10024):1227-39.
6. Turecki G, Brent DA, Gunnell D, O'Connor RC, Oquendo MA, Pirkis J, et al. Suicide and suicide risk. Nature Reviews Disease Primers. 2019;5(1):74.
7. Oquendo MA, Baca-Garcia E. Suicidal behavior disorder as a diagnostic entity in the DSM-5 classification system: advantages outweigh limitations. World Psychiatry. 2014;13(2):128-30.
8. Oquendo MA, Baca-Garcia E, Mann JJ, Giner J. Issues for DSM-V: suicidal behavior as a separate diagnosis on a separate axis. Am J psychiatry. 2008; 165(11):1383-4.
9. American Psychiatric Association. Diagnostic and statistical manual of mental disorders. 5.ed. Washington: APA; 2013. 992 p.
10. van Heeringen K, Wu GR, Vervaet M, Vanderhasselt MA, Baeken C. Decreased resting state metabolic activity in frontopolar and parietal brain regions is associated with suicide plans in depressed individuals. J Psychiatr Res. 2017;84:243-8.

11. Underwood MD, Kassir SA, Bakalian MJ, Galfalvy H, Mann JJ, Arango V. Neuron density and serotonin receptor binding in prefrontal cortex in suicide. Int J Neuropsychopharmacol. 2012;15(4):435-47.
12. Glenn CR, Cha CB, Kleiman EM, Nock MK. Understanding suicide risk within the Research Domain Criteria (RDoC) framework: insights, challenges, and future research considerations. Clin Psychol Sci. 2017;5(3):568-92.
13. Schmaal L, van Harmelen A-L, Chatzi V, Lippard ETC, Toenders YJ, Averill LA, et al. Imaging suicidal thoughts and behaviors: a comprehensive review of 2 decades of neuroimaging studies. Molecular Psychiatry. 2020;25(2):408-27.
14. Rentería ME, Schmaal L, Hibar DP, Couvy-Duchesne B, Strike LT, Mills NT, et al. Subcortical brain structure and suicidal behaviour in major depressive disorder: a meta-analysis from the ENIGMA-MDD working group. Transl Psychiatry. 2017; 7(5):e1116.
15. Mann JJ, Rizk MM. A brain-centric model of suicidal behavior. Am J Psychiatry. 2020;177(10):902-16.
16. Dixon ML, Thiruchselvam R, Todd R, Christoff K. Emotion and the prefrontal cortex: An integrative review. Psychol Bull. 2017;143(10):1033-81.
17. Fellows LK. Deciding how to decide: ventromedial frontal lobe damage affects information acquisition in multi-attribute decision making. Brain. 2006;129(4):944-52.
18. Rolls ET. The functions of the orbitofrontal cortex. Brain and Cognition. 2004;55(1):11-29.
19. Huber RS, Subramaniam P, Kondo DG, Shi X, Renshaw PF, Yurgelun-Todd DA. Reduced lateral orbitofrontal cortex volume and suicide behavior in youth with bipolar disorder. Bipolar Disorders. 2019;21(4):321-9.
20. Johnston JAY, Wang F, Liu J, Blond BN, Wallace A, Liu J, et al. Multimodal neuroimaging of frontolimbic structure and function associated with suicide attempts in adolescents and young adults with bipolar disorder. Am J Psychiatry. 2017;174(7):667-75.
21. Wagner G, Koch K, Schachtzabel C, Schultz CC, Sauer H, Schlösser RG. Structural brain alterations in patients with major depressive disorder and high risk for suicide: evidence for a distinct neurobiological entity? Neuroimage. 2011;54(2):1607-14.
22. Ding Y, Lawrence N, Olié E, Cyprien F, le Bars E, Bonafé A, et al. Prefrontal cortex markers of suicidal vulnerability in mood disorders: a model-based structural neuroimaging study with a translational perspective. Transl Psychiatry. 2015;5(2):e516.
23. Giakoumatos CI, Tandon N, Shah J, Mathew IT, Brady RO, Clementz BA, et al. Are structural brain abnormalities associated with suicidal behavior in patients with psychotic disorders? J Psychiatr Res. 2013;47(10):1389-95.
24. Taylor WD, Boyd B, McQuoid DR, Kudra K, Saleh A, MacFall JR. Widespread white matter but focal gray matter alterations in depressed individuals with thoughts of death. Progress in Neuropsychopharmacology & Biological Psychiatry. 2015;62:22-8.
25. Gosnell SN, Velasquez KM, Molfese DL, Molfese PJ, Madan A, Fowler JC, et al. Prefrontal cortex, temporal cortex, and hippocampus volume are affected in suicidal psychiatric patients. Psychiatry Res Neuroimaging. 2016;256:50-6.
26. Benedetti F, Radaelli D, Poletti S, Locatelli C, Falini A, Colombo C, et al. Opposite effects of suicidality and lithium on gray matter volumes in bipolar depression. J Affect Disord. 2011;135(1-3):139-47.
27. Bajaj S, Raikes AC, Smith R, Vanuk JR, Killgore WDS. The role of prefrontal cortical surface area and volume in preclinical suicidal ideation in a non-clinical sample. Frontiers in Psychiatry. 2019;10(445).
28. Peng H, Wu K, Li J, Qi H, Guo S, Chi M, et al. Increased suicide attempts in young depressed patients with abnormal temporal-parietal-limbic gray matter volume. J Affect Disord. 2014;165:69-73.
29. Soloff PH, Pruitt P, Sharma M, Radwan J, White R, Diwadkar VA. Structural brain abnormalities and suicidal behavior in borderline personality disorder. J Psychiatr Res. 2012;46(4):516-25.
30. Colle R, Chupin M, Cury C, Vandendrie C, Gressier F, Hardy P, et al. Depressed suicide attempters have smaller hippocampus than depressed patients without suicide attempts. J Psychiatr Res. 2015;61:13-8.
31. Monkul ES, Hatch JP, Nicoletti MA, Spence S, Brambilla P, Lacerda AL, et al. Fronto-limbic brain structures in suicidal and non-suicidal female patients with major depressive disorder. Mol Psychiatry. 2007;12(4):360-6.
32. Lee YJ, Kim S, Gwak AR, Kim SJ, Kang SG, Na KS, et al. Decreased regional gray matter volume in suicide attempters compared to suicide non-attempters with major depressive disorders. Comprehensive Psychiatry. 2016;67:59-65.
33. Alexander AL, Lee JE, Lazar M, Field AS. Diffusion tensor imaging of the brain. Neurotherapeutics. 2007;4(3):316-29.
34. Fan S, Lippard ETC, Sankar A, Wallace A, Johnston JAY, Wang F, et al. Gray and white matter differences in adolescents and young adults with prior suicide

attempts across bipolar and major depressive disorders. Journal of affective disorders. 2019;245:1089-97.

35. Olvet DM, Peruzzo D, Thapa-Chhetry B, Sublette ME, Sullivan GM, Oquendo MA, et al. A diffusion tensor imaging study of suicide attempters. J Psychiatr Res. 2014;51:60-7.
36. Spreng RN, Mar RA, Kim AS. The common neural basis of autobiographical memory, prospection, navigation, theory of mind, and the default mode: a quantitative meta-analysis. J Cogn Neurosci. 2009; 21(3):489-510.
37. Ordaz SJ, Goyer MS, Ho TC, Singh MK, Gotlib IH. Network basis of suicidal ideation in depressed adolescents. J Affect Disord. 2018;226:92-9.
38. Du L, Zeng J, Liu H, Tang D, Meng H, Li Y, et al. Fronto-limbic disconnection in depressed patients with suicidal ideation: A resting-state functional connectivity study. J Affect Disord. 2017;215:213-7.
39. Zhang S, Chen JM, Kuang L, Cao J, Zhang H, Ai M, et al. Association between abnormal default mode network activity and suicidality in depressed adolescents.BMC Psychiatry. 2016;16(1):337.
40. Smith JM, Alloy LB, Abramson LY. Cognitive vulnerability to depression, rumination, hopelessness, and suicidal ideation: multiple pathways to self-injurious thinking. Suicide Life Threat Behav. 2006;36(4):443-54.
41. Ducasse D, Loas G, Dassa D, Gramaglia C, Zeppegno P, Guillaume S, et al. Anhedonia is associated with suicidal ideation independently of depression: a meta-analysis. Depress Anxiety. 2018;35(5):382-92.
42. Jollant F, Lawrence NS, Giampietro V, Brammer MJ, Fullana MA, Drapier D, et al. Orbitofrontal cortex response to angry faces in men with histories of suicide attempts. Am J Psychiatry. 2008;165(6):740-8.
43. Olié E, Ding Y, Le Bars E, de Champfleur NM, Mura T, Bonafé A, et al. Processing of decision-making and social threat in patients with history of suicidal attempt: A neuroimaging replication study. Psychiatry Research. 2015;234(3):369-77.
44. Vanyukov PM, Szanto K, Siegle GJ, Hallquist MN, Reynolds CF, 3rd, Aizenstein HJ, et al. Impulsive traits and unplanned suicide attempts predict exaggerated prefrontal response to angry faces in the elderly. Am J Geriatr Psychiatry. 2015;23(8):829-39.
45. Pan LA, Hassel S, Segreti AM, Nau SA, Brent DA, Phillips ML. Differential patterns of activity and functional connectivity in emotion processing neural circuitry to angry and happy faces in adolescents with and without suicide attempt. Psychological Med. 2013;43(10):2129-42.
46. Miller AB, McLaughlin KA, Busso DS, Brueck S, Peverill M, Sheridan MA. Neural correlates of emotion regulation and adolescent suicidal ideation. Biol Psychiatry Cogn Neurosci Neuroimaging. 2018;3(2): 125-32.
47. Matthews S, Spadoni A, Knox K, Strigo I, Simmons A. Combat-exposed war veterans at risk for suicide show hyperactivation of prefrontal cortex and anterior cingulate during error processing. Psychosom Med. 2012;74(5):471-5.
48. Vanyukov PM, Szanto K, Hallquist MN, Siegle GJ, Reynolds CF, 3rd, Forman SD, et al. Paralimbic and lateral prefrontal encoding of reward value during intertemporal choice in attempted suicide. Psychological Med. 2016;46(2):381-91.
49. Minzenberg MJ, Lesh T, Niendam T, Yoon JH, Cheng Y, Rhoades RN, et al. Frontal motor cortex activity during reactive control is associated with past suicidal behavior in recent-onset schizophrenia. Crisis. 2015;36(5):363-70.
50. Minzenberg MJ, Lesh TA, Niendam TA, Cheng Y, Carter CS. Conflict-related anterior cingulate functional connectivity is associated with past suicidal ideation and behavior in recent-onset psychotic major mood disorders. J Neuropsychiatry Clin Neurosciences. 2016;28(4):299-305.
51. Schmaal L, van Harmelen AL, Chatzi V, Lippard ETC, Toenders YJ, Averill LA, et al. Imaging suicidal thoughts and behaviors: a comprehensive review of 2 decades of neuroimaging studies. Mol Psychiatry. 2020;25(2):408-27.
52. Baek K, Kwon J, Chae JH, Chung YA, Kralik JD, Min JA, et al. Heightened aversion to risk and loss in depressed patients with a suicide attempt history. Sci Rep. 2017;7(1):11228.
53. Dombrovski AY, Szanto K, Clark L, Reynolds CF, Siegle GJ. Reward signals, attempted suicide, and impulsivity in late-life depression. JAMA Psychiatry. 2013;70(10):1.
54. Jollant F, Lawrence NS, Olie E, O'Daly O, Malafosse A, Courtet P, et al. Decreased activation of lateral orbitofrontal cortex during risky choices under uncertainty is associated with disadvantageous decision-making and suicidal behavior. Neuroimage. 2010;51(3):1275-81.
55. Pan L, Segreti A, Almeida J, Jollant F, Lawrence N, Brent D, et al. Preserved hippocampal function during learning in the context of risk in adolescent suicide attempt. Psychiatry Research. 2013;211(2):112-8.
56. Quevedo K, Ng R, Scott H, Kodavaganti S, Smyda G, Diwadkar V, et al. Ventral striatum functional

connectivity during rewards and losses and symptomatology in depressed patients. Biol Psychol. 2017;123:62-73.

57. Reisch T, Seifritz E, Esposito F, Wiest R, Valach L, Michel K. An fMRI study on mental pain and suicidal behavior. J Affect Disord. 2010;126(1-2):321-5.
58. Silvers JA, Hubbard AD, Chaudhury S, Biggs E, Shu J, Grunebaum MF, et al. Suicide attempters with borderline personality disorder show differential orbitofrontal and parietal recruitment when reflecting on aversive memories. J Psychiatr Res. 2016; 81:71-8.
59. Quevedo K, Ng R, Scott H, Martin J, Smyda G, Keener M, et al. The neurobiology of self-face recognition in depressed adolescents with low or high suicidality. J Abnormal Psychology. 2016;125(8):1185-200.
60. Olié E, Jollant F, Deverdun J, de Champfleur NM, Cyprien F, Le Bars E, et al. The experience of social exclusion in women with a history of suicidal acts: a neuroimaging study. Sci Rep. 2017;7(1):89.
61. Singer T, Seymour B, O'Doherty JP, Stephan KE, Dolan RJ, Frith CD. Empathic neural responses are modulated by the perceived fairness of others. Nature. 2006;439(7075):466-9.
62. Marchand WR, Lee JN, Garn C, Thatcher J, Gale P, Kreitschitz S, et al. Aberrant emotional processing in posterior cortical midline structures in bipolar II depression. Progress in Neuro-psychopharmacology & Biological Psychiatry. 2011;35(7):1729-37.
63. Marchand WR, Lee JN, Johnson S, Thatcher J, Gale P, Wood N, et al. Striatal and cortical midline circuits in major depression: implications for suicide and symptom expression. Progress in Neuro-psychopharmacology & Biological Psychiatry. 2012; 36(2):290-9.
64. Willeumier K, Taylor DV, Amen DG. Decreased cerebral blood flow in the limbic and prefrontal cortex using SPECT imaging in a cohort of completed suicides. Transl Psychiatry. 2011;1(8):e28.
65. Sublette ME, Milak MS, Galfalvy HC, Oquendo MA, Malone KM, Mann JJ. Regional brain glucose uptake distinguishes suicide attempters from non-attempters in major depression. Arch Suicide Res. 2013;17(4):434-47.
66. Oquendo MA, Placidi GP, Malone KM, Campbell C, Keilp J, Brodsky B, et al. Positron emission tomography of regional brain metabolic responses to a serotonergic challenge and lethality of suicide attempts in major depression. Arch Gen Psychiatry. 2003;60(1):14-22.
67. Audenaert K, Goethals I, Van Laere K, Lahorte P, Brans B, Versijpt J, et al. SPECT neuropsychological activation procedure with the Verbal Fluency Test in attempted suicide patients. Nucl Med Commun. 2002;23(9):907-16.
68. Amen DG, Prunella JR, Fallon JH, Amen B, Hanks C. A comparative analysis of completed suicide using high resolution brain SPECT imaging. J Neuropsychiatry Clin Neurosciences. 2009;21(4):430-9.
69. Ballard ED, Ionescu DF, Vande Voort JL, Niciu MJ, Richards EM, Luckenbaugh DA, et al. Improvement in suicidal ideation after ketamine infusion: relationship to reductions in depression and anxiety. J Psychiatr Res. 2014;58:161-6.
70. Wilkinson ST, Ballard ED, Bloch MH, Mathew SJ, Murrough JW, Feder A, et al. The effect of a single dose of intravenous ketamine on suicidal ideation: a systematic review and individual participant data meta-analysis. Am J Psychiatry. 2018;175(2):150-8.
71. Ballard ED, Lally N, Nugent AC, Furey ML, Luckenbaugh DA, Zarate CA, Jr. Neural correlates of suicidal ideation and its reduction in depression. Int J Neuropsychopharmacol. 2014;18(1).
72. Oquendo MA, Sullivan GM, Sudol K, Baca-Garcia E, Stanley BH, Sublette ME, et al. Toward a biosignature for suicide. Am J Psychiatry. 2014;171(12): 1259-77.
73. Audenaert K, Van Laere K, Dumont F, Slegers G, Mertens J, van Heeringen C, et al. Decreased frontal serotonin 5-HT 2a receptor binding index in deliberate self-harm patients. Eur J Nucl Med. 2001; 28(2):175-82.
74. van Heeringen C, Audenaert K, Van Laere K, Dumont F, Slegers G, Mertens J, et al. Prefrontal 5-HT2a receptor binding index, hopelessness and personality characteristics in attempted suicide. J Affect Disord. 2003;74(2):149-58.
75. Sullivan GM, Oquendo MA, Milak M, Miller JM, Burke A, Ogden RT, et al. Positron emission tomography quantification of serotonin(1A) receptor binding in suicide attempters with major depressive disorder. JAMA Psychiatry. 2015;72(2):169-78.
76. Nye JA, Purselle D, Plisson C, Voll RJ, Stehouwer JS, Votaw JR, et al. Decreased brainstem and putamen SERT binding potential in depressed suicide attempters using [11C]-zient PET imaging. Depress Anxiety. 2013;30(10):902-7.
77. Ryding E, Ahnlide JA, Lindström M, Rosén I, Träskman-Bendz L. Regional brain serotonin and dopamine transporter binding capacity in suicide

attempters relate to impulsiveness and mental energy. Psychiatry Research. 2006;148(2-3):195-203.

78. Oquendo MA, Galfalvy H, Sullivan GM, Miller JM, Milak MM, Sublette ME, et al. Positron emission tomographic imaging of the serotonergic system and prediction of risk and lethality of future suicidal behavior. JAMA Psychiatry. 2016;73(10):1048-55.
79. Leyton M, Paquette V, Gravel P, Rosa-Neto P, Weston F, Diksic M, et al. alpha-[11C]Methyl-L-tryptophan trapping in the orbital and ventral medial prefrontal cortex of suicide attempters. Eur Neuropsychopharmacol. 2006;16(3):220-3.
80. Sequeira A, Mamdani F, Ernst C, Vawter MP, Bunney WE, Lebel V, et al. Global brain gene expression analysis links glutamatergic and GABAergic alterations to suicide and major depression. PloS one. 2009;4(8):e6585.
81. Zhao J, Verwer RWH, Gao SF, Qi XR, Lucassen PJ, Kessels HW, et al. Prefrontal alterations in GABAergic and glutamatergic gene expression in relation to depression and suicide. J Psychiatr Res. 2018;102:261-74.
82. Gabbay V, Bradley KA, Mao X, Ostrover R, Kang G, Shungu DC. Anterior cingulate cortex γ-aminobutyric acid deficits in youth with depression. Transl Psychiatry. 2017;7(8):e1216.
83. Jollant F, Near J, Turecki G, Richard-Devantoy S. Spectroscopy markers of suicidal risk and mental pain in depressed patients. Progress in neuro-psychopharmacology & biological psychiatry. 2016.
84. Prescot A, Sheth C, Legarreta M, Renshaw PF, McGlade E, Yurgelun-Todd D. Altered cortical GABA in female veterans with suicidal behavior: sex differences and clinical correlates. Chronic Stress (Thousand Oaks). 2018;2.
85. Lebowitz ER, Blumberg HP, Silverman WK. Negative peer social interactions and oxytocin levels linked to suicidal ideation in anxious youth. J Affect Disord. 2019;245:806-11.

20

Genética da suicidalidade

Vanessa de Jesus Rodrigues de Paula
Homero Vallada

PONTOS-CHAVE

- A morte por suicídio é um comportamento decorrente de um complexo fenótipo.
- O componente genético para o suicídio (herdabilidade) contribui entre 30 e 50% para esse comportamento.
- Investigações moleculares para identificar o componente genético apresentam resultados ainda não conclusivos.

INTRODUÇÃO

Muitos pesquisadores têm abordado a questão da origem do comportamento suicida. Um dos modelos teóricos propostos para explicar o comportamento suicida é o modelo de interação entre genes (biológico) e estresse ambiental (psicológico). Esse modelo, também chamado de modelo "diátese-estresse" (diátese ou predisposição), refere-se à tendência ou suscetibilidade individual à doença como resultado da interação entre vulnerabilidades genéticas e nível de estresse gerado pelo "mundo externo" (também chamado de estresse ambiental). Por exemplo, as pessoas com predisposição genética baixa (ou baixa vulnerabilidade biológica) para o suicídio precisariam de altos níveis de estresse para desencadear esse comportamento e vice-versa, isto é, pessoas com uma predisposição genética alta requereriam níveis de estresse mais baixos. Trata-se de um modelo reducionista, simples, mas ajuda a entender a dinâmica da interação constante entre o biológico (genes) e o mundo que circunda. E mesmo cada um desses dois ambientes está em constantes mudanças e alterações. Por exemplo, em diferentes momentos ao longo da vida, nossos genes são passíveis de sofrer alterações tanto de atividade como de função, podendo inclusive ser inativados.

Outros pontos relevantes a serem ressaltados são que o comportamento suicida está associado, em sua maioria, a transtornos psiquiátricos e algumas características comuns observadas em uma importante parcela dessa população heterogênea são a impulsividade e a agressividade. Esses são comportamentos que, em geral, se manifestam desde os primeiros anos de vida e que constituem o jeito da pessoa de ser e interagir. Entretanto, esses comportamentos de temperamento estão também associados a um maior risco para o comportamento e ato suicida. Detalhes sobre as associações com transtornos psiquiátricos e características de personalidade são discutidos em outros capítulos deste livro.

A RELEVÂNCIA DO FENÓTIPO

A caracterização precisa do fenótipo, ou seja, do conjunto de características observáveis de um traço de comportamento ou transtorno, é uma etapa importante para qualquer estudo que investiga o componente genético desse mesmo fenótipo.

Assim, a própria definição do fenótipo de comportamento suicida a ser utilizada em um estudo de investigação genética poderá interferir nos resultados desse estudo. Por exemplo, o termo "comportamento suicida" consiste em um espectro de comportamentos que incluem desde a ideação suicida, que também pode variar, começando por um sentimento de querer desaparecer, até um nível de sofrimento insuportável e/ou ao planejar com detalhes o ato suicida a ser cometido. Uma segunda fase na gravidade do comportamento suicida seriam as tentativas de suicídio, podendo nessa situação, também, variar de intensidade e gravidade (número de tentativas, tipo, gravidade etc.). A etapa mais grave seria a morte por suicídio. Portanto, a definição do fenótipo escolhida terá consequência direta nos resultados dos estudos genéticos. Existem estudos que selecionam apenas pessoas que morreram por suicídio (fenótipo restrito ou nuclear), há outros que incluem no estudo tanto aqueles que morreram por suicídio como também os que fizeram tentativas (às vezes subdivididas em tentativas leves e graves). Estes últimos são também chamados de fenótipos intermediários. Por fim, existem os estudos que incluem o comportamento suicida, que seriam os fenótipos nuclear e intermediário descritos, acrescentando-se aqueles casos de ideação suicida (novamente podendo ser subdivididos em leve, moderado e grave). Chamamos de fenótipo amplo aqueles estudos que incluem todo o espectro do comportamento suicida (ideação, tentativa e morte por suicídio).

Há também os estudos que incluem traços comportamentais de personalidade (temperamento), como impulsividade e agressividade, por estarem associados a muitas pessoas que apresentam comportamento suicida e, consequentemente, alguns pesquisadores sugerirem que são fatores que participam da fisiopatologia do comportamento suicida. Alguns pesquisadores chamam esses traços de fenótipos intermediários, por sugerirem um "marcador biológico" para o comportamento suicida.

ESTUDOS GENÉTICO-EPIDEMIOLÓGICOS

Os estudos genético-epidemiológicos são investigações utilizando metodologia epidemiológica que procuram identificar se um determinado fenótipo apresenta um componente genético em sua etiopatogenia. Esses estudos dividem-se em três tipos de abordagens: os estudos em famílias, em gêmeos e de adoção. Os primeiros demonstram uma agregação familiar sugestiva de um efeito hereditário. No entanto, são incapazes de decidir isoladamente se a agregação do fenótipo escolhido (no caso, comportamento suicida) se dá predominantemente por via genética ou pelo ambiente compartilhado (p. ex., aspectos da relação social e cultura). Para aprimorar o exame dessa distinção, foram empregados os estudos em gêmeos e os de adoção. Os primeiros lançam mão do fato de gêmeos monozigóticos (MZ) compartilharem aproximadamente 100% de seus genes, ao passo que gêmeos dizigóticos (DZ) compartilham ao redor de 50%, estando ambos sujeitos a influências ambientais semelhantes. Distintas prevalências de um determinado fenótipo (traço ou transtorno) entre as duas classes de gêmeos poderiam originar-se da diferença genética entre eles. Partindo-se da pressuposição de que os gêmeos MZ são submetidos a influências ambientais compartilhadas entre eles do que em gêmeos DZ, os estudos de adoção são, portanto, necessários para a confirmação da influência genética. Esses trabalhos examinam populações de risco genético, por exemplo, acompanhamento por vários anos ou décadas de filhos de pessoas que cometeram suicídio e que foram criadas em ambientes distintos, muitas vezes sem relação de parentesco. No caso de uma elevada prevalência do transtorno ou traço nessas crianças décadas após a adoção, comparada com a prevalência em outras crianças adotadas cujos pai ou mãe biológicos não cometeram suicídio, pode-se confirmar a relevância de fatores genéticos para esse fenótipo (suicídio). Os resultados desses três tipos de estudo poderão então oferecer sólida evidência para a aceitação ou refutação da importância da genética para o fenótipo (no caso de suicídio).

ESTUDOS EM FAMÍLIAS

Uma série de estudos familiares tem demonstrado a existência de agregação familiar em casos (probandos) de comportamento suicida (fenótipo amplo) ou mesmo de suicídio (fenótipo nuclear). Estudos controlados também confirmam uma maior taxa de comportamento suicida em parentes de vítimas ou tentativas de suicídio em comparação com parentes de controles não suicidas. No geral, os resultados indicam um aumento de duas até quase cinco vezes o risco de um parente de um indivíduo que apresentou comportamento suicida de também apresentar comportamento suicida[1,2]. Em geral, quanto mais restrito o fenótipo utilizado no estudo, maior o risco de suicídio em familiares de primeiro grau de pessoas que cometeram suicídio.

ESTUDOS EM GÊMEOS

Uma revisão abrangente de estudos de gêmeos para avaliar as contribuições genéticas para o risco de suicídio foi realizada por Voracek e Loibl[3]. Esses autores selecionaram 32 estudos, publicados entre 1812 e 2006, em seis línguas e de 13 países diferentes. Os resultados mostraram que a concordância para suicídio completo foi significativamente mais frequente entre pares de gêmeos monozigóticos do que dizigóticos. Uma maior concordância para comportamento suicida para gêmeos monozigóticos em relação aos gêmeos dizigóticos também foi encontrada. Eles concluem que o componente genético (herdabilidade) para suicídio e comportamento suicida encontra-se dentro da faixa de 30 a 55% do total da variância para apresentar esse tipo de comportamento[3].

ESTUDOS DE ADOÇÃO

Um estudo sueco sobre o comportamento suicida em adolescentes e jovens investigou um total de 6.065 adotados internacionais, comparado com 7.340 adotados nacionais e 1.274.312 sujeitos do estudo não adotados, todos nascidos entre 1963 e 1973 e acompanhados até 2002 pelo Registro Nacional Sueco. Os resultados demonstraram risco aumentado de tentativa de suicídio e morte por suicídio entre adotados quando comparados com não adotados. Entretanto, calculou-se que 30% do aumento observado no comportamento suicida entre os adotados foram decorrentes da contribuição do componente biológico (genético) do pais biológicos[4]. Estudos mais recentes relatam um aumento médio de três vezes nas tentativas de suicídio em irmãos de adotados que tentaram suicídio quando comparados com irmãos de adotados que não haviam tentado o suicídio[5,6].

CARACTERÍSTICAS DAS AMOSTRAS

A capacidade de identificar associações significativas e a relevância de tais informações para o suicídio estão ligadas ao número de sujeitos em cada grupo e ao método usado para definir os grupos. Embora a herdabilidade do suicídio tenda a sugerir que o suicídio é um fenômeno separado da psicopatologia, é necessário um cuidado extra com os fatores biológicos associados à psicopatologia, e este é um processo que apresenta desafios metodológicos e operacionais significativos. Vários diagnósticos frequentemente associados ao suicídio, como, por exemplo, transtorno bipolar, depressão maior, esquizofrenia ou alcoolismo, têm sido rotineiramente incluídos em estudos realizados até o momento, e diferentes análises têm sido utilizadas para distinguir seus efeitos daqueles associados ao suicídio. O professor Gustavo Turecki, um importante pesquisador nessa área, sugeriu que os estudos com maior chance de controlar adequadamente a psicopatologia eram aqueles que, dentro de grupos psicopatológicos, comparavam sujeitos que cometeram suicídio com aqueles cuja morte foi por outra causa. No entanto, constitui-se um desafio, na prática, selecionar um grupo controle de sujeitos que sofrem de psicopatologia semelhante e comparável ao grupo suicida. Ou seja, uma investigação utilizando uma metodologia muito mais cuidadosa e detalhada, e que contribuiria para avançar ainda mais na compreensão dos mecanismos biológicos.

Há também autores que propõem o uso de fenótipos eminentemente hereditários em análises genéticas como sendo a forma mais promissora de identificar associações genéticas reais. Uma estratégia de fenótipos intermediários herdados (endofenótipos) foi também proposta pela American Foundation for Suicide Prevention. Como foi comentado anteriormente, alguns endofenótipos promissores para estudos genéticos sobre suicídio incluem traços de agressão e impulsividade.

Portanto, pode-se observar a complexidade nas escolhas metodológicas na preparação de uma investigação do componente biológico sobre o suicídio. Esse cuidado envolve, entre outros fatores, a definição clara do fenótipo, o tipo de população a ser utilizada, o tipo de análise dos dados etc.

ESTUDOS GENÉTICOS MOLECULARES

Em consonância com os avanços notáveis na genética molecular, principalmente na última década, para diferentes doenças e transtornos, pode-se também observar um número cada vez maior de estudos moleculares sobre o comportamento suicida. Os estudos moleculares iniciais utilizaram a abordagem de gene-candidato, isto é, genes cujos produtos estariam envolvidos com a fisiopatologia do comportamento. Por exemplo, foram investigados tanto genes de enzimas envolvidas com a metabolização de neurotransmissores, no transporte intra ou extracelular desses neurotransmissores, como também genes que codificam neurorreceptores pré ou pós-sinápticos. Com base em resultados de estudos bioquímicos, metabólicos e farmacológicos, diferentes genes envolvidos no sistema serotoninérgico passaram a ser o principal modelo a ser investigado para o comportamento suicida. Por exemplo, estudou-se o gene e suas variantes para o transportador da serotonina (5HTT) e as variantes do gene que codifica a monoamina oxidase tipo A (MAO-A), mas com resultados inconclusivos. Um outro gene-candidato que apresentou inicialmente associação positiva com o comportamento suicida é o gene que codifica L-triptofano hidroxilase, uma enzima-chave na biossíntese neuronal da serotonina[7,8]. Entretanto, apesar dos resultados positivos nos estudos iniciais, relatos subsequentes não confirmaram a associação positiva. Entretanto, parece que a diminuição da atividade da L-triptofano hidroxilase apresentada por uma variante genética pode ser consistente com os baixos níveis de metabólicos serotoninérgicos (5-HIAA) no líquido cefalorraquidiano e no tecido cerebral *post mortem* de pessoas violentas ou que cometeram suicídio. Além de vários genes que compõem o sistema serotoninérgico, outros genes-candidatos envolvendo diferentes sistemas de neurotransmissão também foram investigados, apresentando resultados inconclusivos ou negativos.

Em geral, a abordagem genética molecular, embora promissora e tecnicamente sob rápidos e constantes progressos, ainda não conseguiu identificar marcadores genéticos associados ao comportamento suicida de forma inequívoca. Aplicações emergentes de análises genéticas e de proteínas para avaliar associações de milhares de genes e produtos gênicos simultaneamente podem render informações relevantes e contribuir para a compreensão dos mecanismos moleculares subjacentes ao comportamento suicida.

GENES ENVOLVIDOS EM PROCESSOS NEUROTRÓFICOS

Várias linhas de evidência de estudos *post mortem* e de expressão gênica têm indicado que o fator neurotrófico derivado do cérebro (do inglês, *brain derived neurotrophic factors*, BDNF) é um importante gene candidato envolvido nos mecanismos moleculares em tentativas de suicídio[9]. Mais atenção foi dada ao polimorfismo Val66Met (rs6265) em estudos genéticos de suicídio. Esse polimorfismo específico é um SNP (*single-nucleotide polymorphism*) no gene BDNF e produz uma substituição de valina (Val) por metionina (Met) no códon 66 no prodomínio (BDNF--Met). Interessantemente, há vários estudos mostrando associações entre alelo Met e suicídio no contexto de diversos diagnósticos psiquiátricos, incluindo esquizofrenia[10], transtorno bipolar[11] e depressão[12,13], e em variados grupos étnicos (caucasianos, japoneses e chineses)[14].

Existem estudos de genética molecular que procuram também incluir fatores de risco ambientais para o suicídio, nos quais o estressor ambiental seria, entre outros, o abuso na infância e/ou o abuso de substâncias. Por exemplo, o estudo de Perroud et al.[11] examinou a interação entre o BDNF rs6265 e uma história de abuso sexual na infância, descobrindo que as tentativas violentas de suicídio estavam associadas ao abuso sexual na infância apenas nos adultos com um genótipo Val/Val em rs6265. Sarchiapone et al.[13] descobriram que o risco de tentativa de suicídio era significativamente maior entre pacientes deprimidos que relatavam níveis mais elevados de abuso emocional, físico e sexual na infância.

Zai et al.[15] realizaram a primeira metanálise do marcador funcional BDNF Val66Met em tentativas de suicídio, usando dados de 12 estudos que envolviam, no total, 3.352 indivíduos, dos quais 1.202 tinham histórico de suicídio. Essa metanálise observou um discreto aumento do risco para o alelo Met e os genótipos portadores de Met que conferiam um risco de suicídio ($p = 0,032$; Met = 1,16, IC 95% 1,01-1,32).

Ratta-Apha et al.[14] abordaram uma metanálise que incluía seis estudos utilizando sujeitos asiáticos e concluíram que o alelo Met também apresentava um discreto aumento do risco de tentativa de suicídio (número de alelos Met = 437: número total = 1.428, IC 95% = 1,01–1,86, Z -valor = 2,047, $p = 0,041$).

ESTUDOS ENVOLVENDO O GENOMA

Um dos maiores benefícios dos estudos de escaneamento por todo o genoma (*Genome-Wide Association Study* – GWAS) é que esse tipo de investigação é "agnóstico", ou seja, não faz uso de premissas ou suposições sobre o modelo de transmissão genética. GWAS visa estudar várias variantes genéticas em diferentes indivíduos e examinar o genoma para pequenas variações (polimorfismos de nucleotídeo único, SNP) que ocorrem com mais frequência em pessoas com uma doença específica do que em pessoas sem a doença – no nosso caso, "comportamento suicida". Em geral, uma análise de regressão simples é usada para testar sistematicamente cada SNP ao longo de todo o genoma quanto à associação com uma característica ou doença. Apesar de não requerer parâmetros *a priori*, os pesquisadores devem se certificar de que os *loci* positivos encontrados na análise não são associações decorrentes de outras causas, por exemplo, da subestrutura ou mistura populacional[16,17]. O uso de centenas de milhares de marcadores também requer critérios de significância muito estritos em razão do enorme número de testagens.

Entre esses estudos de GWAS, encontramos aqueles que se concentraram no tratamento emergente ou no agravamento da ideação suicida em pacientes que estavam tomando medicamentos antidepressivos[8,18] e suicídio em domínios comportamentais (tentativas de suicídio ou suicídios consumados)[7,19]. Entretanto, os resultados também ainda se apresentam inconclusivos, provavelmente por limitações metodológicas, como, por exemplo, o tamanho da amostra. Os estudos genético-moleculares envolvendo outros transtornos psiquiátricos, como esquizofrenia ou depressão, têm utilizado atualmente em suas análises dezenas de milhares de participantes.

GENE-AMBIENTE

A compreensão dos mecanismos que envolvem as interações gene-ambiente é essencial tanto para tratamento como prevenção do suicídio. Além disso, a identificação e a inclusão de outras contribuições biológicas e ambientais em estudos de genética do comportamento suicida podem contribuir para uma melhor compreensão dos mecanismos subjacentes. Por exemplo, estudos que utilizaram ressonância magnética mostraram alterações relacionadas à idade e diferenças relacionadas ao sexo nas substâncias cinzenta e branca durante o período da adolescência. Esses resultados podem explicar por que um grande número de transtornos psiquiátricos, incluindo tentativas de suicídio, se manifesta durante esse período da vida e sobre as diferenças relacionadas ao gênero observadas no adolescente, a saber, que as mulheres têm uma tendência maior de tentar suicídio do que homens, que tendem a realizar suicídio consumado com mais frequência. Zalsman et al.[20] sugeriram que o fato de investigar a tentativa de suicídio em adolescentes relacionando simplesmente a interação entre gene e o ambiente poderia impedir os pesquisadores de detectar outros fatores de interações complexas e importantes para explicar essa possível relação. Vários pesquisadores especulam que somente quando determinados genótipos, que ainda não são bem definidos, são expostos a riscos ambientais durante um período crítico de desenvolvimento do cérebro, resultam em tentativa ou efetividade do suicídio.

EPIGENÉTICA

Estudos recentes fornecem evidências de que os mecanismos epigenéticos podem resolver o "elo perdido" entre a herdabilidade do comportamento suicida e a interação entre o ambiente e o genoma.

Esses mecanismos epigenéticos, que alteram a expressão gênica por meio de mecanismos alternativos à sequência codificadora do DNA, resultam de efeitos ambientais que atuam diretamente no genoma. Estudos em roedores indicam que a variação no ambiente inicial irá desencadear essas modificações epigenéticas e dados recentes sugerem que o mesmo pode ser verdadeiro em humanos. A expressão de uma série de genes que estão envolvidos nas funções cerebrais normais mostrou estar sob controle epigenético e parece ser desregulada no suicídio[21].

Sabe-se hoje que os processos epigenéticos são cruciais para o desenvolvimento e a diferenciação de células durante a embriogênese e desempenham um papel importante na idade adulta[22]. A epigenética permite que as células mantenham sua identidade e se adaptem ao ambiente, e mostram alta especificidade de tecido. Por fim, pode-se observar um grande interesse dos pesquisadores na área molecular em direcionar os estudos no campo da investigação epigenética, não só na área da suicidologia como também em outros transtornos psiquiátricos. Essa área é promissora, vamos aguardar os resultados desses futuros estudos.

ANÁLISE DE METILAÇÃO EM TODO O GENOMA

Estudos *post mortem* realizados no cérebro de vítimas de suicídio indicam uma ligação entre mudanças nos padrões de metilação do DNA e comportamento suicida. Em decorrência da ligação covalente do grupo metil à citosina, a condição metilada é bastante estável, mesmo no estado *post mortem*. A adição de um grupo metil altera as propriedades biofísicas do DNA, resultando na regulação negativa da transcrição do gene[23]. No sistema nervoso central, a metilação do DNA é crucial para os processos celulares básicos e comportamentos complexos, especialmente para a plasticidade sináptica, que afeta memória, aprendizagem e outros processos cognitivos. Metilação de DNA está envolvida em mudanças dinâmicas na expressão dos genes necessários para mudanças duradouras na plasticidade. Os mecanismos epigenéticos também foram associados à esquizofrenia, depressão, transtornos relacionados ao estresse e comportamento suicida[24-26].

A literatura também apresenta estudos envolvendo todo o genoma para investigar a extensão das alterações de metilação do DNA nos cérebros de suicidas. Em um desses estudos, os autores identificaram 366 promotores que foram diferencialmente metilados em suicidas em relação aos indivíduos de comparação (273 hipermetilados e 93 hipometilados). Os resultados demonstraram que os níveis de metilação do DNA do promotor foram significativamente maiores para vários genes em suicidas em relação ao grupo de controle. Além disso, um número significativo de sequências hipometiladas nos promotores de suicidas foi relatado, sugerindo que os padrões de metilação do DNA podem ser alterados nos cérebros de suicidas[27]. Outros estudos de metilação global envolvendo comportamento suicida utilizaram abordagem semelhante[28-31].

CONSIDERAÇÕES FINAIS

O suicídio é um fenômeno complexo. Sua multidimensionalidade, ligada à associação entre fatores sociais, biológicos e psicológicos, exige que a compreensão da predisposição ao suicídio não possa ser totalmente explicada apenas pela presença de transtornos mentais, mesmo que intimamente associados ao comportamento suicida. Vários pesquisadores estabeleceram o papel da base genética do comportamento suicida (herdabilidade: 30-50%). No entanto, estudos moleculares ainda são inconsistentes, muitas vezes em decorrência de limitações nos métodos utilizados e dificuldades para selecionar a amostra. Até o momento, a maioria dos estudos para explicar o papel dos fatores de risco genéticos para comportamentos suicidas é baseada no sistema serotonérgico.

REFERÊNCIAS BIBLIOGRÁFICAS

1. McGuffin P, Marusic A, Farmer A. What can psychiatric genetics offer suicidology? Crisis. 2001;22(2): 61-5.
2. Runeson B, Åsberg M. Family history of suicide among suicide victims. Am J Psychiatry. 2003;160: 1525-6.
3. Voracek M, Loibl LM. Genetics of suicide: A systematic review of twin studies. Wien Klin Wochenschr. 2007;119:463-75.
4. Borczyskowski A, Hjern A, Lindblad F, Vinnerljung B. Suicidal behaviour in national and international adult adoptees: a Swedish cohort study. Soc Psychiatry Psychiatr Epidemiol. 2006;41:95-102.
5. Musci RJ, Augustinavicius JL, Volk H. Gene-environment interactions in psychiatry: recent evidence and clinical implications. Curr Psychiatry Rep. 2019; 21(9):81.
6. Petersen L, Sørensen TIA, Kragh Andersen P, Bo Mortensen P, Hawton K. Genetic and familial environmental effects on suicide attempts: a study of Danish adoptees and their biological and adoptive siblings. J Affect Disord. 2014;155:273-7.
7. Orri M, Geoffroy MC, Turecki G, Feng B, Brendgen M, Vitaro F, et al. Contribution of genes and environment to the longitudinal association between childhood impulsive-aggression and suicidality in adolescence. J Child Psychol Psychiatry Allied Discip. 2020;61:711-20.
8. Turecki G. Suicidal behavior: is there a genetic predisposition? Bipolar Disord. 2001;3(6):335-49.
9. Banerjee R, Ghosh AK, Ghosh B, Bhattacharyya S, Mondal AC. Decreased mRNA and protein expression of BDNF, NGF, and their receptors in the hippocampus from suicide: an analysis in human postmortem brain. Clin Med Insights Pathol. 2013; 6:1-11.
10. Kim B, Kim CY, Hong JP, Kim SY, Lee C, Joo YH. Brain-derived neurotrophic factor Val/Met polymorphism and bipolar disorder: Association of the met allele with suicidal behavior of bipolar patients. Neuropsychobiology. 2008;58:97-103.
11. Perroud N, Courtet P, Vincze I, Jaussent I, Jollant F, Bellivier F, et al. Interaction between BDNF Val66Met and childhood trauma on adult's violent suicide attempt. Genes, Brain Behav. 2008;7:314-22.
12. Iga JI, Ueno SI, Yamauchi K, Numata S, Tayoshi-Shibuya S, Kinouchi S, et al. The Val66Met polymorphism of the brain-derived neurotrophic factor gene is associated with psychotic feature and suicidal behavior in Japanese major depressive patients. Am J Med Genet Part B Neuropsychiatr Genet. 2007;144: 1003-6.
13. Sarchiapone M, Carli V, Roy A, Iacoviello L, Cuomo C, Latella MC, et al. Association of polymorphism (Val66Met) of brain-derived neurotrophic factor with suicide attempts in depressed patients. Neuropsychobiology. 2008;57:139-45.
14. Ratta-apha W, Hishimoto A, Mouri K, Shiroiwa K, Sasada T, Yoshida M, et al. Haplotype analysis of the DISC1 Ser704Cys variant in Japanese suicide completers. Psychiatry Res. 2014;215:249-51.
15. Zai G, Zai C, Arnold PD, Freeman N. Meta-analysis and association of brain-derived neurotrophic factor (BDNF) gene with obsessive-compulsive disorder. Psychiatric Genetics. 2015;25(2):95-6.
16. Galfalvy H, Haghighi F, Hodgkinson C, Goldman D, Oquendo MA, Burke A, et al. A genome-wide association study of suicidal behavior. Am J Med Genet Part B Neuropsychiatr Genet. 2015;168:557-63.
17. Sokolowski M, Wasserman J, Wasserman D. Polygenic associations of neurodevelopmental genes in suicide attempt. Mol Psychiatry. 2016;21:1381-90.
18. Gorwood P, Benichou J, Moore N, Álvarez Martínez E, Mertens J, Aguglia E, et al. The safety of agomelatine in standard medical practice in depressed patients: a 26-week international multicentre cohort study. Hum Psychopharmacol. 2021;36:1-11.
19. Fawcett JA, Baldessarini RJ, Coryell WH, Silverman MM, Stein DJ. Definition and management of suicidality in psychiatric patients. J Clin Psychiatry. 2009. Disponível em: https://doi.org/10.4088/jcp.8145tx1c.
20. Zalsman G, Frisch A, Baruch-Movshovits R, Sher L, Michaelovsky E, King RA, et al. Family-based association study of 5-HT2A receptor T102C polymorphism and suicidal behavior in Ashkenazi inpatient adolescents. Int J Adolesc Med Health. 2005;17: 231-8.
21. Labonte B, Turecki G. The epigenetics of suicide: explaining the biological effects of early life environmental adversity. Arch Suicide Res. 2010;14:291-310.

22. Podobinska M, Szablowska-Gadomska I, Augustyniak J, Sandvig I, Sandvig A, Buzanska L. Epigenetic modulation of stem cells in neurodevelopment: the role of methylation and acetylation. Front Cell Neurosci. 2017;11:23.
23. Bird A. DNA methylation patterns and epigenetic memory.Genes & Development. 2002;16(1):6-21.
24. Akbarian S. Epigenetic mechanisms in schizophrenia. Dialogues Clin Neurosci. 2014;16:405-17.
25. Gräff J, Franklin TB, Mansuy IM. Epigenetics of brain disorders. In: Handbook of epigenetics. Elsevier, 2011. p. 553-67.
26. Turecki G. The molecular bases of the suicidal brain. Nat Rev Neurosci. 2014;15(12):802-16.
27. Labonte B, Suderman M, Maussion G, Lopez JP, Navarro-Sanchez L, Yerko V, et al. Genome-wide methylation changes in the brains of suicide completers. Am J Psychiatry. 2013;170:511-20.
28. Bani-Fatemi A, Tasmim S, Graff-Guerrero A, Gerretsen P, Strauss J, Kolla N, et al. Structural and functional alterations of the suicidal brain: an updated review of neuroimaging studies. Psychiatry Res Neuroimaging. 2018;278:77-91.
29. Haghighi F, Xin Y, Chanrion B, O'Donnell AH, Ge Y, Dwork AJ, et al. Increased DNA methylation in the suicide brain. Dialogues Clin Neurosci. 2014; 16:430-8.
30. Nagy C, Suderman M, Yang J, Szyf M, Mechawar N, Ernst C, Turecki G. Astrocytic abnormalities and global DNA methylation patterns in depression and suicide. Mol Psychiatry. 2015;20:320-8.
31. Schneider E, Hajj N, Müller F, Navarro B, Haaf T. E-mail epigenetic dysregulation in the prefrontal cortex of suicide completers. Cytogenet Genome Res. 2015;146:19-27.
32. Van Vliet J, Oates NA, Whitelaw E. Epigenetic mechanisms in the context of complex diseases. Cell Mol Life Sci. 2007;64(12):1531-8.

21

Nutrientes e suicídio

Sarah Nobre Quintão Brant
Alan Campos Luciano
Isabella D'Andrea Garcia da Cruz
Marcus Vinicius Zanetti

PONTOS-CHAVE

- Vitaminas: dados apontam para a melhora de transtornos depressivos com a suplementação de vitamina B9 (folato) e S-adenosil-metionina (SAMe), bem como melhora de sintomas depressivos e suicidalidade com a suplementação de folato (B9) em pacientes com baixos níveis encefálicos dessa vitamina, porém com níveis séricos normais.
- Minerais: o lítio é um importante mineral, com evidências de reduzir a suicidalidade não só relacionada ao seu efeito estabilizador de humor, mas de forma independente dos transtornos de humor após 2 anos de uso contínuo. Ainda, há dados iniciais que mostram correlação independente de zinco e magnésio com a suicidalidade.
- O eixo microbiota-intestino-cérebro (EMIC) influencia diferentes aspectos da fisiologia cerebral, cujas alterações foram associadas ao desenvolvimento de transtornos mentais, como transtornos do humor e comportamento suicida.

INTRODUÇÃO

A nossa alimentação desempenha papel fundamental no desenvolvimento e manutenção e no adequado funcionamento do nosso cérebro de diferentes formas: fornecendo nutrientes essenciais (aminoácidos, ácidos graxos, carboidratos, vitaminas e minerais) para síntese proteica e produção de energia; fornecendo compostos bioativos (polifenóis, carotenoides, tocotrienos, terpenos etc.), que auxiliam em diferentes funções fisiológicas; e modulando a microbiota intestinal e o eixo intestino–cérebro. Além disso, a dieta pode exercer influência também indireta sobre o sistema nervoso, contribuindo para a ocorrência de diversas condições clínicas, como obesidade/síndrome metabólica, distúrbios hormonais, infecções e doença cerebrovascular[1].

Ao mesmo tempo, o nosso comportamento também impacta a alimentação. A nossa personalidade influencia as escolhas alimentares, e traços desadaptativos de personalidade, como alto neuroticismo e alexitimia, foram associados a hábitos dietéticos pouco saudáveis, como baixo consumo de frutas e vegetais e elevado consumo de açúcar e gordura saturada[2], gerando um círculo vicioso desadaptativo.

Nosso cérebro depende de todos os nutrientes essenciais para manter as suas funções adequadamente, e a deficiência de quaisquer desses nutrientes pode produzir diferentes tipos de alterações comportamentais, incluindo distúrbios cognitivos e do humor de gravidade variada, além de sintomas psicóticos[3]. O Quadro 1 mostra alguns dos principais nutrientes importantes para o cérebro. Apesar da importância em potencial de todos esses nutrientes para a regulação do humor, a associação com comportamento suicida foi

QUADRO 1 Principais nutrientes, suas fontes, efeitos no sistema nervoso central, níveis séricos normais e ingesta diária recomendada

Nutriente	Fonte	Efeitos no sistema nervoso central	Nível sérico normal em adultos	Ingesta diária recomendada para adultos
Tiamina (B1)	Cereais (especialmente integrais), vegetais verdes, batatas, massa, fígado, porco, ovos	Coenzima da via da pentose fosfato (síntese de ácidos graxos, esteroides, ácidos nucleicos e aminoácidos aromáticos precursores de neurotransmissores e outros compostos essenciais ao funcionamento cerebral). Neuromodulação do sistema colinérgico.	-	1,2/1,1 mg
Riboflavina (B2)	Laticínios, vegetais folhosos, legumes, fígado, rins, leveduras, cogumelos	Fundamental à síntese, conversão e reciclagem de B3, B6 e B9, síntese de proteínas heme. Cofator no metabolismo de ácidos graxos essenciais no cérebro, de ferro e de hormônios tireoidianos. Derivados antioxidantes.	-	1,3/1,1 mg
Niacina (B3)	Carne, peixe, cereais integrais, legumes, cogumelos, nuts	Derivados NAD e NADP: energia, antioxidação, metabolismo do DNA, sinalização intracelular. Modulação de cascadas inflamatórias e lipólise antiaterogênica.	< 35 mg	16/14 mg
Ácido pantotênico (B5)	Carne, cereais integrais, brócolis	Substrato para síntese de coenzima A (CoA): metabolismo oxidativo, estrutura e função cerebral, síntese de neurotransmissores e hormônios esteroides	-	5 mg
Piridoxina (B6)	Carne, peixe, legumes, nuts, bananas, batatas	Cofator no ciclo do folato, importante ao metabolismo de aminoácidos e à síntese de neurotransmissores e de melatonina. Cofator fundamental da *enzima glutamic acid decarboxilase* (GAD), que converte glutamato em GABA. Regulação de função imune, de expressão genética e de regulação de glicose cerebral.	< 100 mg	1,3 mg

(continua)

QUADRO 1 Principais nutrientes, suas fontes, efeitos no sistema nervoso central, níveis séricos normais e ingesta diária recomendada (*continuação*)

Nutriente	Fonte	Efeitos no sistema nervoso central	Nível sérico normal em adultos	Ingesta diária recomendada para adultos
Biotina (B7)	Ovos, fígado, porco, vegetais folhosos	Regulação do metabolismo da glicose e sua homeostase. Cofator para produção de energia a partir de ácidos graxos de cadeia curta.	-	30 µg
Folato (B9)	Vegetais folhosos, legumes, frutas cítricas	Fundamentais para produção de monoaminas e óxido nítrico, bem como para metabolização de catecolaminas e da homocisteína. Importantes também para regulação epigenética, estabilidade e reparação de DNA, síntese de material genético, produção de glutationa e metabolização de hormônios.	< 1.000 µg	400 µg
Cobalamina (B12)	Carne, peixe e outros produtos animais		-	2,4 µg
Lítio	Grãos, vegetais, derivados animais, água potável	Sensibilização de receptores serotoninérgicos e inibição de GSK3β, com efeitos em sinalização intracelular, mielinização e plasticidade sináptica.		1 mg (adulto de 70 kg)
Zinco	Ostras, feijão, nozes, amêndoas, carne vermelha, grãos integrais, sementes de girassol, caranguejo, lagosta, laticínios	Síntese proteica, estruturação e regulação de expressão gênica, cofator de enzimas envolvidas em virtualmente todos os aspectos do metabolismo. Atua em neurônios e células da glia.	0,66-1,10 µg/mL	3,0-14,0 mg (RNI da OMS 2004)
Magnésio	Vegetais de folha verde (espinafre), leguminosas, nozes, sementes, grãos integrais	Coenzima no metabolismo de carboidratos e gordura e na síntese de ácidos nucleicos e proteínas. Sinalização celular e transporte ativo de íons. Manutenção da função neuronal normal. Atua como antagonista natural do cálcio nos canais iônicos de membrana neuronal.	0,62-1,02 mmol/L	220-260 mg (RNI da OMS 2004)
Selênio	Castanhas, nozes, cereais, carne, aves, peixes, frutos do mar, ovos	Selenoproteínas envolvidas em antioxidação, atividade anti-inflamatória, manutenção do microambiente neuronal, modulação de neurotransmissores, regulação do metabolismo celular via hormônios tireoidianos.	70-90 µg/L	26-34 µg (RNI da OMS 2004)

documentada apenas em algumas situações de deficiências e/ou distúrbios metabólicos envolvendo nutrientes específicos ou alterações do eixo intestino-cérebro.

O presente capítulo discutirá em maior profundidade esses nutrientes e sistemas bioquímicos implicados no comportamento suicida por estudos clínicos.

VITAMINAS DO COMPLEXO B

As vitaminas do complexo B correspondem a oito das treze vitaminas essenciais para o organismo humano: tiamina (B1), riboflavina (B2), niacina (B3), ácido pantotênico (B5), piridoxina (B6), biotina (B7), folato (B9) e cobalamina (B12). Com exceção da vitamina B12 (sintetizada por bactérias do trato digestivo de ruminantes), são sintetizadas em plantas, mas geralmente ingeridas em maiores quantidades a partir de produtos de origem animal[3].

Essas vitaminas foram agrupadas por sua hidrossolubilidade e inter-relação funcional como cofatores de diversos processos enzimáticos celulares, como o ciclo da metionina, produção de tetrahidrobiopterina (BH4) e glutationa, complexo piruvato desidrogenase, ciclo do ácido cítrico e beta-oxidação de ácidos graxos. Esses processos bioquímicos são fundamentais para o metabolismo energético celular, regulação epigenética, síntese e metabolização de neurotransmissores, produção de neurotrofinas e plasticidade sináptica no cérebro[3].

O ciclo da metionina (ou do carbono-1) (Figura 1) é particularmente importante para a produção de monoaminas (serotonina, dopamina e noradrenalina) – por meio da BH4 – e de seu produto final, a S-adenosil-metionina (SAMe). A SAMe é o principal doador de radical metil do nosso organismo, sendo fundamental para regulação epigenética, síntese de neurotrofinas (como o *brain-derived neurotropic fator*, BDNF) e metabolização de catecolaminas por meio da enzima catecol-o-metil-transferase (COMT)[3]. Apesar de todas as vitaminas do complexo B possuírem algum papel nesse ciclo, uma maior ênfase tem sido dada ao estudo do folato (vitamina B9) nos transtornos do humor.

Reduções no chamado "índice de metilação" (razão SAMe/S-adenosil-homocisteína) e/ou níveis elevados de homocisteína foram observados em indivíduos com depressão maior, autismo, transtorno de estresse pós-traumático e transtorno cognitivo leve[4-7]. Além disso, níveis de homocisteína > 10 foram consistentemente associados a um maior risco de demência[8]. Por fim, diferentes estudos sugerem que suplementação com L-metilfolato (forma bioativa do folato) e SAMe possua ação antidepressiva[9,10].

Uma série de casos de 33 jovens (idade média de 26 anos) com depressão refratária e comportamento suicida encontrou deficiência de folato no líquido cefalorraquidiano (LCR) em 12 (36%) dos pacientes, mesmo com níveis plasmáticos normais dessa vitamina[11]. Dez desses 12 pacientes tiveram importante melhora clínica após suplementação de ácido folínico (1-2 mg/kg/dia) por 6 semanas. Apesar de os mecanismos exatos que levam à deficiência cerebral de folato serem desconhecidos, os autores propuseram mutações no gene do receptor cerebral de folato (FOLR1), defeitos metabólicos que aumentem o uso de grupos metil e/ou anormalidades no transporte através da barreira hematoencefálica (BHE) como possíveis explicações para esse fenômeno[11].

MINERAIS

Lítio

O lítio é um mineral cujo uso como estabilizador de humor é bem estabelecido e documentado na literatura há pelo menos 60 anos[12]. As principais fontes alimentares in-

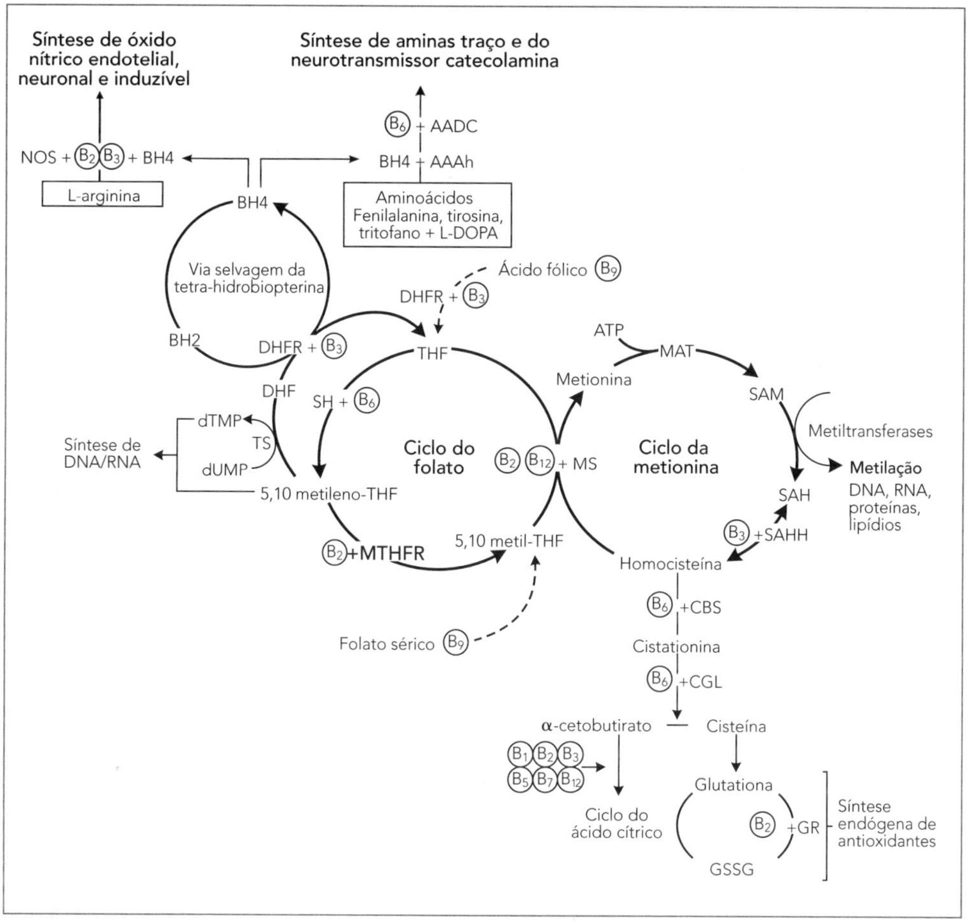

FIGURA 1 Ciclo da metionina (ou do carbono-1) e sua relação com o ciclo do folato e a produção de tetrahidrobiopterina (BH4). NOS: óxido nítrico-sintase; BH4: Tetrahidrobiopterina; BH2: diidrobiopterina; DHFR: diidrofolato redutase; THF: tetrahidrofolato; dTMP: monofosfato de desoxitimidina; dUMP: desoxiuridina monofosfato; TS: timidilato sintase; SH: serina hidroximetiltransferase; AADC: descarboxilase de L-aminoácidos aromáticos; AAAH: hidroxilase de aminoácidos aromáticos; MS: metionina sintase; MTHFR: metilenotetrahidrofolato redutase; ATP: adenosina trifosfato; MAT: metionina adenosil transferase; SAM: S-adenosilmetionina; SAH: S-adenosil-homocisteína; SAHH: S-adenosil-homocisteína hidrolase; CBS: cistationina beta-sintase; CGL: cistationina gama-liase; GR: glutationa redutase; GSSG: glutationa dissulfeto. Fonte: adaptada de Kennedy, 2016[3].

cluem grãos e vegetais e, em algumas áreas, a água potável tem quantidades significativas[13].

Seu mecanismo de ação ainda não é totalmente compreendido, mas acredita-se que envolva múltiplas vias, incluindo sensibilização de receptores serotoninérgicos e inibição da enzima glicogênio-sintase quinase 3β (GSK3β), levando a efeitos secundários sobre diferentes cascatas intracelulares, mielinização e plasticidade sináptica[12].

O lítio, em doses clinicamente terapêuticas – que devem ser atingidas apesar da janela terapêutica estreita –, possui efeitos antidepressivo e estabilizador do humor bem definidos, sendo considerado um tratamento de primeira linha para o transtorno bipolar e utilizado como estratégia de potencialização na depressão resistente[14, 15]. É também a única medicação com efeito comprovado em reduzir comportamento suicida em pacientes com transtornos do humor em terapia de manutenção de longo prazo. Uma metanálise observou taxas de suicídio 5,5 vezes menores nos pacientes em uso de lítio[16]. Além disso, parece haver aumento da mortalidade por suicídio seguindo-se à descontinuação da terapia com lítio, principalmente se esta ocorrer de forma abrupta: suicídios e tentativas de suicídio aumentaram 20 vezes em pacientes com transtorno bipolar no primeiro ano após descontinuação do lítio[16].

No entanto, evidências de diferentes naturezas sugerem que o efeito protetor do lítio contra suicídio pode ocorrer mesmo em doses subterapêuticas e independentemente do seu efeito estabilizador do humor. Mesmo em pacientes que não respondem bem à profilaxia com lítio parece haver redução do risco de comportamentos suicidas (ideação, comportamento autolesivo não suicida, tentativas e suicídio consumado), principalmente com o uso de longo prazo do lítio, apesar de a litemia-alvo para isso ainda ser discutida[17]. Há, também, estudos ecológicos que documentaram uma relação inversa entre os níveis de lítio na água consumida e as taxas de suicídio em dadas populações, principalmente no sexo masculino[18,19]. O maior estudo desse tipo, realizado no Japão[20], confirmou essa relação após avaliar 808 regiões, identificando que o efeito parece ser relevante a partir de 30 μg/L de lítio na água. Esse mineral, portanto, parece agir de forma independente sobre a suicidalidade.

O uso terapêutico do lítio será discutido em maior profundidade no capítulo sobre tratamento farmacológico dos transtornos suicidas.

Zinco

O zinco é o mineral com mais evidências na literatura relacionando-o a transtornos de humor. É fundamental a processos de metabolismo celular de crescimento cerebral e ao funcionamento adequado do sistema nervoso. Pode ser encontrado principalmente em carnes vermelhas e frutos do mar; desse modo, dietas com restrições desses alimentos têm risco aumentado para deficiências desse nutriente[21].

A atuação neuropsiquiátrica do zinco pode ser explicada por seus mecanismos de ação, destacando-se sua ação sobre neurotransmissores, sobre o eixo hipotálamo-hipófise-adrenal (HHA), sobre a neurogênese e neuroplasticidade e, também, sobre processos inflamatórios e oxidantes[21]. Ele regula a transmissão sináptica e age como neurotransmissor, modulando canais iônicos[22]. Um exemplo é o receptor glutamatérgico NMDA, do qual também é antagonista, assim como o magnésio. Já o eixo HHA é intensificado na ausência de zinco. Dietas pobres nesse mineral estão associadas a altos níveis de cortisol, hormônio do estresse que pode estar envolvido na fisiopatologia da depressão[23]. Em relação à neurogênese, transportadores de zinco (como o ZincT-3) estão envolvidos nesse processo, assim como na neuroplasticidade[24]. Dessa forma, a perda desses mecanismos leva a vulnerabilidades que podem favorecer o desenvolvimento de transtornos psiquiátricos. Receptores sensíveis a zinco, por sua vez, estão relacionados à transmissão serotoninérgica e mostram-se importantes para a ação de medicações antidepressivas. O último mecanismo que vale ressaltar é o efeito anti-inflamatório e antioxidante do zinco. Está associado à redução de proteína C-reativa e à proteção contra os efeitos da peroxidação de lipídeos. Há evidências que apontam esses efeitos como protetores contra transtornos psiquiátricos[25].

A associação entre os níveis de zinco e a depressão são abundantes na literatura. Estudos em animais já associaram a sua depleção a sintomas depressivos e à maior resistência à antidepressivos[26]. Estudos observacionais em humanos mostram que o zinco sérico está diretamente associado à gravidade da depressão e é menor em pacientes deprimidos do que nos controles[27]. É necessário ressaltar, contudo, que a direcionalidade dessa relação precisa ser mais bem estudada, dado que depressão pode reduzir o apetite e a ingesta, assim como respostas oxidativas e pró-inflamatórias relacionadas à depressão levam à queda da albumina, o principal transportador de zinco[28].

Estudos intervencionistas, por sua vez, mostraram relação entre maior ingestão de zinco e efeitos antidepressivos, de melhora do humor[29,30]. O oposto também se provou verdadeiro: dietas com déficit de zinco associam-se a mais sintomas depressivos[31,32]. Ensaios clínicos randomizados com indivíduos com depressão mostraram melhora dos sintomas com suplementação de zinco associada à medicação em comparação à medicação isolada[33,34]. Aponta-se, porém, que o excesso de zinco não é inócuo, pois pode levar à deficiência secundária de cobre. Deve-se, por isso, limitar a ingesta à recomendação adequada (ou suplementar cobre)[29].

A relação direta entre magnésio, zinco e suicídio, independentemente da associação com outros transtornos mentais, foi avaliada por Sowa-Kućma et al.[35] em um estudo *post mortem* que observou uma alteração no complexo zinco, magnésio e receptor NMDA, com redução significativa na afinidade de ligação desses minerais com o receptor no hipocampo de vítimas de suicídio comparado a controles (morte súbita). Isso mostra que a interação entre magnésio, zinco e NMDA, portanto, pode estar envolvida na psicopatologia da suicidalidade[35].

Magnésio

O magnésio (Mg) é um mineral essencial para os seres humanos, participando de diversas funções fisiológicas. Ele é um cofator em mais de 300 sistemas enzimáticos, envolvidos em: síntese de proteínas e de DNA, produção energética celular, imunidade, produção de vitamina D, desenvolvimento ósseo, produção de glutationa (o principal antioxidante endógeno), produção de neurotransmissores e regulação metabólica, além de desempenhar função central na ativação e excitabilidade das células do nosso corpo. Neste último processo, o Mg tende a antagonizar o efeito do cálcio na ativação dos canais iônicos de membrana, inclusive competindo por sua absorção intestinal. Dessa forma, ele é fundamental na regulação da contração muscular, condutância nervosa e atividade neuronal, bem como no ritmo cardíaco[21,36].

Folhas verdes, legumes, grãos integrais, castanhas, frutas e sementes são boas fontes de Mg na nossa dieta[21], mas estudos sugerem que mais de 60% da população dos Estados Unidos, França e Espanha não atingem as quantidades diárias recomendadas de magnésio em sua alimentação[37]. A avaliação do status de Mg corporal é difícil, pois sua grande maioria encontra-se dentro das células (ele é o segundo cátion intracelular mais abundante) ou nos ossos. Por isso, os níveis no sangue (menos de 1% do Mg corporal) correlacionam-se pouco com os níveis totais em nosso corpo ou com a concentração em tecidos específicos.

Existe um círculo vicioso entre estresse e a deficiência de Mg – envolvendo também os hábitos de vida –, no qual a deficiência de Mg acentua os mecanismos fisiológicos de resposta ao estresse (hiperatividade do eixo hipotálamo-hipófise-adrenal, maior liberação de catecolaminas e alteração do sono), ao mesmo tempo em que o estresse crônico aumenta a excreção renal de Mg[36]. Além disso, evidências pré-clínicas sugerem que o Mg possua uma ação neuroprotetora, antidepressiva, reguladora dos ritmos circadianos e de redução de estresse oxidativo[21,38].

É particularmente interessante, além disso, o efeito do magnésio sobre o sistema glutamatérgico. Ele atua como antagonista do receptor NMDA de glutamato, implicado na potencialização sináptica, no aprendizado e na memória. Esse receptor-canal conduz majoritariamente correntes de cálcio e sódio e, dessa forma, a depleção de magnésio desloca o canal para a abertura, levando a excesso de correntes de cálcio[39]. Estas, por sua vez, acarretam aumento de óxido nítrico, uma espécie reativa de oxigênio. Evidências em roedores, a partir desse cenário, apontam para interação entre magnésio e NMDA como alvo terapêutico para tratamento da depressão. Essa hipótese é corroborada por estudos que identificaram baixa concentração de magnésio em liquor de pacientes com depressão suicida refratária e em pacientes que tentaram suicídio[40]. A relação e sítio de ligação do magnésio no receptor NMDA é ilustrada na Figura 2.

Clinicamente, Giddens e Sheehan[41] observaram o comportamento de uma paciente de 29 anos com histórico de 25 anos de suicidalidade diária tipo impulsiva (transtorno de suicidalidade por ataque de impulso) e 33 tentativas de suicídio ao se submeter a uma dieta com restrição de cálcio e suplementação de óxido de magnésio[41]. A paciente apresentava níveis séricos basais normais de todos os eletrólitos e não respondera a nenhum tratamento prévio, incluindo onze antidepressivos, seis antipsicóticos atípicos, cinco estabilizadores de humor anticonvulsivantes e três tentativas com lítio em doses terapêuticas, além de outras terapias, como eletroconvulsoterapia. Até então, a paciente não havia vivenciado mais do que oito intervalos livres de suicidalidade (cada um durando menos de 3 a 5 dias). As manifestações de suicidalidade foram acompanhadas por 166 semanas (3,2 anos), com administração de óxido de magnésio 1.000 mg/dia divididos em quatro tomadas diárias e dieta com restrição de ingesta de cálcio, menos de 300 mg/dia (menos de 30% da dose diária recomendada). Os pesquisadores consideram a restrição de cálcio pelo seu possível efeito quelante e competidor na absorção do magnésio no trato gastrointestinal. Com menos de uma semana de dieta houve remissão total da suicidalidade. Após 6 meses sem eventos, a paciente suspendeu o óxido de magnésio e em 48 horas teve recaída total da suicidalidade prévia e de ataques de impulso suicida. Com a retomada do magnésio, ela se recuperou nos 8 dias seguintes, permanecendo sem novos eventos nos 7 meses seguintes.

Esse estudo, apesar de a evidente limitação amostral impedir a generalização dos resultados, sugere que altas doses de magnésio associadas à baixa ingestão de cálcio merecem futuras avaliações para tratamento de transtornos do suicídio. Além disso, chama a atenção para o papel dos minerais nos transtornos neuropsiquiátricos, sobretudo nos que envolvem a suicidalidade.

Selênio

O selênio é um mineral essencial ao organismo humano, com importantes ações antioxidante, imunológica, hormonal e reprodutiva. Sua disponibilidade regional é altamente dependente da quantidade presente no solo e sua incorporação na dieta brasileira se dá principalmente pela ingestão de castanhas, sendo a castanha-do-pará (*"Brazil nut"*, na língua inglesa) considerada a maior fonte natural de selênio. Outras fontes que se destacam são carnes, ovos, frutos do mar, cereais (com exceção da Europa, onde o solo é pobre em selênio) e peixes (que, porém, não garantem o fornecimento adequado do mineral por variações de composto associado, espécie de

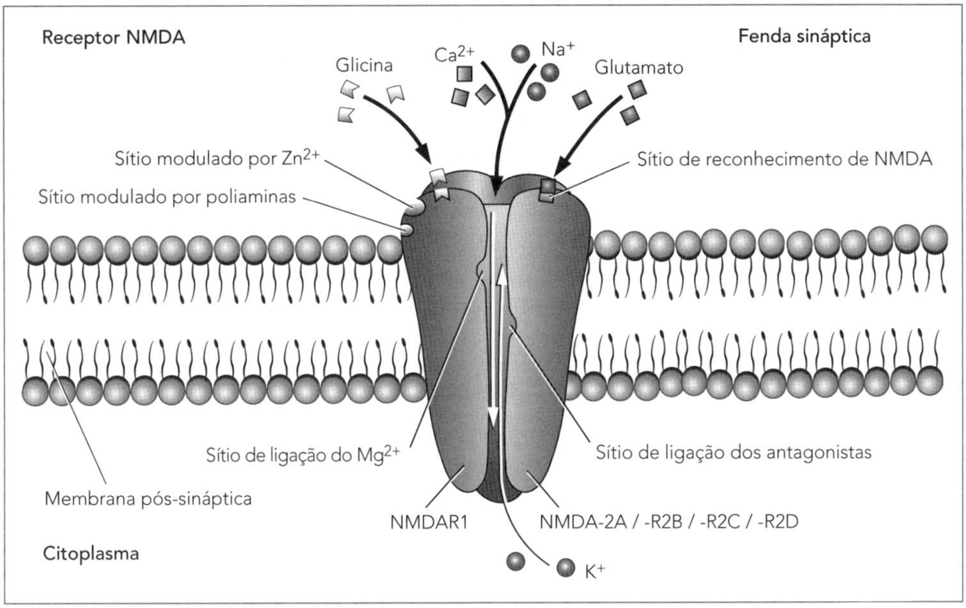

FIGURA 2 Sítio de ligação do magnésio no receptor glutamatérgico NMDA.

peixe, interação com outros metais e contaminantes)[42].

A relevância do selênio relaciona-se principalmente à sua indispensabilidade na síntese das chamadas selenoproteínas. Dessas proteínas dependentes de selênio, aproximadamente 35 já foram identificadas. Como exemplos, destacam-se: a tioredoxina redutase, que participa na síntese de hormônios tireoidianos; a iodotironina deiodinase, que converte T4 em T3; e as glutationas peroxidases, grandes representantes do sistema antioxidante, importantes para conter moléculas reativas, evitando dano a membranas, material genético, entre outras estruturas[42]. Essa defesa antioxidante parece particularmente importante no cérebro que, além de receber dos estoques com prioridade em caso de depleção, retém selênio melhor do que qualquer outro tecido[21]. A depleção do mineral está associada a um aumento de citocinas pró-inflamatórias e a estresse oxidativo. O papel do selênio na manutenção do microambiente neuronal, somado à sua função moduladora de neurotransmissores classicamente envolvidos na patogênese de transtornos psiquiátricos (dopamina, serotonina e noradrenalina) e ao seu efeito regulador do metabolismo, dada sua intrínseca relação com a função tireoidiana, pode possivelmente explicar a correlação entre os níveis desse mineral no organismo e manifestações neuropsiquiátricas[21].

Estudos sobre esse tema obtiveram, em geral, resultados inconclusivos. Apesar de parecer haver uma associação geral entre baixos níveis de selênio e estados negativos de humor (ansiedade, confusão, hostilidade, confusão mental) e alguns estudos mostrarem melhora geral de disposição com dietas ricas em selênio ou reposição do mineral[43], há tanto estudos observacionais quanto intervencionistas que não identificaram relação significante[21].

Há dúvidas sobre se o benefício observado com suplementação não se restringiria a grupos com deficiência de selênio em sua dieta. Conner et al.[44] apresentaram o primeiro estudo a relacionar maiores níveis de selênio em população com disponibilidade adequada a maiores chances de desenvolver sintomas depressivos, hipotetizando um intervalo de concentração ideal em que o mineral é protetor[44]. Essa noção é reforçada pela pequena janela terapêutica do selênio, com toxicidade associada à ingestão de doses excessivas. Selenose acarreta sintomas como queda de cabelo, unhas fracas, hálito de alho, queda de dentes e descoloração[45]. É certo que mais estudos são necessários para avaliar a necessidade, a segurança e a eficácia de suplementação de selênio, especialmente após um estudo projetar que mudanças climáticas levarão à queda geral da concentração de selênio nos solos, aumentando a prevalência de deficiência desse mineral[46].

Além da disponibilidade regional no solo, outro importante fator que pode acarretar deficiência de selênio, assim como de diversos outros nutrientes, é o alcoolismo. Em casos de abuso repetitivo dessa substância, pode haver transtornos de humor induzidos pelo álcool. Há a hipótese de que essas alterações sejam, em parte, mediadas pela baixa concentração de selênio no plasma desses pacientes, por ingestão insuficiente, acometimento da absorção intestinal e/ou alteração de proteínas plasmáticas[47]. Nota-se que as reservas tendem a normalizar em um tempo relativamente curto com a abstinência, o que é particularmente interessante se considerarmos que grande parte das depressões associadas ao consumo excessivo de álcool, mesmo as severas, melhora em intervalo semelhante, mesmo na ausência de terapia específica[47].

Esses transtornos merecem mais estudo, além de acompanhamento mais cuidadoso por parte das equipes de saúde, principalmente ao considerarmos que o alcoolismo está associado a risco considerável de comportamento suicida. Os indivíduos com alcoolismo que tentam ou completam o suicídio costumam morar sozinhos e enfrentam episódios depressivos maiores, eventos estressantes da vida (particularmente dificuldades interpessoais), baixo suporte social, alta agressividade/impulsividade, sentimento de desesperança, alcoolismo grave, comorbidade com o uso de outras substâncias (especialmente abuso de cocaína), doença médica grave, comunicação suicida e comportamento suicida prévio[48].

EIXO MICROBIOTA-INTESTINO-CÉREBRO (EMIC)

Estima-se que o corpo humano seja habitado por aproximadamente 40 trilhões de bactérias, uma quantidade um pouco maior do que as quase 30 trilhões de células do nosso organismo[49]. A microbiota intestinal e o sistema nervoso central (SNC) se comunicam entre si de forma intensa e complexa, por meio de diferentes órgãos e vias de sinalização hoje conhecidos conjuntamente como o eixo microbiota-intestino-cérebro (EMIC). O EMIC tem grande importância na regulação do tônus imune sistêmico e mesmo da atividade inflamatória cerebral, além de influenciar a neurotransmissão de diferentes formas.

Do ponto de vista sistêmico, o trato digestivo compreende a maior interface entre o corpo e o ambiente externo (aproximadamente 200 m^2 de superfície); apesar de ser considerado crítico para digestão de alimentos e absorção de nutrientes, essa exposição é também crítica para a modulação do sistema imune. O epitélio intestinal é uma barreira física dinâmica e que funciona como um elemento do sistema imune inato na prevenção de exposição a antígenos e patógenos. Componentes estruturais das bactérias, principalmente os lipopolissacárides (LPS) – presentes nas bactérias Gram-negativas –, promovem uma estimulação tônica do sistema imune inato. Além disso, proteínas bacterianas podem apresentar reação cruzada com antígenos humanos, levando a respostas disfuncionais do sistema imune adaptativo[50,51]. Microrganismos específicos da microbiota intestinal exercem efeitos por vezes diferentes no sistema imune hospedeiro, modulando o equilíbrio entre as respostas imunes pró-inflamatória Th17 e anti-inflamatória mediada pelas células T regulatórias, importante para proteção do organismo, mas cujo desequilíbrio está associado a diversas doenças, incluindo transtornos neurodegenerativos[51,52]. Excesso de estimulação por disbiose intestinal e/ou aumento de permeabilidade intestinal podem levar as células imunes inatas e adaptativas a liberar as citocinas pró-inflamatórias IL-1β, IL-6 e TNFα na circulação, produzindo inflamação sistêmica e até mesmo no SNC. A produção de ácidos graxos de cadeia curta (AGCC), a partir da fermentação de fibras por parte da microbiota intestinal, desempenha um importante papel na manutenção da barreira intestinal: nutrindo as células intestinais, regulando a sua permeabilidade pelo aumento de expressão de *tight junctions* (efeito documentado principalmente com o butirato) e estimulando a secreção de muco[51,53].

Os mecanismos mais bem estabelecidos pelos quais a microbiota intestinal influencia a fisiologia cerebral envolvem a produção dos mesmos AGCC – principalmente o butirato – descritos anteriormente, bem como de metabólitos da degradação do triptofano pelas bactérias intestinais chamadas indoles[54]. Dentre outras ações (Figura 3), essas moléculas têm o potencial de atuar remotamente em receptores da micróglia, diminuindo a atividade inflamatória no SNC, além de aumentar a expressão *de tight junctions* nas células endoteliais da barreira hematoencefálica (BHE), modulando sua permeabilidade. A redução do efeito modulador exercido pelo butirato e pelas indoles produzido pela flora intestinal sobre a micróglia pode levar à estimulação de astrócitos e aumento na produção de citocinas inflamatórias[54]. Esse aumento na atividade inflamatória cerebral impacta a atividade da via da quinurenina e do ciclo da tetrahidrobiopterina (BH4) no cérebro, levando a aumento de produção de quinolinato (agonista de receptores NMDA de glutamato) e diminuindo a produção de monoaminas[55, 56]. Tanto a superativação NMDA como o déficit na produção de monoaminas podem levar à inibição de liberação de neurotrofinas, prejuízo de plasticidade sináptica e sintomas depressivos[57]. Nesse sentido, a alteração na via da quinurenina com maior produção de quinolinato foi documentada em indivíduos com comportamento suicida[58]. Além disso, a microbiota intestinal é capaz de regular a disponibilidade de 5-hidroxitriptofano (5-HTP) para produção de serotonina e melatonina no SNC[59,60], bem como estudos recentes sugerem que ela também possa modular a relação GABA/glutamato no cérebro[61,62].

Dessa forma, o EMIC influencia diferentes aspectos da fisiologia cerebral, cujas alterações foram associadas ao desenvolvimento de transtornos mentais. Alterações em sistemas neurotransmissores envolvendo glutamato, GABA e monoaminas irão, em última instância, impactar a capacidade de plasticidade neuronal, sendo amplamente reconhecidas como parte da fisiopatologia de diferentes transtornos psiquiátricos, como transtornos do humor e comportamento suicida. Mais recentemente, também, documentou-se de forma inequívoca a ocorrência de atividade inflamatória cerebral aumentada na depressão e comportamento suicida, inclusive por estudos *in vivo* utilizando imagem molecular com marcadores de micróglia ativada[63].

É importante notar que o EMIC possui um funcionamento bidirecional, no qual o cérebro também exerce influência sobre a homeostase intestinal. Nesse sentido, estudos pré-clínicos sugerem que o estresse crônico – por meio de diferentes vias de ação – produz mudanças profundas na homeostase intestinal, levando

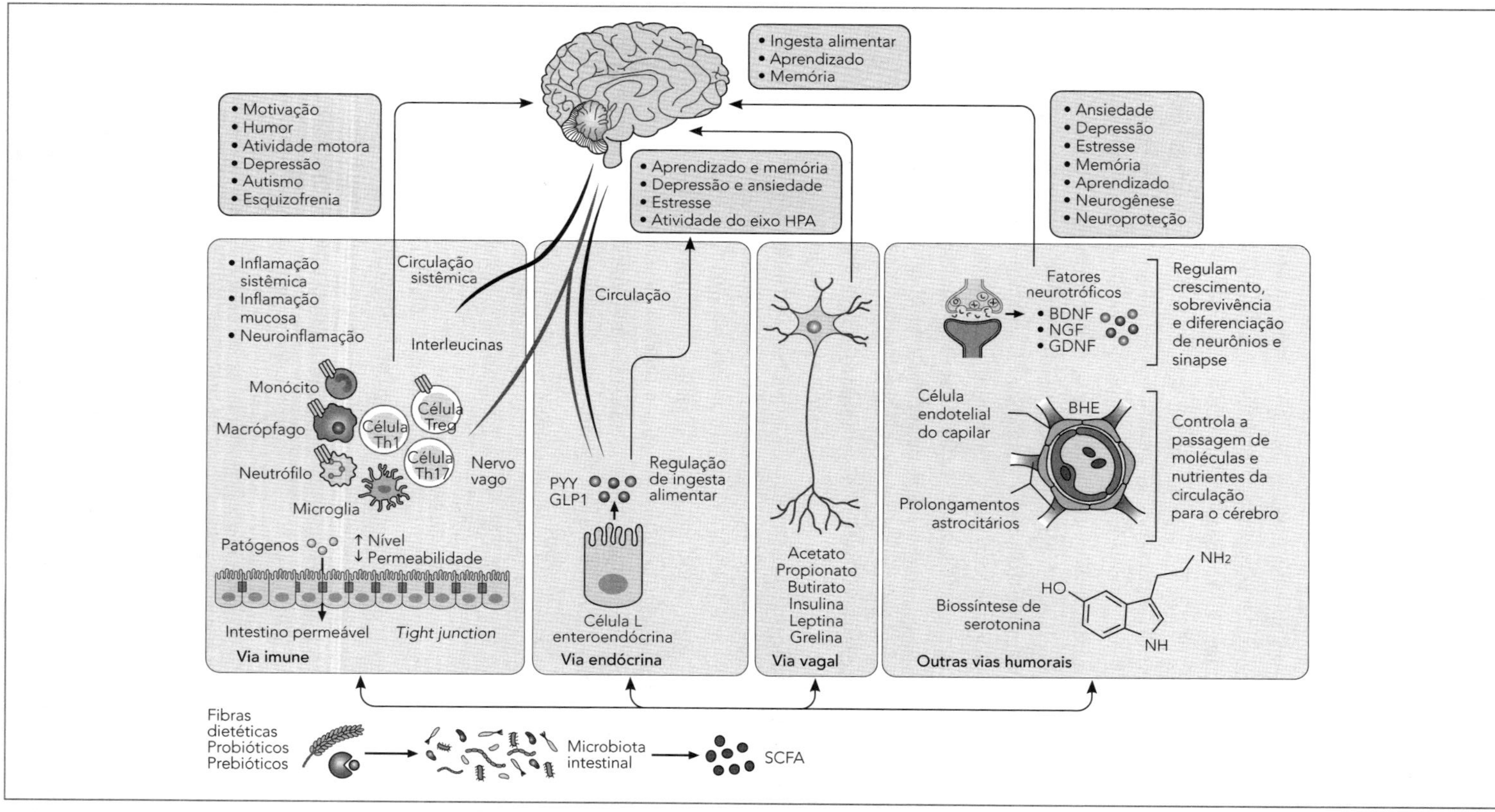

FIGURA 3 Principais vias pelas quais os AGCC podem influenciar o sistema nervoso central. Eixo HPA: eixo hipotálamo-pituitária-adrenal; FFAR: receptores de ácidos graxos livres; TEER: resistência elétrica transepitelial; PYY: peptídeo YY; GLP1: *glucagon-like peptide*-1; BDNF: Fator neurotrófico derivado do cérebro; NGF: fator de crescimento do nervo; GDNF: fator neurotrófico derivado da linhagem das células gliais; BHE: barreira hematoencefálica; SCFA: ácidos graxos de cadeia curta.

Fonte: adaptada de Dalile et al, 2019[53].

à redução de abundância de bactérias benéficas (produtoras de AGCC) e aumento de estimulação imune em razão do aumento na permeabilidade intestinal[64,65], contribuindo, dessa forma, também para a neuroinflamação, com impacto deletério na neurotransmissão e plasticidade sináptica, conforme já discutido.

De forma coerente com essas evidências, padrões alimentares ricos em fibras e com consumo restrito de proteínas animais, como a dieta mediterrânea, tendem a ter um impacto positivo na microbiota intestinal[66] e foram consistentemente associados a um menor risco de depressão ou mesmo melhora de sintomas depressivos em diferentes estudos[67,68].

> COLESTEROL E RISCO DE SUICÍDIO
>
> - As possíveis relações entre níveis de colesterol e suicídio foram inicialmente sugeridas pela associação significativa entre medidas para abaixar colesterol – tanto dietéticas quanto medicamentosas – e aumento da mortalidade não relacionada à doença, particularmente suicídio e mortes violentas[69].
> - Estudos posteriores mostraram que pacientes suicidas apresentam níveis periféricos de colesterol menores que os controles, o que foi associado a um risco de suicidalidade 112% maior[70,71].
> - Os baixos níveis de colesterol séricos se relacionam com uma maior tendência a comportamento impulsivo e, assim, contribuem para um padrão mais violento de comportamento suicida[72].
> - Porém, essa relação entre o nível sérico de colesterol parece não ser mediada pela ingestão dietética, mas sim por características individuais do metabolismo do colesterol e as vias moleculares associadas, mediadas geneticamente[73]. Desse modo, citamos essa relação, mas não aprofundaremos no tema para não fugirmos à proposta do capítulo.

CONSIDERAÇÕES FINAIS

Neste capítulo, abordamos três situações, buscando possíveis correlações destas com suicidalidade ou transtornos mentais que estejam relacionados à suicidalidade: vitaminas, minerais e o eixo microbiota-intestino-cérebro (EMIC).

As evidências mais fortes apontam para a melhora de transtornos depressivos com a suplementação de vitamina B9 (folato) e S-adenosil-metionina (SAMe), bem como melhora de sintomas depressivos e suicidalidade com a suplementação de folato (B9) em pacientes com baixos níveis encefálicos dessa vitamina, porém com níveis séricos normais.

O lítio pode reduzir a suicidalidade de forma independente do seu efeito sobre os transtornos de humor após 2 anos de tratamento. Ainda, há forte associação entre os níveis de zinco e depressão e dados iniciais que mostram correlação independente de zinco e magnésio com a suicidalidade. Estudo pontual, mas muito interessante, associou dieta com suplementação de magnésio e restrição de cálcio com redução da suicidalidade crônica tipo impulsiva.

Já o selênio tem evidências mais conflituosas que o relacionam com estados negativos do humor. Quanto ao eixo microbiota-intestino-cérebro (EMIC), está claro que interfere em diferentes aspectos da fisiologia cerebral, cujas alterações, por sua vez, foram associadas ao desenvolvimento de transtornos mentais, como transtornos do humor e comportamento suicida.

Por fim, o interesse e a quantidade de estudos sobre possíveis correlações entre nossa alimentação e alterações em nosso sistema nervoso que possam levar a transtornos mentais vêm crescendo muito nos últimos anos e, diante dos dados encontrados até agora, mais estudos se fazem necessários para esclarecer, cada vez mais, essas relações.

REFERÊNCIAS BIBLIOGRÁFICAS

1. Colangelo LA, He K, Whooley MA, Daviglus ML, Morris S, Liu K. Selenium exposure and depressive symptoms: the coronary artery risk development in young adults trace element study. Neurotoxicology. 2014;41:167-74.

2. Esposito C M, Ceresa A, Buoli M. The association between personality traits and dietary choices: A systematic review. Advances in Nutrition. 2021.
3. Kennedy DO. B vitamins and the brain: mechanisms, dose and efficacy: a review. Nutrients. 2016;8(2):68.
4. Bhatia P, Singh N. Homocysteine excess: delineating the possible mechanism of neurotoxicity and depression. Fundamental & Clinical Pharmacology. 2015;29(6):522-8.
5. Melnyk S, Fuchs GJ, Schulz E, Lopez M, Kahler SG, Fussell JJ, et al. Metabolic imbalance associated with methylation dysregulation and oxidative damage in children with autism. J Autism and Developmental Disord. 2012;42(3):367-77.
6. de Vries G-J, Lok A, Mocking R, Assies J, Schene A, Olff M, et al. Altered one-carbon metabolism in posttraumatic stress disorder. J Affect Disord. 2015; 184:277-85.
7. Agrawal A, Ilango K, Singh PK, Karmakar D, Singh GPI, Kumari R, Dubey GP. Age dependent levels of plasma homocysteine and cognitive performance. Behavioural Brain Research. 2015;283:139-44.
8. Smith AD, Refsum H, Bottiglieri T, Fenech M, Hooshmand B, McCaddon A, et al. Homocysteine and dementia: an international consensus statement. J Alzheimer's Dis. 2018;62(2):561-70.
9. Sarris J, Murphy J, Mischoulon D, Papakostas GI, Fava M, Berk M, et al. Adjunctive nutraceuticals for depression: a systematic review and meta-analyses. Am J Psychiatry. 2016;173(6):575-87.
10. Zajecka JM, Fava M, Shelton RC, Barrentine LW, Young P, Papakostas GI. Long-term efficacy, safety, and tolerability of l-methylfolate clcium 15 mg as adjunctive therapy with selective Serotonin reuptake inhibitors: a 12-month, open-label study following a placebo-controlled# 05. J Clin Psychiatry. 2016; 77(5):654-60.
11. Pan LA, Martin P, Zimmer T, Segreti AM, Kassiff S, McKain BW, et al. Neurometabolic disorders: potentially treatable abnormalities in patients with treatment-refractory depression and suicidal behavior. Am J Psychiatry. 2017;174(1):42-50.
12. Won E, Kim YK. An oldie but goodie: Lithium in the treatment of bipolar disorder through neuroprotective and neurotrophic mechanisms. Internat J Molecular Sci. 2017;18.
13. Schrauzer GN. Lithium: Occurrence, dietary intakes, nutritional essentiality. J Am Coll Nutr. 2002;21(1): 14-21.
14. Baldessarini RJ, Tondo L, Hennen J. Effects of lithium treatment and its discontinuation on suicidal behavior in bipolar manic-depressive disorders. J Clin Psychiatry. 1999;60 Suppl 2:77-84; discussion 111-6.
15. Kennedy SH, Lam RW, McIntyre RS, Tourjman SV, Bhat V, Blier P; CANMAT Depression Work Group. Canadian Network for Mood and Anxiety Treatments (CANMAT) 2016 clinical guidelines for the management of adults with major depressive disorder: section 3. Pharmacological treatments. Can J Psychiatry. 2016;61(9):540-60.
16. Tondo L, Hennen J, Baldessarini RJ. Lower suicide risk with long-term lithium treatment in major affective illness: a meta-analysis. Vol. 104. Acta Psychiatrica Scandinavica. Centre for Reviews and Dissemination; 2001. p. 163-72.
17. Sarai SK, Mekala HM, Lippmann S. Lithium suicide prevention: a brief review and reminder. Innovation. 2018;15.
18. Ishii N, Terao T, Araki Y, Kohno K, Mizokami Y, Shiotsuki I, et al. Low risk of male suicide and lithium in drinking water. J Clin Psychiatry. 2015;76(3):319-26.
19. Kozaka N, Takeuchi S, Ishii N, Terao T, Kuroda Y. Association between lithium in tap water and suicide mortality rates in Miyazaki Prefecture. Environ Health Prev Med. 2020;25(1):26.
20. Kugimiya T, Ishii N, Kohno K, Kanehisa M, Hatano K, Hirakawa H, Terao T. Lithium in drinking water and suicide prevention: the largest nationwide epidemiological study from Japan. Bipolar Disord. 2021;23(1):33-40.
21. Wang J, Um P, Dickerman BA, Liu J. Zinc, magnesium, selenium and depression: a review of the evidence, potential mechanisms and implications. Nutrients. 2018;10.
22. Huang EP. Metal ions and synaptic transmission: think zinc. Proceedings of the National Academy of Sciences. 1997;94(25):13386-7.
23. Takeda A, Tamano H, Nishio R, Murakami T. Behavioral abnormality induced by enhanced hypothalamo-pituitary-adrenocortical axis activity under dietary zinc deficiency and its usefulness as a model. Internat J Molecular Sci. 2016;17(7):1149.
24. Suh SW, Won SJ, Hamby AM, Yoo BH, Fan Y, Sheline CT, et al. Decreased brain zinc availability reduces hippocampal neurogenesis in mice and rats. J Cerebral Blood Flow & Metabolism. 2009;29(9): 1579-18.
25. Bao B, Prasad AS, Beck FW, Fitzgerald JT, Snell D, Bao GW, et al. Zinc decreases C-reactive protein, lipid peroxidation, and inflammatory cytokines in elderly subjects: a potential implication of zinc as an atheroprotective agent. Am J Clin Nutr. 2010;91:1634-41.

26. Whittle N, Lubec G, Singewald N. Zinc deficiency induces enhanced depression-like behaviour and altered limbic activation reversed by antidepressant treatment in mice. Amino Acids. 2009;36:147-58.
27. Amani R, Saeidi S, Nazari Z, Nematpour S. Correlation between dietary zinc intakes and its serum levels with depression scales in young female students. Biol Trace Elem Res. 2010;137:150-8.
28. Siwek M, Wróbel A, Dudek D, Nowak G, Zieba A. The role of copper and magnesium in the pathogenesis and treatment of affective disorders. Psychiatria Polska. 2005;911-20.
29. 29. Lai J, Moxey A, Nowak G, Vashum K, Bailey K, McEvoy M. The efficacy of zinc supplementation in depression: systematic review of randomised controlled trials. J Affect Disord. 2012;136:e31-e39.
30. Sawada T, Yokoi K. Effect of zinc supplementation on mood states in young women: A pilot study. Eur J Clin Nutr. 2010;64:331-3.
31. Tassabehji NM, Corniola RS, Alshingiti A, Levenson CW. Zinc deficiency induces depression-like symptoms in adult rats. Physiol Behav. 2008;95:365-9.
32. Tamano H, Kan F, Kawamura M, Oku N, Takeda A. Behavior in the forced swim test and neurochemical changes in the hippocampus in young rats after 2-week zinc deprivation. Neurochem Int. 2009;55: 536-41.
33. Siwek M, Dudek D, Paul IA, Sowa-Ku´cma M, Zi˛eba A, Popik P, et al. Zinc supplementation augments efficacy of imipramine in treatment resistant patients: A double blind, placebo-controlled study. J Affect Disord. 2009;118:187-95.
34. Ding Q, Li H, Tian X, Shen Z, Wang X, Mo F, et al. Zinc and imipramine reverse the depression-like behavior in mice induced by chronic restraint stress. J Affect Disord. 2016;197:100-6.
35. Sowa-Kućma M, Szewczyk B, Sadlik K, Piekoszewski W, Trela F, Opoka W, et al. Zinc, magnesium and NMDA receptor alterations in the hippocampus of suicide victims. J Affect Disord. 2013;151(3):924-31.
36. Pickering G, Mazur A, Trousselard M, Bienkowski P, Yaltsewa N, Amessou M, et al. Magnesium status and stress: the vicious circle concept revisited. Nutrients. 2020;12(12):3672.
37. Popper CW. Single-micronutrient and broad-spectrum micronutrient approaches for treating mood disorders in youth and adults. Child and Adolescent Psychiatric Clinics. 2014;23(3):591-672.
38. Cardoso CC, Lobato KR, Binfaré RW, Ferreira PK, Rosa AO, Santos ARS, Rodrigues ALS. Evidence for the involvement of the monoaminergic system in the antidepressant-like effect of magnesium. Progress in Neuro-psychopharmacology and Biological Psychiatry. 2009;33(2):235-42.
39. Coan E, Collingridge G. Magnesium ions block an N-methyl-D-aspartate receptor-mediated component of synaptic transmission in rat hippocampus. Neurosci Lett. 1985;53:21-26.
40. Eby GA, Eby KL. Magnesium for treatment-resistant depression: A review and hypothesis. Med Hypotheses [Internet]. 2010;74(4):649-60.
41. Giddens JM, Sheehan DV. Study of magnesium in the treatment of impulse attack suicidality disorder. In: Sheehan DV, Giddens JM (eds.). Suicidality: a roadmap for assessment and treatment. Tampa: Harm Research Press; 2015. p. 249-67.
42. Rayman MP. The importance of selenium to human health. Lancet. 2000;356:233-41.
43. Benton D, Cook R. Selenium supplementation improves mood in a double-blind crossover trial. Biol Psychiatry. 1991;29:1092-8.
44. Conner TS, Richardson AC, Miller JC. Optimal serum selenium concentrations are associated with lower depressive symptoms and negative mood among young adults. The J Nutrition. 2015;145(1):59-65.
45. Long Z, Xiang J, Song J, Lu Y, Yin H, Zhu Y, et al. Soil selenium concentration and residents daily dietary intake in a Selenosis area: A preliminary study in Yutangba Village, Enshi City, China. Bull Environ Contam Toxicol. 2020;105(5):798-805.
46. Jones GD, Droz B, Greve P, Gottschalk P, Poffet D, McGrath SP, et al. Selenium deficiency risk predicted to increase under future climate change. Proc Natl Acad Sci U S A [Internet]. 2017;114(11):2848-53.
47. Sher L. Role of selenium depletion in the etiopathogenesis of depression in patient with alcoholism. Med Hypotheses [Internet]. 2002;59(3):330-3.
48. Sher L. Alcoholism and suicidal behavior: A clinical overview. Acta Psychiatrica Scandinavica. Acta Psychiatr Scand. 2006;113:13-22.
49. Sender R, Fuchs S, Milo R. Are we really vastly outnumbered? Revisiting the ratio of bacterial to host cells in humans. Cell. 2016;164(3):337-40.
50. Galland L. The gut microbiome and the brain. J Medicinal Food. 2014;17(12):1261-72.
51. Fung TC. The microbiota-immune axis as a central mediator of gut-brain communication. Neurobiology of Disease. 2020;136:104714.
52. Belkaid Y, Hand TW. Role of the microbiota in immunity and inflammation. Cell. 2014;157(1):121-41.
53. Dalile B, Van Oudenhove L, Vervliet B, Verbeke K. The role of short-chain fatty acids in microbiota-gu-

t-brain communication. Nature reviews Gastroenterology & Hepatology. 2019;16(8):461-78.

54. Rothhammer V, Quintana FJ. The aryl hydrocarbon receptor: an environmental sensor integrating immune responses in health and disease. Nature Reviews Immunology. 2019;19(3):184-97.
55. Kennedy PJ, Cryan JF, Dinan TG, Clarke G. Kynurenine pathway metabolism and the microbiota-gut-brain axis. Neuropharmacology. 2017;112:399-412.
56. Vancassel S, Capuron L, Castanon N. Brain kynurenine and BH4 pathways: relevance to the pathophysiology and treatment of inflammation-driven depressive symptoms. Frontiers in Neuroscience. 2018;12:499.
57. Gerhard DM, Ross DA. Reshaping the depressed brain: a focus on synaptic health. Biological Psychiatry. 2018;84(11):e73.
58. Brundin L, Sellgren CM, Lim CK, Grit J, Pålsson E, Landen M, et al. An enzyme in the kynurenine pathway that governs vulnerability to suicidal behavior by regulating excitotoxicity and neuroinflammation. Translational Psychiatry. 2016;6(8):e865-e865.
59. Yano JM, Yu K, Donaldson GP, Shastri GG, Ann P, Ma L, et al. Indigenous bacteria from the gut microbiota regulate host serotonin biosynthesis. Cell. 2015;161(2):264-276.
60. Valles-Colomer M, Falony G, Darzi Y, Tigchelaar EF, Wang J, Tito RY, et al. The neuroactive potential of the human gut microbiota in quality of life and depression. Nature Microbiology. 2019;4(4):623-32.
61. Olson CA, Vuong HE, Yano JM, Liang QY, Nusbaum DJ, Hsiao EY. The gut microbiota mediates the anti-seizure effects of the ketogenic diet. Cell. 2018; 173(7):1728-41.
62. Zheng P, Zeng B, Liu M, Chen J, Pan J, Han Y, et al. The gut microbiome from patients with schizophrenia modulates the glutamate-glutamine-GABA cycle and schizophrenia-relevant behaviors in mice. Science Advances. 2019;5(2):eaau8317.
63. Holmes SE, Hinz R, Conen S, Gregory CJ, Matthews JC, Anton-Rodriguez, JM, et al. Elevated translocator protein in anterior cingulate in major depression and a role for inflammation in suicidal thinking: a positron emission tomography study. Biological Psychiatry. 2018;83(1):61-9.
64. Marin IA, Goertz JE, Ren T, Rich SS, Onengut-Gumuscu S, Farber E, et al. Microbiota alteration is associated with the development of stress-induced despair behavior. Scientific Reports. 2017;7(1):1-10.
65. van de Wouw M, Boehme M, Lyte JM, Wiley N, Strain C, O'Sullivan O, et al. Short-chain fatty acids: microbial metabolites that alleviate stress-induced brain-gut axis alterations. J Physiology. 2018;596 (20):4923-44.
66. Rinninella E, Raoul P, Cintoni M, Franceschi F, Miggiano GAD, Gasbarrini A, Mele MC. What is the healthy gut microbiota composition? A changing ecosystem across age, environment, diet, and diseases. Microorganisms. 2019;7(1):14.
67. Lassale C, Batty GD, Baghdadli A, Jacka F, Sánchez-Villegas A, Kivimäki M, Akbaraly T. Healthy dietary indices and risk of depressive outcomes: a systematic review and meta-analysis of observational studies. Molecular Psychiatry. 2019;24(7):965-86.
68. Firth J, Teasdale SB, Allott K, Siskind D, Marx W, Cotter J, et al. The efficacy and safety of nutrient supplements in the treatment of mental disorders: a meta-review of meta-analyses of randomized controlled trials. World Psychiatry. 2019;18(3):308-24.
69. Muldoon MF, Manuck SB, Matthews KA. Lowering cholesterol concentrations and mortality: a quantitative review of primary prevention trials. Brit Med J. 1990;301(6747):309-14.
70. Wu S, Ding Y, Wu F, Xie G, Hou J, Mao P. Serum lipid levels and suicidality: a meta-analysis of 65 epidemiological studies. JPN. 2016;41(1):56.
71. Segoviano-Mendoza M, Cárdenas-de la Cruz M, Salas-Pacheco J, Vázquez-Alaniz F, La Llave-León O, Castellanos-Juárez F, et al. Hypocholesterolemia is an independent risk factor for depression disorder and suicide attempt in Northern Mexican population. BMC Psychiatry. 2018;18(1):1-7.
72. Tripodianakis J, Markianos M, Sarantidis D, Agouridaki M. Biogenic amine turnover and serum cholesterol in suicide attempt, Eur Arch Psychiatry Clin Neurosc. 2002;252(1):38-43.
73. Knowles EE, Curran JE, Meikle PJ, Huynh K, Mathias SR, Göring HH, et al. Disentangling the genetic overlap between cholesterol and suicide risk. Neuropsychopharmacology. 2018;43(13):2556-63.
74. Billyard AJ, Eggett DL, Franz KB. Dietary magnesium deficiency decreases plasma melatonin in rats. Magnes Res. 2006;19:157-61.
75. Teasdale SB, Ward PB, Samaras K, Firth J, Stubbs B, Tripodi E, Burrows TL. Dietary intake of people with severe mental illness: systematic review and meta-analysis. Br J Psychiatry. 2019;214(5):251-9.

SEÇÃO IV

ABORDAGEM CLÍNICA DO SUICÍDIO

22

Semiologia e abordagem do comportamento suicida

Thiago Viegas Gomes Lins
Renato Luiz Marchetti
José Gallucci Neto

PONTOS-CHAVE

- O suicídio é um grande problema de saúde pública, o que demanda um maior preparo dos profissionais de saúde acerca do tema.
- A entrevista clínica psiquiátrica permanece como o principal instrumento na avaliação do risco e da propensão ao suicídio.
- Ao se detectar a intenção suicida, medidas preventivas devem ser implementadas com o objetivo de conservar a vida.

INTRODUÇÃO

O comportamento suicida pode ser conceituado como uma ação individual que visa à morte do próprio sujeito que a realiza. De acordo com as estatísticas da Organização Mundial da Saúde (OMS), cerca de 800 mil pessoas a nível mundial falecem por suicídio em todos os anos, o que equivale a uma morte a cada 40 segundos (*Suicide data*, WHO)[1].

Considerado a segunda causa de morte na faixa etária de 15 a 29 anos[2], o suicídio se consolida como um grande problema de saúde pública, o que demanda a edificação de políticas voltadas ao tema, além de um maior preparo profissional na abordagem dos indivíduos que pensam, planejam ou sobreviveram ao suicídio.

A seguir, descreveremos os aspectos semiológicos e o adequado manejo relativos ao paciente potencialmente suicida.

SEMIOLOGIA E MANEJO

A despeito dos recentes avanços em genética, biologia molecular, neurociências e neuroimagem, a entrevista clínica psiquiátrica continua sendo o principal instrumento de avaliação e diagnóstico no campo da psiquiatria. Por meio dela, identificaremos os sinais psicopatológicos manifestados pelos indivíduos com sofrimento psíquico, incluindo os referentes ao suicídio.

Na entrevista, haverá em especial três tarefas direcionadas ao reconhecimento e abordagem do intento suicida: avaliação do risco de suicídio, avaliação da propensão ao suicídio e implementação de medidas preventivas.

Avaliação do risco de suicídio

Durante o diálogo com o paciente, a avaliação do risco de cídio reivindicará o levantamento de uma série de informações, a serem divididas em fatores de risco e fatores de proteção ao suicídio.

Os fatores de risco são aqueles que dispõem de uma relevância estatística, ou seja, a sua presença é frequentemente encontrada nos indivíduos que pensam, planejam, tentaram ou consumaram o suicídio. Em uma escala temporal, podemos didaticamente separá-los em:

- Fatores predisponentes: temporalmente distantes, eles ofertam susceptibilidade aos comportamentos suicidas (Quadro 1).

QUADRO 1 Fatores predisponentes aos comportamentos suicidas

Idade: mais jovens – suicídios tentados; mais idosos – suicídios consumados.
Sexo: feminino – suicídios tentados; masculino – suicídios consumados.
Estado civil: solteiro, divorciado ou viúvo.
Ocupação: desempregado ou aposentado; policiais, médicos, odontologistas.
Homossexual, bissexual, transexual.
Sentimento de desesperança, isolamento social.
Acesso a métodos letais.
Presença de transtornos mentais e/ou doenças clínicas.
Abuso físico, sexual e/ou emocional na infância.
Antecedentes pessoais de tentativas de suicídio e de automutilações.
Antecedentes familiares de comportamentos suicidas, etilismo e outros transtornos mentais.

Fonte: Bertolote, 2010[3]; APA, 2003[4].

- Fatores precipitantes: temporalmente próximos, deflagram a irrupção dos comportamentos suicidas ("gatilhos") (Quadro 2).

QUADRO 2 Fatores precipitantes dos comportamentos suicidas

Ruptura de relação amorosa, separação conjugal.
Perda de emprego, mudanças no status econômico ou financeiro.
Rejeição afetiva ou social, temor de ser descoberto por algo socialmente inaceitável.
Gravidez indesejada, graves perturbações familiares.
Descompensação de doenças mentais ou clínicas.
Internação psiquiátrica atual ou recente.

Fonte: Bertolote, 20103; APA, 20034.

Já os fatores de proteção ao suicídio (Quadro 3) conferem teoricamente um apoio contra o desenlace suicida e a favor da manutenção da vida.

QUADRO 3 Fatores de proteção aos comportamentos suicidas

Estar empregado.
Gravidez atual, crianças em casa, senso de responsabilidade com a família.
Suporte social positivo.
Religiosidade ou estrutura de sentido da vida.
Gosto pela vida, habilidades de resolução e enfrentamento dos problemas.
Ausência de um transtorno mental propriamente dito, juízo de realidade preservado, relação terapêutica positiva.

Fonte: Bertolote, 2010[3]; APA, 2003[4].

Desse modo, será a análise conjunta dos fatores de risco e de proteção avistados na entrevista que nos fundamentará a deduzir a tendência suicida imediata, e nunca a apreciação de um item isolado.

Avaliação da propensão ao suicídio

Com os fatores de risco e de proteção ao suicídio disponíveis, caminhamos à avaliação da propensão ao suicídio. E para que esta se desenvolva sem percalços, é necessária uma preparação no decurso da entrevista.

O primeiro ponto é estabelecer um vínculo com o paciente. Tendo em conta as dificuldades naturais em discorrer sobre o assunto, se não houver um canal de comunicação seguro e compreensivo, não teremos acesso aos eventuais pensamentos suicidas. Não é de bom grado, inclusive, questioná-los antes da construção do vínculo, sob o risco de negação inverídica e distanciamento afetivo do entrevistado.

Outro passo a ser considerado é utilizar as queixas atuais do paciente, sejam quais forem (tristeza, preocupação, crença persecutória, alucinações auditivas), como caminhos para explorar a ideação suicida. Veja no Quadro 4 os passos a serem seguidos.

QUADRO 4 Preparação para a avaliação da propensão ao suicídio

Estabelecimento de vínculo (antes dele, evitar questionamentos sobre suicídio).
Utilizar as queixas atuais como caminhos para explorar a ideação suicida.

O vínculo firmado e o trajeto sintomatológico definido abrem espaço para indagarmos sobre o suicídio.

O entrevistador fará as perguntas de maneira natural e sem demonstrações de desconforto, utilizando-se de expressões diretas e específicas ("matar-se", "suicidar-se", "tirar a própria vida"); questões indutoras negativas são evitadas ("você certamente não deseja se matar, não é?"). Os variados aspectos colaterais também são investigados, como as principais motivações para o suicídio, a persistência e o tempo envolvidos em sua concepção, a ocorrência de planejamento suicida, a atitude voltada à temática (convicção, hesitação, ambivalência), os ditames morais e as possíveis consequências do suicídio tentado ou concluído.

É importante também desmistificarmos certas crenças relacionadas ao suicídio, que têm a possibilidade de bloquear o julgamento clínico correto e de impedir a partilha dos intentos contra a própria vida. Adiante, algumas ideias equivocadas a serem banidas (Quadro 5).

QUADRO 5 Ideias equivocadas em relação ao suicídio

"Se eu perguntar sobre suicídio, poderei induzir o paciente a se matar".
"O paciente está ameaçando o suicídio apenas para me manipular".
"Quem vai se matar não avisa".
"Quem quer se matar se mata mesmo".
"Quem ameaça se matar é bem diferente de quem consegue se matar".

Em muitas ocasiões, o paciente negará a existência de pensamentos suicidas, mesmo que eles estejam presentes. Isso pode ser decorrente de: uma visão do suicídio como tabu ou sinal de fraqueza, imoralidade e pecado; a expressão da ideia levá-lo a ser classificado como louco ou direcioná-lo a uma internação psiquiátrica; a omissão contribuir para a concretização do suicídio, tido como a única solução no momento.

Dessa forma, é imperativo não se empreender anotações instantâneas, atentando-se plenamente aos sinais verbais e não verbais de resistência ao assunto: recusa ou relutância em falar sobre suicídio; diminuição da importância e mudança de foco; evitação do contato visual; demonstração de sinais autonômicos (rubor facial, palidez, sudorese, tremor); inquietação psicomotora e comportamentos hostis.

Nesses casos, técnicas de resistência podem ser empregadas, objetivando-se o desvelamento das ideias suicidas ao entrevistador (Tabela 1).

Eventualmente, seremos convocados a avaliar a propensão ao suicídio em um indivíduo que o tentou em período próximo. Uma estratégia a ser efetuada é a abordagem cro-

TABELA 1 Técnicas de resistência utilizadas na entrevista clínica psiquiátrica

Técnica de resistência	Exemplo
Mudança de perspectiva	"Embora me pareça que você se sente culpado por pensar em morrer, ideias de suicídio podem vir à cabeça em situações de grande desespero."
Normalização comum	"Às vezes, as pessoas pensam em se matar. Isto tem acontecido com você?"
Normalização após transição suave	"Às vezes, pessoas que estão deprimidas como você pensam em se matar. Isto tem acontecido contigo?"

QUADRO 6 Exemplo de "videotape" verbal

Entrevistador (E): você disse que tentou se matar há dois dias. Para eu entender melhor, você pode me levar até a situação? Por exemplo, tomou a decisão de se matar a que horas?
Paciente (P): foi à noite, lá pelas 23 horas, enquanto eu estava só.
(E): e o que aconteceu?
(P): peguei todas as medicações que tinha.
(E): quais eram as medicações?
(P): Fluoxetina e diazepam.
(E): quantos comprimidos de cada?
(P): uns 20 comprimidos de cada.
(E): e o que fez então?
(P): tomei tudo com um copo de uísque.
(E): como ficou depois?
(P): fui para a minha cama. Mas logo fiquei com medo e liguei para uns amigos. Eles me trouxeram ao hospital.

nológica da tentativa de suicídio, disposta no diagrama Figura 1.

O primeiro passo, atual, corresponde à descrição pormenorizada da tentativa de suicídio ("videotape" verbal): o cenário, a sequência temporal de eventos, os mecanismos utilizados (Quadro 6).

Após o "videotape" verbal, são interpelados os dados sobre o passado recente (planejamento suicida, tempo envolvido, maneira implementada, impedimentos para a consumação), o passado remoto (tentativas prévias, quantidade, gravidade) e o futuro imediato (manutenção dos planos suicidas, como lidará com a sua recorrência no futuro), auxiliando-nos a projetar as etapas terapêuticas subsequentes.

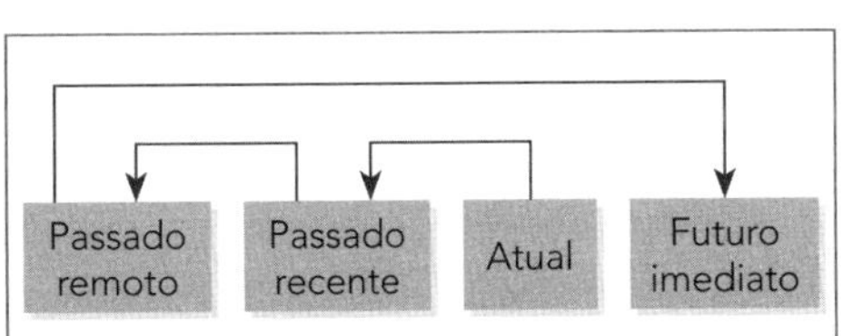

FIGURA 1 Abordagem cronológica da tentativa de suicídio.

Implementação de medidas preventivas

Não obstante as considerações das diferentes escolas terapêuticas, éticas e filosóficas, impedir o suicídio é a regra fundamental[3]. Inclusive, a depender da iminência de um ato suicida, o sigilo profissional poderá ser ferido.

De início, é mandatório determinar-se a necessidade de hospitalização. Adiante, nos Quadros 7 e 8, as principais situações em que a internação psiquiátrica é ou pode ser necessária no contexto do suicídio.

QUADRO 7 Situações relacionadas ao suicídio em que a internação hospitalar geralmente é necessária

Internação geralmente é necessária
Na presença de ideação suicida com: ▪ Elevada propensão ao suicídio. ▪ Planejamento suicida de alta letalidade.
Após uma tentativa de suicídio se: ▪ O paciente é do sexo masculino, tem mais de 45 anos e um transtorno mental ou pensamentos suicidas recentes. ▪ O indivíduo está psicótico.

(continua)

QUADRO 7 **Situações relacionadas ao suicídio em que a internação hospitalar geralmente é necessária (*continuação*)**

- Há elevada impulsividade, agitação psicomotora, baixa crítica do problema e/ou recusa de ajuda.
- A tentativa foi premeditada, violenta ou quase letal.
- Precauções foram tomadas para evitar a descoberta ou o resgate.
- O planejamento suicida persiste e/ou a intenção ainda está presente.
- O paciente lamenta ter sobrevivido.
- A rede familiar e/ou social é limitada, incluindo condição social precária.
- O paciente apresenta alterações no estado mental de etiologia clínica, o que exigiria um ambiente mais estruturado.

Fonte: APA, 2003[4].

No ambiente hospitalar, algumas precauções precisam ser tomadas, como: sinalizar o risco de suicídio no prontuário e na papeleta da enfermagem; selecionar um leito de fácil observação e acesso (de preferência, em andar térreo e/ou com janelas gradeadas); redobrar a atenção nas trocas de turno dos profissionais; remover do alcance objetos potencialmente perigosos; supervisionar as idas ao banheiro; e monitorizar a deglutição das medicações.

Já os pacientes que não se enquadram nos critérios anteriores (Quadros 7 e 8 tendem a se beneficiar mais de um tratamento ambulatorial do que de uma hospitalização. A eles, uma possibilidade é a confecção do plano de segurança.

TABELA 2 **Etapas do plano de segurança**

I. Reconhecimento dos sinais de alerta	Corresponde à primeira etapa do plano de segurança. Os sinais de alerta podem ser pensamentos, imagens, lembranças, comportamentos ou situações sociais, os quais, isolados ou em conjunto, dão cabo ao surgimento dos intentos suicidas.
II. Utilização de estratégias internas de enfrentamento	Após o reconhecimento dos sinais de alerta, o próximo passo será listar algumas atividades que não demandem o contato com outras pessoas e que aliviem o intento suicida. Tais atividades são próprias de cada um (ler, rezar, meditar, ouvir músicas, praticar atividades físicas, brincar com o animal de estimação) e podem incluir habilidades aprendidas no processo terapêutico.
III. Utilização de contatos sociais como apoio e distração dos pensamentos suicidas	Caso as estratégias internas de enfrentamento sejam insuficientes, seguimos ao terceiro passo, no qual pessoas (familiares, amigos) ou ambientes sociais (igrejas, *shoppings*, cafés) são recrutados pelo indivíduo no intuito de aliviar os pensamentos de suicídio. Essa etapa não consiste na solicitação de ajuda específica, mas no encontro de bons distratores daqueles pensamentos. É fundamental que se evitem locais de fácil disponibilidade a álcool e outras drogas.
IV. Realização de contato com familiares e amigos que podem auxiliar na redução do intento suicida	Quando os dois passos anteriores se mostram ineficazes, é aconselhável expressar a familiares e amigos o que está acontecendo, deixando o problema explícito (diferentemente da etapa anterior) na busca de ajuda; se possível, nomear essas pessoas na redação do plano.
V. Realização de contato com profissionais e serviços de saúde	Se as estratégias anteriores falharem, instruir o paciente a entrar em contato com profissionais e serviços de saúde. Deve-se adicionar, no plano de segurança, os nomes e os números de telefone daqueles.
VI. Redução do uso potencial de meios letais	Mesmo se não houver um planejamento suicida estruturado, é mandatório que se limite ou elimine o acesso a meios letais, o que pode incluir, por exemplo, o armazenamento seguro das medicações e o afastamento do contato com facas e armas.

QUADRO 8 **Situações relacionadas ao suicídio em que a internação hospitalar pode ser necessária**

Internação pode ser necessária
Após uma tentativa de suicídio, exceto nas circunstâncias em que a internação geralmente é necessária (Quadro 7).
Na presença de ideação suicida com: ▪ Psicose. ▪ Transtorno psiquiátrico grave. ▪ Tentativas anteriores de suicídio, particularmente com sérias repercussões clínicas. ▪ Problemas clínicos preexistentes (doenças neurológicas, infecções, neoplasias). ▪ Falta de resposta e/ou incapacidade de cooperar com o tratamento ambulatorial ou de semi-internação (por exemplo, hospital-dia). ▪ Necessidade de equipe especializada para observação constante, rastreio diagnóstico, triagem medicamentosa e/ou realização de eletroconvulsoterapia (ECT). ▪ Limitações na rede familiar e/ou social, incluindo condição social precária. ▪ Dificuldades no seguimento ambulatorial (fragilidade na relação médico-paciente, problemas de acesso ao serviço).
Apesar de o indivíduo negar a intenção suicida, o exame clínico psiquiátrico e os dados de acompanhantes sugerem um elevado risco de suicídio.

Fonte: APA, 2003[4].

O plano de segurança é uma lista escrita que contém estratégias de enfrentamento e fontes de apoio a serem acessadas antes ou durante os intentos suicidas[5]. O seu desenvolvimento parte da obtenção de um relato preciso dos eventos ocorridos antes, durante ou após o intento suicida mais recente (piora de ideação suicida ou tentativa de suicídio), o que facilitará a identificação dos sinais de alerta e das atividades com potencial de alívio. Os componentes básicos do plano estão mostrados na Tabela 2.

Com o plano de segurança finalizado, uma cópia é deixada no prontuário e o original é levado pelo paciente, que guardará as instruções em local acessível. Ocasionalmente, o

TABELA 3 **Diagnósticos encontrados em pacientes suicidas pela ordem de frequência**

Transtornos de humor	30,2%
Transtornos por uso de substâncias	17,6%
Esquizofrenia	14,1%
Transtornos de personalidade	13%
Transtornos mentais orgânicos	6,3%
Transtornos de ansiedade/ somatoformes	4,8%
Outros transtornos psicóticos	4,1%
Transtorno de ajustamento	2,3%
Demais diagnósticos	5,5%
Sem diagnóstico	2%

documento poderá ser revisado, atualizando-o de acordo com a evolução do indivíduo.

No mais, seja em regime ambulatorial ou hospitalar, os estágios posteriores se assentarão na investigação diagnóstica (Tabela 3), na terapêutica específica (psicoterapia, farmacologia, terapias biológicas) e nas frequentes orientações ao paciente e seus familiares.

CONSIDERAÇÕES FINAIS

Os comportamentos suicidas estão cada vez mais presentes na rotina do profissional de saúde. Destarte, é de se considerar um maior envolvimento com o tema, buscando-se elevar o instrumental pessoal na abordagem e condução desses casos. Um manejo correto será capaz de prevenir a execução suicida e de abrir os caminhos para a retomada da vida.

PSIQUIATRIA E CULTURA

- *As vantagens de ser invisível;* direção: Stephen Chbosky (2012).
  O filme acompanha a trajetória de Charlie em seu primeiro ano na *high school.* Ainda abalado pela perda recente de seu

melhor amigo vítima de suicídio, o jovem recebe a ajuda de dois colegas em seu processo de socialização escolar, ao mesmo tempo em que enfrenta uma série de sintomas mentais e traumas passados.

- *Garota, interrompida;* direção: James Mangold (1999)
  O filme relata as experiências de Susanna durante uma internação psiquiátrica. Hospitalizada após uma tentativa de suicídio, ela passa a conviver, no local, com uma série de garotas portadoras de doenças mentais.

REFERÊNCIAS BIBLIOGRÁFICAS

1. World Health Organization (WHO). Mental Health, 2016. Disponível em: https://www.who.int/mental_health/prevention/suicide/suicideprevent/en/. Acesso em: 22 de jul. de 2020.
2. Bertolote JM, Fleischmann A. A global perspective in the epidemiology of suicide. Suicidology. 2002; 7:6-8.
3. Bertolote JM, de Mello-Santos C, Botega NJ. Detecção do risco de suicídio nos serviços de emergência psiquiátrica. Braz J Psychiatry. 2010;32 Suppl 2:S87-95.
4. American Psychiatric Association (APA). Practice guideline for the assessment and treatment of patients with suicidal behaviors. Am J Psychiatry. 2003; 160(11):1-60.
5. Stanley B, Brown GK. Safety plan treatment manual to reduce suicide risk: veteran version. Suicide Prevention Resource Center. 2008.
6. Bachmann S. Epidemiology of suicide and the psychiatric perspective. Int J Environ Res Public Health. 2018;15(7):1425.
7. Harris EC, Barraclough BM. Suicide as an outcome for medical disorders. Medicine (Baltimore). 1994; 73:281-296.
8. Institute of Medicine. Reducing suicide: a national imperative. Washington: National Academies Press, 2002.
9. Jacobs DG (ed.). The Harvard Medical School guide to suicide assessment and intervention. San Francisco: Jossey-Bass, 1998.
10. Mann JJ, Waternaux C, Haas GL, Malone KM. Toward a clinical model of suicidal behavior in psychiatric patients. Am J Psychiatry. 1999;156:181-9.
11. Moscicki EK. Identification of suicide risk factors using epidemiologic studies. Psychiatr Clin North Am. 1997;20:499-517.
12. Stanley B, Brown GK. Safety planning intervention: a brief intervention to mitigate suicide risk. Cognitive and Behavioral Practice. 2012;19:256-64.

23

Fenomenologia do suicídio

Carolina Ribeiro Colombo
Pedro Fukuti

PONTOS-CHAVE

- A psicopatologia fenomenológica é uma abordagem que busca compreender a essência de cada transtorno mental.
- A consciência experimenta o mundo alicerçada sob uma noção de tempo (passado, presente, futuro) e espaço.
- O suicídio é a concretização de uma consciência que perdeu a perspectiva de futuro em sua relação dialética com o mundo.

> Quando você foi embora fez-se noite em meu viver
> Forte eu sou mas não tem jeito, hoje eu tenho que chorar
> Minha casa não é minha, e nem é meu este lugar
> Estou só e não resisto, muito tenho pra falar
> Solto a voz nas estradas, já não quero parar
> Meu caminho é de pedras, como posso sonhar
> Sonho feito de brisa, vento vem terminar
> Vou fechar o meu pranto, vou querer me matar
> (Milton Nascimento - Travessia)

INTRODUÇÃO

Cada suicídio é sempre o desfecho de uma interação de múltiplos, variados e inesgotáveis fatores, podendo ser um deles um transtorno mental. Este capítulo* tem como objetivo principal o destrinchamento da vivência daqueles que tentam e tiram voluntariamente suas vidas, seja em um contexto de transtorno psiquiátrico ou não, analisando sob os aspectos fenomenológicos, como a espacialidade, a temporalidade e a intersubjetividade, e quando for o caso de acometimentos psiquiátricos, explicando resumidamente tais patologias sob a ótica da psicopatologia fenomenológica.

O campo da psicopatologia fenomenológica é vasto e complexo, e pouco da sua literatura foi traduzido ao português. Como o

* Agradecemos a Gustavo Bonini Castellana pela gentileza de ter lido o primeiro manuscrito deste trabalho.

foco deste capítulo é dar um panorama geral do tema, para que seja mais didático, optamos por adotar abordagem e terminologia mais simples e diretas. Estimulamos o leitor que esteja interessado em aprofundar os conhecimentos sobre esse assunto a consultar a bibliografia ao final do capítulo.

Iniciaremos com breves explicações gerais sobre a psicopatologia fenomenológica, seguida de generalidades sobre a fenomenologia do suicídio e, finalmente, traremos algumas passagens clínicas e suas análises fenomenológicas.

SOBRE A PSICOPATOLOGIA FENOMENOLÓGICA

A psicopatologia é uma ciência básica da psiquiatria e se dedica a descrever e/ou tentar compreender as manifestações dos transtornos psiquiátricos a fim de diagnosticá-los e propor uma conduta terapêutica. A psicopatologia pode ter diversas abordagens.

A psicopatologia criteriológica é a mais adotada pela psiquiatria atual, representada pelo *Manual diagnóstico e estatístico de transtornos mentais* da Associação Americana de Psiquiatria (DSM-5) e pela Classificação Internacional de Doenças (CID-11). Sua metodologia baseia-se na averiguação da presença de determinados sinais e sintomas objetivos que cumpram critérios preestabelecidos, caracterizando assim cada uma das nomenclaturas diagnósticas que definem aquele transtorno mental.

A fenomenologia é um campo de conhecimento, um método investigativo da filosofia iniciado por Edmund Husserl nos primórdios do século XX. Martin Heidegger, Maurice Merleau-Ponty e existencialistas como Jean Paul Sartre são alguns dos filósofos expoentes dessa corrente de pensamento.

A psicopatologia fenomenológica é uma abordagem que busca compreender a essência de cada transtorno mental e como os pacientes portadores desses transtornos vivenciam o mundo.

No famoso prefácio de *A fenomenologia da percepção*[1], uma das principais obras fenomenológicas, Merleau-Ponty afirma que a definição de fenomenologia está longe de estar resolvida. Porém, aponta algumas de suas características:

- A fenomenologia é o estudo das essências e todos os problemas, que, segundo ela, resumem-se em definir essências.
- É uma tentativa da descrição direta de nossa experiência tal como ela é. Para isso, é preciso a suspensão da atitude natural, ou seja, despir-se de pressupostos teóricos que possam explicar, analisar ou buscar relações de causalidade, pois podem interferir na apreensão dos fenômenos.
- A fenomenologia tenta retornar às coisas, ou seja, retornar a esse mundo anterior ao conhecimento do qual o conhecimento sempre fala, e em relação ao qual toda determinação científica é abstrata, significativa e dependente, assim como a geografia é para a paisagem.
- A fenomenologia tenta a junção do extremo subjetivismo ao extremo objetivismo.
- A consciência não é independente, autônoma do mundo em que vive. É sempre uma consciência implantada no mundo, um "ser no mundo". (p. 5-20)[1]

Foi Karls Jaspers, autor de *Psicopatologia geral*, quem adotou pela primeira vez o termo fenomenologia na psiquiatria. Para Jaspers, a contribuição da fenomenologia à psicopatologia é oferecer um novo método de observação do paciente e sua patologia. A suspensão de pressupostos teóricos proposta pela fenomenologia deixaria a psicopatologia mais precisa.

A psicopatologia fenomenológica foi desenvolvida posteriormente por inúmeros autores como Minkowski, Binswanger, Tellenbach, Blankenburg etc. Para esses autores, as contribuições da fenomenologia para a psicopatologia poderiam ir além daquilo que Jaspers propunha, ajudar a buscar a essência dos diversos transtornos mentais, contribuindo para um diagnóstico mais preciso, e, também, oferecer uma melhor compreensão do "mundo vivido" pelos doentes mentais.

Um transtorno mental pode ter variadas formas de apresentação clínica, apresentando uma multiplicidade de sintomas diferentes. Por outro lado, um mesmo sintoma pode ser a manifestação de diversos transtornos mentais diferentes. Pensamentos suicidas recorrentes, por exemplo, podem ser sintomas de depressão, transtorno obsessivo, transtorno de personalidade, ou psicose. A psicopatologia fenomenológica busca encontrar aquilo que alicerça, a característica problemática fundamental, ou, como diria Minkowski[2], o "transtorno gerador", de cada transtorno mental. Em se tratando do mesmo transtorno mental essa alteração seria invariável, ou seja, ela seria a sua essência.

Para entender como os fenomenólogos tentam fazer isso é preciso algumas reflexões sobre o que é a consciência ou estar consciente. Estar consciente é sempre estar consciente de algo (de um objeto, de outra consciência ou da própria consciência). Logo, a consciência é caracterizada por uma intencionalidade (voltar-se para algo) e por uma percepção desse algo. Para perceber o mundo, a consciência se estrutura em uma noção de tempo (aquilo que organiza a ordem da percepção dos objetos para a consciência) e uma de espaço (que organiza a percepção da posição dos objetos no mundo em relação à consciência). É só assim que a consciência vivencia e experimenta o mundo.

Os transtornos mentais seriam consequências de alterações patológicas nessas estruturas fundamentais da consciência.

Como mencionado, a consciência está sempre em relação ao mundo. O suicídio pode ser compreendido como uma resultante da falência da relação do mundo com uma estrutura de consciência. No caso do transtorno mental, uma estrutura já debilitada.

SOBRE O SUICÍDIO

Segundo Feijoo[3], "a morte voluntária é um fenômeno que sempre esteve presente na existência humana e que envolve as determinações de uma época bem como a decisão daquele que pretende pôr fim à própria vida" (p.160), sendo interpretada como pecado na Idade Média e como patologia na Idade Moderna.

Para muitas culturas e religiões, o suicídio foi e ainda é considerado em nossa sociedade pecado ou crime, principalmente após Santo Agostinho que, nos séculos IV-V, o condena ao proferir que ninguém mais teria o direito de acabar com a própria vida para alcançar uma vida melhor; ao contrário, aquele que se matar não iria para o reino de Deus e sim para o inferno[3,4].

Segundo Guimarães[6]:

> Etimologicamente, *suicidium* (suícidio) compõe-se de sui (de si) e caedes (morte violenta, imolação), mas esta sua pertença latina não oblitera o facto de a palavra só surgir no século XVIII, sob a égide de um teólogo chamado Caramuel (...), termos específicos na língua latina antiga para designar outras mortes, tais como *parricidium, homicidium, matricidium, fratricidium, infanticidium, tyrannicidium*, podemos assinalar desde já um corpo moral distinto da tradição cristã, onde o suicídio se cristaliza num tema tabu com Santo Agostinho (p. 4-5)[5].

No entanto, Guimarães[6] explica que não há somente esse caráter estigmatizante da etimologia do suicídio:

> A expressão latina mais utilizada para transcrever o suicídio é *mortem sibi consciscere*. (...)

> O verbo *consciscere* é traduzido por "decidir com conhecimento de causa". Se associarmos este valor semântico a *mortem sibi*, deparamo-nos com a identificação do acto a uma decisão totalmente consciente e, atrevendo-nos desde já a ir mais longe, a uma decisão livre (p. 5)[5].

Assim, tem-se como prioridade manter ao máximo a atitude fenomenológica, suspendendo qualquer tipo de julgamento acerca do ato, da tentativa de suicídio ou mesmo do pensamento/ideação suicida, sem lhes conferir qualquer carga de juízo moral ou de valor, o que se deu por tantos anos (e ainda se dá muitas vezes) – principalmente após ter a concepção do suicídio como pecado e mesmo como crime após Santo Agostinho[4,6], já que esse tema entra em discussões éticas em relação à autonomia de cada indivíduo.

Assim, neste capítulo, cabe apenas nos desnudarmos de julgamentos e preconceitos para então podermos compreender e receber com a menor interferência possível, afinal de contas, como é, ou melhor, como são (já que não existe somente uma) essas experiências de quase morte própria voluntária (uma vez que aqueles que têm êxito em seu objetivo obviamente não podem nos contá-la).

Com base em dados da World Health Organization (WHO)[7], destacaremos os principais fatores de risco para o suicídio para então podermos analisar com lentes da psicopatologia fenomenológica o que pode haver em comum entre tais experiências. São eles:

- Desastre, guerra e conflitos.
- Estresses ligados a aculturação e deslocamento.
- Discriminação (incluindo populações LGBTQI, que sofrem *bullying*, migrantes e refugiados).
- Trauma ou abuso (tortura, violência física, abuso sexual ou emocional, negligência, maus-tratos, violência familiar).
- Sensação de isolamento e falta de apoio social.
- Relacionamentos conflituosos, discórdia ou perdas.

Além disso, segundo dados de 2018 da WHO[8], o suicídio é um sério problema de saúde pública em todo o mundo, porém em países de baixa e média renda ocorrem quase 80% dos suicídios.

Assim, esses dados epidemiológicos demonstram que não é possível analisar o suicídio sem analisar o fundo, o cenário, a vida e as relações desse indivíduo com o meio, a sociedade, a família, o trabalho, consigo mesmo e suas condições.

VINHETAS CLÍNICAS

Vamos trazer, a seguir, alguns casos de suicídio ou de ideações de suicídio para então observar o que poderia haver em comum entre eles e, posteriormente, faremos uma análise fenomenológica.

Vinheta 1: O jovem formando – a insuportável decepção

Há mais ou menos seis meses, um fato me chamou a atenção: um rapaz de 23 anos, que vamos chamar de Ryan, encontrava-se perambulando pelos corredores de uma universidade carioca, trajando terno e gravata. Essa não é uma imagem comum nas universidades brasileiras, principalmente quando se trata de um jovem. O fato provocara estranheza, no entanto, as pessoas passaram por ele, dirigiram-lhe um olhar furtivo e seguiram adiante. Contam algumas pessoas que por ele passaram que, em algum momento, ele perguntara onde poderia encontrar um profissional de psicologia. Talvez não tenha encontrado ninguém, talvez não tenha procurado atendimento. O fato é que esse rapaz se atirou de um andar muito elevado, chegando a óbito. (...) Depois desse acontecimento, as pessoas que se encontravam próximas à situação e assistiram a toda a cena contaram que os pais e familiares do rapaz chegaram imediatamente após o jovem ter se atirado e encontraram seu filho estirado no chão, morto. Nesse dia e nessa hora, aconteceria a cerimônia de formatura do jovem e, por isso, os pais e familiares ali estavam presentes. Contam que o jovem, estudante de engenharia, embora estivesse na listagem dos que se formariam, não iria de fato se formar, pois obtivera reprovação em algumas disciplinas. Seus amigos contaram que ele vinha inquieto com o fato de ter de falar a verdade aos pais e que temia decepcioná-los. Ele mesmo, por vezes, criticava-se pela forma como conduzia seus estudos. Feijoo (2019, p. 169)[3]

Vinheta 2: Jovens indígenas – sem chão

Um estudo publicado em 2020 por Alcantara et al.[10] analisou a percepção do suicídio como inseparável das outras formas de violência em uma reserva indígena no MS, segundo os jovens locais. A pesquisa se baseou no trabalho realizado, resultado de 20 anos de convivência, com os/as jovens e crianças indígenas (faixa 11 a 18 anos) da Reserva Indígena de Dourados – RID, a qual é habitada por duas etnias guarani e uma aruak: os guarani ñandeva e kaiowá, e os terena, aruak.

Lá foram trabalhadas questões que os/as próprios jovens e crianças traziam. Os problemas trazidos, que não variaram muito no período, eram em sua grande maioria o abandono que sentiam de suas famílias, o conflito intergeracional, a falta de perspectiva em relação ao futuro, a falta de trabalho, o preconceito que sofriam dentro e fora da RID. Isso repercutia em qualquer relacionamento que tentavam manter, não conseguiam manter vínculos que perdurassem, acabando em violências em sua grande maioria.

A violência era uma marca dessa comunicação social que estabelecia no que se referia a família, amigos/as e relacionamentos amorosos; já a efemeridade psiquiátrica (depressão, dependência química etc.) era uma marca, que acreditou-se ser um dos sintomas da falta de perspectiva de futuro. Tudo se resumia no aqui e agora. Vivendo na liminaridade, arriscam tudo para poderem pertencer a algum grupo/lugar com o intuito de ter um vínculo mais estável, o que incluía também vincular-se a igrejas evangélicas. Não são muitos trabalhos que analisam as causas do suicídio indígena entre os jovens, e aqueles que o fazem atribuem as causas à consequência fundamental da falta de terra e à perda da tradição.

Segundo o estudo, o eu "estar no mundo" e suas dores d'alma, as expectativas e suas frustrações e os preconceitos que sofriam eram alguns dos vários fatores, os quais dependem da conjuntura de cada momento histórico, não existindo uma única causa para o suicídio. De acordo com os autores, "os principais sintomas do suicídio são: tristeza, isolamento social, abandono, visões, chamamentos, medo." (p. 311)

Para exemplificar, citamos o depoimento de uma agente de saúde (julho/2018): "Eles começam a ficar diferentes, se isolam dos outros, colocam em suas cabeças que é excluído da família, ou nem falam... só o guardam para si mesmos por falta de confiança de se abrir para confessar sobre o que está acontecendo, onde acabam morrendo calados" (p. 312)[9].

O sentido de comunidade que estrutura a cultura indígena vem sofrendo um grande processo de individualização, gerando um intenso sentimento de "fora de lugar", de não pertencimento a lugar algum, a cultura alguma, a grupo algum.

O sentimento de não pertencimento perpassa todos os âmbitos da vida desses jovens, pois, não sendo aceitos pela família, passam a formar/frequentar as "gangues". A falta de alternativa de vida os leva quase que necessariamente para o caminho das drogas ilícitas e do álcool, e em vários depoimentos desses jovens é comentado que o trabalho é extenuante, sentindo muito a falta da família e de amigos, havendo então a necessidade de algo para poder esquecer a realidade. O alto consumo de drogas tem um papel importantíssimo na relação desses jovens e no alto índice de violência entre eles/as, na hetero ou autoagressividade. "Sem uma possibilidade de futuro próximo eles passam a viver o dia a dia, jamais conjugando o verbo no futuro longínquo, pois o passado carrega um presente/passado pleno de dificuldades, impedimentos e traumas, deixando quase nenhuma alternativa de esperança" (p. 312)[9].

Vinheta 3: A noiva feliz – a vergonha mortífera

Entre os escritos de Marx, há um documento "Peuchet: vom Selbstmord", de 1846, peça composta de passagens traduzidas para o alemão de *Du suicide et des ses causes*, um capítulo de memórias de Jacques Peuchet. Nele, constam vários casos descritos, mas vamos resumir um deles: em 1816, a filha de um alfaiate foi prometida em casamento a um jovem de bons costumes.

Chegara a época do casamento e na noite anterior ao dia de comparecerem à municipalidade, a jovem e seus pais estavam indo jantar com a família do noivo, quando seus pais precisaram retornar por um incidente, mas a noiva recebeu a permissão de seus pais para ir acompanhada de sua sogra. O jantar foi muito agradável, bebeu-se, cantou-se, comemorou-se e as alegrias de um bom matrimônio foram vivamente comentadas e muito tarde da noite ainda encontravam-se à mesa; mais tarde, os enamorados se reencontraram no escuro, depois que as luzes se apagaram.

A jovem moça retornou somente na manhã seguinte para a casa dos pais e após terem percebido a chegada da filha, os pais irromperam furiosamente e cobriram-na com os mais vergonhosos nomes e impropérios, sendo testemunhada por toda vizinhança o julgamento dela a golpes de xingamentos. Mesmo tentando garantir-lhes que tudo seria reparado, sua dor não conseguiu desarmar o casal. O sentimento de tamanha vergonha provocado por essa cena abjeta levou a menina à decisão de pôr um fim à própria vida, atravessando a multidão que vociferava e a insultava, jogando-se nas águas do Sena (p. 29-33)[10].

Vinheta 4: O acadêmico melancólico – a possibilidade de abertura da vida em uma doninha

Um acadêmico, Bruno Brandt†, da Suíça, de 48 anos, com histórico de mais de uma internação psiquiátrica, estava em regime de semi-internação, quando um dia abusou deliberadamente dessa liberdade com a intenção de se enforcar com os suspensórios na floresta. No decorrer de seus preparativos, ele de repente viu uma doninha‡, ou animal semelhante, farejando a folhagem. Em seguida, ele disse a si mesmo: você nunca viu uma doninha antes, dê-se um tempo (sinal de que a depressão já não era muito profunda, de acordo com Binswanger). Depois de observar cuidadosamente o animalzinho por cerca de dez minutos, ele "notou" que a intenção suicida havia evaporado. Ele recuperou os suspensórios já pendurados em um galho, se vestiu e voltou para a clínica (p.59-60)[11].

† Heterônimo dado por L. Binswanger ao paciente.

‡ O nome doninha pode-se referir a vários pequenos mamíferos carnívoros das famílias dos mustelídeos e dos mefitídeos; são conhecidos como furão, ou mustela.

Vinheta 5: O caso Ellen West — a insatisfação existencial

Um dos casos mais famosos da fenomenologia é o de Ellen West, uma paciente com esquizofrenia, publicado por Ludwig Binswanger em 1944[12].

Tratava-se de uma moça rica de origem judia que desde pequena era vista como estranha e teimosa. Nos estudos, era extremamente obsessiva e queria ser a primeira em tudo. Na juventude, começou a ter problemas alimentares que a acompanhariam durante toda vida adulta; estava sempre insatisfeita com seu corpo e queria emagrecer; para isso usava laxativos e fazia restrições alimentares severas. Passava por períodos depressivos recorrentes, tendo apenas breves momentos de estabilidade do humor. Não se sentia realizada com sua vida pessoal ou profissional apesar de ter tentado algumas ocupações e ter tido um casamento "normal".

Com o passar dos anos, a sua existência se tornou cada vez mais empobrecida, sendo tomada pelos sintomas psiquiátricos. Deixou de ter projetos futuros como chegou a ter na juventude. Recorrentemente flertava com a morte e tivera diversas tentativas de suicídio, sendo que a última delas, com 30 e poucos anos, a levou à internação no hospital psiquiátrico de Binswanger. Após passar algum tempo internada, ele faz o diagnóstico de esquizofrenia, dado a tamanha restrição do seu mundo vivencial ocasionada pela doença. Dada a inexorabilidade da esquizofrenia, Binswanger estava convencido de que não havia mais nenhum tratamento que pudesse oferecer e lhe deu alta. Após a alta, Ellen ficou bem como não estava há anos, parecia leve e feliz, comeu bem e passeou com seu marido; 3 dias depois ela tomou uma dose letal de veneno e morreu. Seu corpo tinha uma expressão sorridente[12].

Vinheta 6: A senhora borderline – a perda de suas estruturas

Uma mulher de 45 anos, portadora do transtorno de personalidade *borderline*, contava que teve uma infância difícil e que seus pais lhe obrigavam a fazer tarefas domésticas pesadas desde cedo, que fora abusada sexualmente pelo pai e que não se sentia amada pela mãe, que frequentemente era cruel com ela. Quando jovem, trabalhou como secretária, porém tinha recorrentes problemas de relacionamento com os colegas e o chefe. Casou-se cedo com um homem mais velho, com quem teve dois filhos.

Alguns anos depois o marido a deixou, dizendo que estava cansado de ser seu enfermeiro. Teve queda de seu status social, passando a viver de pensão do marido e de uma aposentadoria por invalidez, pela qual brigava na justiça para torná-la definitiva. Não via perspectiva em encontrar um emprego. Passou a fazer tratamento psiquiátrico, usando diversos medicamentos, porém, com pouca melhora, tendo sido internada diversas vezes por ideação suicida.

Sua vida passou a se resumir em ir às consultas médicas semanalmente. Não saía de casa, achava que os vizinhos estavam sempre a observando e julgando e que a odiavam, pois tinha se desentendido com alguns deles no passado. Ressentia-se do filho adolescente, que pouco saía do quarto e pouco falava com ela. Foi internada pela última vez quando o filho fez 18 anos; naquele momento também tivera a renovação de sua aposentadoria por invalidez negada pelo INSS. Alguns dias depois de ter alta, pediu para o filho ir comprar cigarros e pulou da janela de seu apartamento.

ANÁLISE FENOMENOLÓGICA

Analisaremos agora, sob o ponto de vista fenomenológico, as experiências de ideação suicida – concretizada ou não – a partir da estrutura temporoespacial e intersubjetiva que subjaz aos casos apresentados.

Afinal, o que pode haver em comum entre essas histórias tão distintas em suas biografias, culturas e momentos históricos? Em todos esses casos um fenômeno parece comum: não ver a possibilidade de saída da realidade presente, a qual é insustentável para o sujeito.

Pudemos ver motivos absolutamente distintos entre elas: na vinheta 1, a ideia de uma possível frustração dos pais pelo rapaz, por este não corresponder ao que se imaginava ser a expectativa de seus genitores em relação a ele, seria insuportável de ser encarada e sustentada, uma vez que a formatura, momento que selaria por uma cerimônia o fechamento simbólico de um ciclo, de metas atingidas, de etapa cumprida, talvez fosse tomada como um grande engodo perante os pais, familiares e amigos de Ryan. Assim, supostamente, a possibilidade do sentimento de vergonha gerada pela decepção após a verdade vinda à tona àquelas figuras de amor e autoridade seria insuportável. Preferiu-se a morte.

Na vinheta 2, aquelas crianças e jovens indígenas, de uma geração em que se faltam "chãos" – faltam-lhes a terra, a relação de pertencimento a ela e tudo o que isso significa em uma cultura em que o coletivo e a relação com a natureza, com as histórias de seus antepassados, com seus ritos e costumes, com suas línguas, com suas vestimentas e adereços corporais, com a relação direta com a "mãe terra" e tudo que ela fornece, são rompidos e corrompidos. O resultado de um processo de "desaculturamento" e desapropriação da terra tem como etapa intermediária e importantíssima o genocídio e o suicídio cultural antes de se chegar propriamente ao suicídio individual.

A quebra dessas relações familiares, coletivas e com o meio deságua em um presente que talvez seja válido de ser vivido se sob alterações da consciência resultantes não mais pelo uso de ervas e de músicas rítmicas por tambores guiadas pelos espíritos da floresta, mas pelo álcool e pelas demais substâncias criadas e processadas pela cultura branca, muitas delas produzidas em laboratórios brancos, gelados e assépticos; ou até mesmo o abandono de crenças nativas pelos cultos de um Deus que algumas das igrejas da cultura branca dizem ser do "demônio".

A violência é chave para aqueles que também optam por permanecerem vivos nessa realidade e terem uma sensação um pouco maior de pertencimento a um grupo em uma tentativa de saída do isolamento e da solidão psíquica: as gangues estão lá para os receberem de "braços abertos". Para muitos deles, a crueza da realidade e a ausência de qualquer perspectiva de futuro, de possibilidade de mudança, de abertura para um futuro de outras e melhores escolhas são tidas como inexistentes. Muitos preferem a morte.

A vinheta 3, inserida em um contexto de conflito clássico e histórico marcado pela misogenia e pelo tolhimento da liberdade das mulheres, inclusive sexual, traz a história de uma moça que desobedece às normas de seus pais e de uma sociedade a qual proíbe qualquer ideia que remeta à experiência sexual feminina antes do que seria tido como "autorizado", ou seja, somente após o casamento. Ela recebeu não somente insultos e aviltamentos em praça pública, como teve possivelmente todos os seus sonhos quebrados, uma vez que o respeito público e o matrimônio, com toda possibilidade de felicidade e até como única maneira para uma mulher viver em condições mínimas que este trazia, foram postos em xeque, restando-lhe talvez somente uma vida de humilhação. Preferiu-se a morte.

A vinheta 4 nos traz um caso de um "quase" suicídio por um homem melancólico.

Tatossian (1979/2006)[13] descreve a depressão melancólica como "uma experiência de emurchecimento e de definhamento do vivido, da perda do 'frescor'" (p. 113), tendo todas as suas esferas da vida tomadas por esse humor melancólico. Nessa psicopatologia, "as tentativas ou ideações suicidas, (...) relacionam-se com a solidão absoluta e atribuem ao fenômeno do morrer uma significação específica, aquela da sensação de já se estar morto" (p.180)[14], levando um isolamento do sujeito em si mesmo. Assim, "o deprimido renuncia a qualquer ajuda inter-humana e se consagra a uma queixa solitária e repetitiva, encontrando ainda mais em si os recursos de um ato último, o suicídio" (p. 121)[15].

Dessa maneira, "ao perder a comunicação vital com o mundo" (p. 119)[15], e portanto ao isolamento existencial, tal experiência melancólica pode resultar no aniquilamento de si mesmo, ou melhor, de seu corpo-objeto (corpo este que deixa de ter a função de veículo, instrumento, que aparece à consciência de forma fluida e "transparente", passando a ser um anteparo, pesado e opaco à consciência), sendo a única saída para uma possibilidade de vida, sem tal sofrimento existencial dilacerador. Nessa mesma direção, Dutra[16] afirma que: "A morte surge como saída do sofrimento. A morte é a alternativa para calar a dor. A morte pode ser a alternativa para a solidão existencial que dilacera a vida." (p. 102); e Souza e Moreira[14] afirmam que: "(...) na experiência melancólica, para além da tentativa de aniquilar o sofrimento, o suicídio surge como a última possibilidade de vida." (p.182).

Assim, o acadêmico, com tal quadro psicopatológico e vivendo o que é próprio dessa afecção, tinha uma perda de abertura ao futuro, sem a possibilidade de sua existência ou se o existia, corresponderia a um cenário de ruína, existindo falha na articulação da harmonia da estrutura temporal, levando a uma atrofia protentiva§ e a ter a morte como condição monotemática.

Depois, Bruno Brandt vai à floresta decidido que só a morte lhe restaria. De forma muito interessante e didática, nesse caso, a partir da visão surpreendida de uma doninha, o acadêmico retomou em suas memórias e percebeu nunca antes ter visto qualquer animal assim (um exercício retentivo), o que talvez lhe gerou a possibilidade de pensar quantas coisas ainda não havia visto e vivido. Durante o preparo do seu leito de morte, Bruno foi inesperadamente surpreendido por tal pequeno animal, o que o fez reconhecer uma vivência que poderia representar muitas outras que estaria abdicando e deixando de experimentar, caso decidisse pelo fim de sua vida naquele momento. Nesse instante, por meio da possibilidade de novas experiências (e Binswanger faz um adendo de que o pacien-

§ Breve explicação da estrutura temporal fundamental: A mera sucessão de momentos conscientes, como tal, não poderia estabelecer a experiência de continuidade. É apenas quando esses momentos se relacionam mutuamente em uma intenção direcionada para a frente e para trás que a sequência de experiências é integrada em um processo unificado. Husserl chamou isso de síntese de protensão (antecipação indeterminada do que ainda está por vir), apresentação (impressão primária ou momentânea) e retenção (reter o que acabou de ser experimentado à medida que se esvai). Isso pode ser ilustrado com uma melodia ou uma frase falada: Ouvimos os tons atuais (apresentação), mas ao mesmo tempo ainda estamos cientes dos tons que acabamos de ouvir (retenção) e esperamos vagamente a continuação da melodia (protensão). Consequentemente, o que é percebido não é uma sequência de tons discretos, mas um processo dinâmico e auto-organizado que integra os tons ouvidos para criar uma melodia. Para usar a terminologia de Husserl, esta é uma síntese "passiva", ou seja, uma síntese automática, não uma realizada ativamente pelo sujeito. Ele fornece a base para o que Merleau-Ponty mais tarde chamou de "arco intencional" de atividade dirigida, ou seja, para as formas temporais predominantes por meio das quais nossa apreensão (por exemplo, de uma melodia) e ação (por exemplo, falar uma frase) ocorrem (Fuchs, 2010, p. 3, tradução livre)[17].

te já se encontrava em processo de convalescença para que isso fosse possível), existiu uma "retomada protentiva", uma abertura ao futuro e, assim, também, do presente.

A partir da vinheta 5, podemos explorar algo importante em relação ao tempo. Vivemos sempre no presente, no entanto ele está firmemente articulado com o passado e o futuro; além disso, estamos permanentemente nos atualizando no presente, "deixando para trás" o passado, que vai sedimentando nossos conjuntos de experiências – o que embasa e dá estabilidade a esse presente –, e o futuro é uma projeção da consciência em direção a qual avançamos¶.

Segundo a análise de Binswanger, Ellen teria o diagnóstico de esquizofrenia, transtorno no qual a articulação temporal é rompida. O esquizofrênico perde a articulação com o futuro e fica paralisado no presente. É incapaz de apoiar seu presente no passado, de se atualizar temporalmente e de se projetar no futuro, ficando assim fixado em um presente estereotipado, repetitivo, inautêntico, sempre com o mesmo discurso, ficando fixado no mesmo delírio. Tal incapacidade de se temporalizar levou Minkowski a escrever que após breve interação com um paciente esquizofrênico tinha-se uma sensação de já se "saber tudo sobre ele"[2].

A falha estrutural esquizofrênica fez com que Ellen, presa no presente, tivesse uma vida oca, vazia, uma existência inautêntica escravizada pelos sintomas da doença. Para Binswanger, o suicídio aparece como uma escolha em recusar uma vida que não é genuinamente vivida. Um sopro de autenticidade em sua vida inautêntica. E, por isso, ao premeditar sua morte, fez uma "festa de despedida", já que morrer era sua libertação[12].

Já na vinheta 6, a ausência de identidade e projetos (pessoais e profissionais) deixava a sua vida esvaziada, resumindo-se a consultas médicas. Quando as únicas amarras que ainda lhe davam pequenas perspectivas e necessidades de futuro (filho menor de idade, aposentadoria definitiva) se romperam, optou por se matar.

Como afirma Fuchs[17], a temporalidade presentificada e fragmentada é típica dos casos *borderline*. A temporalidade fragmentada leva a uma narrativa de *self* também fragmentada, ou seja, a uma identidade vazia. A depressão do paciente *borderline* é uma depressão vazia caracterizada por sentimentos permanentes de medo e abandono. A disforia fragmenta a experiência de si e de outros e contribui para o sentimento doloroso de incoerência e vazio interior: segundo Stanghellini[20], "na atmosfera confusa de seu humor disfórico, o paciente *borderline* sente seu próprio *self* como turvo e vago, sente-se desprovido de uma identidade definida, é incapaz de envolver-se de maneira constante em um projeto de vida ou em algum papel social, a raiva aparece, então, como uma forma de restaurar a coesão do *self*, dissipando a atmosfera confusa da disforia e formando uma imagem do outro mais nítida, embora representando-o como objeto ameaçador... a raiva tende a preservar e manter uma coesão precária do *self*; descarregar a raiva é, portanto, uma forma de sentir-se vivo e afirmar o próprio direito de existir como uma pessoa única"[21].

Assim, vimos que não há causas para se pôr fim à vida, mas sim motivos (p.160)[4], e que o desespero, a angústia, a falta de abertura para um futuro possível, melhor e "vivível", diante de um presente terrível e insuportável, seja em um contexto psicopatológico ou não, advêm de uma experiência em que a temporalidade é vivida de maneira presentificada, seja com uma invasão do passado nesse presente (seja pela ideia de culpa, remorso), com um futuro possível inexistente ou por um "estilhaçamento" temporal (como no caso da paciente esquizofrênica).

¶ Vide nota de rodapé anterior.

Além disso, em relação à espacialidade, pode-se dizer que há restrição, pois não há caminhos possíveis, não há para onde "correr", a pessoa se encontra em um "beco sem saída", está encurralada ou à deriva, sem qualquer possibilidade de resgate diante de um mar de tormenta.

Já no campo da intersubjetividade, há uma fratura ou abalo do elo com o outro (não somente no sentido de uma psicose esquizofrênica ou da melancolia, em que isso é possível por vias patológicas) e com o mundo, o que gera um sentimento oposto de integração, compartilhamento e comunidade, desembocando na vivência de solidão, de isolamento, de se estar sozinho, de ser incompreendido. Muitas vezes, essas pessoas relatam o silêncio e não se falar sobre o que está acontecendo ou sentindo – ainda que muitas vezes seja o que essas pessoas mais querem, a fim de serem acolhidas e poderem ter um diálogo com o outro sobre sua dor e o sofrimento por ela gerado.

CONSIDERAÇÕES FINAIS

Por meio das vinhetas clínicas e das análises feitas a partir delas, concluímos não ser possível compreender o suicídio ou desejo de morrer sem relacionar tal biografia com o contexto inserido. Assim, utilizando o conceito de Heidegger de Dasein, sendo o eu e o mundo indissociáveis[22], cabe a nós compreendermos em qual contexto histórico, social e cultural tal biografia se relaciona e, por fim, nos despirmos ao máximo de pré-julgamentos, exercendo uma atitude clínica fenomenológica para,, então poder escutar aquele que porventura decida nos procurar.

Entendemos também que o suicídio é a concretização de uma consciência que perdeu a perspectiva de futuro, seu lugar no mundo e a conexão vital com o outro em sua relação dialética com o mundo.

Além disso, é curioso analisarmos como muitas vezes a ideia da morte, na verdade, é um grande paradoxo com a ideia de vida, pois o ato de querer pôr fim à vida nos remete imediatamente à vida e à morte[23]. Muitos daqueles que escolhem colocar um ponto final em suas biografias têm a morte como última possibilidade de escolha diante de uma vida sem condições de ser vivida por eles, sendo uma "morte em vida", pois o que de fato se deseja, muitas vezes, é uma "vida em vida", uma possibilidade de uma "doninha em seu percurso", havendo assim a "chance de temporalização contínua" do Dasein, como Binswanger explica (p.63)[11].

Em outras palavras, retomando as pungentes e agudas palavras de Milton Nascimento na canção *Travessia*, uma vida sem clareza das possibilidades de caminhos, sem sequer haver a chance de vislumbrar um futuro melhor ["fez-se noite em meu viver"; "(...) como posso sonhar"; "sonho feito de brisas"], tomada por uma exaustão, um esgotamento da penosa tarefa do viver e de sua realidade ["forte sou mas não tem jeito, hoje tenho que chorar"; "meu caminho é de pedras, como posso sonhar"], por um não reconhecimento de si ou por um exílio em si da relação com o outro ["minha casa não é minha, nem é meu este lugar", "estou só e não resisto"], pode levar à "travessia", sendo a morte um último ato de liberdade, de retomada de autenticidade de uma vida inautêntica, de uma autoria ativa de uma vida estilhaçada, colocando um ponto final em tamanho sofrimento ["(...) hoje eu tenho que chorar"; "(...) muito tenho para falar"; "(...) já não quero parar"; "(...) vento vem terminar"; "vou fechar o meu pranto, vou querer me matar"]. Porém, a travessia pode também se dar como atravessamento de um caminho a outro, em que esses "sonhos feitos de brisa" o levam para algum possível lugar, em uma chance de abertura protentiva ao porvir, no qual o que outrora se esgotava em um ponto final passa a ter espaços abertos em interrogações.

REFERÊNCIAS BIBLIOGRÁFICAS

1. Ponty M. A fenomenologia da percepção. São Paulo: Martins Fontes (original publicado em 1945), 1999.
2. Minkowski E. Le temps Vecu. Paris, France: Presses Universitaires de France (original de 1933), 2013.
3. Feijoo AMLC. Suicídio: uma compreensão sob a ótica da psicologia existencial. Arqu Bras Psicol. 2019;71(1):158-73.
4. Minois G. História do suicídio: A sociedade ocidental perante a morte voluntária. Trad. Fernando Santos. São Paulo: Editora Unesp, 1995/2018.
5. Guimarães J. Suicídio mítico: uma luz sobre a antiguidade clássica. Coimbra: Centro de Estudos Clássicos e Humanísticos, 2011.
6. Barbagli M. O suicídio no Ocidente e no Oriente. Trad. Frederico Carotti. Petrópolis: Vozes, 2019.
7. World Health Organization (WHO). 2014. Preventing suicide: a global imperative. WHO Library Cataloguing-in-Publication Data. Disponível em: https://www.who.int/mental_health/suicide-prevention/world_report_2014/en/. Acesso em: 13 Mar. 2021.
8. World Health Organization (WHO). 2018 Live life: Preventing suicide. Department of Mental Health and Substance Abuse, World Health Organization. CC BY-NC-SA 3.0 IGO. Disponível em: https://www.who.int/publications/i/item/live-life-preventing-suicide. Acesso em: 13 mar. 2021.
9. Alcantara MLB, Moure W, Trajber Z, Machado IR, Ação dos Jovens Indígenas de Dourados-MS, EJ. A percepção do suicídio como inseparável das outras formas de violência segundo os/as jovens indígenas: um estudo de caso da Reserva Indígena de Dourados. Rev Medicina. 2020;99(3):305-18.
10. Marx K. Sobre o suicídio. São Paulo: Boitempo, 2006.
11. Binswanger L. Mélancolie et manie. Paris, France: Presses Universitaires de France, 1987.
12. Binswanger L. Le cas Ellen West. Veysset P. (tradução) Paris: Gallimard (original publicado em 1957), 2016.
13. Tatossian A. A fenomenologia das psicoses. São Paulo: Escuta (originalmente publicado em 1979), 2006.
14. Souza C, Moreira V. Tristeza, depressão e suicídio melancólico: a relação com o Outro. Arqu Bras Psicol. 2018;70(2):173-85.
15. Tatossian A. Depressão, vivido depressivo e orientação terapêutica. In: Tatossian A, Moreira V. Clínica do Lebenswelt: Psicoterapia e psicopatologia fenomenológica. São Paulo: Escuta (originalmente publicado em 1983), 2012. p.109-28.
16. Dutra E. Compreensão de tentativas de suicídio de jovens sob o enfoque da abordagem centrada na pessoa (tese). São Paulo: Universidade de São Paulo, 2000.
17. Fuchs T. Temporality and psychopatology. Phenomenology and the Cognitive Sciences, Berlin: Springer, 2010;12(1):1-30.
18. Fuchs T. Fragmented selves: temporality and identity in borderline personality disorder. Psycopathology. 2007;40(6):379-87.
19. Schlimme JE. Sense of self-determination and the suicidal experience. A phenomenological approach. Medicine, Health Care, and Philosophy. 2013;16(2): 211-23.
20. Stanghellini G, Rosfort R. International perspectives in philosophy and psychiatry.Emotions and personhood: Exploring fragility: making sense of vulnerability. Oxford University Press, 2013. https://doi.org/10.1093/med/9780199660575.001.0001
21. Pieri G, Castellana G. Transtorno de personalidade borderline ou transtorno afetivo bipolar? Contribuições da Psicopatologia Fenomenológica para o diagnóstico diferencial. Revista Psicopatologia Fenomenológica Contemporânea. 2016;5:145-59.
22. Heidegger M. Ser e tempo. 10.ed. Petrópolis: Vozes, 2015.
23. Camus A. O mito de Sísifo. Roitman A, Watch P (trads.). Rio de Janeiro: Record (original publicado em 1942), 2008.
24. Dutra E. Suicídio de universitários: o vazio existencial de jovens na contemporaneidade. Estudos e Pesquisas em Psicologia. 2012;12(3):924-37.
25. Feijoo AMLC, Protasio MM, SantÁnna GS. Desespero e sofrimento no discurso de pessoas que pensam em tirar a própria vida: Uma análise existencial. Rev Pesquisa Qualitativa. 2018;6(11):328-350.
26. Oliveira CS, Neto FL. Suicídio entre povos indígenas: um panorama estatístico brasileiro. Rev Psiquiatria Clín. 2003;30(1):4-10.
27. Maltsberger JT. The descent into suicide. Int J Psychoanalysis. 2004;85(3):653-68.
28. Pompili M. Exploring the phenomenology of suicide. Suicide & Life-threatening Behavior. 2010; 40(3):234-44.

24

Abordagens farmacológicas no comportamento suicida

Alexandre Jack Dwan
Mauro Shigueharu Oide Junior

PONTOS-CHAVE

- Os medicamentos utilizados em psiquiatria podem ser úteis na redução do risco de suicídio tanto no curto quanto no longo prazo.
- Lítio em transtornos do humor e clozapina em esquizofrenia são tratamentos que, além da melhora de sintomas específicos, estão mais associados à redução do risco de suicídio.
- O uso de cetamina em psiquiatria tem trazido resultados encorajadores e permitido a exploração de um campo novo de pesquisa, possibilitando o entendimento mais amplo de processos fisiológicos e suas possíveis correlações com sintomas.

INTRODUÇÃO

O comportamento suicida é entendido como resultado da confluência de fatores genéticos, psicológicos, ambientais e situacionais, que levam ao suicídio aproximadamente um milhão de pessoas a cada ano. Desse total, estima-se que 90% sejam portadoras de algum transtorno mental passível de ser diagnosticado. Com uma associação dessa magnitude, o tratamento psiquiátrico apropriado não significa apenas o alívio de sintomas, mas também a prevenção do suicídio[1,2].

Neste capítulo, abordaremos o papel dos fármacos no suicídio. Atualmente, os antidepressivos, o carbonato de lítio e a cetamina são as medicações mais estudadas no tratamento de pessoas com transtornos de humor e ideação suicida. Também será ressaltado o papel dos antipsicóticos na prevenção do suicídio em pacientes com esquizofrenia.

Os mecanismos pelos quais tais medicações agem ainda não estão plenamente elucidados, mas este texto visa apresentar as principais evidências conhecidas até o momento.

FARMACOTERAPIA NOS TRANSTORNOS DO HUMOR

Dentre os diagnósticos psiquiátricos, os transtornos do humor são os mais associados ao aumento do risco de suicídio. Tanto a depressão unipolar quanto o transtorno afetivo bipolar se beneficiam de tratamento em longo prazo, tendo a medicação um papel muito importante na evolução favorável dos casos[3].

Em um estudo suíço que acompanhou 406 pacientes com transtornos do humor por 44 anos, pode-se observar que a taxa de suicídio foi mais elevada em pacientes com depressão unipolar, cerca de 17,5%, enquanto nos bipolares a taxa foi de 10,2%. O estudo mostrou diminuição na porcentagem de suicídios no grupo que recebeu tratamento medicamentoso de longo prazo, comparado ao grupo não tratado. Mesmo o grupo com medicação sendo associado aos quadros mais graves, tanto os antidepressivos quanto o lítio e os antipsicóticos apresentaram benefícios em longo prazo[3].

Revisões de literatura mais recentes mostram que a farmacoterapia com antidepressivos em adultos está associada com redução do risco de suicídio e que a introdução da medicação não é acompanhada de aumento nesse risco. Na população acima de 75 anos, há benefícios na redução de tentativas de suicídio e de suicídios consumados. Em crianças e adolescentes, o início da terapia pode aumentar os pensamentos suicidas, sendo recomendável cautela. Todavia, pelo fato de haver aumento do risco de suicídio em pacientes com depressão não tratada e por não haver evidência de aumento do risco ao longo do tratamento com a medicação, a possibilidade de sintomas iniciais não deve impedir o uso de inibidores seletivos de recaptação de serotonina (ISRS) em menores[4].

O EFEITO DO LÍTIO NOS TRANSTORNOS DE HUMOR E NA POPULAÇÃO

O lítio apresenta benefícios tanto no transtorno afetivo bipolar quanto no unipolar e, possivelmente, efeitos populacionais independentemente de transtornos. Diversos estudos recentes têm mostrado que existe uma correlação inversa entre os níveis de concentração de lítio na água e a taxa de mortalidade por suicídio da população das regiões estudadas[5,6].

Um grande estudo recente realizado no Japão avaliou a concentração de lítio na água de 808 cidades japonesas e o correlacionou com os índices de mortalidade por suicídio nos períodos de 2010 a 2016. Os dados foram ajustados para os principais fatores da população que poderiam influenciar o resultado: proporção de população idosa, proporção de pessoas que moram sozinhas, proporção de pessoas que trabalham em indústria primária, índice de desempregados, taxa anual de casamento, temperatura média e tempo total de iluminação solar da região. Após análise estatística, pode-se observar uma relação inversa entre concentração de lítio na água e taxa de mortalidade por suicídio em homens, mas não em mulheres[7].

As informações acumuladas acerca desse tema ainda levam a conclusões divergentes na literatura: existem estudos que mostram efeito protetivo em homens, outros em mulheres e outros, ainda, que veem benefício para ambos ou para nenhum dos dois grupos[4,7].

Cabe ressaltar que a quantidade de lítio encontrada na água potável é muito menor que a dose com finalidade terapêutica utilizada nos tratamentos psiquiátricos. A concentração média do lítio na água na maior parte dos estudos é próxima de 0,01 mg/mL, ou seja, seriam necessários milhares de litros de água para se chegar na dose de 300 mg de lítio contida em um comprimido padrão de carbonato de lítio[5].

A neurobiologia por trás desse possível fator protetor é parcialmente conhecida. Alguns autores atribuem a redução das taxas de suicídio ao efeito de diminuição da agressividade e impulsividade associado ao uso do lítio[4], que pode ser secundário à diminuição dos níveis de testosterona provocada pela substância[8], ou pelo efeito positivo sobre o funcionamento do sistema serotonérgico central[9]. Outros estudos recentes têm mostrado, também, um efeito estimulador de neurogênese[5].

Em contraste com estudos abrangendo a população geral, estudos com pacientes psiquiátricos mostram benefícios significativos. Apesar das limitações metodológicas, alguns trabalhos apontam para a diminuição de suicídios em até cinco vezes (0,793% vs. 0,167% por ano) e de tentativas de suicídio em dez vezes (4,021% vs. 0,407% por ano) na população com transtorno afetivo bipolar[10]. Em estudo prospectivo de 8 anos com 50 mil pacientes, o lítio mostrou uma redução em comportamento suicida de 14%, significativamente menor que sem a medicação, ou em vigência de valproato, sem o lítio[11]. Esse efeito parecer ser maior em longo prazo (a partir de dois anos em tratamento), tendo também uma tendência a diminuir mortes por causas naturais[12].

FARMACOTERAPIA NA ESQUIZOFRENIA

As taxas de suicídio são bastante elevadas em pacientes com esquizofrenia. Cinquenta por cento dos pacientes chegam a tentar suicídio e 10% o concretizam. Em um estudo prospectivo multicêntrico internacional com duração de dois anos que comparou a olanzapina e a clozapina, foi observado desfecho melhor com a clozapina: menos tentativas e menos suicídios. Todavia, a quantidade de pacientes avaliada foi pequena, havendo três suicídios no grupo da clozapina e cinco no grupo da olanzapina[13].

Em pacientes com esquizofrenia refratária, a mortalidade é duas vezes maior no grupo não tratado com clozapina comparado com o tratado com clozapina, associado a maior incidência de autoagressões com outros antipsicóticos que não sejam a clozapina. Nota-se também o aumento da mortalidade após a cessação da clozapina[14].

Por conta desse efeito, a Associação Psiquiátrica Americana recomenda que pacientes com esquizofrenia que mantenham autoagressão ou comportamento suicida, mesmo em tratamento adequado para outros sintomas, sejam tratados com clozapina[15].

O mecanismo dessa proteção não está claro, mas não parece estar relacionado a um efeito superior da clozapina no controle da psicose. Alguns autores defendem um efeito antidepressivo da clozapina, enquanto outros sugerem que a autoagressão e o suicídio sejam um domínio a parte, independentes da depressão ou psicose[13].

Alguns trabalhos mostram os antecedentes de transtorno depressivo e tentativas prévias de suicídio como os principais fatores preditores de suicídio e que a consciência do próprio transtorno não seria um fator preditor[16].

CETAMINA NA IDEAÇÃO SUICIDA

A cetamina é bloqueadora dose-dependente de receptores N-metil D-aspartato (RNMDA), um receptor de glutamato ionotrópico que permite a passagem de cátions e tem papel essencial como mediador na plasticidade sináptica. Estudos em roedores mostram que, apesar de ser bloqueadora do RNMDA, a cetamina provoca um aumento transitório nos níveis de glutamato extracelular quando utilizada em doses subanestésicas[17]. Isso sugere que ela pode ser capaz de promover formação de sinapses dependente de atividade glutamatérgica, promovendo melhora da atrofia dendrítica e diminuição da densidade de sinapses no hipocampo e no córtex pré-frontal medial, conhecidamente afetada nos estados de depressão e estresse crônico[18].

A cetamina em baixas doses ativa a via de sinalização da proteína-alvo da rapamicina (do inglês, mTOR), uma molécula que participa da síntese proteica à morte celular por meio do efeito inibitório sobre o fator de iniciação eucariótica 4E-BP1, um inibidor da tradução de RNAm[19]. O efeito nas proteínas sinápticas pode ser observado 2 horas após a aplicação da cetamina e tem duração de pelo menos 72 horas, consistente com o início e a manutenção dos efeitos terapêuticos da cetamina em pacientes com depressão[20].

Estudos morfológicos e eletrofisiológicos mostram que uma dose única de cetamina é capaz de aumentar o número e a função sináptica em neurônios piramidais da camada V no córtex pré-frontal medial. Isso inclui aumento de frequência e amplitude da transmissão pós-sináptica excitatória induzida por serotonina e hipocretina[18].

Com a desinibição da síntese proteica, o bloqueio de receptores NMDA e a ativação de mTOR estão associados à liberação de fator neurotrófico derivado do cérebro (do inglês, BDNF) no hipocampo. O efeito do BDNF na plasticidade sináptica e dendrítica é uma possível explicação para o efeito de longa duração da cetamina[21].

Seu efeito antidepressivo e antissuicídio tem possível relação com outros sistemas e neurotransmissores. A cetamina tem um efeito importante na melhora da anedonia, que está bastante relacionado ao sistema de recompensa da dopamina. Estudos em roedores têm mostrado que doses subanestésicas provocam um aumento transitório da dopamina no córtex pré-frontal medial[22,23]. Também há evidência de que, logo após sua infusão, ocorra aumento da concentração extracelular de serotonina no córtex pré-frontal medial de ratos. Esse efeito pode ser bloqueado pela administração do inibidor triptofano hidrolase, que provoca a depleção de serotonina no cérebro[24,25].

Há uma quantidade crescente de estudos clínicos envolvendo a cetamina no tratamento da ideação suicida. Uma metanálise avaliando os efeitos da cetamina em dose única incluindo 167 pacientes verificou redução significativa na pontuação em escalas de avaliação dos itens relacionados ao suicídio em comparação com grupos-controle, desde o primeiro dia após dose, e com remissão da ideação suicida em mais da metade dos casos[26]. Uma revisão de ensaios clínicos encontrou resultados positivos em todos eles, ocorrendo diminuição da ideação suicida em casos variando de transtornos de humor a doenças clínicas como câncer[21], incluindo um estudo com 68 pacientes que avaliou os efeitos da s-cetamina intranasal e verificou uma redução significativa da ideação suicida após 4 horas, sinalizando uma possível intervenção para casos de risco iminente de suicídio[27].

A cetamina de uso oral tem alguma evidência de eficácia no tratamento da depressão, mas os resultados não são rápidos como da forma intravenosa. Além disso, a melhora da ideação suicida não é clara e carece de mais estudos[28].

QUADRO 1 Medicamentos

Medicamento	Nível de evidência	População estudada
Lítio	1a	Transtorno bipolar e depressão unipolar
Clozapina	1a	Esquizofrenia
Cetamina	1a-	Pacientes suicidas
Fluoxetina	1b	Adolescentes com transtorno depressivo
Sertralina	1b	Idosos com transtorno depressivo
Citalopram	1b	Esquizofrenia e transtorno esquizoafetivo

Adaptado de Zalsman, 2016[4].

CONSIDERAÇÕES FINAIS

O suicídio é um tema complexo, que resulta de uma combinação de fatores sociais, ambientais, clínicos, biológicos e psicológicos[29]. Do ponto de vista biológico, a inflamação crônica parece ter íntima relação com o fenômeno, afetando a neuroplasticidade e a fisiologia de diversos neurorreceptores.

O tratamento farmacológico permite a diminuição do risco de suicídio por meio do controle de sintomas dos transtornos mentais no longo prazo, como no caso do lítio. Em situações de urgência, existe a possibilidade de intervenção utilizando-se medicamentos de ação rápida, como a cetamina, cujo efeito pode ocorrer nas primeiras 24 horas e durar até 7 dias[21].

REFERÊNCIAS BIBLIOGRÁFICAS

1. Harris EC, Barraclough B. Suicide as an outcome for mental disorders: a meta-analysis. Br J Psychiatry. 1997;170(3):205-28.
2. Wasserman D, Rihmer Z, Rujescu D, Sarchiapone M, Sokolowski M, Titelman D, et al. The European Psychiatric Association (EPA) guidance on suicide treatment and prevention. Eur Psychiatry. 2012; 27(2):129-41.
3. Angst J, Angst F, Gerber-Werder R, Gamma A. Suicide in 406 mood-disorder patients with and without long-term medication: a 40 to 44 years' follow-up. Arch Suicide Res. 2005;9(3:279-300.
4. Zalsman G, Hawton K, Wasserman D, van Heeringen K, Arensman E, Sarchiapone M, et al. Suicide prevention strategies revisited: 10-year systematic review. The Lancet Psychiatry. 2016;3(7):646-59.
5. Vita A, De Peri L, Sacchetti E. Lithium in drinking water and suicide prevention: a review of the evidence. Int Clin Psychopharmacol. 2015;30(1:1-5.
6. Del Matto L, Muscas M, Murru A, Verdolini N, Anmella G, Fico G, et al. Lithium and suicide prevention in mood disorders and in the general population: a systematic review. Neuroscience & Biobehavioral Reviews. 2020;116:142-53.
7. Kugimiya T, Ishii N, Kohno K, Kanehisa M, Hatano K, Hirakawa H, et al. Lithium in drinking water and suicide prevention: The largest nationwide epidemiological study from Japan. Bipolar Disord. 2020; 23(1):33-40.
8. Sher L. Suicide in men. J Clin Psychiatry. 2015; 76(3):371-2.
9. Hughes JH, Dunne F, Young AH. Effects of acute tryptophan depletion on mood and suicidal ideation in bipolar patients symptomatically stable on lithium. Br J Psychiatry. 2000;177(5):447-51.
10. Baldessarini RJ, Tondo L, Hennen J. Treating the suicidal patient with bipolar disorder: reducing suicide risk with lithium. Ann NY Acad Sciences. 2001; 932(1):24-43.
11. Song J, Sjolander A, Joas E, Bergen SE, Runeson B, Larsson H, et al. Suicidal behavior during lithium and valproate treatment: a within-individual 8-year prospective study of 50,000 patients with bipolar disorder. Am J Psychiatry. 2017;174(8):795-802.
12. Bocchetta A, Fadda D, Satta G, Del Zompo M, Gessa GL, Cocco P. Long-term lithium treatment and survival from external causes including suicide. J Clin Psychopharmacology. 2007;27(5):544-6.
13. Meltzer HY, Alphs L, Green AI, Altamura AC, Anand R, Bertoldi A, et al. Clozapine treatment for suicidality in schizophrenia: international suicide prevention trial (InterSePT). Arch Gen Psychiatry. 2003; 60(1):82-91.
14. Wimberley T, MacCabe JH, Laursen TM, Sorensen HJ, Astrup A, Horsdal HT, et al. Mortality and self-harm in association with clozapine in treatment-resistant schizophrenia. Am J Psychiatry. 2017; 174(10):990-8.
15. Keepers GA, Fochtmann LJ, Anzia JM, Benjamin S, Lyness JM, Mojtabai R, et al. The American psychiatric association practice guideline for the treatment of patients with schizophrenia. Am J Psychiatry. 2020;177(9):868-72.
16. Massons C, Lopez-Morinigo JD, Pousa E, Ruiz A, Ochoa S, Usall J, et al. Insight and suicidality in psychosis: a cross-sectional study. Psychiatry Research. 2017;252:147-53.
17. Chowdhury GM, Zhang J, Thomas M, Banasr M, Ma X, Pittman B, et al. Transiently increased glutamate cycling in rat PFC is associated with rapid onset of antidepressant-like effects. Molecular Psychiatry. 2017;22(1):120-6.
18. Shinohara R, Aghajanian GK, Abdallah CG. Neurobiology of the rapid acting antidepressant effects of ketamine: impact and opportunities. Biological Psychiatry. 2020.
19. Hay N, Sonenberg N. Upstream and downstream of mTOR. Genes & Development. 2004.
20. Li N, Lee B, Liu RJ, Banasr M, Dwyer JM, Iwata M, et al. mTOR-dependent synapse formation underlies the rapid antidepressant effects of NMDA antagonists Science. 2010.
21. Berardis D, Fornaro M, Valchera A, Cavuto M, Perna G, Di Nicola M, et al. Eradicating suicide at its roots: preclinical bases and clinical evidence of the efficacy of ketamine in the treatment of suicidal behaviors. Int J Molecular Sciences. 2018;19(10):2888.

22. Lally N, Nugent AC, Luckenbaugh DA, Ameli R, Roiser JP, Zarate CA, et al. Anti-anhedonic effect of ketamine and its neural correlates in treatment-resistant bipolar depression. Translational Psychiatry. 2014;4(10):e469-e469.
23. Witkin JM, Monn JA, Shcoepp DD, Li X, Overshiner C, Mitchell SN, et al. The rapidly acting antidepressant ketamine and the mGlu2/3 receptor antagonist LY341495 rapidly engage dopaminergic mood circuits. J Pharmacology and Experimental Therapeutics. 2016;358(1):71-82.
24. Pham TH, Defaix C, Xu X, Deng SX, Fabresse N, Alvarez JC, et al. Common neurotransmission recruited in (R, S)-ketamine and (2R, 6R)-hydroxynorketamine–induced sustained antidepressant-like effects. Biological Psychiatry. 2018;84(1):e3-e6.
25. Gigliucci V, O'Dowd G, Casey S, Egan D, Gibney S, Harkin A. Ketamine elicits sustained antidepressant-like activity via a serotonin-dependent mechanism. Psychopharmacology. 2013;228(1):157-66.
26. Wilkinson, Ballard ED, Bloch MH, Mathew SJ, Murrough JW, Feder A, et al. The effect of a single dose of intravenous ketamine on suicidal ideation: systematic review and individual participant data meta-analysis. Am J Psychiatry. 2018:150-8.
27. Canuso CM, Singh JB, Fedgchin M, Alphs L, Lane R, Lim P, et al. Efficacy and safety of intranasal esketamine for the rapid reduction of symptoms of depression and suicidality in patients at imminent risk for suicide: results of a double-blind, randomized, placebo-controlled study. Am J Psychiatry. 2018;175(7):620-30.
28. Rozenblat JD, Carvalho AF, Li M, Lee Y, Subramanieapillai M, McIntyre RS. Oral ketamine for depression: a systematic review. J Clin Psychiatry. 2019;80(3).
29. 29. Turecki G, Brent DA, Gunnell D, O'Connoer RC, Oquendo MA, Pirkis J, et al. Suicide and suicide risk. Nature Reviews Disease Primers. 2019;5(1):74.

25

Suicidalidade associada aos psicofármacos

Analin Ono Baraniuk
Rodolfo Furlan Damiano

PONTOS-CHAVE

- É essencial que o potencial efeito de toxicidade por superdosagem de um medicamento psicotrópico seja avaliado antes de sua prescrição, especialmente quando utilizado em indivíduos com motivação suicida.
- Os antidepressivos inibidores seletivos de recaptação de serotonina (ISRS) são considerados relativamente seguros em casos de superdosagem, com menos toxicidade sistêmica e risco de letalidade, ao serem comparados com as outras classes.
- A superdosagem com antidepressivos tricíclicos tem um maior potencial de levar à morte, podendo ocasionar arritmias graves e rebaixamento do nível de consciência.
- Recomenda-se a monitorização cuidadosa de pacientes que tenham indicação de utilizar antidepressivos, tendo em vista as incertezas frente à possibilidade de aumento do risco de suicídio associado a esse tratamento medicamentoso.
- A clozapina é o único antipsicótico aprovado pelo FDA com efeito antissuicida em indivíduos esquizofrênicos ou com transtorno esquizoafetivo, mas deve-se atentar ao risco de letalidade pela superdosagem em casos de autointoxicação intencional, recomendando-se, então, a administração supervisionada do medicamento em alguns casos.
- Pacientes e familiares devem ser informados sobre a possível associação positiva entre aumento do risco de suicidalidade e uso de fármacos anticrises (fármacos antiepilépticos), embora a taxa e a magnitude sejam baixas.
- O lítio pode exercer um efeito antissuicida, mas é imprescindível a monitorização periódica do paciente, em razão da estreita faixa terapêutica entre a dose efetiva e a toxicidade.
- Na prescrição de benzodiazepínicos e outros hipnóticos, deve-se atentar para o risco de abuso, dependência e potencial aumento na suicidalidade.

INTRODUÇÃO

Com os avanços na área médica, que levam ao progressivo aumento do número de métodos diagnósticos e opções terapêuticas, eleva-se o risco de potenciais danos provocados por uma ação médica, apesar da intenção benéfica. Hipócrates, em torno do ano 430 a.C., propôs aos médicos, no parágrafo 12 do primeiro livro da sua obra *Epidemics:* "Pratique duas coisas ao lidar com as doenças: auxilie ou não prejudique o paciente"[1], refletindo os princípios bioéticos de que o médico deve visar ao benefício do paciente e não causar nenhum dano intencional a ele.

A iatrogenia representa a quinta maior causa de morte no mundo[2] e, no Brasil, pesquisas apontam que cerca de 148 pessoas morrem por dia em razão de erros em hospitais públicos e privados, o que leva a uma taxa anual de aproximadamente 50 mil mortes por esse motivo[3]. Tal taxa pode ser subestimada pelo fato de diversas ações iatrogênicas ambulatoriais não serem computadas, bem como não levarem à morte, mas ameaçarem a vida.

Na prática psiquiátrica, a iatrogenia também representa um sério problema no campo da saúde[4]. Uma das possíveis práticas iatrogênicas é atribuída à falta de comunicação ao paciente sobre os possíveis efeitos adversos associados aos medicamentos, previamente ao seu uso[2]. Cabe ao médico ter o conhecimento dos possíveis efeitos nocivos da terapêutica adotada, a fim de avaliar os riscos e benefícios do tratamento e aumentar a segurança do paciente. E, para que o indivíduo possa consentir o tratamento, é preciso que ele esteja suficientemente informado.

Observa-se que, muitas vezes, há uma preocupação em relação à melhoria dos sintomas psiquiátricos, com pouco foco nos possíveis impactos negativos que o tratamento pode causar[5]. Os medicamentos psicotrópicos podem levar a complicações como parkinsonismo, discinesia tardia, síndrome neuroléptica maligna, síndrome serotoninérgica, alterações cardiovasculares e metabólicas, distúrbios hematológicos, desenvolvimento de dependência, intoxicação e consequências por interações medicamentosas prejudiciais[4-6]. A iatrogenia pode estar relacionada tanto aos medicamentos indicados quanto à falta de acompanhamento e monitoramento adequados do quadro do paciente.

A segurança de uma superdosagem de medicamentos psicotrópicos também é uma questão que deve ser considerada, tendo em vista que medicamentos prescritos para o tratamento de uma condição psiquiátrica podem ser comumente usados para tentativas de suicídio por autointoxicação intencional[7,8]. Dessa forma, é crucial que o potencial efeito de intoxicação por psicofármacos em indivíduos com motivação suicida seja avaliado, com o objetivo de prevenção de um ato letal.

Este capítulo trata do efeito de algumas classes de medicamentos psicotrópicos na suicidalidade (termo referente à ideação e comportamento suicida) de indivíduos que estão em uso dessas medicações, bem como do impacto da superdosagem, com o objetivo de contribuir para que os profissionais de saúde adquiram estratégias de promoção de uso seguro e racional de psicofármacos.

ANTIDEPRESSIVOS

Os antidepressivos são amplamente utilizados, e a escolha da medicação desse grupo de psicofármacos deve ocorrer de forma individualizada, com base no diagnóstico, perfil de sintomas, comorbidades, histórico de boa resposta no passado e uso concomitante de outros medicamentos. Atualmente, os antidepressivos inibidores seletivos da recaptação de serotonina (ISRS) (p. ex.: fluoxetina, sertralina, escitalopram) são considerados os agentes de primeira linha para tratamento de transtorno depressivo maior, em virtude de sua eficácia, maior tolerabilidade de efeitos adversos e por serem considerados relativamente seguros em casos de superdosagem, com menos toxicidade sistêmica e letalidade, quando comparados às outras classes de antidepressivos[9-11].

Estudos têm mostrado que, dentre as diferentes medicações antidepressivas, aquelas com maior potencial de levar à morte por superdosagem são os antidepressivos tricíclicos (p. ex.: amitriptilina, nortriptilina, clomipramina), seguidos dos inibidores da monoaminoxidase (IMAO) e da bupropiona[8,9,12]. A dose excessiva de antidepressivos tricíclicos pode levar a complicações cardiovasculares por cardiotoxicidade, sedação prolongada no sistema nervoso central e depressão respiratória, resultando em uma alta taxa de letalidade[10,12].

O transtorno afetivo bipolar é a condição psiquiátrica com o maior risco de suicídio, com uma taxa de 25 a 50% de indivíduos com essa condição que cometem tentativas de suicídio ao longo de sua trajetória de vida[13]. Há controvérsias sobre o uso de antidepressivos em tratamento de depressão bipolar[14], inclusive pela possibilidade de aumentarem o risco de suicídio nesses indivíduos[13]. Tal questão continua incerta, tendo em vista que as evidências existentes sobre o assunto são inconsistentes e limitadas. Por esse motivo, especialistas sugerem que o uso de antidepressivos nessa população deve ser feito com cautela, avaliando-se cada caso e circunstância individualmente[15].

A preocupação sobre o aumento de suicidalidade induzida por antidepressivos não ocorre somente em casos de indivíduos com transtorno afetivo bipolar. Em 1990, Teicher et al.[16] descreveram o caso de seis pacientes adultos que estavam em episódio depressivo, e que, segundo os pesquisadores, apresentaram ideação suicida após o início de tratamento com fluoxetina. Um ano depois, King et al.[17] publicaram sobre o possível aumento da suicidalidade com o uso de fluoxetina em seis pacientes pediátricos, com base em observações clínicas. Apesar da preocupação já ter surgido em décadas prévias a esses estudos, a partir do início da década de 1990, diversos pesquisadores passaram a buscar evidências científicas para a avaliação desse risco[18].

Em 2004, o Food and Drug Administration (FDA) determinou a necessidade de um alerta em todos os medicamentos antidepressivos distribuídos nos Estados Unidos, sinalizando o potencial aumento do risco de suicídio em crianças e adolescentes tratados com esses agentes[19]. Tal decisão foi tomada com base em um estudo comissionado pelo FDA, que revisou 24 ensaios clínicos randomizados e encontrou uma maior incidência de ideação suicida em crianças e adolescentes que fizeram uso de ISRS, ao serem comparadas com as que receberam placebo, especialmente nas primeiras semanas de início do tratamento[18,20]. Em 2007, o FDA estendeu o alerta do risco para adultos de 18 a 24 anos[21].

Hetrick et al.[22] realizaram uma revisão sistemática com a inclusão de 19 ensaios clínicos randomizados, em que havia o uso de antidepressivos controlados com placebo em crianças e adolescentes, envolvendo um total de 3.335 participantes. Os pesquisadores observaram que houve um risco 58% maior de ideação e comportamento suicida em indivíduos que fizeram uso de antidepressivos. Em uma metanálise em rede, que incluiu 34 ensaios clínicos randomizados com o uso de 14 antidepressivos diferentes em pacientes pediátricos, observou-se um aumento significativo de suicidalidade no tratamento com a venlafaxina[23]. Dubicka et al.[24] também encontraram uma frequência maior de piora de ideação ou comportamento suicida em crianças e adolescentes que foram tratados com antidepressivos, em relação aos controles. No entanto, ao utilizarem o modelo de efeitos aleatórios na análise de dados, que considera a variabilidade existente entre os estudos, esse aumento do risco não foi significativo.

Hammad et al.[18] ressaltam que o FDA não contraindicou nenhum dos medicamentos antidepressivos para uso pediátrico, reconhecendo que os transtornos psiquiátricos podem ter sérias consequências se não forem tratados apropriadamente. O alerta foi para chamar a atenção sobre o assunto, de modo que os profissionais, ao prescreverem, façam o balanço do risco com a necessidade clínica, além de terem maior cuidado no monitoramento desses pacientes.

Dentre os estudos que avaliaram o risco de suicidalidade com a introdução de antidepressivos em adultos, Gunnel et al.[25], em uma metanálise que incluiu 342 ensaios clínicos randomizados, compararam o uso de ISRS com placebo e demonstraram um possível aumento do risco de autolesão não fatal com o uso dessa classe de medicamentos. No entanto, a análise de risco de suicídio foi inconclusiva, pois houve somente 16 mortes por suicídio entre os 40.826 indivíduos das amostras. Outra metanálise, que envolveu 87.650 indivíduos e incluiu estudos com uma média de duração de tratamento e seguimento dos pacientes de 10,8 semanas, demonstrou uma associação positiva entre tentativas de suicídio e uso de ISRS[26]. Sharma et al.[27], por sua vez, em uma análise de 70 ensaios clínicos randomizados, demonstraram que não houve diferença significativa na suicidalidade de indivíduos adultos que receberam antidepressivos, ao serem comparados com placebo.

Existem várias limitações metodológicas nos estudos publicados sobre esse campo de pesquisa. Ressalta-se que ensaios clínicos randomizados únicos não podem estimar precisamente o risco de suicídio, em razão da baixa incidência de suicídio nas amostras. Amostras pequenas, ensaios de curta duração, que avaliam o aumento da suicidalidade somente em períodos curtos de seguimento, e a exclusão de pacientes com alto risco de suicídio também são fatores que dificultam a estimativa desse impacto[25,28]. Mesmo as metanálises que agregam vários ensaios clínicos podem apresentar limitações, como os vieses de publicação, a falta de poder estatístico para detectar efeitos clinicamente significativos no risco de suicídio, falhas metodológicas dos próprios estudos incluídos e a falta de ajuste de diferenças individuais entre os pacientes dos diversos ensaios clínicos[20].

Estudos ecológicos mostram uma redução nas taxas de suicídio nos anos em que houve o aumento do uso de antidepressivos na população[29-31]. Uma análise quase-experimental demonstrou que, nos anos subsequentes aos alertas do FDA, ocorreu uma redução no uso de antidepressivos em adolescentes e adultos, com um aumento de tentativas de suicídio em adolescentes e adultos jovens[21]. Tais estudos, no entanto, não conseguem estabelecer uma relação de causalidade.

Não há dúvidas em relação ao benefício do diagnóstico e tratamento adequado do transtorno depressivo maior e de outras condições que requerem o uso de antidepressivos. Há várias questões complexas que precisam ser esclarecidas antes que se possa associar de forma mais definitiva o comportamento suicida decorrente do uso de antidepressivos. Tendo em vista as incertezas quanto aos riscos, recomenda-se a monitorização cuidadosa de pacientes que tenham indicação para tomar esse tipo de medicação, com atenção especial às crianças e adolescentes.

ANTIPSICÓTICOS

Em relação aos antipsicóticos, em um estudo que avaliou casos de tentativas e mortes por suicídio decorrentes de autointoxicação intencional por psicotrópicos, observou-se que a superdosagem com clozapina teve a maior taxa de mortalidade, seguida da Levomepromazina[8]. A clozapina é o medicamento de primeira linha para tratamento de esquizofrenia refratária, e o suicídio é uma das principais causas de morte em indivíduos esquizofrênicos[32,33], com uma taxa de até 40% de mortalidade precoce atribuída a causas não naturais, incluindo o suicídio[33]. A clozapina é o único antipsicótico aprovado pelo FDA com efeito antissuicida nessa população[34]. Tal decisão foi baseada em um estudo prospectivo de 2 anos de duração, que comparou o risco de comportamento suicida em 980 indivíduos com esquizofrenia e transtorno esquizoafetivo, todos com alto risco de suicídio, que foram tratados com clozapina ou olanzapina. O resultado mostrou uma redução significativa de comportamento suicida nos indivíduos que fizeram uso de clozapina. Tais participantes tiveram menos hospitalizações e intervenções para prevenção de suicídio e necessitaram de um menor uso concomitante de antidepressivos em relação àqueles que fizeram uso de olanzapina[35].

Um desafio a se enfrentar é quanto à escolha da clozapina, em busca de possível ação antissuicida, com a necessidade de se considerar, ao mesmo tempo, o risco de letalidade caso ocorra uma tentativa de suicídio por autointoxicação intencional. Recomenda-se, então, a administração supervisionada do medicamento, com prudência na escolha do antipsicótico, avaliando-se caso a caso. Com um panorama mais global, levando-se em consideração o risco de suicídio de cada paciente, assim como a presença de sintomas psicóticos, a capacidade cognitiva, sintomas depressivos comórbidos, o uso de outras medicações que aumentem o risco de suicídio, o suporte familiar, etc., pode-se fornecer o tratamento adequado para cada indivíduo.

ESTABILIZADORES DE HUMOR

Em 2008, o FDA conduziu uma metanálise que incluiu 199 ensaios clínicos randomizados controlados com placebo, para analisar a associação entre suicidalidade e fármacos anticrises (fármacos antiepilépticos). Os autores observaram que o uso desses medicamentos aumentou a chance de ideação ou comportamento suicida em 1,8 vez em relação ao uso de placebo. O risco foi maior nos indivíduos com epilepsia do que naqueles que receberam os medicamentos por outras indicações[36]. Tal achado levou o FDA a fazer um alerta sobre esse risco, o que gerou polêmica, levando alguns pesquisadores a questionarem a validade dos achados, após a identificação de falhas metodológicas importantes[16]. Um consenso de especialistas de uma força-tarefa elaborada pela Liga Internacional Contra a Epilepsia (ILAE) apontou que o risco de suicídio associado aos fármacos anticrises ainda precisa ser estabelecido, e que o risco de interrupção desses medicamentos ou da recusa à sua introdução é significativamente alto e pode resultar em sérios prejuízos[37]. Dessa forma, o tratamento com fármacos anticrises não deve ser procrastinado em pacientes que se beneficiem deles.

É importante que os pacientes e familiares sejam informados que, embora tenha-se identificado um aumento de risco de suicidalidade significativo com o uso desses fármacos, sua taxa e magnitude foram baixas. Cabe ao médico alertá-los sobre os sinais sugestivos de risco de suicídio, e, se estes manifestarem-se durante o tratamento, encorajá-los a buscarem o serviço de saúde para que sejam submetidos à avaliação e intervenção adequada[38].

Ensaios clínicos randomizados têm indicado um efeito protetor do lítio na prevenção ao suicídio. Uma metanálise, que incluiu 48 ensaios clínicos randomizados com 6.674 participantes portadores de transtorno afetivo bipolar ou transtorno depressivo unipolar, demonstrou que o uso de lítio por mais de 12 semanas foi mais eficaz do que o placebo na redução do risco de suicídio. Os autores sugerem que esse efeito antissuicida pode ocorrer por mecanismos como redução de recaídas de episódios de humor, além de possível melhora de agressividade e impulsividade com o uso do estabilizador de humor, que são comportamentos associados a um maior risco de suicídio[39]. Ainda há dúvidas sobre o efeito antissuicida do lítio em curto prazo, ou se o efeito antissuicida surge apenas após um tratamento de longo prazo[40].

Apesar dos benefícios do uso dessa medicação, o índice terapêutico do lítio é estreito, ou seja, há um pequeno intervalo entre a dose mínima efetiva e a dose tóxica. A superdosagem de lítio pode levar a uma toxicidade multissistêmica, com prejuízos nos sistemas gastrointestinal, cardiovascular e neurológico[41]. Ferrey et al.[42], ao contrário do que esperavam, não encontraram uma maior toxicidade do lítio com a superdosagem, em relação aos outros estabilizadores de humor incluídos no estudo.

Pfeifer et al.[8] mostraram que os medicamentos da classe de estabilizadores de humor tiveram um índice médio de mortalidade nos casos de tentativa de suicídio por autointoxicação intencional, quando comparados aos outros medicamentos psicotrópicos. De qualquer maneira, ressalta-se a necessidade de atenção cuidadosa na prescrição e monitoramento desses medicamentos, com vistas à redução dos possíveis eventos adversos associados à superdosagem.

BENZODIAZEPÍNICOS E OUTROS HIPNÓTICOS

Deve-se atentar para o possível efeito suicidogênico dos medicamentos agonistas do receptor benzodiazepínico (como benzodiazepínicos e outros hipnóticos)[43]. Alguns pesquisadores demonstram um aumento na taxa de uso de benzodiazepínicos em grupos de pessoas que cometeram suicídio, em relação aos controles[43,44]. Dodds[45], em uma revisão sistemática que incluiu 17 estudos epidemiológicos de diferentes tipos, observaram uma associação positiva entre benzodiazepínicos e risco de suicídio na maioria desses estudos. No entanto, possíveis confundidores como sintomas de ansiedade, que podem levar à indicação do uso dessa classe medicamentosa, podem limitar a validade dos resultados, visto que os transtornos de ansiedade podem ser fatores que aumentam o risco de suicídio[43,46]. Nos estudos que mostram a associação positiva, alguns dos mecanismos propostos são a presença de efeitos paradoxais relacionados aos benzodiazepínicos, com aumento da agressividade e desinibição, bem como sintomas de retirada com efeitos rebote, como ansiedade e insônia[43,45].

Os hipnóticos não benzodiazepínicos foram inicialmente considerados uma alternativa mais segura em relação aos benzodiazepínicos para tratamento de insônia. No entanto, um alto número de efeitos adversos tem sido reportado[47], além do risco de abuso e dependência[48,49]. Um fármaco dessa classe medicamentosa amplamente utilizado é o zolpidem, cujo alto risco de intoxicação e potencial aumento da suicidalidade têm sido demonstrados por diversos pesquisadores[8,50-55], o que levou, em 2006, a um alerta do FDA sobre o risco de suicídio associado às "drogas Z" (zolpidem, zaleplona e eszopiclona). Sung et al. demonstraram, inclusive, um aumento ainda maior desse risco com o uso de Zolpidem associado a benzodiazepínicos[56].

Apesar da existência de vieses nos estudos epidemiológicos que alertam sobre o risco de suicídio com o uso de medicamentos benzodiazepínicos e outros hipnóticos[54], evidencia-se o cuidado necessário na prescrição de tais medicamentos. Recomenda-se cautela para o uso em pacientes com elevada impulsividade, já que tais medicamentos podem agravar esses comportamentos, colocando os indivíduos sob maior risco associado. Além disso, sugerimos que essas classes medicamentosas sejam evitadas em prontos-socorros, em razão da urgência do atendimento e maior dificuldade de avaliação completa do paciente, podendo levar a possíveis falhas iatrogênicas.

CONSIDERAÇÕES FINAIS

Para evitar a prática iatrogênica, é imprescindível o conhecimento do potencial risco de toxicidade por superdosagem de um medicamento psicotrópico antes de sua prescrição, especialmente ao ser utilizado em indivíduos com risco de suicídio, com a predição da chance de uma consequência letal, caso seja utilizado em uma tentativa de suicídio por autointoxicação intencional. Preferencialmente, deve-se dispensar os medicamentos em doses subletais e evitar a polifarmácia. Os pacientes e familiares devem ser devidamente alertados sobre a possibilidade de aumento do risco de ideação e comportamento suicida após a introdução de alguns psicofármacos, como os antidepressivos, ainda que existam incertezas quanto ao estabelecimento de tal risco.

REFERÊNCIAS BIBLIOGRÁFICAS

1. Smith CM. Origin and uses of primum non nocere-above all, do no harm! J Clin Pharmacol. 2005;45(4):371-7.
2. Peer RF, Shabir N. Iatrogenesis: A review on nature, extent, and distribution of healthcare hazards. J Family Med Prim Care. 2018;7(2):309-14.
3. Couto RC, Pedrosa TMG, Roberto BAD, Daibert PB, Abreu ACC, Leão ML. II Anuário da segurança assistencial hospitalar no Brasil: propondo as prioridades nacionais. Belo Horizonte: Instituto de Estudos de Saúde Suplementar; 2018.
4. Siomopoulos V. Psychiatric iatrogenic disorders. American Family Physician. 1986;34(4):111-6.
5. Fava GA, Rafanelli C. Iatrogenic factors in psychopathology. Psychother Psychosom. 2019;88:129-40.
6. Tueth MJ. Emergencies caused by side effects of psychiatric medications. Am J Emerg Med. 1994; 12(2):212-6.
7. Hawton K, Bergen H, Simkin S, Cooper J, Waters K, Gunnell D, et al. Toxicity of antidepressants: rates of suicide relative to prescribing and non-fatal overdose. Br J Psychiatry. 2010;196(5):354-8.
8. Pfeifer P, Greusing S, Kupferschmidt H, Bartsch C, Reisch T. A comprehensive analysis of attempted and fatal suicide cases involving frequently used psychotropic medications. Gen Hosp Psychiatry. 2020;63:16-20.
9. Henry JA, Alexander CA, Sener EK. Relative mortality from overdose of antidepressants. BMJ. 1995;310(6974):221-4.
10. Mason J, Freemantle N, Eccles M. Fatal toxicity associated with antidepressant use in primary care. Br J Gen Pract. 2000;50(454):366-70.
11. Graudins A, Dowsett RP, Liddle C. The toxicity of antidepressant poisoning: is it changing? A comparative study of cyclic and newer serotonin-specific antidepressants. Emerg Med (Fremantle). 2002;14(4):440-6.
12. White N, Litovitz T, Clancy C. Suicidal antidepressant overdoses: a comparative analysis by antidepressant type. J Med Toxicol. 2008;4(4):238-50.
13. Yerevanian BI, Choi YM. Impact of psychotropic drugs on suicide and suicidal behaviors. Bipolar Disord. 2013;15(5):594-621.
14. Joffe RT, MacQueen GM, Marriott M, Young LT. One-year outcome with antidepressant--treatment of bipolar depression. Acta Psychiatr Scand. 2005; 112(2):105-9.
15. Pacchiarotti I, Bond DJ, Baldessarini RJ, Nolen WA, Grunze H, Licht R, et al. The International Society for Bipolar Disorders (ISBD) task force report on antidepressant use in bipolar disorders. Am J Psychiatry. 2013;170(11):1249-62.
16. Teicher MH, Glod C, Cole JO. Emergence of intense suicidal preoccupation during fluoxetine treatment. Am J Psychiatry. 1990;147(2):207-10.
17. King RA, Riddle MA, Chappell PB, Hardin MT, Anderson GM, Lombroso P, et al. Emergence of self-destructive phenomena in children and adolescents during fluoxetine treatment. J Am Acad Child Adolesc Psychiatry. 1991;30(2):179-86.
18. Hammad TA, Laughren T, Racoosin J. Suicidality in pediatric patients treated with antidepressant drugs. Arch Gen Psychiatry. 2006;63(3):332-9.
19. Shain B, Committee on Adolescence. Suicide and suicide attempts in adolescents. Pediatrics. 2016; 138(1):e20161420.
20. Hall WD, Lucke J. How have the selective serotonin reuptake inhibitor antidepressants affected suicide mortality? Aust N Z J Psychiatry. 2006;40(11-12):941-50.
21. Lu CY, Zhang F, Lakoma MD, Madden JM, Rusinak D, Penfold RB, et al. Changes in antidepressant use by young people and suicidal behavior after FDA warnings and media coverage: quasi-experimental study. BMJ. 2014;348:g3596.

22. Hetrick SE, McKenzie JE, Cox GR, Simmons MB, Merry SN. Newer generation antidepressants for depressive disorders in children and adolescents. Cochrane Database Syst Rev. 2012;11:CD004851.
23. Cipriani A, Zhou X, Del Giovane C, Hetrick SE, Qin B, Whittington C, et al. Comparative efficacy and tolerability of antidepressants for major depressive disorder in children and adolescents: a network meta-analysis. Lancet. 2016;388(10047):881-90.
24. Dubicka B, Hadley S, Roberts C. Suicidal behaviour in youths with depression treated with new-generation antidepressants: meta-analysis. Br J Psychiatry. 2006;189:393-8.
25. Gunnell D, Saperia J, Ashby D. Selective serotonin reuptake inhibitors (SSRIs) and suicide in adults: meta-analysis of drug company data from placebo controlled, randomised controlled trials submitted to the MHRA's safety review. BMJ. 2005;330(7488): 385.
26. Fergusson D, Doucette S, Glass KC, Shapiro S, Healy D, Hebert P, et al. Association between suicide attempts and selective serotonin reuptake inhibitors: systematic review of randomised controlled trials. BMJ. 2005;330(7488):396.
27. Sharma T, Guski LS, Freund N, Gøtzsche PC. Suicidality and aggression during antidepressant treatment: systematic review and meta-analyses based on clinical study reports. BMJ. 2016;352:i65.
28. Kaminski JA, Bschor T. Antidepressants and suicidality: A re-analysis of the re-analysis. J Affect Disord. 2020;266:95-9.
29. Grunebaum MF, Ellis SP, Li S, Oquendo MA, Mann JJ. Antidepressants and suicide risk in the United States, 1985-1999. J Clin Psychiatry. 2004;65(11):1456-62.
30. Nakagawa A, Grunebaum MF, Ellis SP, Oquendo MA, Kashima H, Gibbons RD, et al. Association of suicide and antidepressant prescription rates in Japan, 1999-2003. J Clin Psychiatry. 2007;68(6):908-16.
31. Morgan OW, Griffiths C, Majeed A. Association between mortality from suicide in England and antidepressant prescribing: an ecological study. BMC Public Health. 2004;4:63.
32. Bushe CJ, Taylor M, Haukka J. Mortality in schizophrenia: a measurable clinical endpoint. J Psychopharmacol. 2010;24(4 Suppl):17-25.
33. Hor K, Taylor M. Suicide and schizophrenia: a systematic review of rates and risk factors. J Psychopharmacol. 2010;24(4 Suppl):81-90.
34. Bastiampillai T, Sharfstein SS, Allison S. Increasing the use of lithium and clozapine in US suicide prevention. JAMA Psychiatry. 2017;74(4):423.
35. Meltzer HY, Alphs L, Green AI, Altamura AC, Anand R, Bertoldi A, et al. International Suicide Prevention Trial Study Group. Clozapine treatment for suicidality in schizophrenia: International Suicide Prevention Trial (InterSePT). Arch Gen Psychiatry. 2003;60(1):82-91.
36. Administration FaD. Statistical Review and Evaluation: Antiepileptic Drugs and Suicidality. United States: U.S. Department of Health and Human Services Biostatistics Oo; 2008.
37. Mula M, Kanner AM, Schmitz B, Schachter S. Antiepileptic drugs and suicidality: an expert consensus statement from the Task Force on Therapeutic Strategies of the ILAE Commission on Neuropsychobiology. Epilepsia. 2013;54(1):199-203.
38. Britton JW, Shih JJ. Antiepileptic drugs and suicidality. Drug Healthc Patient Saf. 2010;2:181-9.
39. Cipriani A, Hawton K, Stockton S, Geddes JR. Lithium in the prevention of suicide in mood disorders: updated systematic review and meta-analysis. BMJ. 2013;346:f3646.
40. Lewitzka U, Jabs B, Fülle M, Holthoff V, Juckel G, Uhl I, et al. Does lithium reduce acute suicidal ideation and behavior? A protocol for a randomized, placebo-controlled multicenter trial of lithium plus Treatment as Usual (TAU) in patients with suicidal major depressive episode. BMC Psychiatry. 2015; 15:117.
41. Baird-Gunning J, Lea-Henry T, Hoegberg LCG, Gosselin S, Roberts DM. Lithium Poisoning. J Intensive Care Med. 2017;32(4):249-63.
42. Ferrey AE, Geulayov G, Casey D, Wells C, Fuller A, Bankhead C, et al. Relative toxicity of mood stabilisers and antipsychotics: case fatality and fatal toxicity associated with self-poisoning. BMC Psychiatry. 2018;18(1):399.
43. Cato V, Holländare F, Nordenskjöld A, Sellin T. Association between benzodiazepines and suicide risk: a matched case-control study. BMC Psychiatry. 2019;19(1):317.
44. Taiminen TJ. Effect of psychopharmacotherapy on suicide risk in psychiatric inpatients. Acta Psychiatr Scand. 1993;87(1):45-7.
45. Dodds TJ. Prescribed benzodiazepines and suicide risk: a review of the literature. Prim Care Companion CNS Disord. 2017;19(2).
46. Lew B, Huen J, Yu P, Yuan L, Wang DF, Ping F, et al. Associations between depression, anxiety, stress, hopelessness, subjective well-being, coping styles and suicide in Chinese university students. PLoS One. 2019;14(7):e0217372.

47. Darke S, Deady M, Duflou J. Toxicology and characteristics of deaths involving zolpidem in New South Wales, Australia 2001-2010. J Forensic Sci. 2012;57(5):1259-62.
48. Victorri-Vigneau C, Dailly E, Veyrac G, Jolliet P. Evidence of zolpidem abuse and dependence: results of the French Centre for Evaluation and Information on Pharmacodependence (CEIP) network survey. Br J Clin Pharmacol. 2007 Aug;64(2):198-209.
49. Victorri-Vigneau C, Gérardin M, Rousselet M, Guerlais M, Grall-Bronnec M, Jolliet P. An update on zolpidem abuse and dependence. J Addict Dis. 2014; 33(1):15-23.
50. Mortaz Hejri S, Faizi M, Babaeian M. Zolpidem-induced suicide attempt: a case report. Daru. 2013; 21(1):77.
51. Kim H, Kim Y, Myung W, Fava M, Mischoulon D, Lee U, et al. Risks of suicide attempts after prescription of zolpidem in people with depression: a nationwide population study in South Korea. Sleep. 2020;43(3).
52. Choi B, Sung HG, Nam JH, Shin JY. Zolpidem use and suicide death in south korea: a population-based case-control study. Suicide Life Threat Behav. 2019; 49(6):1653-67.
53. Jonsson A, Holmgren P, Ahlner J. Fatal intoxications in a Swedish forensic autopsy material during 1992-2002. Forensic Sci Int. 2004;143(1):53-9.
54. McCall WV, Benca RM, Rosenquist PB, Riley MA, McCloud L, Newman JC, et al. Hypnotic medications and suicide: risk, mechanisms, mitigation, and the FDA. Am J Psychiatry. 2017;174(1):18-25.
55. Sun Y, Lin CC, Lu CJ, Hsu CY, Kao CH. Association between zolpidem and suicide: a nationwide population-based case-control study. Mayo Clin Proc. 2016;91(3):308-15.
56. Sung HG, Li J, Nam JH, Won DY, Choi B, Shin JY. Concurrent use of benzodiazepines, antidepressants, and opioid analgesics with zolpidem and risk for suicide: a case-control and case-crossover study. Soc Psychiatry Psychiatr Epidemiol. 2019;54(12):1535-44.

26

Contribuição da psicanálise para a compreensão do suicídio

Oswaldo Ferreira Leite Netto

PONTOS-CHAVE

- A especificidade da clínica psicanalítica: escuta da singularidade dos indivíduos.
- A consideração pelo seu mundo interno, o universo da imaginação e a hipótese do inconsciente. As bases da teorização científica desse campo lançadas por Sigmund Freud, o destaque para *Luto e melancolia*, obra seminal para tentar compreender motivações inconscientes também do suicídio e propor uma clínica da vida mental, basicamente assentada no vínculo terapeuta e paciente.
- Suicídio como problemática humana universal, não necessariamente patologizada, mas objeto de reflexão da psicanálise, mas também das artes (literatura, poesia, cinema) e da filosofia.

Como psicanalista, de formação médica e psiquiátrica, é que faço essas considerações. Estar à contracorrente é a essência da contribuição de Freud: uma revolução epistemológica operada no interior da Medicina. É conhecida a história desse neurologista vienense na passagem do século XIX para o século XX. A importância da ideia do inconsciente, a radicalidade na consideração pelo singular, pelo essencial de cada personalidade e o compromisso com a emancipação do sujeito. Persisto e insisto com a missão de fazer ver, sobretudo aos jovens psiquiatras iniciantes, como esse instrumento é útil e faz sentido diante do sofrimento psíquico e de manifestações humanas muitas vezes surpreendentes e chocantes. E como seus princípios técnicos e éticos, que valorizam nosso vínculo com cada paciente, podem ser úteis na clínica.

Vejo o psicanalista depositário de concepções que orientaram a medicina no seu início e continuam válidas: "cada caso é um caso, por exemplo", ou "não existem doenças, mas doentes", aforismos hipocráticos que embasaram a formação médica; marcado desde o início por essas ideias adotei a psicanálise, que oferece proposições e concepções esclarecedoras para a abordagem do indivíduo. Os sofrimentos humanos são irredutíveis a doenças. Isso vale na clínica médica e também em psiquiatria. A consideração pela dimensão humana do paciente faz do tratar uma experiência que envolve o encontro pessoal e seus efeitos. Casos concretos e situações particulares exigem práticas que não se reduzem a técnicas, exigem julgamento e decisão, que promovem um intercâmbio entre o mundo do saber e a ética.

A psicanálise contribui na formação médica e psiquiátrica ao reforçar a importância e o valor da subjetividade. Teorias e técnicas psicanalíticas dirigem-se à apreensão e compreensão do que podemos chamar de mundo interior, o mundo mental, uma instância da existência humana, do nosso funcionamento nem sempre de percepção imediata, clara e evidente. O processo é feito por meio do vínculo que estabelecemos com nossos pacientes, implicando-nos com eles, envolvendo os conceitos conhecidos de transferência e contratransferência.

A aplicabilidade das teorias é circunscrita à microscopia das sessões com nossos pacientes. A ideia do "Freud explica" é uma piada, um mal-entendido.

Freud inaugurou um campo, abriu possibilidades de investigação, iniciou a formulação de um corpo teórico para compreender o humano e legou-nos subsídios para a atividade clínica psicoterápica.

Compreender o suicídio, a morte violenta provocada, não necessariamente dependente de doenças, é um desafio. Dispomos de dados sobre aspectos demográficos e sociais do suicídio, reconhecemos fatores de risco para o suicídio, como a perda de estruturas suportivas importantes que dão sentido à vida, como o trabalho, o emprego e os laços familiares. Suicídios e tentativas de suicídio ocorrem em número significativo no contexto dos transtornos de personalidade, como consequência de alto grau de dissociação, no qual o afeto depressivo pode ser muito pequeno. Porém, nem todos que se matam estão doentes. No Serviço de Psicoterapia, atendemos pessoas que nos procuram desorganizadas, estressadas por fatores externos e internos, mas sem diagnóstico psiquiátrico. Tentativas podem ser "atuações", "*acting out*", o que até mesmo no hospital levam a comentários depreciativos como "quis chamar atenção". Isso não pode ser desconsiderado: a comunicação é um pedido de socorro que precisa ser intuído e investigado, por meio da recuperação da história de vida da pessoa, identificando processos mentais subjacentes à autodestrutividade. Temos atendido, por exemplo, alunos da Universidade de São Paulo, da Faculdade de Medicina e de outras no Serviço de Psicoterapia do Instituto de Psiquiatria (IPq-HCFMUSP), e conseguimos dar um início produtivo e esperançoso a uma escuta analítica, quando surge a possibilidade de algo ser mais bem compreendido e modificado. Recebemos, também, pacientes com ideação suicida considerados depressivos, e muitas vezes temos de admitir a impotência em ajudá-los. O trabalho no hospital, no qual contamos com equipes multiprofissionais e internação, torna-se indispensável. É difícil uma terapia impedir que alguém que quer mesmo tirar a própria vida o faça. Passe ao ato, embora a análise tenha impedido que alguns melancólicos evitassem o suicídio. Atos suicidas têm lugar no contexto de relações humanas, reais e imaginadas.

Pensar na contribuição psicanalítica nos remete a Freud e sua teorização sobre nosso mundo interno. Em 1910, em Viena, em simpósio sobre suicídio, Stekel, um dos colaboradores iniciais de Freud, fez a abrangente afirmação de que "ninguém se mata, sem ter querido matar alguém ou pelo menos desejado a morte de alguém". Nesse mesmo simpósio, Freud afirma que o suicídio não poderia ser compreendido até que se conhecesse um pouco mais sobre o intrincado processo do luto e da melancolia. Em 1915, Freud publica o ensaio considerado um marco no desenvolvimento da teoria psicanalítica: *Luto e melancolia*[1], leitura altamente recomendada a todos, em que começa a teorizar sobre um mundo interno povoado por figuras primitivas e funda a teoria da identificação. É em *Luto e melancolia* que Freud lança as bases para o conceito de superego. Tudo isso é relevante para a compreensão psicanalítica do suicídio, processo pelo qual o ódio de uma pessoa se volta contra ela mesma.

É importante essa ideia freudiana, inicialmente lançada em *Luto e melancolia*, do suicídio como uma forma de autopunição, um desejo de morte dirigido contra outrem que se vira contra o próprio sujeito. Dessa perspectiva, o suicídio é o ato de matar a si mesmo para não matar a outrem. Seria a atualização da pulsão de morte por meio de uma passagem ao ato, um "*acting out*".

Freud percebeu que nos estados melancólicos, nas depressões graves, o paciente dirigia contra si mesmo várias críticas, acusações de falhas, fraquezas etc. Sugeriu que se ouvíssemos atentamente essas diferentes recriminações, poderíamos perceber que elas não se adequam exatamente à própria pessoa, mas estão dirigidas a alguém mais, que o paciente ama, amou ou deveria amar. Esse objeto das afeições do paciente foi perdido. Porém, ao invés de desistir do objeto e aceitar sua perda, o paciente incorpora o objeto perdido, identificando-se com ele, tornando-o parte de si mesmo, tornando-se o objeto perdido. O ego, identificado com o objeto perdido, torna-se o alvo de acusações e queixas destinadas originalmente ao objeto. Cito trecho de *Luto e melancolia*, na edição da Companhia das Letras, com tradução de Paulo César Souza[1].

> "Assim, a sombra do objeto caiu sobre o Eu, e a partir de então este pôde ser julgado por uma instância especial como um objeto, o objeto abandonado. Desse modo a perda do objeto se transformou numa perda do Eu, e o conflito entre o Eu e a pessoa amada, numa cisão entre a crítica do Eu e o Eu modificado pela identificação."

Mais tarde, a crítica do Eu passa a ser denominada superego, e suas atividades revelam-se arcaicas, cruéis, assassinas. Aqui, Freud ainda está se referindo a uma perda real de objeto, de uma figura externa; posteriormente, aos poucos fica claro que em graves depressões, na melancolia, são perdas prévias que são ativadas, perdas que todos sofremos como parte de nosso desenvolvimento. Na raiz, a perda do objeto primário, a mãe e tudo o que ela representa. O ponto que assinalo, central na contribuição do viés psicanalítico para a compreensão do suicídio e de atos de automutilação, é que há um ataque sobre o Eu que está identificado com um objeto odiado. Há um ataque e simultaneamente uma punição do eu por todos esses ataques sádicos e cruéis ao objeto.

Em 1920, Freud publicou *Mais além do princípio do prazer*, no qual propõe o conceito de pulsão de morte. Foi a partir da clínica, da observação da compulsão à repetição, que inicia essa especulação teórica. A compulsão à repetição de origem inconsciente, difícil de controlar, leva o sujeito a se colocar repetitivamente em situações dolorosas, réplicas de situações antigas. O simples princípio do prazer não explica, mas não se pode excluir alguma satisfação libidinal. Freud relacionou essa compulsão às tendências destrutiva (a agressão) e autodestrutiva que havia identificado em seus estudos sobre o masoquismo. Para Freud, também apoiado em constatações de ordem filosófica, a pulsão de morte tem a finalidade de reconduzir o que está vivo ao estado inorgânico; portanto, presente em todos os organismos vivos, que teriam um estado anterior de não vida. A pulsão de morte não poderia estar ausente de nenhum processo de vida, e confronta-se permanentemente com Eros, as pulsões de vida.

Poderíamos simplificar afirmando que somos regidos por forças que nos conduzem à atividade e outras, à inatividade. E não se tem controle consciente e racional possível dessas forças.

Em 1937, em *Análise terminável e interminável*, torna a afirmar que a simples evocação do masoquismo, das resistências terapêuticas ou da culpa neurótica bastava para afirmar a "existência de um poder na vida anímica ao qual, com base em seus objetivos, chamamos pulsão de agressão ou de destruição, e que são derivados da originária pulsão de morte da matéria animada".

Como a psicanálise pode contribuir para ampliar a visão dessa manifestação humana tão difícil, um tabu? Chocam e surpreendem os dados estatísticos mundiais, o que se passa no meio médico (com os colegas médicos que se suicidam e com as ondas de tentativas de suicídio entre alunos das escolas médicas, como epidemias) e o suicídio entre os mais jovens. O suicídio está presente em todas as culturas e épocas, um fenômeno caracteristicamente humano, sendo a segunda causa de morte no mundo entre a população de 15 a 29 anos. O Brasil está na oitava posição no ranking mundial. Programas de prevenção e tentativas para controlar e prevenir o suicídio são admiráveis.

No entanto, como psicanalista pouco tenho a dizer sobre o combate e a prevenção.

Escritores e filósofos ampliam melhor essa reflexão do que psicanalistas.

O gesto autodestrutivo é certamente um juízo prático a respeito da morte. Porém, o que significa "morte" para cada paciente? Aqui estaríamos começando a filosofar? Talvez. Camus, no Mito de Sísifo, anunciou: "Existe apenas um único problema filosófico realmente sério: é o suicídio". Por que as pessoas se matam, ou, como indaga Hannah Arendt, "por que as pessoas não se matam?".

Qual o limite da liberdade de uma pessoa? Qual sua condição de suportar frustrações e decepções, sofrimentos e a própria morte? Ao atender pessoas, não podemos deixar de lado essas indagações diante de cada caso. Corajosamente, aproximamo-nos em geral de um vazio, de um silêncio, no qual aos poucos penetramos; arriscamo-nos a tocar o fundo de um abismo, mas com a esperança de ajudar que alguma capacidade de amar venha a se constituir, como formulou Freud, ou surja uma capacidade de sonhar, de que nos fala Winnicott, ou apareça, ainda, uma capacidade depressiva, como menciona Fédida[2]. É imperativo que algum avanço se consiga, que se constitua algum espaço mental interno para que se possa pensar, e não se precipitar, não passar ao ato. Como ajudar alguém a adquirir recursos simbólicos, adquirir a possibilidade da palavra? Paciência, coragem e esperança são qualidades indispensáveis para alguém se dedicar à clínica psicanalítica.

Na transmissão da psicanálise valorizo a experiência, a vivência. Minha pedagogia de apresentação da psicanálise equivale a jogar na piscina quem começa a querer aprender a nadar. No Serviço de Psicoterapia do IPq-HCFMUSP a demanda é inesgotável: pessoas que precisam ser ouvidas por pessoas que as percebam, gostem delas, as desculpem. E recebemos essas pessoas para escutá-las. Quanto às teorias, aos poucos nos apropriamos delas, na medida em que fizerem sentido, a partir da experiência.

REFERÊNCIAS BIBLIOGRÁFICAS

1. Freud S. Luto e melancolia. In: ______. Sigmund Freud: Obras completas. Vol. 12. Tradução de Paulo César de Souza. São Paulo: Companhia das Letras, 2010. (Trabalho original publicado em 1917.)
2. Fédida P. Dos benefícios da depressão: elogio da psicoterapia. São Paulo: Escuta, 2002. 224 p.

27

Suicídio segundo a perspectiva behaviorista radical

Guilherme Braga Cliquet
Adriana Piñeiro Fidalgo
Felipe Corchs

PONTOS-CHAVE

- A análise do comportamento suicida é complexa e deve sempre ser compreendida à luz de seu contexto. Dessa forma, tão importantes quanto a resposta em si são seus antecedentes e suas consequências para o indivíduo e seu entorno. No caso, os antecedentes e consequências se referem a comportamentos relacionados ao suicídio, e não ao suicídio em si.
- A análise funcional é uma das principais ferramentas utilizadas pela análise do comportamento para entender o comportamento em seu contexto e poder propor intervenções adequadas.
- Uma das principais intervenções do clínico, principalmente em se tratando de comportamentos suicidas, é a audiência não punitiva. Propor uma escuta o mais livre possível de preconcepções e uma relação autêntica e significativa que seja terapêutica e também possibilite a sequência do trabalho.

Behaviorismo é um termo que abarca conceitos de diferentes campos do conhecimento, sendo uma perspectiva filosófica que pode ser aplicada a todos os campos de ação da psicologia. Neste capítulo, será dada ênfase ao behaviorismo radical*, filosofia que embasa a ciência chamada de análise do comportamento, que por sua vez orienta a prática da terapia analítico-comportamental. Segundo Tourinho[2], "não há modelo de intervenção de caráter analítico-comportamental que não esteja fundamentado em conceitos/interpretações behavioristas radicais e em princípios derivados da investigação empírica do comportamento" (p.216). Por essa razão, no presente trabalho, o tema suicídio será abordado à luz de conceitos e princípios do behaviorismo radical e da análise do comportamento.

Corriqueiramente empregado, o termo terapia comportamental facilmente remete o

* O termo *radical* aqui é empregado para se referir à origem, a raiz da ideia e do conceito de comportamento, não tendo relação com extremismo, intransigência e rigidez, os quais são facilmente associados ao termo *radical* na atualidade.

ouvinte à Terapia Cognitivo-comportamental (TCC). Porém, ele tem uma abrangência mais ampla e é utilizado com maior precisão quando no plural. Isso porque as terapias comportamentais, dentre as quais há algumas sobreposições com as TCC, configuram um grupo heterogêneo de estratégias terapêuticas com bases teóricas e filosóficas também distintas.

O início da estruturação das terapias comportamentais ocorreu no começo do século XX. São dessa época: os estudos do fisiólogo Ivan Pavlov sobre condicionamento respondente, bem como os experimentos e teorizações de John B. Watson, psicólogo cuja base teórica expandiu as concepções iniciais de Pavlov, formando os princípios do chamado behaviorismo clássico ou metodológico. Na prática, a aplicação de conceitos dessa teoria se evidencia ainda hoje, principalmente em técnicas de exposição e dessensibilização para tratamento de transtornos ansiosos. Esses conceitos iniciais de comportamento respondente dão base ao que hoje se chama de "primeira onda das terapias comportamentais", a qual outras se sucederam[3].

A segunda onda de terapias comportamentais surge da combinação da base teórica do behaviorismo clássico de Watson com o cognitivismo. A TCC, uma das abordagens mais estudadas e utilizadas no mundo atualmente, pertence a essa onda. Enquanto Watson considera o comportamento diretamente observável central ao estudo da ciência behaviorista, descartando pensamentos e ideias como objetos de estudo – em razão de limitações metodológicas no acesso a esses eventos privados –, o cognitivismo tem base dualista e entende pensamentos e ideias como origem e causa de comportamentos subsequentes. O conflito que se evidencia entre essas duas teorias e suas respectivas formas de compreensão do mundo é alvo de discussões ainda prementes e foge ao escopo deste capítulo. O behaviorismo radical, a ser explorado adiante, propõe uma solução monista a essa questão: assimila a cognição, assim como todo e qualquer fenômeno psicológico, seja ele objetivamente acessível ou não, como sendo também um comportamento. Segundo Skinner[4]:

> Uma ciência adequada do comportamento deve considerar os eventos que ocorrem debaixo da pele do organismo, não como mediadores fisiológicos do comportamento, mas como parte do próprio comportamento. Ela pode lidar com esses eventos sem assumir que eles tenham nenhuma natureza especial ou que devam ser conhecidos de qualquer maneira especial. A pele não é uma barreira importante. Eventos privados e públicos possuem os mesmos tipos de dimensões físicas. (p. 228)

O fato de ser acessível apenas a quem se comporta leva à definição desses comportamentos como privados, estabelecendo relações de controle com outros comportamentos, sejam eles privados ou públicos. Entretanto, a ideia de que tais comportamentos tenham propriedades e explicações especiais, isto é, sejam de naturezas diferentes, é rejeitada.

Paralelamente ao desenvolvimento do uso terapêutico do conceito de condicionamento respondente, B.F. Skinner iniciava seus estudos sobre comportamento operante. No comportamento respondente ou reflexo, dizemos que um estímulo elicia uma resposta próxima de 100% das vezes em que é apresentado. Por exemplo, a presença de alimento na boca (estímulo) produz liberação de saliva (resposta). Como no experimento de Pavlov, quando um estímulo eliciador (p. ex., alimento) é sistematicamente pareado com um estímulo neutro (p. ex., sino), o segundo usualmente se torna um estímulo eliciador condicionado, passando a eliciar respostas reflexas condicionadas. O nome desse processo é condicionamento respondente ou reflexo.

Dizemos que no comportamento respondente existe uma relação de contingência/dependência entre estímulo antecedente e resposta, uma vez que a resposta depende da apresentação do estímulo para ocorrer – o que ocorre após a emissão da resposta não é relevante para determinar sua ocorrência no futuro. Já no comportamento operante, a resposta produz alterações no ambiente (ela opera sobre ele). Tais mudanças, chamadas de consequências, retroagem sobre o responder, alterando a probabilidade futura de ocorrência de respostas semelhantes. As consequências podem ser agrupadas em reforçadoras (quando aumentam a probabilidade futura de respostas semelhantes) ou punidoras (quando suprimem temporariamente o responder).

Os trabalhos de Skinner, combinados a outras tradições, como a filosofia oriental e a dialética, ou mesmo técnicas da psicologia cognitiva, deram origem à terceira onda de terapias comportamentais.

A análise deste subcapítulo será baseada no construto teórico de Skinner e em conceitos de algumas das abordagens terapêuticas que surgiram a partir desse construto e algumas das abordagens pertencentes à terceira geração de terapias comportamentais, a saber: a Clínica Analítico Comportamental (CAC), a Psicoterapia Funcional Analítica (*Functional Analytic Psychotherapy* – FAP) e a Terapia de Aceitação e Compromisso (*Acceptance and Commitment Therapy* – ACT). A Terapia Dialética Comportamental (*Dialectical Behavior Therapy* – DBT), talvez a mais implicada em análise e manejo de comportamentos suicidas dentro da terceira onda, é abordada em outro capítulo deste livro e, portanto, não será diretamente desenvolvida aqui.

ANALISANDO COMPORTAMENTOS SUICIDAS

As análises clínicas, realizadas no dia a dia do terapeuta comportamental, se baseiam no instrumento da análise funcional de um ou mais comportamentos-alvo. A análise funcional envolve a identificação das variáveis de controle antecedentes e consequentes de uma resposta, isto é, em quais contextos uma resposta usualmente ocorre e quais consequências ela produz (tanto consequências reforçadoras – responsáveis pela manutenção do responder – quanto punidoras, usualmente responsáveis pelo sofrimento trazido pelo paciente). A análise funcional pode envolver tanto comportamentos reflexos quanto operantes do paciente, inclusive a interação entre eles.

O estudo do comportamento operante se inicia com a formulação de uma contingência de três termos (antecedentes, resposta e consequências), podendo se tornar mais complexa. Por exemplo: se toda vez que uma criança faz birra ela recebe atenção de seus pais, tal comportamento terá uma probabilidade maior de ocorrer sempre que a atenção dos pais for importante para aquela criança. Vale ressaltar que essa é apenas uma análise, e não um apontamento de comportamentos disruptivos a serem modificados – pelo contrário. Entende-se que a atenção de outras pessoas é algo muito importante para qualquer ser humano. Retirar a atenção dos pais para que a criança não chore mais seria algo cruel. Dessa forma, seria trabalho do terapeuta comportamental pensar com o paciente e sua família outras formas pelas quais a criança poderia conseguir o cuidado e atenção dos pais sem ser por meio da birra. A discussão sobre o caráter problemático ou não de comportamentos é complexa, mas, em linhas gerais, a análise do comportamento entende que todos os comportamentos têm funções e, nesse sentido, todos são adaptativos (ao menos em algum aspecto). Em termos simples, são considerados comportamentos problemáticos aqueles que produzem sofrimento ou algum tipo de prejuízo para o paciente, e eles serão alvo de análise e de intervenção quando for de interesse do próprio paciente.

Desse modo, quando um indivíduo chega ao consultório de um clínico com demandas relativas a um comportamento suicida sobre o qual pretendemos intervir, é preciso, em última análise, entender a função desse comportamento, ou seja, sobre quais antecedentes ele está agindo e quais suas possíveis consequências para o indivíduo. Vale destacar que existem muitos comportamentos envolvidos nessa queixa: o relato relativo à ideação suicida, a própria ideação, a predisposição de agir nesse sentido, entre outros. Todos são interconectados, mas não são o mesmo comportamento. A função de cada um deles deve ser analisada, bem como suas interações. É necessário compreender que o comportamento suicida não surge "do nada", ele é aprendido a partir desse modelo de seleção proposto inicialmente por Skinner. Como todos os comportamentos, ele é fruto de uma seleção por consequências que, especialmente, estão na história de vida do paciente (ontogênese do comportamento). Por si só a comunicação dessa compreensão por parte do clínico pode aliviar sensações aversivas do paciente em relação ao seu próprio comportamento, que comumente é entendido apenas como "patológico", fruto de "falta de caráter", "fraqueza moral" ou até falta de contato com alguma religião. O terapeuta pode, por exemplo, validar a vontade de se livrar de um sofrimento muito intenso (para muitos pacientes, o suicídio teria essa função: terminar uma dor emocional intensa), mas não validar a forma como o paciente pensa em fazer isso (i.e., cometendo suicídio). Falas do terapeuta como "Eu sei que está doendo muito e sei que quando dói a gente quer fazer parar, mas existem outras formas de cuidar desse sofrimento e suicídio é uma solução permanente para um problema que é passageiro" podem ajudar nesse sentido.

Tendo em vista que a CAC se baseia fortemente em princípios de aprendizagem, depara-se com um aparente paradoxo para entender o suicídio, já que este só pode ser realizado uma vez e não poderia, dessa forma, ser diretamente reforçado[5]. Como explicar algo que não pode, por definição, ter sido explícita e completamente aprendido?

O entendimento se baseia na compreensão, por parte da análise do comportamento, de que comportamentos novos podem ser aprendidos sem que sejam selecionados pela apresentação explícita de uma única forma de consequência diferencial para essas respostas. Envolvido nesse processo, está o conceito de modelagem, em que há uma modificação gradual de alguma propriedade da resposta por meio do reforço diferencial por aproximações sucessivas. Em linhas gerais, formas (topografias) cada vez mais próximas do comportamento final (suicídio) vão sendo reforçadas ao longo de sua ontogênese. Por exemplo, uma pessoa pode comentar com sua família que está sentindo um sofrimento intenso e que não tem mais vontade de viver. A família, muito preocupada, pode se aproximar desse indivíduo e oferecer mais carinho e cuidado do que o de costume, reforçando de forma não intencional esse relato. Como afeto é algo importante para a grande maioria das pessoas, esse indivíduo pode começar a fazer mais relatos desse tipo (de forma consciente ou não) para receber o cuidado de que tanto precisa. Após um tempo, essa família pode deixar de se preocupar com ele, uma vez que este não se colocou em risco após os comentários sobre a falta de vontade de viver. Como era de se esperar, o sofrimento desse indivíduo pode aumentar com a perda de cuidado de seus familiares, levando-o novamente a falar sobre a falta de vontade de viver ou até mesmo sobre como faria para tirar a própria vida. Relatos desse tipo podem fazer a família voltar a se preocupar e se reaproximar do ente querido.

Na dinâmica descrita, podemos observar o reforçamento diferencial de falas cada vez mais graves referentes à ideação suicida. Podemos dizer que a família reforçou o relato de ideação suicida do paciente como forma de obter algo muito importante (afeto) que o paciente não pode obter de outras formas, uma vez que manifestações mais extremadas de sofrimento produziram aproximação dos entes queridos. É importante ressaltar que família e paciente, na maioria das vezes, não estão conscientes dessa dinâmica. Assim, a família não modela propositalmente o relato do paciente, e este não faz esses relatos deliberadamente para «manipular» seus familiares. O sofrimento é real, e o fato de seu relato sobre ideações suicidas ter sido modelado não diminui as chances de ele cometer suicídio.

Comportamentos suicidas também podem ocorrer em decorrência da formulação de regras feitas pelo paciente. Segundo a análise do comportamento, uma regra envolve uma descrição de contingência (isto é, a descrição de uma resposta, o contexto no qual ela ocorre e as suas consequências) e, como variável antecedente, pode controlar o comportamento de um indivíduo. Por exemplo, uma pessoa pode descrever a seguinte regra: "Quando o sofrimento for intolerável (contexto antecedente à resposta), se eu me matar (resposta) minha dor terminará (consequência da resposta)". Essa descrição pode controlar/produzir respostas envolvidas em uma tentativa de suicídio, por exemplo. O controle por regras resolveria, dessa forma, o paradoxo levantado anteriormente de que o suicídio, por ocorrer apenas uma vez, não seja passível de reforçamento. Nesse caso, afirmamos que a linguagem e o controle verbal desempenham um papel importante na explicação desse tipo de comportamento.

De acordo com Banaco[6], podemos categorizar, para fins de análise, o comportamento suicida em uma escala crescente de gravidade. Iniciando-se pela simulação, passando pela ideação e chegando à tentativa consumada, não necessariamente se sucedendo em ordem cronológica na vida de um indivíduo.

Na "simulação", teríamos uma comunicação de um desejo suicida, mas sem a ideação ou intenção suicida de fato. Em linguagem técnica, essa comunicação seria um operante verbal, mais especificamente um mando disfarçado (de tato). Dessa forma, a função do comportamento de comunicar um desejo suicida a um familiar, terapeuta ou alguém próximo seria a de pedir algo (mando), por exemplo cuidado, e não apenas a de comunicar o que se sente (tato de eventos privados). As formulações verbais das consequências associadas ao ato de morrer são de extrema importância na análise. Evitar alguma consequência negativa de outro comportamento ou até punir pessoas que possam ter causado alguma dor ao indivíduo podem ser reforçadores desse tipo de comportamento.

É possível e importante notar que a comunicação do desejo suicida pode ter função também dentro do ambiente clínico, como forma de pedir, por exemplo, por cuidado e validação para o terapeuta, podendo ter um aspecto transferencial relevante à análise. Entender qual a função do comportamento do paciente pode auxiliar o terapeuta a oferecer a ajuda necessária. Em casos nos quais o paciente aprendeu a ameaçar se matar para conseguir cuidado e atenção, pode ser objetivo a terapia auxiliá-lo a ter consciência disso e, eventualmente, a desenvolver outras formas de lidar com esses assuntos tão importantes para ele, uma vez que ameaças suicidas constantes, a médio prazo, podem desgastar relações importantes para o indivíduo.

Progredindo, teríamos o caso do indivíduo que tem algum grau de ideação suicida, podendo ter pensamentos de morte passiva ou ativa (suicídio em si). Na perspectiva da análise do comportamento, é importante ressaltar que esse tipo de operante (comportamento verbal privado) é diferenciado dos comportamentos acessíveis para além de quem se comporta (públicos) somente por esse aspecto da publicidade, ou seja, são entendidos como comportamentos privados e encobertos, mas que estão sujeitos ao mesmo modelo de causalidade que os comportamentos públicos. Dessa maneira, é preciso também analisar a função do comportamento de pensar em suicídio[7]. Para o indivíduo, o suicídio pode ter a função de fuga (operante que tem como função retirar estímulos aversivos presentes no ambiente) ou esquiva (operante que evita o aparecimento de estímulo aversivo). Por exemplo, se estressores interpessoais forem intoleráveis a resposta suicida pode surgir como alternativa, uma formulação verbal que alivia esse sofrimento. É evidente que a função de fuga ou esquiva do comportamento suicida pode até evitar sentimentos dolorosos no momento (esquiva emocional), mas a longo prazo aumenta o controle por contingências aversivas e impede o contato com reforçadores positivos[8].

Esse indivíduo pode ou não comunicar esses pensamentos. No caso de um operante verbal associado a esses pensamentos, a topografia é a mesma da simulação, porém a função pode ser de mando (pedir ajuda, atenção, cuidado, valorização, punir terceiros, entre outras) ou de tato, operante verbal que tem a função de comunicar o sentimento ou pensamento e que tem como consequência desejada apenas um reforçador inespecífico, nesse caso a compreensão do indivíduo que o escuta. Vale destacar que no primeiro caso, a diferença em relação à simulação é que a ideação de fato existe e a diferença em relação ao tato é que na simulação a função não é apenas a comunicação, mas seu uso para a obtenção de reforçadores específicos, isto é, é sempre um mando. Novamente, ressaltamos que são apenas formas de análise que nos ajudarão a decidir como conduzir a ajuda àquela pessoa. Todas as possibilidades funcionais apontadas estão relacionadas a extremo sofrimento e uma não é mais legítima do que a outra. O clínico deve se afastar da conotação moral da palavra simulação, utilizada aqui para mera compreensão acadêmica. Contraindicamos condutas que desmerecem ou invalidam algumas das possibilidades mencionadas, como punir o relato, ignorá-lo (não reforçar, extinção operante), julgar, ou qualquer outra forma de consequenciação aversiva ou que lide com o problema de forma aversiva, opressiva ou invalidante.

Ideação suicida é uma conceituação que, na realidade, envolve diferentes intensidades de comportamento e até comportamentos diferentes. A diferenciação entre graus de ideação suicida é um desafio para o clínico e se baseia em aspectos como a frequência do comportamento e a predisposição para a ação. O indivíduo pode pensar em morrer esporadicamente, ou sobretudo associado a algum estressor específico, o que pode ser uma questão mais proeminente em pacientes com alto grau de impulsividade, mas com certeza é diferente do paciente que pensa em suicídio quase todos os dias ou em todos os momentos. Boa parte das escalas de avaliação se baseiam, entre outros aspectos, nessa frequência. Também é importante identificar a predisposição para a ação, ou seja, o planejamento e intencionalidade do comportamento. Um pensamento como "se eu não estivesse vivo, estaria melhor" pode surgir durante um momento de crise e não passar disso. Em outros casos, pode haver formulações mais específicas sobre cada passo do ato suicida, onde o faria, como faria e quais as consequências. Em sequência, teríamos o planejamento mais concreto: um indivíduo que já comprou uma corda, já definiu um local e um momento para realizar o ato. A diferenciação reflete uma importância não só no que tange à gravidade dos casos, mas também em perceber eventos complexos privados que podem influenciar a análise de cada caso e as intervenções subsequentes.

Passamos então a um comportamento público e não verbal: a tentativa de suicídio. Este também pode ter a função de "simulação", ou seja, é uma comunicação de algo por meio de um ato. Nesse caso, o suicídio não seria a consequência desejada, mas o cuidado e atenção de outras pessoas.

É preciso investigar a dinâmica de todos esses comportamentos nas interações do paciente com seu ambiente social. Tanto a tentativa de suicídio quanto sua verbalização podem produzir muitos dos reforçadores sociais que discutimos anteriormente, mas, em especial ao longo de repetidas ocorrências, as tentativas e verbalizações podem ter sua eficácia reduzida ou até produzir punições por parte daqueles que presenciam ou recebem a verbalização. Deve-se ter claro que tentativas de suicídio, bem como sua verbalização, podem ter graus variáveis de aversividade para quem as testemunha. Desde a inerente aversividade de um evento que pode terminar em morte, passando por julgamentos e estigmas morais e religiosos, até o efeito acumulado da ameaça repetida e de se sentir manipulado e coagido pela situação. Assim, as pessoas podem acabar se afastando do paciente. Só isso já é suficiente para aumentar a aversividade geral da realidade do paciente, contribuindo para a piora da situação de alguém que já sofre. A própria comunicação da intenção suicida, que poderia ter consequências reforçadoras no início, pode passar a ter função punidora na medida em que as respostas das pessoas no ambiente se tornam cada vez mais aversivas. Muitas vezes, isso termina em escalonamento do comportamento suicida e fica progressivamente mais provável a resposta da tentativa de suicídio como fuga, menos provável a comunicação da intenção e maior o risco de suicídio pela gravidade do método. As pessoas que convivem com o paciente agora, culpadas, voltam a oferecer o que tinham suspendido, o que reforça tentativas e manifestações mais drásticas do problema. É uma dinâmica semelhante à descrita anteriormente sobre a modelagem de relatos sobre intenção suicida. Novamente, essa descrição pode levar alguns, automaticamente, a pensar que a solução seria a extinção do ciclo desde o princípio, mas desaconselhamos essa via. Ao contrário, são pedidos de ajuda que devem ser ouvidos e entendidos em seu contexto.

A separação de cada uma dessas contingências é didática e auxilia na análise funcional feita pelo clínico para a compreensão do caso. Porém, na maioria dos casos, as contingências são múltiplas e como Botega e Werlang[9] ressalvam, a "escolha" para o suicídio é multifatorial, ou seja, engloba diversos eventos que compõem a vida da pessoa. A ideação, comunicação da intenção suicida e tentativa de fato e suas respectivas consequências, concretas ou imaginadas, coexistem na maioria dos casos e alternam sua relevância em determinados momentos.

INTERVENÇÕES TERAPÊUTICAS

A intervenção mais básica e nem por isso menos relevante, já que se mantém durante todo o processo realizado pelo clínico ao atender um paciente com demandas relacionadas a comportamento suicida, é a audiência não punitiva[10]. Para que se possa atuar sobre qualquer comportamento é preciso conhecer as contingências que o afetaram e afetam, e essas informações vêm de uma única fonte, inicialmente: o paciente. É provável, porém, que a comunicação sobre pensamentos e atos suicidas tenha sido punida ao longo da história do indivíduo, por diversos fatores socioculturais. Cabe ao clínico escutar com atenção e cuidado, possibilitando que esse comportamento verbal (falar sobre suicídio) ocorra sem punição, ou seja, sem uma consequência que reduza sua probabilidade de ocorrer.

> "À medida que o terapeuta gradualmente se estabelece como uma audiência não punitiva, comportamentos que até então foram punidos começam a ter uma chance. Como efeito colateral desse processo, alguns resultados da punição como culpa, depressão, angústia ou rigidez podem desaparecer." (p.131)[11]

A partir disso, além de possibilitar a coleta de informações para análise, promove-se um efeito terapêutico ao reduzir-se a aversividade do julgamento social sobre a vida do paciente, o que pode ser especialmente intenso em um paciente com comportamentos suicidas.

Pode-se entender então, conforme Conte e Brandão[12], que o terapeuta deve estar direcionado para a adesão do paciente ao processo terapêutico, ao estabelecimento do vínculo por meio de uma audiência não punitiva e reforçadora, e à formulação analítico-comportamental de hipóteses sobre o comportamento em questão a partir da investigação do relato e compreensão das contingências.

Além da redução da aversividade mencionada, há a criação de reforçadores a partir de uma relação de cuidado e afeto que não apenas possibilita a realização de intervenções posteriores, mas oferece componentes terapêuticos em si. "A relação terapêutica, além de um lugar de colaboração, é um contexto favorecedor e propício para a aplicação de intervenções terapêuticas" (p.313)[13]. É preciso notar, também, que o terapeuta atua como modelo para o paciente, principalmente em comportamentos que envolvem interpessoalidade, e isto pode ser utilizado como estratégia de intervenção.

A relação clínico-paciente é considerada importante em diversas abordagens psicoterápicas humanistas e psicodinâmicas[14]. Quando se trata da abordagem comportamental, o destaque a esse componente é dado pela FAP, que enfatiza essa relação como aspecto essencial do processo terapêutico. As intervenções da FAP se baseiam na relação, a qual seria por si só terapêutica e propicia reforçamentos a partir de fatores como: a escuta atenta do clínico, a fala livre do cliente sobre questões relacionadas ao suicídio e a interação social. A importância da relação se dá, também, ao produzir, na presença do clínico, alguns comportamentos-alvo a serem acessados[15], que são denominados comportamentos clinicamente relevantes (CRB). Estes, frequentemente, são os mesmos comportamentos que aparecem na vida do paciente e que produzem prejuízo e sofrimento a ele.

Cada momento da sessão deve ser visto como uma interação significativa e autêntica, produzindo comportamentos dentro da relação que podem ser mínimos em termos de topografia, como um revirar de olhos ou um suspiro, mas que podem revelar mais do que frases longas em uma análise funcional. A abordagem passa por um olhar autêntico sobre a relação, que envolve lidar com pontos cegos, situações de vulnerabilidade (tanto do paciente quanto do terapeuta), assumir riscos em benefício do paciente, se vulnerabilizar e expressar sentimentos sobre a relação em um ambiente seguro e não punitivo. Isso inclui a prática do clínico em ser aberto com suas sensações sobre a relação e lidar com suas falhas e dificuldades, para que não haja distanciamento interpessoal. Novamente, a verossimilhança dos comportamentos produzidos pelo clínico só é possível caso a relação tenha a mesma verossimilhança com relações reais, ou seja, tenha autenticidade.

O entendimento do comportamento suicida como esquiva ou fuga e do ato suicida como a última forma da esquiva experiencial dá sentido a abordagens da ACT. Segundo a ACT, um indivíduo se esquiva experiencialmente quando se comporta no sentido de evitar eventos privados aversivos (como, por exemplo, sentimentos, emoções, pensamentos etc.) e as situações que os produzem. A esquiva experiencial é efetiva, no sentido que ela protege o indivíduo de eventos aversivos, no entanto, com frequência ela também acaba afastando-o de objetivos e valores pessoais. Por exemplo, uma pessoa que não se relaciona com outras para evitar a dor de uma possível rejeição de fato está mais protegida de experienciar essa dolorosa situação, porém, com o passar do tempo, ela pode experienciar outros sentimentos aversivos decorrentes da esquiva, como solidão e vazio. Por essa razão, o processo de "[...] proporcionar flexibilidade psicológica, que significa aceitar eventos encobertos desagradáveis, como sentimentos, pensamentos, memórias e sensações julgadas ruins ou negativas para o indivíduo"[16] tem grande impacto terapêutico. A aceitação de eventos privados aversivos só é importante e necessária quando a tentativa de se livrar deles acaba produzindo ainda mais sofrimento e prejuízo para o paciente, ou afastando-o de seus valores. No caso de pacientes suicidas, podemos interpretar o comportamento suicida como uma forma de esquiva experiencial que traz um grande e irreversível prejuízo ao paciente.

> Steven Hayes, um dos proponentes da ACT, argumenta que na essência de nossos problemas psicológicos está a rigidez psicológica. Apesar de, em alguma medida, essa rigidez ser decorrente do próprio desenvolvimento da linguagem, se não contrabalanceada, pode levar a sofrimento psicológico intenso. Nessa linha de raciocínio, Hayes defende que o processo oposto, que ele chama de flexibilidade psicológica, seria a base para uma intervenção eficaz em qualquer psicopatologia, podendo ser contemplado a partir de uma série de estratégias como: estratégias de desfusão, ação comprometida, clarificação de valores, entre outras. Nesse sentido, a ACT se propõe como uma intervenção transdiagnóstica que intervém sobre processos comportamentais que podem estar ligados à vontade de retirar a própria vida. Segundo Hayes, Pistorello e Biglan[17]:
>
> "Dado que a inflexibilidade psicológica é um fator que contribui para a maioria dos problemas que levam ao suicídio, e dado que a ACT os altera e seus resultados são mediados por essas mudanças, parece provável que a ACT poderia ser usada como uma intervenção preventiva para alterar as trajetórias que são conhecidas por levar ao suicídio." (p.94)

As diferentes estratégias da ACT, dessa forma, são importantes e devem ser utilizadas não apenas para o manejo de uma crise suicida, mas para ajudar o paciente a cuidar das questões que tornaram sua vida insuportável de ser vivida.

Independentemente de um foco absoluto em uma ou outra dessas formas de terapias de terceira onda descritas, todas podem ser usadas de forma contextualizada por terapeutas analítico-comportamentais. Idealmente, o terapeuta deve conhecer bem os princípios da análise do comportamento e da análise funcional que embasam as ações de cada terapia descrita. Não apenas tais conhecimentos embasam as diferentes terapias de terceira onda, mas as transcendem. Dominá-los permite que o terapeuta adapte suas ações às diferentes situações clínicas e pacientes.

CONSIDERAÇÕES FINAIS

A chamada terceira onda de terapias comportamentais, que inclui a CAC, a ACT e a FAP citadas anteriormente, tenta promover a integração de conceitos da Análise do Comportamento com valores humanistas há muito praticados em diversas formas de terapia. Fatores como aliança terapêutica, empatia, ambiente colaborativo, coerência, mentalização e experiências emocionais, comuns a várias linhas de psicoterapia, não devem ser deixados de lado. Além disso, o próprio sistema explicativo utilizado pelo clínico pode servir como alívio para sintomas do paciente, e deve ser congruente com suas intervenções.

Esperamos ter evidenciado que, a partir da análise funcional dos comportamentos no contexto de uma relação terapêutica autêntica, podemos ajudar pacientes a reconhecer seus valores pessoais, observar em que sentido seus comportamentos os afastam desses valores e tentar promover alternativas que vão ao encontro desse objetivo. Além da análise funcional vista como essencial também na CAC, a FAP explicita a importância da relação paciente-terapeuta como base desse processo terapêutico e a ACT enfatiza a participação do processo de aceitar pensamentos e emoções negativas, aliado a um compromisso de mudança na direção dos valores pessoais de cada paciente.

REFERÊNCIAS BIBLIOGRÁFICAS

1. Skinner BF. Ciência e comportamento humano. In: Todorov JC, Azzi R (trads.). São Paulo: Martins Fontes, 2003. (Obra original publicada em 1953).
2. Tourinho EZ. Estudos conceituais na análise do comportamento. Temas em Psicologia. 1999;7(3):213-22.
3. Hayes SC. Acceptance and commitment therapy, relational frame theory, and the third wave of behavioral and cognitive therapies. Behavior Therapy. 2004;35(4):639-65.
4. Skinner BF. Contingencies of reinforcement: a theoretical analysis. New York: Appleton-Century-Crofts, 1969.
5. Sidman M. Coerção e suas implicações. In: Andery MA, Sério TM (trads.). São Paulo: Livro Pleno, 2009. (Obra original publicada em 1989)
6. Banaco RA. Um levantamento de fatores que podem induzir ao suicídio. In: Guilhardi HJ, et al (orgs.). Sobre comportamento e cognição: Expondo a variabilidade. Santo André: ESETec, 2001. p.210-7.
7. Ribeiro LP. Análise funcional de relatos sobre tentativas de suicídio. Dissertação de Mestrado não publicada. Campinas: Pontifícia Universidade Católica, 2006.
8. Brandão MZS. Terapia comportamental e análise funcional da relação terapêutica: estratégias clínicas para lidar com comportamento de esquiva. Revista Brasileira de Terapia Comportamental e Cognitiva. 1999;1(2):179-87.
9. Botega NJ, Werlang BG. Comportamento suicida. Porto Alegre: Artmed; 2004.
10. Santos GM, Santos MR, Marchezini-Cunha V. A escuta cautelosa nos encontros iniciais: a importância do clínico analítico-comportamental ficar sob controle das nuances do comportamento verbal; 2012.
11. Vandenberghe L, Borges PM. O papel da intimidade na relação terapêutica: uma revisão teórica à luz da análise clínica do comportamento. Psicologia: Teoria e Prática. 2005.
12. Conte FCS, Brandão MZS. Eventos que o clínico analítico comportamental deve atentar nos primeiros encontros: das vestimentas aos relatos e comportamentos 41 clinicamente relevantes. In: Borges NB, Cassas FA (org.). Clínica analítico comportamental: Aspectos teóricos e práticos. Porto Alegre: Artmed; 2012. p.128-37
13. Braga GLB, Vandenberghe L. Abrangência e função da relação terapêutica na terapia comportamental. Estudos de Psicologia. 2006;23(3):307-14.
14. Alves NNF, Isidro-Marinho G. Relação terapêutica sob a perspectiva analítico comportamental. In: Farias AKCR (org.). Análise Comportamental Clínica: Aspectos teóricos e práticos. Porto Alegre: Artmed; 2010. p.66-94.
15. Vandenberghe L. Três faces da Psicoterapia Analítica Funcional: Uma ponte entre análise do comportamento e terceira onda. Revista Brasileira de Terapia Comportamental e Cognitiva. 2017;19(3).
16. Hayes SC, Strosahl KD, Wilson KG. Acceptance and commitment therapy: An experiential approach to behavior change. New York: Guilford Press;1999.
17. Hayes SC, Pistorello J, Biglan A. Terapia de aceitação e compromisso: Modelo, dados e extensão para a prevenção do suicídio. Revista Brasileira de Terapia Comportamental e Cognitiva. 2008;10(1).
18. Frasson AP, Nery LB. Quero ser uma pessoa leve – a relação terapêutica e a terapia de aceitação e compromisso como recursos de intervenção em um caso de inabilidade social. In: Farias AKCR, Fonseca FN, Nery LB (org.). Teoria e formulação de casos em análise comportamental clínica. Porto Alegre: Artmed, 2018. p.267-83.
19. Saban MT. Introdução à terapia de aceitação e compromisso. 2.ed. Belo Horizonte: Artesã. 2015.

28

Terapia cognitiva e o tratamento para suicídio

Michelle Martins Vieira
Daniella Mouadeb

PONTOS-CHAVE

- A terapia cognitiva considera que o sofrimento do ser humano é causado pelo significado que o indivíduo atribui às circunstâncias. Dessa forma, muitas dessas interpretações são distorcidas em relação à realidade, o que, por sua vez, provoca comportamentos e emoções disfuncionais.
- A intervenção cognitiva sobre o suicídio enfatiza a alteração de crenças (supostos subjacentes individuais) e pensamentos automáticos (cognições não sujeitas à análise racional) desadaptativos. Para isso, utiliza-se de escalas e técnicas cientificamente comprovadas, gerando um grande impacto nas emoções.
- Na atuação com pacientes com pensamentos suicidas, é imprescindível atentar-se primeiro para sua segurança. Sendo assim, aumentar a adesão sobre o tratamento psiquiátrico, desenvolver habilidades de enfrentamento e garantir uma rede de apoio social são intervenções que devem ser levadas como prioridade no tratamento.

PSICOLOGIA COGNITIVA

De acordo com Aaron Beck, criador da terapia cognitiva (TC), o sofrimento humano é causado pelo significado que se atribui às circunstâncias vivenciadas ou pensadas[1]. Esse significado, por sua vez, é concedido a partir do processamento cognitivo, moldado por crenças nucleares constituídas na infância e influenciadas a partir das experiências de vida[2]. Por isso, o modelo cognitivo tem como principal foco a compreensão de pensamentos disfuncionais, capazes de gerar sintomas e emoções desadaptativas na vida do indivíduo.

A intervenção cognitiva enfatiza a interpretação do evento feita pelo paciente, e não o evento em si. Após diversas pesquisas e observações clínicas, Beck concluiu que muitas dessas interpretações, feitas pelos pacientes, eram distorcidas em relação à realidade, o que, por sua vez, levava a comportamentos e emoções disfuncionais[2].

Desiludido pela falta de evidências empíricas, Beck identificou-se com a forma como os analistas do comportamento buscavam entender as experiências conscientes, e foi influenciado por filósofos que enfatizavam a cognição como papel fundamental na existência humana[3]. Ao expandir sua investigação empírica a partir do tratamento de grupos de pacientes depressivos, descreveu distorções cognitivas específicas ao transtorno psiquiátrico[4]. A partir disso, formulou o pressuposto técnico e teórico denominado Modelo Cognitivo, que tem como principal foco a compreensão de pensamentos disfuncionais geradores de sintomas e emoções desadaptativas na vida do indivíduo, sendo esse o modelo que utilizamos na TC.

Uma característica marcante da TC é a construção de escalas para identificar padrões cognitivos e técnicas terapêuticas empiricamente comprovadas, visando a alteração de crenças desadaptativas na prevenção do ato suicida. Com o objetivo de transformar essas crenças, o terapeuta cognitivo deve ajudar o paciente a reconhecer pensamentos patológicos nos dois níveis de processamento cognitivo: os pensamentos automáticos e os esquemas[2]. Entende-se pensamentos automáticos como cognições que normalmente não estão sujeitas à análise racional cuidadosa, que passam rapidamente por nossas mentes em situações ou ao lembrar delas. Já os esquemas são crenças nucleares que agem como regras subjacentes ao selecionar, filtrar, codificar e atribuir sentido às informações do ambiente[2].

Brown et al.[5] relatam a diminuição significativa dos pensamentos desesperançosos, bem como de sintomas depressivos nos pacientes acompanhados pela TC. O mesmo estudo encontrou redução de 50% de ideação suicida em pacientes de grupos com intervenção cognitivo-comportamental comparado a outros tratamentos[5].. Além disso, existem pesquisas que comprovam a eficácia da TC no tratamento do transtorno depressivo e do ansioso, visto que ambos que podem aumentar o risco de suicídio. Sendo assim, o presente capítulo tem como objetivo entender o suicídio por meio da perspectiva cognitivista e propor tratamentos e intervenções desse modelo extremamente importantes e eficazes no seu manejo.

Dentro dos diversos sintomas causados pelos transtornos psiquiátricos, a ideação suicida é um fator importante que requer significativa atenção dos profissionais de saúde, dado o elevado e crescente número de suicídios entre os adolescentes e adultos no mundo contemporâneo[6]. Segundo a Organização Mundial da Saúde (OMS), o suicídio representa 1,4% das mortes no mundo e é a segunda maior causa de morte dentre os indivíduos entre 15 e 29 anos[7]. Além disso, a cada adulto que se suicida, outros vinte atentam contra a própria vida[7]. Já entre a população brasileira, estudos demonstram uma prevalência de 4,1% de episódios de depressão maior e 3,8% de pensamentos suicidas[8].

Um aspecto muito comum a esses indivíduos é a presença da crença de desesperança, responsável por gerar pensamentos de um futuro sem perspectiva. Dado a gravidade e a complexidade desse fenômeno, é fundamental que os profissionais de saúde conheçam estratégias úteis e eficazes no manejo eficiente do problema.

FATORES ETIOLÓGICOS DO SUICÍDIO

Dentre os estudos sobre o suicídio, os primeiros dados datam da década de 1960, tendo se iniciado por meio de achados bioquímicos de exames *post-mortem* das aminas biogênicas e seus metabólitos nos cérebros de vítimas de suicídio, comparados com controles. Nesses estudos *post-mortem*, foi encontrado um decréscimo de serotonina nas áreas do tronco cerebral (núcleos da rafe) e em outros núcleos subcorticais, apresentando déficits no processo de síntese, transporte e ligação com receptores de serotonina. Níveis baixos dessa substância neuroquímica estão relacionadas a sintomas depressivos, que são fatores de risco para o suicídio[9].

Contudo, esses estudos de agentes etiológicos apresentam achados inespecíficos envolvendo os marcadores como serotonina, norepinefrina, Gaba, proteína G, 5-HIAA e BDNF. O que se supõe é que alterações nesses marcadores levariam a um descontrole geral do impulso e, por isso, estariam associadas ao suicídio[10].

Sabe-se também que nos casos de comportamento suicida, a região cerebral mais extensamente implicada é a do córtex pré-frontal[11]. Tal região é responsável pelo planejamento de comportamentos e pensamentos complexos, expressão da personalidade, tomadas de decisões e modulação de comportamento social, corroborando a extensão das variáveis implicadas na ação do comportamento suicida. A atividade básica da região do córtex pré-frontal é resultado de pensamentos e ações em acordo com metas internas.

Outra importante estrutura que está associada é a amígdala cerebral, por estar intimamente relacionada ao aprendizado emocional. Sua função é desencadear uma reação de luta e fuga e também adequar os instintos de sobrevivência. Essa estrutura está associada ao sistema límbico, que é responsável pelo processamento das aprendizagens emocionais.

De acordo com Sthal[12], a ideação suicida é regulada pelo processamento ineficiente de informações em regiões cerebrais associadas à emocionalidade, como a amígdala, o córtex pré-frontal ventromedial e o córtex orbital frontal. Essas regiões cerebrais recebem importante controle regulador das tendências suicidas pelas projeções serotoninérgicas.

Hoje já se sabe que o comportamento suicida não resulta de um único fator desencadeante, mas ocorre dentro de um contexto maior com diversas combinações de fatores de risco, sejam eles: psíquicos, culturais, sociais e neurobiológicos.

Uma busca na literatura sobre o tema irá correlacionar suicídio e transtornos mentais em mais de 90%. Entre os transtornos mentais associados ao suicídio, a Depressão Maior se destaca[13].

O papel da psicoterapia no tratamento para intervenção do comportamento suicida está na capacidade de alterar a atividade neural de forma duradoura em razão das modificações na estrutura e no funcionamento da comunicação sináptica de forma semelhante aos efeitos produzidos por drogas psicotrópicas. Dessa forma, o sistema nervoso central constitui o local comum às intervenções.

CATEGORIZANDO O SUICÍDIO

A conduta de se gerar lesão física contraria o que se chama instinto pela sobrevivência, evitação da dor e preservação da vida. O comportamento de provocar ferimentos em si mesmo já foi chamado de parassuicídio, automutilação e/ou autolesão[14].

Suicídio é o ato de causar a própria morte de forma intencional. Entre os fatores de risco mais estudados na literatura internacional, sobressaem-se tentativas prévias de suicídio, fatores genéticos, base social e familiar e psicopatologia[15,16].

Perturbações mentais como depressão, transtornos bipolares, esquizofrenia ou abuso de drogas, incluindo alcoolismo e abuso de benzodiazepínicos, fazem parte das psicopatologias que podem estar associadas ao ato. Além disso, por envolver mais de um fator, o suicídio também pode ser resultante de atos impulsivos em razão de estresse e/ou dificuldades econômicas, problemas de relacionamento ou *bullying*.

Prejuízos neuropsicológicos e comportamentais podem predispor pacientes a praticarem atos autoprejudiciais[17]. Dessa forma, a prevenção do comportamento autolesivo necessita focar-se na regulação emocional e em estratégias de resolução de problemas[18].

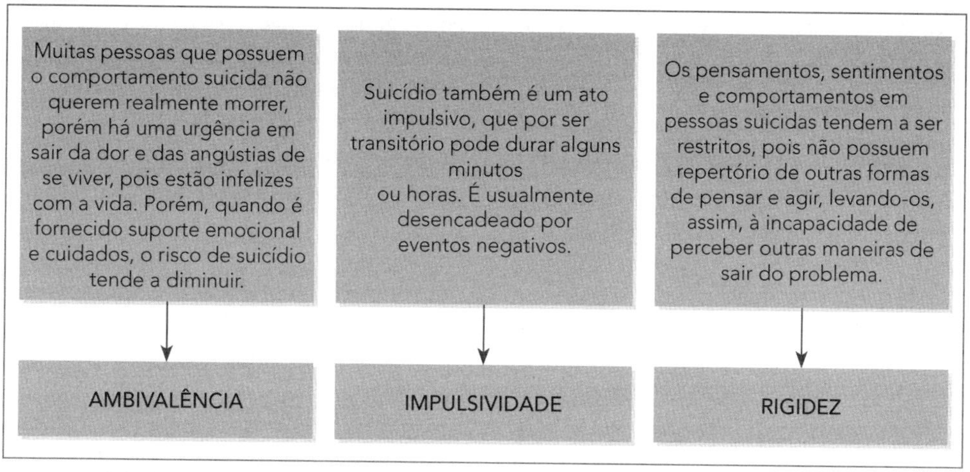

FIGURA 1 Principais características de pessoas com ideações suicidas.

As principais características de pessoas com ideações suicidas são: ambivalência, impulsividade e rigidez. Na Figura 1, é possível observar um quadro com mais detalhes dessas particularidades.

Realizar o diagnóstico de doenças clínicas e de transtornos mentais, bem como se há o risco de suicídio, são os primeiros passos para uma intervenção. Por isso, deve-se avaliar se há presença de ideação suicida, planejamento do suicídio, forma de planejamento, se considera que tem razões para viver, se houve tentativas anteriores e se há um uso problemático do álcool ou outras drogas.

Relato de caso

Para elucidar as partes de tratamento e intervenção, um caso real será apresentado. A paciente foi internada em janeiro de 2019 e reinternada em janeiro de 2021, no Hospital das Clínicas, para lavagem estomacal, depois de ter inserido uma grande quantidade de medicações, e iniciou o processo terapêutico em fevereiro de 2019. A segunda internação foi uma decisão entre paciente e terapeuta.

R.C., com 28 anos, trabalhando em hospital veterinário e pós-graduada na área, em tratamento psiquiátrico intermitente há mais de treze anos, bom suporte social, apesar de ter constantes atritos em virtude do irmão com seus pais. A paciente sofreu a vida inteira com problemas alimentares (anorexia e bulimia), fez cirurgia bariátrica aos 26 anos sem acompanhamento de equipe clínica. Relata o excesso de trabalho como fonte contínua de estresse, sem momento para descanso. Começou a utilizar drogas ilícitas e álcool como forma de dar continuidade ao trabalho e participar de eventos sociais. Com a falta de repertório para lidar com o estresse e problemas, desenvolveu também comportamentos compulsivos como comer, fazer compras e a ideia de suicídio.

Após uma festa com o uso de estimulantes e álcool, voltou para a casa e ingeriu o equivalente a quatro caixas de lítio, levando-a a uma lavagem gástrica agressiva e uma possível necessidade de hemodiálise, sendo assim admitida na internação psiquiátrica e encaminhada para a psicoterapia.

INTERVENÇÃO

A fase inicial do tratamento de pacientes com tentativas e ideações suicidas deve ser focada no engajamento deles ao processo terapêutico. Sendo assim, é necessário trabalhar o vínculo, as crenças de "não pertencimento", "percepção de fardo", "menos valia" e "desesperança quanto ao futuro", levando-os a buscar cognições alternativas que não acarretem o comportamento de tirar sua vida.

> "Era um período que eu estava estafada de trabalho, nada fazia mais sentido. Eu acordava de manhã como se um caminhão tivesse passado por cima de mim, todos os dias e demorava muito tempo para conseguir levantar. Não tinha energia pra nada. Tomava meus remédios, almoçava, muitas vezes vomitava (porque ainda não havia me acostumado com o pós da cirurgia) e ia para a clínica trabalhar".
>
> (trechos retirados da carta escrita pela paciente, para a construção deste capítulo)

Essa fase é de suma importância, uma vez que se tem percebido uma correlação de déficit cognitivo com a capacidade de resolução de problemas desses pacientes. Tal limitação impõe um repertório comportamental, no qual a ação de tirar a própria vida seria a solução, sem conseguir identificar, planejar ou pensar alternativas para o problema[19, 20].

> "Minha vida era completamente definida pelo meu trabalho, eu só trabalhava e dormia. O tempo livre que eu tinha estava muito cansada para ver meus amigos e família. Era um vazio sem fim."
>
> "Na frente do hospital onde eu trabalhava, havia uma avenida bastante movimentada. Havia turnos tão insuportáveis que eu me imaginava saindo pela recepção e me jogando na frente dos carros que lá transitavam.
>
> Nada fazia mais sentido e o suicídio parecia ser a única resposta para aquela dor, para aquele vazio."
>
> (trechos retirados da carta escrita pela paciente, para a construção deste capítulo)

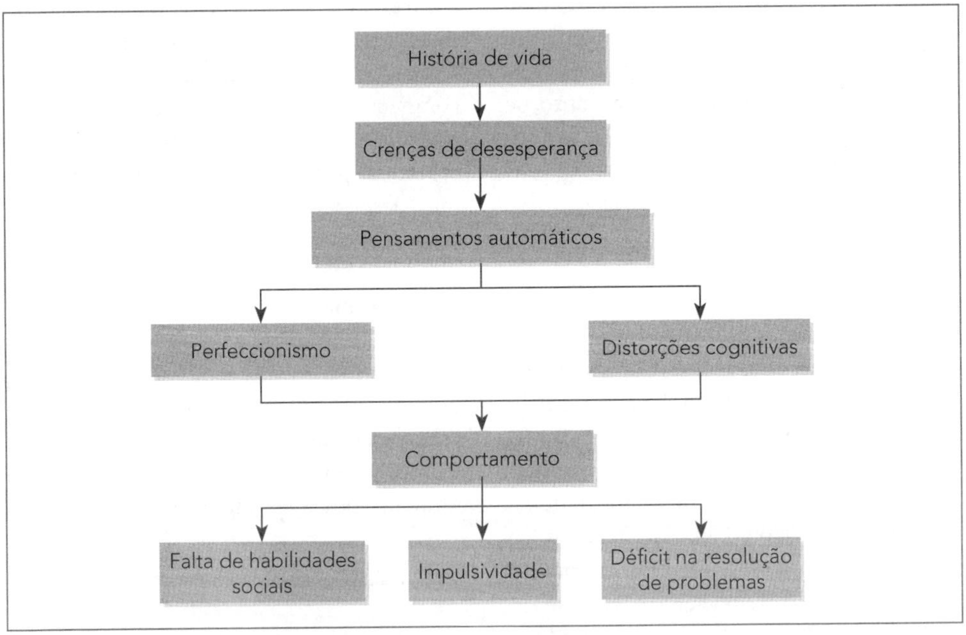

FIGURA 2 Análise vertical do paciente.

Uma vez que o paciente está mais engajado no tratamento, é possível debruçar-se em uma análise mais vertical. Devem ser avaliados e trabalhados os fatores de vulnerabilidade do paciente disposicionais para o suicídio (Figura 2).

Considerando as distorções cognitivas, ou seja, os pensamentos automáticos (PA) desadaptativos em relação à tríade, o terapeuta, junto com o paciente, deve questionar tais pensamentos na busca de cognições que levem a emoções e comportamentos mais funcionais.

Além disso, é necessário reconhecer e trabalhar as crenças por trás dessas distorções, que foram sendo construídas desde o nascimento e constituem o indivíduo no presente. Dessa forma, devem ser buscados fatores relevantes em toda a sua história de vida.

> "A terapia me ensinou que alguns pensamentos e atitudes que eu tenho não são estritamente fruto do meu transtorno mental. Eu aprendi que posso ter dias bons e dias ruins e que isso é normal. A terapia me fez sentir mais normal. Antes era como se eu não pertencesse a este planeta e agora eu pertenço e eu sou igual a todos os seres humanos. (...)comecei a perceber, no meu dia a dia, que algumas vezes quando estava tendo determinados pensamentos, o direcionamento ensinado nas sessões me fazia ter atitudes mais conscientes e seguras nas situações(...)"
>
> (trechos retirados da carta escrita pela paciente, para a construção deste capítulo)

Junto à construção e validação de pensamentos e crenças mais adequados e realistas, é de extrema importância que, durante as fases da intervenção, sejam sempre reavaliados os possíveis comportamentos suicidas, gerando assim sua constante prevenção.

No conteúdo a seguir são explicitadas algumas formas de prevenção que devem ser utilizadas.

PREVENÇÃO

Wenzel, Brown e Beck[21] relatam algumas estratégias eficazes na diminuição da probabilidade da ocorrência de futuros suicídios:

- Adquirir estratégias adaptativas de enfrentamento.
- Desenvolver ferramentas cognitivas para identificar razões para viver e promover esperança.
- Melhorar as habilidades de resolução de problemas.
- Aumentar a conexão com suas redes sociais de apoio.
- Ampliar a adesão às intervenções médicas, psiquiátricas e outras.

Em relação ao futuro imediato, isto é, o paciente que está na iminência de cometer o ato suicida, os autores sugerem a adoção de uma outra estratégia consubstanciada no desenvolvimento de um plano de segurança com o qual os pacientes concordem, por meio da elaboração de uma lista escrita de potenciais atitudes que ele poderá adotar[21]. Na Figura 3, a referida estratégia é exemplificada.

Além disso, a OMS[22] relata que a disponibilidade de acesso a métodos como armas de fogo, armas brancas, objetos de enforcamento, drogas ou venenos deve ser restringida, uma vez que muitos dos atos suicidas ocorrem de forma impulsiva em momentos de crise. Outros possíveis desencadeadores importantes que devem ser controlados são o acesso inapropriado à informação e redes sociais, que podem glamorizar e sensacionalizar o suicídio[22].

Outra estratégia de enfrentamento que, de uma forma indireta, auxilia na prevenção do suicídio é o engajamento em atividades que diminuam o estresse e ajudam na regulação do humor. Entre estas:

1. Sinais de alerta (quando eu devo utilizar o plano de segurança)
   ( ) Querer ir dormir e não acordar mais
   ( ) Querer me ferir
   ( ) Pensar "Eu não aguento mais"
   ( ) Pensar "Eu sou um fraco"
   ( ) Chorar
   ( ) Isolar-se
2. Estratégias de *coping* (coisas que posso tentar sozinho)
   ( ) Escutar músicas que gosto
   ( ) Sair para dar uma volta
   ( ) Respirar de forma controlada
3. Contatar outra pessoa
   ( ) Telefonar para um amigo para me distrair: Nome... Telefone...
   Se a distração não funcionar, direi às seguintes pessoas que estou em crise e pedirei ajuda:
   ( ) Telefonar para um familiar: Nome... Telefone...
   ( ) Telefonar ou conversar com outra pessoa: Nome... Telefone...
4. Contatar um profissional de saúde durante o horário comercial:
   ( ) Telefonar para meu psiquiatra
   ( ) Telefonar para meu terapeuta
   ( ) Telefonar para o CVV (188)

____

Assinatura do paciente, do terapeuta e data

FIGURA 3 Exemplos de plano de segurança.

- Relaxamento muscular progressivo.
- Exercícios de respiração.
- Técnicas cognitivas de distração que evocam memórias positivas ou fazem o indivíduo imaginar uma cena prazerosa.
- Atividades de autoalívio sensorial, como tomar um banho quente, escutar músicas calmantes ou usar velas aromáticas para se acalmar, entre outras[21].

Ainda que o cenário seja alarmante e um problema de alta complexidade, é possível preveni-lo.

> "Eu havia tido uma conversa com meu psiquiatra na semana anterior sobre overdoses de medicação psiquiátrica. Ele havia me dito "a fluoxetina não vai te fazer nada, mas o lítio é perigoso". Nesta consulta eu já havia demonstrado minhas intenções quanto ao suicídio, o meu médico indicou a internação, mas minha família não achou que seria necessário. Eu acreditei."
>
> (trechos retirados da carta escrita pela paciente, para construção deste capítulo)

Como forma de prevenção é imprescindível que profissionais não só durante o tratamento, porém anterior a qualquer tentativa, fiquem atentos ao momento de vida e oscilações de humor e fala que possam vir carregados de desesperança e falta de perspectiva relacionada ao futuro e, em vista disso, instruam familiares a estar vigilantes em relação a possíveis gatilhos para o comportamento suicida, a fim de se atentar aos primeiros sinais.

REFERÊNCIAS BIBLIOGRÁFICAS

1. Beck JS. Cognitive behavior therapy: basics and beyond. 2.ed. New York: Guilford Press, 2011.
2. Wright JH, Basco MR, Thase ME. Aprendendo a terapia cognitivo-comportamental: um guia ilustrado. Porto Alegre: Artmed, 2008.
3. Clark DA, Beck AT, Alford BA. Scientific foundations of cognitive theory and therapy of depression. New York: John Wiley & Sons, 1999.
4. Beck AT, Rush AJ, Shaw BF, Emery G. Cognitive therapy of depression. New York: Guilford Press, 1979.
5. Brown GK, Ten Have T, Henriques GR, Xie SX, Hollander JE, Beck AT. Cognitive therapy for the prevention of suicide attempts. JAMA. 2005;294(5):563.
6. O'Rourke MC, Jamil RT, Siddiqui W. Suicide screening and prevention. Treasure Island: StatPearls; 2020. Disponível em: https://www.ncbi.nlm.nih.gov/books/NBK531453/. Acesso em: 20 de abr. 2020.
7. World Health Organization. Mental health. Suicide data [Internet]. Disponível em: https://www.who.int/mental_health/prevention/suicide/suicideprevent/en/. Acesso em: 10 mar. 2020.
8. Carpena MX, Martins-Silva T, Costa FS, Darley R, de Mola CL. Contextual risk factors of depression and suicidal thoughts in Brazilian adults: a multilevel analysis. Braz J Psychiatry. 2019;41(5):433-6.
9. Corrêa H, Barbi E, Neves FS, Capellini G, Castro JO, Neto KP, et al. A neurobiologia do suicídio: evidências do papel do sistema serotoninérgico. J Bras Psiquiatr. 2002;51(6):397-404.
10. King ALS, Nardi AE, Cruz MS. Risco de suicídio em paciente alcoolista com depressão. J Bras Psiquiatr. 2006;55(1):70-73.
11. Arantes-Gonçalves F, Coelho R. À procura de marcadores biológicos no comportamento. Acta Med Port. 2008;21:89-98.
12. Sthal S. Psicofarmacologia: bases neurocientíficas e aplicações práticas. Supervisão Oliveira IR, Sena EP. Rio de Janeiro: Guanabara Koogan, 2011.
13. McGirr A, Paris J, Lesage A, Renaud J, Turecki G. Risk factors for suicide completion in borderline personality disorder: a case-control study of cluster B comorbidity and impulsive aggression. J Clin Psychiatry. 2007;68(5):721-729.
14. Arcoverde RL, Soares LSLC. Funções neuropsicológicas associadas a condutas autolesivas: Revisão integrativa de literatura. Psicologia: Reflexão e Crítica. 2012; 25(2):293-300.
15. Brezo J, Paris J, Hebert M, Vitaro F, Tremblay R, Turecki G. Broad and narrow personality traits as markers of one-time and repeated suicide attempts: A population-based study. BMC Psychiatry. 2008 8:15.
16. Feliciano MFC, Moretti LHT. Depressão, suicídio e neuropsicologia: psicoterapia cognitivo comportamental como modalidade de reabilitação. Psicologia PT, 2015.
17. Raust A, Slama F, Mathieu F, Roy I, Chenu A, Koncke D, et al. Prefrontal cortex dysfunction in patients with suicidal behavior. Psychologie Medicale. 2007; 37:411–9.
18. Öhman A. Fear and anxiety: overlaps and dissociations. Handbook of emotions. 2008;709-29.
19. Marx EM, Williams JMG, Claridge GC. Depression and social problem solving. Journal of Abnormal Psychology. 1992;101(1):78-86.
20. Salkovskis P, Atha C, Storer D. Cognitive-behavioural problem solving in the treatment of patients who repeatedly attempt suicide. A controlled trial. Br J Psychiatry. 1990;157:871-6.
21. Wenzel A, Brown GK, Beck AT. Terapia cognitivo--comportamental para pacientes suicidas. Porto Alegre: Artmed, 2010.
22. World Health Organization. Preventing suicide: a global imperative. World Health Organization. 2014.
23. Barbosa FO, Macedo PCM, Silveira RMC. Depressão e o suicídio. Rev SBPH. 2011;14(1):233-43.
24. Brasil. Ministério da Saúde. Sistema de Informações sobre Mortalidade/MS/SUS/DASIS. Informações de Saúde - Estatísticas Vitais. Disponível em: http://tabnet.datasus.gov.br.
25. Ellis TE, Berg RA, Franzen MD. Neuropsychological performance and suicidal behavior in adult psychiatric inpatients. Perceptt Mot Skills. 1992;75(2):693-47.
26. Esperidião-Antonio V, Majeski-Colombo M, Toledo-Monteverde D, Moraes-Martins G, Fernandes JJ, Assis MB, et al. Neurobiologia das emoções. Rev Psiquiatr Clín. 2008;3(2):55-65.
27. Marback RF, Pelisoli C. Terapia cognitivo-comportamental no manejo da desesperança e pensamentos suicidas. Rev Bras Ter Cogn. 2014;10(2):122-9.
28. Natrielli Filho DG. Suicídio: estudos fundamentais. Rev Bras Psiquiatr. 2005;27(3):260-1.
29. Rosselló J, Duarté-Vélez Y, Bernal G, Zuluaga MG. Ideación suicida y respuesta a la terapia cognitiva conductual en adolescentes puertorriqueños/as con depresión mayor. Interamerican J Psychol. 2011; 45(3):321-329.

29

Terapia Comportamental Dialética no comportamento suicida

Jan Luiz Leonardi
Dan Josua

PONTOS-CHAVE

- A Terapia Comportamental Dialética (DBT) é o padrão-ouro no tratamento do transtorno da personalidade *borderline* e também tem sido utilizada em outros quadros clínicos, especialmente naqueles marcados por comportamento suicida, autolesão, impulsividade e desregulação emocional.
- A DBT é uma abordagem baseada na análise do comportamento, na filosofia dialética e na prática Zen, na qual o terapeuta navega pelos paradigmas de aceitação, mudança e dialética, que possuem diversas estratégias de intervenção, como validação, análise em cadeia, análise de soluções, estratégias de comprometimento etc.
- Uma metanálise de 2019 abrangendo dezoito ensaios clínicos comprovou a eficácia da DBT para comportamento suicida e autolesão sem intenção suicida, além de diminuir o uso de serviços de crise psiquiátrica.
- É fundamental que o terapeuta faça uma avaliação detalhada de comportamentos suicidas, iminentes ou que já ocorreram. Nesse processo, o terapeuta deve validar o sofrimento do paciente, promover esperança e oferecer ferramentas tanto para lidar com a crise quanto para construir uma vida que vale a pena ser vivida.

A Terapia Comportamental Dialética (DBT, do original *Dialectical Behavioral Therapy*) é uma abordagem baseada na análise do comportamento, na filosofia dialética e na prática Zen. A DBT foi reconhecida como o padrão-ouro no tratamento do transtorno da personalidade *borderline* e, recentemente, tem sido estendida para outros quadros clínicos. Assim, a DBT é caracterizada, atualmente, como uma intervenção comportamental transdiagnóstica. Este capítulo tem por objetivo apresentar um panorama geral da DBT, abarcando seus aspectos históricos, filosóficos, teóricos e práticos, com ênfase no comportamento suicida.

ORIGEM DA DBT

É impossível separar completamente o desenvolvimento da DBT da vida de sua criadora, Marsha Linehan. Em sua autobiografia, publicada recentemente, Linehan[1] detalha como a experiência traumatizante de ser internada em um hospital psiquiátrico aos 17 anos de idade a empurrou para o desenvolvimento da DBT. Afinal, os 20 meses de atendimento intensivo que recebeu ali fizeram pouco para amenizar o seu quadro. Parecia que as medicações, sessões de psicoterapia e de eletroconvulsoterapia a levavam apenas a se autolesionar mais. A situação ficou tão crítica que a jovem Marsha era deixada por longos períodos de tempo em isolamento, presa em uma cela onde não podia fazer nada para se machucar.

Foi apenas quando seu psiquiatra e psicanalista precisou se mudar de cidade – e a instituição, por isso, ameaçou mandá-la para uma internação vitalícia em um manicômio estadual – é que ela se deu conta de que precisava se controlar suficientemente para sair de sua internação. Ao mesmo tempo em que procurava essa máscara de competência, se fazia uma promessa: "quando eu sair daqui, vou voltar e levar as outras pessoas comigo"[1].

A DBT, em grande medida, é o resultado de anos de tentativas de cumprir essa promessa. Assim, a DBT é marcada tanto pela experiência na internação quanto pelos esforços de Linehan de dar conta de entender o que significa estar sofrendo a ponto de perder o desejo de viver. Ao sair de sua internação, Linehan retomou os estudos e acabou, anos depois, se apaixonando pela psicologia científica, consistentemente tentando entender o comportamento suicida[1]. Sua obsessão foi tamanha que, desde o seu primeiro trabalho na faculdade, todas as pesquisas de Linehan tentaram iluminar, de alguma forma, o tema da morte autoinfligida. Começava o seu longo percurso em busca de um tratamento que conseguisse retirar pessoas do inferno em que estavam vivendo.

PRIMEIRAS TENTATIVAS DE DBT E A CONFECÇÃO DOS DOIS MANUAIS DE DBT

No início da década de 1970, no contexto de seus dois pós-doutorados, Linehan colocou em prática a terapia comportamental de sua época para tratar mulheres que apresentavam comportamentos suicidas e de automutilação. Na perspectiva dela, os resultados foram deploráveis: além de ineficaz, a ênfase em mudança de comportamentos, pensamentos e sentimentos dessa intervenção era percebida pelas pacientes como invalidação de suas experiências subjetivas, o que culminava em episódios de desregulação emocional, ameaças de automutilação e abandono da terapia[2].

Em vista disso, Linehan abandonou a terapia comportamental e passou a utilizar intervenções baseadas em aceitação, em especial o *mindfulness*, como tratamento para a mesma população: mulheres com comportamentos suicidas e de automutilação. Os resultados obtidos por ela foram ainda piores do que os de antes. Embora as pacientes se sentissem acolhidas, elas ficavam desesperançosas e suicidas, pois o intenso sofrimento experienciado em sua vida cotidiana continuava inalterado[2].

Tendo em vista que as tentativas tanto com a terapia comportamental da época quanto com os procedimentos de aceitação foram ineficazes, Linehan começou a desenvolver uma terapia que buscava equilibrar aceitação e mudança, incluindo também algumas estratégias baseadas na filosofia dialética[3]. O produto desse trabalho levou à publicação dos manuais da DBT em 1993 – o *Cognitive-behavioral treatment of borderline personality disorder*[4] e o recentemente atualizado *DBT skills training manual*[5]. Suas respectivas traduções são o *Terapia cognitivo-comportamental para transtorno da personalidade border-*

line[6] e o *Treinamento de habilidades em DBT: manual de terapia comportamental dialética para o terapeuta*[7].

Em 1991, o primeiro ensaio clínico randomizado sobre a eficácia da DBT foi publicado[8] e, desde então, dezenas de pesquisas clínicas foram realizadas em 21 locais distribuídos em oito países, envolvendo pacientes com diferentes quadros clínicos[9]. Em março de 2020, o *website* do *Behavioral Tech*, empresa subsidiária do *The Linehan Institute* que oferece treinamentos em DBT, listava 39 ensaios clínicos randomizados e 40 estudos empíricos quase-experimentais e/ou sem controle. A seguir, em razão do propósito deste livro, serão apresentadas apenas as evidências empíricas de DBT diretamente relacionadas ao suicídio.

Uma revisão sistemática com metanálise publicada em 2019 avaliou a eficácia da DBT para comportamento suicida e autolesão sem intenção suicida[10]. Utilizando as bases de dados MedLine, PsycINFO, PsycArticles e PubMed, os autores incluíram ensaios clínicos que compararam a DBT (padrão e adaptações) com lista de espera ou com tratamento usual, e que mensuraram pelo menos um dos seguintes: comportamento suicida; violência autodirigida; uso de serviços de crise psiquiátrica (internação ou pronto-socorro); ideação suicida. Foram excluídas as pesquisas que compararam a DBT com outras intervenções voltadas para comportamento suicida (p. ex., *Collaborative Assessment and Management of Suicidality* - CAMS[11]) e para transtorno da personalidade *borderline* (p. ex., *General Psychiatric Management* - GPM[12]). Assim, dezoito ensaios clínicos foram considerados, e seus tamanhos de efeito quantificados pelo *d* de Cohen. Os resultados revelaram que os pacientes de DBT apresentaram menos comportamento suicida e de violência autodirigida (d = -0,324, IC 95% = -0,471 a -0,176) e menos uso de serviços de crise psiquiátrica (d = -0,379, IC 95% = -0,581 a -0,176). Por outro lado, não houve diferenças significativas entre a DBT e os grupos-controle no que diz respeito à ideação suicida (d = -0,229, IC 95% = -0,473 a 0,016), embora poucos estudos a tenham mensurado, provavelmente porque a DBT explicitamente prioriza comportamentos suicidas em detrimento de pensamentos suicidas. Sob a ótica desses dados, os autores sugerem que pesquisas futuras de DBT deveriam incluir medidas de ideação suicida.

Poucas pesquisas compararam a eficácia da DBT com outras intervenções que abordam diretamente o suicídio. Ensaios clínicos comparando a DBT com o CAMS[13] e com o GPM[14] não encontraram diferenças significativas na redução de comportamento suicida, autolesão, desesperança e ideação suicida. Entretanto, é importante observar que tais evidências são preliminares e que mais pesquisas são necessárias, em especial estudos de superioridade, equivalência e não inferioridade.

TEORIA BIOSSOCIAL: O COMPORTAMENTO *BORDERLINE* E SUICIDA COMO UMA TENTATIVA DE REGULAÇÃO EMOCIONAL

Em seu mais importante romance, o escritor norte-americano David Foster Wallace faz uma descrição pungente do comportamento suicida. Wallace[15] diz que só parece difícil entender o comportamento de um suicida que pula de um edifício porque não conseguimos enxergar as chamas no prédio em que ele está. O suicídio, assim, aparece como uma tentativa última de se livrar de um sofrimento extremo. Linehan[4] concorda plenamente com essa afirmação; em suas palavras: "As vidas de indivíduos suicidas e *borderline* são insuportáveis da maneira como são vividas no momento" (p. 109). Essa, inclusive, é uma regra fundamental sobre a terapia dessas clientes, a qual leva à conclusão de que a única solução é ajudá-las a transformar suas vidas[4].

O modelo biossocial, explicado a seguir, é a tentativa da DBT de explicitar a história de vida e o tipo de constituição do indivíduo que pode dar conta de explicar esse sofrimento, com atenção especial à gênese do transtorno da personalidade *borderline* (TPB). Em resumo, o modelo biossocial da DBT postula que uma pervasiva desregulação emocional está por detrás da dificuldade de funcionamento desses pacientes, e que ela costuma ser fruto da translação de um certo tipo de vulnerabilidade biológica com um contexto social chamado de ambiente invalidante[4,16].

Pacientes TPB e alguns suicidas têm três características marcantes: (a) sensibilidade emocional aumentada; (b) respostas emocionais intensas; e (c) retorno lento à linha de base emocional[17]. A desregulação emocional desses pacientes leva, em conjunto com as diversas tentativas pouco hábeis de regular essas emoções, às diferentes características de instabilidade comportamental e de identidade descritas no diagnóstico de TPB[4].

Assim, para compreender o sofrimento desses pacientes é necessário entender duas dimensões distintas. Em primeiro lugar, a própria noção de emoção (e desregulação emocional) e seus efeitos sobre o comportamento humano. Depois, as características biológicas e do ambiente invalidante que favorecem o aparecimento do TPB e de alguns padrões suicidas.

Emoção e desregulação emocional

Para Linehan[5], "as emoções são respostas breves, involuntárias, sistêmicas e com um padrão de ações a estímulos internos e externos" (p. 6). Assim como outros autores[18], a DBT enfatiza que as emoções foram selecionadas pelo seu valor de sobrevivência na história evolutiva e que, como tal, contém em si padrões típicos de ação. Portanto, as emoções são transculturais, e tanto as situações que as evocam quanto as suas expressões obedecem a um padrão predeterminado. Desse modo, a raiva sentida quando vemos alguém que amamos sendo ameaçado é exprimida universalmente com as mesmas respostas fisiológicas e com as mesmas probabilidades de ação – ou seja, todos que sentem raiva tendem a tensionar seus músculos e têm maior probabilidade de se comportar agressivamente[5].

Uma emoção é o resultado da interação entre seis sistemas. São eles: (1) sensibilidade emocional a estímulos; (2) eventos internos ou externos que servem de eventos desencadeantes; (3) avaliação e interpretação de eventos; (4) tendências típicas de respostas, incluindo tanto respostas de musculatura lisa quanto o aumento de probabilidade de ação; (5) comportamento verbal e não verbal; e (6) efeitos atrasados do disparo inicial da emoção[5]. Logo, para a DBT, a emoção é esse conjunto complexo de respostas em interação, não podendo ser isolada em qualquer um desses pontos.

Por sua vez, a desregulação emocional é caracterizada essencialmente por cinco fatores: (1) maior suscetibilidade a experimentar emoções de forma intensa; (2) dificuldade em inibir comportamentos impulsivos relacionados a emoções intensas; (3) dificuldade em reduzir a ativação fisiológica envolvida no episódio emocional; (4) dificuldade em agir de acordo com os próprios objetivos e valores quando tal ação é diferente da inclinação comportamental evocada pela emoção; e (5) dificuldade em prestar atenção em qualquer outra coisa que não o evento que disparou a emoção[5]. Já a desregulação emocional pervasiva é a inabilidade de regular emoções em uma ampla gama de situações, ou seja, é um padrão global de desregulação emocional que pode levar a diversos comportamentos-problema, como suicídio, autolesão e abuso de substâncias[16]. Em outras palavras, podemos dizer que o comportamento suicida é uma tentativa pouco hábil de lidar com o sofrimento – decorre dessa característica que é função do terapeuta, de ensinar melhores estratégias para lidar com essa desregulação das emoções[4,5].

Vale observar que os efeitos das emoções sobre o comportamento são universais, não sendo restritos às pessoas com dificuldade de regulação. Ao acordar atrasado e sair correndo para uma reunião, a maior parte das pessoas dirige com mais velocidade, se irrita mais com motoristas lentos e infere que a quantidade de sinais vermelhos em seu caminho seja maior do que a média, por exemplo. Em outras palavras, o que diferencia a pessoa com desregulação emocional não é o efeito de emoções sobre o comportamento, mas a intensidade, frequência e pervasividade com que isso ocorre, além de uma dificuldade aumentada de agir na contramão do impulso emocional[4].

A vulnerabilidade biológica e o ambiente invalidante

Linehan[4] afirma que a pessoa com TPB é mais vulnerável às emoções. Essa fragilidade pode ter sido herdada geneticamente, fruto de traumas no início vida ou de complicações na gestação[17]. Seja qual for a sua origem, a pessoa com esse diagnóstico parece mais sensível a estímulos carregados em peso emocional do que o resto da população.

A situação se agrava uma vez que a manifestação dessa emoção não é invalidada pelo ambiente social. Em outras palavras, frente ao sofrimento emocional, o ambiente invalidante tipicamente condena a resposta emocional: esta é julgada como inapropriada, errada ou patológica; é minimizada, debochada ou não é levada a sério; é ignorada ou negligenciada. Em poucas palavras, o ambiente de invalidação comunica ao indivíduo que "não tem por que você se sentir assim"[16]. Assim, perdem-se oportunidades importantes de aprendizado de regulação emocional – para Gross[19], por exemplo, a capacidade de reconhecer uma emoção é passo fundamental para aprender a regulá-la. Além disso, como um ambiente de invalidação em geral não ensina a regular as emoções e reage favoravelmente apenas a demonstrações emocionais intensas, o paciente passa a escalonar suas ações. Por exemplo, em vez de falar mais uma vez que está sofrendo, o que foi invalidado, ele passa a se cortar, o que produz validação, cuidado, atenção etc.; quando se cortar deixa de gerar o mesmo efeito, ele passa a ameaçar suicídio; finalmente, ele tenta o suicídio.

Em suma, a transação entre esses dois domínios – social e biológico – produz os efeitos comportamentais encontrados nos pacientes suicidas atendidos pela DBT[4]. Vale destacar que indivíduos que são geneticamente pouco vulneráveis podem desenvolver desregulação emocional pervasiva por conta de um ambiente severo de invalidação crônica. Inversamente, para os indivíduos que já nasceram com alto grau de vulnerabilidade biológica, um ambiente de invalidação mais leve pode levar à desregulação emocional pervasiva[16].

ESTÁGIOS DE INTERVENÇÃO

A DBT[4,5] utiliza uma hierarquia de comportamentos (construída em parceria com o paciente) para determinar a sequência lógica da intervenção, o que é fundamental para a organização de cada sessão e do processo terapêutico como um todo e para determinar os comportamentos que serão monitorados diariamente ao longo da terapia (ver adiante).

O ponto de partida é o pré-tratamento, no qual a estrutura do processo terapêutico é acordada. Nessa fase, o terapeuta visa a aumentar a motivação do paciente em se manter vivo, fornece a psicoeducação relevante ao caso e, entre outros, seleciona comportamentos-alvo em uma hierarquia, do mais ao menos severo[4].

Feito isso, a DBT começa necessariamente a intervir nos comportamentos de estágio 1, o mais alto da hierarquia, que é subdividido em quatro conjuntos de comportamentos: (1) comportamentos que colocam a vida em risco, tais como atos suicidas e autolesão; (2) comportamentos que interferem na terapia, como atrasar ou faltar na sessão e esquecer de fazer tarefas de casa; (3) comportamentos que trazem prejuízos severos para a qualidade de vida, como abusar de drogas e agredir pessoas; (4) déficits comportamentais severos. Os estágios seguintes não serão explicados neste texto, pois só devem ser abordados pelo terapeuta após uma estabilidade satisfatória nos comportamentos de estágio 1. Descrições sobre os estágios seguintes podem ser encontradas em textos sobre a DBT-padrão[16,20].

Alguns exemplos de comportamentos que colocam a própria vida em risco são: enforcar-se; disparar arma de fogo em si mesmo; jogar-se de lugares elevados; consumir veneno; atear fogo em si próprio; cortar-se; ingerir uma enorme quantidade de remédios; usar cocaína com ambivalência sobre a possibilidade de morte por overdose (ainda que sem intenção suicida perceptível), consumir uma substância com a intenção de causar danos corporais (p. ex., beber com doença hepática para prejudicar ainda mais o fígado) etc.

Os comportamentos que foram selecionados e hierarquizados passam, então, a ser registrados pelo paciente em um cartão diário, que deve ser examinado no início de cada sessão de terapia individual. Grosso modo, o cartão diário aborda as tendências de ação em uma escala de 0 a 5, as ações que realmente ocorreram, o uso das habilidades DBT que vêm sendo treinadas, entre outras informações. Tradicionalmente, o preenchimento do cartão diário é feito à caneta em uma folha impressa padronizada (p. 73)[5], mas alguns terapeutas têm substituído esse formato pelo uso de aplicativos de celular.

ANÁLISE EM CADEIA E ANÁLISE DE SOLUÇÕES

Quando um determinado comportamento que foi selecionado nas etapas anteriores ocorre, o terapeuta faz uma análise em cadeia, cuja finalidade é identificar as variáveis que vieram antes e depois da emissão daquele comportamento (Figura 1). Nos antecedentes, há o evento desencadeante (o estímulo que acionou a sequência de eventos que levou ao comportamento); os fatores de vulnerabilidade (condições do organismo que modulam o poder evocativo do evento desencadeante), tais como dores, doenças, privação de sono e ressaca; e os elos (eventos que ocorreram entre o evento desencadeante e o comportamento), como ações, pensamentos, sensações e emoções do paciente e/ou eventos no ambiente. Por fim, deve-se descrever as consequências produzidas pelo comportamento, indicando os processos comportamentais envolvidos

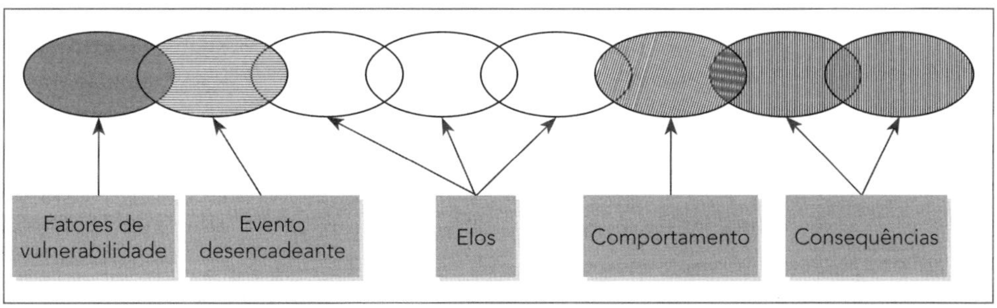

FIGURA 1 Representação gráfica da análise em cadeia.

(reforçamento positivo, reforçamento negativo, punição etc.). Para um aprofundamento na ferramenta de análise em cadeia, ver o livro de Rizvi[21].

A análise em cadeia serve como guia para a intervenção – a chamada análise de soluções. Para tal, deve-se selecionar o elemento que precisa ser modificado, o que é feito considerando a força e a frequência da variável no controle do comportamento, além do grau de dificuldade em modificá-la. O próximo passo envolve gerar o maior número possível de formas de interromper a ocorrência daquele comportamento, o que envolve a proposição por parte do terapeuta de procedimentos de intervenção para o elemento selecionado da cadeia, tanto aqueles importados das terapias comportamentais e cognitivo-comportamentais quanto aqueles desenvolvidos pela própria DBT. Feito isso, terapeuta e paciente analisam a efetividade provável das soluções, considerando seus respectivos prós e contras, viabilidade e possíveis obstáculos. Se possível, a solução escolhida deve ser treinada em sessão, para que o paciente esteja melhor preparado para utilizá-la em outros contextos. Finalmente, o paciente irá implementar a solução e, quando relatá-la em sessão, o terapeuta deve avaliar sua experiência, dar *feedback* positivo, refinar a implementação da solução e valorizar a tentativa a despeito de sua efetividade. Para um aprofundamento no processo de análise de soluções e nas diversas intervenções voltadas para cada elemento da cadeia, ver o livro de Heard e Swales[22].

AVALIANDO E MANEJANDO O RISCO DE SUICÍDIO NA DBT

Algumas tradições terapêuticas acreditam que o comportamento suicida deve desaparecer à medida que patologias subjacentes são sanadas[23]. Assim, o tratamento do paciente deprimido com ideações suicidas seria, em essência, o tratamento da depressão que, por si só, acabaria por resolver o comportamento suicida.

Ao contrário dessa perspectiva, a DBT acredita que os comportamentos suicidas e de risco (p. ex., autolesões) devem ser, eles mesmos, alvos prioritários do tratamento[4,5]. Desse modo, a DBT considera fundamental monitorar semanalmente esses comportamentos (e os impulsos que o paciente possa ter tido de se engajar neles) por meio do cartão diário (explanado anteriormente), que deve orientar a agenda da sessão, garantindo que tais comportamentos sejam examinados em detalhes[4].

Além disso, no início do tratamento, é fundamental que o terapeuta faça uma avaliação detalhada de comportamentos suicidas passados. Tal procedimento pode ser feito via anamnese e análise em cadeia (como já explicado) ou via entrevista estruturada, por meio de alguma ferramenta como o *The Suicide Attempt Self-Injury Interview*[24], ainda sem uma tradução oficial para o português.

Seja qual for a ferramenta utilizada, é fundamental que o clínico conheça em detalhes a história por detrás dos desejos suicidas e autolesivos dos pacientes. Isto é, estar atento ao método selecionado, aos precipitantes e às consequências do comportamento[23]. Em outras palavras, é função primordial da terapia encontrar as variáveis que influenciam esses comportamentos e procurar por alternativas que levem a um desfecho mais saudável. Em um primeiro momento, o objetivo é garantir a sobrevivência do paciente; a médio e longo prazos, a meta é construir um repertório de auto-observação e autorregulação bom o bastante para que o paciente possa construir uma vida que valha a pena ser vivida[4, 16].

Quando algum comportamento suicida parece iminente ou já ocorreu, é recomendado que o terapeuta que trabalha com DBT preencha o *Linehan Risk Assessment and Management Protocol* (Protocolo Linehan de Avaliação e Manejo do Risco – LRAMP), uma ferramenta baseada em evidências para avaliação de fatores de risco e de proteção ao suicídio desenvolvido no laboratório de Linehan[25]. Além de avaliar o risco, o protocolo favorece o registro adequado do manejo, sugere estratégias essenciais de intervenção e aborda possíveis justificativas para as escolhas do terapeuta. Sua importância, assim, é tripla. Em primeiro lugar, por ter uma boa base de sustentação empírica[25]. Depois, por auxiliar na avaliação qualitativa (ele não oferece um *score* de risco) do risco atual de um paciente. Por fim, por fornecer ampla base para reflexão e justificativa do terapeuta dos passos tomados no manejo de comportamento suicida. O último ponto é importante não apenas para a proteção legal do profissional, mas para aumentar a sua segurança ao trabalhar com esse fenômeno tão complicado.

O LRAMP é dividido em dez subitens que vão desde as razões para o preenchimento do protocolo até a reavaliação do paciente em risco. Por exemplo, temos no primeiro item o questionamento sobre as razões para preenchimento do protocolo e as seguintes opções: histórico; aumento de ideação; ameaça ou outro comportamento que indica aumento de risco desde o último contato; tentativa de suicídio ou autolesão desde o último contato; tentativa de suicídio ou autolesão durante o último contato etc. Em suma, o LRAMP orienta o profissional em um passo a passo que informa suas decisões clínicas e as justifica.

Além do monitoramento do paciente e da avaliação dos procedimentos usados pelo próprio terapeuta, a DBT preconiza alguns preceitos básicos para o atendimento de pacientes suicidas. Em primeiro lugar, é fundamental que o terapeuta que atende a essa população faça parte de uma equipe que o ajude a manter a competência técnica e que lhe dê suporte emocional para o exercício da profissão[4,16]. Depois, alguns princípios básicos devem orientar a postura do clínico. Antes de mais nada, é fundamental compreender que, para atender a essa população, é necessário adotar a postura de manter o paciente vivo[4]. Ainda que questionamentos filosóficos possam ser aventados para preconizar o direito à própria morte, o terapeuta DBT deve ser inequívoco: estar sempre do lado da vida. O clichê típico salienta: o suicídio é uma solução permanente para um problema passageiro (do ponto de vista da DBT, tudo é, de alguma forma, passageiro).

Também é fundamental lembrar, em especial ao terapeuta pouco habituado a essa população, que o objetivo não é simplesmente garantir a sobrevivência do paciente, mas ajudá-lo a construir uma vida que vale a pena ser vivida[4]. Por isso, o clínico deve estar sempre equilibrando duas possibilidades antagônicas: por um lado, garantir a sobrevivência do paciente; pelo outro, dar espaço o suficiente para que ele possa aprender novos repertórios, mesmo durante momentos de crises emocionais.

Nesses momentos, o terapeuta deve ficar atento a sete pontos principais.

1. **Prestar atenção ao afeto (e não apenas ao conteúdo)**: com frequência, pedidos de socorro em momentos de crise vêm de forma pouco assertiva, de modo que devemos focar também, e principalmente, na expressão emocional por detrás desse pedido.
2. **Analisar o problema no agora**: frequentemente uma crise pode trazer à tona acontecimentos bastante distais do ponto de vista temporal. É o caso de uma vítima de abuso que se depara com o abusador anos depois, por exemplo, que vê o passado invadir o presente. Com frequência, nessa situação, o impulso do paciente é querer resolver essa história passada – o que é absolutamente compreensível. Isso, entretanto, não é possível: faz-se fundamental trazer o problema para o momento presente, para os pensamentos ou

sentimentos que estão presentes nesse momento.

3. **Focar na solução de problemas**: a ideia é simples – se for possível solucionar algum dos elos fundamentais da cadeia de eventos que levam à crise, essa solução deve ser buscada e executada.
4. **Foco na tolerância ao mal-estar**: ao experienciar uma emoção de forma extrema, o impulso humano é o de se livrar da dor a qualquer custo. Com frequência, autolesões e tentativas de suicídio têm justamente esse caráter de eliminação do sofrimento. No entanto, a longo prazo, aprender a tolerar esse mal-estar está mais associado com melhora na qualidade de vida como um todo.
5. **Obter um compromisso com um plano de ação**: além de diminuir a crise atual, é fundamental que paciente e terapeuta elaborem um plano específico de como seguir ao fim da ligação ou da sessão.
6. **Avaliar o potencial suicida**: ainda que o paciente tenha se comprometido com um plano de ação, é fundamental garantir que ele teve o potencial suicida consideravelmente diminuído ao longo da intervenção.
7. **Prever a recorrência da crise**: por fim, é fundamental que terapeuta e cliente entendam que a recorrência de uma crise é bastante possível e, de antemão, estabeleçam um plano de como responder habilmente a ela no futuro.

Em resumo, podemos dizer que o terapeuta DBT se coloca presente, procurando validar o sofrimento do paciente ao mesmo tempo em que promove esperança e avalia o risco. Ao lado da vida, é função primordial do terapeuta que atende pacientes suicidas lhes dar ferramentas para lidar com suas crises de desregulação emocional e ajudar a construir uma existência que valha a pena ser vivida.

CONSIDERAÇÕES FINAIS

A DBT é uma abordagem psicoterápica transdiagnóstica fundamentada na análise do comportamento, na filosofia dialética e na prática Zen, que, baseada em princípios de aceitação, mudança e dialética, tem por objetivo tratar problemas de saúde mental, proporcionar alívio em sofrimento psicológico e ajudar na construção de uma vida plena.

Tendo em vista o comprometimento da DBT com a sustentação empírica de seus princípios, é fundamental manter-se atualizado com os avanços tanto da ciência psicológica básica quanto da pesquisa clínica em psicoterapia, uma vez que a DBT é favorável à sua própria transformação. Nesse sentido, terapeutas DBT devem prestar atenção especial aos avanços na área de suicidologia.

REFERÊNCIAS BIBLIOGRÁFICAS

1. Linehan MM. Building a life worth living: a memoir. New York: Random House, 2020.
2. Lungu A, Linehan MM. Dialectical Behavior Therapy: a comprehensive multi- and transdiagnostic intervention. In: Nezu, CM, Nezu AM (orgs.). The Oxford handbook of cognitive and behavioral therapies. New York: Oxford University Press, 2016. p.200-14.
3. Swenson CR. DBT principles in action: acceptance, change, and dialectics. New York: The Guilford Press, 2016.
4. Linehan MM. Cognitive-behavioral treatment of borderline personality disorder. New York: The Guilford Press, 1993.
5. Linehan MM. DBT skills training manual. New York: The Guilford Press, 2015.
6. Linehan M. Terapia cognitivo-comportamental para transtorno da personalidade borderline. Porto Alegre: Artmed, 2010.
7. Linehan MM. Treinamento de habilidades em DBT: manual de Terapia Comportamental Dialética para o terapeuta. Porto Alegre: Artmed, 2018.
8. Linehan MM, Armstrong HE, Suarez A, Allmon D, Heard HL. Cognitive-behavioral treatment of chronically parasuicidal borderline patients. Arch Gen Psychiatry. 1991;48:1060-4.

9. 9. Miga EM, Neacsiu AD, Lungu A, Heard HL, Dimeff LA. Dialectical Behaviour Therapy from 1991-2015: What do we know about clinical efficacy and research quality? In: Swales MA (org.). The Oxford handbook of Dialectical Behaviour Therapy. Oxford: Oxford University Press, 2018. p.1-74.
10. DeCou CR, Comtois KA, Landes SJ. Dialectical behavior therapy is effective for the treatment of suicidal behavior: A meta-analysis. Behavior Therapy. 2019;50:60-72.
11. Jobes DA. Managing suicidal risk: a collaborative approach. 2.ed. New York: Guilford Press, 2016.
12. Gunderson JG, Links PS. Handbook of good psychiatric management for borderline personality disorder. Washington: American Psychiatric Publishing, 2013.
13. Andreasson K, Krogh J, Wenneberg C, Jessen HKL, Krakauer K, Gluud C, et al. Effectiveness of dialectical behavior therapy versus collaborative assessment and management of suicidality treatment for reduction of self-harm in adults with borderline personality traits and disorder: a randomized observer-blinded clinical trial. Depression and Anxiety. 2016;33: 520-30.
14. 14. McMain SF, Links PS, Gnam WH, Guimond T, Cardish RJ, Korman L, et al. A randomized trial of dialectical behavior therapy versus general psychiatric management for borderline personality disorder. Am J Psychiatry. 2009;166:1365-74.
15. Wallace DF. Infinite jest. Hachette. 2011.
16. Koerner K. Doing dialectical behavior therapy: a practical guide. New York: The Guilford Press, 2012.
17. Crowell SE, Beauchaine TP, Linehan MM. A biosocial developmental model of borderline personality: Elaborating and extending Linehan's theory. Psychological Bulletin. 2009;135:495-510.
18. Ekman P. Emotions revealed: Recognizing faces and feelings to improve communication and emotional life. New York: Henry Holt, 2007.
19. Gross JJ (org.). Handbook of emotion regulation. New York: The Guilford Press, 2013.
20. Leonardi JL. A Terapia Comportamental Dialética (DBT). In: Antúnez AEA, Safra G (orgs.). Psicologia clínica: da graduação à pós-graduação (pp. 95-103). São Paulo: Atheneu, 2018. p.95-103.
21. Rizvi SL. Chain analysis in Dialectical Behavior Therapy. New York: The Guilford Press, 2019.
22. Heard HL, Swales MA. Changing behavior in DBT: Problem solving in action. New York: The Guilford Press, 2015.
23. Comtois KA, Landes SJ. Crisis management and treating suicidality from a behavioral perspective. In: Hayes SC, Hofmann SG (orgs.). Process-Based CBT: The science and core clinical competencies of cognitive behavioral therapy. Oakland: New Harbinger, 2018. p.415-25.
24. Linehan MM, Comtois KA, Brown MZ, Heard HL, Wagner A. Suicide Attempt Self-Injury Interview (SASII): Development, reliability, and validity of a scale to assess suicide attempts and intentional self-injury. Psychological Assessment. 2006;18:303-12.
25. Carmel A, Templeton E, Sorenson SM, Logvinenko E. Using the Linehan Risk Assessment and Management Protocol with a chronically suicidal patient: a case report. Cognitive and Behavioral Practice. 2018;25:449-59.

Suicídio e psicologia positiva

Philip de Azevedo Costa Urquiza
Leonardo Machado

PONTOS-CHAVE

- O comportamento suicida ainda é um fenômeno muito presente, mesmo com tratamentos efetivos para os transtornos mentais.
- Buscar fontes terapêuticas pode ser uma alternativa na prevenção ao suicídio.
- Tradicionalmente, as abordagens focam na redução dos fatores de risco ou na predição da tentativa de suicídio.
- Nesse sentido, a psicologia positiva se apresenta como uma abordagem focada no fortalecimento dos fatores protetores e parece ser uma abordagem promissora no tratamento do comportamento suicida.

INTRODUÇÃO

Suicídio é um ato fatal de autoagressividade com evidências de intenção de morrer por parte do indivíduo. Sabe-se que cerca de 800 mil indivíduos morrem por suicídio a cada ano, com uma taxa de 11,4 suicídios para cada 100 mil pessoas, e há pelo menos vinte outros sujeitos que tentaram suicídio para cada morte consumada por essa causa[1].

Essas estatísticas variam entre as regiões do mundo e seus respectivos países. No Brasil, entre 2006 e 2015, percebeu-se um aumento na taxa de mortalidade por suicídio em cerca de 9% (de 5,21 para 5,67/100 mil hab.)[2], o que vai na contramão das metas estipuladas pela OMS para a redução do suicídio em 10% em todo o mundo[1].

Indivíduos que relatam ideação suicida têm uma taxa mais alta de tentativas de suicídio nos próximos 12 meses (de 15 a 20% maior), e aqueles que referem planos suicidas estão sujeitos a um risco mais importante. Quando esses dados são analisados em relação às pessoas que foram atendidas na emergência por tentativa de suicídio, foi visto que eles tiveram probabilidade de 16,3% de ter nova tentativa no ano subsequente e um risco de suicídio de 3,9% nos próximos 5 anos[3].

Em relação à faixa etária, a incidência de ideação e do comportamento suicida tem um pico nos adolescentes e nos adultos jovens, com uma prevalência ao longo da vida de 12 a 33% para ideação suicida e de 4 a 9% para comportamento suicida[3]. O sexo também é um fator a se considerar, sendo as ideações e as tentativas de suicídio mais frequentes nas mulheres, porém com uma taxa de suicídio consumado maior nos homens (15/100 mil hab. *vs.* 8/100 mil hab.)[1].

Nesse contexto, o fenômeno suicida tem sido estudado dentro do modelo de estresse-diátese, em que o desfecho é resultado da interação de estressores ambientais com as susceptibilidades constitucionais do indivíduo. Do ponto de vista biológico, tem se encontrado, nessas pessoas, prejuízos no sistema serotoninérgico e no eixo hipotálamo-hipófise-adrenal que provocam dificuldades relacionadas ao controle cognitivo do humor, a traços agressivos reativos, à dificuldade em resolução de problemas, à reatividade exagerada, à dor emocional excessiva e aos comportamentos suicidas como um todo[4]. Esses efeitos constitucionais independem da presença de transtornos mentais diagnosticados e aparecem com uma taxa de hereditariedade de 17,4% para comportamentos suicidas e de 36% para ideação suicida[3].

Adicionalmente aos fatores de risco individuais constitucionais, também deve-se levar em consideração os fatores mediadores (como o desenvolvimento de traço de personalidade impulsivo, abuso crônico de substâncias e déficits de função executiva), fatores precipitantes (p. ex.: episódios agudos de algum transtorno mental com piora da psicopatologia basal e uso em *binge* de substâncias psicoativas) e fatores populacionais (p. ex.: disruptura na estrutura da sociedade e crises econômicas)[3]

Desse modo, é de extrema importância que seja buscado conhecimento para a implantação de estratégias preventivas ao suicídio. As estratégias atuais se dividem entre abordagens focadas para os fatores protetivos e para os fatores de risco.

Há uma ampla gama de evidências relacionadas à redução dos fatores de risco, passando por controle dos métodos suicidas até medidas populacionais (exemplos: restrição de arma de fogo, de acesso a lugares altos, da dispensação de medicamentos e pesticidas, promoção ao acesso a tratamentos psicofarmacológicos dos adoecimentos mentais e medicamentos específicos para risco de suicídio, psicoterapias e abordagem responsável do suicídio pela mídia)[5,6] (Quadro 1). Entretanto, a abordagem de fortalecimento dos fatores protetivos ainda está em desenvolvimento.

PSICOLOGIA E PSIQUIATRIA POSITIVA

Uma das linhas de estudo para fortalecimento de fatores protetivos passa pelo estímulo aos aspectos positivos do indivíduo por meio da Psicologia e da Psiquiatria Positiva. A psicologia positiva é um ramo da psicologia que busca catalisar mudanças no foco de tratamento saindo apenas da preocupação de reparar aspectos ruins para, também, construir qualidades positivas nos indivíduos. Versa, portanto, sobre experiências de bem-estar, contentamento, satisfação, esperança, sentido de vida, otimismo, gratidão e felicidade; analisando esses fatores desde o âmbito individual até o nível coletivo[7].

As bases para essa abordagem vêm do interesse no estudo da prevenção. Há a percepção de que grande parte do processo de prevenção advém da construção de competências do indivíduo e não, apenas, da correção de fraquezas. Em concordância a isso, tem-se demonstrado que as virtudes humanas (como coragem, mentalidade futura, otimismo, habilidades pessoais, fé, esperança, honestidade, perseverança, capacidade para *flow* e *insight*) atuam como um sistema tampão em relação às doenças mentais[7].

De forma complementar e que se inspira na psicologia positiva, a psiquiatria positiva

QUADRO 1 Prevenção ao suicídio

Estratégia de prevenção ao suicídio	Perfil dos indivíduos	Nível de evidência
Lítio	Transtornos afetivos	1a
Clozapina	Esquizofrenia	1a
Quetamina	Pacientes suicidas	1a
ISRS	Pacientes com depressão	1a
Fluoxetina	Adolescentes com depressão	1b
Terapia de Grupo	Adolescentes com automutilação	1a
Terapia Cognitivo-comportamental (TCC)	Transtorno de personalidade *borderline*	1b
Terapia Comportamental Dialética (DBT)	Transtorno de personalidade *borderline*	1b
Manejo Intensivo baseado na comunidade	Pacientes com doença mental grave	1a
Envolvimento Parental na Terapia	Adolescentes	1b
Programas integrativos – busca ativa, solução de problemas, adesão,| continuidade	Pessoas com tentativa de suicídio	1b

Fonte: Zalsman et al., 2016[6].

também busca desfechos similares pelo estudo de fatores psicossociais como a resiliência, forças de caráter, sabedoria, espiritualidade, engajamento social e, também, dos processos de *recovery*, de crescimento pós-traumático e do envelhecimento bem-sucedido em pessoas com e sem adoecimento mental ou físico. Todavia, por ser um ramo da medicina, avança nesses conhecimentos com um foco na saúde e, também, em esclarecer seus preceitos biológicos subjacentes[8].

Dos tópicos estudados, é importante definir alguns:

- Gratidão: é a apreciação consciente do valor de um benefício em sua própria vida ou de reconhecer ter recebido algo de valor pessoal, como um ato de gentileza de outros indivíduos[9]. Ela reduz as emoções negativas, porque o foco na benevolência dos outros é incompatível com emoções tóxicas, como o ressentimento; e, adicionalmente a isso, ajuda a cultivar emoções positivas, que servem como recursos protetivos contra a angústia psicológica[10].
- Bem-estar: não é apenas a ausência de transtornos, mas sim a presença de estados psicológicos positivos como satisfação com a vida e felicidade. Com esse intuito, também inclui, de maneira importante, elementos estoicos de propósito de vida e de autoaceitação. É associado à maior longevidade[8].
- Crescimento pós-traumático: reflete a resiliência em face ao estresse intenso e pode se manifestar com maior apreciação da vida, mudança de prioridades, relacionamentos interpessoais mais íntimos e grande senso de força pessoal com reconhecimento de novas possibilidades[8].
- *Recovery*: é descrito como um processo profundamente pessoal de mudanças de atitudes, valores, sentimentos, metas e habilidades. É uma forma de viver uma vida satisfatória, esperançosa e contributiva, mesmo com as limitações proporciona-

das pelo adoecimento. Envolve o desenvolvimento de novos significados e propósitos de vida para além dos efeitos catastróficos da doença mental[11]. De forma simplificada, resume-se a afirmar que mesmo entre pessoas com doenças mentais graves é possível experimentar bem-estar[8] (Quadro 2).

- Engajamento social: refere-se ao quão bem integrada uma pessoa é em uma rede social, incluindo o número e qualidade de relacionamentos íntimos, frequência de socialização e o grau em que os indivíduos percebem prazer dessa interação social[8]. Uma metanálise[12], com 148 estudos mostrou probabilidade de sobrevivência de 50% maior nos participantes que tinham relacionamentos sociais mais fortes.

INTERVENÇÕES GERAIS NA PSICOLOGIA POSITIVA

Em virtude disso, pesquisadores vêm propondo possíveis intervenções a fim de aprimorar esses desfechos. Intervenções positivas são, essencialmente, reeducação da atenção e memória para que experiências e emoções positivas sejam realçadas apesar da presença das emoções negativas[13].

Uma das formas de essas intervenções serem aplicadas é como uma técnica adjunta ao corpo de uma psicoterapia. As intervenções adjuntivas não são consideradas a principal causa de mudança, mas têm a intenção de prover incentivo incremental ao incorporar o papel do cliente como participante ativo no tratamento[10].

Um exemplo de intervenção é a redação de cartas de gratidão. Outro exemplo é a construção de um diário de gratidão, que consiste em pedir que os sujeitos escrevam três coisas boas que ocorreram no dia e que reflitam o porquê de terem sido boas (Quadro 3).

Um ensaio clínico randomizado[10] estudou se a redação de cartas expressando gratidão associada a psicoterapia melhoraria desfechos em saúde mental dos clientes quando comparados a outros dois grupos. Um fazendo apenas psicoterapia padrão e outro grupo com pacientes em psicoterapia mais redação expressando emoções gerais. O procedimento de redigir uma Carta de Gratidão consistia em solicitar aos participantes que eles escrevessem, continuamente, por no mínimo 20 minutos, expressando gratidão para alguém que eles não tivessem agradecido de forma adequada em momento anterior. Os pacientes eram encorajados a descreverem situações específicas, de que maneira aquela pessoa impactou sua vida e como eles se sentiam em relação àquela pessoa. Como opção eles poderiam entregar a carta ao destinatário se quisessem. Notou-se melhora dos escores em saúde mental nos participantes com escrita

QUADRO 2 Acrônimo *CHIME* para o processo de *recovery*

C - *Connectedness*	Integração Social	Suporte dos outros e ser parte da comunidade
H - *Hope and optimism*	Esperança e Otimismo	Motivação para mudança, pensamento positivo
I - *Identity*	Identidade	Superar o estigma, redefinição do senso de identidade
M - *Meaning in life*	Significado e Propósito de Vida	Significado da experiência do adoecer, qualidade de vida, papéis sociais, metas pessoais
E - *Empowerment*	Empoderamento	Responsabilidade pessoal, focar nas forças pessoais

Fonte: Bejerholm e Roe, 2018[11].

QUADRO 3 Diário e carta de gratidão

Diário de gratidão	Carta de gratidão
Escrever no diário coisas (normalmente três) pelas quais você é grato na sua vida. Focar nas benesses recebidas durante o dia ou na semana. A atividade é voltada para prazeres cotidianos simples, atos de gentileza dos outros, pessoas, momentos de beleza da natureza. Pensar nessas situações da perspectiva de um presente. Reservar um momento para saborear e pensar sobre o valor disso e depois escrever brevemente no seu diário.	O procedimento de redigir uma Carta de Gratidão consiste em solicitar aos participantes que eles escrevam, continuamente, por no mínimo 20 minutos, expressando gratidão para alguém que eles não tivessem agradecido de forma adequada em momento anterior. Os pacientes são encorajados a descreverem situações específicas, de que maneira aquela pessoa impactou sua vida e como eles se sentem em relação àquela pessoa. Como opção eles podem entregar a carta ao destinatário se quiserem.

Fonte: Wong et al., 201810 e Ducasse et al., 2019[14].

de gratidão com tamanho de efeito pequeno, porém estatisticamente significativo.

Outros estudos relacionados a intervenções positivas como um todo, inclusive metanálises[15-18], também demonstraram efeitos positivos em saúde mental, com melhora no bem-estar ou com redução de sintomatologia psiquiátrica.

No processo de acentuar os aspectos positivos, o profissional precisa estar ciente de que uma vida não existe sem experiências negativas e que as intervenções positivas não têm o papel de negar a angústia proveniente das experiências ruins. No início do tratamento, é importante discutir as experiências negativas para facilitar a percepção de crescimento pessoal, cultivar a autenticidade, a humildade e a habilidade de procurar ajuda[13].

FATORES DA PSICOLOGIA POSITIVA RELACIONADOS AO SUICÍDIO

Tendo em vista os aspectos discutidos anteriormente, como a psicologia positiva tem olhado para a problemática do suicídio? Que características e fatores estudados por esse ramo se relacionam a essa temática?

Um estudo ecológico de 2011[19] levantou a hipótese de um paradoxo em que lugares mais felizes teriam maior prevalência de suicídio, o que seria contraintuitivo do ponto de vista da psicologia positiva. Porém, Pendergast et al.[20] testaram a robustez do estudo anterior ao incorporar medidas de bem-estar relativo e absoluto, individual e coletivo, e reduziram a unidade de análise para condados nos EUA (o estudo anterior tinha Estados da federação como unidade de análise).

Nos resultados, não foi encontrada influência estatística entre bem-estar subjetivo e suicídio do ponto de vista geográfico e, contrariamente ao estudo anterior, o coeficiente para média de bem-estar subjetivo (apesar de estatisticamente não significativo) sugeriu que os condados com maior satisfação de vida teriam menores taxas de suicídio[20].

Outro grupo de pesquisa avaliou, em uma revisão sistemática de 39 estudos[21], o constructo de Razões para Viver por meio do instrumento RFLI (*Reasons For Living Inventory*). O RFLI é dividido em seis subescalas. *Survival and Coping Beliefs* (SCB), *Moral Objections to Suicide* (MOS), *Responsibility to Family* (RF), *Child-related Concerns* (CC), *Fear of Suicide* (FOS) e *Fear of Social Disapproval* (FSD). Foi identificada uma relação entre os indivíduos com escores totais altos nesse inventório e menor ideação suicida, além de menor quantidade de tentativas de suicídio ao longo da vida.

Quando foram avaliadas as subescalas, percebeu-se influência da SCB e da MOS no comportamento suicida. SCB reflete a autoconfiança na habilidade de lidar e agir efetivamente em circunstâncias difíceis ao invés de considerar suicídio, destacando o estilo de *coping* como fator importante. Por outro lado, a MOS avalia religiosidade e crença moral, sendo composta por quatro itens ("Apenas Deus tem o direito de terminar uma vida"; "Eu tenho medo de ir para o inferno"; "Minha religião proíbe isso"; "Eu considero isso moralmente errado"), e esteve inversamente correlacionada com ideação suicida; além mostrar potencial para ser eficaz em detectar pacientes que não falam sobre seus pensamentos suicidas[21].

Esse aspecto da religiosidade pôde ser visto de forma prática em uma coorte[22] com 66.492 mulheres e 43.141 homens que avaliou frequência de comparecimento a serviços religiosos e mortes por desespero (Quadro 4) em profissionais de saúde. Os participantes que compareciam a encontros religiosos pelo menos uma vez por semana relataram maior integração social, comportamentos mais saudáveis e menos sintomas depressivos. Foi notado que as mulheres tiveram redução de 68% no risco (*hazard ratio*) de desfecho por mortes por desespero, enquanto os homens tiveram redução de 33%.

Desespero tem sido avaliado como um novo construto que engloba um estado cognitivo de sentimentos de derrota, culpa, menos-valia, desamparo aprendido, pessimismo e baixas expectativas positivas para o futuro. Essa descrição tem sobreposições com o diagnóstico de depressão, porém um estudo recente[23] avalia o desespero como um construto que incorpora um grupo mais amplo de pessoas não necessariamente deprimidas que apresentam maior associação com comportamentos suicidas e abuso de drogas. Nesse sentido, as mortes por desespero compartilham um contexto de desesperança e indiferença em relação à vida sendo, portanto, desfechos plausíveis para um processo cumulativo de diminuição do significado de vida.

QUADRO 4 Mortes por desespero

Suicídio
Morte não intencional por álcool e outras drogas
Morte por doença hepática crônica relacionada ao etilismo

Fonte: Chen et al., 2020[22].

Em contrapartida, a religiosidade pode ser associada a uma resiliência psicossocial fortalecida ao alimentar o senso de paz e de otimismo, ao promover integração social e ao encorajar o engajamento em atividades pró-sociais[22]. Além disso, também mostrou associação positiva com níveis séricos de BDNF (*brain derived neurotrophic factor*) em pessoas internadas por depressão grave em um hospital universitário brasileiro[24].

Dentre as forças de caráter, a gratidão é a mais estudada. Ela pode ser avaliada em diferentes níveis de análise (como um traço afetivo de personalidade, humor ou emoção). Há evidências consideráveis de que indivíduos que experimentem mais gratidão apresentem maior capacidade de vínculo social e visões mais positivas do ambiente social em que vivem; tendo, portanto, um maior senso de pertencimento. É, justamente, a falta de pertencimento que se torna um dos fatores primários para ideação suicida em modelos teóricos do suicídio[9].

Um estudo transversal em adolescentes chineses mostrou que gratidão tinha uma associação inversa com ideação suicida e tentativas de suicídio prévias. Além do mais, também foi encontrado que gratidão serviu como um sistema tampão para eventos de alto grau estressor e que essas associações foram mediadas pela autoestima[25]. Em outro

QUADRO 5 **Exercícios aplicados em pacientes agudamente suicidas**

Carta de gratidão	O participante se lembrou de um ato gentil que recebeu e escreveu uma carta para a pessoa descrevendo os sentimentos de gratidão associados a esse evento. Havia a opção de enviar a carta.
Forças de caráter	Os participantes respondiam a uma pesquisa breve sobre forças de caráter e selecionavam uma força para ser usada nas próximas 24 horas e depois escreviam como isso foi aplicado e o resultado.
Atos de gentileza	Participantes realizavam três atos de gentileza para outros dentro de um mesmo dia. Escreviam sobre os atos e os resultados deles.
Atividades importantes, agradáveis e significativas	Completavam três atos em um dia: uma atividade prazerosa realizada sozinho (p. ex.: leitura), um ato prazeroso feito com outros (p. ex.: jogar cartas) e um ato importante ou significativo (p. ex.: criar um registro de glicemia nos diabéticos). Escreviam sobre esses atos depois.
Contar bênçãos	Lembravam-se de três eventos na última semana pelos quais eles eram gratos e escreviam sobre eles em detalhes.
Meu melhor Eu (relacionamentos)	Os participantes imaginavam e escreviam sobre seus melhores relacionamentos interpessoais possíveis no futuro e pensavam quais passos seriam importantes para atingi-los
Meu melhor Eu (realizações)	Imaginavam e escreviam sobre suas possíveis melhores realizações no futuro e pensavam como fazer isso se tornar realidade.
Carta de perdão	Selecionavam um evento doloroso que ocorreu há pelo menos 2 anos e escreviam uma carta ao transgressor com o objetivo de perdoá-lo em relação a algum aspecto do evento. A carta não era enviada.
Comprometimento comportamental dirigido a atividades valorizadas pelos pacientes	Eles selecionavam, de uma extensa lista, um princípio para guiar a forma como eles esperavam viver (p. ex.: ser saudável, criar algo bonito) e depois escreviam sobre que pequeno passo eles deveriam fazer para se reconectar com esse princípio.

Fonte: Huffman et al., 2014[29].

estudo, foi encontrado que gratidão e perseverança predizem mudanças na ideação suicida ao aumentarem indiretamente o significado de vida[9].

Significado de vida, por si só, também é outro fator associado à proteção contra o comportamento suicida (ideação, tentativa e morte por suicídio). Há dois construtos relacionados ao significado de vida: a busca por um significado e a presença de um significado. Uma revisão sistemática constatou que é a presença de um significado de vida que traz impacto protetivo nesses indivíduos[26].

Outras forças de caráter também foram avaliadas como possíveis fatores protetores para o comportamento suicida. Um estudo teve como resultado protetor a capacidade de engajamento ("Eu consigo ativamente me engajar com as pessoas") e a capacidade de amar ("Eu consigo amar e ser amado")[27]. Enquanto outro pesquisador, que avaliou especificamente o ambiente de trabalho, destacou como fatores protetores para depressão e comportamento suicida a capacidade de ser mente aberta (*judgment*) e de ser gentil, em mulheres; e de cidadania (*teamwork*) e criatividade, em homens[28].

QUE EXEMPLOS DE INTERVENÇÕES POSITIVAS FOCADAS PARA O SUICÍDIO PODEMOS ENCONTRAR?

Uma das preocupações iniciais testadas foi a viabilidade de se aplicar intervenções positivas em pacientes agudos. Huffman[29] argumenta que, ao contrário de intervenções mais intensivas, os exercícios de psicologia positiva são diretos, acessíveis e prazerosos, além de requererem um treinamento menos complexo. Seu estudo avaliou a aplicação de nove desses exercícios (Quadro 5) em pacientes internados por comportamento suicida. Os participantes relataram comentários qualitativos positivos no geral (72,3% dos indivíduos), realçando a facilidade em completar os exercícios e em gerar emoções positivas. Os comentários negativos focaram no sentimento de se sentirem sobrecarregados nos exercícios de escrita e nos que exigiam engajamento interpessoal.

Nesse estudo, a taxa de execução dos exercícios variou entre 77% (redação do seu melhor Eu – relacionamentos) e 100% (contar bênçãos). A carta de gratidão, contar bênçãos e forças de caráter tiveram maior eficácia. Em contrapartida, exercícios com enfoque no propósito de vida e otimismo tiveram menor eficácia, enquanto o que performou mais fracamente foi a carta de perdão, em razão da provável ressurgência de sentimentos de raiva e tristeza ao lembrar de eventos ruins. Essas intervenções no geral estiveram associadas com melhora na desesperança e no otimismo, com tamanho de efeito moderado no curto prazo.

Seguindo nessa mesma linha, um outro estudo com 201 pacientes[14] avaliou de forma mais específica uma intervenção de diário de gratidão (contar bênçãos) *vs.* diário de alimentação. Foi desenhado um programa terapêutico de curto prazo (média de 6 dias) para avaliar redução da ideação suicida e da dor psicológica em pacientes hospitalizados por tentativa de suicídio. Após o fim da intervenção, não houve diferença estatística em relação à ideação suicida e desesperança atual. Ocorreu uma tendência ($p = 0{,}05$) de melhora relacionada à dor psicológica e melhora nos estados de depressão, ansiedade e otimismo no grupo da intervenção.

Por outro lado, esse mesmo trabalho trouxe dados relacionados aos efeitos instantâneos do preenchimento do Diário de Gratidão. Os participantes respondiam escalas de avaliação, imediatamente, antes e após a execução da atividade. Os dados mostraram melhora na dor psicológica atual, na desesperança, no otimismo e na redução da intensidade da ideação suicida. Os pesquisadores levantaram a hipótese de que essa intervenção pudesse ser utilizada para redução de tensão emocional aguda, e que, ao contrário dos ansiolíticos, não reforçaria um comportamento evitativo relacionado a emoções desagradáveis[14].

Há também intervenções voltadas para o médio prazo (realizadas em 12 semanas) que mostraram resultados sustentados após 6 meses de *follow-up*. Dois estudos[30,31] avaliaram um programa voltado para adultos mais velhos e idosos. Foram intervenções psicossociais, em grupo, desenhadas para promover camaradagem entre os participantes e ajudar na transição da aposentadoria, ao auxiliar na definição de metas pessoais e como atingi-las na prática.

O estudo de Heisel et al.[31], voltado para avaliar ideação suicida, demonstrou melhora significativa nos domínios de propósito de vida, bem-estar psicológico, satisfação com a vida, satisfação com a aposentadoria; além de reduzir sintomas depressivos, desesperança, solidão e ideação suicida. Os tamanhos dos efeitos foram de pequenos para intermediários para as mudanças nos fatores psicológicos positivos e de intermediário para ligeiramente grandes para a mudança nos fatores psicológicos negativos.

CONSIDERAÇÕES FINAIS

Este capítulo procurou mostrar as evidências cada vez mais crescentes em torno de intervenções de saúde mental positiva como estratégias eficazes em aumentar fatores protetores contra o comportamento suicida e, indiretamente, em reduzir fatores de risco para o suicídio.

A psicologia positiva e a psiquiatria positiva parecem, portanto, ser abordagens que merecem ser consideradas pela suicidologia, especialmente quando associadas à psiquiatria clínica convencional e/ou às terapias cognitivo-comportamentais. Elas parecem ajudar no entendimento dos fatores protetores e, também, na aplicação clínica desses fatores[32].

REFERÊNCIAS BIBLIOGRÁFICAS

1. World Health Organization. Preventing suicide: a global imperative. 2014. 89 p.
2. Asevedo E, Ziebold C, Diniz E, Gadelha A, Mari J. Ten-year evolution of suicide rates and economic indicators in large Brazilian urban centers. Curr Opin Psychiatry. 2018;31(3):265-71.
3. Turecki G, Brent DA. Suicide and suicidal behaviour. Lancet. 2016;387(10024):1227-39.
4. Van Heeringen K, Mann JJ. The neurobiology of suicide. Lancet Psychiatry. 2014;1(1):63-72.
5. Mann JJ, Apter A, Bertolote J, Beautrais A, Currier D, Haas A, et al. Suicide prevention strategiesa systematic review. JAMA. 2005;294(16):2064-74.
6. Zalsman G, Hawton K, Wasserman D, van Heeringen K, Arensman E, Sarchiapone M, et al. Suicide prevention strategies revisited: 10-year systematic review. The Lancet Psychiatry. 2016;3(7):646-59.
7. Seligman ME, Csikszentmihalyi M. Positive psychology. An introduction. Am Psychol. 2000;55(1):5-14.
8. Jeste D V., Palmer BW, Rettew DC, Boardman S. Positive psychiatry: its time has come. J Clin Psychiatry. 2015;76(6):675-83.
9. Kleiman EM, Adams LM, Kashdan TB, Riskind JH. Gratitude and grit indirectly reduce risk of suicidal ideations by enhancing meaning in life: Evidence for a mediated moderation model. J Res Pers. 2013; 47(5):539-46.
10. Wong YJ, Owen J, Gabana NT, Brown JW, McInnis S, Toth P, et al. Does gratitude writing improve the mental health of psychotherapy clients? Evidence from a randomized controlled trial. Psychother Res. 2018;28(2):192-202.
11. Bejerholm U, Roe D. Personal recovery within positive psychiatry. Nord J Psychiatry. 2018;72(6):420-30.
12. Holt-Lunstad J, Smith TB, Layton JB. Social relationships and mortality risk: A meta-analytic review. PLoS Med. 2010;7(7).
13. Rashid T. Positive interventions in clinical practice. J Clin Psychology. J Clin Psychol. 2009;65:461-6.
14. Ducasse D, Dassa D, Courtet P, Brand-Arpon V, Walter A, Guillaume S, et al. Gratitude diary for the management of suicidal inpatients: a randomized controlled trial. Depress Anxiety. 2019;36(5):400-11.
15. Sin NL, Lyubomirsky S. Enhancing well-being and alleviating depressive symptoms with positive psychology interventions: a practice-friendly meta--analysis. J Clin Psychol. 2009;65(5):467-87.
16. Bolier L, Haverman M, Westerhof GJ, Riper H, Smit F, Bohlmeijer E. Positive psychology interventions: a meta-analysis of randomized controlled studies. BMC Public Health. 2013;13(1).
17. Chakhssi F, Kraiss JT, Sommers-Spijkerman M, Bohlmeijer ET. The effect of positive psychology interventions on well-being and distress in clinical samples with psychiatric or somatic disorders: A systematic review and meta-analysis. BMC Psychiatry. 2018;18(1):1-17.
18. White CA, Uttl B, Holder MD. Meta-analyses of positive psychology interventions: the effects are much smaller than previously reported. PLoS ONE. 2019;14:1-48.
19. Daly MC, Oswald AJ, Wilson D, Wu S. Dark contrasts: The paradox of high rates of suicide in happy places. J Econ Behav Organ. 2011;80(3):435-42.
20. Pendergast PM, Wadsworth T, Kubrin CE. Suicide in happy places: is there really a paradox? J Happiness Stud. 2019;20(1):81-99.
21. Bakhiyi CL, Calati R, Guillaume S, Courtet P. Do reasons for living protect against suicidal thoughts and behaviors: a systematic review of the literature. J Psychiatr Res. 2016;77:92-108.
22. Chen Y, Koh HK, Kawachi I, Botticelli M, Vanderweele TJ. Religious service attendance and deaths related to drugs, alcohol, and suicide among US Health Care Professionals. JAMA Psychiatry. 2020; 02115.
23. Copeland WE, Gaydosh L, Hill SN, Godwin J, Harris KM, Costello EJ, et al. Associations of despair with suicidality and substance misuse among young adults. JAMA Netw Open. 2020;3(6):e208627.
24. Mosqueiro BP, Fleck MP, Rocha NS da. Increased Levels of Brain-Derived Neurotrophic Factor Are Associated With High Intrinsic Religiosity Among Depressed Inpatients. Front Psychiatry. 2019;10:671.

25. Li D, Zhang W, Li X, Li N, Ye B. Gratitude and suicidal ideation and suicide attempts among Chinese Adolescents: Direct, mediated, and moderated effects. J Adolesc. 2012;35(1):55-66.
26. Costanza A, Prelati M, Pompili M. The meaning in life in suicidal patients: the presence and the search for constructs. a systematic review. Med. 2019;55(8).
27. Sueki H. What character strengths are protective factors for suicidal ideation?: a cross-sectional study in Japan. Psychol Heal Med. 2020;00(00):1-10.
28. Kim HR, Kim SM, Hong JS, Han DH, Yoo SK, Min KJ, et al. Character strengths as protective factors against depression and suicidality among male and female employees. BMC Public Health. 2018;18(1): 1-11.
29. Huffman JC, DuBois CM, Healy BC, Boehm JK, Kashdan TB, Celano CM, et al. Feasibility and utility of positive psychology exercises for suicidal inpatients. Gen Hosp Psychiatry. 2014;36(1):88-94.
30. Lapierre S, Dubé M, Bouffard L, Alain M. Addressing suicidal ideations through the realization of meaningful personal goals. Crisis. 2007;28(1):16-25.
31. Heisel MJ, Moore SL, Flett GL, Norman RMG, Links PS, Eynan R, et al. Meaning-Centered Men's Groups: initial findings of an intervention to enhance resiliency and reduce suicide risk in men facing retirement. Clin Gerontol. 2020;43(1):76-94.
32. Machado L, Reis de Oliveira I. Integrando a psicologia positiva à psicoterapia cognitiva: quando, como e por quê. In: Machado L, Matsumoto LS (eds.). Psicologia positiva e psiquiatria positiva: a ciência da felicidade na prática clínica. Barueri: Manole; 2020. p. 291-307.

31

Meditação na prevenção ao suicídio

Antonio Cesar Ribeiro Devesa da Silva
Higor Rafael A. Dino
Katya Sibele Stübing

PONTOS-CHAVE

- As técnicas de meditação reformulam conceitos e podem ressignificar o sentido da vida, apresentando evidências de serem uma boa alternativa de tratamento adjuvante na prevenção do suicídio.
- É imprescindível que instrutores de práticas de meditação tenham formação e treinamento adequados para prevenir, reconhecer e conduzir, desde o início, indivíduos que apresentem efeitos indesejáveis dessas práticas.
- A pluralidade de opções nos caminhos de desenvolvimento pessoal com diferentes meditações desde sua origem ancestral se explica pelas necessidades específicas de cada indivíduo e pela singularidade de efeitos de cada prática. Assim como medicamentos, o uso da meditação deve se adequar a necessidades individuais.

INTRODUÇÃO

O suicídio já foi retratado na arte como algo belo, mas representa uma situação de extremo sofrimento para aquele que planeja pôr fim à própria vida. Quando a ideação suicida se concretiza, muitas vezes sem explicações e de forma inesperada, lança família e amigos na angústia de uma dor intransponível.

De acordo com o *Manual diagnóstico e estatístico de transtornos mentais* – 5ª edição (DSM-5)[1], o suicídio é descrito como agravante de outras condições mentais, como depressão maior e casos crônicos de ansiedade. Na Classificação Internaciona de Doenças – 11ª edição (CID-11)[2], encontramos alguns códigos como ideação suicida (MB26.a), comportamento suicida (MB23.s) e tentativa de suicídio (MB23.r). Há também uma descrição de tentativa de autoagressão inespecífica, sob o código PD3Z.

Segundo informa a Organização Mundial da Saúde (OMS) no *Global Burden of Disease Study* (GBD), de 2017, a depressão é atualmente uma das principais causas globais de incapacitação, resultando em grandes prejuízos pessoais e sociais, sendo também uma das principais causas de suicídio[3].

Práticas meditativas vêm sendo usadas há décadas em grandes centros de pesquisa, acumulando evidências de resultados positivos em vários transtornos psíquicos. As técnicas de meditação – oriundas das práticas psicofísicas milenares do *yoga* –, embora sejam utilizadas por várias religiões e sociedades místicas, não têm em sua origem um caráter místico ou religioso. A popularização do *yoga* no ocidente trouxe aspectos positivos, como maior evidência para essas técnicas e o despertar da curiosidade de pesquisadores. Como fatores negativos, apontamos a retirada de componentes originais indispensáveis para que as práticas se adequassem aos métodos científicos ocidentais de pesquisa e também a modificação de parte dos seus principais objetivos, suscitando uma grande discussão acadêmica sobre aspectos éticos de práticas de meditação para ambientes laicos[4,5]. A compreensão exata de todos os conceitos básicos e a profundidade necessária que um instrutor de meditação necessita para ter domínio e bom manejo de possíveis efeitos indesejáveis que as práticas possam desencadear nem sempre foram alcançadas pelos pesquisadores. Outro fator negativo a considerar é que as meditações não foram desenvolvidas para necessidades individuais, criando a falsa ideia de que todas as técnicas são iguais, produzem os mesmos efeitos e servem para qualquer indivíduo. O uso indiscriminado e inconsequente, não só na área acadêmica como também nas mídias sociais, evidenciou resultados adversos e graves em vários indivíduos, com consequências desastrosas nas esferas física e mental, como veremos mais adiante.

HISTÓRICO

As bases do *yoga* foram compiladas, descritas e sistematizadas pela primeira vez no século I a.C. por *Maharshi Patañjali*. Mesmo antes dessa compilação, já eram praticadas no subcontinente indiano, desde tempos imemoráveis de data incerta, e tinham como principal objetivo o domínio sobre a sucessão ininterrupta e incontrolável dos pensamentos, como afirma Bangali Baba, um tradutor contemporâneo da obra de Patañjali[6]. Os primeiros estudos científicos em *yoga* foram feitos a partir de 1924, com a fundação da Escola de *Kaivalyadhama*, em *Lonavla*, na Índia. Vários estudos com raios X relataram os efeitos fisiológicos dos exercícios de respiração, e outros discorreram sobre o controle excepcional que alguns iogues tradicionais tinham sobre as várias funções corporais. No Ocidente, encontramos uma tímida tentativa de começar a discussão sobre meditação na literatura acadêmica em 1963, em um relato de caso de Arthur Deikman[8]. Em 1965, Edward Maupin[9], da Michigan University, publicou um estudo pioneiro sobre funções psicológicas em 28 estudantes voluntários, usando meditações derivadas do Zen Budismo, com foco no conceito do "vazio", encontrando incremento nas habilidades de aceitação e atenção. Allisson[10] pesquisou os efeitos da meditação transcendental nos parâmetros fisiológicos, sugerindo também efeitos positivos na ansiedade, em 1970. Wallace[11], no mesmo ano, publicou na revista *Science* os "Efeitos fisiológicos da meditação transcendental". Pouco tempo depois, surgem as primeiras publicações do Dr. Herbert Benson, cardiologista da Harvard University que investigou os efeitos da meditação transcendental na redução de estresse em pacientes cardíacos. Esses trabalhos foram largamente reconhecidos e, a partir dos achados clínicos, criou-se o conceito de "resposta de relaxamento" em oposição à já conhecida e estudada "resposta de estresse"[12].

Após os primeiros trabalhos publicados utilizando a meditação zen e a meditação transcendental, surgiram nos cenários acadêmicos com mais frequência a meditação de atenção plena (*mindfulness*), a meditação *Sahaja*, o *Vipassana*, a *Kundalini yoga*, a meditação *Japa* e algumas linhas de tradição chinesa, como o *qi gong* (*chi kun*) e o *tai chi chuan* (meditações com foco no movimento), além de outras técnicas menos pesquisadas academicamente.

No final da década de 1970, o norte-americano Jon Kabat-Zinn conduziu um estudo utilizando técnicas meditativas em pacientes com dor crônica, testando a hipótese de que menores índices de estresse reduziriam a percepção da dor, apresentando resultados promissores, publicados em 1982[13]. Esta é considerada a primeira publicação do protocolo que mais tarde recebeu o nome de *Mindfulness-Based Stress Reduction* (MBSR) e se tornou a referência para futuros trabalhos e pesquisas.

Segundo dados recentes da American Mindfulness Research Association (AMRA)[14], as pesquisas com *mindfulness* tiveram um grande impulso a partir de 2000, relacionado com a publicação do protocolo *Mindfulness-Based Cognitive Therapy* (MBCT) de Teasdale, Williams e Segal[15], voltado para pacientes com depressão maior recorrente em fase de remissão. As pesquisas com abordagens no conceito contemporâneo de *mindfulness* cresceram de forma impressionante, chegando a 883 publicações em 2018 e, desde sua implementação, foram expandindo e sendo adaptadas para diferentes condições clínicas e mentais. Hoje temos uma grande variedade de protocolos baseados em *mindfulness*, que são chamados genericamente de *mindfulness-based interventions* (MBI – intervenções baseadas em *mindfulness*).

TÉCNICAS DE MEDITAÇÃO

A palavra *yoga*, da raiz sânscrita *yuj*, tem muitos significados, que incluem "colocar junto, uso, aplicação, caminho, método, aquisição, ou, ainda, ganho". Portanto, *yoga* é o método, o caminho e a aquisição de um estado mental diferenciado, que por definição é a superação dos turbilhões de pensamentos da mente. De maneira geral, segundo a natureza do objeto de atenção inicial para uma meditação, podemos definir genericamente dois grandes grupos: focados em objetos concretos com atributos perceptíveis pelos cinco sentidos, ou focados em objetos não concretos ou conceituais. A meditação em objetos conceituais é mais eficiente para meditadores experientes, com capacidade de concentração mais desenvolvida. A escolha do objeto de meditação deve ser cuidadosa, buscando um objeto neutro para não criar ondas de emoção, sentimentos ou julgamentos que possam interferir no processo da meditação em si. Como exemplo, meditar no conceito da morte para um indivíduo com ideação suicida é absolutamente contraindicado.

Outra classificação da meditação trata da maneira como o objeto vai ser apresentado para a concentração da mente. A meditação pode ser guiada por instrutor, por áudio ou por vídeo, mas pode também ser autoinduzida, sem auxílio de estímulos externos. As meditações guiadas, embora não sejam ideais, também alcançam bons resultados e são mais fáceis para iniciantes, grandes grupos e indivíduos com limitações cognitivas ou déficit de atenção.

Ainda podemos classificar as meditações quanto ao tipo de monitorização do objeto observado. Assim, temos as meditações de monitorização fechada – quando o objeto escolhido não varia – e as de monitorização aberta – como em algumas meditações de atenção plena, em que o foco varia durante a meditação, trazendo a atenção para cada instante do momento presente. Isto condiciona a mente a não ser dominada por pensamentos, como julgamentos, comparações e outros.

Há meditações milenares que, embora guardem o mesmo objetivo final (foco apenas em um objeto), diferenciam-se na escolha do ponto no qual se concentra a atenção. Cinco escolas que são consideradas as mais antigas do *Yoga* por vários autores têm focos de atenção específicos e se ajustam a necessidades e objetivos individuais:

- *Raja yoga*, observa a origem dos pensamentos;
- *Jñana yoga*, utiliza o foco no estudo, na aplicação e no conhecimento das escrituras ancestrais;
- *Bhakti yoga*, concentra-se na figura e nos atributos das divindades do hinduísmo;
- *Karma yoga*, foca na ação correta e na anulação das expectativas dos frutos da ação;
- *Tantra yoga*, que ressurgiu e teve seu apogeu na Idade Média; é tido por muitos autores como o *Yoga* mais antigo. Seu foco de atenção está nas experiências sensoriais resultantes do contato dos cinco sentidos com seus respectivos objetos e nas sensações do corpo físico, observados de forma ininterrupta durante a prática.

O que hoje recebe o nome de *mindfulness* tornou-se uma abordagem terapêutica com programas que costumam ser apoiados em práticas meditativas e exercícios variados com a intenção de desenvolver atenção e mudanças comportamentais. A definição do conceito de *mindfulness* tem sido alvo de diversas publicações desde a definição inicial de Kabat-Zinn, em 1990[16]: "*Mindfulness* significa prestar atenção de uma forma particular: com intenção, no momento presente, sem julgamentos." Atualmente podemos reconhecer que as MBIs, de forma geral, atuam em três eixos:

- Atenção: desenvolvendo capacidades de autorregulação atencional.
- Atitude: cultivando diversos comportamentos saudáveis, como abertura para as experiências, menos julgamentos, aceitação e reconhecimento do que acontece, cultivando gentileza e autogentileza.
- Intenção: *mindfulness* é um ato voluntário.

BASES NEUROFISIOLÓGICAS DA MEDITAÇÃO

As primeiras pesquisas sobre meditação apontavam alterações em parâmetros fisiológicos, sugerindo um estado hipometabólico. Benson, em 1981[17], usando técnicas de relaxamento progressivo, respiração associada à concentração e abstração mental, averiguou diminuição no consumo de oxigênio, na frequência respiratória e cardíaca, diminuição na pressão arterial, aumento de ondas alfa no EEG e maior relaxamento muscular.

Em 2001, Bernardi[18] encontrou evidências apontando que as técnicas de repetição ritmada de *mantras* (*Mantra yoga*) causavam aumento síncrono nos ritmos cardiovasculares quando recitadas seis vezes por minuto, aumentando também de forma significativa a sensibilidade do barorreflexo, induzindo efeitos fisiológicos positivos e, possivelmente, efeitos psicológicos favoráveis.

Rubia, em 2009[19], complementa que, embora técnicas de meditação difiram amplamente, uma característica comum da maioria delas é o treinamento de habilidades de atenção para atingir a redução ou eliminação de pensamentos conceituais, confirmando a definição do *yoga* dada por Patañjali há pouco mais de dois milênios. Nesse estudo de revisão, foi mais uma vez apontado que as práticas meditativas produzem mudanças fisiológicas sugestivas de um estado hipometabólico de vigília, caracterizado pela diminuição da atividade nervosa simpática e pelo aumento da atividade parassimpática, importantes para estados de relaxamento. Tal hipometabolismo durante a vigília, com predominância parassimpática, parece ser qualitativa e quantitativamente diferente de um simples repouso ou sono.

Davidson et al., em 2003[20], em uma pesquisa experimental controlada com MBSR, encontraram diferenças significativas entre grupos. Uma delas foi o aumento significativo na ativação do hemisfério anterior esquerdo do cérebro – um padrão associado à redução do afeto negativo. Relataram ainda maior titulação de anticorpos contra o vírus Influenza no grupo experimental, comparado ao controle, após ambos receberem dose da vacina. O dado mais intrigante foi que a magnitude do aumento na ativação do hemisfério cerebral esquerdo previu a dimensão do título de anticorpos para a vacina. Embora não houvesse uma explicação para esse achado, ele foi estatisticamente significativo. Futuros trabalhos de pesquisa poderão talvez elucidar o papel da meditação na maior eficiência do sistema imunológico.

Em estudo realizado com Ressonância Magnética Funcional, Brefczynski-Lewis et al., em 2020[21], compararam efeitos neuronais entre grupos de meditadores experientes, iniciantes e de não meditadores, evidenciando em meditadores experientes maior ativação nas regiões múltiplas atencionais, incluindo regiões frontoparietal, cerebelar, temporal, para-hipocampal, e córtex occipital posterior, além do córtex visual foveal. Já nos meditadores iniciantes, foi demonstrada maior ativação no giro frontomedial, giro cingulado anterior, ínsula medial direita e posterior, que se relacionam negativamente à tarefa de atenção sustentada, sugerindo maior distratibilidade.

Kral et al., em 2018[22], descreveram o impacto da MBSR na reatividade da amígdala. Foi demonstrado que a reatividade emocional, avaliada por meio da ativação da amígdala direita para imagens afetivas, foi menor nos participantes que realizaram *mindfulness* comparado ao grupo controle. Tais achados dão suporte à hipótese de que o treinamento meditativo de atenção plena melhora a regulação da emoção por meio de uma redução na reatividade emocional. Além disso, houve maior ativação da regulação vinda do córtex pré-frontal ventromedial em direção à amígdala em meditadores iniciantes, comparado a meditadores de longo prazo, sugerindo que o aprendizado da não reatividade emocional necessita inicialmente de maior esforço pré-frontal para modular a atividade da amígdala nos meditadores iniciantes. Nos meditadores de longo prazo, a redução da reatividade aos estímulos afetivos se mostrou mais automática, de modo que o recrutamento do córtex pré-frontal ventromedial foi menos necessário.

Em 2010, Hofmann et al.[23] publicaram um artigo de revisão sistemática e metanálise sobre os efeitos variados das MBIs para transtornos de ansiedade e depressão. Os resultados mostraram efeito terapêutico robusto para ambos os transtornos, com resultados se mantendo no *follow-up* de 12 semanas. Ainda que adotando um método conservador de análise, os autores concluem que os programas apoiados em *mindfulness* têm resultados promissores para populações clínicas com ansiedade ou depressão, pois focam em processos mentais comórbidos, mudando comportamentos de esquiva, de autocrítica exacerbada e de mau manejo de emoções, entre outros.

Queremos ainda chamar a atenção para os estudos sobre o sistema neural chamados de rede de funcionamento padrão (DMN – *default mode network*), descritos inicialmente por Buckner et al.[24]. Nesse trabalho, os autores apontam que pode existir uma relação entre a ativação dessa rede com diversos transtornos mentais, e isto ainda é tema de pesquisas. Hasenkamp et al., em 2012[25], encontraram um padrão de ativação das redes neurais atencionais quando meditantes experientes praticam meditação focada na respiração, com a concomitante desativação da DMN.

Em 2015, Tang, Hözel e Posner[26] publicaram na *Nature Reviews* um importante artigo elaborando os achados neurológicos associados à prática de *mindfulness*, citando áreas cerebrais que mais sofrem neuroplasticidade e sugerindo possíveis mecanismos de ação para a redução de sintomas como ansiedade e depressão, encontrados nas pesquisas.

Apesar das evidências descritas, é importante levar em conta que ainda existem limitações dos estudos sobre meditação, sendo a maioria com pequeno número de indivíduos participantes, outros com problemas metodológicos. Ainda, existem dificuldades técnicas em mensurar efeitos da meditação em profundidade, bem como em superar os impedimentos na reprodução das condições e cenários envolvidos nas meditações tradicionais.

EFEITOS COLATERAIS DAS PRÁTICAS MEDITATIVAS

Ao longo de milênios, práticas contemplativas são ensinadas em ambientes e contextos bem definidos para indivíduos que se dedicam a uma longa jornada. Somente os mais experientes e com maior "realização" dos conceitos fundamentais de cada linhagem são selecionados para o papel de instrutor. A meditação começou a ser inserida na cultura ocidental de forma mais consistente apenas no último século, gerando interesse acadêmico nos últimos 50 a 60 anos, acumulando evidência científica do seu uso e benefícios há pouco mais de 30 anos. Toda essa adaptação não poderia estar livre de várias complicações.

Em 1981, Epstein e Lieff[27] escreveram um artigo apontando complicações psiquiátricas advindas da prática meditativa. Apesar de reconhecerem benefícios fisiológicos, eles indicam as dificuldades de avaliar as experiências subjetivas de praticantes usando métodos da ciência positivista. A observação de conteúdos meditativos por profissionais não familiarizados com as dificuldades peculiares das práticas pode induzir uma avaliação culturalmente enviesada, na qual diferentes paradigmas se chocam. Trabalhos recentes confirmam hipóteses de estudos da década de 1970 que apontavam que, em alguns casos, praticantes de meditação podiam experimentar despersonalização e desrealização em níveis que necessitariam de cuidados profissionais[28].

Alan Wallace traduziu do tibetano para o inglês um livro do renomado monge tibetano Düdjom Lingpa (1835-1904), *A essência Vajra*. Na sessão inicial dessa obra, o autor descreve o começo da jornada meditativa conhecida como *shamatha* (tranquilidade), uma técnica que pode também ser encontrada em tradições hindus, taoístas, cristãs e sufis. Essa fase inicial se compõe de nove estágios atencionais pelos quais um meditante deve passar para conquistar a tranquilidade mental. Assim, para cada estágio atencional existem práticas mais ou menos apropriadas, assim como experiências meditativas distintas para cada fase. Somente um professor experiente pode reconhecer e endereçar essas questões de forma a contribuir para o avanço do aluno em sua jornada. No entanto, cada indivíduo é único e pode experimentar, mesmo em fases iniciais, experiências meditativas muito fortes, com sensações físicas, imagens mentais, recuperação de memórias e outras subjetividades que podem desequilibrar tanto um praticante mentalmente saudável quanto um mais vulnerável. Quando uma prática meditativa é proposta para uma pessoa com questões mentais conhecidas, a experiência do instrutor é de extrema relevância, não apenas pelo conhecimento sobre a patologia em si, mas também pelos caminhos que a meditação pode tomar. No contexto contemporâneo, profissionais bem intencionados são treinados para conduzir práticas de meditação para a população geral e clínica, muitas vezes tendo eles mesmos pouco mais de um ano de prática pessoal.

Em 2020, foi publicada uma revisão sistemática sobre os efeitos adversos das práticas meditativas por Farias et al.[29] O estudo aponta que, dentre os 83 artigos analisados no intervalo de 1975 a 2019, 55 relataram algum tipo de efeito adverso, com uma taxa de prevalência combinada geral de 8,3%, similar aos efeitos adversos relatados por outras abordagens terapêuticas. No entanto, chama a atenção que a maior incidência é para aumento de ansiedade (33%), aumento de sintomas depressivos (27%), anomalias cognitivas (25%), problemas gastrointestinais e comportamentos suicidas (somando 11%). Vale ressaltar que muitos estudos dessa revisão tinham como população pacientes psiquiátricos, portanto, alguns efeitos adversos se relacionam com o transtorno prévio.

Os dados expostos corroboram nossa recomendação sobre os cuidados ao indicar meditação para pacientes psiquiátricos, em especial para aqueles com ideação suicida. Ressaltamos ainda que é de grande importância que o instrutor tenha uma formação sólida e reconhecida.

MEDITAÇÃO E SUICÍDIO

Em um novo modelo teórico sobre o funcionamento da mente humana, com raízes na psicologia cognitiva experimental e na ciência cognitiva, Teasdale et al., da Oxford e Cambridge University, em 1993[30] apresentaram um modelo cognitivo em que a forma com que a mente processa informações pode ser melhor mapeada e compreendida. De acordo com esse modelo, chamado de *Interactive Cognitive Subsystems* (ICS), a mente humana possui duas formas de pensar: uma concreta (com palavras e imagens) e outra abstrata (apoiada em sensações). Quando a mente se torna desequilibrada, a tendência é que o pensamento concreto se torne dominante, desconectando-se das sensações e da realidade, criando o que Teasdale chamou de *looping* cognitivo. Uma das características centrais da forma de pensar depressiva é o pensar repetitivo e passivo sobre sintomas de afeto negativo e preocupações sobre o significado desses afetos. Esse pensamento em *looping* foi chamado de ruminação mental pela pesquisadora Nolen-Hoeksema, que aponta o papel central dessa atitude cognitiva no agravamento da saúde mental. Segundo Raes et al.[31], treinamentos em *mindfulness* são compreendidos como formas de cultivar habilidades comportamentais que ajudem os indivíduos a reconhecer e mudar rotinas cognitivas disfuncionais. Em um estudo comparativo entre tratamento com antidepressivos, MBCT e placebo, Segal et al.[32], investigando 84 indivíduos com transtorno depressivo maior e recorrente, descobriram que participar de um programa de *mindfulness* ou tomar antidepressivo tinha igual resposta para eventos de recaída, diminuindo sua ocorrência significativamente.

Johnson et al., em 2017[33], realizaram uma pesquisa controlada, avaliando pacientes afro-americanos com ideação ou tentativa suicida. Os participantes foram randomizados em dois grupos: meditação da compaixão *versus* tratamento convencional e orientações gerais. Durante a pesquisa, foram avaliados sintomas depressivos, autoestima, estresse psicológico e perfeccionismo. Foi evidenciado que o grupo submetido à meditação compassiva obteve grande redução da autocrítica, assim como dos sintomas depressivos. O estudo trouxe a discussão de que um dos principais quesitos para o aumento da ideação suicida é a autocrítica acentuada. Ao meditar, os participantes não só tiveram uma redução do autojulgamento como também desenvolveram mais respostas compassivas em relação a si mesmos.

Williams et al., em 2006[34], propõem que MBCT não teria o objetivo de modificar os pensamentos, mas sim permitir que tais pensamentos pudessem ser reconhecidos como construtos da mente, e não necessariamente a realidade em si. Além disso, os estados mentais negativos seriam observados a partir das sensações corporais, ao invés do foco único nos pensamentos depreciativos ou de autodestruição, o que promoveria um distanciamento progressivo entre emoções, percepções corporais, sensações e imagens, além da própria ideação suicida.

Como descreveram Barnhofer et al.[35], os meditadores poderiam "descentrar" do pensamento negativo, observando pensamentos e sentimentos como eventos temporários da mente, em oposição a reflexos de si mesmos que seriam ligados à realidade. Nesse estudo, foram selecionados participantes com pelo menos três episódios depressivos nos últimos cinco anos antes da pesquisa. Tais integrantes foram direcionados para três grupos: MBCT, psicoeducação cognitiva e terapia convencional. Foi demonstrado que o MBCT pôde efetivamente separar a ligação entre sintomas depressivos e cognições suicidas em indivíduos que estariam em risco de suicídio, reduzindo a vulnerabilidade para a recaída do transtorno.

Poucos estudos envolvem meditação e ideação suicida, pela dificuldade de manejo desses pacientes e pela falta de conhecimento amplo dos efeitos que podem advir das variadas técnicas de meditação. Muitos trabalhos trazem limitações metodológicas como pequenas amostras, falta de grupo controle ou omissão de informações importantes.

O uso indevido, sem individualização, da meditação em momentos de crise é desaconselhado, pois a exposição à percepção de emoções dolorosas e de pensamentos direcionados ao fim da própria existência pode reforçar a concretização deles.

Ainda assim a meditação pode ser um instrumento útil na prevenção de ideação e tentativas de suicídio, quando bem aplicada, sob orientação qualificada, sempre junto a todo o arsenal terapêutico multidisciplinar existente, incluindo seguimento psiquiátrico e psicológico.

REFERÊNCIAS BIBLIOGRÁFICAS

1. American Psychiatric Association. Manual diagnóstico e estatístico de transtornos mentais: DSM-5. 5.ed. Porto Alegre: Artmed, 2014.
2. Organização Mundial da Saúde (OMS). Classificação Internacional de Doenças CID-11. 2019.
3. Disease and Injury Incidence and Prevalence Collaborators. Global, regional, and national incidence, prevalence, and years lived with disability for 354 diseases and injuries for 195 countries and territories, 1990-2017: a systematic analysis for the Global Burden of Disease Study 2017. Lancet. 2018;392:1789-858.
4. Amaro A. A holistic mindfulness. Mindfulness. 2015; 6:63–73.
5. Monteiro LM, Musten R, Compson J. Traditional and contemporary mindfulness: Finding the middle path in the tangle of concerns. Mindfulness. 2015; 6:1-13.
6. Bangali B (trad.). The yoga-sutra of Patañjali. 5.ed. Delhi: Motilal Banarsidass; 1996.
7. Gharote M. Swami Kuvalayananda. Lonavla: Lonavla Yoga Institute (India), 1999.
8. Deikman A. Experimental meditation. J Mental Nervous Dis. 1963;136(4):329-343.
9. Maupin E. Individual differences in response to a zen meditation exercise. J Consulting Psychol. 1965;29(2):139-45.
10. Allison J. Respiratory changes during transcendental meditation. Lancet. 1970;295(7651):833-4.
11. Wallace R. Physiological effects of transcendental meditation. Science. 1970;167(3926):1751-4.
12. Benson H, Greenwood HH, Klemchuk H. The relaxation response: psychophysiologic aspects and clinical applications. Int J Psychiatry Med. 1975;6(1-2):87-98.
13. Kabat-Zinn J. An outpatient program in behavioral medicine for chronic pain patients based on the practice of mindfulness meditation: theoretical considerations and preliminary results. Gen Hospital Psychiatry. 1982;4(1):33-47.
14. American Mindfulness Research Association (AMRA): https://goamra.org/resources/.
15. Teasdale JD, Segal ZV, Williams JMG, Ridgeway VA, Soulsby J, Lau MA. Prevention of relapse/recurrence of major depression by mindfulness-based cognitive therapy. J Consult Clin Psychol. 2000;68(4): 615-23.
16. Kabat-Zinn J. Full catastrophe living: using the wisdom of your body and mind to face stress, pain and illness [Kindle version]. Cambridge: Delta Books, 1990.

17. Benson H, Goodale IL. The relaxation response: your inborn capacity to counteract the harmful effects of stress. J Fla Med Assoc. 1981;68(4):265-7.
18. Bernardi L, Sleight P, Bandinelli G, Cencetti S, Fattorini L, Wdowczyc-Szulc J, et al. Effect of rosary prayer and yoga mantras on autonomic cardiovascular rhythms: comparative study. BMJ. 2001; 323(7327):1446-9.
19. Rubia K. The neurobiology of meditation and its clinical effectiveness in psychiatric disorders. Biological Psychol. 2009;82:1-11.
20. Davidson R, Kabat-Zinn J, Shumacher J, Rosenkranz M. Alterations in brain and immune function produced by mindfulness meditation. Psychosomatic Medicine. 2003;65:564-70.
21. Brefczynski-Lewis JA, Lutz A, Schaefer HS, Levinson DB, Davidson RJ. Neural correlates of attentional expertise in long-term meditation practitioners. Proceedings of National Academy of Sciences of the United States of America – PNAS. 2007;104(27): 11483-8.
22. Kral TRA, Schuyler BS, Mumford JA, Rosenkranz MA, Antoine Lutz A, Davidson RJ. Impact of short- and long-term mindfulness meditation training on amygdala reactivity to emotional stimuli. NeuroImage. 2018;181:301-13.
23. Hofmann SG, Sawyer AT, Ashley A, Oh W, Oh D. The effect of mindfulness-based therapy on anxiety and depression: a meta-analytic review. J Consulting Clin Psychol. 2010;78(2):169-83.
24. Buckner RL, Andrewss-Hanna JR, Schacter DL. The brain's default mode network: Anatomy, function, and relevance to disease. Annals of the New York Academy of Sciences. 2008;1124:1-38.
25. Hasenkamp W, Wilson-Mendenhall CD, Duncan E, Barsalou LW. Mind wandering and attention during focused meditation: a fine-grained temporal analysis of fluctuating cognitive states. NeuroImage. 2012;59:750-60.
26. Tang YY, Hölzel BK, Posner MI. The neuroscience of mindfulness. Nature Rev Neurosc. 2015;16:213-25.
27. Epstein MD, Lieff JD. Psychiatric complications of meditation practice. J Transpersonal Psychol. 1981;13(2):137-47.
28. Van Dam NT, van Vugt MK, Vago DR, Schmalzl L, Saron CD, Olendzki A, et al. Mind the hype: A critical evaluation and prescriptive agenda for research on mindfulness and meditation. Perspectives on Psychological Science. 2018;13(1):36-61.
29. Farias M, Maraldi E, Wallenkampf KC, Lucchetti G. Adverse events in meditation practices and meditation-based therapies: a systematic review. Acta Psychiatrica Scandinavica. 2020;1-19.
30. Teasdale JD. Emotional processing, three modes of mind and the prevention of relapse in depression. Behav Res Therapy. 1993;37(Supp 1):S53-S77.
31. Raes F, Dewulf D, Heeringen CV, Williams JMG. Mindfulness and reduced cognitive reactivity to sad mood: Evidence from a correlational study and a non-randomized waiting-list controlled study. BehavRes Therapy. 2009;47:623-7.
32. Segal ZV, Bieling P, Young T, MacQueen G, Cooke R, Martin L, et al. Antidepressant monotherapy vs sequential pharmacotherapy and mindfulness-based cognitive therapy, or placebo, for relapse prophylaxis in recurrent depression. Arch Gen Psychiatry. 2011;67(12):1256-64.
33. Johnson SB, Goodnight BL, Zhang H, Daboin I, Patterson B, Kaslow JN. Compassion-based meditation in african americans: self-criticism mediates changes in depression. Suicide and Life-Threatening Behavior. 2017;1-9.
34. Williams JMG, Duggan DS, Crane C, Fennell MJV. Mindfulness-based cognitive therapy for prevention of recurrence of suicidal behavior. J Clin Psychol. 2006;62(2):201-10.
35. Barnhofer T, Crane C, Brennan K, Duggan DS, Crane RS, Eames C, et al. Mindfulness-based cognitive therapy (MBCT) reduces the association between depressive symptoms and suicidal cognitions in patients with a history of suicidal depression. J Consulting Clin Psychol. 2015;83(6):1013-20.

32

O papel da enfermagem no cuidado do paciente suicida

José Gilberto Prates
Vanessa Salvador Lachi
Heloísa Garcia Claro
Márcia Aparecida Ferreira de Oliveira
Gabriella de Andrade Boska
Maria Giovana Borges Saidel

PONTOS-CHAVE

- 15% dos casos de emergências psiquiátricas são relacionados a suicídio e mais de 800 mil pessoas já se suicidaram só no ano de 2020.
- A enfermagem corresponde ao maior grupo de profissionais de saúde e precisa estar atualizada quanto ao manejo do suicídio em unidades de saúde.
- Por meio do processo de enfermagem e relacionamento terapêutico, a enfermagem pode contribuir para a prevenção e posvenção do suicídio.
- Os protocolos padrão de manejo de suicídio são ferramentas acessíveis que direcionam o cuidado relacionado ao suicídio.

"Só existe um problema filosófico realmente sério: o suicídio. Julgar se a vida vale ou não vale a pena ser vivida é responder à pergunta fundamental da filosofia. O resto, se o mundo tem três dimensões, se o espírito tem nove ou doze categorias, vem depois. Trata-se de jogos. É preciso, primeiro, responder. E se é verdade, como quer Nietzsche, que um filósofo, para ser estimulado, deve pregar com seu exemplo, percebe-se a importância dessa resposta, porque ela vai anteceder o gesto definitivo. São evidências sensíveis ao coração, mas é preciso ir mais fundo até torná-las claras para o espírito."

O mito de Sísifo, de Albert Camus, 1941.

INTRODUÇÃO

No Brasil, um suicídio acontece a cada 46 minutos e vem crescendo ano a ano[8]. Onze mil pessoas tiram a própria vida por ano, em média, no Brasil. O suicídio é a terceira maior causa de morte entre homens em idade de 15 a 29 anos e a oitava maior causa de morte em mulheres. Entre 2007 e 2017, quase metade das intoxicações exógenas foram tentativas de suicídio.[8]

Ideação suicida é a vontade de acabar com a própria vida ou cometer suicídio. Sua complexidade e risco aumentam conforme a vontade, pensamentos, atos, transtorno mental, disponibilidade de recursos para suicídio e, até mesmo, planos como data marcada ou local onde o ato será cometido[13].

Na faixa etária entre 15 e 35 anos, o suicídio está entre as três maiores causas de morte[11]. O maior risco para quem acabou de tentar suicídio é uma nova tentativa – a cada morte por suicídio, houve, em média, dezessete tentativas prévias[4].

Nos objetivos da agenda Global (Brasil, 2018), no período de 2015 a 2030 almeja-se reduzir em um terço a mortalidade prematura por doenças não transmissíveis, promover saúde mental e bem-estar e reduzir em 10% a taxa de suicídio[8], o que mostra a relevância global do fenômeno suicídio.

O suicídio, frequentemente associado a transtornos de afeto e humor, como transtorno afetivo bipolar e depressão, é a causa propositai da própria morte. A tentativa de suicídio é o ato proposital que falha em causar a morte. Apesar de ser fator de risco em todos os quadros de transtornos mentais, não só depressão ou transtorno afetivo bipolar (TAB), é mais prevalente nestes últimos. O risco para suicídio é diretamente associado à história pregressa de tentativas de suicídio e ideação suicida presente[13].

No ano de 2015, havia cerca de 2.209 Centros de Atenção Psicossocial (CAPS) no Brasil, 289 serviços residenciais terapêuticos e mais de 4 mil beneficiários do programa De Volta para Casa, além de os leitos em hospitais terem sido reduzidos pela metade até 2014, considerando-se os últimos 30 anos. Esses dados são a evidência dos avanços que o país teve, até 2015, em sua trajetória de reforma psiquiátrica – movimento que se encontra, atualmente, em período criticamente desafiador. Além disso, a simples existência de um CAPS no município reduz em 14% o risco de suicídio, de acordo com dados oficiais do Ministério da Saúde[9,10].

ASSISTÊNCIA DE ENFERMAGEM

Para a apresentação da assistência de enfermagem, no que diz respeito ao suicídio, faremos uso de um caso clínico como exemplo.

Thiago chega para avaliação e acolhimento em um Centro de Atenção Psicossocial (CAPS) com diagnóstico médico de TAB 1 após internação em uma instituição.

Em um primeiro contato de Thiago com o serviço de saúde CAPS, que cuida dos indivíduos que moram no serviço residencial terapêutico ao qual Thiago foi encaminhado, o enfermeiro iniciará a sua interação com uma coleta de dados abrangente sobre a história de vida e processo saúde-doença. O enfermeiro fará a análise de suas funções psíquicas atuais, avaliando qualitativa e quantitativamente questões como consciência, atenção, orientação, pensamento, impulsividade etc. Essa avaliação será subsidiada pelo conhecimento sobre semiologia psíquica, tema específico de aulas das disciplinas de saúde mental na formação do enfermeiro. Thiago precisa também ter um planejamento medicamentoso. É necessário saber quais medicações para a saúde física e psíquica Thiago faz uso atualmente, com quantidades, prescrições e medicações já dispensadas, pois são informações importantes que o enfermeiro precisa conhecer para planejar o cuidado.

Após iniciado o processo do plano de cuidados de enfermagem, o enfermeiro vai agir de forma planejada com o usuário, equipe e rede social, lembrando sempre de cuidar do sofrimento e necessidades autênticas do indivíduo (e não do profissional de saúde), acionando quaisquer serviços e recursos disponíveis interna e externamente (como medicações, cursos, serviços, espaços etc.) dos quais Thiago precise, de forma colaborativa e não prescritiva, adequando as metas de seu cuidado em um processo de avaliação constante dos resultados de seu Projeto Terapêutico Singular (PTS). É importante também avaliar sempre a adesão, concepções e interpretações de Thiago ao seu PTS, para que o investimento nessas práticas seja efetivo e transformador para a sua individualidade.

O enfermeiro também pode contribuir com a orientação e suporte à autogestão medicamentosa, com destaque a informações claras, precisas e validadas com os participantes sobre efeitos colaterais das medicações, respondendo a dúvidas, fornecendo materiais acessíveis, gráficos, desenhos, estratégias de segurança para a medicação e discutindo a importância da adesão e cuidados com a medicação dentro do propósito maior de reabilitação psicossocial do usuário.

Dessa forma, podemos entender que o papel do enfermeiro é atuar como facilitador da reabilitação psicossocial dos indivíduos e suas famílias, por meio do PTS, utilizando-se de suas ferramentas e tecnologias de cuidado, como o Processo de Enfermagem, as medidas terapêuticas, o conhecimento técnico e científico e, em última instância, portando-se como principal ferramenta de seu cuidado[15-18].

Após estabelecido o PTS, observamos, dentro de algumas semanas, que seu discurso tem tornado-se empobrecido, negativo. Thiago parece estar embotado afetivamente. Percebemos também alguns indícios de pensamentos autodestrutivos. Atentando-se ao diagnóstico de Thiago e à alta prevalência de suicídio nessa população, estabelecemos, como profissional de referência a ele no serviço de saúde, o compromisso de realizar uma consulta de enfermagem para avaliação mais profunda.

No Quadro 1, mostramos um exemplo de como podemos organizar as questões relativas ao processo de enfermagem e cuidados de enfermagem dentro de uma perspectiva da reabilitação psicossocial, para Thiago, como visto nos conceitos e exemplo de caso descritos.

Em situações de emergência (prevenção ou posvenção à tentativa de suicídio), a assistência de enfermagem tem como objetivo manter a segurança do paciente. Para isso, destacamos os seguintes cuidados[13,19-22]:

- Manter uma identificação no prontuário para destacar o risco;
- Manter proximidade com o usuário;
- Atenção na ingestão dos medicamentos, alguns pacientes têm recidiva do comportamento, fazendo uso do próprio medicamento para tentativa de suicídio;
- Criar espaço para discussão sobre o suicídio: a escuta terapêutica ainda é a melhor estratégia nesse tipo de atendimento;
- Manter um familiar, amigo ou alguém que tenha representatividade na sua vida, durante o tempo que estiver no pronto-socorro;
- Alta com responsabilidade – avaliação profunda do risco, com discussão interdisciplinar;
- Levantamento dos possíveis diagnósticos de enfermagem, com suas intervenções e resultados esperados.

PROTOCOLO ASSISTENCIAL PADRÃO (POP) DE PREVENÇÃO AO SUICÍDIO

Em serviços de saúde, utilizamos protocolos assistenciais para atentar-se aos riscos e perigos acerca do tema, originando indicadores de assistência que são gerenciados, visando à melhora constante da assistência prestada e priorizando a segurança do paciente.

Dentre os principais tópicos, um POP deve conter principais situações para ocorrência, fatores de risco, direcionamento de avaliação, tratamento e seguimento, medidas preventivas, responsabilidades dos profissionais e documentos relacionados como, por exemplo, escalas de avaliação do risco de suicídio.

QUADRO 1 Exemplo da sistematização do processo de enfermagem traçado para Thiago

Transtorno afetivo bipolar (CID-10 – F31)				
Sinais e sintomas	Comentários de autonegação Expressões de inutilidade Visão negativa e pessimista	Sensação de que não controla a sua vida Não consegue perceber as melhoras em sua situação	Humor deprimido Sentimentos de desamparo e inutilidade Raiva internalizada contra si mesmo	Ideação suicida Tentativa de suicídio por ingestão de alta dose de sedativo
Diagnóstico de enfermagem	Baixa autoestima	Impotência	Risco de suicídio	Enfrentamento ineficaz
Ações/ Intervenções de enfermagem (*Interventions*)	Falar com o paciente de forma direta e clara Estabelecer relação de confiança Enfatizar pontos fortes Estimular autoeficácia Incentivar participação de atividades em grupo Praticar assertividade e comunicação efetiva Treinamento de habilidades de comunicação	Incentivar o estabelecimento de metas curtas, simples e realistas Incentivar protagonismo em seu projeto terapêutico Incentivar a expressão de sentimentos Incentivar expressão sobre gatilhos e situações que causam impotência ou sentimentos autodestrutivos	Questionar sobre os pensamentos suicidas, planos e meios Propiciar, junto à família e rede social, ambientes minimamente seguros Contratos verbais de não suicídio Contratos escritos de não suicídio Incentivar expressão aberta e honesta de sentimentos Incentivar expressão sobre gatilhos e situações que causam impotência ou sentimentos autodestrutivos	Estabelecer limites Conversar/estimular expressão sobre estratégias de enfrentamento adaptativas Conversar/estimular expressão sobre resolução de problemas Reforço positivo para enfrentamento dos problemas Reconhecimento de habilidades Estimular autoeficácia Estimular que expresse gatilhos e situações desafiadoras/estressantes
Resultados esperados (*Outcomes*)	Estabelece metas realísticas Verbaliza aspectos positivos sobre si mesmo, conquistas passadas e expectativas para o futuro	Participa da tomada de decisões em relação à sua vida e projeto terapêutico Reconhece canais de ajuda para situações de emergência	Não causa lesão a si próprio; Ausência de ideação suicida; Reconhece canais de ajuda para situações de emergência; Demonstra controle das ideias de suicídio e dos impulsos suicidas	Verbaliza e demonstra estratégias de enfrentamento adaptativas como alternativas ao uso de álcool em situações de gatilho

A justificativa para implantação de um POP para atendimento de pacientes com risco de suicídio origina-se na orientação de uma padronização da assistência prestada, gerando, assim, maior segurança ao paciente. O Quadro 2 mostra um exemplo de Protocolo Assistencial Padrão de prevenção ao suicídio.

QUADRO 2 **Exemplo de protocolo assistencial padrão de prevenção ao suicídio**

Equipe de enfermagem	Executar os cuidados e procedimentos conforme prescritos pelo médico e enfermeiro.
	Ao detectar sinais de autolesão, discurso depreciativo ou de morte (ideação suicida), comunicar imediatamente ao enfermeiro.
	Manter o ambiente protegido, verificar pertences de risco em posse do paciente ou fácil acesso dele, como perfurocortantes, cordões, talheres, entre outros.
	Realizar acolhimento sem julgamentos pessoais, com empatia e humanização.
	Observar atentamente a aceitação medicamentosa; o paciente pode tentar esconder medicamentos para ingestão intencional posterior em grande quantidade.
	Observar o comportamento, o paciente pode até não verbalizar a intenção suicida, mas apresentar outros sinais que indicam tal intenção, como: despedidas, cartas aos familiares, isolamento, frases depreciativas ou de desânimo, autocuidado prejudicado, expressão não verbal, postura cabisbaixa etc.
Enfermeiro	Realizar exame psíquico e avaliar risco; se detectado, determinar cuidados e observações específicos em prescrição de enfermagem; e realizar o PTS com a equipe.
	Realizar acolhimento sem julgamentos pessoais, com empatia e humanização.
	Investigar se há pensamento de morte, tentativa frustrada ou plano de suicídio (atual ou passado, relatado pelo paciente ou familiar).
	Tratamento psiquiátrico atual ou passado.
	Uso de álcool ou substância psicoativa: qual substância, quanto tempo de uso, quantidade diária de uso.
	História familiar de doença mental, de tentativa ou consumação de suicídio.
	História pessoal de doença mental, de tentativa prévia ou autolesão.
	Contexto cultural em que está inserido/crenças/religiosidade.
	Se possuir tentativa no histórico, ou episódios de autolesão, se possível, tente conhecer os detalhes, qual via utilizou, há quanto tempo e a motivação no momento. Caso o paciente não se sinta confortável para falar, retorne a esse assunto em momento mais favorável com vínculo estabelecido.
	Processo de enfermagem: coleta de dados e histórico de enfermagem; diagnóstico de enfermagem; Planejamento do cuidado; Implementação das ações (intervenções) propostas; Avaliação das intervenções e resultados.
	Classificar o paciente de acordo com a escala de classificação de risco de suicídio, se utilizada pela instituição.
	Garantir ambiente protegido: priorização da segurança nas instalações do paciente e nos ambientes de uso coletivo.
	Acesso físico da equipe ao paciente facilitado, portas do dormitório/banheiro abertas, mesmo à noite, para manter observação do paciente.
	Observar e retirar: objetos cortantes, medicamentos ou materiais que possam servir para tentativas posteriores.
	Relacionamento interpessoal terapêutico Observar atentamente a presença de comportamentos ou falas que podem direcionar para risco de suicídio: ▪ Observar sinais de alerta e frases que possam representar risco como: expressão de sentimento de "ser um peso", "vontade de dormir e não acordar mais", "ausência de sentido" na vida ou perda da vontade de viver, autonegligência. ▪ Desinteresse por atividades, apatia, diminuição da volição ou tristeza profunda duradoura.

(continua)

QUADRO 2 **Exemplo de protocolo assistencial padrão de prevenção ao suicídio (*continuação*)**

Enfermeiro	A equipe deve abordar o suicídio com tato e cautela, após ter estabelecido uma relação de confiança com o paciente. Falar sobre suicídio traz alívio para o paciente, reduzindo a ansiedade a respeito desse tema. o relacionamento deve abordar o tema de forma gradual, empática, em clima de compreensão, tranquilidade e aceitação em ambiente que preserve a intimidade do paciente.
	Ao atender um paciente que executou tentativa suicida frustrada, observar e conversar com ele para tentar entender qual foi sua motivação para o ato e se ainda há riscos, pensamento ou novo planejamento suicida. Ao recepcionar paciente que praticou autolesão, tentar entender se o objetivo era suicídio ou se foi um ato impulsivo sem intenção suicida, e sempre comunicar aos outros membros da equipe multiprofissional.
Equipe multiprofissional	Avaliação e acompanhamento multiprofissional: médico, psicólogo, assistente social, terapeuta ocupacional, enfermeiro e equipe de enfermagem.
	A família do paciente deverá assumir parte no processo de diagnóstico, tratamento e PTS, seja quanto ao fornecimento de informações ou preparo para alta.
	Manter registro detalhado sobre a evolução do paciente.
	Os profissionais da equipe multiprofissional são responsáveis por esclarecer frequentemente o paciente e seus familiares sobre o risco e condutas.
	Alta esclarecida, orientações claras e referência para seguimento terapêutico, sempre acompanhado por um ou mais familiares. Manter familiares integrados, informados e orientados quanto ao tratamento e riscos identificados.
	Zelar sempre pelo sigilo profissional e compartilhar com o paciente as informações que serão passadas para os familiares.
	Acompanhar e atender familiares, a fim de auxiliar com sentimentos que possam surgir, facilitando a compreensão do familiar sobre o tratamento do paciente e fornecendo suporte psicológico aos familiares.
	Acompanhamento psicoterápico.
	Tratamento farmacológico.
	Acompanhamento psicossocial após intervenção aguda, como internação.

PSIQUIATRIA E CULTURA

Dentre as várias aquisições sobre a temática, podemos destacar alguns filmes que nos ajudam a problematizar a questão do suicídio:

- *Garota, interrompida*; direção: James Mangold (1999).
  Conta a trajetória de pacientes com necessidade de saúde mental – principal causa dos suicídios em um hospital psiquiátrico.
- *Veronika decide morrer;* direção: Emily Young (2009).
  Uma mulher tenta cometer suicídio, mas sobrevive e precisa conviver com sequelas irreversíveis.
- *Sala do suicídio*; direção: Jan Komasa (2011).
  Dominik é perseguido e humilhado nas redes sociais após ser flagrado beijando outro homem, o que motiva a introdução do tema suicídio.
- *Sociedade dos poetas mortos;* direção: Peter Weir (1989).
  A interação entre um professor de poesia e seus estudantes é o tema central desse filme, que aborda também o suicídio.

REFERÊNCIAS BIBLIOGRÁFICAS

1. Vigo D, Jones L, Thornicroft G, Atun R. Burden of mental, neurological, substance use disorders and self-harm in North America: a comparative epidemiology of Canada, Mexico, and the United States. Can J Psychiatry. 2020;65(2):87-98.
2. Vigo D, Thornicroft G, Atun R. Estimating the true global burden of mental illness. Lancet Psychiatry. 2016;3(2):171-8.
3. Lopes CS, Hellwig N, Silva GA, Menezes PR. Inequities in access to depression treatment: results of the Brazilian National Health Survey – PNS. Int J Equity Health. 2016;15:154.
4. Hospital das Clínicas da Faculdade de Medicina da Universidade de São Paulo (HCFMUSP). Protocolo de Risco de Suicídio. São Paulo: HCFMUSP, 2013.
5. Abreu LN, Lafer B, Baca-Garcia E, Oquendo MA. Ideação suicida e tentativas de suicídio no transtorno bipolar tipo I: uma atualização para o clínico. Rev Bras Psiquiatr. 2009;31(3).
6. World Health Organization (WHO). Suicide Fact Sheet. 2018. Disponível em: http://www.who.int/mediacentre/factsheets/fs398/en/.
7. World Health Organization (WHO). Mental Health ATLAS 2017 Member State Profile - Brazil [Internet]. World Health Organization International; 2017. Disponível em: https://www.who.int/mental_health/evidence/atlas/profiles-2017/BRA.pdf?ua=1.
8. Brasil. Setembro Amarelo, Dados sobre suicídio [Internet]. Ministério da Saúde.; 2018. Disponível em: http://www.saude.gov.br/noticias/agencia-saude/44404-novos-dados-reforcam-a-importancia-da-prevencao-do-suicidio.
9. Brasil. Saúde mental em dados 12. Brasília: Ministério da Saúde. Governo Federal; 2015.
10. Brasil. Ministério da Saúde. Governo Federal. Ministério da Saúde lança Agenda Estratégica de Prevenção do Suicídio [Internet]. Ministério da Saúde; setembro 2017. Disponível em: https://portalarquivos2.saude.gov.br/images/pdf/2017/setembro/21/Coletiva-suicidio-21-09.pdf.
11. World Health Organization (WHO). Preventing suicide: a global imperative [Internet]. 2014. (World Health Organization). Disponível em: http://www.who.int/mental_health/suicide-prevention/world_report_2014/en/.
12. Minois G. História do suicídio: a sociedade ocidental diante da morte voluntária. São Paulo: Editora Unesp. 2018;
13. Townsend MC. Enfermagem psiquiátrica: conceitos de cuidados na prática baseada em evidências. Rio de Janeiro: Guanabara Koogan; 2014. p. 956.
14. American Psychiatric Association (APA). Manual diagnóstico e estatístico de transtornos mentais, 5.ed.: DSM-5. Porto Alegre: Artmed; 2014. 992 p.
15. Saraceno B. Manual de saúde mental: guia básico para atenção primária. 1997. 83 p.
16. Carvalho MB (ed.). Aspectos éticos e legais na enfermagem em saúde mental e psiquiátrica. In: Psiquiatria para a enfermagem. 2012. p. 31-44.
17. Oliveira MAF, Claro HG. O papel do enfermeiro na atenção psicossocial a adultos com saúde mental comprometida. In: Leite MMJ, Martini JG, Feli VEA (eds.). Programa de atualização em enfermagem: saúde do adulto (PROENF). 2010.
18. Barros S, Egry EY. O louco, a loucura e a alienação institucional: o ensino de enfermagem Sub Judice. São Paulo: Cabral; 2001.
19. Prates JG, Claro HG, Vargas D, Oliveira MAF. Agitação psicomotora e contenção física. In: Guimarães-Fernandes F, Humes E de C, Cardoso F, Hortêncio L de OS, Miguel EC, Otoch LN, et al. (eds.). Clínica psiquiátrica: guia prático, 2. ed. Santana de Parnaíba: Manole; 2021. p. 603-9.
20. Marcolan JF. A contenção física do paciente: uma abordagem terapêutica. São Paulo; 2004.
21. Martins HS, Damasceno MCT. Pronto Socorro: condutas do HCFMUSP. Barueri: Manole; 2008.
22. Stefanelli MC, Fukuda IMK, Arantes EC. Enfermagem psiquiátrica em suas dimensões assistenciais. 2.ed. Barueri: Manole; 2017.
23. Linkowska K, Daca P, Sykutera M, Pufal E, Bloch-Bogusławska E, Grzybowski T. Search for association between suicide and 5-HTT, MAOA and DAT polymorphism in Polish males. Arch Med Sadowej Kryminol. 2010;60(2-3):112-7.
24. Mann JJ, Brent DA, Arango V. The neurobiology and genetics of suicide and attempted suicide: a focus on the serotonergic system. Neuropsychopharmacology.2001;24(5):467-77.
25. Sadkowski M, Dennis B, Clayden RC, Elsheikh W, Rangarajan S, Dejesus J, et al. The role of the serotonergic system in suicidal behavior. Neuropsychiatr Dis Treat. 2013;9:1699-716.
26. Sadock BJ, Sadock VA, Ruiz P. Compêndio de Psiquiatria. 11.ed. Ciência do comportamento e psiquiatria clínica. Porto Alegre: Artmed; 2016. 1490 p.
27. Bondy B, Buettner A, Zill P. Genetics of suicide. Mol Psychiatry. 2006;11(4):336-51.

28. Beskow J, Gottfries CG, Roos BE, Winblad B. Determination of monoamine and monoamine metabolites in the human brain: post mortem studies in a group of suicides and in a control group [Internet]. Acta Psychiatrica Scandinavica. 1976;53:7-20.
29. Arango V, Ernsberger P, Sved AF, Mann JJ. Quantitative autoradiography of alpha 1- and alpha 2-adrenergic receptors in the cerebral cortex of controls and suicide victims. Brain Res. 1993;630(1-2):271-82.
30. Pariante CM, Vassilopoulou K, Velakoulis D, Phillips L, Soulsby B, Wood SJ, et al. Pituitary volume in psychosis. Br J Psychiatry. 2004;185:5-10.
31. Durkheim E. Suicide: a study in sociology. Comprehending suicide: Landmarks in 20th century suicidology. p. 33-47. Disponível em: http://dx.doi.org/10.1037/10406-003.
32. Sadock BJ, Sadock VA. Kaplan and Sadock's synopsis of psychiatry: behavioral sciences/clinical psychiatry. Lippincott Williams & Wilkins; 2011. 1472 p.
33. Freud S. Luto e melancolia. LeBooks; 2020. 36 p.

33

Práticas integrativas e complementares na abordagem do paciente suicida

Osvaldo Hakio Takeda

PONTOS-CHAVE

- O saber acerca das práticas integrativas e complementares em saúde (PICS) traz um olhar ao modelo de atenção humanizada e centrada na integralidade do indivíduo.
- Há possibilidade de mudança de hábitos e de estilo de vida na reabilitação do paciente suicida, por meio dos estímulos promovidos pelas PICS.
- A visão processo saúde-doença é ampliada, além da promoção global do cuidado humano.

INTRODUÇÃO

A Organização Mundial da Saúde (OMS) criou o Programa de Medicina Tradicional e Medicina Complementar/Alternativa (MT/MCA), no final da década de 1970, também denominado sistemas médicos complexos e recursos terapêuticos. Tais recursos envolvem abordagens baseadas em conhecimentos tradicionais que buscam estimular os mecanismos naturais de prevenção de agravos e recuperação da saúde por meio de tecnologias eficazes e seguras, com ênfase na escuta acolhedora, no desenvolvimento do vínculo terapêutico e na integração do ser humano com o meio ambiente e a sociedade, a visão ampliada do processo saúde-doença e a promoção global do cuidado humano, especialmente do autocuidado, objetivando a formulação de políticas na área e com o compromisso de incentivar os estados-membros a formularem e implementarem políticas públicas para o uso racional e integrado da MT/MCA nos sistemas nacionais de atenção à saúde, bem como para o desenvolvimento de estudos científicos para melhor conhecimento de sua segurança, eficácia e qualidade[1].

No Brasil, em 2006, consolidou-se a Política Nacional de Práticas Integrativas e Complementares – PNPIC (Portarias Ministeriais n. 971, em 03 de maio de 2006, e n. 1.600, de 17 de julho de 2006)[2]. A PNPIC contempla as abordagens das práticas integrativas e complementares em saúde (PICS), chamadas pela Organização Mundial da Saúde (OMS) de

Medicina Tradicional e Complementar/Alternativa (MT/MCA)[3].

O Sistema Único de Saúde (SUS) atualmente oferece, de forma integral e gratuita, 29 procedimentos de PICS à população, seja de forma integrada ou complementar a outras terapias convencionais existentes na Rede SUS. Os atendimentos começam na atenção básica, principal porta de entrada para o SUS[4-7]. No Quadro 1 estão listadas as 29 PICS oferecidas pelo SUS.

AÇÃO/FUNCIONALIDADE DAS PICS

Os transtornos de humor são um importante problema de saúde pública e estão associados a uma carga considerável de doenças, suicídios, comorbidades físicas, altos custos econômicos e baixa qualidade de vida, e as abordagens mente-corpo-espírito e medicina integrativa, como yoga, meditação, acupuntura, exercício físico, entre outras, podem ser usadas efetivamente na depressão leve a moderada e na depressão resistente ao tratamento. Atualmente, embora essas terapias não sejam o tratamento primário dos transtornos do humor, evidências de nível 1 podem surgir no futuro, mostrando que esses tratamentos são eficazes[8].

Baldwin et al.[9], em trabalho de revisão das diretrizes da Associação Britânica de Psicofarmacologia de 2005, para tratamento farmacológico baseado em evidências de transtornos de ansiedade, estresse pós-traumático e transtorno obsessivo compulsivo, fazem referência a tratamentos com abordagens alternativas, que foram considerados úteis em alguns pacientes, como o programa de respiração baseada em yoga, utilização de óleos essenciais, terapia de sala de relaxamento, entre outras.

Em ensaio clínico randomizado, duplo-cego, Arruda[10] avaliou a relação existente entre o tratamento com florais de Bach e o bem-estar espiritual de pessoas com transtornos mentais comuns (TMC), que se referem aos estados de saúde envolvendo sintomas psiquiátricos não psicóticos. Fazem parte dessa ampla categoria diagnóstica sintomas como: de ansiedade e de depressão, dificuldade de concentração, esquecimento, insônia, fadiga, irritabilidade, sentimentos de inutilidade, queixas somáticas, dentre outros. O TMC causa um grande impacto social e apresenta alta prevalência em estudantes universitários, variando entre 34,1% e 44,6%. Os participantes foram divididos em dois grupos, grupo de intervenção (GI) e grupo placebo (GP), por seis meses com atendimentos a cada 30 dias. Foram utilizados instrumentos validados para a avaliação do TMC (SRQ-20) e do bem-estar espiritual (EBE).

QUADRO 1 Práticas integrativas e complementares oferecidas pelo Sistema Único de Saúde

1. Apiterapia	11. Hipnoterapia	21. Plantas medicinais – fitoterapia
2. Aromaterapia	12. Homeopatia	22. Quiropraxia
3. Arteterapia	13. Imposição de mãos	23. Reflexoterapia
4. Ayurveda	14. Medicina antroposófica	24. Reiki
5. Biodança	15. Medicina tradicional chinesa – acupuntura	25. Shantala
6. Bioenergética	16. Meditação	26. Terapia comunitária integrativa
7. Constelação familiar	17. Musicoterapia	27. Terapia de florais
8. Cromoterapia	18. Naturopatia	28. Termalismo social/ crenoterapia
9. Dança circular	19. Osteopatia	29. Yoga
10. Geoterapia	20. Ozonioterapia	

Fonte: Ministério da Saúde[20].

Os resultados obtidos podem indicar que os remédios florais facilitam a comunicação do indivíduo consigo mesmo, sua autoconsciência e o seu processo de individuação, consequentemente, melhorando a ligação do indivíduo com o transcendente.

Bowden et al.[11] conduziram um ensaio clínico, randomizado, controlado cego, sobre a eficácia de reiki no humor e no bem-estar. O estudo examinou o impacto do reiki na ansiedade/depressão em estudantes universitários – metade com depressão e/ou ansiedade alta e metade com depressão e/ou ansiedade baixa – que foram designados aleatoriamente para receber reiki ou para um grupo de controle que não recebesse o reiki. Os participantes experimentaram seis sessões de 30 minutos durante um período de duas a oito semanas. Os participantes com alta ansiedade e/ou depressão que receberam reiki mostraram uma melhora progressiva no humor geral, ao longo de cinco semanas, enquanto nenhuma mudança foi observada nos controles.

Salles e Silva[12], em ensaio clínico randomizado, duplo-cego, investigaram os efeitos dos florais Impatiens, Cherry Plum, White Chestnut e Beech em pessoas ansiosas. A ansiedade foi avaliada por meio do Inventário de Diagnóstico da Ansiedade Traço – Estado (IDATE) em dois momentos diferentes, no início e no final da intervenção. Como resultado, observou-se que o grupo que fez uso das essências florais teve uma diminuição mais intensa e estatisticamente significativa no nível de ansiedade em comparação ao grupo placebo. Pode-se concluir que as essências florais tiveram efeito positivo na diminuição da ansiedade.

Van der Kolk et al.[13] realizaram um estudo controlado randomizado com mulheres portadoras de transtorno de estresse pós-traumático (TEPT) crônico resistente ao tratamento que foram aleatoriamente designadas para yoga informada sobre trauma ou para a educação em saúde da mulher, cada uma como uma aula semanal de 1 hora por 10 semanas. O estudo verificou que a yoga reduziu significativamente a sintomatologia do TEPT, com efeitos comparáveis às abordagens psicoterapêutica e psicofarmacológica, e que pode ajudar na melhora do funcionamento de indivíduos traumatizados, auxiliando-os a tolerar experiências físicas e sensoriais associadas ao medo e ao desamparo e a aumentar a consciência emocional e a tolerância.

Shannahoff-Khalsa et al.[14], em ensaio clínico randomizado, comparou dois grupos paralelos, a meditação da Kundalini yoga (KY) *versus* a meditação da resposta ao relaxamento (RR) no tratamento de adultos com transtorno obsessivo compulsivo (TOC). Os pacientes foram alocados aleatoriamente com base nos escores de sexo e Y-BOCS. O estudo concluiu que a KY mostra promessa como uma opção complementar para pacientes com TOC que não respondem a terapias de primeira linha.

INTERVENÇÕES COM PICS

As PICS já vêm sendo utilizadas no tratamento psiquiátrico. Na vanguarda do conhecimento mente-corpo, podemos citar o Centro de Reabilitação e Hospital Dia (CRHD) do Instituto de Psiquiatria (IPq) do Hospital das Clínicas da Faculdade de Medicina da Universidade de São Paulo (HCFMUSP), que foi inaugurado em abril de 1996 e tem como objetivo atender casos de transtornos mentais graves (TMG) de alta complexidade que necessitam de tratamento intensivo, com um plano terapêutico diferenciado e personalizado. Atende em regime de internação parcial, ou seja, o paciente tem atividades de segunda à sexta-feira das 08h às 16h. Trata de adultos de ambos os sexos, com diferentes diagnósticos psiquiátricos. O CRHD proporciona um ambiente terapêutico propício à participação ativa do paciente em seu processo de tratamento, o que pressupõe contato constante com a equipe que o atende. Possui uma equipe composta por psiquiatras e residentes, enfermeiro e técnicos de enfermagem, psicólogo, terapeuta ocupacional, assistente social, professor de educação física, terapeutas integrativos (shiatsu, reiki, acupuntura, auriculoterapia, yoga, TISE, terapias botânicas, aromaterapia e florais de Bach, reflexoterapia), estagiários, capacitandos, aprimorandos e especializandos diversos.

O CRHD possui uma grade ampla e diversificada de atividades terapêuticas, entre elas as PICS, estas implantadas desde 2000 e com importante implementação em 2008.

A seguir, vamos descrever algumas PICS da grade terapêutica. Iniciaremos com o Shiatsu, que foi o precursor das PICS no CRHD e seguiremos com as outras técnicas.

Shiatsu

É uma técnica terapêutica manual, tradicional japonesa, que evoluiu a partir da massagem chinesa chamada Anmá do arsenal terapêutico da medicina tradicional chinesa (MTC) e de técnicas ocidentais de manipulação física. É realizada principalmente com os polegares, pressionando pontos dos canais de energia (meridianos), distribuídos pelo corpo todo. Proporciona sensação extremamente agradável, relaxante e revigorante. Tensões e contraturas musculares decorrentes de estados físicos e mentais, portanto, estresse externo e interno, melhoram muito com a correção dos estados de desarmonia, promovendo a saúde física e mental e, consequentemente, o bem-estar e a melhora da qualidade de vida.

Acupuntura

É uma técnica de intervenção em saúde que aborda de modo integral e dinâmico o processo saúde-doença no ser humano, que faz parte dos recursos terapêuticos da MTC, estimula pontos distribuídos por todo o corpo, ao longo dos meridianos (canais de energia), por meio da inserção de finas agulhas filiformes metálicas, visando a promoção, manutenção e recuperação da saúde, bem como a prevenção de agravos e doenças. Trata-se de uma técnica milenar e pode ser utilizada isoladamente ou integrada a outros recursos terapêuticos[2,3].

Auriculoterapia

É uma técnica que também faz parte do arsenal terapêutico da medicina tradicional chinesa (MTC), promove a regulação psíquico-orgânica do indivíduo por meio de estímulos das zonas neurorreativas, localizados no pavilhão auricular, no qual todo o organismo encontra-se representado como um microssistema. O estímulo pode ser feito por meio de agulhas, esferas de aço, ouro, prata, plástico, ou sementes de mostarda, previamente preparadas para esse fim. Atualmente, é uma das terapias orientais mais populares em diversos países e tem sido amplamente utilizada na assistência à saúde[15].

Reiki

É uma prática terapêutica de imposição de mãos que usa a aproximação ou o toque sobre o corpo da pessoa com a finalidade de estimular os mecanismos naturais de recuperação da saúde. Baseado na concepção vitalista de saúde e doença também presente em outros sistemas terapêuticos, considera a existência de uma energia universal canalizada que atua sobre o equilíbrio da energia vital com o propósito de harmonizar as condições gerais do corpo e da mente de forma integral. A prática promove a harmonização entre as dimensões físicas, mentais e espirituais. Estimula a energização dos órgãos e centros energéticos. A prática do reiki leva em conta dimensões da consciência, do corpo e das emoções, ativa glândulas, órgãos, sistema nervoso, cardíaco e imunológico, auxilia no manejo do estresse, depressão e ansiedade, e promove o equilíbrio da energia vital[5].

A terapia reiki tem suas variações; enquanto no ocidente a ênfase é dada em símbolos e chakras, na escola do Jikiden ela é voltada para a dinâmica fisiológica energética, o byosen, que é a frequência emitida por uma parte do corpo tensionado, ferida ou doente quando o acúmulo de toxicidade prejudica de alguma forma os canais sanguíneos e linfáticos. O importante para o Jikiden reiki é o grau de toxinas (resultantes de má alimentação, poluição, remédios, emoções, estresse) acumuladas pelo corpo e que não puderam ser eliminadas por falta de energia de uma determinada área[16].

Reflexoterapia

É uma prática terapêutica manual, também conhecida como reflexologia. Utiliza estímulos como pressão e deslizamento em áreas reflexas, com finalidade terapêutica[11]. Parte do princípio de que o corpo se encontra atravessado por meridianos (canais energéticos) que o dividem em diferentes regiões. Cada uma dessas regiões tem o seu reflexo, principalmente nos pés ou nas mãos. Os estímulos permitem a reativação da homeostase e equilíbrio das regiões do corpo afetadas. As regiões do corpo foram projetadas nos pés, depois nas mãos, na orelha e também em outras partes do corpo, que são os microssistemas. A planta dos pés apresenta mais de 72 mil terminações nervosas; na existência de um processo patológico, vias eferentes enviam fortes descargas elétricas que percorrem a coluna vertebral, e descendo pelos nervos raquidianos, pelas pernas, as terminações nervosas livres que se encontram nos pés criam um campo eletromagnético que gera uma concentração sanguínea ao redor de determinada área. Quanto maior a concentração de sangue estagnado, mais crônicas e mais graves são as patologias[5].

Aromaterapia

É uma prática terapêutica secular que consiste no uso intencional das propriedades dos óleos essenciais que são extraídos de diversas partes das plantas, como flores, frutas, folhas, raízes, sementes e cascas das árvores, obtidas por diversos sistemas de destilação. Cada óleo essencial tem indicação peculiar, podendo ser usado em massagens, banhos, inalação ou vaporização, a fim de promover ou melhorar a saúde, o bem-estar e a higiene. No Brasil, a aromaterapia é reconhecida como uma prática integrativa e complementar com amplo uso individual e/ou coletivo, podendo ser associada a outras práticas, e considerada uma possibilidade de intervenção que potencializa os resultados do tratamento adotado. Como prática multiprofissional, tem sido adotada por diversos profissionais de saúde e empregada nos diferentes setores para auxiliar de modo complementar a estabelecer o reequilíbrio físico e/ou emocional do indivíduo[6].

Terapia de florais

É uma prática complementar e não medicamentosa que, por meio dos vários sistemas de essências florais, modifica certos estados vibratórios, auxiliando a equilibrar e harmonizar o indivíduo. O pioneiro das essências florais foi o médico inglês Edward Bach que, na década de 1930, inspirado nos trabalhos de Paracelso, Hahnemann e Steiner, adota a utilização terapêutica da energia essencial – energia sutil – de algumas flores silvestres que cresciam sem a interferência do ser humano, para o equilíbrio e harmonia da personalidade do indivíduo, reatando laços com a tradição alquímica de Paracelso e Hildegard Von Bingen, em uma nova abordagem da saúde. As essências florais são extratos líquidos naturais, inodoros e altamente diluídos de flores que se destinam ao equilíbrio dos problemas emocionais, operando em níveis sutis e harmonizando a pessoa internamente e no meio em que vive, estimulando transformação positiva na forma de pensamento e propiciando o desenvolvimento interior, equilíbrio emocional que conduz a novos comportamentos. Pode ser adotada em qualquer idade, não interferindo em outros métodos terapêuticos e/ou medicamentos, potencializando-os. Os efeitos podem ser observados de imediato, em indivíduos de maior sensibilidade[6].

Yoga

É uma prática que combina posturas físicas, técnicas de respiração, meditação e relaxamento. Atua como uma prática física, respiratória e mental. Fortalece o sistema musculoesquelético, estimula o sistema endócrino, expande a capacidade respiratória e exercita o sistema cognitivo. O conjunto de posturas corporais (ásanas) pode ajudar a reduzir dores musculares. São praticados exercícios de controle respiratório, denominados prânâyâmas, para harmonizar a respiração. Também preconiza o autocuidado, a alimentação saudável e a prática da consciência de não violência. Promove a melhora da qualidade de vida, redução do estresse, diminuição da frequência cardíaca e da pressão arterial, alívio da ansiedade, depressão e insônia, melhora a aptidão física, força e flexibilidade geral[5].

Existem diversas escolas de yoga, e todas partem da mesma raiz de origem e visam atingir o mesmo objetivo. O que distingue um estilo do outro é o enfoque, ou seja, o tipo de veículo que se usa para concluir a jornada.

O Kundalini yoga tem como principal objetivo a elevação da energia kundalini, que está concentrada na base da coluna vertebral, onde todas as potencialidades humanas se encontram adormecidas. Também conhecida como yoga da consciência, o Kundalini yoga propõe que a evolução humana está intrinsecamente relacionada à expansão da própria consciência e do autoconhecimento, por meio não só da elevação da energia Kundalini, mas também de trabalho meditativo com a mente humana, dirigido para alterar padrões preestabelecidos.

Toque integrativo somatoemocional (TISE®)

É uma abordagem terapêutica manual, com orientação psicossomática, que atua de forma complementar e integrativa nos tratamentos psiquiátricos, psicoterápicos e nos transtornos psicossomáticos. Essa técnica terapêutica foi desenvolvida no CRHD por uma fisioterapeuta voluntária, que dedicou-se à pesquisa e ao desenvolvimento de intervenções terapêuticas com foco nos aspectos corporais fundamentais na influência do desenvolvimento psíquico, a partir da observação dos comprometimentos físicos frequentemente presentes associados ao transtorno mental, e encontrados em nossos pacientes como rigidez postural, comprometimento do equilíbrio, da respiração, transtornos psicossomáticos como dor crônica, distorções graves na percepção corporal e sintomas dissociativos, dificuldades na vinculação, transtornos ansiosos; e de uma revisão de literatura, que evidenciou a carência em métodos de intervenção corporal com efeito em transtorno mental grave sob uma perspectiva psicossomática e processual. O método TISE® está solidamente fundamentado em pilares como osteopatia, neurofisiologia do estresse e trauma, neuroplasticidade, vertentes de teorias de desenvolvimento com bases desde psicanalítica às teorias com foco na qualidade do vínculo, na psicologia moderna baseada na etologia e técnicas manuais e corporais[17].

CONSIDERAÇÕES FINAIS

Nos levantamentos realizados, verificamos a carência de estudo específico de PICS sobre o comportamento suicida. Entretanto, verificamos seu impacto positivo no risco de suicídio, como pode ser visto nos resultados dos estudos apresentados, como a redução significativa da sintomatologia do TEPT, na ansiedade, na depressão e na melhora progressiva no humor geral.

Partindo do princípio da complexidade de abordagem do paciente suicida, as PICS, integradas ao tratamento psiquiátrico convencional, podem trazer sua contribuição, visto que possibilitam a utilização de recursos terapêuticos pautados no acolhimento, escuta, empatia, proximidade e bem querer[18], que buscam estimular os mecanismos naturais de prevenção de agravos e recuperação da saúde, nos quais o indivíduo é visto na sua dimensão global e na sua singularidade. O restabelecimento da saúde por meio do estímulo de recursos internos permite gerar estados de conforto e relaxamento, melhora do sono, ânimo, aumento do foco e atenção, motivação, identificação das emoções e sentimentos, maior capacidade de regulação afetiva e energia vital; a conscientização de autocuidado e autoconhecimento possibilitam mudanças comportamentais, físicas e emocionais refletidas em mais tranquilidade e sensação de bem-estar.

Gerbarg, Muskin e Brown[19] trazem no livro *Tratamentos complementares e integrativos na prática psiquiátrica* informações nas quais um grupo internacional de especialistas, pesquisadores e clínicos examina uma ampla variedade de tratamentos complementares e integrativos na prática psiquiátrica, escolhidos com base em seu potencial terapêutico, força de evidência, segurança, experiência clínica, diversidade geográfica e cultural e interesse público, ampliado as possibilidades de cuidado ao paciente suicida.

REFERÊNCIAS BIBLIOGRÁFICAS

1. World Health Organization. Traditional medicine strategy 2002-2005. Geneve: WHO, 2002. 65p.
2. Brasil. Ministério da saúde. Gabinete do Ministro. Portaria n. 971, de 03 de maio de 2006: aprova a Política Nacional de Práticas Integrativas e Complementares (PNPIC) no Sistema Único de Saúde, 2006a.
3. Brasil. Ministério da Saúde. Secretaria de Atenção à Saúde. Departamento de Atenção Básica. Política Nacional de Práticas Integrativas e Complementares no SUS - PNPIC-SUS/Ministério da Saúde. Secretaria de Atenção à Saúde, Departamento de Atenção Básica. - Brasília: Ministério da Saúde, 2006b.
4. Brasil. Ministério da saúde. Secretaria de Atenção à Saúde. Departamento de Atenção Básica. Política nacional de práticas integrativas e complementares no SUS: atitude de ampliação de acesso / Ministério da saúde. Secretaria de Atenção à Saúde. Departamento de Atenção Básica. 2.ed. Brasília: Ministério da Saúde, 2015.
5. Brasil. Ministério da saúde. Gabinete do Ministro. Portaria n. 849, de 27 de março de 2017: inclui a arteterapia, ayurveda, biodança, dança circular, meditação, musicoterapia, naturopatia, osteopatia, quiropraxia, reflexoterapia, reiki, shantala, terapia comunitária integrativa e yoga à Política Nacional de Práticas Integrativas e Complementares, 2017.
6. Brasil. Ministério da saúde. Gabinete do Ministro. Portaria n. 702, de 21 de março de 2018: inclui: aromaterapia, apiterapia, bioenergética, constelação familiar, cromoterapia, geoterapia, hipnoterapia, imposição de mãos, medicina antroposófica/antroposofia aplicada à saúde, ozonioterapia, terapia de florais e termalismo social/crenoterapia à Política Nacional de Práticas Integrativas e Complementares, 2018.
7. Brasil. Ministério da Saúde. Secretaria de Atenção à Saúde. Departamento de Atenção Básica. Manual de implantação de serviços de práticas integrativas e complementares no SUS. Ministério da Saúde, Secretaria de Atenção à Saúde, Departamento de Atenção Básica. Brasília: Ministério da Saúde, 2018.
8. Qureshi NA, Al-Bedah AM. Mood disorders and complementary and alternative medicine: a literature review. Neuropsychiatr Dis Treat. 2013;9:639-58.
9. Baldwin DS, Anderson IM, Nutt DJ, Allgulander C, Bandelow B, A den Boer J, et al. Evidence-based pharmacological treatment of anxiety disorders, post-traumatic stress disorder and obsessive-compulsive disorder: a revision of the 2005 guidelines

from the British Association for Psychopharmacology. J Psychopharmacology. 2014;1-37.

10. Arruda APCB. Efetividade dos florais de Bach no bem estar espiritual de estudantes universitários: ensaio clínico randomizado duplo-cego. 2012. 130 f. Tese (doutorado) - Universidade Estadual Paulista Julio de Mesquita Filho, Faculdade de Medicina de Botucatu, 2012.
11. Bowden D, Goddard L, Gruzelier J. A randomized controlled single-blind trial of the efficacy of reiki and benefitting mood and well-being. Evidence-Based Complementary and Alternative Medicine. 2011.
12. Salles LF, Silva MJP. Efeito das essências florais em indivíduos ansiosos. Acta Paul Enferm. 2012;25(2): 238-42.
13. Van der Kolk BA, Stone L, West J, Rhodes A, Emerson D, Suvak M, et al. Yoga as an adjunctive treatment for posttraumatic stress disorder: a randomized controlled trial. J Clin Psychiatry. 2014;75(6).
14. Shannahoff-Khalsa D, Fernandes RY, Pereira CA de B, March JS, Leckman JF, Golshan S, et al. Kundalini yoga meditation versus the relaxation response meditation for treating adults with obsessive-compulsive disorder: a randomized clinical trial. Front Psychiatry. 2019;10:793.
15. Brasil. Ministério da Saúde. Secretaria-Executiva. Secretaria de Atenção à Saúde. Glossário temático: práticas integrativas e complementares em saúde/ Ministério da Saúde, Secretaria-Executiva, Secretaria de Atenção à Saúde. – Brasília: Ministério da Saúde, 2018c.
16. Petter AF. Isto é reiki. São Paulo: Pensamento, 2013. p.192.
17. Yui CH. Integrative psychosomatic body therapy – experience in a referral center for patients with severe mental disorder: case study. Caderno de Naturologia Terapias Complementares- Anais da III jornada de práticas integrativas e complementares em saúde: evidências científicas – EEUSP. 2019;8(14): 79-80.
18. Takeda OH, Nascimento MHF, Kölle M, Yui C, Cruz MS, Perissinotti E. Práticas integrativas e complementares aplicadas à saúde mental: uma prática de humanização. Blucher Medical Proceedings. 2014; 1(2).
19. Gerbarg PL, Muskin PR, Brown RP. Complementary and integrative treatments in psychiatric practice. Washington: American Psychiatric Association Publishing, 2018.
20. Ministério da Saúde. Práticas Integrativas e Complementares (PICS): quais são e para que servem. Disponível em: https://antigo.saude.gov.br/saude-de-a-z/praticas-integrativas-e-complementares.

A interface entre Reabilitação Psicossocial e *Recovery*: estratégias de cuidado no contexto do suicídio

Ana Laura Alcantara Alves
Isabel Bernardes Ferreira

PONTOS-CHAVE

- A Reabilitação Psicossocial e o *Recovery* são paradigmas complementares de atenção e cuidado em saúde mental. A primeira diz respeito aos princípios éticos, teórico e práticos que os profissionais e serviços de saúde mental devem estabelecer. O segundo refere-se às iniciativas e habilidades individuais que a pessoa em sofrimento psíquico tenha de desenvolver para conduzir o seu processo de recuperação de forma digna, respeitosa consigo mesma e compartilhada com amigos, familiares e comunidade.
- A Reabilitação Psicossocial e o *Recovery* são, na atualidade, paradigmas que orientam a elaboração e a implementação de políticas de saúde mental com enfoque para o indivíduo, as habilidades que ele possui e sua reinserção social.
- Para as duas vertentes, o suicídio é uma temática importante a ser incluída no processo de cuidado em saúde mental.
- As considerações finais mostram a efetividade desse cuidado como forma de tratamento, muito embora seja necessário ampliar pesquisas que apresentem mais evidências científicas sobre esses paradigmas e sua intersecção com o suicídio.

INTRODUÇÃO

O sofrimento presente nas experiências suicidas é marcado por um profundo esgotamento mental em que os recursos psíquicos disponíveis são menores e se encontram mais enfraquecidos. Com menor capacidade para elaboração, o paciente atua diante do sofrimento e, por vezes, apresenta atitudes impulsivas e de grande violência contra si mesmo. A passagem ao ato, portanto, é a impossibilidade de colocar em palavras os afetos negativos, a desesperança com a vida e a dor[1].

Segundo a Rede Humaniza SUS, o suicídio é considerado um problema de saúde pública e o Brasil encontra-se em 8º lugar no *ranking* de países com os maiores índices. Em nosso país, o suicídio é considerado a terceira causa de mortes na população que abrange o grupo de adultos de 16 a 45 anos de idade.

Para o Ministério da Saúde, em locais onde há Centro de Atenção Psicossocial (CAPS), o risco de suicídio se reduz em 14%. Em 2019, foi sancionada a Lei n. 13.819/2019, que coloca a Política Nacional de Prevenção à Automutilação e de Suicídios, que busca direcionar e elevar o número de notificações para desenvolver e melhorar os investimentos e políticas públicas.

As estratégias de cuidado no contexto do suicídio devem levar em consideração o sujeito em sua integralidade e conter ações que contemplem as relações familiares e afetivas, o trabalho, o ambiente de moradia e o âmbito das emoções e da subjetividade.

O embotamento afetivo, a catatonia, o humor deprimido, os sentimentos de menos valia e a baixa autoestima demandam, na construção do projeto terapêutico, ações voltadas à reconstrução de rotinas, engajamento em pequenas tarefas de vida diária, incentivo ao autocuidado e empoderamento do paciente no seu processo de tratamento e reabilitação[1].

Os princípios de autonomia, liberdade, empoderamento, cuidado ético e direitos humanos são fundamentais na prática clínica com pacientes suicidas e consonantes com os valores defendidos durante a reforma psiquiátrica brasileira e internacional e com os modelos de Reabilitação Psicossocial e *Recovery*.

Registrar a história e trabalhar com transtorno mental grave (TMG) a partir da ótica da Reabilitação Psicossocial têm suas dificuldades e nos traz questionamentos, principalmente da ordem de qual reabilitação se realiza.

Neste capítulo, abordaremos a Reabilitação Psicossocial e o *Recovery* como estratégias possíveis no tratamento do suicídio: "Incapacidade é onde começamos, *Recovery* é o nosso destino e reabilitação é a estrada para viajarmos" (p.2)[2]. E sobre como é possível um cuidado em saúde mental, especialmente com pacientes com ideação e tentativas suicidas, a partir desse paradigma.

REABILITAÇÃO PSICOSSOCIAL

A Reabilitação Psicossocial vem como mudança de paradigma, como preceito desenvolvido e alinhado com o momento histórico-político, diante do olhar dirigido ao sujeito para as habilidades que ele possui, e propõe uma forma de tratamento direcionada não à prática hospitalar, mas a políticas públicas investidas no território com ampliação de equipes de saúde multidisciplinares que terão como foco o tratamento baseado no cuidado do sujeito como ser singular. Dessa forma, muitos autores desenvolveram ao longo de décadas teorias e aspectos referentes à Reabilitação Psicossocial como forma de tratamento exitosa para a assistência ao indivíduo.

A Política Nacional de Saúde Mental (PNSM), sustentada na Lei 10.216/01, consolida um modelo de cuidado integral, baseado na vida comunitária e com predominância do atendimento interdisciplinar nas diferentes modalidades de atenção. De modo que, a partir desses referenciais, o Sistema Único de Saúde (SUS) adota a Rede de Saúde Mental com ênfase nesses preceitos, para compor o cuidado ao indivíduo com transtorno mental grave.

Nos Estados Unidos, na década de 1960, começou-se a usar o termo "psicossocial" ao fazer referência ao modo como se olhava e compreendia o paciente psiquiátrico, de modo que a aplicação clínica de tal interpretação do fenômeno do sofrimento psíquico aconteceu posteriormente às reivindicações de diferentes movimentos sociais e científicos somados a diversos campos teóricos. Já no Brasil foi apenas a partir do movimento da Reforma Psiquiátrica que esse termo e essa prática começaram a fazer parte do processo nos serviços de saúde mental.

Para Liberman[2], o "reabilitar" expressa-se a partir de olhar para o indivíduo com transtorno mental por meio de suas capacidades como trabalho, aprendizado, socialização e, a partir disso, conseguir viver de maneira satisfatória, para possibilitar a autonomia do sujeito.

A diversidade de modelos e a inspiração na Reabilitação Psicossocial, para Pitta[3], é iluminada na literatura e nos serviços que compõem a rede de saúde mental que se autodenominam reabilitadores, o que enfatiza a dificuldade de se colocar um discurso e prática em um denominador comum no contexto nacional.

Saraceno[4] traz contribuições importantes referentes à Reabilitação Psicossocial, colaborando para a formulação desse conceito, enfatizando a compreensão de que a cronicidade e os déficits que vão sendo adquiridos nos pacientes psiquiátricos não são inerentes apenas à doença, mas também persuadidos pelos diversos contextos de vida, que podem ser transformados com intervenções ambientais considerando toda a rede que envolve os sujeitos. Assim, para Saraceno[4], esse campo deve ser amplo, complexo e colidente para trabalhar os múltiplos aspectos de vida do sujeito.

Outros autores também trazem a Reabilitação Psicossocial para sustentar a diminuição de sintomas e a funcionalidade do sujeito, para que ele possa funcionar na sua vida com suas capacidades e limitações.

O cuidado do sujeito em um momento, principalmente, de crise traz a importância da construção de um projeto terapêutico singular, pensando nas necessidades, interesse e habilidades do sujeito e em que ele poderá usufruir no serviço em que está sendo tratado, com os principais objetivos de evitar uma internação e de reintegrar o sujeito à vida na comunidade[5].

Os pacientes com TMG, em sua maioria, estão sendo atendidos na atenção secundária e terciária, em que o paradigma e o tratamento são a Reabilitação Psicossocial, cujo foco da intervenção é o sujeito. Nesses lugares, o índice de suicídio é alto, por cuidar e tratar de pacientes considerados mais graves.

Na área da Reabilitação Psicossocial, há produções teóricas mais atualizadas como o conceito de *Recovery*, que surge por meio da reflexão e reivindicações, a partir do movimento de pacientes, ex-pacientes e familiares[6].

RECOVERY

Recovery consiste em um paradigma orientador de políticas de saúde mental que começou a ser desenvolvido na década 1970 em países anglo-saxônicos, cujos princípios e diretrizes apoiam-se em uma visão holística da pessoa com transtorno mental e não apenas em seus sintomas[7].

A proposta desse modelo é que o paciente desenvolva uma jornada de reabilitação e tratamento personalizada a partir de seus desejos e capacidades, visando bem-estar, qualidade de vida e mitigação do sofrimento, sem necessariamente alcançar uma cura ou remissão total dos sintomas[8].

Para que o *Recovery* aconteça, é necessário um ambiente suportivo que possibilite sentimentos de pertença e autoconfiança mesmo diante das dificuldades impostas pela doença. Esse ambiente suportivo pode ser uma experiência inaugurada em algum serviço de saúde mental e, portanto, com apoio de profissionais especializados, mas que deve ter continuidade nas relações interpessoais e na comunidade.

A ênfase do *Recovery* está no processo e não no destino, ou seja, não há uma intenção de retornar para a fase pré-doença, mas sim avançar com os projetos de vida mesmo depois de instaurado um quadro de crise e sofrimento psíquico.

O processo de *Recovery* é uma reconstrução de como viver a vida após a experiência de uma desorganização psíquica e de mudança na percepção de quem se era antes. "O *Recovery* é um processo único e pessoal de mudança de atitudes, valores, sentimentos, objetivos, habilidades e papéis. Um jeito satisfatório e esperançoso de viver a vida apesar das limitações impostas pela doença." (p. 450)[9].

Essa abordagem tem por objetivo a construção de resiliência e suporte às situações de crise a despeito da sintomatologia da doença. Além disso, apresenta uma compreensão de que, enquanto o sujeito não tem controle dos sintomas, ele possa ter controle da própria vida, atribuindo-lhe novos sentidos e significados. Para tanto, faz-se necessário desenvolver ações de educação em saúde para desconstruir estigmas e preconceitos, diminuir expectativas (pessimistas ou fantasiosas) de familiares, do próprio paciente e da comunidade[10].

Para que o desenvolvimento de novas habilidades sociais, laborativas e emocionais aconteça, é preciso promover a inserção desses pacientes em atividades profissionais e educativas satisfatórias e de sua escolha. O *Recovery* parte do pressuposto de que, muito embora o paciente com transtorno mental apresente dificuldades emocionais ou cognitivas, ainda assim é possível sustentar a liberdade de escolha e a responsabilidade que acompanha suas decisões. O processo individual de *Recovery* opera a partir da premissa de que o paciente tem em si uma capacidade para se sentir melhor consigo próprio[9-11].

Desse modo, o *Recovery* pode ser traduzido para o português pela noção de superação, ou seja, pela ideia de retomada da vida, de funções e papéis a partir de um patamar diferente daquele em que a pessoa se encontrava anteriormente. É um processo individual que conta com um contexto possível de reabilitação psicossocial[7].

Na prática, o processo de *Recovery* acontece por meio das ações descritas a seguir[9,11]:

- Suporte entre pares, grupos de apoio mútuo e grupo de acolhimento.
- Suporte de pessoas significativas e da comunidade.
- Ações de educação em saúde na comunidade para combate ao estigma.
- Intervenção especializada em até 24 horas para estabilização de crises.
- Programas de moradia assistida de longa permanência.
- Centros de convivência, esporte, cultura e lazer.
- Programas de treinamento profissional especializados para a população com transtorno mental.
- Frequência e inserção em serviços gerenciados por pessoas com transtornos mentais que ofereçam ajuda e suporte a essa população.
- Terapia ocupacional.
- Ações para o enfrentamento das disfuncionalidades decorrentes do adoecimento.
- Reconstrução da independência e autonomia na tomada de decisões em sua vida.
- Tornar-se o protagonista de seu próprio processo de *Recovery*, e não vivê-lo de forma passiva.
- Implementação de estratégias de gestão autônoma da medicação.

Esses itens apontam para a necessidade de um contexto sociocultural promotor de possibilidades de novos relacionamentos e apoio mútuo, de modo que seja reestabelecido um sentimento de pertença e de propósito. Achados recentes na literatura[12] apontam que trabalhar e encontrar uma vocação contribuem na reabilitação e a tornam mais rapidamente alcançável. Além disso, cooperam para a diminuição dos níveis de estigma internalizado.

Um aspecto importante a ser ressaltado é que o conhecimento produzido na área de saúde mental deve ser utilizado em prol do paciente, e não para assujeitá-lo a determinado tipo de cuidado avaliado como melhor pelo profissional que o acompanha. O conhecimento científico deve estar sempre à serviço do paciente.

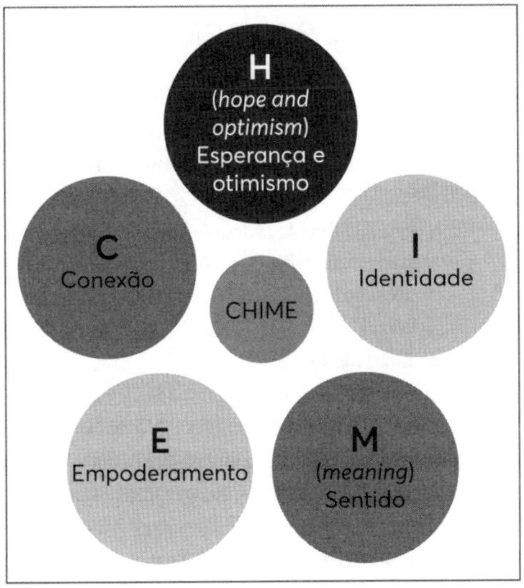

FIGURA 1 CHIME.

Em resumo, os princípios que dão forma ao processo de *Recovery* podem ser lembrados pelo acrônimo "CHIME" que, em português, significa: conexão; esperança e otimismo; senso de identidade; sentido e empoderamento[9].

RECOVERY E SUICÍDIO

A atenção ética e humanizada às pessoas com ideação, planejamento e tentativa suicida e com alto grau de desorganização psíquica exige, por determinado período, cuidados intensivos em saúde mental com vistas à proteção de sua integridade física e produção de novas saídas para o sofrimento psíquico que não a aniquilação e a mortificação do seu eu e de seu estado vital.

Esse cuidado intensivo não consiste em vigília do paciente e, sim, no estabelecimento de espaços de acolhimento e escuta. Por vezes, a perspectiva da morte como uma alternativa é construída pela dificuldade de reconhecer outras formas de recomeço.

Segundo aponta a literatura[1,12,15], as intervenções para prevenir ou reabilitar pessoas que tiveram tentativas de suicídio devem contemplar: participação em atividades esportivas; desenvolvimento de relações familiares saudáveis; ambiente escolar suportivo; acesso à rede de suporte social entre a população geral; promoção de crenças e valores saudáveis; desenvolvimento da espiritualidade e práticas religiosas; confiança nas relações afetivas e interpessoais; construção do sentimento de aceitação, pertencimento e segurança entre aqueles com quem convive e nos lugares que frequenta; sentir-se útil e com valor; retomada da autonomia para cuidar de algumas tarefas e atividades de vida diária, fortalecimento da autoestima e autoconfiança.

Em suma, as práticas médicas e dos demais profissionais da saúde mental devem ser, ao mesmo tempo, protetoras e emancipadoras, visando conexões com o território e pouco nível de dependência do serviço, pois o processo de *Recovery*, por fim, pode ser compreendido como um navegar nas águas de um rio, um caminho individual que conta com apoio das encostas que lhe dão a margem.

CONSIDERAÇÕES FINAIS

Diante do exposto, concluímos que a Reabilitação Psicossocial e o *Recovery* são paradigmas complementares de atenção e cuidado em saúde mental. A primeira diz respeito aos princípios éticos, teórico e práticos que os profissionais e serviços de saúde mental devem estabelecer no cuidado ao sujeito em sofrimento psíquico e que são pautados na construção de vínculos saudáveis, autonomia, reabilitação e reinserção social. O segundo refere-se às iniciativas e habilidades individuais que a pessoa em sofrimento psíquico tenha de desenvolver para conduzir o seu processo de recuperação de forma digna, respeitosa consigo mesma e compartilhada com amigos, familiares e comunidade.

No que se refere à articulação entre Reabilitação Psicossocial, *Recovery* e suicídio, verificamos ser necessário romper com o tabu da morte para que se possa falar mais abertamente sobre essa vivência da mutilação e da tentativa de interromper a própria vida como saída da condição de quem sofre. Assim, cria-se a possibilidade de elaboração do sofrimento e da dor.

Além disso, esses paradigmas trabalham a partir da escuta, da autonomia e do respeito, de modo que nenhuma decisão sobre a vida de alguém seja feita sem a participação dessa pessoa. Toda intervenção e conduta no que se refere aos cuidados em saúde, inclusive em momentos de crise, devem ser avaliadas pelo protagonista daquela vivência, compondo, assim, seu projeto terapêutico singular, em que o sujeito é ativo no processo.

Ampliar espaços de convivência, relacionamentos afetivos e interpessoais saudáveis e novas rotinas pode promover mais qualidade de vida e bem-estar consigo, portanto, inclusão em serviços de convivência, moradia assistida, reabilitação profissional e vocacional devem ser prioridade nos serviços de saúde mental e atenção ao suicídio.

Embora os ensaios clínicos e relatos de experiência avaliem ambas as práticas de forma positiva, ainda há poucos estudos acerca dessa temática, especialmente estudos que apresentem resultados sobre o suicídio, a Reabilitação Psicossocial e o *Recovery*. Assim, faz-se necessário ampliar pesquisas que apresentem mais evidências científicas sobre esses paradigmas.

PSIQUIATRIA E CULTURA

- *The bridge* (documentário); direção: Eric Steel (2006).

REFERÊNCIAS BIBLIOGRÁFICAS

1. Estellita-Lins C, Oliveira VM, Coutinho MFC. Acompanhamento terapêutico: intervenção sobre a depressão e o suicídio. Psychê: São Paulo. 2006;10(18): 151-66.
2. Liberman RP. Recovery from disability: manual of psychiatric rehabilitation. Arlington: American Psychiatric Publishing, 2008.
3. Pitta AMF. Reabilitação psicossocial no Brasil. 2.ed. São Paulo: Hucitec, 2001.
4. Saraceno B. Libertando identidades: da reabilitação psicossocial à cidadania possível. Rio de Janeiro: Te Corá/Instituto Franco Basaglia, 1999.
5. Mângia EF, Castilho JPLV, Duarte VRE. A construção de projetos terapêuticos: visão de profissionais em dois centros de atenção psicossocial. Rev Ter Ocup Univ São Paulo. 2006;17(2):87-98.
6. Anastácio CC, Furtado JP. Reabilitação psicossocial e recovery: conceitos e influências nos serviços oferecidos pelo sistema de saúde mental. Cadernos Brasileiros de Saúde Mental. 2012;4(9):72-83.
7. Oliveira WF. Recovery: o desvelar da práxis e a construção de propostas para aplicação no contexto da Reforma Psiquiátrica no Brasil. Cadernos Brasileiros de Saúde Mental. 2017;9(21):321-30.
8. Lloyd C, Geoff W, Williams PL. Conceptualising recovery in mental health rehabilitation. Br J Occupational Ther. 2008;71(8):321-8.
9. Leamy M, Bird V, Le Boutillier C, Williams J, Slade M. Conceptual framework for personal recovery in mental health: systematic review and narrative synthesis. Br J Psychiatry. 2011;199:445-52.
10. acob KS. Recovery model of mental illness: a complementary approach to psychiatric care. Indian J Psychol Med. 2015;37(2):117-9.
11. Frese III FJ, Stanley J, Kress K, Vogel-Scibilia S. Integrating evidence-based practices and the recovery model. Psychiatric Services. 2001;52 (111):1462-8.
12. Warner R. Does the scientific evidence support the recovery model? The Psychiatrist. 2010;34:3-5.

SEÇÃO V

SUICÍDIO E CONDIÇÕES CLÍNICAS ESPECÍFICAS

35

O suicídio como expressão do luto

Tânia Maria Alves
Nadir A. Gil Ocanha Silva
Henrique Gonçalves Ribeiro

PONTOS-CHAVE

- O enlutamento exige um trabalho psíquico paulatino, resistente, doloroso e de inesgotável posição investigativa do ego em relação ao seu objeto de amor perdido por morte ou abandono, e apresenta-se com sinais, sintomas e resolução destes de forma bem reconhecida e descrita na literatura.
- Esse processo pode não seguir o curso esperado e tornar-se desviante, apresentando o quadro de luto mais trabalhoso, intenso e arrastado, reconhecido na CID-11 como transtorno do luto prolongado e transtorno do luto complexo persistente pelo DSM-5.
- Tipo de vínculo com o objeto (relação com predomínio de dependência e ambivalência), forma de morte (inesperada e rápida) e tipo de morte (violentas, por desastres naturais e aquelas sem identificação do corpo) são os principais fatores de risco para o desenvolvimento de luto complicado, seja pela intensidade dos sintomas ou pelo curso arrastado.
- A forma como enfrentamos a morte e o morrer também é influenciada pela cultura e pelos significados que damos às experiências de amor, perdas, separações e morte na vida.

SOBRE LUTO

Conceito

Freud[1] conceituou luto como uma reação à perda de um ente querido, à perda de alguma abstração que ocupou o lugar de um ente querido, como o país, a liberdade ou o ideal de alguém. A reação de luto pode ocorrer, por exemplo, nas separações (abandono, divórcio ou prisão), perda de objeto carregado de afeto ou circunstância (perda ou diminuição das capacidades físicas ou mentais, perda do emprego ou moradia, piora da saúde física e mental ou perda do bem-estar geral), perda de um amor fantasiado ou idealizado (aborto terapêutico, morte de feto intrauterino, perda de animais de estimação) ou perdas resultantes de injúria narcísica (amputação, mastectomia, envelhecimento etc.).

Psicopatologia do luto

Freud[1] descreveu o trabalho de luto, ponto de partida para todos os estudos sobre perdas e luto, como um trabalho paulatino, resistente, doloroso e de inesgotável posição investigativa do ego em relação ao seu objeto de amor e de satisfação narcísica, que o ego perdeu por morte ou abandono. Esclareceu que a libido é resistente em abandonar posições prazerosas já experimentadas e que, aos poucos, a ausência do objeto (dado de realidade) se impõe e o ego, exausto, desiste de recriar e salvar o objeto (psicose alucinatória do desejo), ficando livre e desinibido para novos investimentos. E aquilo que foi vivido na realidade externa passa a ser mantido internamente na realidade psíquica como experienciado.

Bowlby[2] organizou a apresentação dos sintomas em quatro principais grupos:

- Choque e entorpecimento: caracterizado pelo desespero, medo, raiva e protesto. Esse estágio pode durar de momentos a dias ou meses e ser periodicamente revivido pela pessoa, pelo processo de lamentação.
- Desejo e busca: caracterizado por choro, preocupação e busca intensa pela pessoa perdida, inquietação física e raiva. O mundo parece vazio e sem significado. Pode durar meses ou mesmo anos já em uma forma mais atenuada.
- Desorganização e desespero: aumento das preocupações somáticas e retraimento para reviver contínuo de recordações do falecido e inevitável sentimento de desapontamento e frustração ao reconhecer que restam apenas recordações.
- Reorganização: adaptação a novos padrões, objetos e bens. A dor recua e é substituída por memórias agradáveis.

Parkes[3], com base na teoria do estresse, descreveu estágios clínicos que se mesclam e se substituem. Enfatizou que a perda do ser amado é um dos maiores estresses que o ser humano vivencia.

- Alarme: decorrentes de qualquer situação desconhecida ou imprevisível que envolva a falta de escape, de um lugar seguro, ou a presença de sinais de perigo e, como tal, as situações de perda. Aumento da pressão e frequência cardíaca, arritmia, alterações no sono, apetite e hormonais agudas.
- Torpor: a pessoa parece superficialmente afetada pela perda, mas está, na verdade, protegendo a si mesma do estresse agudo.
- Anseio e procura: caracterizado por episódios agudos de dor psíquica, com urgência em procurar o objeto perdido. Corresponde ao estágio 2 de Bowlby.
- Raiva e culpa: irritabilidade e raiva podem se manifestar em forma de protesto, amargura e resistência em parar o processo de procura do falecido. Às vezes, é dirigida a outras pessoas ou mesmo ao próprio enlutado, como autoacusação ou culpa.
- Depressão: retraimento do contato de familiares e amigos, sem poder continuar e sem esperança para o futuro. Diferentemente da doença depressão, aqui a autoestima está preservada.
- Recuperação e reorganização: aceitação de que sua vida continuará com nova ressignificação, para a vida e para a perda.

Stroebe e Schut[4], com base na teoria da transposição psicossocial e na teoria do estresse cognitivo, publicaram o Modelo do Processo Dual de Luto, no qual definem os dois tipos de estresse. Os direcionados para a perda em si e os direcionados para a restauração, secundários e decorrentes à adaptação ao mundo externo. O enlutado pode experimentar muitas perdas secundárias como consequências de uma única perda ou morte.

Essas perdas secundárias também irão influenciar no processo de adaptação e o sujeito quererá nomeá-las e sofrer por elas. Por exemplo, a morte do cônjuge pode trazer outras perdas (de renda, da casa, dos amigos) e estas podem vir a ser tão traumáticas quanto o luto em si[5]. Assim, esse modelo considera no trabalho de luto a perda do objeto em si e o trabalho de adaptação a essa perda.

Luto antecipatório de si

Elisabeth Kübler-Ross[6] descreveu, em sua obra, as experiências de pacientes terminais, suas agonias e frustrações, em uma tentativa de encorajar as pessoas a não se afastarem dos doentes, mas, antes, aproximarem-se deles e ajudá-los em seus últimos momentos. Com base nas teorias de Bowlby e Parkes, descreveu seis estágios desses pacientes no processo de aceitação da morte:

- Choque e negação: a reação inicial dos pacientes frente à terminalidade era de choque e negação de que algo estivesse errado. Alguns pacientes nunca iriam além desse estágio e poderiam ir a outros médicos até encontrar um que sustentasse essa posição.
- Raiva: pacientes se tornavam frustrados, irritados e com raiva da doença. Perguntavam: "Por que eu?". Eram de difícil manejo por deslocarem a raiva para a equipe de cuidadores, hospital e familiares ou para eles mesmos na forma de punição por terem feito algo de errado na vida.
- Barganha: pacientes podem tentar negociar com médicos, amigos ou Deus pela obtenção da cura em troca de promessas, sacrifícios ou doações.
- Depressão: pacientes mostravam claramente sinais de tristeza, retraimento afetivo, lentificação psicomotora, alterações no sono, desesperança e possíveis ideias de suicídio ao dar-se conta da proximidade do fim.
- Aceitação: há compreensão de que a morte é inevitável e aceita sua universalidade como tal.
- Ressignificação: durante o trabalho de luto, o enlutado tentar descobrir O QUE foi perdido, isto é, o que significava e qual a funcionalidade do objeto perdido e, então, ressignificá-lo. Essa fase foi acrescentada por David Kessler, seu coautor em obras anteriores, após a morte de Kübler-Ross, com a permissão da família da autora.

Até recentemente, não parecia possível aliviar grande parte do sofrimento associado a doenças graves ou terminais. A depressão associada à doença física foi assumida como sua consequência natural e inevitável. Essa mistura de pressupostos e fatos proporcionou o impulso para os holandeses começarem a sancionar a prática do suicídio assistido e da eutanásia voluntária (a pedido do paciente) mais de uma década antes dos avanços em cuidados paliativos e, de acordo com a Junta Geral da Associação Médica Real Holandesa em 1994, pareceu-lhes razoável em termos médicos, legais e morais sancionar o suicídio assistido e a eutanásia àqueles que não poderiam efetuar suas próprias mortes. Os holandeses também concederam suicídio assistido e eutanásia aos doentes crônicos que teriam mais tempo de sofrimento do que os doentes terminais e àqueles que tinham dores psicológicas não associadas a doenças físicas, como mostrado no exemplo a seguir. Uma mulher saudável de 50 anos que perdeu recentemente o filho para o câncer recusou o tratamento para a depressão e disse que aceitaria apenas ajuda na morte. Ela foi encaminhada pela Sociedade Holandesa de Eutanásia Voluntária a um psiquiatra que a atendeu em várias sessões e, por fim, a ajudou em seu suicídio dentro de quatro meses após a morte de seu filho, quando disse que se ele não a ajudasse, ela se mataria por conta própria. A justificativa para a aceitação do pedido de eutanásia, nesse caso, foi o sofrimento mental. A probabilidade de que os pacientes acabem com suas vidas se o suicídio assistido e a eutanásia não estiverem disponíveis para eles é uma das justificativas dos médicos holandeses para fornecer essa ajuda e, assim, evitar o suicídio violento e solitário[7].

Morte assistida, chamada em várias jurisdições de eutanásia voluntária, suicídio assistido ou assistência médica no morrer (MAID), está disponível em várias regiões da Europa, Estados Unidos e Canadá nas últimas décadas para pessoas com doença terminal ou grave e irremediável condição médica. Selby et al.[8] descrevem as razões dos pacientes para a solicitação de suicídio assistido ou eutanásia (morte voluntária) no Canadá: 64% por declínio funcional (perda da capacidade para se envolver nas atividades desejadas); 20% por perda da independência e dignidade, principalmente por precisar de cuidadores em cuidados pessoais e uma menor taxa por sofrimento físico (10%) e psíquico (2%), prevenção de declínio futuro (2%) e desejo de controlar as condições da morte (2%). Essa combinação de funcionamento independente/dignidade/autonomia, juntamente com o número relativamente alto de pessoas que moram sozinhas, sugere que aqueles que escolhem o MAID são um grupo acostumado com ser altamente autossuficiente em suas atividades diárias e que valoriza isso. A dependência funcional para os cuidados ou perda da capacidade de realizar atividades usuais é considerada intolerável psiquicamente. É um estado de luto antecipatório de si que traz, conscientemente, o reconhecimento do fim da vida plena vivida, pedindo ajuda para morte voluntária sem dor, sem violência e acompanhados dos seus vínculos afetivos. Culturalmente, foram coerentes com crenças de suas regiões sobre a possibilidade de MAID para o fim de suas vidas, e o contexto final da tomada de decisão foi de que esta era recente e frente à fulminante doença. Roest et al.[9], em uma revisão de estudos sobre luto de familiares que perderam seus entes por morte voluntária na forma de suicídio assistido ou eutanásia, encontraram relatos de experiências positivas após a morte. A despeito do sentimento de perda, muitos familiares mencionaram que sentiam alívio pelo sofrimento ter terminado, pelo desejo do familiar ter sido realizado, pela morte ter ocorrido em clima de paz e rodeado pelas pessoas amadas.

Luto por suicídio

Enlutados por suicídio relatam sentimentos advindos do ato em si como estigma, vergonha e embaraço em maior proporção do que entre os enlutados por morte não violenta. É mais provável que gastem mais tempo ponderando sobre os motivos da pessoa que cometeu suicídio. A questão do porquê está continuamente presente. A suposição de que os pais são responsáveis pelas ações de seus filhos também pode colocar pais que perderam o filho por suicídio em dilema moral e social (p.226)[10] (p.74)[11,12].

Há mais tabus ligados à discussão sobre suicídio do que a qualquer outra forma de morte. Os enlutados por suicídio geralmente acham muito difícil admitir que a morte de seu ente querido foi por suicídio, e as pessoas frequentemente se sentem desconfortáveis falando sobre o suicídio com eles. Os enlutados pelo suicídio, portanto, têm menos oportunidade de falar sobre sua dor do que outras pessoas enlutadas[12].

Em resumo, psiquicamente, o principal traço que caracteriza o luto é a dor psíquica que acompanha toda a síndrome investigativa sobre a perda ou separação (como, quando, por que, por que comigo, o que poderia ter sido feito para evitar, qual o sentido para isso e resistência em encerrar a questão com a perda). Fisicamente, o corpo sofre pelas reações próprias do estresse agudo, pelo excesso de tensão represada no aparelho psíquico ou pelas somatizações decorrentes do excesso dessa energia represada e canalizada para outros órgãos.

Atualmente, o luto sem complicações é visto como uma resposta normal em vista da previsibilidade de seus sintomas e seu curso. No entanto, o processo de enlutamento pode não seguir o curso detalhado anteriormente e tornar-se desviante com uma ou mais fases do luto ausentes, atrasadas, intensificadas ou prolongadas. As síndromes clínicas que caracterizam essa resposta têm sido descritas por vários observadores como luto patológico, atípico, complicado, ausente, anormal, depressão da viuvez, luto não resolvido ou luto não elaborado. A Classificação Internacional das Doenças (CID-11) reconhece o Transtorno do Luto Prolongado e o *Manual diagnóstico e estatístico de transtornos mentais* (DSM-5) reconhece o transtorno do luto complexo persistente como complicações do luto. Os sintomas devem causar desequilíbrio funcional ao enlutado e precisam, para a CID-11, persistir além de seis meses após a morte, enquanto para o DSM-5 os sintomas de desequilíbrio funcional devem persistir além de 12 meses para os adultos e seis meses para as crianças.

Estima-se que a taxa de incidência de enlutados em um ano na população geral norte-americana varia de 5 a 9%[13] e que a prevalência de enlutados que evoluem para luto complicado e/ou prolongado varia de 2,4%[14] a 6,7%[15] na população geral, sendo 25% entre os idosos[16] e 45% evoluindo para depressão em viúvas idosas[17]. No período de luto, estão aumentados os riscos para episódios de depressão maior[18-22], episódios de ansiedade[3,23], diminuição da resposta imunológica[24], aumento das consultas médicas[25], piora na saúde física em geral[26], aumento do uso de álcool e cigarro[3,21], aumento do risco para tentativas e ideação suicida[27], suicídio[28-30] e aumento da mortalidade por causas não restritas apenas ao suicídio[31,32].

O SUICÍDIO COMO EXPRESSÃO DO LUTO

Em *Luto e melancolia*[1], Freud observou que algumas pessoas, diante de uma perda por morte, separação da pessoa amada ou perda de um ideal reagiam sem conseguir fazer a retirada da libido e a deslocar para um novo objeto, apresentando o quadro de luto mais trabalhoso, intenso e arrastado, na época, chamado por ele de melancolia. Esse quadro, atualmente, tende a ser notificado como luto que evoluiu para depressão quando ainda não contempla o critério tempo para transtorno do luto prolongado. As principais características de tal quadro por ele descritas foram, a saber:

- A escolha do objeto amado ocorreu por identificação narcísica. Ou seja, o objeto amado representa o que a própria pessoa é, isto é, ela mesma; o que ela própria foi; o que ela própria gostaria de ser ou alguém que foi uma vez parte dela mesma. Esse tipo de escolha do objeto está em oposição à escolha do tipo anaclítico, que se dá por correspondência à mulher que alimenta ou por correspondência ao homem que protege (Freud, 1914. p. 49)[33]. Em decorrência da escolha narcísica, a pessoa sabe QUEM ela perdeu, mas ela não sabe o QUE perdeu nesse alguém, e esse aspecto inconsciente poderá promover tentativas de não aceitação da perda do objeto amado/idealizado, o que equivale a perder uma parte de si mesma.
- Durante o trabalho de luto, seja no luto normal ou no patológico, a capacidade de amar e de se vincular está inibida, o que é explicado pelo intenso trabalho de luto que absorve o psiquismo. No luto normal, o mundo se torna pobre e vazio, mas o sujeito será capaz de renunciar ao objeto perdido e de retirar sua libido de expectativas passada, presente e futura, de modo

que a libido liberada poderá ser direcionada para um novo objeto. No luto complicado com muita intensidade de dor, o próprio sujeito se esvazia e experimenta angústias de aniquilamento (Freud, 1917. p. 278)[1].

Exemplo de angústia de aniquilamento: mulher, física, 36 anos, sem antecedentes psiquiátricos, relação paterna a mais próxima de sua vida, perdeu o pai de forma inesperada e violenta com traços de crueldade. Evoluiu com perda de 10 kg em uma semana, intensa dor psíquica e vivência de esvaziamento do aparelho psíquico, com ideias de suicídio para alívio da dor.

- Ambivalência: dada à insuportável separação por desejo do sujeito em manter-se unificado ao objeto em fantasia, o ego vive um jogo de intensa dúvida intrapsíquica. Atende ao dado de realidade de que o objeto não mais está e se separa ou atende à necessidade de manter-se ligado ao seu objeto narcísico para formar sua identidade? Cria argumentos para elaborar a separação atacando, desvalorizando, denegrindo, culpando e condenando o objeto por ter lhe abandonando. Tais ataques raivosos e impiedosos serão a base da culpa produzida no psiquismo e que poderá ser motivo de sofrimento e punição ao EU. Clinicamente, poder-se-á apresentar como intensa anedonia e culpa por continuar vivo, já que estava matando o objeto introjetado já morto no real. O sentimento de baixa autoestima é característica marcante decorrente do ego empobrecido, confuso e fragilizado. O sujeito apresenta crises de ansiedade, acompanhadas de insônia e dificuldade de se alimentar oriundas das fantasias inconscientes persecutórias decorrentes nesse processo de ambivalência.

Exemplos de raiva e ataque extremo ao objeto amado e culpa fantasiosa e onipotente:

- Homem, médico, 35 anos, após rompimento do noivado deprimiu-se bastante ao saber que a ex-noiva estava em outra relação, presumida por ele como cheia de alegria. Queria que ela viesse e se responsabilizasse por sua dor. Cometeu suicídio no dia da data de aniversário dela.
- Mulher, 34 anos, casada, jornalista, evangélica, encaminhada por ginecologista ao ambulatório de luto por queixa de vaginismo há 4 anos. Paciente não fazia correlações entre sua queixa e vida psíquica até a consulta. Há 10 anos, sua mãe adoeceu de câncer. Orou muito a Deus e conseguiu a graça de sua mãe ter ficado boa. Há 6 anos sua mãe teve recidiva, agora fatal há 4 anos. Após a morte, voltou às suas atividades de trabalho integralmente em três dias e casou-se após 4 meses. No casamento, evoluiu com vaginismo até impedimento completo da penetração. Trabalho de luto: na primeira fase do luto já apresentava resolução patológica de negação da dor e impedimento do trabalho de luto. Tinha a crença pessoal que enlutar seria cultuar os mortos e não permitir que eles passassem para um outro mundo. Essa dor foi, então, canalizada para via sexual (dor ao ato sexual). Em consultas seguintes, pode-se ver que a paciente estava impedida de "viver uma vida sexual plena" por culpa. Culpa de, em sua onipotência, não ter orado o suficiente para salvar sua mãe. A punição era viver sua nova vida sem o prazer sexual.
- Homem, 68 anos, policial aposentado, sem antecedentes psiquiátricos, tentou suicídio com arma de fogo três dias após a morte do filho policial por traficantes durante o trabalho. Trabalho de luto: durante

esse período, foi-se dando conta que sentia muita culpa. Acreditava que tinha exercido pressão para o filho escolher a mesma carreira que ele. Tinha sonhos de crescer na polícia e havia designado o filho para realizar suas metas. Não aguenta lembrar que o filho tinha seus próprios sonhos. Sua tentativa de suicídio significava que estava sendo tão violento consigo quanto havia sido com o filho, e que achava justo punir-se de viver, já que tinha atingido a vida do filho.

- Mulher, 55 anos, muito bonita, dizia-se muito triste frente à morte da única filha adolescente, modelo profissional, falecida há um ano por câncer de ovário. Não estava bem de saúde, mas recusava-se a aceitar os tratamentos médicos alegando que eles não salvaram sua filha e também não a curariam. Apresentava muita raiva da equipe médica. Iniciou as consultas dizendo que sofria a tristeza legítima da mãe que perde uma filha. No decorrer das consultas, foi trazendo a expectativa que tinha de se realizar pela beleza e profissão da filha (objeto idealizado). Dizia que ela tinha sido uma moça muito bonita e sem oportunidade de fazer carreira de modelo. Ao perder a filha, estava perdendo novamente o seu sonho projetado na filha, o que tornava o seu luto patológico. Não se tratar era um jeito de estar identificada com a filha morta, queria morrer com a filha. Sua raiva estava deslocada para a equipe médica, a qual não "salvou" seu sonho, além da raiva pela dor da perda irreversível da filha. Descolando-se da filha falecida, pode reconhecer sua própria beleza, recuperou sua autoestima, aceitou tratamentos médicos e encontrou um jeito de viver seu próprio sonho trabalhando com o corpo. Foi fazer educação física.
- Mulher, 58 anos, estava casada há 30 anos e com os filhos criados. Encontrava-se insatisfeita com o casamento em razão de total desinteresse sexual do marido. Iniciou um relacionamento extraconjugal que lhe trazia grandes alegrias. Alguns meses depois o marido enfartou e morreu. Rompeu o relacionamento com o amante e sofreu crises de ansiedade com a fantasia de que fora a culpada pela morte do marido. Tinha dificuldade de se alimentar e de dormir. Desejava morrer, afirmando não ser digna de viver. Identificou-se com o marido desenvolvendo bradicardia e também simbolizou uma crítica: doença no seu órgão de amar (coração). Após um ano, retomou o relacionamento com o amante em um clima de compulsão sexual e não mais de sentimento de amor, pois o amor só era destinado ao marido falecido (a compulsão sexual aparenta um mecanismo maníaco e aqui tem a função de se apegar à vida). Podemos observar o seu ego cindido, uma parte estava viva por meio da compulsão sexual e a outra estava identificada com o marido falecido, no amor só por ele. Estava meio viva e meio morta, com dificuldade de seguir adiante e se relacionar com alguém de forma inteira e madura. Elaborar o luto foi aceitar viver em um mundo sem a pessoa que outrora amou.
- Homem, 42 anos, solteiro, mudou-se para o interior, a fim de se casar e trabalhar com a família da noiva. Após um ano, a moça rompeu o compromisso. Ele voltou para a capital, para a casa dos pais, não trabalhava, não estudava, não tinha interesse em sair, em se divertir. Passava os dias esperando que a moça lhe procurasse. "Rompeu comigo influenciada pela mãe, mas me ama, é boa moça, é magrela, é bobinha" (sic). Se desvalorizava com arrogância: "eu poderia ter sido uma pessoa melhor, mas sou parecido com o meu pai, que tem um jeito grosseiro de tratar as pessoas". Fazia uso de bebidas alcoóli-

cas para conseguir dormir e evitava comer quando precisava sair, porque tinha episódios de diarreia. Dirigia alcoolizado em alta velocidade. Foi trazido ao consultório por amigos. Trabalho de luto: esse casamento significava um ideal de vida para o paciente, que se sentia velho, desejoso de construir família como os amigos da sua idade, ter uma esposa simples e situação financeira estável provida pela família dela. Com o rompimento não esperado, imposto pela noiva, ele a perdeu e perdeu quem ele se tornaria com esse casamento. O paciente estava aprisionado ao objeto idealizado e perdido, esperando que ela o procurasse. Tinha raiva dela, da mãe dela e do seu próprio pai, culpando-os pela dor do abandono que sofria. Denegria-se ("sou grosso, não sei tratar as pessoas, sou velho..."), atacava-se e punia-se tendo sintomas psicossomáticos e crises de ansiedade. Seu funcionamento mostrava uma morte simbólica, total desinteresse pelo mundo externo e anestesiamento da dor da perda por meio do álcool. Revelava o desejo de se matar, colocando-se em risco no trânsito quando dirigia alcoolizado e em alta velocidade.

- Homem, 50 anos, muito bonito, atlético, trabalhava no seu próprio sítio. Plantava, colhia, cortava lenha etc. Sofreu dois episódios de AVC com sequelas motoras que o dificultavam manter sua rotina. Após meses de tratamentos médicos, suicidou-se. Nesse caso, a perda foi de seu próprio corpo, que não lhe dava condições de viver da maneira escolhida. Não conseguiu encontrar interesse em outros objetos, ter outra motivação para viver. Não tinha um bom casamento, não tinha recursos financeiros, estava interditado para o trabalho que era sua fonte de maior prazer e passou a sentir desprezo pelo corpo torto e "inútil". Matou o corpo que o frustrou, que o abandonou, suicidando-se.

O panorama até aqui descrito compõe cenas de agressão intrapsíquica que, dependendo de sua força e magnitude, promoverão grande desorganização psíquica. Em decorrência desta, descaso com a vida, ideação suicida ou o suicídio de fato.

RISCO DE SUICÍDIO, FORMA E CAUSAS DE MORTE

Indivíduos enlutados por suicídio podem sofrer de maneira diferente em comparação com aqueles enlutados por outras causas de morte[34]. Alves et al.[35] encontraram a presença de ideação suicida em 20,6% dos enlutados com perda de forma inesperada ou súbita e entre os que perderam filho(a) jovem, aumentando o risco para o enlutado evoluir para luto prolongado ($p = 0{,}008$). Song et al.[36] encontraram que indivíduos que perderam membro familiar tinham 4,5 mais chances de ter ideação suicida no primeiro ano comparado a indivíduos que não tinham perdido um membro familiar por suicídio.

Molina et al.[37] fizeram uma revisão nos estudos de língua inglesa publicados antes de fevereiro de 2019 para comparar as taxas de ideação suicida entre pessoas enlutadas que perderam um ente querido por suicídio, overdose acidental, câncer, demência, doença cardiovascular e HIV/Aids. Dez artigos foram identificados com suicídio como causa de morte, zero artigo para overdose acidental, zero artigo para doenças cardiovasculares, oito artigos para câncer, um artigo para demência e um artigo para HIV/Aids. Encontraram presença de ideação suicida de 16,5[38] a 31,4%[39] nos enlutados com perda por câncer, 13,7% nos enlutados por demência[40] e de 9[29] a 49%[30] nos enlutados por suicídio, e que 17% dos enlutados por suicídio vão desenvolver ideação suicida no primeiro mês de luto e há dez vezes mais chance de ocorrer entre enlutados com luto prolongado comparado com aqueles sem luto prolongado[41]. Estigma, isolamento, comportamentos de esquiva e sofrimento psicológico foram associados a pensamentos suicidas entre indivíduos enlutados, independentemente da causa de morte do falecido. Os achados dessa pesquisa bibliográfica revelaram lacunas significativas na literatura, principalmente no que se refere a pensamentos suicidas em sobreviventes enlutados de overdose acidental e doença cardiovascular. Os resultados sugerem que múltiplas causas de morte estão associadas à ideação suicida no luto, mas que o luto por suicídio pode ser a causa da morte associada ao maior risco de ideação suicida.

A alta taxa entre os últimos resultados pode ser pelo menos parcialmente explicada como em decorrência do estigma associado às mortes por suicídio, que permanece um tabu tanto para a família quanto para a coletividade, que vivenciam a morte voluntária de um de seus membros como seu próprio fracasso (p.391)[42]. Em um estudo comparando famílias enlutadas por suicídio e por morte acidental, verificou-se que as primeiras experimentavam culpa (por sentirem-se responsáveis pelo suicídio), vergonha e rejeição em maior intensidade do que aquelas enlutadas por mortes acidentais[43]. Dados coletados de uma comunidade mostraram que as famílias enlutadas por suicídio eram vistas como tendo contribuído para a morte de seus entes queridos[44] por negligência e falta de ajuda ao falecido, sugerindo tanto estigma quanto culpa a estes. Dessa forma, alta taxa de estigma aos enlutados por suicídio tem sido associada a alta probabilidade de pensamentos e tentativas de suicídio quando comparado a enlutados com baixa taxa de estigma, como aqueles enlutados por morte natural ou acidental.

CONSIDERAÇÕES FINAIS

O instinto de morte sempre foi um conceito polêmico, insuficiente para explicar a morte real e, geralmente, considerado fundido à agressão. Depois de desfusioná-lo da agressão para avaliar sua função, o instinto acaba sendo um dos componentes que formam a motivação para a morte. Os seres humanos desenvolvem uma motivação complexa para a morte, que é mais do que biologia (instintos) ou física (entropia). Inclui: (a) o instinto de morte, o principal análogo; (b) sequelas da experiência universal da perda de objetos, com identificação e fantasias de uma reunião restaurativa; (c) culpa por atitudes hostis em relação ao objeto perdido, com depressão, anseios por expiação e autopunição; e (d) cumprimento da realidade, como a velhice ou a doença grave.

Examinado à luz da "série complementar da equação etiológica de Freud", o instinto de morte se transforma em uma pré-condição da motivação da composição[45]. A motivação para a morte é um conceito abrangente e, embora a morte seja, naturalmente, parte da condição natural da vida humana, a maneira como encaramos nossa própria morte ou da pessoa amada não é necessariamente natural, nem tem uma única forma de resposta. Essas respostas são moldadas por todas as formas de forças ou discursos culturais. Somos influenciados por coisas, como dieta, sistemas econômicos, guerra, qualidade dos cuidados de saúde disponíveis e eventos sociais e psicológicos que afetam a vontade de viver. Todas essas forças também influenciam a experiência dos enlutados. Em outras palavras, devem-se levar em conta a cultura ou os significados que as pessoas dão sobre suas experiências de morte na vida.

REFERÊNCIAS BIBLIOGRÁFICAS

1. Freud S. Luto e melancolia. Vol XIX (1914-1916). In: Edição standard brasileira das Obras psicológicas completas de Sigmund Freud. Rio de Janeiro: Imago; 1969. p. 275-91.
2. Bowlby J. Processes of mourning. Int J Psychoanal. 1961;42:317-40.
3. Parkes CM. Luto - estudos sobre a perda na vida adulta. São Paulo: Summus; 1998.
4. Stroebe M, Schut H. The dual process model of bereavement: rationale and description. Death studies 1999;23:197-224.
5. Doka KJ. Grief is a journey: finding your path through loss. New York, NY: Atria books; 2016. cap. 5, p. 105-124.
6. Kubler-Ross E. Sobre a morte e o morrer. São Paulo: Martins Fontes, 1969.
7. Hendin H. Physician-assisted suicide and euthanasia: a medical and psychological perspective. In: Oxford textbook of suicidology and suicide prevention – a global perspective. New York: Oxford; 2009. p. 484-90.
8. Selby D, Bean S, Isenberg-Grzeda E, Bioethics BHD, Nolen A. Medical assistance in dying (MAID): a descriptive study from a Canadian tertiary care hospital. Am J Hosp Palliat Care. 2020;37(1):58-64.
9. Roest B, Trappenburg M, Leget C. The involvement of family in the Dutch practice of euthanasia and physician assisted suicide: a systematic mixed studies review. BMC Med Ethics. 2019;20(1):23.
10. Botega NJ. Crise suicida: avaliação e manejo. Porto Alegre: Artmed; 2015. p. 226-31.
11. Fukumitsu KO. Suicídio e luto: histórias de filhos sobreviventes. São Paulo: Digital publish & print; 2013. p.74.
12. World Health Organization. Preventing suicide: how to start a survivors group. Geneva: WHO; 2013.
13. Zissok S, Shuchter SR, Lyons LE. Adjustment to widowhood. In: Zissok S. Biopsychosocial aspects of bereavement editor. 1 vol. Washington DC: American psychiatric press; 1987. cap. 49, p. 51-72.
14. Fujisawa D, Miyashita M, Nakajima S, Ito M, Kato M, Kim Y. Prevalence and determinants of complicated grief in general population. J Affect Disord. 2010;127:352-58.
15. Kersting A, Brahler E, Glaesmer H, Wagner B. Prevalence of complicated grief in a representative population-based sample. J Affect Disord. 2011;131:339-43.
16. Newson RS, Boelen PA, Hek K, Hofman A, Tiemeier H. The prevalence and characteristics of complicated grief in older people. J Affect Disord. 2011;132:231-38.
17. Clayton PJ, Halikas JA, Maurice WL. The depression of widowhood. Br J Psychiatry. 1972;120:71-76.
18. Lund D, Dimond D, Caserta MS. Identifying elderly with coping difficulties two years after bereavement. Omega: J Death Dying. 1985;16:213-24.
19. Brow GW, Harris TO. Depression. In: Brow GW, Harris TO (eds.). Life events and illness. New York: Guilford Press; 1989. p.49-94.
20. Bruce ML, Kim K, Leaf PJ, Jacobs S. Depressive episodes and dysphoria resulting from conjugal bereavement in a prospective community sample. Am J Psychiatry. 1990;147:608-11.
21. Clayton PJ. Bereavement and depression. J Clin Psychiatry. 1990;51:34-38.
22. Zissok S, Shuchter S. Uncomplicated bereavement. J Clin Psychiatry. 1993;(54):365-72.
23. Bornstein PE, Clayton PJ, Halitas JA, Maurice W, Robins E. The depression of widowhood after 13 months. Br J Psychiatry. 1973;122:561-66.
24. Irwin M, Daniels M, Weiner H. Immune and neuroendocrine changes during bereavement. Psychiatr Clin North Am. 1987;10:449-65.
25. Mor V, McHorney C, Sherwood S. Secondary morbidity among the recently bereaved. Am J Psychiatry. 1986;143:158-63.
26. Helsing KJ, Szlo M. Mortability after bereavement. Am J Epidemiol. 1981;114:41-52.
27. Stroebe M, Stroebe W, Abakoumkim G. The broken heart: suicidal ideation in bereavement. Am J Psychiatry. 2005;162:2178-80.
28. Luoma JB, Pearson JL. Suicide and marital status in the United States, 1991-1996. Is widowhood a risk factor? Am J Public Health. 2002;92:1518-22.
29. De Groot M, Neeleman J, van der Meer K, Burger H. The effectiveness of family-based cognitive-behavior grief therapy to prevent complicated grief in relatives of suicide victims: the mediating role of suicide ideation. Suicide Life Threat Behav. 2010;40:425-37.
30. Pitman AL, Osborn DPJ, Rantell K, King MB. Bereavement by suicide as a risk factor for suicide attempt: A cross-sectional national UK-wide study of 3432 young bereaved adults. BMJ Open. 2016;6:e009948.
31. Kraus AS, Lilienfeld AM. Some epidemiological aspects of the high mortality rate in the young widowed persons. J Chronic Dis. 1959;10:207-17.

32. Jones DR. Heart disease mortality following widowhood: some results of the OPCS longitudinal study. Psychiatr Clin North Am. 1987;31:325-33.
33. Freud S. Sobre o narcisismo: uma introdução. Vol XIV (1914-1916). In: Edição standard brasileira das Obras psicológicas completas de Sigmund Freud. Rio de Janeiro: Imago; 1969. p. 49.
34. Bailley SE, Kral, MJ, Dunham K. Survivors of suicide do grieve differently: Empirical support for a common sense proposition. Suicide Life Threat Behav. 1999;29(3):256-71.
35. Alves TM, Oliveira MC, Lotufo-Neto F. Diagnosis of complicated grief using the Texas Revised Inventory of Grief, Brazilian Portuguese Version. J Psychol Clin Psychiatr. 2016;6(1):00316.
36. Song IH, Know SW, Kim JE. Association between suicidal ideation and exposure to suicide in social relationships among family, friend and acquaintance survivors in South Kore. Suicide Life Threat Behav. 2015;45:376-90.
37. Molina N, Viola M, Rogers M, Ouyang D, Gang J, Derry H, et al. Suicidal deation in bereavement: a systematic review. Behav Sci (Basel). 2019;9(5):2-11.
38. Abbott CH, Prigerson HG, Maciejewski PK. The influence of patients' quality of life at the end of life on bereaved caregivers' suicidal ideation. J Pain Symptom Manag. 2014;48:459-64.
39. Song JI, Shin DW, Choi J, Kang J, Baek Y, Mo H, et al. Quality of life and mental health in the bereaved family members of patients with terminal cancer. Psychooncology. 2012;21:1158-66.
40. O'Dwyer ST, Moyle W, Zimmer-Gembeck M, De Leo D. Suicidal ideation in family carers of people with dementia. Aging Ment Health. 2016;20:222-30.
41. Mitchell AM, Kim Y, Prigerson HG, Mortimer MK. Complicated grief and suicidal ideation in adult survivors of suicide. Suicide Life Threat Behav. 2005;35(5):498-506.
42. Minois G. História do suicídio: a sociedade ocidental diante da morte voluntária. São Paulo: Unesp, 2018. p. 391.
43. Reed MD, Greenwald JY. Survivor-victim status, attachment, and sudden death bereavement. Suicide Life Threat Behav. 1991;21:385-401.
44. Sheeran L, Corrigan PW, Al-Khouja MA, Lewy SA, Major DR, Mead J, et al. Berind closed doors: the stigma of suicide loss survivors. Omega. 2018;77: 330-49.
45. Lowental U. The death instinct. Psychoanal Rev. 1983 Winter; 70(4):559-70.
46. Stroebe M. The dual process model of coping with bereavement: a decade on. Omega. 2010;61(4)273-89.

36

Autolesão sem intenção suicida

Jennifer J. Muehlenkamp
Rodolfo Furlan Damiano

PONTOS-CHAVE

- Autolesão sem intenção suicida (ASIS) é definida como a lesão intencional de tecido corporal, efetuada sem intenção de suicídio, que resulta em dano imediato ao tecido e que não é um comportamento culturalmente respaldado.
- A despeito das diferenças claras entre ASIS e o comportamento suicida, ambos podem ocorrer concomitantemente e a ASIS pode ser considerada um importante fator de risco para tentativas de suicídio futuras.
- Apesar de inúmeros estudos em psicofarmacologia, os tratamentos com maior base de evidência ainda são os psicoterápicos, que visam o desenvolvimento da capacidade de manejo de crises e de emoções.

INTRODUÇÃO

Autolesão sem intenção suicida (ASIS) é definida como a lesão intencional de tecido corporal, efetuada sem intenção de suicídio, que resulta em dano imediato ao tecido e que não é um comportamento culturalmente respaldado. A ASIS é um comportamento intencional, executado a fim de atingir um objetivo desejado, como, mais frequentemente, o alívio de um estado interno emocional ou cognitivo que seja aversivo. Em alguns casos, a ASIS pode ser motivada por funções sociais, tais como o "*cry for help*" – um pedido de ajuda –, a intenção de influenciar outrem, ou o engajamento com um grupo[1]. É crucial para a definição de ASIS esclarecer que o comportamento autolesivo não tem a intenção de levar ou resultar em morte, e é usado primariamente como uma estratégia de manejo de emoções no contexto em que ocorrem (*coping strategy*). Historicamente, a ocorrência da ASIS era associada predominantemente a pessoas afetadas pelo transtorno de personalidade *borderline* [TPB], embora pesquisas venham continuamente identificando uma larga porção de indivíduos que se autolesionam e não cumprem os critérios diagnósticos para TPB[2, 3]. Há, inclusive, um estudo que documentou como os sintomas de TPB estão normalmente distribuídos entre adolescentes que estavam em tratamento para ASIS[4]. Hoje em dia, a ASIS é considerada como um comportamento transdiagnóstico que ocorre paralelamente à presença de uma série de doenças psiquiátricas e que pode representar uma síndrome diagnóstica única que requer consideração[5-7].

A maior parte das estimativas de prevalência da ASIS advém de estudos conduzidos nos Estados Unidos, Canadá, Austrália e Europa. Por mais que algumas pesquisas tenham reportado variações em taxas advindas de países específicos, aparentemente a ASIS possui uma taxa de prevalência entre adolescentes e adultos jovens semelhante na maioria dos países ocidentais industrializados. Metanálises e revisões da literatura demonstraram que a ASIS apresenta uma prevalência durante a vida ao redor de 17 a 18% para adolescentes, 13 a 15% para adultos jovens e 3 a 5% entre adultos (25+ anos) dentro de amostras comunitárias[8-11]. As taxas são mais altas entre amostras clínicas em pacientes internados ou em enfermaria, para os quais as estimativas de prevalência durante a vida variam entre 40 e 70%[12]. As taxas de ASIS durante a vida aparentam similaridade entre países em desenvolvimento, afetando 23% dos adolescentes em pior condição socioeconômica no Chile[13] e 17,1% dos jovens adultos mexicanos[14]. As taxas de prevalência decaem de forma notável conforme cálculo realizado para o último ano. Estudos reportaram que 6 a 10% dos adolescentes referem realização de ASIS no último ano[15]. De maneira semelhante, quando questionados sobre o ano anterior, 5 a 8% dos jovens/jovens adultos referiram tê-la desempenhado repetitivamente (dois ou mais atos de ASIS)[16]. A maior parte das investigações sobre a prevalência da ASIS tem focado na presença de qualquer ato durante a vida de um indivíduo, o que possivelmente promove uma inflação das taxas reais. Para que seja considerada clinicamente significativa ou severa, a ASIS deve ser repetitiva e ocorrer com menores intervalos de tempo entre episódios[6,17]. Sendo assim, as taxas de prevalência de atos repetitivos de ASIS no último ano são presumivelmente mais úteis para o entendimento do escopo problemático da ASIS em um determinado grupo. Há uma gama emergente de pesquisas sugerindo que a prevalência de ASIS durante a vida entre adolescentes pode estar aumentando[18], todavia, estudos longitudinais complementares são necessários para a confirmação desse levantamento, assim como pesquisas de prevalência da ASIS em países em desenvolvimento e não ocidentais.

ESTUDOS BRASILEIROS SOBRE ASIS

Há uma parca quantidade de estudos que investiguem a prevalência de ASIS na população brasileira, principalmente por desconhecimento ou incipiente conscientização sobre a ASIS como comportamento, além da pobreza de ferramentas disponíveis na língua portuguesa brasileira para *screening*, manejo e diagnóstico. Até onde se sabe, existe apenas um instrumento específico para a avaliação de sintomas de ASIS traduzido para o português do Brasil, a Escala de Comportamento de Automutilação (ECA – do inglês FASM, *Functional Assessment of Self-Mutilation*), traduzido em 2013 por Giusti[19]. Outras escalas, como a *Development and Well-Being Assessment* (DAWBA[20]), são utilizadas para analisar sintomas de autolesão deliberada. No entanto, elas não distinguem autolesão suicida daquela sem intenção suicida, logo não provêm informações específicas sobre a ASIS.

O maior estudo de análise de autolesão no Brasil foi conduzido por Simioni et al.[20], que observaram uma amostra de 2.512 crianças e adolescentes brasileiros. Foi utilizado o questionário DAWBA, de forma que as questões foram focadas no escopo da autolesão e contemplavam tentativas de suicídio e ASIS. Foi encontrada uma prevalência durante a vida de 1,6% (1,8% para crianças e 1,5% para adolescentes) e uma prevalência de 0,8% no período de 4 semanas (0,6% para crianças e 1% para adolescentes). Os autores não encontraram diferenças estatísticas de taxas de automutilação atuais ou durante a vida entre as faixas etárias (*odds ratio* [OR] = 1,56, 95% intervalo de confiança [95%CI] 0,8-3,05 para automutilação corrente OR = 0,86, 95%CI 0,47-1,57 para automutilação durante a vida). Curiosamente, Fonseca et al.[21] encontraram a prevalência de 9,48% em uma amostra de 514 adolescentes entre 10 e 14 anos de idade, por meio de um instrumento (FASM - ECA) elaborado para averiguar a ASIS de maneira específica e separadamente de tentativas de suicídio. Em um artigo publicado recentemente, constando de 505 adolescentes entre 12 e 17 anos, de Oliveira Costa et al.[22] observaram que 6,53% preenchiam os critérios do transtorno de ASIS, com maior representação do sexo feminino e daqueles com renda familiar menor que o salário-mínimo. Essas taxas são compatíveis com a literatura expandida sobre ASIS[8] e destacam a necessidade do estudo aprofundado desse comportamento, de forma separada do suicídio, a fim de determinar as taxas reais e os fatores de risco para a ASIS entre jovens no Brasil.

ASIS E SUICÍDIO

A ASIS diverge do suicídio em múltiplos aspectos, sendo o primeiro o resultado buscado como consequência do comportamento. Fundamentalmente, a ASIS é "não suicida", o que significa que o comportamento não tem como propósito resultar na morte do indivíduo, que tem noção desse limite, enquanto a autolesão suicida tem como objetivo causar a morte da pessoa que a executa[23,24]. Reforçando essa ideia, Muehlenkamp e Gutierrez[25] demonstraram que adolescentes apresentando ASIS referiram menor repulsão pela vida/maior atração pela vida do que aqueles que tentaram suicídio, e que alguns dos entrevistados reportaram utilizar a ASIS como forma de evitar pensamentos e atos suicidas[26,28]. É importante esclarecer, contudo, que a grande maioria daqueles que realizam ASIS nunca refere pensamentos ou tentativas de suicídio[23,28]. A ASIS também é diferente do suicídio quando se leva em consideração a variedade e a letalidade dos métodos utilizados. A maior parte das ASIS inclui comportamentos de pouca letalidade (p. ex., cortes superficiais, queimaduras, abrasão cutânea, golpes e pancadas) que incorrem em ferimentos superficiais e facilmente cuidados pela própria pessoa[24,29], enquanto as tentativas de suicídio são caracterizadas por métodos mais letais, como envenenamento e enforcamento. Indivíduos que realizam ASIS também relatam a utilização de diferentes metodologias para autolesão, ao passo que aqueles que tentam suicídio comumente optam por um único método[23,30]. De forma semelhante, a frequência de ambos os comportamentos varia substancialmente, com estudos documentando uma frequência média de 100 atos de ASIS comparada à média de 2,5 tentativas de suicídio entre adolescentes internados[30]. Ademais, a ASIS também é um comportamento mais prevalente do que a tentativa de suicídio[23,28].

Apesar das diferenças claras entre a ASIS e o comportamento suicida, ambos podem ocorrer concomitantemente e a ASIS pode ser considerada um importante fator de risco para tentativas de suicídio futuras[31,32]. Diversos estudos longitudinais demonstraram que o histórico ou a ocorrência atual de ASIS estão associados a uma probabilidade 4 a 5 vezes maior de tentativa futura, mesmo depois de controlar para tentativas anteriores, outros fatores de risco conhecidos e fatores de proteção[31,33-36]. Assim, foi proposto que a forte ligação entre a ASIS e o comportamento suicida ocorre porque a ASIS funciona como um protótipo para o suicídio, com cada comportamento representando pontas opostas do espectro da autolesão[34,37]. Estudos respaldam essa ideia, tendo em vista que já foi documentado como a ASIS tende a se instaurar mais precocemente e precede o suicídio em até 3 anos[36], pode ser usada para prever futuras tentativas de suicídio, e como a ASIS severa e frequente está associada à frequência e à probabilidade de tentativas de suicídio[34,36,38]. Há também evidências de que a ASIS pode contribuir com o risco de tentativa de suicídio por reduzir o medo da dor, de ferimentos, ou da morte; portanto, aumentaria a capacidade do indivíduo para o suicídio[37,39]. Uma variedade de pesquisas evidenciou que pessoas que realizam ASIS repetitivamente têm escores mais elevados em escalas de capacidade adquirida para suicídio[28], além de demonstrarem menor sensibilidade e maior tolerância à dor do que aqueles sem histórico de ASIS em experimentos laboratoriais[40].

Além de demonstrar que a ASIS é um importante preditor de tentativas de suicídio, é igualmente relevante observar as características da ASIS que são especialmente associadas com tentativas, já que podem fornecer significativos marcadores clínicos para a monitoração médica daqueles que praticam a autolesão. Pesquisas feitas por meio de estudos transversais e longitudinais encontraram que a frequência de atividades de ASIS é moderada e está positivamente associada à ideação e à tentativa de suicídio. Fora isso, foi visto que além do aumento da frequência levar ao risco mais elevado de tentativas de suicídio, existe também uma janela em que o risco é particularmente alto: quando há ocorrência de 20 a 50 atos ou episódios separados[34]. O uso de diferentes métodos para autolesão também possui relação moderada e positiva com tentativas de suicídio[32,33]. A adesão a comportamentos de maior severidade, como cortes e queimaduras, possui, de forma semelhante, conexão com tentativas de suicídio[27,32], e alguns estudos sugerem que a versatilidade de métodos tem maior associação a tentativas de suicídio do que a frequência do comportamento; sendo assim, ambas devem ser meticulosamente acompanhadas pelo profissional. Além da versatilidade de metodologias e frequência, as motivações e as funções do engajamento na ASIS têm uma associação notável com o comportamento suicida. Demonstrou-se que utilizar a ASIS para fins de autorregulação (intrapessoal) possui importantes relações com ideias e comportamentos suicidas. Entretanto, quando a ASIS é um meio para evitar ou escapar de pensamentos suicidas ou prevenir uma tentativa, interromper a dissociação/se sentir "real" ou para autopunição, o risco para tentativas de suicídio é mais alto, uma vez que essas funções mostram associação particularmente forte com planos e tentativas de suicídio[27,31-43].

Existem também evidências de que ASIS resultantes em ferimentos que requeiram atenção médica (p. ex., severidade da ASIS) possuem forte relação com tentativas de suicídio[32,42]. Sendo assim, os profissionais de saúde mental deveriam monitorar rotineiramente a frequência, a versatilidade de métodos, a função e a severidade da ASIS, assim como observar fatores de risco comuns para o suicídio, tais como desesperança, ideação e impulsividade, quando estiverem avaliando potenciais riscos de suicídio. Conquanto as pesquisas apoiem a caracterização da ASIS como um importante fator de risco para tentativas de suicídio[23,31,32], permanece válido destacar que a grande maioria das pessoas que fazem ASIS não tentará suicídio[28,38]. Ainda assim, continua sendo muito importante para o médico a vigilância permanente para o possível risco de suicídio entre seus clientes que realizam a ASIS.

TRATAMENTO PSICOLÓGICO DA ASIS

A ASIS é um comportamento multideterminado, o que significa que diversos fatores contribuem para seu surgimento e que o tratamento precisa integrar estratégias baseadas em evidências advindas de diversos campos, ao mesmo tempo em que é moldado para cada indivíduo. Embora estejam além do escopo deste capítulo, serão abordados alguns *guidelines* de estratégias de tratamento. Também foram referidos textos e descrições elaborados por especialistas na área, focados nos tratamentos[43-45]. Todo tratamento deve ser iniciado com uma abordagem ampla[46], que inclui uma análise funcional do comportamento. Isso engloba a compreensão dos contextos internos e externos (sociais), que incrementam a vulnerabilidade da pessoa à desregulação que precede seus atos de ASIS. Em seguida, é importante buscar entender os gatilhos específicos – emocionais, cognitivos, sociais, fisiológicos – que levam à ASIS, o objetivo buscado pela pessoa por meio da autolesão e o resultado ou consequência do ato imediatamente após e pouco tempo depois de sua ocorrência. A exploração das consequências ou resultados da ASIS ajuda na identificação de reforçadores do comportamento e de alvos terapêuticos. Por exemplo, se o objetivo é se acalmar ou aliviar a tensão, o tratamento pode trabalhar outras habilidades e comportamentos que possibilitem o mesmo resultado. Se a função da ASIS é a de incentivar pessoas do ambiente da pessoa a ajudá-la, o tratamento pode focar na construção de ferramentas para a comunicação interpessoal ou a habilidade de requisitar ajuda de maneira mais assertiva. Dessa forma, conduzir a análise funcional da ASIS, muitas vezes para atos diferentes em busca de temáticas e padrões que possam ser identificados, é um elemento essencial para a condução de um tratamento efetivo e para a promoção do entendimento da ASIS.

Conjuntamente à análise funcional, um componente crucial da maior parte dos tratamentos de ASIS é a formação da capacidade de manejo de crises e de emoções (*coping skills*)[44]. A busca por comportamentos alternativos e atividades para a distração que possam ser usados em detrimento da ASIS é comumente o primeiro passo para o afastamento dela em favor de estratégias adaptativas para a gerência de emoções[45]. Estudos têm demonstrado de maneira consistente que um dos elementos mais contribuintes à ASIS é a deficiência da regulação emocional, em particular da capacidade de autorregulação e manejo no contexto de emoções fortes e negativas (p. ex., raiva, ansiedade, agitação[47]). Dada a proeminência de dificuldades de regulação emocional entre pessoas com ASIS, o tratamento deve incluir a educação em manejo de emoções e tolerância ao estresse[43-45]. Os tratamentos que focam nas habilidades de regulação emocional mostraram alguns dos melhores resultados de efetividade na redução da ASIS[43,48].

Além de déficits na regulação emocional, muitos dos que realizam a ASIS também demonstraram percepções cognitivas negativas de si mesmos e/ou de seus corpos[49-51]. Modelos teóricos atuais ressaltam a saliência de noções pessoais negativas, como autocrítica e problemas de autoimagem corporal, como fatores de risco importantes para a ASIS[49,51]. Sendo assim, tratamentos efetivos deverão utilizar técnicas de terapia cognitiva que solucionem pensamentos extremos e mal adaptados e interpretações negativas de si mesmos e de outros[44,45]. O trabalho de edificação da autocompaixão e perdão, simultâneo ao fortalecimento de crenças de que o indivíduo é merecedor, apreciado e capaz de lidar com o estresse e com contratempos são objetivos cruciais para a terapia. Psicoterapia cognitiva e interpessoal pode também ser efetiva na redução de riscos para ASIS causados por relacionamentos sociais tóxicos ou por experiências com sofrimento de *bullying*[52]. Enquanto vivências de trauma como negligência e abuso emocional, físico ou sexual possuem relação com a ASIS[53], essas aparentemente aumentam o risco de ASIS pela promoção de esquemas próprios negativos, da disrupção de regulações emocionais e pelo entrave de relacionamentos e habilidades sociais. Assim, para alguns pacientes é interessante a utilização de tratamentos focados em manejo de trauma, mas estes não devem ser a abordagem primária nem o primeiro passo terapêutico[45]. É igualmente importante ressaltar que pesquisas demonstraram que o apoio e a compreensão dos pais são elementos críticos para a melhora da ASIS, de forma que a terapia familiar é altamente recomendada como complemento à terapia individual.

A fim de facilitar o gerenciamento de situações estressantes ao mesmo tempo em que se aborda o possível risco de suicídio entre pessoas que se autolesionam, o profissional também é recomendado a estabelecer um plano de segurança em resposta a crises. A intervenção de planejamento de segurança (*safety planning intervention*) (SPI[54] e o plano de resposta a crises (*crisis response plan*)[55] são intervenções baseadas em evidências, elaboradas para ajudar um indivíduo a lidar com uma crise ou com tendências suicidas imediatas. Esses planos de segurança também podem ser incrementados pelo uso do aplicativo gratuito *Virtual Hope Box*, que integra diversos elementos do SPI e do plano de resposta a crises, junto a atividades de distração. O *Virtual Hope Box* mostrou efetividade inicial em reduzir ideação e tentativas de suicídio entre veteranos do exército norte-americano[56,57]. Por fim, é válido para os médicos inquirir sobre e monitorar atividades on-line e envolvimento em redes sociais relacionadas à ASIS. Estudos demonstraram um apoio ambíguo às redes sociais, que têm tanto efeitos positivos/benefícios quanto efeitos negativos para a ASIS em adolescentes[58]. As redes sociais têm um importante papel nas vidas de muitos jovens, e podem influenciar tanto na iniciação quanto na cessação da ASIS; portanto, é crucial que os clínicos saibam sobre quais os meios que os indivíduos usam, a fim de promover a busca de atividades on-line/mídias sociais focadas em sua recuperação.

TRATAMENTO FARMACOLÓGICO DA ASIS

De acordo com diversos autores, ainda não há um tratamento farmacológico empiricamente comprovado ou bem estabelecido para a ASIS[59,60]. Numerosos mecanismos neurofisiológicos já foram propostos para a compreensão da ASIS, como ameaça aguda e contínua, recompensa aprendida e controle cognitivo[61], cada um envolvendo múltiplos sistemas neurais. Mecanismos fisiológicos como o sistema opioidérgico endógeno, o eixo hipotálamo-hipófise-adrenal (HHA) e neurotransmissores dopaminérgicos[62] também já foram implicados tanto no desencadeamento quanto na manutenção da ASIS. Apesar de haver pesquisas que apontam para esses mecanismos neurofisiológicos, até o momento não foram identificados tratamentos farmacológicos de padrão ouro[63,64]. A pobreza de pesquisas sobre o tratamento farmacológico de ASIS é uma limitação ao conhecimento atual e reforça a importância de mais estudos de qualidade, a fim de ampliar os aspectos desse campo.

Todavia, da literatura existente provêm algumas ideias. O aripiprazol apresentou um impacto positivo na redução do comportamento de ASIS em um ensaio clínico randomizado, porém os pesquisadores utilizaram uma amostra muito pequena[65], o que torna difícil saber se são generalizáveis ou realmente fidedignos. Outro antipsicótico atípico, a ziprazidona, também apresentou eficácia em outro estudo controle, esse não randomizado, especialmente em comparação a outros antipsicóticos comumente prescritos, como a risperidona e a olanzapina. Novamente, esses resultados são pouco confiáveis em razão do pequeno tamanho das amostras[66]. Outros estudos não controlados, relatos de caso e estudos retrospectivos encontraram também evidências para o uso de diversos agentes farmacológicos[63,67], como antipsicóticos antagonistas fortes de D1[68], antagonistas opioides - naltrexona[69,70], IRSN - venlafaxina[71], opioides - buprenorfina[72] e ISRS - fluoxetina[73]. Embora promissores, muitos desses estudos utilizaram um recorte psiquiátrico específico (como transtorno de personalidade *borderline*), o que restringe a generalização dos resultados para a população maior de jovens que realizam a ASIS e que não têm TPB diagnosticado. São necessários estudos maiores que possuam metodologia rigorosamente controlada e que observem populações de indivíduos que realizam a ASIS, sob uma perspectiva transdiagnóstica. Um tratamento promissor para a ASIS é a N-acetilcisteína (NAC), que foi identificada como terapêutica em potencial para adolescentes em um estudo piloto *open-label*[74]. Nesse estudo, 35 adolescentes com ASIS foram acompanhados por 12 semanas, durante as quais receberam altas doses de NAC (1.200 mg nas primeiras 2 semanas/2.400 mg nas semanas 3-4/3.600 mg nas semanas 5-8). Houve uma redução significativa na frequência da ASIS apenas após a sexta visita, com os melhores resultados na oitava visita (p = 0,022). Além disso, houve alta tolerabilidade e melhora de sintomas depressivos (BDI), mas não ocorreu progresso significativo em escalas de impulsividade (BIS). O efeito de diminuição na frequência de ASIS foi independente da melhora de sintomas depressivos, o que sugere que ambos podem ser efeitos independentes (envolvendo diferentes regiões cerebrais). Estudos posteriores são necessários para a confirmação desses achados, mas os resultados iniciais já são promissores.

O mesmo grupo de autores investigou as relações neurais por trás da melhora em resposta à NAC em 18 pacientes (pré e pós-tratamento[75]. Cullen et al. encontraram que a redução na frequência de ASIS estava associada de forma significativa a diversas mudanças em circuitos neurais, incluindo: diminuição da conectividade entre a amídala esquerda com a região motora suplementar direita, um aumento na conectividade da amídala direita com o córtex frontal inferior direito, e uma redução na conectividade entre o núcleo *accumbens* direito e o córtex médio-frontal superior direito. A importância clínica desses achados ainda está sob investigação, embora seja crucial para a explicação de como a NAC pode melhorar os sintomas de ASIS. O mecanismo de ação proposto para a NAC ainda é controverso; a NAC pode ter um papel na modulação da homeostase oxidativa (precursora da glutationa), na redução de citocinas pró-inflamatórias e na modulação de outras vias de neurotransmissores, como o glutamato e a dopamina[76]. A muitos desses mecanismos poderia ser atribuída a melhora na severidade da ASIS. Embora as vias neurofisiológicas fundamentais para a ASIS muito provavelmente incluam múltiplas e complexas intersecções, há experimentos ativos em busca das mais importantes, a fim de encontrar um tratamento farmacológico que possa ajudar a reduzir a ASIS. Atualmente não há terapias farmacológicas recomendadas ou aprovadas para a ASIS, embora muitas sejam promissoras e possam trazer benefícios para pacientes que não respondem à psicoterapia, em uma abordagem adjuvante.

CONSIDERAÇÕES FINAIS

A ASIS ainda é um importante problema clínico de saúde pública em muitos países, particularmente para os jovens. Embora a quantidade de estudos sobre a ASIS entre jovens e adultos brasileiros seja pequena, as taxas de prevalência aparentam ser comparáveis àquelas encontradas em pesquisas em outros países. Tendo em vista a gama de problemáticas associada à ASIS, incluindo o possível risco de suicídio, a ASIS é um comportamento que requer intervenção precoce após sua descoberta, já que é um comportamento complexo com uma série de fatores de risco, motivações e resultados, o que significa que o tratamento deve ser baseado tanto em estratégias respaldadas empiricamente quanto em abordagens específicas para cada pessoa. A avaliação da ASIS deve ser um processo contínuo ao longo do tratamento, de forma a direcioná-lo aos aspectos que contribuem a ela. Uma variedade de psicoterapias baseadas em evidências está disponível, e quase todas incluem o ensinamento de estratégias de regulação emocional, habilidades alternativas de manejo adaptativo e a dispersão de cognições negativas mal adaptativas/autodepreciativas. Apesar de a farmacoterapia aparentemente não ser recomendada como tratamento de primeira linha para a ASIS, algumas medicações se mostraram promissoras e podem somar à psicoterapia para algumas pessoas. É de suma importância que os profissionais tomem o tempo para desenvolver uma relação de empatia com o paciente, de forma a se obter uma compreensão mais abrangente da ASIS, além de facilitar a implementação de uma abordagem terapêutica colaborativa que envolva também a família. A monitoração do potencial risco de suicídio é essencial, e os profissionais de saúde mental devem tentar manter-se sempre atualizados sobre novos desdobramentos do campo, a fim de que sejam tão competentes quanto possível em ajudar a reduzir a ASIS.

REFERÊNCIAS BIBLIOGRÁFICAS

1. Taylor PJ, Jomar K, Dhingra K, Forrester R, Shahmalak U, Dickson JM. A meta-analysis of the prevalence of different functions of non-suicidal self-injury. J Affective Dis. 2018;227:759-69.
2. Kaess M, Brunner R, Parzer P, Edanackaparampil M, Schmidt J, Kirisgil M, et al. Association of adolescent dimensional borderline personality pathology with past and current nonsuicidal self-injury and lifetime suicidal behavior: a clinical multicenter study. Psychopathology. 2016;49:5.
3. Stead VE, Boylan K, Schmidt LA. Longitudinal associations between non-suicidal self-injury and borderline personality disorder in adolescents: a literature review. Borderline Personality Disorder and Emotion Dysregulation. 2019;6(1):3.
4. Hayes, NA, Lengel GJ, Styer D, Wasbhurn JJ. Correlates of borderline personality disorder in acute care sample of nonsuicidal self-injury inpatients. Paper presented at the Annual Conference of the Society for Personality Assessments, Chicago, IL. 2016.
5. Muehlenkamp JJ. Self-injurious behavior as a separate clinical syndrome. Am J Orthopsychiatry. 2005;75(2):324-33.
6. American Psychiatric Association. Diagnostic and statistical manual of mental disorders, 5.ed. Arlington: American Psychiatric Publishing, 2013.
7. Kiekens G, Hasking P, Claes L, Mortier P, Auerbach RP, Boyes M, et al. The DSM-5 nonsuicidal self-injury disorder among incoming college students: prevalence and associations with 12-month mental disorders and suicidal thoughts and behaviors. Depression and Anxiety. 2018;35(7):629-37.
8. Swannell SV, Martin GE, Page A, Hasking P, St John NJ. Prevalence of nonsuicidal self-injury in nonclinical samples: systematic review, meta-analysis and meta-regression. Suicide and Life-Threatening Behavior. 2014;44(3):273-303.
9. Muehlenkamp JJ, Claes L, Havertape L, Plener PL. International prevalence of adolescent non-suicidal self-injury and deliberate self-harm. Child and Adolescent Psychiatry and Mental Health. 2012;6(1):10.
10. Klonsky ED. Non-suicidal self-injury in United States adults: prevalence, sociodemographics, topography and functions. Psychological Med. 2011; 41(9):1981.
11. Plener PL, Allroggen M, Kapusta ND, Brähler E, Fegert JM, Groschwitz RC. The prevalence of Nonsuicidal Self-Injury (NSSI) in a representative sample of the German population. BMC Psychiatry. 2016;16(1):353.
12. Nock MK. Self-injury. Ann Rev Clin Psychol. 2010; 6:339-63.
13. Spears M, Montgomery AA, Gunnell D, Araya R. Factors associated with the development of self-harm amongst a socio-economically deprived cohort of adolescents in Santiago, Chile. Social Psychiatry and Psychiatric Epidemiology. 2014;49(4):629-37.
14. Benjet C, González-Herrera I, Castro-Silva E, Méndez E, Borges G, Casanova L, et al. Non-suicidal self-injury in Mexican young adults: Prevalence, associations with suicidal behavior and psychiatric disorders, and DSM-5 proposed diagnostic criteria. J Affect Dis. 2017;215:1-8.

15. Monto MA, McRee N, Deryck FS. Nonsuicidal self--injury among a representative sample of US adolescents, 2015. Am J Public Health. 2018;108(8): 1042-8.
16. Sornberger MJ, Heath NL, Toste JR, McLouth R. Nonsuicidal self-injury and gender: Patterns of prevalence, methods, and locations among adolescents. Suicide and Life-Threatening Behavior. 2012;42(3): 266-78.
17. Brausch A. Diagnostic classification of nonsuicidal self-injury. Nonsuicidal Self-Injury: Advances in Research and Practice. 2019.
18. Wester K, Trepal H, King K. Nonsuicidal self-injury: Increased prevalence in engagement. Suicide and Life-Threatening Behavior. 2018;48(6):690-8.
19. Giusti JS. Automutilação: características clínicas e comparação com pacientes com transtorno obsessivo-compulsivo. São Paulo: Universidade de São Paulo; 2013.
20. Simioni AR, Pan PM, Gadelha A, Manfro GG, Mari JJ, Miguel EC, et al. Prevalence, clinical correlates and maternal psychopathology of deliberate self--harm in children and early adolescents: results from a large community study. Braz J Psychiatry. 2018; 40:48-55.
21. 21. Fonseca PHNd, Silva AC, Araújo LMCd, Botti NCL. Autolesão sem intenção suicida entre adolescentes. Arquivos Brasileiros de Psicologia. 2018;70:246-58.
22. 22. de Oliveira Costa RP, Peixoto AL, Peixoto CC, Falcão DN, da Silva Farias JT, Viana LF, et al. Profile of non-suicidal self-injury in adolescents: interface with impulsiveness and loneliness. Jornal de Pediatria. 2020.
23. 23. Muehlenkamp JJ. Distinguishing between suicidal and nonsuicidal self-injury. In: the Oxford handbook of suicide and self-injury. Oxford; 2014. p. 23-46.
24. Tapola V, Wahlström J, Kuittinen M, Lappalainen R. The co-occurrence of nonsuicidal and suicidal self--injurious acts in adult women: a pilot study of similarities and differences. Nordic Psychology. 2015; 67(1):27-45.
25. 25. Muehlenkamp JJ, Gutierrez PM. An investigation of differences between self-injurious behavior and suicide attempts in a sample of adolescents. Suicide and Life-Threatening Behavior. 2004;34(1):12-23.
26. Klonsky ED. The functions of deliberate self-injury: a review of the evidence. Clin Psychol Rev. 2007;27(2):226-39.
27. Paul E, Tsypes A, Eidlitz L, Ernhout C, Whitlock J. Frequency and functions of non-suicidal self-injury: associations with suicidal thoughts and behaviors. Psychiatry Res. 2015;225(3):276-82.
28. Franklin JC, Nock MK. Nonsuicidal self-injury and its relation to suicidal behavior. The Oxford handbook of behavioral emergencies and crises. Oxford; 2016. p.401-16.
29. Mars B, Heron J, Crane C, Hawton K, Kidger J, Lewis G, et al. Differences in risk factors for self-harm with and without suicidal intent: findings from the ALSPAC cohort. J Affect Dis. 2014;168:407-14.
30. Groschwitz RC, Kaess M, Fischer G, Ameis N, Schulze UM, Brunner R, et al. The association of non-suicidal self-injury and suicidal behavior according to DSM-5 in adolescent psychiatric inpatients. Psychiatry Res. 2015;228(3):454-61.
31. Ribeiro JD, Franklin JC, Fox KR, Bentley KH, Kleiman EM, Chang BP, et al. Self-injurious thoughts and behaviors as risk factors for future suicide ideation, attempts, and death: a meta-analysis of longitudinal studies. Psychological Med. 2016;46(2): 225-36.
32. Victor SE, Klonsky ED. Correlates of suicide attempts among self-injurers: a meta-analysis. Clin Psychol Rev. 2014;34(4):282-97.
33. Muehlenkamp JJ, Brausch AM. Protective factors do not moderate risk for past-year suicide attempts conferred by recent NSSI. J Affect Dis. 2019;245: 321-4.
34. Whitlock J, Muehlenkamp J, Eckenrode J, Purington A, Abrams GB, Barreira P, et al. Nonsuicidal self-injury as a gateway to suicide in young adults. J Adolescent Health. 2013;52(4):486-92.
35. You J, Lin MP. Predicting suicide attempts by time--varying frequency of nonsuicidal self-injury among Chinese community adolescents. J Consulting Clin Psychol. 2015;83(3):524.
36. Kiekens G, Hasking P, Boyes M, Claes L, Mortier P, Auerbach RP, et al. The associations between non--suicidal self-injury and first onset suicidal thoughts and behaviors. J Affect Dis. 2018;239:171-9.
37. Hamza CA, Stewart SL, Willoughby T. Examining the link between nonsuicidal self-injury and suicidal behavior: a review of the literature and an integrated model. Clin Psychol Rev. 2012;32(6):482-95.
38. Zareian B, Klonsky ED. Nonsuicidal and suicidal self-injury. Nonsuicidal Self-Injury: Advances in Research and Practice. 2019.
39. Joiner TE, Ribeiro JD, Silva C. Nonsuicidal self-injury, suicidal behavior, and their co-occurrence as viewed through the lens of the interpersonal theory of suicide. Current Directions in Psychological Science. 2012;21(5):342-7.

40. Koenig J, Thayer JF, Kaess M. A meta-analysis on pain sensitivity in self-injury. Psychological Med. 2016;46(8):1597.
41. Brausch AM, Muehlenkamp JJ. Perceived effectiveness of NSSI in achieving functions on severity and suicide risk. Psychiatry Res. 2018;265:144-50.
42. Burke TA, Jacobucci R, Ammerman BA, Piccirillo M, McCloskey MS, Heimberg RG, et al. Identifying the relative importance of non-suicidal self-injury features in classifying suicidal ideation, plans, and behavior using exploratory data mining. Psychiatry Res. 2018;262:175-83.
43. Victor SE, Styer D, Washburn JJ. Characteristics of nonsuicidal self-injury associated with suicidal ideation: evidence from a clinical sample of youth. Child and Adolescent Psychiatry and Mental Health. 2015;9(1):20.
44. Gratz KL, Bjureberg J, Sahlin H, Tull MT. Emotion Regulation Group Therapy for Nonsuicidal Self-injury. Nonsuicidal Self-Injury: Advances in Research and Practice. 2019.
45. Klonsky ED, Muehlenkamp J, Lewis SP, Walsh B. Nonsuicidal self-injury. Toronto: Hogrefe; 2011.
46. Walsh BW. Treating self-injury: a practical guide. New York: Guilford Press; 2012.
47. Lengel GJ, Styer D. Comprehensive assessment of nonsuicidal self-injury. Nonsuicidal Self-Injury: Advances in Research and Practice. 2019.
48. Andover MS, Morris BW. Expanding and clarifying the role of emotion regulation in nonsuicidal self--injury. Can J Psychiatry. 2014;59(11):569-75.
49. Glenn CR, Franklin JC, Nock MK. Evidence-based psychosocial treatments for self-injurious thoughts and behaviors in youth. J Clin Child & Adolescent Psychol. 2015;44(1):1-29.
50. Hasking P, Whitlock J, Voon D, Rose A. A cognitive--emotional model of NSSI: Using emotion regulation and cognitive processes to explain why people self--injure. Cognition and Emotion. 2017;31(8): 1543-50.
51. Medeiros GC, Seger-Jacob L, Garreto AK, Kim HS, Coccaro EF, Tavares H. Aggression directed towards others vs. aggression directed towards the self: clinical differences between intermittent explosive disorder and nonsuicidal self-injury. Braz J Psychiatry. 2019;41:303-9.
52. Hooley JM, Franklin JC. Why do people hurt themselves? A new conceptual model of nonsuicidal self--injury. Clinical Psychological Science. 2018;6(3): 428-51.
53. van Geel M, Goemans A, Vedder P. A meta-analysis on the relation between peer victimization and adolescent non-suicidal self-injury. Psychiatry Res. 2015;230(2):364-8.
54. Liu RT, Scopelliti KM, Pittman SK, Zamora AS. Childhood maltreatment and non-suicidal self-injury: a systematic review and meta-analysis. Lancet Psychiatry. 2018;5(1):51.
55. Stanley B, Brown GK. Safety planning intervention: a brief intervention to mitigate suicide risk. Cognit Behav Pract. 2012;19(2):256-64.
56. Bryan CJ, Mintz J, Clemans TA, et al. Effect of crisis response planning vs. contracts for safety on suicide risk in U.S. Army soldiers: a randomized clinical trial. J Affect Disord. 2017;212:64-72.
57. Bush NE, Smolenski DJ, Denneson LM, Williams HB, Thomas EK, Dobscha SK. A virtual hope box: Randomized controlled trial of a smartphone app for emotional regulation and coping with distress. Psychiatric Services. 2017;68(4):330-6.
58. Bush NE, Dobscha SK, Crumpton R, Denneson LM, Hoffman JE, Crain A, et al. A virtual hope box smartphone app as an accessory to therapy: proof-of-concept in a clinical sample of veterans. Suicide and Life-Threatening Behavior. 2015;45(1):1-9.
59. Lewis SP, Kenny TE, Pritchard TR. Toward an understanding of online self-injury activity. Nonsuicidal Self-Injury: Advances in Research and Practice. 2019.
60. Turner BJ, Austin SB, Chapman AL. Treating nonsuicidal self-injury: a systematic review of psychological and pharmacological interventions. Can J Psychiatry. 2014;59(11):576-85.
61. Nock MK. Self-injury. Annu Rev Clin Psychol. 2010; 6:339-63.
62. Westlund Schreiner M, Klimes-Dougan B, Begnel ED, Cullen KR. Conceptualizing the neurobiology of non-suicidal self-injury from the perspective of the Research Domain Criteria Project. Neurosci Biobehav Rev. 2015;57:381-91.
63. Stanley B, Sher L, Wilson S, Ekman R, Huang YY, Mann JJ. Non-suicidal self-injurious behavior, endogenous opioids and monoamine neurotransmitters. J Affect Dis. 2010;124(1-2):134-40.
64. Plener P, Libal G, Nixon M. Use of medication in the treatment of nonsuicidal self-injury in youth. New York: Routledge/Taylor & Francis Group; 2009 01/01. 275-308.
65. Plener P, Libal G, Fegert J, Kölch MG. Psychopharmacological treatment of non-suicidal self-injury. Nervenheilkunde. 2013;32:38-44.
66. Nickel MK, Muehlbacher M, Nickel C, Kettler C, Pedrosa Gil F, Bachler E, et al. Aripiprazole in the treatment of patients with borderline personality disorder: a double-blind, placebo-controlled study. Am J Psychiatry. 2006;163(5):833-8.

67. Libal G, Plener PL, Ludolph AG, Fegert JM. Ziprasidone as a weight-neutral alternative in the treatment of self-injurious behavior in adolescent females. Child and Adolescent Psychopharmacology News. 2005; 10(4):1-6.
68. Bloom CM, Holly S. Toward new avenues in the treatment of nonsuicidal self-injury. J Pharm Pract. 2011;24(5):472-7.
69. Wollweber B, Keck ME, Schmidt U. Improvement of nonsuicidal self-injury following treatment with antipsychotics possessing strong D1 antagonistic activity: evidence from a report of three cases. Ther Adv Psychopharmacol. 2015;5(4):208-13.
70. Sonne S, Rubey R, Brady K, Malcolm R, Morris T. Naltrexone treatment of self-injurious thoughts and behaviors. J Nervous and Mental Dis. 1996;184(3): 192-5.
71. Roth AS, Ostroff RB, Hoffman RE. Naltrexone as a treatment for repetitive self-injurious behaviour:an open-label trial. J Clin Psychiatry. 1996;57(6):233-7.
72. Markovitz PJ, Wagner SC. Venlafaxine in the treatment of borderline personality disorder. Psychopharmacol Bull. 1995;31(4):773-7.
73. Norelli LJ, Smith HS, Sher L, Blackwood TA. Buprenorphine in the treatment of non-suicidal self-injury: a case series and discussion of the literature. Int J Adolescent Medicine and Health. 2013;25(3):323-30.
74. Markovitz PJ, Calabrese JR, Schulz SC, Meltzer HY. Fluoxetine in the treatment of borderline and schizotypal personality disorders. Am J Psychiatry. 1991; 148(8):1064-7.
75. Cullen KR, Klimes-Dougan B, Westlund Schreiner M, Carstedt P, Marka N, Nelson K, et al. N-acetylcysteine for nonsuicidal self-injurious behavior in adolescents: an open-label pilot study. J Child Adolesc Psychopharmacol. 2018;28(2):136-44.
76. Cullen KR, Schreiner MW, Klimes-Dougan B, Eberly LE, LaRiviere LL, Lim KO, et al. Neural correlates of clinical improvement in response to N-acetylcysteine in adolescents with non-suicidal self-injury. Progress in Neuro-Psychopharmacology & Biological Psychiatry. 2020;99:109778.
77. Dean O, Giorlando F, Berk M. N-acetylcysteine in psychiatry: current therapeutic evidence and potential mechanisms of action. J Psychiatry Neurosci. 2011;36(2):78-86.

37

Transtornos de personalidade e suicídio

Marcos Signoretti Croci
Marcelo José Abduch Adas Brañas
Eduardo Martinho Junior

PONTOS-CHAVE

- Os pacientes com transtorno de personalidade (TP) apresentam risco de suicídio significativo ao longo da vida, principalmente, quando considerados os indivíduos do *cluster* B (*borderline*, antissocial e narcisista). A presença de outras comorbidades, como depressão e uso de substâncias, está associada ao aumento do risco para todos os TP.
- A avaliação do comportamento suicida deve ser realizada de forma não jugamental, não ignorando o comportamento (p. ex., considerando que é manipulação), mas mantendo uma postura não reativa (p. ex., internação hospitalar de forma reflexa) e curiosa para obter os fatos que precederam a crise. É importante diferenciar autolesões sem intenção suicida de comportamentos com intenção suicida, avaliar a gravidade do comportamento e os fatores de risco que aumentam o risco agudo de suicídio para a tomada de decisão.
- A terapia comportamental dialética (DBT), o tratamento baseado na mentalização, a psicoterapia focada na transferência (TFP) e o bom manejo clínico (GPM) são tratamentos que podem reduzir o comportamento suicida ao longo do tempo em pacientes com TP.

INTRODUÇÃO

Indivíduos com transtornos de personalidade (TP) apresentam disfunção de elementos da personalidade nos domínios cognitivo, afetivo, interpessoal e de controle dos impulsos[1]. Esse distúrbio não é episódico e, geralmente, se inicia ao longo do desenvolvimento da personalidade, permanecendo de forma significativa ao longo do tempo. Apesar disso, estudos longitudinais mostraram que o prognóstico sintomático é melhor do que anteriormente se postulava[2], sobretudo em relação ao transtorno de personalidade *borderline* (TPB), cujo estudo tem maior base empírica.

Pacientes com TP podem apresentar comportamento suicida e flutuação de sintomas quando entram em contato com estressores. Porém, não é infrequente a presença de ideação de suicídio crônica sem instabilidade emocional significativa, o que dificulta a avaliação e a intervenção usualmente realizada para pacientes portadores de outros transtornos mentais[3]. Geralmente, a decisão para internação ou para mudança de intervenção (p. ex., mudança do tratamento farmacológico) nesse grupo pode ser difícil, já que há um potencial iatrogênico em condutas reativas.

Além das características gerais para um transtorno de personalidade, os indivíduos com esse tipo de distúrbio apresentam características específicas a cada subtipo. Essas características os diferenciam em relação aos comportamentos suicidas em geral. Por exemplo, o transtorno de personalidade *borderline* (TPB) é conhecido em relação às ameaças, gestos e tentativas de suicídio. No *Manual diagnóstico e estatístico de transtornos mentais* – 5ª edição (DSM-5), comportamentos suicidas e de autolesão são parte dos critérios diagnósticos[1].

É importante salientar que a presença de autolesões (i.e., cortes, queimaduras, socos, mordeduras) geralmente não é suicida e tem diversas funções, tais como diminuir afetos negativos, autopunição, distrair de experiência dolorosa, comunicar o sofrimento, obter apoio, expressar emoções e ajudar a lidar com a dissociação[4]. Apesar de não ser iminentemente suicida, esse tipo de comportamento está associado a um aumento significativo no risco de suicídio e, algumas vezes, alguns pacientes com TPB podem subestimar a letalidade das autolesões[5]. Veja a Figura 1 para função do comportamento autolesivo no TPB.

A forte associação entre transtornos mentais do antigo eixo I do DSM-IV e suicídio é conhecida há muito tempo, porém, estudos empíricos de transtornos de personalidade e suicídio surgiram apenas nas últimas três décadas, que testemunharam um dramático aumento no interesse em estudar esse tema. Isso ocorreu principalmente em razão da importância do ponto de vista de saúde pública (i.e., prevalência, perda de funcionalidade, sobrecarga familiar e nos serviços de saúde, associação à cronicidade dos transtornos de eixo I associados)[6,7]. Dessa forma, conhecer sobre o comportamento suicida nesses indivíduos é importante inclusive para os clínicos não especialistas, já que é muito provável que todos venham a entrar em contato com pacientes ou familiares de pacientes com TP.

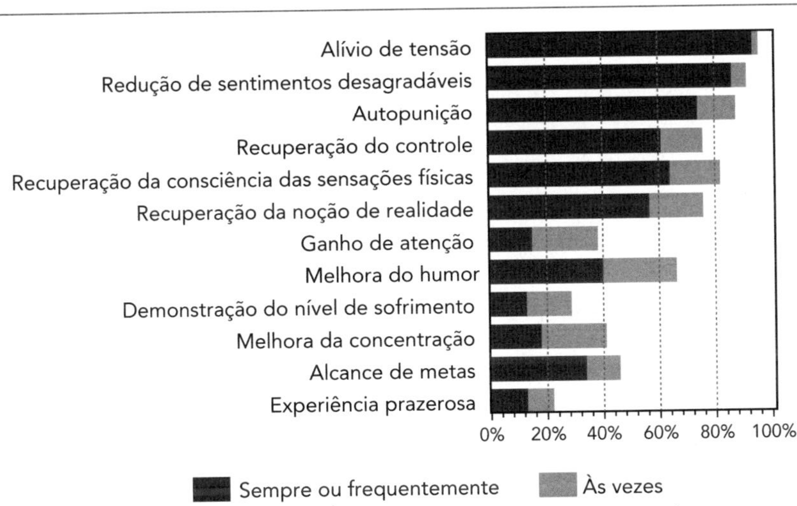

FIGURA 1 Funções dos comportamentos autolesivos sem intenção suicida (CASIS) em mulheres com transtorno de personalidade *borderline* (TPB). Fonte: Kleindienst, 2008[41].

Neste capítulo, revisaremos sobre a relação entre os transtornos de personalidade e o comportamento suicida, com ênfase em sujeitos do *cluster* B (*borderline*, antissocial, narcisista), população mais presente nos estudos e mais desafiadora do ponto de vista clínico. Além disso, os transtornos de personalidade dos *clusters* A e C também podem apresentar esse tipo de comportamento e iremos revisar os dados em relação a esses grupos também.

EPIDEMIOLOGIA

A prevalência para transtornos de personalidade (TP) é ao redor de 6% na comunidade[8]. Esse número aumenta em ambientes clínicos (i.e., hospitalar e ambulatorial), girando em torno de 12,9 a 75%[5,6], com frequências mais altas nas enfermarias psiquiátricas.

A prevalência de TP entre indivíduos adultos que cometeram o suicídio (estudos de autópsias psicológicas) é significativa. Em uma amostra finlandesa (*Finnish National Suicide Prevention Project*), o diagnóstico de TP foi identificado em 31% dos suicídios[9]. Estudos em adolescentes e adultos jovens apontaram uma taxa de 40 a 53%[6]. Mais recentemente, estudos de *record linkage* (pareamento de registros) também acharam um risco relativo significativo para o suicídio desses pacientes. Uma metanálise recente desse tipo de metodologia achou um risco 8,1 vezes maior para indivíduos com TP do que para a população em geral. No mesmo estudo, o risco relativo para transtornos psicóticos e do humor foi de 13,2 e 12,3, respectivamente[10].

Quando os dados sobre os TP específicos são analisados, observa-se um maior risco para pacientes com transtorno de personalidade *borderline* (TPB). Revisões sistemáticas mostraram um aumento de 45 vezes para o TPB especificamente, mas a amostra considerava pacientes mais graves, com altas taxas de hospitalização[11]. Aproximadamente 75% dos pacientes com TPB tentam suicídio ao longo da vida, muitos de forma recorrente. O risco de suicídio é de 3 a 10%, possivelmente com maior risco na população adolescente e de adultos jovens[12]. Outros estudos apontam para uma idade média de suicídio entre 30 e 40 anos[13], provavelmente com diminuição do risco após os 40 anos[14], o que aponta que o risco pode ser alto entre pacientes que não se recuperaram de forma precoce[15].

Outro TP relacionado com risco importante de suicídio é o transtorno de personalidade antissocial (TPA). O risco de suicídio para o TPA é 5%[16]. Em homens com TPA com menos de 30 anos, o risco pode ser nove vezes maior que na população em geral[17]. A prevalência de tentativas varia de 11 a 72%[18].

Pessoas com transtorno de personalidade narcisista (TPN) são vulneráveis ao suicídio[19], porém há poucos dados empíricos sobre o comportamento suicida nesses indivíduos. Um estudo prospectivo de 15 anos mostrou que traços ou personalidade narcisistas tinham maior probabilidade de morrer por suicídio[20]. Outro estudo mostrou que este é um fator de risco para suicídio no final da vida[17]. Alguns outros estudos mostraram que o TPN na ausência de agressividade e impulsividade pode proteger contra tentativas de baixa letalidade[21], mas provavelmente isso não diminui o risco de suicídio desses pacientes.

Poucos estudos avaliaram o transtorno de personalidade histriônico (TPH) e o comportamento suicida. Um estudo mostrou que 5,2% de todos os suicídios tinham esse diagnóstico[17], entretanto o método diagnóstico nesse estudo não foi rigoroso.

Um dos problemas em relação à incidência de suicídio entre quem preenche critérios para TP é que a grande maioria dos estudos avalia apenas o TPB. Além disso, a terminologia usada para descrever o comportamento pode ser muito diferente. Por exemplo, alguns autores (principalmente na Inglaterra e Austrália) utilizam o termo "autolesão deliberada" (*deliberate self-harm*), que é um termo "guarda-chuva" que engloba qualquer autolesão (seja por ferimentos ou por ingestão de medicação), independentemente de intenção suicida[22]. Outro termo importante que aparece na literatura é "autolesão sem intenção suicida" (*non suicidal self-injury*), que é a lesão direta e deliberada sobre um tecido, mas que não é socialmente compartilhada e não tem intenção suicida[23]. Neste último, há a exclusão de ingestão de medicações não fatais. Outros termos também já foram utilizados, como o parassuicídio, definido como "o ato não fatal em que o indivíduo deliberadamente se lesiona ou ingere uma substância em excesso do prescrito ou acima da dosagem terapêutica reconhecida"[24].

Analisando-se os dados relativos a comportamento suicida e transtornos de personalidade, é importante lembrar outras questões metodológicas. Os pacientes podem preencher critérios para mais de um transtorno de personalidade (p. ex., paciente com TPB e TPN) e apresentar co-ocorrência com outros transtornos mentais (p. ex., episódio depressivo maior, uso de substâncias, transtornos ansiosos), o que impacta no risco suicida. Infelizmente, poucos estudos controlam para as comorbidades. Ademais, a maioria dos estudos não avalia as dimensões da personalidade que contribuem para o comportamento suicida. Assim, quando observando os dados para as populações do *cluster* A e C, que tem menos estudos disponíveis, é difícil dizer o quanto esses transtornos de personalidade acrescem ao risco de suicídio, já que o paciente pode ter TPB, traços de personalidade do *cluster* B ou depressão associada.

São poucos os dados relativos ao comportamento suicida e transtornos de personalidade do *clusters* A e C. A prevalência de indivíduos com personalidade *cluster* A e com autolesões deliberadas nos serviços de pronto atendimento é de 3 a 5% para esquizoide, 9% para Esquizotípico, 8 a 10% para paranoide, 6 a 20% para evitativo, 1 a 9% para dependente e 6% para obsessivo-compulsivo[17]. Os dados do *Finnish National Suicide Prevention Project* mostraram que, dentre os pacientes suicidas, 0,4% tinha diagnóstico do *cluster* A e 10%, do *cluster* C. Ao redor de 95% da amostra tinham depressão, transtornos por uso de substância ou ambos. Entre os transtornos de personalidade do *cluster* C, um estudo avaliou 142 pacientes ambulatoriais e o transtorno de personalidade dependente foi o único que apresentou risco maior de suicídio, porém esse efeito desapareceu quando controlado por depressão e gravidade de sintomas depressivos[25].

FATORES DE RISCO

Da mesma forma que os estudos epidemiológicos, os estudos de fatores de risco focam na sua imensa maioria em pacientes com TPB.

TRANSTORNO DE PERSONALIDADE *BORDERLINE*

Os pacientes com TPB apresentam risco suicida aumentado em relação à população em geral (i.e., risco crônico). Esse risco "basal" já é maior, pois há um histórico com múltiplas tentativas de suicídio e de autolesões.

Parte dos fatores de risco não é modificável no indivíduo. Um exemplo é a ocorrência de abuso na infância, que prediz comportamento suicida independente de outros fatores[26]. Apesar de isto ser modificável como prevenção, no indivíduo não há como mudar esse fato.

Outros fatores são dinâmicos e possíveis de modificação, o que os torna interessantes, pois informam a intervenção clínica para o comportamento suicida. Um dos modelos para essa avaliação é o do bom manejo clínico para o TPB, chamado de *acute on chronic risk* (veja a Figura 2), desenvolvido por Paul Links. Os fatores que aumentam o risco são: presença de comorbidades (principalmente depressão com altos índices de desesperança), uso de substâncias, alta hospitalar recente, perda de suporte no tratamento e eventos estressores (p. ex., interpessoais, financeiros). Em adolescentes, o desajuste na interação e no funcionamento familiar é um fator importante.

Alguns fatores podem diminuir o risco, como habilidades de *coping* para crises, habilidades para resolução de problemas (p. ex., flexibilidade em reconhecer alternativas), neurolépticos típicos ou atípicos em dose baixa, novas forma de suporte (p. ex., nova terapia) e internação hospitalar, apesar de esta última ser considerada como último recurso.

Outros fatores que podem ser considerados são a presença de comorbidades com traços ou TPA, bulimia, gravidade do TPB, impulsividade, agressividade e hostilidade[27,28].

OUTROS TRANSTORNOS DE PERSONALIDADE *CLUSTER* B

Vários estudos encontraram uma relação entre diagnóstico de TPA e suicídio. Os fatores que estão responsáveis por essa associação são traços de temperamentais (alta emotividade negativa e impulsividade) e uso de substâncias[29].

É importante lembrar que o conceito de TPA é diferente do de psicopatia, apesar de estarem relacionados. Hervey Cleckley descreveu que indivíduos psicopatas raramente cometem suicídio[30]. Posteriormente, Robert Hare estendeu os estudos de seu predecessor e desenvolveu a PCL (*Psychopath Checklist*) e a PCL-R (versão revisada), o que possibilitou estudos empíricos[31]. Um estudo mostrou que o fator 2 da psicopatia (p. ex., comportamento antissocial, pouco controle dos impulsos, irresponsabilidade) é significativamente relacionado ao suicídio. A mesma relação não se observa no fator 1, também chamado de

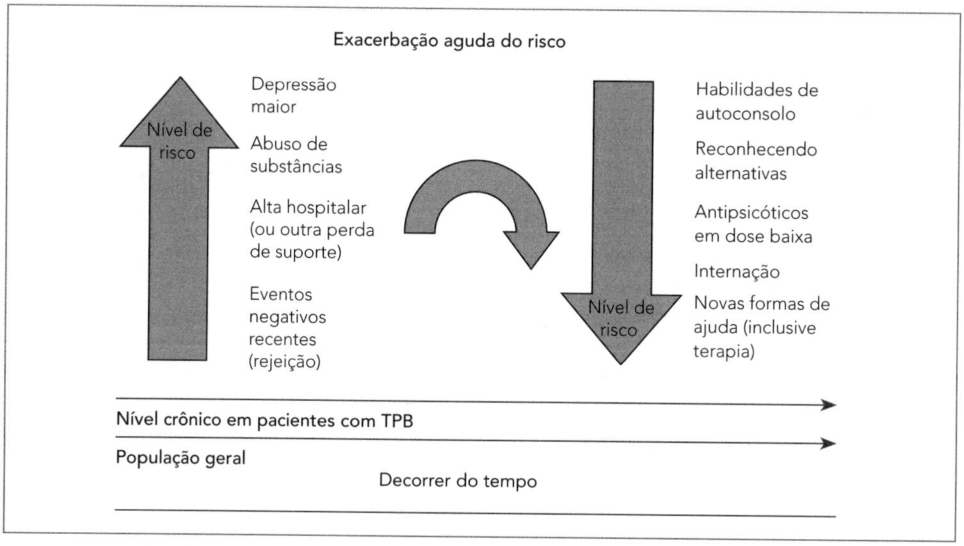

FIGURA 2 Agudização do risco crônico de suicídio. Fonte: adaptada de Gunderson e Links, 2018[37]. Nota: em pacientes com transtorno de personalidade *borderline* (TPB), o nível crônico agudizado do risco de suicídio (flecha curva) pode mudar mais rapidamente do que na população geral e será modificado por vários fatores que podem causar (flecha para cima) e vários fatores que podem reduzir (flecha para baixo) uma exacerbação aguda do risco.

desapego emocional (p. ex., charme superficial, manipulação, ausência de remorso, falta de empatia)[29].

Indivíduos com TPN também apresentam risco de suicídio. Perda de *status*, depressão e uso de substâncias são fatores de risco. Porém, é importante dizer que alguns desses pacientes tentam o suicídio na ausência de depressão maior, já que as tentativas podem ocorrer durante flutuações de autoestima e em situações de "lesão narcísica." É importante lembrar que alguns desses pacientes apresentam ideação crônica que os "defende" de falhas, ameaças à autoestima e sentimentos insuportáveis, o que dificulta a avaliação e conduta.

TRANSTORNOS DE PERSONALIDADE DOS *CLUSTERS* A E C

A evidência para risco de suicídio entre os indivíduos com transtorno de personalidade dos *clusters* A e C são poucas[17]. É importante considerar a presença de comorbidades, que é muito frequente em pacientes com transtorno de personalidade em geral. Pacientes do *cluster* A têm maior risco de episódios psicóticos, sejam breves ou até que evoluem para a psicose crônica. Assim, é importante avaliar se há delírios ou outros sintomas psicóticos. Os pacientes com *cluster* C têm maior risco quando estão em um episódio depressivo, sendo essencial avaliar estes sintomas nesse contexto.

MECANISMOS PSICOLÓGICOS PARA O COMPORTAMENTO SUICIDA NO TPB

Existem alguns modelos que tentam compreender e explicar o comportamento suicida em pacientes com TPB. Vamos citar dois deles, o da hipersensibilidade interpessoal e o biossocial. É importante lembrar que o comportamento suicida é multifatorial e existem diversos fatores de risco independentemente do contexto nosológico, considerando aspectos biológicos, familiares, psicológicos e ambientais[32].

Existem outros modelos para os TP, tais como o do tratamento baseado na mentalização[33] e modelos para explicar o comportamento suicida em pacientes narcísicos[34].

MODELO DA COERÊNCIA INTERPESSOAL

Desenvolvido por John Gunderson, esse modelo é influenciado por teorias psicodinâmicas, teoria do apego e de estudos mais recentes relacionados ao TPB. Os pacientes desenvolvem os sintomas após estressores interpessoais (p. ex., crítica, abandono). Ao longo de um *continuum* de conexão-desconexão, esses pacientes podem desenvolver sintomas mais graves na medida em que de desconectam emocionalmente das pessoas ao seu redor. Assim, frente a um estressor interpessoal, como rejeição, os pacientes ficam ameaçados e apresentam ansiedade, raiva e autolesão sem intenção suicida. Se não houver suporte de outra pessoa (p. ex., clínico, familiar) ou ocorrerem outros estressores, os pacientes podem desenvolver sintomas mais graves como dissociação, psicose e até comportamentos suicidas graves, em uma espécie de cascata de desconexão interpessoal rumo ao suicídio. Veja a Figura 3.

TEORIA BIOSSOCIAL

A teoria biossocial, desenvolvida por Marsha Linehan, integra diversas variáveis biológicas e ambientais para explicar o desenvolvimento do TPB e os seus sintomas. A explicação desse modelo está além do escopo deste capítulo. Brevemente, os pacientes com TPB apresentam uma vulnerabilidade temperamental nos âmbitos emocionais e de controle dos impulsos. Ao longo do desenvolvimento, transações recíprocas entre o

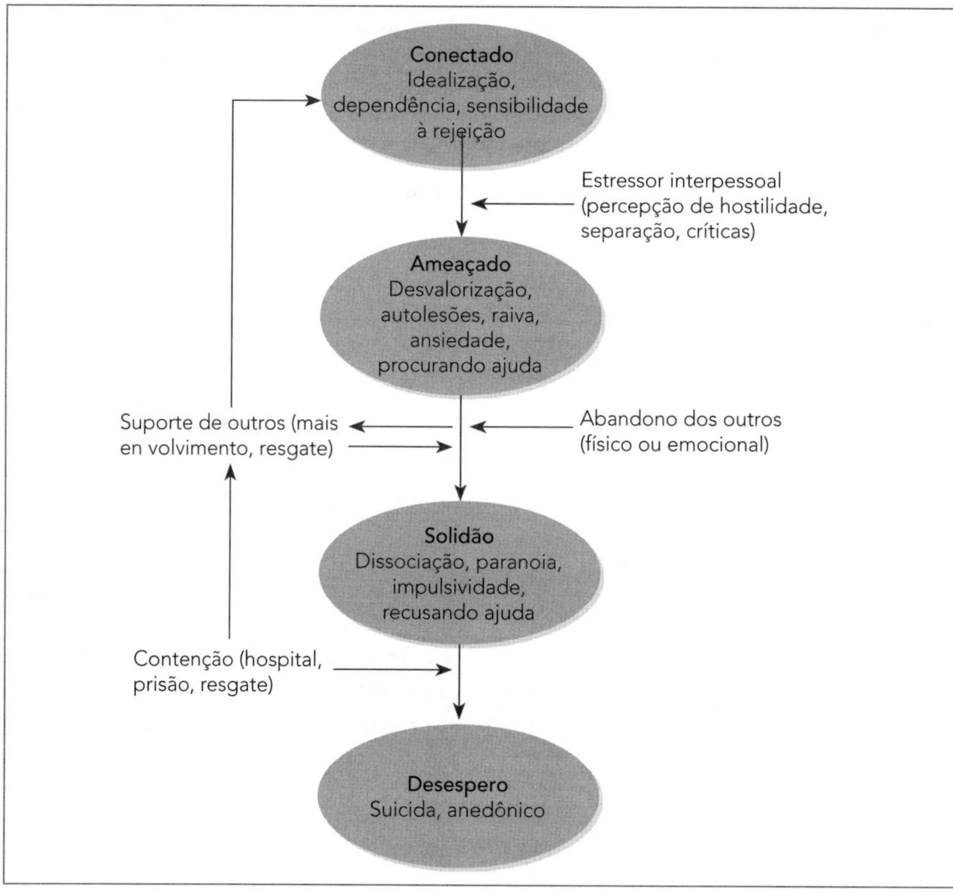

FIGURA 3 Modelo da hipersensibilidade Interpessoal. Fonte: Gunderson e Links, 2018[37].

ambiente e as vulnerabilidades potencializam a desregulação emocional e o descontrole comportamental[35]. Nesse contexto, os pacientes não aprendem formas adaptativas de regulação das emoções e do comportamento. Assim, o comportamento suicida é aprendido como uma forma de lidar com o sofrimento agudo e é, portanto, uma consequência de um déficit de habilidades[36].

AVALIAÇÃO E MANEJO CLÍNICO GERAL

A avaliação de comportamentos suicidas pode variar de acordo com o tratamento baseado em evidência para o transtorno de personalidade. Vamos mostrar resumidamente o modelo generalista baseado no bom manejo clínico ou GPM (*good psychiatric management*). Outra nota importante é que vamos considerar em maior profundidade comportamentos relativos aos TP, e não às comorbidades que podem estar presentes, como depressão, transtornos alimentares, uso de substâncias, psicose ou transtorno afetivo bipolar. Para esses casos, o leitor deve também seguir as orientações de acordo com cada patologia específica.

A avaliação começa considerando o comportamento em si de forma respeitosa e não reativa, sem assumir que o comportamento é "manipulativo", mas tentando de forma curiosa entender os fatos que fizeram com que o paciente reagisse daquela forma (i.e., pensamentos, ameaças, ideação, tentativa de suicídio etc.). Nesse momento, é importante ter uma postura de suporte e de não julgamento.

Depois desse primeiro passo, é importante analisar o quão perigoso é o comportamento. Ou seja, avaliar a propensão ao suicídio e os fatores de risco imediatos. O modelo de risco crônico agudizado é útil nesse momento (veja a Figura 2). A tentativa mais grave pode ser usada para estimar o risco crônico[27].

Nessa etapa, o mais importante é diferenciar as autolesões não suicidas do comportamento suicida[37]. Interpretar esses comportamentos como suicidas pode reforçar esse comportamento e o uso de ameaças suicidas. Por outro lado, se houver indiferença ou hostilidade do clínico, o risco de suicídio pode escalonar.

O contexto em que esses comportamentos ocorrem é geralmente interpessoal (Figura 3). Assim, é importante reconstruir os fatos e as reações do paciente que levaram ao comportamento. Em GPM, isso é chamado de análise em cadeia interpessoal[38], reforçando a importância das relações interpessoais.

É possível que o clínico, mesmo na abordagem inicial, observe uma diminuição da propensão ao suicídio apenas com a escuta e o suporte. O paciente pode evoluir de uma ideação de suicídio ambivalente para pedir ajuda para se tratar, por exemplo. É importante salientar que isso não finaliza a intervenção, mas é apenas um sinal de diminuição do risco.

Após analisar os fatos que levaram ao comportamento suicida e os fatores de risco, o clínico pode envolver o paciente de forma colaborativa sobre como lidar com o problema de outra forma que não o suicídio ou a autolesão. Muitos pacientes podem protestar, mas, mesmo assim, pacientes com TP devem ser parceiros no tratamento, e isso estimula o autoagenciamento. Estratégias úteis para envolver o paciente são a psicoeducação (p. ex., sobre como esses comportamentos surgem após um estressor interpessoal ou sobre diagnóstico – se viável) e a construção de um plano de crise em conjunto. Sobre o plano de crise, construímos ele em conjunto e envolvendo o paciente de envolvendo o paciente como um agente ativo para redução do risco. O primeiro passo é revisar crises do paciente, procurando por sinais de alarmes anteriores ao desenvolvimento da crise. Em seguida, são selecionadas estratégias de enfrentamento para se acalmar, conectar-se às pessoas e pedir ajuda. Veja um exemplo no Quadro 1. (Observe que este plano se refere a um caso clínico. Foram consideradas informações específicas do caso para construí-lo. Assim, este plano não deve ser reproduzido de forma automática e "dada" ao paciente.)

A decisão de internar ou não deve ser feita de forma cautelosa e é uma estratégia para situações de alto risco[17,37]. O clínico deve usar seu julgamento clínico, pesando os benefícios (p. ex., segurança) e os riscos (p. ex., ganhos secundários, esquiva) da conduta. Muitas vezes, pacientes vão ao pronto-socorro (PS), que são locais lotados e não preparados para pacientes com TP. Mesmo assim, a ideação suicida pode remitir ou diminuir após horas de PS, de modo que o paciente possa receber alta com acompanhante bem orientado. Assim, o paciente pode voltar ao tratamento ambulatorial, onde irá abordar os seus problemas no contexto de sua vida real e não em um ambiente estruturado e com suporte excessivo, como o de uma enfermaria psiquiátrica[38].

A comunicação entre o clínico (psiquiatra ou terapeuta) e a equipe do PS pode diminuir hospitalizações desnecessárias e a adição de medicamentos que não ajudariam no tratamento[38]. Infelizmente, a efetividade das medicações para o tratamento de TP é no máxi-

QUADRO 1 Exemplo de plano de crise

Plano de segurança
Passo 1: sinais de alerta ▪ Sensação de pânico. ▪ Sensação de falta de ar; desejo de sair de onde estiver. ▪ Desejo de tomar medicação ou bebida.
Passo 2: enfrentamento utilizando distração ou estratégias tranquilizadoras. ▪ Acariciar o meu cachorro.
Passo 3: situações sociais ou pessoas que podem ajudar a me distrair. ▪ Há duas amigas que podem ser úteis.
Passo 4: pessoas para as quais posso pedir ajuda. (Observe se uma pessoa não é útil quando você estiver em uma crise) ▪ Não peça ajuda à minha mãe durante uma crise.
Passo 5: profissionais ou atendimento telefônico que posso contatar durante uma crise. ▪ Atendimento telefônico do Centro de Valorização à Vida (CVV). ▪ Lista Outros a ser completada como tarefa de casa.
Passo 6: Fazer com que o ambiente fique mais seguro. ▪ Trancar minhas medicações para que não estejam facilmente disponíveis.

Fonte: Gunderson e Links, 2018[37].

QUADRO 2 Princípios do manejo de segurança do paciente com transtorno de personalidade *borderline*

Demonstre preocupação, não ignore.
Avalie o comportamento e o risco suicida.
Faça um plano de segurança.
Convide o paciente para te contar de que forma você poderia ajudar.
Escolha o nível adequado de cuidado: interne com relutância.
Esclareça os precipitantes (eventos interpessoais).
Seja claro sobre seus limites: não aja com onipotência ou onipresença.
Pense se o tratamento está funcionado ou não.
Envolva colegas na discussão desse tópico.
Envolva os familiares.

Fonte: Croci et al., 2021[38].

mo modesta[37]. Há vários problemas em prescrever medicações para esses pacientes (p. ex., passar a ideia de que as medicações irão resolver seu problema e efeitos colaterais). Pela psicoeducação, é possível abordar esse assunto, sobre os prós e contras das medicações. Em contexto de crises, não é recomendado mudança da prescrição de uso contínuo, a não ser em situações de exceção. Se mesmo assim a prescrição de um medicamento for necessária, é preciso evitar medicações como benzodiazepínicos, que podem causar desinibição nesses pacientes, além do problema de dependência no longo prazo. Para esse fim (crises), é possível utilizar por um curto espaço de tempo (p. ex., uma semana) medicamentos sedativos, como antipsicóticos em baixa dose (p. ex., haloperidol, clorpromazina, risperidona, quetiapina, olanzapina) ou anti-histamínicos (p. ex., prometazina) até a próxima avaliação.

O envolvimento de familiares é essencial para dados mais objetivos, além de auxiliarem no suporte, no plano de crise e na diminuição de acesso a meios letais. Em casos de adolescentes, a participação da família é ainda mais importante[38]. A consultoria ou supervisão com colegas é útil como forma de compreensão do caso sob outras perspectivas e de regulação da ansiedade do próprio clínico[37,38].

Por fim, a documentação cautelosa em prontuário de todos esses processos é importante, como forma de mitigar riscos legais aos clínicos[38]. Veja o Quadro 2 com o resumo dos princípios para o manejo de segurança para esses pacientes.

TRATAMENTO AMBULATORIAL

Diversos tratamentos baseados em evidência demonstraram a redução do comportamento suicida e de autolesões em pacientes com transtorno de personalidade *borderline*. A terapia comportamental dialética (DBT) é o tratamento mais validado empiricamente[15]. Outros tratamentos desenvolvidos e que demonstraram resultado são o tratamento baseado na mentalização (MBT), a terapia focada na transferência (TFP), o bom manejo clínico (GPM), a terapia focada no esquema (SFT) e o treinamento de sistemas para previsibilidade emocional e resolução de problemas (STEPPS)[39]. São tratamentos que não focam apenas no suicídio, mas em vários aspectos psicológicos e comportamentais. A seguir, uma comparação entre os principais tratamentos disponíveis (Tabela 1). Detalhar como funcionam esses tratamentos está além do escopo deste capítulo. Para mais informações, consulte as referências 34, 37, 42-46.

PSIQUIATRIA E CULTURA

Livros

- *Garota, interrompida*, de Susana Kaysen. Única; 2013.
- *Beyond borderline: true stories of recovery from borderline personality*, de John G. Gunderson, Perry D. Hoffmann. New Harbinger Publications; 2016.
- *The culture of narcissism: american life in an age of diminishing expectations*, de Christopher Lasch. W. W. Norton & Company; 2018.

TABELA 1 Acordos do tratamento

	DBT	MBT	TFP	GPM
Objetivos	"Sair do inferno" Efetividade Construir uma vida que valha a pena	Estabilizar a mentalização e o sistema de apego	Integrar relações objetais cindidas Conquistar a posição depressiva (i.e., capacidade de tolerar a perda de objetos ideais)	Autonomia Trabalho primeiro, depois relacionamentos amorosos
Prioridades	Comportamento suicida Comportamentos que interferem no tratamento Comportamentos que interferem na qualidade de vida	Foco afetivo interpessoal	Transferência Relações objetais cindidas (*Split*)	Foco nas interações interpessoais e seus efeitos
Manejo do comportamento suicida	Cartão diário Análise em cadeia	Análise em cadeia\	Interpretação dos motivos e distorções	Avaliação de risco Análise em cadeia
Disponibilidade entre sessões	+++	+	-	++
Plano de crise	Uso de habilidades de forma independente Depois, coaching Objetivo de minimizar uso de PA	Horário comercial = *time* de mentalização de plantão Outros horários: PA	Uso do PA	Algoritmo de contato entre sessões ou plano de crise

DBT: terapia comportamental dialética; MBT: tratamento baseado na mentalização; TFP: terapia focada na transferência; GPM: bom manejo clínico; PA: Pronto atendimento. Fonte: Choi-Kain et al., 2016[40].

- *Sem consciência: o mundo perturbador dos psicopatas que vivem entre nós*, de Richard D. Hare. Artmed; 2012.

Filmes

- *Garota, interrompida;* direção: James Mangold (1999).
  A personagem Susana Kaysen apresenta TPB e a personagem Lisa Rowe tem traços antissociais marcantes.
- *Psicopata americano;* direção: Mary Harron (2000).
  O personagem Patrick Bateman apresenta características de TPN.
- *Sobre meus lábios;* direção: Jacques Audiard (2001).
  Os personagens Carla Behn e Paul Angeli têm TPN.
- *Aos treze;* direção: Catherine Hardwicke (2003).
  A personagem Tracy apresenta sintomas de TPB.

REFERÊNCIAS BIBLIOGRÁFICAS

1. American Psychiatric Association. DSM-5 American Psychiatric Association. Diagnostic and statistical manual of mental disorders. Arlington: American Psychiatric Publishing; 2013.
2. Gunderson JG, Stout RL, McGlashan TH, Shea MT, Morey LC, Grilo CM, et al. Ten-year course of borderline personality disorder: psychopathology and function from the collaborative longitudinal personality disorders study. Arch Gen Psychiatry. 2011; 68(8):827-37.
3. Hong V. Borderline personality disorder in the emergency department. Harv Rev Psychiatry. 2016;24(5): 357-66.
4. Paris J. Understanding Self-mutilation in Borderline Personality Disorder. Harv Rev Psychiatry. 2005; 13(3):179-85.
5. Gunderson JG. Borderline personality disorder: a clinical guide. 2.ed. Washington: American Psychiatric Publishing; 2008.
6. M. Linehan M, L. Rizvi S, Welch SS, Page B. Psychiatric aspects of suicidal behaviour: personality disorders. In: The International handbook of suicide and attempted suicide. West Sussex: John Wiley & Sons; p. 147-78. Disponível em: http://doi.wiley.com/10.1002/9780470698976.ch10.
7. Gunderson JG, Links P. Handbook of good psycwhiatric management for borderline personality disorder. Washington: American Psychiatric Association Publishing; 2014.
8. Huang Y, Kotov R, de Girolamo G, Preti A, Angermeyer M, Benjet C, et al. DSM–IV personality disorders in the WHO World Mental Health Surveys. Br J Psychiatry. 2009;195(1):46-53.
9. Henriksson MM, Aro HM, Marttunen MJ, Heikkinen ME, Isometsa ET, Kuoppasalmi KI, et al. Mental disorders and comorbidity in suicide. Am J Psychiatry. 1993;150(6):935-40.
10. Too LS, Spittal MJ, Bugeja L, Reifels L, Butterworth P, Pirkis J. The association between mental disorders and suicide: a systematic review and meta-analysis of record linkage studies. J Affect Disord. 2019; 259:302-13.
11. Chesney E, Goodwin GM, Fazel S. Risks of all-cause and suicide mortality in mental disorders: a meta-review. World Psychiatry. 2014;13(2): 153-60.
12. Pompili M, Girardi P, Ruberto A, Tatarelli R. Suicide in borderline personality disorder: a meta-analysis. Nord J Psychiatry. 2005;59(5):319-24.
13. Paris J. Chronic suicidality among patients with borderline personality disorder. Psychiatr Serv. 2002;53(6):738-42.
14. Paris J, Zweig-Frank H. A 27-year follow-up of patients with borderline personality disorder. Compr Psychiatry. 2001;42(6):482-7.
15. Paris J. Suicidality in borderline personality disorder. Medicina (B Aires) . 2019;55(6):223.
16. Maddocks PD. A five year follow-up of untreated psychopaths. Br J Psychiatry. 1970;116 (534):511-5.
17. Zaheer J, Links PS, Liu E. Assessment and emergency management of suicidality in personality disorders. Psychiatr Clin North Am. 2008;31(3): 527-43.
18. Frances A, Fyer M, Clarkin J. Personality and Suicide. Ann N Y Acad Sci. 1986;487(1 Psychobiology): 281-95.
19. Ronningstam E. NPD Basic: A brief overview of identifying, diagnosing and treating narcissistic personality disorder [internet].2016. Disponível em: https://www.borderlinepersonalitydisorder.org/wp-content/uploads/2013/11/NPD-Basic-Second-Edition-In-Print-03-2016.pdf
20. Stone MH. Long-Term Follow-Up of Narcissistic/Borderline Patients. Psychiatr Clin North Am. 1989;12(3):621-41.

21. Coleman D, Lawrence R, Parekh A, Galfalvy H, Blasco-Fontecilla H, Brent DA, et al. Narcissistic Personality Disorder and suicidal behavior in mood disorders. J Psychiatr Res. 2017;85:24-8.
22. Brown RC, Plener PL. Non-suicidal self-injury in adolescence. Curr Psychiatry Rep. 2017; 19(3):20.
23. Swannell S V., Martin GE, Page A, Hasking P, St John NJ. Prevalence of nonsuicidal selfinjury in nonclinical samples: systematic review, meta-analysis and meta-regression. Suicide Life-Threatening Behav. 2014;44(3):273-303.
24. Kreitman N. Reflections on the management of parasuicide. Br J Psychiatry. 1979;135(3):275-7.
25. Chioqueta AP, Stiles TC. Assessing suicide risk in cluster C personality disorders. Crisis. 2004;25(3): 128-33.
26. Kolla NJ, Eisenberg H, Links PS. Epidemiology, risk factors, and psychopharmacological management of suicidal behavior in borderline personality disorder. Arch Suicide Res. 2008;12(1):1-19.
27. Links PS, Gould B, Ratnayake R. Assessing suicidal youth with antisocial, borderline, or narcissistic personality disorder. Can J Psychiatry. 2003;48(5): 301-10.
28. Soloff PH, Lis JA, Kelly T, Cornelius J, Ulrich R. Risk factors for suicidal behavior in borderline personality disorder. Am J Psychiatry. 1994; 151(9):1316-23.
29. Verona E, Patrick CJ, Joiner TE. Psychopathy, antisocial personality, and suicide risk. J Abnorm Psychol. 2001;110(3):462-70.
30. Cleckley H. Tha Mask of sanity: an attempt to clarify some issues about the so-called psychopathic personality. 5.ed. William a Dolan.1988;358-9.
31. Vien A, Beech AR. Psychopathy. Trauma, Violence, Abus. 2006;7(3):155-74.
32. Fazel S, Runeson B. Suicide. Ropper AH, editor. N Engl J Med. 2020;382(3):266-74.
33. Allen JG, Fonagy P. Handbook of mentalization-based treatment. Handbook of mentalization-based treatment; 2008. p.1-340.
34. Choi-Kain LW, Gunderson JG. Applications of good psychiatric management for borderline personality disorder: a pratical guide. Choi-Kain LW, Gunderson JG (eds.). Washington: American Psychiatric Association Publishing; 2019.
35. Crowell SE, Beauchaine TP, Linehan MM. A biosocial developmental model of borderline personality: elaborating and extending Linehan's theory. Psychol Bull.2009;135(3):495-510.
36. Brown M. Linehan's theory of suicidal behavior: theory, research, and dialectical behavior therapy. Cognition. Ellis T (ed.). Washington: American Psychological Association; 2006.
37. Gunderson JG, Links PS. Manual do bom manejo clínico para transtorno de personalidade borderline. 1.ed. São Paulo: Hogrefe; 2018.
38. Croci M, Brañas M, Martinho Jr E. Managing suicidality and nonsuicidal self-injury. In: Choi-Kain LW, Sharp C (eds.). Handbook of good psychiatric management for adolescents with borderline personality disorder. Washington: American Psychiatric Pub.; 2021.
39. Choi-Kain LW, Finch EF, Masland SR, Jenkins JA, Unruh BT. What works in the treatment of borderline personality disorder. Curr Behav Neurosci Reports. 2017;4(1):21-30.
40. Choi-Kain LW, Albert EB, Gunderson JG. Evidence-based treatments for borderline personality disorder. Harv Rev Psychiatry. 2016;24(5): 342-56.
41. Kleindienst N, Bohus M, Ludäscher P, Limberger MF, Kuenkele K, Ebner-Priemer UW, et al. Motives for nonsuicidal self-injury among women with borderline personality disorder. J Nerv Ment Dis. 2008;196(3):230-6.
42. Brañas MJAA, Croci MS, Ribeiro JCS, Martinho Junior E. Tratamento dos transtornos de personalidade. In: Miguel EC, Lafer B, Elkis H, Forlenza OV (eds.). Clínica psiquiátrica, vol. 3 – A terapêutica psiquiátrica. 2.ed. Barueri: Manole, 2021. p.954-962.
43. Dornelles VG, Brañas MJAA, Croci MS, Martinho Junior E. Terapia comportamental dialética. In: Miguel EC, Lafer B, Elkis H, Forlenza OV (eds.). Clínica psiquiátrica, vol. 3 – A terapêutica psiquiátrica. 2.ed. Barueri: Manole, 2021. p.279-287.
44. Linehan MM. Cognitive-behavioral treatment of borderline personality disorder. In: Cognitive-behavioral treatment of borderline personality disorder. 1993. Disponível em: https://doi.org/10.1017/CBO9781107415324.004
45. Bateman A, Fonagy P. Mentalization-based treatment for personality disorders: a practical guide. Oxford University Press, 2016.
46. Choi-kain LW, Sharp C (eds.). Handbook of good psychiatric management for adolescents with borderline personality disorder. Washington: American Psychiatric Association, 2021.

38

Suicídio e uso de substâncias psicoativas

Fabio Carezzato
Patricia Brunfentrinker Hochgraf

PONTOS-CHAVE

- O uso de substâncias psicoativas está associado a maior risco de suicídio, podendo ser fator predisponente ou gatilho.
- As características de personalidade de pessoas dependentes químicas se sobrepõem a traços de maior risco ao suicídio, principalmente ligados à impulsividade.
- Para prevenção de suicídio é importante investigar o uso de drogas em pacientes com histórico ou risco de tentativas, assim como abordar a ideação suicida em dependentes químicos.

INTRODUÇÃO E EPIDEMIOLOGIA

O uso de substâncias é um comportamento prevalente no mundo. Estima-se que 43% da população mundial fez uso de álcool em 2016[1] e 271 milhões de pessoas fizeram uso de drogas ilícitas e medicações não prescritas no ano de 2017[2]. Nos Estados Unidos, a terceira sondagem do National Epidemiologic Survey on Alcohol and Related Conditions (NESARC) apontou para uma prevalência de transtornos relacionados ao uso de álcool de 17,4% entre homens e 10,5% entre mulheres[3], e de 4,9% e 3% para transtornos relacionados a outras drogas, respectivamente.

Já no Brasil encontramos estatística semelhante em relação ao álcool, estimando-se 43,1% de usuários em 2015. O mesmo estudo aponta 4,9 milhões de consumidores de substâncias ilícitas no Brasil[4]. O II Levantamento Nacional de Álcool e Drogas apontou que 13,6% dos homens e 3,6% das mulheres seriam dependentes de álcool no Brasil[5].

Existe uma correlação importante entre o consumo de drogas e o suicídio. Comparado com a população geral, pessoas com transtornos relacionados ao álcool têm 8 a 10 vezes mais chance de morrer por suicídio, independentemente de outros transtornos psiquiátricos, e usuários de droga injetável apresentam esse risco aumentado em 14 vezes[6,7]. Também se observa uma grande influência de gênero, sendo mulheres alcoolistas 17 vezes mais propensas a morrer de suicídio, e mulheres usuárias de drogas com tentativas prévias chegam a ter um risco 84 vezes maior que a população geral[6]. Além disso, 40% das pessoas procurando tratamento para dependência química apresentam histórico de tentativas de suicídio (TS)[8].

Discriminando melhor essa correlação, uma metanálise mostra uma forte relação tanto com a ideação suicida (IS) quanto com TS e com morte por suicídio. Ainda verifica que o uso de todas as drogas foi importante preditor de suicídio[9].

Um estudo nacional mostrou que no Brasil também se repetia uma forte relação entre uso de substâncias e suicídio, mesmo ajustando as características sociodemográficas, uso de tabaco, história familiar de suicídio e depressão. Encontrou-se uma prevalência de IS de 20,8% e de TS de 16,5% entre pessoas com transtornos por uso de álcool; prevalência de 31,5% de IS e 16,5% de TS entre usuários de *cannabis*; e prevalência de 40% de IS e 20,8% de TS entre usuários de cocaína[10].

Em relação ao tabaco, diversos estudos encontraram correlação entre dependência dessa substância e suicídio[11-13]. Porém, existe uma grande sobreposição entre esse transtorno e outros fatores relacionados ao suicídio, sendo importante ressaltar que correlação não significa causalidade. Frente a essa questão, um estudo[14] observou que o risco de suicídio em pessoas com diagnóstico de transtornos relacionados ao uso de tabaco cai de 1,8 para 1,3 vez maior em relação à população geral quando descartados fatores como presença de outras comorbidades psiquiátricas e idade. O achado do risco aumentado foi discutido nesse artigo como sendo proveniente de três possibilidades: seria um resultado espúrio, fruto da associação com outros fatores estudados no artigo, como comorbidades psiquiátricas, vista a redução importante do risco após ajuste; como ainda permaneceu um risco relativo aumentado e com significância estatística, outra hipótese é que algum outro fator não levantado para o estudo, como impulsividade, e que esteja tanto associado ao tabagismo como ao suicídio seja responsável por esse número; ou que esse risco aumentado seja explicado por conta de menores níveis de monoamina oxidase (MAO) associados ao uso presente de tabaco, fator que é associado também a risco de suicídio.

Já o uso de substâncias psicodélicas clássicas como LSD, psilocibina e mescalina, apesar de durante a intoxicação poder acrescentar um risco para acidentes e eventos adversos, não tem associação com suicídio. Um grande estudo populacional norte-americano com 130 mil participantes, sendo 19.299 usuários de psicodélicos, não observou nenhuma associação entre uso de psicodélicos na vida e maior risco para ansiedade, depressão, ideação ou comportamento suicidas no ano anterior. Pelo contrário, o uso de psicodélicos na vida foi associado com menor chance de internação psiquiátrica[15].

Ressalta-se que o uso de substâncias é um fator de risco potencialmente modificável para prevenir o suicídio. Por isso, o campo de uso de substâncias é considerado um foco de atenção no esforço global de prevenção ao suicídio[16].

MECANISMOS

Várias hipóteses e teorias tentam explicar a relação entre uso de substâncias e suicídio, por exemplo[16]:

- Teoria biológica: postula que o uso de substâncias representa uma vulnerabilidade e predisposição ao suicídio. Nesse modelo, eventos estressantes, como um episódio depressivo ou uma relação problemática, encontrariam um terreno sensível e mais facilmente atuariam como gatilho para o suicídio.

- Teoria sociológica: sugere que o risco para suicídio é inversamente relacionado com o grau de integração e regulação social. O uso de substâncias pode afetar negativamente as relações sociais e isso, por sua vez, predisporia ao suicídio.
- Teoria interpessoal: a experiência simultânea de baixa sensação de pertencimento e alta percepção de sobrecarga afetaria a vulnerabilidade ao suicídio.
- Teoria socioepidemiológica: reforça a ideia de que o suicídio depende não somente das experiências pessoais como também da interação com fatores culturais, econômicos, sociais e ambientais.

De modo geral, assim como proposto pelo modelo de Conner e Duberstein[17], encontramos dois aspectos importantes na TS: a predisposição e o gatilho. O uso de drogas pode participar em ambas as categorias.

O transtorno relacionado ao uso de substâncias é caracterizado principalmente por um uso crônico que acarreta problemas em diversas áreas. Leva a uma perda de funcionalidade, com prejuízo nas tarefas da vida diária, nos compromissos profissionais e/ou acadêmicos e nas relações interpessoais. Em geral, observa-se um estreitamento do repertório e uma perda de laços sociais. Isto pode provocar sensações de não ter controle sobre seu comportamento, de fracasso em diferentes esferas da vida e de isolamento social, funcionando como um fator predisponente ao suicídio.

Por outro lado, a intoxicação aguda pelo uso de drogas diminui a capacidade de tomada de decisão, pode aumentar a impulsividade e traz alterações cognitivas que dificultam ao indivíduo utilizar estratégias para lidar com sua angústia. Também pode levar a eventos estressores, como *bad trips* ou expô-lo a situações de risco, além de tornar a pessoa mais agressiva. Nesse caso, o uso de substância estaria agindo como um precipitador da tentativa.

Outro ponto é que o uso de drogas em grande quantidade pode ser um mecanismo de suicídio, sendo importante diferenciar essa situação de uma overdose sem o intuito de morrer.

Apesar disso, percebemos que a principal relação entre uso de substâncias e suicídio é a sobreposição de condições psiquiátricas e psicossociais comuns tanto ao comportamento de consumo de drogas quanto à tentativa de acabar com a própria vida.

COMORBIDADES PSIQUIÁTRICAS

Uma importante associação entre o uso de substâncias psicoativas e o suicídio é a co-ocorrência de ambos os comportamentos em outros transtornos psiquiátricos. A comorbidade de transtorno relacionado ao uso de drogas com outras doenças psiquiátricas aumenta tanto o risco de TS como o de suicídio completo[18].

Em relação aos transtornos de humor, é comum a associação de uso de álcool em pacientes com quadros depressivos. O uso de álcool pode tanto ser um dos fatores que levam a um quadro depressivo como uma consequência desse transtorno, inclusive muitas vezes é usado como automedicação. Um estudo de Sher et al.[19] observou que pacientes deprimidos alcoolistas apresentavam maior IS, agressividade e impulsividade que outros pacientes com esse transtorno de humor e sem problemas por uso de álcool. Já uma consistente metanálise de 2014 encontrou:

- Uma associação positiva entre indivíduos com transtornos de humor e uso de álcool e drogas com TS independentemente da idade e do gênero.
- A associação positiva ocorreu tanto para transtornos por uso de álcool quanto para transtornos por uso de drogas e tanto para abuso quanto para dependência.

- Quanto mais longa for a história de problemas por uso de álcool e/ou drogas em bipolares mais forte é a relação com TS[20].

Da mesma maneira, o uso de substâncias está estreitamente ligado a episódios de mania em transtornos afetivos bipolares (TAB), podendo servir como gatilho, mas, mais comumente, encontrando-se um consumo exacerbado relacionado à desinibição típica desse quadro.

Um estudo norte-americano verificou que indivíduos que se automedicam com álcool e drogas para qualquer transtorno de ansiedade têm uma probabilidade aumentada de IS e TS mesmo controlando as variáveis sociodemográficas e de diagnóstico. Viram ainda que a prevalência de automedicação para cada quadro de ansiedade variava de 7,9 a 35,6%, sendo a prevalência maior para ansiedade generalizada. Outro dado interessante é que mesmo aqueles indivíduos que se automedicam com quantidades moderadas de álcool e drogas, ou seja, que não preenchem critérios diagnósticos para transtornos por uso de álcool e drogas também têm taxas mais altas de IS e TS que indivíduos que não se automedicam[21].

O uso de drogas também é comum em transtornos psicóticos. As substâncias psicoativas podem ser um fator precipitador de surtos psicóticos, situação de risco para suicídio. Também existe uma maior prevalência de uso de substâncias nessa população[22]. Porém, a associação de esquizofrenia e adicção com suicídio é menor que nos transtornos de humor[8].

Outro grupo de diagnósticos que vale citar são os transtornos de personalidade, em especial os do cluster B. Nesses casos, há uma grande sobreposição de traços de personalidade tanto com abuso de substâncias quanto com TS. Tais pacientes costumam ter baixa tolerância à frustração, repertório restrito para lidar com a angústia, grande impulsividade e uma dificuldade em calcular riscos. Essas características tornam essa população bastante vulnerável ao suicídio e, também, ao uso problemático de drogas[7].

Considerando os transtornos alimentares, a coexistência de abuso de substâncias também aumenta o risco de suicídio. Em anoréxicas do subtipo restritivo, essa associação é mais significativa, sendo que no subtipo purgativo, nas bulimias e nos transtornos de comer compulsivo tal associação não é tão clara, apesar de clinicamente tais pacientes em geral apresentarem personalidade mais impulsiva[23].

Por fim, outro quadro que apresenta altas taxas de suicídio e também comorbidade com transtornos relacionados ao uso de substâncias é o transtorno de estresse pós-traumático (TEPT). Apesar de pacientes com TEPT apresentarem chance significativamente maior de suicídio, mesmo quando controlado para todas as comorbidades psiquiátricas e sociodemográficas, a comorbidade com alcoolismo aumenta em seis vezes esse risco[24,25].

Seja qual for a comorbidade psiquiátrica que acompanha os transtornos por uso de substâncias, o tratamento conjunto e multidisciplinar das várias patologias tem melhores e mais consistentes benefícios na prevenção do suicídio[20].

FATORES PSICOSSOCIAIS

Além das comorbidades psiquiátricas, existem diversos fatores psicossociais que predispõem tanto ao uso problemático de drogas quanto ao suicídio. Eventos como términos de relacionamento, conflitos familiares, problemas financeiros e desemprego estão mais associados com suicídios de alcoolistas do que de não alcoolistas[8]. Na mesma linha, Conner et al.[26] demonstraram que os alcoolistas são mais vulneráveis às tentativas de suicídio logo após serem submetidos a eventos interpessoais estressantes como separação, demissão etc.

Condições socioeconômicas precárias são identificadas como fator de risco para suicídio, sendo a prevalência de suicídio nas classes mais baixas mais frequente que no resto da população. Também há uma relação direta entre essas condições e a dependência química, sendo a população de menor escolaridade a que faz menos uso de drogas e a que apresenta maior prevalência de dependência química[4].

Indivíduos que sofreram algum tipo de abuso físico, sexual ou emocional apresentam maior prevalência de IS e TS[18], assim como são mais propensos a desenvolver transtornos relacionados ao uso de substâncias. Um estudo alemão apontou que dentre 2.000 pacientes em tratamento ambulatorial para dependência química, 35% das mulheres e 6% dos homens apresentavam histórico de abuso sexual[27]. Outros estudos observaram que, dentre os pacientes com uso problemático de drogas, aqueles com histórico de abuso tinham maior prevalência de TS[8].

Além desses fatores ambientais, existem traços e características de personalidade que também são comuns para o aumento de risco de suicídio e para o desenvolvimento de dependência química. Pessoas com maior impulsividade tendem a passar da IS para a tentativa mais frequentemente, assim como têm menos controle sobre o desejo de utilizar drogas. Também se observa que pessoas mais agressivas tendem a apresentar histórico de TS, assim como de abuso de substâncias. A falta de ferramentas para lidar com a angústia e baixa tolerância à frustração também são características que levam a passagem ao ato, seja tanto o consumo de drogas quanto a autoagressão.

ABORDAGEM

A relação entre o uso de substâncias e o suicídio é complexa. Apesar de existir uma relação entre os dois, ela é atravessada por traços de comportamento comuns a ambos.

O uso de substância agudo pode atuar no comportamento suicida como um precipitador e também como um método potencialmente letal, dependendo do caso. O uso problemático pode ser fruto e causa de isolamento social e perdas que predispõe ao suicídio.

A concomitância de transtornos psiquiátricos com uso de substâncias quase que invariavelmente aumenta o risco de suicídio. Assim, é importante sempre fazer rastreamento sobre o uso de substâncias em pacientes psiquiátricos e abordar essa questão. Orientar a abstinência para pacientes com quadros descompensados ou maior risco de autoagressão é de grande importância. Há evidências de que a abordagem do uso de substâncias diminui a incidência de TS[28].

Da mesma maneira, a abordagem do suicídio no tratamento das adicções também tem impacto importante. Por conta de essa população ter risco aumentado para tentativas e mortes por suicídio, ficar atento a sinais de alarme e perguntar ativamente sobre IS faz parte da rotina das consultas. Um estudo piloto indicou que abordagens grupais que focavam intervenções psicoeducativas e discussão do tema do suicídio entre pacientes de serviços ambulatoriais para dependência química aumentaram significativamente a percepção dos participantes sobre seus pensamentos suicidas e também os estimularam a buscar ajuda[29].

Intervenções para prevenir o suicídio em dependentes de substâncias devem considerar a autoestima, traços de personalidade e abuso na infância. Isso especificamente nas mulheres dependentes de cocaína, que são particularmente vulneráveis ao suicídio quando com baixa sensação de pertencimento, alta percepção de sobrecarga e abuso sexual na infância[30].

REFERÊNCIAS BIBLIOGRÁFICAS

1. Organização Mundial da Saúde [OMS] (2018). Global status report on alcohol and health 2018. World Health Organization. Recuperado de: https://apps.who.int/iris/bitstream/handle/10665/274603/9789241565639-eng.pdf.
2. United Nations Office on Drugs and Crime [UNODC]. WorldDrug Report 2019. Vienna: UNODC; 2019. Recuperado de https://www.unodc.org/wdr2019/
3. Grant BD, Goldstein RB, Sasha TD, Chou SP, Jung J, Zhang H, et al. Epidemiology of DSM-5 alcohol use disorder. JAMA Psychiatry. 2015;72:757-66.
4. Bastos FIPM, Vasconcelos MTL, De Boni RB, Reis NB, Coutinho CFS (org.). III Levantamento Nacional sobre o uso de drogas pela população brasileira. Rio de Janeiro: FIOCRUZ/ICICT, 2017. Recuperado em 20 janeiro de 2020. https://www.arca.fiocruz.br/handle/icict/34614.
5. Laranjeira R, et al. II Levantamento Nacional de Álcool e Drogas (LENAD). São Paulo: Instituto Nacional de Ciências e Tecnologia para Políticas Públicas de Álcool e outras Drogas (INPAD), UNIFESP; 2014.
6. Wilcox HC, Conner KR, Caine ED. Association of alcohol and drug use disorders and completed suicide: an empirical review of cohort studies. Drug Alcohol Depend. 2004;76:S11–S19.
7. Flensborg-Madsen T, Knop J, Mortensen EL, Becker U, Sher L, Gronbaek M. Alcohol use disorders increase the risk of completed suicide–irrespective of other psychiatric disorders. Psychiatry Res. 2009;167:123-30.
8. Yuodelis-Flores C, Ries R. Addiction and suicide: a review. Am J Addictions. 2015;24:98-104.
9. Poorolajal J, Haghtalab T, Farhadi M, Darvishi N. Substance use disorder and risk of suicidal ideation, suicide attempt and suicide death: a meta-analysis. J Public Health. 2015;38:82-91.
10. Abdalla RR, Miguel AC, Brietzke E, Caetano R, Laranjeira R, Madruga CS. Suicidal behavior among substance users: data from the Second Brazilian National Alcohol and Drug Survey (II BNADS). Braz J Psychiatry [online]. 2019;41:437-40.
11. Clarke DE, Eaton WW, Petronis KR, Ko JY, Chatterjee A, Anthony JC. Increased risk of suicidal ideation in smokers and former smokers compared to never smokers: evidence from the Baltimore ECA follow-up study. Suicide Life Threat Behav. 2010;40:307-18.
12. Breslau N, Schultz LR, Johnson EO, Peterson EL, Davis GC. Smoking and the risk of suicidal behavior: a prospective study of a community sample. Arch Gen Psychiatry. 2005;62:328-34.
13. Miller M, Hemenway D, Bell NS, Yore MM, Amoroso PJ. Cigarette smoking and suicide: a prospective study of 300 000 male active-duty Army soldiers. Am J Epidemiol. 2000;151:1060-3.
14. Bohnert KM, Ilgen MA, McCarthy JF, Ignacio RV, Blow FC, Katz IR. Tobacco use disorder and the risk of suicide mortality. Addiction. 2014;109(1):155-62.
15. Johansen, P-Ø, Krebs, TS. Psychedelics not linked to mental health problems or suicidal behavior: a population study. J Psychopharmacology. 2015;29(3):270-9.
16. Breet E, Goldstone D, Bantjes J. Substance use and suicidal ideation and behaviour in low- and middle-income countries: a systematic review. BMC Public Health. 2018;18:549.
17. Conner KR, Duberstein PR. Predisposing and precipitating factors for suicide among alcoholics: Empirical review and conceptual integration. Alcoholism Clin Exp Res. 2004;28:6S-17S.
18. Rodríguez-Cintas L, Daigre C, Braquehais MD, Palma-Alvarez RF, Grau-López L, Ros-Cucurull E, et al. Factors associated with lifetime suicidal ideation and suicide attempts in outpatients with substance use disorders. Psychiatry Res. 2018;262:440-5.
19. Sher L, Oquendo MA, Galfalvy HC, Grunembaum MF, Burke AK, Zalsman G, et al. The relationship of aggression to suicidal behavior in depressed patients with a history of alcoholism. Addict Behav. 2005;30:1144-53.
20. Carrá G, Bartoli F, Crocamo C, Brady KT, Clerici M. Attempted suicide in people with co-occurring bipolar and substance use disorders: systematic review and meta-analysis. J Affect Dis. 2014;167:125-35.
21. Bolton J, Cox B, Clara I, Sareen J. Use of alcohol and drugs to self-medicate anxiety disorders in a nationally representative sample. J Nervous and Mental Disease. 2006;194:818-25.
22. Awad AG. The neurobiology of comorbid drug abuse in schizophrenia and psychotic disorders. In: Neuropathology of drug addictions and substance misuse. Academic Press. 2016;82-8.
23. Udo T, Bitley S, Grilo C M. Suicide attempts in US adults with lifetime DSM-5 eating disorders. BMC Medicine. 2019;17(1):120.
24. Gradus JL, Qin P, Lincoln AK, Miller M, Lawler E, Sorensen HT, et al. Posttraumatic stress disorder and completed suicide. Am J Epidemiol. 2010;171:721-7.

25. Rojas SM, Bujarski S, Babson KA, Dutton CE, Feldner MT. Understanding PTSD comorbidity and suicidal behavior: associations among histories of alcohol dependence, major depressive disorder, and suicidal ideation and attempts. J Anxiety Disord. 2014;28:318-25.
26. Conner KR, Houston RJ, Swogger MT, Conwell Y, You S, He H, et al. Stressful life events and suicidal behavior in adults with alcohol use disorders: role of event severity, timing, and type. Drug Alcohol Depend. 2012;120(1-3):155-61.
27. Schafer I, Verthein U, Oechsler H, Deneke C, Riedel-Heller S, Martens M. What are the needs of alcohol dependent patients with a history of sexual violence? A case-resgister study in a metropolitan region. Drug Alcohol Depend. 2009;105:118-25.
28. Karageorge KA. Treatment benefits the mental health of adolescents, young adults, and adults. Rockville: USDHHS, 2001.
29. Voss WD, Kaufman E, O'Connor SS, Comtois KA, Conner KR, Ries RK. Preventing addiction related suicide: a pilot study. J Substance Abuse Treatment. 2013;44(5):565-569.
30. Zhornitsky S, Le TM, Dhingra I. Adkinson B, Potvin S, Li C. Interpersonal risk factors for suicide in cocaine dependence: association with self-esteem, personality traits, and childhood abuse. Suicide and Life-Threatening Behavior. 2020.

39

Suicídio, estressores traumáticos e transtornos relacionados ao trauma e estresse

Marcos Carvalho Alves
Paulo Chenaud Neto
Felipe Corchs

PONTOS-CHAVE

- Ideação suicida atual ou prévia, história psiquiátrica, gravidade e progressão dos sintomas e tempo decorrido desde o trauma são alguns dos pontos que precisam ser investigados na avaliação de um traumatizado agudo, com o intuito de mitigar não somente o sofrimento momentâneo, mas também prevenir o possível desenvolvimento de TEPT e aumento do risco de suicídio.
- Apesar da presença de alguns dados conflitantes na literatura, há evidências significativas que apontam para a associação do TEPT com o aumento do risco de suicídio. Ainda é preciso conhecer melhor a miríade de fatores envolvidos em tais achados, como, por exemplo, comorbidade frequente com outros transtornos psiquiátricos, aspectos do indivíduo prévios ao evento traumático, tipo do trauma, bem como evolução e tratamento do TEPT.
- Evidências atuais apontam para uma associação entre diferentes tipos de estressores na infância e adolescência, com aumento do risco de comportamento suicida. Tal aumento não se restringe apenas às fases iniciais da vida, como também se mantém no decorrer da vida adulta desses indivíduos. Além disso, as evidências atuais apontam para a necessidade de uma atenção maior a estratégias de prevenção e intervenções precoces nessa faixa etária

INTRODUÇÃO

Em suas essências, trauma e estresse são termos que representam mecanismos de interação de um organismo com o meio, importantes para o processo de adaptação, sem o qual animais ou o próprio ser humano não teriam sobrevivido. Assim, trauma e estresse sempre estiveram presentes como parte da condição humana, mas foi depois das grandes guerras mundiais que uma maior atenção foi dada às consequências psiquiátricas do trauma. Desde então, nossa compreensão da psicopatologia pós-trauma tem continuamente evoluído para as categorizações diagnósticas que usamos hoje[1]. Nesse contexto, constructos relacionados ao trauma foram elaborados, a exemplo do transtorno de estresse agudo (TEA) e do transtorno de estresse pós-traumático (TEPT), permitindo uma melhor investigação sobre suas causas e consequências.

O suicídio, por sua vez, é estimado em retirar aproximadamente 800 mil vidas por ano e tentativas de suicídio afetam muito mais pessoas com o passar das décadas. Suicídio foi a segunda principal causa de morte entre pessoas de 15 a 29 anos globalmente em 2016[2] (OMS, 2018). Ainda, nos Estados Unidos, os centros de controle de doenças relataram um aumento de 35% nas taxas de suicídio padronizadas por idade entre 1999 e 2018[3], e aproximadamente meio milhão de pessoas foram tratadas em emergências em decorrência de tentativas de suicídio no ano de 2015[4], evidenciando um grave problema de saúde pública.

Neste capítulo, faremos uma revisão sobre suicídio e os principais transtornos relacionados ao trauma e estresse, ou seja, transtorno de estresse pós-traumático (TEPT), transtorno de estresse agudo (TEA) e reação aguda ao estresse (RAE). Inicialmente, faremos uma breve descrição das principais características clínicas desses transtornos e, em seguida, no decorrer do capítulo, aprofundaremos os aspectos mais específicos da relação que essas condições clínicas têm com o comportamento suicida, da relação de trauma e suicídio, bem como de estressores severos na infância e suicídio.

Segundo o DSM-5[5] (Tabela 1), o TEPT requer a exposição do indivíduo a um evento

TABELA 1 Critérios diagnósticos do transtorno de estresse pós-traumático, segundo o DSM-5

Transtorno de estresse pós-traumático (DSM-5)
A. Exposição a episódio concreto ou ameaça de morte, lesão grave ou violência sexual em uma (ou mais) das seguintes formas: 1. Vivenciar diretamente o evento traumático. 2. Testemunhar pessoalmente o evento traumático ocorrido com outras pessoas. 3. Saber que o evento traumático ocorreu com familiar ou amigo próximo. Nos casos de episódio concreto ou ameaça de morte envolvendo um familiar ou amigo, é preciso que o evento tenha sido violento ou acidental. 4. Ser exposto de forma repetida ou extrema a detalhes aversivos do evento traumático (p. ex., socorristas que recolhem restos de corpos humanos; policiais repetidamente expostos a detalhes de abuso infantil). Nota: o critério A4 não se aplica à exposição por meio de mídia eletrônica, televisão, filmes ou fotografias, a menos que tal exposição esteja relacionada ao trabalho.
B. Presença de um (ou mais) dos seguintes sintomas intrusivos associados ao evento traumático, começando depois de sua ocorrência: 1. Lembranças intrusivas angustiantes, recorrentes e involuntárias do evento traumático. Nota: em crianças acima de 6 anos de idade, pode ocorrer brincadeira repetitiva na qual temas ou aspectos do evento traumático são expressos. 2. Sonhos angustiantes recorrentes nos quais o conteúdo e/ou o sentimento do sonho estão relacionados ao evento traumático. Nota: em crianças, pode haver pesadelos sem conteúdo identificável. 3. Reações dissociativas (p. ex., *flashbacks*) nas quais o indivíduo sente ou age como se o evento traumático estivesse ocorrendo novamente. (Essas reações podem ocorrer em um *continuum*, com a expressão mais extrema na forma de uma perda completa de percepção do ambiente ao redor.) Nota: em crianças, a reencenação específica do trauma pode ocorrer na brincadeira.
4. Sofrimento psicológico intenso ou prolongado ante a exposição a sinais internos ou externos que simbolizem ou se assemelhem a algum aspecto do evento traumático. 5. Reações fisiológicas intensas a sinais internos ou externos que simbolizem ou se assemelhem a algum aspecto do evento traumático.

(continua)

TABELA 1 **Critérios diagnósticos do transtorno de estresse pós-traumático, segundo o DSM-5** *(continuação)*

C. Evitação persistente de estímulos associados ao evento traumático, começando após a ocorrência do evento, conforme evidenciado por um ou ambos dos seguintes aspectos: 1. Evitação ou esforços para evitar recordações, pensamentos ou sentimentos angustiantes acerca de ou associados de perto ao evento traumático. 2. Evitação ou esforços para evitar lembranças externas (pessoas, lugares, conversas, atividades, objetos, situações) que despertem recordações, pensamentos ou sentimentos angustiantes acerca de ou associados de perto ao evento traumático.
D. Alterações negativas em cognições e no humor associadas ao evento traumático começando ou piorando depois da ocorrência de tal evento, conforme evidenciado por dois (ou mais) dos seguintes aspectos: 1. Incapacidade de recordar algum aspecto importante do evento traumático (geralmente em razão de amnésia dissociativa, e não de outros fatores, como traumatismo craniano, álcool ou drogas). 2. Crenças ou expectativas negativas persistentes e exageradas a respeito de si mesmo, dos outros e do mundo (p. ex., "Sou mau", "Não se deve confiar em ninguém", "O mundo é perigoso", "Todo o meu sistema nervoso está arruinado para sempre"). 3. Cognições distorcidas persistentes a respeito da causa ou das consequências do evento traumático que levam o indivíduo a culpar a si mesmo ou os outros. 4. Estado emocional negativo persistente (p. ex., medo, pavor, raiva, culpa ou vergonha). 5. Interesse ou participação bastante diminuída em atividades significativas. 6. Sentimentos de distanciamento e alienação em relação aos outros. 7. Incapacidade persistente de sentir emoções positivas (p. ex., incapacidade de vivenciar sentimentos de felicidade, satisfação ou amor).
E. Alterações marcantes na excitação e na reatividade associadas ao evento traumático, começando ou piorando após o evento, conforme evidenciado por dois (ou mais) dos seguintes aspectos: 1. Comportamento irritadiço e surtos de raiva (com pouca ou nenhuma provocação) geralmente expressos sob a forma de agressão verbal ou física em relação a pessoas e objetos. 2. Comportamento imprudente ou autodestrutivo. 3. Hipervigilância. 4. Resposta de sobressalto exagerada. 5. Problemas de concentração. 6. Perturbação do sono (p. ex., dificuldade para iniciar ou manter o sono, ou sono agitado).
F. A perturbação (critérios B, C, D e E) dura mais de um mês.
G. A perturbação causa sofrimento clinicamente significativo e prejuízo social, profissional ou em outras áreas importantes da vida do indivíduo.
H. A perturbação não se deve aos efeitos fisiológicos de uma substância (p. ex., medicamento, álcool) ou a outra condição médica. Determinar o subtipo: Com sintomas dissociativos: os sintomas do indivíduo satisfazem os critérios de transtorno de estresse pós-traumático, e, além disso, em resposta ao estressor, o indivíduo tem sintomas persistentes ou recorrentes de: 1. Despersonalização: experiências persistentes ou recorrentes de sentir-se separado e como se fosse um observador externo dos processos mentais ou do corpo (p. ex., sensação de estar em um sonho; sensação de irrealidade de si mesmo ou do corpo ou como se estivesse em câmera lenta). 2. Desrealização: experiências persistentes ou recorrentes de irrealidade do ambiente ao redor (p. ex., o mundo ao redor do indivíduo é sentido como irreal, onírico, distante ou distorcido). Nota: para usar esse subtipo, os sintomas dissociativos não podem ser atribuíveis aos efeitos fisiológicos de uma substância (p. ex., apagões, comportamento durante intoxicação alcoólica) ou a outra condição médica (p. ex., convulsões parciais complexas). Especificar se: Com expressão tardia: se todos os critérios diagnósticos não forem atendidos até pelo menos seis meses depois do evento (embora a manifestação inicial e a expressão de alguns sintomas possam ser imediatas).

traumático e o desenvolvimento de sintomas característicos que devem estar presentes por mais de 1 mês. Além disso, tal sintomatologia deve causar sofrimento clinicamente significativo ou prejuízo social, ocupacional ou em outra área funcional importante e não devem ser atribuíveis aos efeitos fisiológicos de uma substância (p. ex., medicações, álcool) ou outra condição médica. Ainda de acordo com o DSM-5, tais sintomas são agrupados em quatro grupos: intrusivos, evitativos, de hiperexcitalidade e alterações negativas na cognição e no humor.

De maneira geral, a principal diferença entre o TEA e o TEPT é o tempo de evolução em relação ao evento traumático. Ou seja, enquanto o TEPT exige que os sintomas descritos durem no mínimo 4 semanas, o TEA tem duração que varia entre 3 dias a 4 semanas.

A CID-11 não faz menção ao diagnóstico de TEA, no entanto faz a diferenciação da RAE e a classifica como uma resposta considerada normal, dada a gravidade do estressor, e que geralmente começa a diminuir dentro de alguns dias após o evento ou remoção da situação estressora[6]. Ainda de acordo com a CID-11, os sintomas da Reação Aguda ao Estresse podem incluir sinais autonômicos de ansiedade (p. ex., taquicardia, sudorese, rubor), bem como estados de atordoamento, confusão, tristeza, ansiedade, raiva, desespero, hiperatividade, inatividade, retraimento social ou estupor. Sendo assim, apesar de apontar para uma atenção maior se há necessidade de intervenção clínica para tais sujeitos, pode-se dizer que a CID-11 traz alterações com intuito de despatologizar os períodos transitórios de perturbação emocional que acontecem em resposta a eventos traumáticos.

Do ponto de vista epidemiológico, é comum que eventos traumáticos ocorram ao longo da vida, com estimativas de exposição nos Estados Unidos variando de 50 a 89%[7]. Agressão física ou sexual e envolvimento em acidentes ou incêndios representam, respectivamente, 52 e 50% dos eventos traumáticos, sendo, então, os mais prevalentes[7]. Das pessoas que sofrem algum tipo de evento traumático, cerca de 10 a 20% acabam desenvolvendo TEPT[8]. Além disso, a prevalência estimada de TEPT ao longo da vida é de 6,8% entre adultos norte-americanos[9].

ESTRESSE AGUDO E SUICÍDIO

Os transtornos relacionados ao trauma e estressores são de grande importância em termos epidemiológicos e de saúde pública. Apesar disso, estudos sobre esse tema não são tão abundantes em literatura quando comparados a outros transtornos psiquiátricos, a exemplo do transtorno depressivo. No entanto, mais atenção tem sido dada a desfechos longitudinais após diagnósticos de estresse ou trauma[10].

Seguindo essa linha, alguns estudos têm demonstrado que há associação entre suicídio e transtornos relacionados ao trauma e estressores. Por exemplo, um estudo caso-controle utilizando a base de dados do serviço de saúde da Dinamarca comparou (dentre indivíduos que tiveram suicídio como causa base de morte na declaração de óbito) um grupo em que os membros tiveram diagnóstico prévio de reação aguda ao estresse pelos critérios da CID-10, em relação a indivíduos que não tiveram tal diagnóstico estabelecido previamente. O resultado foi uma probabilidade cerca de dez vezes maior em ter o suicídio consumado entre aqueles que tiveram RAE previamente, mesmo após isolar potenciais variáveis de confusão, como idade, gênero e comorbidades psiquiátricas ou clínicas prévias. Ainda, história de depressão, uso de substâncias e estado civil solteiro foram fatores que agregaram um risco ainda maior de suicídio nos indivíduos com RAE. O intervalo do primeiro ano após o trauma foi o período com maior chance de consumação do suicídio, diminuindo proporcionalmente com o passar dos anos seguintes[11].

Em outro estudo, indivíduos que cursaram com reação aguda ao estresse tiveram uma maior incidência de suicídio em comparação à população geral, com risco 29 vezes maior de consumar suicídio[10]. A incidência em um intervalo de quinze anos de estudo na população dinamarquesa foi de 0,63% de suicídio em pessoas com diagnóstico prévio de RAE, em comparação a 0,04% em pessoas sem tal diagnóstico[10].

Okulate[12] avaliou a incidência de tentativas de suicídio por militares nigerianos, com o objetivo de identificar características desses indivíduos. Ao todo, 51 tentativas de suicídio foram identificadas, sendo 60,8% em menores de 30 anos, com aproximadamente a mesma quantidade entre gêneros. Nessa população, depressão e reação aguda ao estresse foram os diagnósticos mais comuns e se relacionaram a um risco aumentado de tentativa de suicídio em comparação ao grupo controle, com prevalência de 45,1 e 35,3%, respectivamente. Estado civil solteiro e história familiar de transtorno mental foram outros preditores de maior chance de tentativa de suicídio. Dentre aqueles diagnosticados com reação aguda ao estresse, a intoxicação externa por ingestão de substância foi o método mais comumente utilizado. Além disso, reação aguda ao estresse foi o diagnóstico mais encontrado dentre os dependentes dos militares que tentaram suicídio.

Suliman et al.[13] conduziram um estudo que avaliou 128 sobreviventes de acidentes automobilísticos e constataram que ideação suicida é um preditor de gravidade para o TEA, pois aumentou moderadamente (13,6%) o grau de severidade dessa condição. Ou seja, quando há ideação suicida durante o diagnóstico de TEA, também há uma tendência maior de severidade e de evolução para TEPT.

Vale destacar ainda que, quando há a presença de depressão e/ou transtorno de uso de substâncias concomitantemente com TEA, há um risco aumentado de suicídio, além do efeito de cada transtorno de forma isolada. Assim, é importante que se tenha um cuidado maior com pacientes que têm tais comorbidades. Essa atenção possibilita que esses indivíduos sejam olhados com mais atenção e tenham uma intervenção precoce[11].

Como exposto, do ponto de vista epidemiológico, a maioria das pessoas que passarem por alguma exposição traumática durante a vida irão desenvolver apenas respostas transitórias ao trauma, ou seja, não patológicas. Apesar disso, tendo em vista a evidente relação de transtornos relacionados ao trauma e comportamento suicida, há a necessidade de um planejamento criterioso e individualizado para evitar não somente o desenvolvimento de TEPT nesses indivíduos traumatizados, como também comportamento suicida. Portanto, nesse sentido, ideação suicida atual ou prévia, história psiquiátrica, gravidade e progressão dos sintomas e tempo decorrido desde o trauma são alguns dos pontos que precisam ser investigados na avaliação de um traumatizado agudo, com o intuito de mitigar não somente o sofrimento momentâneo, mas também prevenir o possível desenvolvimento de TEPT e aumento do risco de suicídio.

TRANSTORNO DE ESTRESSE PÓS-TRAUMÁTICO E SUICÍDIO

Uma revisão sistemática realizada por Krysinska e Lester[14] não encontrou evidências que estabeleçam de forma confiável uma relação de TEPT com suicídio consumado, o que foi um achado não esperado de acordo com a literatura prévia. Entretanto, houve uma relação significativa com tentativas de suicídio prévias e ideação suicida, o que gera mais discussões, pois são dois fatores altamente associados a suicídio consumado. Em uma tentativa de justificar tal achado, os autores desse estudo sugerem que, como o prognóstico de TEPT é relativamente favorável, com taxas significativas de remissão espontânea ao longo do tempo[15], isso pode ter gerado uma recuperação de muitos pacientes ainda no período de observação dos estudos incluídos, o que pode ter enviesado as amostras para um risco menor de suicídio.

Em outra revisão recente, Gradus[16] conclui que, apesar de alguns achados conflitantes, a maioria dos estudos aponta para um aumento no risco de suicídio de pacientes com TEPT e assume que tal associação é provável. Além disso, Gradus[16] defende que a comorbidade frequente com outros transtornos psiquiátricos, sobretudo depressão, é o principal fator confundidor que pode explicar tais divergências e, portanto, isolar tal fator é fundamental do ponto de vista metodológico para pesquisas futuras nessa área. Vale destacar ainda que, levando em consideração nossa prática clínica em um ambulatório especializado em pacientes com TEPT, observamos e defendemos a ideia de que há um aumento no risco de suicídio nessa população, sendo, inclusive, um aspecto clínico sempre considerado nas nossas avaliações e condutas.

Nessa linha, alguns autores têm discutido possibilidades para a associação de TEPT com o aumento no risco de suicídio. Umas dessas possibilidades é a comorbidade frequente de TEPT com depressão, que é um preditor importante para suicídio[14]. Além disso, pacientes com TEPT apresentam alta taxa de comorbidades com outros transtornos psiquiátricos. Lehmann, McCormick e McCracken[17], por exemplo, relatam que dois terços dos pacientes com TEPT que cometeram suicídio também apresentavam comorbidades sobretudo com transtornos de humor e de uso de substâncias, que são altamente associados com suicídio[18]. Ou seja, apesar da dificuldade de se isolar o efeito do TEPT para o aumento do risco de suicídio, o fato de ser uma condição psiquiátrica com alta taxa de comorbidade com transtornos notadamente relacionados ao suicídio já explica, de certo modo, a associação entre TEPT e suicídio.

Outros fatores que têm sido levantados estão relacionados, por exemplo, à personalidade prévia ao trauma. Indivíduos que apresentam personalidades com traços de perfeccionismo[19] e impulsividade[20] podem ter um risco aumentado de comportamento suicida, caso desenvolvam TEPT, bem como indivíduos com personalidade *borderline*[14].

Em relação a aspectos do evento traumático, traumas crônicos ou repetidos na infância (como, por exemplo, abuso sexual e/ou físico) estão associados ao desenvolvimento de transtornos de personalidade (principalmente, personalidade *borderline*), TEPT, comportamento impulsivo e agressivo, além de um aumento no risco de suicídio[21]. Aqui vale citar o texto pioneiro de Herman[22] "*Complex PTSD: a syndrome in survivors of prolonged and repeated trauma*" (TEPT complexo: uma síndrome em sobreviventes de trauma prolongado e repetido), que descreve inúmeras expressões clínicas possíveis de pessoas traumatizadas que, de fato, transcendem a descrição formal de TEPT. Tal texto teve um papel importante para o desenvolvimento do conceito de TEPT complexo (TEPTc), uma nova entidade diagnóstica que já figura entre os diagnósticos elencados na CID-11[6] e é agrupada junto ao TEPT na seção denominada "Transtornos especificamente associados ao estresse". O TEPTc costuma se desenvolver após a exposição a um evento ou série de eventos de natureza extremamente ameaçadora ou horrível, em geral eventos prolongados ou repetitivos dos quais a fuga é difícil ou impossível (p. ex., tortura, escravidão, campanhas de genocídio, violência doméstica prolongada, abuso sexual ou físico repetido na infância). Eventos traumáticos dessa natureza com frequência são chamados de "trauma complexo" e os mais habitualmente encontrados em indivíduos com o diagnóstico de TEPTc. Do ponto de vista clínico, para o seu diagnóstico, há a necessidade, além do preenchimento dos critérios para TEPT, da presença de desregulação do afeto; do autoconceito negativamente alterado; e das dificuldades nas relações interpessoais. Há uma carência na literatura de estudos que avaliam precisamente a relação de TEPTc com comportamento suicida, em especial por ser uma entidade muito recente, mas na experiência clínica isso se mostra de forma importante. Além disso, o TEPTc reúne, como já dito, fatores conhecidamente de risco para suicídio, como traumas prolongados e comportamentos impulsivos.

Quanto a aspectos relacionados ao tratamento, em estudo conduzido por Tarrier e Gregg[20] há o achado de que indivíduos com TEPT que não estavam em tratamento medicamentoso apresentaram um risco maior de comportamento suicida, quando comparado aos indivíduos com TEPT e que estavam em tratamento medicamentoso.

Portanto, levando tudo isso em consideração, apesar da presença de alguns dados conflitantes na literatura, há evidências significativas que apontam para associação do TEPT com aumento do risco de suicídio, o que estaria de acordo também com a nossa prática clínica voltada para essa população. E isso pode ser explicado por uma miríade de fatores, como, por exemplo, comorbidade frequente com outros transtornos psiquiátricos, aspectos do indivíduo prévios ao evento traumático, tipo do trauma, bem como evolução e tratamento do TEPT.

ESTRESSE NO INÍCIO DA VIDA E SUICÍDIO

Ao longo do capítulo, evidenciamos o grave problema de saúde pública que é o suicídio. Como visto anteriormente, ele é estimado em retirar cerca de 800 mil vidas por ano, e tentativas de suicídio afetam muito mais pessoas com o passar das décadas. Suicídio foi a segunda principal causa de morte entre pessoas de 15 a 29 anos globalmente em 2016[6], dado que serve de alerta para que tratemos a ideação suicida em adolescentes e adultos jovens com atenção. Ainda, nos Estados Unidos, os centros de controle de doenças relataram um aumento de 35% nas taxas de suicídio padronizadas por idade entre 1999 e 2018[3], e aproximadamente meio milhão de pessoas foram tratadas em emergências em razão de tentativas de suicídio no ano de 2015[4]. Uma preocupação em particular ocorre com o aumento nas taxas de suicídio em garotas entre 10 e 14 anos de idade[23] e garotos de 15 a 19 anos[24], o que levanta a questão de quais fatores de risco podem ocorrer no início da vida dos indivíduos que levariam a uma maior chance de suicídio, bem como se há a possibilidade de identificação e prevenção de tais fatores.

Na literatura científica, muitos estudos que se propõem a estudar traumas e situações adversas na infância e suas consequências ao longo da vida focam em como a dinâmica familiar influencia em eventos biográficos posteriores, como, por exemplo, o período de puberdade, idade da primeira gestação e idade de iniciação sexual[25-28]. Outros pontos estudados são os efeitos dos eventos adversos no desenvolvimento da personalidade[29] e comportamento de risco na adolescência[30,31]. Quando se diz respeito à relação entre exposição traumática e comportamento suicida, foi relatado em revisões o aumento do risco de suicídio entre aqueles que sofrem abuso infantil ou negligência[32-34]. Tais achados foram replicados em outros estudos envolvendo diferentes tipos de amostras[35,36]. Em uma amostra populacional norte-americana, 78% das pessoas que tentaram suicídio sofreram abuso sexual na infância em comparação a 16% entre aqueles que nunca tentaram suicídio[37], evidenciando a importante relação entre experiências aversivas na infância e comportamento suicida.

Com o propósito de compreender melhor os estressores no início da vida que poderiam agregar risco de suicídio, em um estudo canadense recente, conduzido por Ziker et al.[38], houve a proposta de examinar possíveis preditores ambientais e do desenvolvimento relacionados à ideação suicida relatada aos 15 anos de idade. Eles avaliaram 1.500 adolescentes de 15 anos de idade, em busca de estressores na infância que pudessem se relacionar com uma maior chance de ter ideação suicida, a exemplo de ambiente doméstico disfuncional, suporte emocional precário e abusos físico e sexual. O relato de ter vivenciado tais estressores no início da vida se relacionou com 2,66 vezes mais chances de apresentar pensamentos suicidas aos 15 anos, em comparação aos que não relataram tais estressores. Assim, os resultados evidenciam que suporte social ruim e estressores psicossociais no início da vida são importantes variáveis preditoras de pensamentos suicidas.

Ainda segundo Ziker et al.[38], alguns preditores analisados acarretaram uma maior chance de ideação suicida na adolescência, de maneira estatisticamente significante. Ser do sexo feminino, ter o apoio social apenas do cuidador principal e ter apoio social apenas de pessoas que não são parentes agregaram uma razão de chance de ter comportamento suicida de 2,23, 1,11 e 1,75, respectivamente. Por outro lado, ainda de acordo com tal estudo, o suporte psicossocial foi o fator mais importante para a redução de pensamentos suicidas, sendo que ter uma maior coesão da vizinhança diminuiu o risco com uma razão de chance significativa de 0,92, enquanto um variado número de fontes de apoio apresentou uma razão de chance de 0,78. Ainda, tabagismo pré-natal da mãe durante toda a gravidez está associada a 1,51 vez mais chance de pensamentos suicidas em adolescentes, em comparação a crianças cujas mães relataram não fumar durante a gravidez, o que evidencia a importância de fatores estressores do início da vida do indivíduo como possíveis preditores de ideação suicida, inclusive no período gestacional.

Thompson et al.[39] também se propuseram a estudar experiências adversas na infância e comportamento suicida, analisando uma amostra de 9.421 adolescentes. Dessa amostra, 12,5% relataram ter considerado seriamente o suicídio e 3,3% tentaram suicídio. Eles examinaram, então, associações entre ideação e tentativa de suicídio na juventude com oito tipos de experiências adversas na infância: abuso físico, abuso sexual, abuso emocional, negligência, morte parental, encarceramento de responsáveis, alcoolismo familiar e história familiar de suicídio. Para diminuir o risco de viés, controlaram potenciais variáveis de confusão, como depressão, uso nocivo de álcool e drogas, impulsividade, gênero, etnia, idade e localização demográfica. Como resultado, história de abuso físico, emocional ou sexual na infância aumentou em 2 a 3 vezes a chance de comportamento suicida, enquanto encarceramento parental e história familiar de suicídio aumentaram em 1,5 vez. Negligência, morte parental e alcoolismo dos pais não aumentaram o comportamento suicida, o que vai ao encontro de outros estudos que haviam encontrado associação nesse sentido[40,41]. Por fim, destaca-se que há efeito acumulativo, ou seja, quanto mais experiências adversas na infância, maiores as chances de comportamento suicida.

Estudos têm demonstrado que a trajetória de um comportamento suicida começa no início da vida, indicando a necessidade de estratégias preventivas desde a infância e que fatores da história de vida devem ser levados em consideração ao desenvolver intervenções clínicas ou educacionais[38]. Soma-se a isso o fato de que metade dos participantes que tiveram tentativa de suicídio na juventude continuaram com outras tentativas de suicídio na idade adulta[42], dado que reforça a importância de intervenções precoces e tentativas de prevenir que indivíduos vivenciem eventos estressantes no início da vida.

Nessa linha, pesquisas promissoras indicam que melhorar as redes de suporte social pode reduzir a prevalência de estressores na infância em toda uma comunidade[43]. Outro tipo de prevenção às experiências traumáticas e, consequentemente, ao suicídio é a inclusão dos pais em programas de educação. Em uma metanálise de ensaios clínicos randomizados de programas de educação parental, vários programas mostraram reduções significativas nos maus-tratos infantis[44]. Visitas domiciliares e programas pré-natais também reduziram a probabilidade de maus-tratos à criança[45]. Além disso, programas de prevenção de suicídio que promovem conexão e relacionamentos saudáveis podem ser expandidos para abordar as adversidades na infância[46]. Segundo Cluver et al.[47], serviços eficazes de saúde mental também podem reduzir potencialmente a probabilidade de suicídio em jovens expostos a traumas no início da vida.

Portanto, evidências atuais apontam para uma associação entre diferentes tipos de estressores na infância e adolescência, com aumento do risco de comportamento suicida. Tal aumento não se restringe apenas às fases iniciais da vida, mas também se mantém no decorrer da vida adulta desses indivíduos. Além disso, as evidências atuais apontam para a necessidade de uma atenção maior a estratégias de prevenção e intervenções precoces nessa faixa etária.

CONSIDERAÇÕES FINAIS

Para concluir, estudos recentes têm demonstrado uma associação significativa entre transtornos relacionados ao trauma e comportamento suicida, com evidências mais robustas em relação aos traumatizados agudos. Quanto ao TEPT, apesar de alguns achados conflitantes, boa parte dos estudos apontam para um aumento no risco de suicídio, precisando ainda ser mais bem determinadas as covariáveis que precisam ser controladas para que se entenda melhor quais as subpopulações de pacientes com TEPT em que tal risco é mais pronunciado. Portanto, nesse sentido, vale ressaltar mais uma vez que ideação suicida atual ou prévia, história psiquiátrica, gravidade e progressão dos sintomas e tempo decorrido desde o trauma são alguns dos pontos que precisam ser investigados na avaliação de um traumatizado agudo, assim como em um paciente com diagnóstico de TEPT. Em relação aos estressores no início da vida, evidências atuais apontam para uma associação entre diferentes tipos de estressores na infância e adolescência, com aumento do risco de comportamento suicida, além da necessidade de uma atenção maior a estratégias de prevenção e intervenções precoces nessa faixa etária.

REFERÊNCIAS BIBLIOGRÁFICAS

1. Crocq MA, Crocq L. From shell shock and war neurosis to posttraumatic stress disorder: a history of psychotraumatology. Dialogues in clinical neuroscience. 2000;2(1):47-55.
2. World Health Organization. (n.d.). Suicide. 2018.
3. Hedegaard H, Curtin SC, Warner M. Increase in suicide mortality in the United States, 1999-2018 (NCHS Data Brief, no. 362). National Center for Health Statistics. 2020.
4. Centers for Disease Control and Prevention. Web-based injury statistics query and reporting system (WISQARS). 2018.
5. American Psychiatric Association (APA). Diagnostic and Statistical Manual of Mental Disorders-5th edition. Washington: American Psychiatric Press; 2013.
6. World Health Organization (WHO). ICD-11 Diagnostic guidelines. Ecological Implementation Field Studies – Protocols 1 and 2; 2016.
7. Shalev A, Liberzon I, Marmar C. Post-traumatic stress disorder. N Engl J Med. 2017;376(25):2459-69.
8. Zohar J, Juven-Wetzler A, Sonnino R, Cwikel-Hamzany S, Balaban E, Cohen H. New insights into secondary prevention in post-traumatic stress disorder. Dialogues Clin Neurosci. 2011;13(3):301-9.

9. Kessler RC, Chiu WT, Demler O, Merikangas KR, Walters EE. Prevalence, severity, and comorbidity of 12-month DSM-IV disorders in the National Comorbidity Survey Replication [published correction appears in Arch Gen Psychiatry. 2005;62(7):709. Merikangas KR [added]]. Arch Gen Psychiatry. 2005;62(6):617-27.
10. Gradus JL, Antonsen S, Hansen JG, Lash TL, Resick PA, Hansen JG. Trauma, comorbidity, and mortality following diagnoses of severe stress and adjustment disorders: a nationwide cohort study. Am J Epidemiol. 2015;182(5):451-8.
11. Gradus JL, Qin P, Lincoln AK, Miller M, Lawler E, Sorensen HT, et al. Acute stress reaction and completed suicide. Int J Epidemiol. 2010;39(6):1478-84.
12. Okulate GT. Suicide attempts in a nigerian military setting. East African Med J. 2001;78(9); 493-6.
13. Suliman S, Troeman Z, Stein D, Seedat S. Are neuropsychological deficits after trauma associated with ASD severity? Comprehensive Psychiatry. 2014; 55:145-54.
14. Krysinska K, Lester D. Post-traumatic stress disorder and suicide risk: a systematic review. Arch Suicide Res. 2010;14(1):1-23.
15. Zohar J, Juven-Wetzler A, Myers V, Fostick L. Post--traumatic stress disorder: Facts and fiction. Current Opinion in Psychiatry. 2008;21:74-7.
16. Gradus JL. Posttraumatic stress disorder and death from suicide. Curr Psychiatry Rep. 2018;20(11):98.
17. Lehmann RA, McCormick RA, McCracken L. Suicidal behavior among patients in the VA health care system. Psychiatric Services. 1995;46:1069-71.
18. Harris EC, Barraclough BM. Suicide as an outcome for mental disorders. Brit J Psychiatry. 1997; 170:205-28.
19. Sharhabani-Arzy R, Amir M, Ben-Ya'acov Y. Suicide risk, PTSD and personality styles among battered women. Family Violence & Sexual Assault Bulletin. 2002;18:15-22.
20. Tarrier N, Gregg L. Suicide risk in civilian PTSD patients. Social Psychiatry & Psychiatric Epidemiology. 2004;39:655-61.
21. Oquendo M, Brent DA, Birmaher B, Greenhill L, Kolko D, Stanley B, et al. Posttraumatic stress disorder comorbid with major depression. Am J Psychiatry. 2005;162:560-66.
22. Herman JL. Complex PTSD: a syndrome in survivors of prolonged and repeated trauma. J Traumatic Stress. 1992.
23. Ruch DA, Sheftall AH, Schlagbaum P, Rausch J, Campo JV, Bridge JA. Trends in suicide among youth aged 10 to 19 years in the United States, 1975 to 2016. JAMA Network Open. 2019;2(5):e193886.
24. Miron O, Yu K-H, Wilf-Miron R, Kohane IS. Suicide rates among adolescents and young adults in the United States, 2000-2017. JAMA. 2019;321(23):2362.
25. Del Giudice M. Sex, attachment, and the development of reproductive strategies. Behavioral and Brain Sciences. 2009;32(1):1-67.
26. Del Giudice M, Belsky J. Sex differences in attachment emerge in middle childhood: An evolutionary hypothesis. Child Development Perspectives. 2010.
27. Ellis BJ. The hypothalamic-pituitary-gonadal axis: a switch-controlled, condition-sensitive system in the regulation of life history strategies. Hormones and Behavior. 2013.
28. Ellis BJ, Del Giudice M. Developmental adaptation to stress: an evolutionary perspective. Ann Rev Psychol. 2019;70(1):111-39.
29. Figueredo AJ, V´asquez G, Brumbach BH, Sefcek JA, Kirsner BR, Jacobs WJ. The K-factor: Individual differences in life history strategy. Personality and Individual Differences. 2005.
30. Ellis BJ, Del Giudice M, Dishion TJ, Figueredo AJ, Gray P, Griskevicius V, et al. The evolutionary basis of risky adolescente behavior: Implications for science, policy, and practice. Developmental Psychology. 2012;8(3):598-623.
31. Simpson JA, Griskevicius V, Kuo SIC, Sung S, Collins WA. Evolution, stress, and sensitive periods: The influence of unpredictability in early versus late childhood on sex and risky behavior. Developmental Psychology. 2012;48(3):674-86.
32. Devries KM, Mak JT, Child JC, Falder G, Bacchus LJ, Astbury J, Watts CH. Childhood sexual abuse and suicidal behavior: A meta-analysis. Pediatrics. 2014;133:1331-44.
33. Evans E, Hawton K, Rodham K. Suicidal phenomena and abuse in adolescents: a review of epidemiological studies. Child Abuse and Neglect. 2005;29:45-58.
34. Miller A, Esposito-Smythers C, Weismoore J, Renshaw K. The relation between child maltreatment and adolescent suicidal behavior: A systematic review and critical examination of the literature. Clinical Child and Family Psychology Review. 2013;16:146-72.
35. Afifi TO, Boman J, Fleisher W, Sareena J. The relationship between child abuse, parental divorce, and lifetime mental disorders and suicidality in a nationally representative adult sample. Child Abuse & Neglect. 2009;33:139-47.

36. Sachs-Ericsson NJ, Stanley IA, Sheffler JL, Selby E, Joiner TE. Non-violent and violent forms of childhood abuse in the prediction of suicide attempts: Direct or indirect effects through psychiatric disorders. J Affect Dis. 2017;215:15-22.
37. Briere J, Madni LA, Godbout N. Recent suicidality in the general population: Multivariate association with childhood maltreatment and adult victimization. Journal of Interpersonal Violence. 2016;31:3063-79.
38. Ziker J, Snopkowski K. Life-history factors influence teenagers' suicidal ideation: a model selection analysis of the Canadian National Longitudinal Survey of Children and Youth. Evolutionary Psychology. 2020:1-17.
39. Thompson M, Kingree J, Lamis D. Associations of adverse childhood experiences and suicidal behaviors in adulthood in a U.S. nationally representative sample. Child Care Health Dev. 2018;1-8.
40. Dube SR, Anda RF, Felitti VJ, Chapman DP, Williamson DF, Giles WH. Childhood abuse, household dysfunction, and the risk of attempted suicide throughout the life span. JAMA. 2001;286:3089-96.
41. Guldin MB, Li J, Pedersen HS, Obel C, Agerbo E, Gissler M, Vestergaard M. Incidence of suicide among persons who had a parent who died during their childhood: a population-based cohort study. JAMA Psychiatry. 2015;72:1227-34.
42. Geoffroy MC, Orri M, Girard A, Perret LC, Turecki G. Trajectories of suicide attempts from early adolescence to emerging adulthood: prospective 11-year follow-up of a Canadian cohort. Psychological Med. 2020;1-11.
43. Hall J, Porter L, Longhi D, Becker-Green J, Dreyfus S. Reducing adverse childhood experiences (ACE) by building Community capacity: a summary of Washington family policy council research findings. Journal of Prevention & Intervention in the Community. 2012;40:325-34.
44. Chen M, Chan KL. Effects of parenting programs on child maltreatment prevention: A meta-analysis. Trauma, Violence & Abuse. 2016;17:88-104.
45. Eckenrode J, Ganzel B, Henderson CR, Smith E, Olds DL, Powers J, Sidora K. Preventing child abuse and neglect with a program of nurse home visitation: the limiting effects of domestic violence. JAMA. 2000;284:1385-91.
46. Ports KA, Merrick MT, Stone DM, Wilkins NJ, Reed J, Ebin J, Ford DC. Adverse childhood experiences and suicide risk: toward comprehensive prevention. Am J Preventive Med. 2017;53:400-3.
47. Cluver L, Orkin M, Boyes M, Sherr L. Child and adolescent suicide attempts, suicidal behavior, and adverse childhood experiences in South Africa: a prospective study. J Adolescent Health. 2015;57:52-9.
48. Maercker A, Brewin CR, Bryant RA, Cloitre M, van Ommeren M, Jones LM, et al. Diagnosis and classification of disorders specifically associated with stress: proposals for ICD-11. World Psychiatry. 2013;12(3): 198-206.

40

Suicídio e transtornos dissociativos

Inah Carolina Galatro Faria Proença
Alcenor de Carvalho Miranda Filho
Livia Souza Santos

PONTOS-CHAVE

- Dissociação é um fenômeno multifatorial, descrito desde o século XVIII; há quatro perspectivas diferentes dos fenômenos dissociativos: sintomas, transtornos, mecanismos de defesa e vivências.
- O diagnóstico de transtorno dissociativo e os maiores escores de experiências dissociativas (independentemente do diagnóstico psiquiátrico) estão associados ao comportamento suicida e de automutilações.
- Dissociação é um forte preditor de comportamentos suicidas, portanto é fundamental que se faça investigação e abordagem de risco de suicídio em pacientes com transtorno dissociativo; além da investigação de sintomas/transtorno dissociativo em pacientes com história de tentativas de suicídio e comportamentos autolesivos.

PERSPECTIVA HISTÓRICA DA DISSOCIAÇÃO

A designação dissociação foi descrita aparentemente pela primeira vez por Benjamin Rush, em 1812, para nomear uma "loucura intelectual", que consistia em uma associação de percepções ou ideias não relacionadas, vindas da inabilidade da mente de executar as operações de julgamento e razão[1].

Transtornos dissociativos são observados e descritos em casos reportados desde o final do século XVIII[2]. Charcot começou a relatar casos de pacientes histéricos no Hospital da Salpetriere, em Paris, em meados de 1860. Além de Charcot, outros autores utilizaram o termo em suas descrições de caso ao longo do final do século XIX e início do século XX (Moreau de Tours, Charles Richet, Gilles de la Tourette, Babinski), mas seu principal expoente e responsável pelo conceito de dissociação foi Pierre Janet. Janet observou que experiências traumáticas são centrais nos fenômenos histéricos e dissociativos[2].

Na mesma época, Breuer e Freud descreveram a dissociação como mecanismo de defesa ativo. Breuer usava a noção de "estado hipnoide", constituído por ideias dissociadas. Para Freud, a dissociação correspondia à ruptura de associações entre função corporal e psiquismo. Mais tarde, Freud rejeitou o modelo hipnoide de dissociação em favor do modelo psicodinâmico de repressão-conversão[2].

A partir de Freud, principalmente a partir do final da segunda guerra mundial, o discurso psicanalítico constituiu-se como narrativa predominante, deixando a teoria de dissociação de Janet em segundo plano. Nas décadas de 1960 a 1970, os estudos sobre dissociação retornam após atenção ao impacto psiquiátrico dos maus-tratos infantis com a descrição de "síndrome da criança maltratada", em 1962[2]. As referências ficaram muito esparsas até a teoria neodissociacionista de Ernest Hildegard, nos anos 1990. Tanto Janet como Breuer e Freud perceberam a dissociação como um fenômeno descontínuo, presente nas pessoas com alterações emocionais, mas ausente naquelas sem problemas. Porém, Hildegard – entre outros – entendeu a dissociação como um processo dimensional, em um contínuo desde as experiências dissociativas normais (estar distraído, sonhar acordado, estar sob hipnose) até os casos mais graves[2,3].

Ao final do século XX, ocorreu a validação de vários instrumentos mundialmente utilizados que facilitaram os estudos quantitativos com dissociação, como a *Dissociative Experience Scale* (DES), e as pesquisas voltaram a encontrar relação entre dissociação, as perturbações conversivas e o trauma, o que catapultou a dissociação para a ampla divulgação até os dias atuais[1,2].

Tais mudanças de perspectivas também apareceram nos instrumentos utilizados para classificação diagnóstica. As primeiras edições do *Manual diagnóstico e estatístico de transtornos mentais* (DSM-I e II), lançados, respectivamente, nos anos de 1952 e 1968, apresentavam histeria como diagnóstico. Em 1980, o DSM-III descarta o termo histeria e cria as categorias diagnósticas de transtorno dissociativo e somatoforme e TEPT. No DSM-IV, de 1994, a classificação foi mantida, mas a nomenclatura mudou após a publicação do DSM-IV-TR (os termos amnésia psicogênica e fuga psicogênica foram substituídos por amnésia dissociativa e fuga dissociativa, respectivamente). Transtorno de personalidade múltipla foi substituído por transtorno dissociativo de identidade[2,4]. Em sua última edição, lançada em 2013[5], o DSM-5 organizou a classificação dos transtornos dissociativos da seguinte forma (DSM-5):

- Transtorno de identidade dissociativa.
- Amnésia dissociativa.
- Transtorno de despersonalização/desrealização.
- Outros transtornos dissociativos.
- Transtornos dissociativos não especificados.

CONCEITO

Dissociação pode ser descrita como um processo em que certas funções mentais (comportamento subjetivo de integridade, memória, identidade, consciência, emoção, percepção, representação corporal e controle motor), normalmente integradas, podem operar em uma maior compartimentação ou de maneira automática fora da esfera da consciência, muitas vezes sendo removidas dela[2,3,6-8]. Alguns autores reconhecem a dissociação como a capacidade de adaptação de indivíduos submetidos a prolongados e/ou severos abusos[3].

Porém, o termo dissociação pode ser entendido de diferentes formas e dar margem a múltiplas interpretações, dependendo do seu contexto de uso[9]. Há quatro perspectivas diferentes dos fenômenos dissociativos: sintomas, transtornos, mecanismos de defesa e vivências. Essas perspectivas diferem no prejuízo da funcionalidade do indivíduo, associação com sinais e sintomas de outros transtornos psiquiátricos ou tempo de ocorrência ao longo da vida.

Sintomas são definidos como a perda da integração normal de diferentes aspectos fenomenológicos das vivências conscientes: percepção do ambiente, memória, vivência de realidade e de personalidade. Eles causam prejuízo no funcionamento social, ocupacional ou em outras áreas da vida e podem ser súbitos ou graduais, transitórios ou crônicos. Ocorrem em doenças neurológicas (crises focais disperceptivas, de lobo temporal ou frontal; traumatismo craniano; demência; delirium) e em transtornos psiquiátricos (crises de pânico e outros quadros ansiosos, quadros psicóticos, transtornos alimentares, entre outros)[1,10]. Porém, são mais predominantes nos transtornos dissociativos.

Os critérios diagnósticos do DSM-5 para transtorno de estresse pós-traumático (TEPT) também incluíram um subtipo dissociativo, mas sem especificar qual o tipo de sintoma mais frequente. Amnésia dissociativa também pode ser critério para transtorno dissociativo de identidade e de TEPT[2].

Já Pierre Janet explica a dissociação como mecanismo de defesa. Esse fenômeno não teria origem proposital ou funcional, mas surgiria quando o indivíduo vivencia emoções impactantes que levariam ao estreitamento do campo atencional e a desorganização das funções de integração das informações na consciência[9,11]. Janet chamou de dissociação o processo pelo qual novas esferas de consciência se formavam – fora da consciência principal – em torno de elementos cognitivos, afetivos e viscerais das memórias traumáticas ("ideias fixas subconscientes"). Apesar de subconscientes, essas ideias continuariam a influenciar as percepções, os estados emocionais e o comportamento sob a forma de "automatismos".

Também a dissociação pode ocorrer como tendência dentro de um contexto não patológico[12], as chamadas vivências dissociativas, que podem ser parte da expressão de uma personalidade primária com predisposição a dissociar sem gatilho emocional. Sendo assim, os indivíduos com essas características apresentariam maior possibilidade de ter absorção imaginativa ou tendências a fantasiar, além de serem bastante sugestionáveis, facilitando a capacidade de serem hipnotizáveis[12].

CLASSIFICAÇÃO

Conforme já descrito, o fenômeno da dissociação está presente em um espectro grande de experiências e gravidades. Algumas experiências dissociativas mais leves ou breves são comuns e não constituem problema clínico. Segundo a classificação do DSM-5, para que seja caracterizado um transtorno dissociativo, deve haver dissociação, que é definida como "perturbação e/ou descontinuidade da integração normal de consciência, memória, identidade, emoção, percepção, representação corporal, controle motor e comportamento"; e tal perturbação deve levar a sofrimento ou prejuízo no funcionamento em um ou mais aspectos da vida do indivíduo. Os principais subtipos descritos são: transtorno dissociativo de identidade, amnésia dissociativa, transtornos de desrealização/despersonalização e outros transtornos dissociativos especificados.

Como o foco do capítulo é abordar a relação entre o transtorno e o suicídio, faremos somente uma breve descrição dos subtipos de transtorno dissociativo e sobre noções gerais da epidemiologia.

Segundo o DSM-5, no transtorno dissociativo de identidade existem dois ou mais estados distintos de personalidade ou uma experiência de possessão, levando a alterações de afeto, comportamento, consciência, memória, percepção, cognição e funcionamento sensório-motor, além de episódios recorrentes de amnésia. Já na amnésia dissociativa, há incapacidade de recordar fatos e eventos, no geral autobiográficos, o que não é compatível com o esquecimento normal nem consistente com quadros neurológicos, uso de substâncias ou outras condições médicas. Ela pode ser específica para determinado período, para algum aspecto peculiar da vida do indivíduo ou pode englobar toda a sua vida e identidade. No transtorno de desrealização/despersonalização, também segundo o DSM-5, o indivíduo é acometido por vivências recorrentes ou persistentes de despersonalização, desrealização ou de ambas, que não são melhor explicadas por outro transtorno mental ou uso de substâncias psicoativas. Na despersonalização, há uma experiência de distanciamento do eu, de irrealidade, estranhamento. Os sentimentos, sensações, pensamentos e ações não são vivenciados como sendo do próprio indivíduo. No fenômeno da desrealização, tudo que é externo, o mundo como um todo, é percebido com estranhamento, com sensação de irrealidade, como se o indivíduo estivesse em um filme ou sonho. Por fim, os chamados outros transtornos dissociativos especificados englobam situações como reações dissociativas agudas a eventos estressantes, perturbação de identidade por conta de coerção prolongada e intensa ("lavagem cerebral") e transe dissociativo (não em contexto de prática religiosa ou cultural que seja coletivamente aceita).

Quanto à epidemiologia, no caso dos transtornos dissociativos de identidade estima-se que a prevalência na população em geral é de cerca de 1% e que as mulheres são mais acometidas que os homens. Já no transtorno de desrealização/despersonalização, aparentemente há igual proporção de homens e mulheres e a prevalência ao longo da vida é de 0,8 a 2,8%. A prevalência de amnésia dissociativa durante a vida é de cerca de 6 a 7%.

Porém, até o momento abordamos somente os quadros em que os sintomas dissociativos constituem o principal problema clínico do paciente. Sabemos que tais sintomas podem estar presentes de forma secundária em diversos outros transtornos psiquiátricos e inclusive estão relacionados à maior gravidade de doença e funcionamento mal-adaptativo. O instrumento mais utilizado para mensurar em qual grau os pacientes têm experiências dissociativas é a "Dissociative Experiences Scale", conhecida como DES, desenvolvida por Bernstein e Putnam em 1986[6], e a versão revisada dela, conhecida como DES-II. Uma metanálise de Lyssenko et al. publicada em 2018[13] mostra que patologias como transtorno de estresse pós-traumático (TEPT), transtorno de personalidade *borderline* e transtornos conversivos, além dos próprios transtornos dissociativos, apresentam altos escores de dissociação.

NEUROBIOLOGIA E ASPECTOS PSICOSSOCIAIS DOS TRANSTORNOS DISSOCIATIVOS

A neurobiologia envolvendo os transtornos dissociativos (TD) ainda continua obscura. As evidências demonstram que componentes biológicos e genéticos podem participar no fenômeno da dissociação e contribuem para o conceito de dissociabilidade, isto é, uma tendência inata da pessoa dissociar. Polimorfismos nos genes 5-HTTLPR (gene do transportador de serotonina), FKBP5 (regulador do eixo hipotálamo-hipófise-adrenal), da COMT (Catecol-o-aminotransferase, uma de várias enzimas que degradam catecolaminas) e do sistema BDNF (fator neurotrófico derivado do cérebro) podem contribuir para a gênese da dissociação. Participam também o sistema NMDA (N-metil-D-aspartato), endocanabinoide e agonistas dos receptores kappa-opioides. Outros estudos que utilizaram ressonância magnética funcional verificaram alterações estruturais que serão expostas mais adiante.

Alguns modelos conceituais buscam explicar a dissociação. Um deles, o modelo de traumas, propõe que a dissociação seria uma resposta protetora a eventos traumáticos (abuso sexual ou físico), inesperados e repentinos negativos, que geralmente acontecem na infância, além de comportamentos intimidadores e de abuso por parte dos pais. Associados à predisposição genética e/ou falta de suporte social, a dissociação poderia acontecer. Nesse sentido, pessoas que dissociam tendem a ter um contato menor ou inexistente com tais eventos, diminuindo seu impacto negativo para o indivíduo (uma forma de desapego da dor física). Dessa maneira, estados alterados da consciência serviriam como forma de "defender" a pessoa do trauma. Outro modelo, o de fantasia, propõe que a dissociação seria uma característica cognitiva do indivíduo, que teria tendência a fantasiar e a confabular as experiências traumáticas.

A maior parte da literatura científica correlaciona a predisposição genética/biológica a dissociar com eventos estressores graves e repetitivos que acontecem na infância como a base para o surgimento de transtornos dissociativos. Abuso sexual e abuso físico que acontecem antes dos seis anos de idade são os mais frequentes traumas envolvidos. A falta de um apego seguro mãe-bebê também está relacionada (principalmente durante os dois primeiros anos da infância), ou seja, um vínculo frágil, um apego desorganizado e uma diminuição do envolvimento afetivo na relação dos pais com o filho são preditores de dissociação. Por exemplo, no transtorno dissociativo de identidade (TDI), propõe-se que a desintegração da identidade serviria como forma de lidar com os eventos traumáticos passados ou atuais e com conflitos internos.

Neurobiologia do transtorno dissociativo de identidade

A neurobiologia do transtorno dissociativo de identidade (TDI) é desconhecida e incerta, mas algumas pesquisas procuram tornar mais claro o envolvimento de fatores genéticos e biológicos. Um desses estudos[14] comparou o volume do hipocampo e da amígdala de pacientes que possuíam TDI com os que tinham outro diagnóstico psiquiátrico. Tal estudo percebeu uma diminuição do volume hipocampal e também da amígdala em pacientes com TDI.

Neurobiologia da amnésia dissociativa

Poucos são os estudos envolvendo a neurobiologia da amnésia dissociativa. Entretanto, um estudo sugere a presença de hiperativação do córtex pré-frontal e diminuição da atividade do hipocampo na gênese da amnésia dissociativa.

Neurobiologia do transtorno de despersonalização/desrealização

Há vários substratos neurobiológicos envolvidos no transtorno de despersonalização/desrealização. Vias de opioides endógenos, serotoninérgicas, glutamatérgicas, NMDA e o sistema endocanabinoide estão associados a esse transtorno. Além disso, há evidências de que a hiporreatividade autonômica, a desregulação do eixo hipotálamo-hipófise-adrenal, a hiperativação do córtex pré-frontal e a diminuição da atividade límbica (amígdala e ínsula) também participam na concepção do transtorno de despersonalização/desrealização.

RELAÇÃO ENTRE DISSOCIAÇÃO E SUICÍDIO

Não é incomum a presença de comportamentos suicidas em pacientes com transtornos dissociativos (TD). É bem descrito na literatura que os pacientes psiquiátricos com TD têm maior probabilidade de reportar antecedentes de tentativa de suicídio e automutilação, em comparação a pacientes psiquiátricos com outros diagnósticos. Alguns estudos chegam a reportar antecedentes de tentativa de suicídio em mais de 70% desses indivíduos.

Exemplificando, um artigo de metanálise publicado em 2017[3] verificou que pacientes com TD relatam com maior frequência tentativas de suicídio e comportamento autolesivo não suicida em comparação com pessoas que não possuem esse transtorno. Múltiplas tentativas de suicídio também estão associadas a TD.

Mesmo que o indivíduo não tenha um diagnóstico de transtorno dissociativo, se possuir experiências e/ou sintomas dissociativos os comportamentos suicidas ainda são frequentes e aumentam o risco de suicídio. É consistentemente descrito na literatura que maiores escores de experiências dissociativas (independentemente do diagnóstico psiquiátrico) estão associados ao comportamento suicida ou de automutilações. Tal relação entre sintomas dissociativos e risco de suicídio também está presente em adolescentes; estudo de Vine et al.[15] mostrou que o risco de suicídio em adolescentes relaciona-se a experiências dissociativas diárias, independentemente de afetos positivos, negativos ou sintomas de personalidade *borderline* concomitantes; e que essa relação era estatisticamente significante no sexo feminino.

Observa-se também uma grande prevalência de comorbidade psiquiátrica nos pacientes com transtorno dissociativo, inclusive com transtorno de personalidade *borderline* (TPB) e TEPT, que individualmente também têm prevalência de suicídio aumentada. Entretanto, estudos como o de Foote et al.[16] mostraram, por meio de análise de regressão, que somente o diagnóstico de transtorno dissociativo (e não o TPB e o TEPT) manteve relação com o desfecho de múltiplas tentativas de suicídio, enfatizando, portanto, a importância desse diagnóstico no risco de suicídio. Alguns estudos também relatam que a própria presença de múltiplos diagnósticos psiquiátricos denota maior gravidade e está associada a maior risco de suicídio, e isso talvez tenha alguma influência na maior suicidalidade dos indivíduos com transtorno dissociativo.

Vivências traumáticas são fator de risco tanto para comportamentos de automutilação e suicídio quanto para o desenvolvimento de transtornos dissociativos. Uma das hipóteses é que a dissociação e o TEPT seriam mediadores na relação entre trauma e os comportamentos autolesivos. No mesmo estudo citado no parágrafo anterior, mesmo controlando para a variável antecedente de abuso na infância, a forte relação entre transtorno dissociativo e múltiplas tentativas de suicídio se manteve.

Outro elemento de grande importância que aparece frequentemente associado a trauma, comportamentos suicidas e de automutilação, transtornos dissociativos e TEPT é a desregulação emocional. A automutilação, em especial em adolescentes, com frequência ocorre em uma tentativa de lidar com ou evitar a desregulação emocional. Em alguns pacientes que reportam menos resposta dolorosa a estímulos físicos, especula-se que se automutilar em momentos de instabilidade emocional pode provocar um estado similar ao da dissociação, aliviando o sofrimento psíquico. Algumas evidências sugerem que nos transtornos afetivos, ansiosos e na dependência química, a desregulação emocional seria um fator de maior peso na suicidalidade do que o grau de depressão e de sofrimento psíquico.

Embora se observe a relação entre esses elementos, não se sabe por meio de qual mecanismo neurobiológico ou psicológico a dissociação influencia os comportamentos suicidas e automutiladores. Uma das hipóteses é de que a "desconexão" com o corpo e com as sensações físicas que caracteriza a dissociação seria um facilitador de comportamentos autoagressivos em indivíduos sob intenso estresse e sofrimento mental. Alguns estudos mostram que tolerância à dor isoladamente já se associa a tentativas de suicídio; Rabasco e Andover[17] mostram que ela precisa estar combinada à ideação suicida para predizer tentativas de suicídio, e reforçam que mais importante do que a resistência à dor seria a tendência à dissociação. Outra hipótese é que para alguns indivíduos a automutilação seria uma forma de sair de um estado similar ao dissociativo, de estupor e vazio, mesmo que por meio da dor e autolesão.

Considerando-se o que foi anteriormente exposto, embora em alguns estudos sobre a suicidalidade e mesmo no atendimento clínico de pacientes com risco de suicídio não seja dada a devida importância à presença do transtorno dissociativo, ele é um dos preditores mais fortes de comportamento suicida. É de suma importância a investigação e a abordagem de comportamentos suicidas e de autolesão não suicida nos indivíduos com TD. Além disso, faz-se necessária a investigação de TD em pacientes com história de tentativas de suicídio e comportamentos autolesivos não suicidas em decorrência da inter-relação entre os dois.

PSIQUIATRIA E CULTURA

- *As três faces de Eva;* direção: Nunnally Johnson (1957).
  Baseado em livro homônimo, este filme conta a história de Eva White, que sofre de transtorno dissociativo de identidade.
- *A enfermeira Betty;* direção: Neil LaBute (2000).
  Neste filme, a protagonista apresenta amnésia dissociativa após um evento traumático.
- *Asas da liberdade;* direção: Alan Parker (1984).
  O filme retrata o jovem Birdy, que apresenta sinais de estupor dissociativo.
- *Psicose;* direção: Alfred Hitchcock (1960).
  O famoso filme de Alfred Hitchcock ilustra o transtorno dissociativo de identidade.

REFERÊNCIAS BIBLIOGRÁFICAS

1. Espirito Santo MHA. Histeria: a unidade perdida. Tese de doutorado da Universidade do Porto. 2008. Obtida de: https://repositorio-aberto.up.pt›
2. Loewenstein RJ. Dissociation debates: everything you know is wrong. Dialogues Clin Neurosci. 2018; 20(3):229-42.
3. Calati R, Bensassi I, Courtet P. The link between dissociation and both suicide attempts and non-suicidal self-injury: meta-analyses. Psychiatry Research. 2017;251:103-14.
4. Matos EG, Matos TMG, Matos GMG. A importância e as limitações do uso do DSM-IV na prática clínica. Rev Psiquiatr Rio Gd Sul. 2005;27(3):312-8.
5. American Psychiatric Association. Manual diagnóstico e estatístico de transtornos mentais, 5. ed. (DSM-5); tradução: Nascimento MIC, et al.; revisão técnica: Cordioli AV, et al. Porto Alegre: Artmed; 2014.
6. Bernstein EM, Putnam FW. Development, reliability and validity of a dissociation scale. J Nervous and Mental Dis. 1986;174:727-35.
7. Nemiah JC. Dissociation, conversion, and somatization. In: Spiegel D, Kluft RP, Loewenstein RJ, Nemiah JC, Putnam FW, Steinberg M (eds.). Dissociative disorders, a clinical review. Lutherville: Sidran, 1993. p.104-116.
8. Alper K, Devinsky O, Perrine K, Luciano D, Vazquez B, Pacia S, Rhee E. Dissociation in epilepsy and conversion nonepileptic seizures. Epilepsia. 1997;38(9): 991-7.
9. Negro Junior PJ. A natureza da dissociação: um estudo sobre experiências dissociativas associadas a práticas religiosas. São Paulo, Faculdade de Medicina da Universidade de São Paulo; 1999.
10. Kaplan HI, Sadock BJ, Grebb JA. Compendio de psiquiatria: ciências do comportamento e psiquiatria clínica. Porto Alegre: Artes Médicas, 1997.
11. Hart V, Freidman. Psychogenic nonepileptic seizures as clinical manifestations of post traumatic stress disorder. Dissociation. 1989;2(1):3-16.
12. Isaac M, Chand PK. Dissociative and conversion disorders: defining boundaries. Curr opin psychiatry. 2006;19:61-66.
13. Lyssenko L, Schmahl C, Bockhacker L, Vonderlin R, Bohus M, Kleindienst N. Dissociation in psychiatric disorders: a meta-analysis of studies using the dissociative experiences scale. AJP.2018;175(1):37-46.
14. Vermetten E, Schmahl C, Lindner S, Loewenstein RJ, Bremner JD. Hippocampal and amygdalar volu-

mes in dissociative identity disorder. Am J Psychiatry. 2006;163(4):630-6.

15. Vine V, Victor SE, Mohr H, Byrd AL, Stepp SD. Adolescent suicide risk and experiences of dissociation in daily life. Psychiatry Res. 2020;287:112870.
16. Foote B, Smolin Y, Neft DI, Lipschitz D. Dissociative disorders and suicidaity in psychiatric outpatients. J Nerv Ment Dis. 2008;196(1):29-36.
17. Rabasco A, Andover MS. The interaction of dissociation, pain tolerance, and suicidal ideation in predicting suicide attempts. Psychiatry Res. 2020;284: 112661.
18. Ross CA. Dissociative identity disorder: Diagnosis, clinical features and treatment of multiple personality. New York: Wiley, 1997.
19. Putnam FW, Guroff JJ, Silberman EK, Barban L, Post RM. The clinical phenomenology of multiple personality disorder: review of 100 recent cases. J Clin Psychiatry.1986;47(6):285-93.
20. Ross CA, Joshi S, Currie R. Dissociative experiences in the general population: a factor analysis. Hosp Community Psychiatry. 1991;42(3):297-301.
21. Ross CA. Epidemiology of multiple personality disorder and dissociation. Psychiatr Clin North Am. 1991;14(3):503-17.
22. Orbach I. Dissociation, physical pain, and suicide: a hypothesis. Suicide Life Threat Behav. 1994;24(1): 68-79.
23. Hunter ECM, Sierra M, David AS. The epidemiology of depersonalisation and derealisation. A systematic review. Soc Psychiatry Psychiatr Epidemiol. 2004;39(1):9-18.
24. Sar V, Akyüz G, Doğan O. Prevalence of dissociative disorders among women in the general population. Psychiatry Res. 2007;149(1-3):169-76.
25. Ford JD, Gómez JM. Self-injury and suicidality: the impact of trauma and dissociation. J Trauma Dissociation. 2015;16(3):225-31.
26. Ford JD, Gómez JM. The relationship of psychological trauma and dissociative and posttraumatic stress disorders to nonsuicidal self-injury and suicidality: a review. J Trauma Dissociation. 2015;16(3): 232-71.
27. Levinger S, Somer E, Holden RR. The importance of mental pain and physical dissociation in youth suicidality. J Trauma Dissociation. 2015;16(3):322-39.
28. Zoroglu SS, Tuzun U, Sar V, Tutkun H, Savas HA, Ozturk M, et al. Suicide attempt and self-mutilation among Turkish high school students in relation with abuse, neglect and dissociation. Psychiatry Clin Neurosci. 2003;57(1):119-26.
29. Pieper S, Out D, Bakermans-Kranenburg MJ, van Ijzendoorn MH. Behavioral and molecular genetics of dissociation: the role of the serotonin transporter gene promoter polymorphism (5-HTTLPR). J Trauma Stress. 2011;24(4):373-80.
30. Koenen KC, Saxe G, Purcell S, Smoller JW, Bartholomew D, Miller A, et al. Polymorphisms in FKBP5 are associated with peritraumatic dissociation in medically injured children. Mol Psychiatry. 2005; 10(12):1058-9.
31. Simeon D. Depersonalisation disorder: a contemporary overview. CNS Drugs. 2004;18(6):343-54.
32. Dalenberg CJ, Brand BL, Gleaves DH, Dorahy MJ, Loewenstein RJ, Cardeña E, et al. Evaluation of the evidence for the trauma and fantasy models of dissociation. Psychol Bull. 2012;138(3):550-88.
33. Nijenhuis ER, Vanderlinden J, Spinhoven P. Animal defensive reactions as a model for trauma-induced dissociative reactions. J Trauma Stress. 1998;11(2): 243-60.
34. Savitz JB, van der Merwe L, Newman TK, Solms M, Stein DJ, Ramesar RS. The relationship between childhood abuse and dissociation. Is it influenced by catechol-O-methyltransferase (COMT) activity? Int J Neuropsychopharmacol. 2008;11(2):149-61.
35. Kikuchi H, Fujii T, Abe N, Suzuki M, Takagi M, Mugikura S, et al. Memory repression: brain mechanisms underlying dissociative amnesia. J Cogn Neurosci. 2010;22(3):602-13.

41

Suicídio e impulsividade

Rodolfo Furlan Damiano
Hermano Tavares

PONTOS-CHAVE

- Impulsividade pode ser genericamente dividida em funcional e disfuncional.
- Impulsividade disfuncional pode ser entendida como a tendência de reagir de forma espontânea e pouco planejada, quando esse tipo de resposta incorre em prejuízo de eficiência e adaptação.
- A impulsividade está fortemente associada aos mais diversos tipos de comportamento suicida, principalmente por meio de suas variantes cognitiva e comportamental.

É preciso amar as pessoas
Como se não houvesse amanhã
Porque se você parar pra pensar
Na verdade não há.

Pais e filhos, Legião Urbana

SUICÍDIO, FUTURO E TOMADA DE DECISÃO

A teoria do crescimento cerebral a partir de uma perspectiva social foi amplamente difundida por Dunbar a partir do início do século XXI[1,2]. De acordo com sua teoria, cérebros maiores foram selecionados em detrimento dos menores por algumas características imprescindíveis que tornaram os animais mais adaptados para viver em sociedade. Tais características garantem aos portadores uma maior capacidade de interação e cooperação em grupos cada vez maiores, de uma ampliação em nossa cadeia de ligações e a capacidade de dar e receber afeto, além de uma maior sofisticação na comunicação por adoção de linguagem e desenvolvimento de conceitos abstratos. Sem dúvida, quando falamos de abstração, uma das maiores e mais presentes é o futuro e a certeza da morte como o desfecho último e mais distante da vida. Porém, como quase todas as adaptações evolutivas, eles vêm com a responsabilidade de aprendermos a lidar com seus efeitos colaterais. Especificamente sobre a abstração do futuro, um de seus maiores efeitos colaterais é a consideração da possibilidade acerca da antecipação voluntária da morte, ou seja, o suicídio. Diferente de outros animais, nós, seres humanos, somos capazes de reconhecer a nossa finitude e ponderarmos racionalmente sobre se nossa vida vale ou não a pena continuar sendo vivida, e isso envolve uma complexa cadeia de tomada de decisão.

IMPULSIVIDADE E TOMADA DE DECISÃO

O complexo processo de tomada de decisão, principalmente os dilemas morais e pessoais, por exemplo, quando se considera salvar ou tirar a vida de alguém, ou a própria vida, envolve diversos fatores sociais, antropológicos, religiosos e também biológicos. O substrato anatômico do processo de tomada de decisão seria o córtex pré-frontal e as diferentes estruturas nele contidas, bem como uma complexa interação entre elas[3-5]. Ao definir o melhor curso de ação, ou resposta comportamental a um dado contexto, essas estruturas são responsáveis por avaliar elementos circunstanciais internos e externos, memórias de contextos pretéritos similares e projeção no tempo das consequências derivadas de uma ou outra alternativa de resposta. Ao ato de responder rapidamente, sem qualquer ponderação ou reflexão parcial e enviesada apenas para consequências de curto prazo, chamamos de gesto impulsivo e de impulsividade à propensão de realizá-lo de forma recorrente[6,7]. Portanto, a impulsividade pode ser entendida como um viés no processo de tomada de decisão em favor das respostas rápidas, ou do imediatismo, no qual as consequências projetadas ou adiadas ao longo do tempo perdem parte de seu valor intrínseco[8]. Por exemplo, o consumidor que classicamente parcela o pagamento de uma compra está substituindo a dor do pagamento à vista por outra menor, porque foi em parte adiada, embora o valor financeiro ainda seja o mesmo, ou superior (especialmente nos casos em que se aplicam juros)[9]. De fato, pessoas com maior impulsividade tendem a ter urgência para antecipar recompensas e soluções para as mais diversas situações da vida, mesmo que menores ou menos eficientes do que uma alternativa disponível algum tempo à frente.

SUICÍDIO, IMPULSIVIDADE E CONTROLE COGNITIVO

Sob essa ótica, o suicídio pode ser encarado como um gesto impulsivo, em que se opta por um recurso extremo e uma solução sub-ótima para uma situação emocionalmente desafiadora em busca de uma cessação imediata do sofrimento. Nesse sentido, diversos estudos já apresentaram correlações positivas e significativas entre impulsividade e comportamento suicida em diferentes populações[10,11]. É importante salientar que a impulsividade não deve ser sempre entendida como uma característica disfuncional e associada a desfechos negativos em saúde mental, entre eles, o suicídio[7]. Diversos comportamentos impulsivos podem e devem ser empregados em situações nas quais espontaneidade, rapidez de resposta e quebra de padrões sejam úteis, culminando em atitudes adaptativas e coerentes.

Dickman[12], diferenciando os conceitos de impulsividade funcional e disfuncional, definiu a primeira como a tendência de reagir de forma espontânea e pouco planejada, quando em determinado contexto uma resposta rápida seria mais adaptativa, guiada pela emoção do momento (por exemplo, usar do humor para aliviar uma situação socialmente constrangedora). Coerentemente, a impulsividade funcional está associada a traços de personalidade como entusiasmo e otimismo. Já impulsividade disfuncional pode ser entendida como a tendência de reagir de forma espontânea e pouco planejada, quando esse tipo de resposta incorre em prejuízo de eficiência e adaptação (com desorganização e tomada de decisão ineficiente), em geral sob estresse emocional agudo.

Avaliando exatamente a questão apresentada, Liu et al.[13] investigaram o papel exercido pela impulsividade funcional e disfuncional no comportamento suicida de moradores da área rural chinesa. Os autores comprovaram uma associação entre gênero masculino, baixa impulsividade funcional e alta impulsividade disfuncional com histórico prévio de suicídio, mesmo após controlar para variáveis como doença psiquiátrica e fatores sociodemográficos (incluindo gênero). Os estudos sobre impulsividade funcional e comportamento suicida são raros, então, para simplicidade de comunicação, deste ponto em diante do capítulo usaremos apenas o termo impulsividade para nos referir aos seus aspectos desadaptativos.

Considerada a complexidade do processo de tomada de decisão, a impulsividade enquanto sua derivada é compreensivelmente multidimensional, ou seja, podemos supor mais de um tipo de impulsividade, sendo que muitas dessas dimensões (motora/comportamental, cognitiva etc.) estariam associadas a diferentes aspectos do comportamento suicida[7]. De uma maneira geral, o domínio cognitivo (impulsividade cognitiva) está ligado à inabilidade de postergar prazeres, ou seja, um prejuízo em comparar e pesar recompensas futuras com imediatas, tendendo a optar por prazeres mais imediatos[4,6,14]. Já o domínio comportamental (impulsividade motora) pode ser definido como a incapacidade de interromper um comportamento assim que ele é iniciado[15].

Recente metanálise evidenciou que ambos os traços impulsivos (comportamental/motor e cognitivo) estão positiva e significativamente associados ao suicídio, muito embora a subdimensão cognitiva apresente maior tamanho de efeito[10]. Seguindo a mesma linha, Cole et al.[16] investigaram a presença de três diferentes dimensões da impulsividade e sua relação com a probabilidade de uma nova tentativa de suicídio em pacientes internados após uma tentativa de suicídio anterior. Os autores separaram a impulsividade em: (a) urgência negativa, definida como a inabilidade de inibir o comportamento quando emocionalmente estressado; (b) falta de conscienciosidade, ou impulsividade cognitiva, relativa à dificuldade de planejar a ação e nela persistir quando necessário; (c) busca de sensação, ou necessidade de manutenção de um nível elevado de estimulação. A única dimensão clinicamente significativa que se relacionou a maiores chances referidas de o paciente tentar suicídio nos dias seguintes foi a impulsividade cognitiva, mesmo após controlada para outras variáveis clínicas e sociodemográficas.

Em adição aos prejuízos advindos da impulsividade cognitiva, um outro domínio da impulsividade tem se mostrado importante no desenvolvimento do comportamento suicida, a impulsividade agressiva[17]. Ao contrário da agressividade funcional, a agressividade impulsiva não tem uma finalidade específica e representa mais uma descarga, ou ab-reação ao estresse[18]. Estudos têm mostrado uma forte associação entre agressividade e o comportamento suicida, com alguns autores pontuando que o fenótipo impulsivo-agressivo é parte fundamental na maquinaria da suicidalidade[17,19-21]. Estudos de genética convergem para esses mesmos achados clínicos, encontrando alterações específicas de genes ligados à função serotoninérgica, os quais estão associados fortemente ao comportamento impulsivo-agressivo[17,22] que, por sua vez, associa-se ao risco mais elevado de comportamento suicida[23,24]. Os genes melhor estudados são: *TPH1* (gene triptofano hidroxilase 1), *TPH2* (gene triptofano hidroxilase 2), *SLC6A4* (gene transportador da serotonina), *HTR1A* (gene receptor da serotonina 5HT1A), *HTR2A* (gene receptor da serotonina 5HT2A), *HTR5A* (gene receptor da serotonina 5HT5A) e *MAOA* (gene monoamina oxidase A)[23-25]. Alterações em alelos específicos desses genes têm sido associadas tanto ao componente quantitativo da suicidalidade, ou seja, aumento da frequência dos comportamentos suicidas, quanto à letalidade dos métodos empregados na tentativa de suicídio, evidenciando ainda mais essa intrínseca relação entre o fenótipo impulsivo-agressivo e as várias facetas da suicidalidade[23,24].

Nesse sentido, alguns estudos têm pontuado o papel importante das adversidades precoces na vida (APV) no desenvolvimento do comportamento suicida[26,27]. Adversidades precoces na vida devem ser entendidas como qualquer ato de abuso (físico, moral, psicológico, sexual) ou negligência durante a infância, período crítico para o neurodesenvolvimento[19,28]. Segundo o modelo epigenético, as APV são capazes de alterar a expressão gênica[29], como o aumento da metilação do gene do receptor de glicocorticoide (*NR3C1*) e do gene da proteína ligadora FK506 (*FKBP5*), ambos causando uma hiperatividade no eixo hipotálamo-hipófise-adrenal (HHA) e um aumento da resposta ao estresse[28,30,31]. Tais alterações epigenéticas implicam em alterações neuroanatômicas e funcionais ao longo da vida[28,32], culminando em uma cascata de consequências comportamentais, emocionais e de personalidade, como, por exemplo, aumento da agressividade, medo, impulsividade e disfunções cognitivas diversas[19,33]. Todas essas alterações comportamentais e emocionais culminariam em um elevado risco de suicídio em pacientes que sofreram APV, implicando em um modelo de interações complexas entre APV, impulsividade cognitiva, hipersensibilidade ao estresse, agressividade e suicídio[19,28,33,34].

Em outras palavras, a impulsividade parece ser um importante fator mediador entre carga genética, adversidades precocemente vividas e o risco de suicídio na vida adulta. Nesse cenário, os transtornos psiquiátricos podem ser vistos como um produto adicional dessa cascata de eventos e mais um fator de risco para o suicídio. Todavia, a associação entre impulsividade e suicídio é tão determinante que pode prescindir da existência de um transtorno psiquiátrico formal. Um estudo que conduziu entrevistas com 196 pacientes recém-admitidos em uma unidade de emergência e/ou psiquiátrica por tentativa de suicídio encontrou que um em cada cinco indivíduos não preenchia critérios para qualquer diagnóstico psiquiátrico, quando não considerados os transtornos de personalidade[35]. Quando os transtornos de personalidade foram computados, então um a cada sete pacientes que tentaram suicídio não apresentava sequer um diagnóstico. Entre pacientes com algum diagnóstico de transtorno mental, o traço de personalidade mais importante para o comportamento suicida foi o neuroticismo, ou seja, instabilidade afetiva. Porém, retirado o transtorno psiquiátrico do cenário, sobressaíam os elementos impulsivos revelados em maior responsividade a estressores ambientais (conflitos interpessoais agudos), decisões intempestivas (menos de duas horas de ponderação até a execução do ato), uso agudo de álcool e agressividade latente (revelada na escolha de métodos potencialmente mais letais) e de traços de personalidade ligados a planejamento deficiente e inquietação motora.

SUICÍDIO, IMPULSIVIDADE E A NEUROCIRCUITARIA

Como visto antes, a impulsividade também pode ser vista como um viés no processo de tomada de decisão. A tomada de decisão, por sua vez, tem sido associada a estruturas do córtex pré-frontal, tais como córtex pré-frontal ventromedial (CPFvm), córtex pré-frontal orbitofrontal (CPFof) e córtex pré-frontal dorsolateral (CPFdl), sendo que disfunções nessas estruturas estariam associadas a maiores índices de impulsividade e comportamento impulsivo[3-6,15]. Todavia, dado o caráter multidimensional da impulsividade, é de se esperar que diferentes facetas dela sejam vinculadas a diferentes estruturas cerebrais. Por exemplo, impulsividade cognitiva e falta de conscienciosidade foram correlacionadas a alterações estruturais e funcionais do CPFvm, enquanto domínios como urgência negativa, impulsividade motora e comportamental foram associados a déficits de conectividade em CPFdl[6,36].

Em geral, déficits no CPFvm impactam decisões onde estão envolvidos: (a) projeção no tempo (p. ex., antecipar recompensas ou postergar punição); (b) processamento emocional negativo (p. ex., decisões com forte apelo emocional); (c) moralidade (p. ex., causar mal a outrem, ou a si mesmo)[3-5,37]. Já déficits no CPFdl se relacionam com prejuízos em: (a) controle cognitivo dos pensamentos (metacognição), dos afetos e do comportamento em geral; (b) definição do curso de uma ação presente, considerada a multiplicidade de elementos contextuais; (c) ponderação racional entre diferentes escolhas[38].

Se o suicídio pode ser entendido como uma tomada de decisão ineficaz relacionada à impulsividade, então não seria uma surpresa se ele também fosse associado às estruturas e circuitaria do córtex pré-frontal. De fato, assim como no caso da impulsividade, as distintas facetas do suicídio são associadas a diferentes estruturas cerebrais. Por exemplo, CPFvm e estruturas conectadas como ínsula, amígdala, hipocampo, regiões temporais laterais, córtex cingulado posterior, precuneus, córtex cingulado anterior dorsal, estriado ventral, tálamo e cerebelo têm sido associados à ideação suicida, por meio do desequilíbrio entre afetos negativos e positivos, autoimagem negativa, ruminação e prejuízo da percepção de futuro, conforme apontado anteriormente[38,39]. Da mesma forma, alterações em regiões dorsais do córtex pré-frontal, córtex cingulado anterior dorsal e giro frontal inferior implicam em agravamento da ideação suicida, mas vão além e estão envolvidas na passagem do pensamento ao ato suicida, possivelmente mediado pelo déficit na ponderação racional das alternativas de resposta a um desafio presente[38]. Portanto, podemos especular sobre uma interessante articulação anatomoclínica, na qual a pessoa que se entretém com a hipótese do suicídio não é inteiramente capaz de inferir as suas consequências no tempo e nos outros, sugerindo uma disfunção do CPFvm, e eventualmente passará ao ato se a isso combinar uma disfunção do CPFdl, ou seja, se não for capaz de ponderar entre o suicídio ou outra opção, qual seria a resposta capaz de reduzir as perdas ou elevar os ganhos, isto é, qual alternativa teria mais valor ético e utilitário no presente.

MANEJO CLÍNICO

A despeito de existirem capítulos neste livro com enfoque no manejo clínico da suicidalidade, focaremos aqui nas três dimensões impulsivas implicadas no suicídio exploradas anteriormente: impulsividade afetiva (ou déficit de regulação emocional), impulsividade cognitiva (ou déficit de controle cognitivo) e impulsividade agressiva.

A regulação emocional, ou sua falta, e a instabilidade dos afetos negativos estão na base da impulsividade afetiva e se não podemos afirmar que são causadas por APV, são ao menos grandemente reforçadas por elas. Para o manejo dos sintomas de instabilidade afetiva e diminuição da sensibilidade dos afetos negativos tem sido proposto o uso de inibidores seletivos da recaptação de serotonina (ISRS)[40,41], exceto quando essa instabilidade estiver associada à bipolaridade. Todavia, fora dessa condição, o uso de estabilizadores de humor para tratamento da instabilidade afetiva tem sido questionado, visto o pequeno ou nenhum efeito na modulação afetiva de pacientes com transtorno de personalidade *borderline* (TPB)[42]. Além das terapêuticas farmacológicas citadas, uma estratégia de psicoterapia muito utilizada no manejo de emoções e afetos é a terapia comportamental dialética, a qual tem se mostrado muito eficaz, particularmente no tratamento do TPB[43].

Em relação à impulsividade cognitiva, o principal objetivo, nesse caso, seria a melhora do controle cognitivo, tendo como paradigma clínico o transtorno de déficit de atenção e hiperatividade (TDAH). Entretanto, é importante lembrar que o TDAH é um recorte de um universo mais amplo de transtornos que compartilham déficits executivos e de controle cognitivo, aumentando o risco subsequente de o indivíduo se engajar em comportamento suicida. Psicoestimulantes, como metilfenidato, já foram analisados no efeito sobre comportamentos suicidas em pacientes com TDAH, encontrando resultados conflitantes e pouco confiáveis[44,45]. Há uma carência de estudos sobre déficit executivo e risco de suicídio (agudo e/ou crônico), principalmente com designs individuais e não ecológicos. Já intervenções não farmacológicas como estimulação magnética transcraniana[46,47] e meditação *mindfulness*[48,49] surgem como alternativas promissoras, todas com o mesmo objetivo de elevar o controle cognitivo atuando de maneiras distintas, com foco em aumento da atividade do córtex pré-frontal e áreas subjacentes.

Quanto à impulsividade agressiva, podemos lançar mão de diversos tratamentos[50]. Vimos anteriormente o papel crucial que a deficiência de serotonina tem no fenótipo da agressividade[51]. Sendo assim, medicações serotoninérgicas são, sem dúvida, a primeira linha de tratamento. Os ISRS, então, têm uma dupla indicação: tratamento da depressão, da ansiedade e regulação dos afetos negativos como já vimos, mas também uma ação específica sobre a expressão da agressividade. O mesmo se dá com o lítio, que, para além das suas propriedades estabilizadoras no transtorno afetivo bipolar (TAB), parece ter uma ação comprovada na redução da agressividade, mesmo para indivíduos não incluídos no espectro do TAB e transtornos relacionados. Coerentemente, lítio tem sido cada vez mais indicado como uma estratégia de prevenção ao suicídio, muito embora seu mecanismo de ação ainda seja pouco elucidado[52-54]. Os antipsicóticos atípicos com bloqueio mais pronunciado de receptores pré-sinápticos $5HT_2$ e $5HT_{1A}$ são sempre boas opções de tratamento[55-57]. Finalmente, a clonidina tem mostrado efeitos promissores no controle da impulsividade agressiva[58]. Em abordagens não farmacológicas, o treino de assertividade e a terapia cognitivo-comportamental[59,60] com reestruturação cognitiva relativa à leitura enviesada de sinais sociais indicativos de ameaça ou desrespeito se mostraram úteis no tratamento do transtorno explosivo intermitente, uma condição considerada paradigma de impulsividade agressiva, também associada a risco elevado de suicídio[61].

CONSIDERAÇÕES FINAIS

As evidências apontam para a impulsividade como tendo um papel relevante, enquanto facilitador de um processo multifatorial, que levaria ao suicídio. Diversos domínios ligados à impulsividade, tais como déficit no planejamento futuro, controle cognitivo, agressividade e deficiência na elaboração de emoções negativas, estão alterados em pacientes com elevado risco de suicídio (ou seja, pacientes com ideação e comportamento suicida elevados). Tal associação merece mais atenção na clínica e nos diversos estudos futuros, identificando os pacientes não somente pelo diagnóstico psiquiátrico primário, mas sim pelas características intrínsecas e relevantes de sua personalidade. A abordagem do suicídio enquanto epifenômeno de um transtorno psiquiátrico (transtorno do humor, esquizofrenia, ou abuso de substância, por exemplo) é um reducionismo grosseiro que negligencia o xadrez multifatorial dos determinantes do suicídio, em que a impulsividade não é coadjuvante, mas sim protagonista.

REFERÊNCIAS BIBLIOGRÁFICAS

1. Dunbar RI. The social brain hypothesis and its implications for social evolution. Ann Hum Biol. 2009; 36(5):562-72.
2. Dunbar RI, Shultz S. Evolution in the social brain. Science (New York, NY). 2007;317(5843):1344-7.
3. Greene J, Haidt J. How (and where) does moral judgment work? Trends in Cognitive Sciences. 2002; 6(12):517-23.
4. Greene JD, Nystrom LE, Engell AD, Darley JM, Cohen JD. The neural bases of cognitive conflict and control in moral judgment. Neuron. 2004;44(2): 389-400.
5. Greene JD, Sommerville RB, Nystrom LE, Darley JM, Cohen JD. An fMRI investigation of emotional engagement in moral judgment. Science. 2001; 293(5537):2105-8.
6. Bakhshani NM. Impulsivity: a predisposition toward risky behaviors. Int J High Risk Behav Addict. 2014;3(2):e20428.
7. Tavares H, Abreu CND, Seger L, Mariani MMDC, Filomensky TZ. Psiquiatria, Saúde Mental e a Clínica da Impulsividade. 1.ed. Tavares H, Abreu CNd, Seger L, Mariani MMdC, Filomensky TZ (eds.). Barueri: Manole; 2015. 400 p.
8. Zermatten A, Van der Linden M, d'Acremont M, Jermann F, Bechara A. Impulsivity and decision making. J Nervous Mental Dis. 2005;193(10):647-50.
9. Kahneman D, Tversky A. The psychology of preferences. Scientific American. 1982;246(1):160-73.
10. Liu RT, Trout ZM, Hernandez EM, Cheek SM, Gerlus N. A behavioral and cognitive neuroscience perspective on impulsivity, suicide, and non-suicidal self-injury: meta-analysis and recommendations for future research. Neurosci Biobehav Rev. 2017;83: 440-50.
11. Gvion Y, Apter A. Aggression, impulsivity, and suicide behavior: a review of the literature. Archives of suicide research : official journal of the International Academy for Suicide Research. 2011;15(2):93-112.
12. Dickman SJ. Functional and dysfunctional impulsivity: personality and cognitive correlates. J Personality and Social Psychology. 1990;58(1):95-102.
13. Liu YY, Wang XT, Qiu HM, Xu AQ, Jia CX. Functional and dysfunctional impulsivity and attempted suicide in rural China: a paired case-control study. Psychiatry Res. 2017;253:22-7.
14. Bechara A. The neurology of social cognition. Brain. 2002;125(Pt 8):1673-5.
15. Bechara A, Damasio H, Damasio AR. Emotion, decision making and the orbitofrontal cortex. Cereb Cortex. 2000;10(3):295-307.
16. Cole AB, Littlefield AK, Gauthier JM, Bagge CL. Impulsivity facets and perceived likelihood of future suicide attempt among patients who recently attempted suicide. J Affect Dis. 2019;257:195-9.
17. Turecki G. Dissecting the suicide phenotype: the role of impulsive-aggressive behaviours. J Psychiatry Neurosci. 2005;30(6):398-408.
18. Medeiros GC, Seger-Jacob L, Garreto AK, Kim HS, Coccaro EF, Tavares H. Aggression directed towards others vs. aggression directed towards the self: clinical differences between intermittent explosive disorder and nonsuicidal self-injury. Brazilian J Psychiatry. 2019;41:303-9.
19. Turecki G, Brent DA, Gunnell D, O'Connor RC, Oquendo MA, Pirkis J, et al. Suicide and suicide risk. Nature Reviews Disease Primers. 2019;5(1):74.
20. Dumais A, Lesage AD, Alda M, Rouleau G, Dumont M, Chawky N, et al. Risk factors for suicide completion in major depression: a case-control study of impulsive and aggressive behaviors in men. Am J Psychiatry. 2005;162(11):2116-24.
21. McGirr A, Alda M, Séguin M, Cabot S, Lesage A, Turecki G. Familial aggregation of suicide explained by cluster B traits: a three-group family study of suicide controlling for major depressive disorder. Am J Psychiatry. 2009;166(10):1124-34.
22. Siegel A, Bhatt S, Bhatt R, Zalcman SS. The neurobiological bases for development of pharmacological treatments of aggressive disorders. Curr Neuropharmacol. 2007;5(2):135-47.
23. Antypa N, Serretti A, Rujescu D. Serotonergic genes and suicide: a systematic review. Eur Neuropsychopharmacol. 2013;23(10):1125-42.
24. Bondy B, Buettner A, Zill P. Genetics of suicide. Mol Psychiatry. 2006;11(4):336-51.
25. Brezo J, Bureau A, Mérette C, Jomphe V, Barker ED, Vitaro F, et al. Differences and similarities in the serotonergic diathesis for suicide attempts and mood disorders: a 22-year longitudinal gene-environment study. Molecular Psychiatry. 2010;15(8):831-43.
26. Brezo J, Paris J, Vitaro F, Hébert M, Tremblay RE, Turecki G. Predicting suicide attempts in young adults with histories of childhood abuse. Br J Psychiatry. 2008;193(2):134-9.

27. Wanner B, Vitaro F, Tremblay RE, Turecki G. Childhood trajectories of anxiousness and disruptiveness explain the association between early-life adversity and attempted suicide. Psychological Med. 2012; 42(11):2373-82.
28. Turecki G. The molecular bases of the suicidal brain. Nat Rev Neurosci. 2014;15(12):802-16.
29. Turecki G, Ota VK, Belangero SI, Jackowski A, Kaufman J. Early life adversity, genomic plasticity, and psychopathology. Lancet Psychiatry. 2014;1(6):461-6.
30. Turecki G, Meaney MJ. Effects of the Social environment and stress on glucocorticoid receptor gene methylation: a systematic review. Biological Psychiatry. 2016;79(2):87-96.
31. McGowan PO, Sasaki A, D'Alessio AC, Dymov S, Labonté B, Szyf M, et al. Epigenetic regulation of the glucocorticoid receptor in human brain associates with childhood abuse. Nat Neurosci. 2009; 12(3):342-8.
32. van der Vegt EJ, van der Ende J, Ferdinand RF, Verhulst FC, Tiemeier H. Early childhood adversities and trajectories of psychiatric problems in adoptees: evidence for long lasting effects. J Abnorm Child Psychol. 2009;37(2):239-49.
33. Turecki G, Brent DA. Suicide and suicidal behaviour. Lancet (London, England). 2016;387(10024):1227-39.
34. Shim E-J, Jeon HJ, Kim H, Lee K-M, Jung D, Noh H-L, et al. Measuring stress in medical education: validation of the Korean version of the higher education stress inventory with medical students. BMC Medical Education. 2016;16(1):302.
35. Bi B, Liu W, Zhou D, Fu X, Qin X, Wu J. Personality traits and suicide attempts with and without psychiatric disorders: analysis of impulsivity and neuroticism. BMC Psychiatry. 2017;17(1):294.
36. Mitchell MR, Potenza MN. Recent Insights into the neurobiology of impulsivity. Curr Addict Rep. 2014;1(4):309-19.
37. Young L, Bechara A, Tranel D, Damasio H, Hauser M, Damasio A. Damage to ventromedial prefrontal cortex impairs judgment of harmful intent. Neuron. 2010;65(6):845-51.
38. Schmaal L, van Harmelen A-L, Chatzi V, Lippard ETC, Toenders YJ, Averill LA, et al. Imaging suicidal thoughts and behaviors: a comprehensive review of 2 decades of neuroimaging studies. Molecular Psychiatry. 2020;25(2):408-27.
39. Brown VM, Wilson J, Hallquist MN, Szanto K, Dombrovski AY. Ventromedial prefrontal value signals and functional connectivity during decision-making in suicidal behavior and impulsivity. Neuropsychopharmacology. 2020.
40. Hinkelmann K, Dragoi L, Gompf J, Muhtz C, Demiralay C, Yassouridis A, et al. Decreased recognition of negative affect after selective serotonin reuptake inhibition is dependent on genotype. Psychiatry Res. 2010;177(3):354-7.
41. Thomas Rinne MD, Wim van den Brink MD, Luuk Wouters MA, Richard van Dyck MD. SSRI Treatment of borderline personality disorder: a randomized, placebo-controlled clinical trial for female patients with borderline personality disorder. Am J Psychiatry. 2002;159(12):2048-54.
42. Gunderson JG, Choi-Kain LW. Medication management for patients with borderline personality disorder. Am J Psychiatry. 2018;175(8):709-11.
43. Cristea IA, Gentili C, Cotet CD, Palomba D, Barbui C, Cuijpers P. Efficacy of psychotherapies for borderline personality disorder: a systematic review and meta-analysis. JAMA Psychiatry. 2017;74(4):319-28.
44. Chen Q, Sjölander A, Runeson B, D'Onofrio BM, Lichtenstein P, Larsson H. Drug treatment for attention-deficit/hyperactivity disorder and suicidal behaviour: register based study. BMJ. 2014;348:g3769.
45. Man KKC, Coghill D, Chan EW, Lau WCY, Hollis C, Liddle E, et al. Association of risk of suicide attempts with methylphenidate treatment. JAMA Psychiatry. 2017;74(10):1048-55.
46. Croarkin PE, Nakonezny PA, Deng ZD, Romanowicz M, Voort JLV, Camsari DD, et al. High-frequency repetitive TMS for suicidal ideation in adolescents with depression. J Affect Dis. 2018;239:282-90.
47. Ozcan S, Gica S, Gulec H. Suicidal behavior in treatment resistant major depressive disorder patients treated with transmagnetic stimulation(TMS) and its relationship with cognitive functions. Psychiatry Res. 2020;286:112873.
48. Chesin MS, Benjamin-Phillips CA, Keilp J, Fertuck EA, Brodsky BS, Stanley B. Improvements in executive attention, rumination, cognitive reactivity, and mindfulness among high-suicide risk patients participating in adjunct mindfulness-based cognitive therapy: preliminary findings. J Alternative and Complementary Medicine. 2016;22(8):642-9.
49. Gotink RA, Meijboom R, Vernooij MW, Smits M, Hunink MG. 8-week mindfulness based stress reduction induces brain changes similar to traditional long-term meditation practice: a systematic review. Brain Cogn. 2016;108:32-41.
50. Stanford MS, Anderson NE, Lake SL, Baldridge RM. Pharmacologic treatment of impulsive aggression with antiepileptic drugs. Curr Treat Options Neurol. 2009;11(5):383-90.

51. Coccaro EF. Central serotonin and impulsive aggression. Br J Psychiatry. 1989(8):52-62.
52. Barjasteh-Askari F, Davoudi M, Amini H, Ghorbani M, Yaseri M, Yunesian M, et al. Relationship between suicide mortality and lithium in drinking water: a systematic review and meta-analysis. J Affect Dis. 2020;264:234-41.
53. Bastiampillai T, Sharfstein SS, Allison S. Increasing the Use of Lithium and Clozapine in US Suicide Prevention. JAMA Psychiatry. 2017;74(4):423.
54. Cipriani A, Hawton K, Stockton S, Geddes JR. Lithium in the prevention of suicide in mood disorders: updated systematic review and meta-analysis. BMJ (Clinical research ed). 2013;346:f3646.
55. Butler T, Schofield PW, Greenberg D, Allnutt SH, Indig D, Carr V, et al. Reducing impulsivity in repeat violent offenders: an open label trial of a selective serotonin reuptake inhibitor. Aust N Z J Psychiatry. 2010;44(12):1137-43.
56. van Schalkwyk GI, Beyer C, Johnson J, Deal M, Bloch MH. Antipsychotics for aggression in adults: a meta-analysis. Progress in Neuro-psychopharmacology & Biological Psychiatry. 2018;81:452-8.
57. Aleman A, Kahn RS. Effects of the atypical antipsychotic risperidone on hostility and aggression in schizophrenia: a meta-analysis of controlled trials. Eur Neuropsychopharmacol. 2001;11(4):289-93.
58. Prado-Lima PASD. Tratamento farmacológico da impulsividade e do comportamento agressivo. Brazilian J Psychiatry.2009;31:S58-S65.
59. Tanner VL, Holliman WB. Effectiveness of assertiveness training in modifying aggressive behaviors of young children. Psychological Reports. 1988; 62(1):39-46.
60. Sukhodolsky DG, Smith SD, McCauley SA, Ibrahim K, Piasecka JB. Behavioral interventions for anger, irritability, and aggression in children and adolescents. J Child Adolesc Psychopharmacol. 2016;26(1):58-64.
61. Costa AM, Medeiros GC, Redden S, Grant JE, Tavares H, Seger L. Cognitive-behavioral group therapy for intermittent explosive disorder: description and preliminary analysis. Brazilian J Psychiatry. 2018;40:316-9.

42

Suicídio e trantornos de ansiedade

Anne Fonseca Meira Brito
Alan Campos Luciano
Márcio Antonini Bernik

PONTOS-CHAVE

- Quanto aos riscos de suicidalidade em cada transtorno de ansiedade, especificamente, os estudos ainda mostram dados divergentes, com evidências de maior correlação para os transtornos de ansiedade social, transtorno do pânico e transtorno de ansiedade generalizada (excluindo dessa categoria o transtorno de estresse pós-traumático – TEPT).
- Transtornos de ansiedade comórbidos a condições clínicas como epilepsia, migrânea ou dor crônica por artrite estão associados a risco de suicídio.
- O transtorno de ansiedade comórbido com outra condição psiquiátrica como depressão, transtorno do estresse pós-traumático (TEPT), transtorno de personalidade *borderline* ou transtorno bipolar aumenta o risco de suicídio

EPIDEMIOLOGIA E HISTORICIDADE

O suicídio é um fenômeno global que ocorre em todas as faixas etárias e é a segunda principal causa de morte na faixa etária de 15 a 29 anos. De fato, cerca de 800 mil pessoas se suicidam todo ano, em todo o mundo, ou seja, uma pessoa morre por suicídio a cada 40 segundos[1].

Historicamente, os transtornos de ansiedade eram considerados de pouca importância no que diz respeito ao comportamento suicida. Entretanto, nos últimos anos, diversos estudos têm colocado em xeque esse paradigma e demonstrado que o suicídio ocorre no contexto de diversas outras condições psiquiátricas, inclusive os transtornos de ansiedade[2].

Em 2013, Kanwar et al.[3] revisaram 42 estudos observacionais envolvendo 309.974 pacientes com transtornos de ansiedade e encontraram que a chance de ideação suicida (OR = 2,89, 95% CI 2,09-4,00), tentativas de suicídio (OR = 2,47, 95% CI 1,96-3,10), suicídio completado (OR = 3,34, 95% CI 2,13-5,25) ou qualquer comportamento suicida (OR = 2,85, 95% CI 2,35-3,46) era maior em pacientes com esse diagnóstico em comparação a pacientes sem transtorno de ansiedade[3]. Já em 2016, Bentley et al.[4] revisaram 65 estudos envolvendo 852.159 participantes e encontraram que o transtorno de ansiedade é um fator de risco para ideação suicida (OR = 1,45, 95% CI 1,05-2,00), tentativa de suicídio (OR = 2.47, 95% CI 1,96-3,10) e morte por suicídio (OR = 0,93, 95% CI 0,77-1,13)[4]. Por fim, uma metanálise recente corrobora essas relações entre transtornos ansiosos e suicidalidade, considerando diferenças metodológicas para os estudos anteriores, que não identificavam essa associação[5].

Vale ressaltar que, inclusive, indivíduos que apresentam sintomas ansiosos sem completar os critérios diagnósticos do DSM para um transtorno de ansiedade (subsindrômicos) podem ter comportamentos suicidas significativos[6]. Além disso, transtornos do humor em combinação com transtornos de ansiedade têm uma chance maior de ideação suicida e tentativas de suicídio comparado com aqueles sem nenhum desses dois transtornos[7]. Ainda, a combinação de transtorno de ansiedade e transtornos do humor está associada a maior risco de tentativas de suicídio em comparação com aqueles com apenas transtornos do humor[7].

ETIOLOGIA E FATORES DE RISCO

Existem diversas possíveis explicações para a associação observada na relação entre transtornos de ansiedade e suicídio. Primeiro, indivíduos sofrendo com elevados níveis de ansiedade e medo buscam alívio do sofrimento considerando ou tentando suicídio[6]. Além disso, mecanismos indiretos incluem comorbidade com outras doenças psiquiátricas como uso de substâncias e transtorno do humor, podendo mediar a relação entre suicídio e transtornos de ansiedade.

Trauma na infância[8], maus-tratos, fatores genéticos[9] e traços de personalidade[10] (neuroticismo, impulsividade e autocrítica) ajudam a explicar a relação entre ansiedade e comportamento suicida. Vale ressaltar que outros fatores como ausência de afiliação religiosa[11], baixo suporte social[12] e eventos traumáticos ao longo da vida[8] podem interagir com a presença de um transtorno mental e levar ao comportamento suicida.

Quanto ao diagnóstico específico de ansiedade e sua correlação com o suicídio, os dados são muito controversos, variando, de acordo com a metodologia do estudo, sobre qual transtorno estaria mais relacionado à ideação e ao comportamento suicida. Desse modo, veremos a seguir os estudos disponíveis sobre os principais transtornos de ansiedade e sua relação com suicídio.

TRANSTORNO DE ANSIEDADE SOCIAL

O transtorno de ansiedade social (TAS, também conhecido como fobia social) é caracterizado por medo ou ansiedade em situações sociais em que o indivíduo é exposto a possível escrutínio por outros e pelo medo de agir de uma forma que será avaliada negativamente por outras pessoas (seja resultante do próprio comportamento do indivíduo ou de apresentar sintomas de ansiedade, como rubor, tremor ou suor). Sempre que possível, as situações sociais são evitadas ou suportadas com intensa ansiedade[13]. A prevalência em 12 meses é de 3,5 a 6% na população norte-americana[14,15].

Na atenção primária, cerca de 16% dos pacientes com TAS reportam ideação suicida no primeiro mês e 18% têm um histórico de tentativas de suicídio[14,15]. Há uma prevalência de 19,9% de TAS em adolescentes com história de ideação e comportamentos suicidas, enquanto é de 7,0% entre aqueles sem história de ideação ou comportamento suicida[16]. Nos adolescentes, a relação entre TAS e ideação suicida é mediada por sentimentos de solidão e independe da presença de sintomas depressivos[17].

Ao comparar a prevalência de ideação suicida entre os transtornos ansiosos, um estudo encontrou maior tendência de TAS em relação aos demais (superando o transtorno de pânico), porém nenhum dos transtornos ansiosos atingiu significância estatística na correlação com o suicídio[18].

Alguns estudos apontam a associação entre TAS e a percepção das perdas geradas pelo transtorno e o sentimento de falta de pertencimento ligados ao desejo de morrer[19,20]. O sentimento de falta de pertencimento ocorre, pois esses indivíduos tendem a evitar contato, a viver sozinhos e a permanecer solteiros[21]. A percepção de perdas geradas pelo transtorno está relacionada a sentimentos de vergonha[22] e baixa autoestima[23], sintomas comumente encontrados no TAS. Curiosamente, um estudo demonstrou o TAS como um fator de risco independente exclusivo de ideação e tentativa de suicídio em latinos quando comparados a não latinos, sugerindo um impacto aumentado das relações interpessoais nessa cultura[24]. Todos esses fatores contribuem significativamente para o surgimento de comportamento suicida.

Além disso, o TAS é comumente associado e pode aumentar o risco para o desenvolvimento de outros transtornos psiquiátricos que também se relacionam à ideação e ao comportamento suicida, exercendo, assim, um risco adicional indireto. Ainda, a presença do TAS comórbido apresenta uma adição de risco de suicídio independente em pacientes com transtorno do estresse pós-traumático (TEPT)[25], transtorno afetivo bipolar (TAB)[26] e em pacientes com uso diário de *cannabis*[27]. Além disso, há evidências de que o TAS aumenta os comportamentos suicidas[28] e é um preditor deles em pacientes com depressão, especificamente em episódios atípicos[7,29,30]. No entanto, um estudo não encontrou diferença no TAS comórbido com depressão atípica quando excluídos os pacientes com transtorno bipolar[31].

Da mesma forma, a presença de TAS na adolescência mostrou aumentar o risco de uso futuro de álcool[32], de *cannabis* e de dependência de álcool no início da idade adulta[33]. Além disso, um estudo transversal brasileiro encontrou maior incidência de ideação e comportamentos suicidas em dependentes de álcool comórbidos com TAS que naqueles sem a comorbidade, ao longo da vida, porém não encontrou uma maior prevalência no momento da pesquisa[34].

TRANSTORNO DO PÂNICO

O transtorno do pânico (TP) é caracterizado por ataques de pânico (AP) que ocorrem de forma inesperada, e o indivíduo apresenta medo e ansiedade intensos levando a: (1) mudanças desadaptativas no seu comportamento como forma de evitar novos episódios e (2) medo e preocupação intensa, por no mínimo um mês, de ter um novo episódio ou das consequências dessas crises para a sua saúde[13]. O transtorno tem uma prevalência em 12 meses de 2,7%[14]. Já a prevalência de ideação suicida nesses pacientes varia de 17 a 32%[35,36].

Quanto maior a severidade do transtorno de pânico, mais frequente e mais intensa é a ideação suicida[35,37] e essa associação pode ser ainda maior para alguns sintomas do AP. Especificamente, palpitação (OR = 2,69 [95% CI 1,08-6,73]) e medo de perder o controle ou enlouquecer (OR = 2,28 [95% CI; 1,21-4,31]) são fatores de risco independentes para o suicídio[36]. Esses resultados estão alinhados com outro estudo com 1.000 sujeitos com sintomas de TP e que foram classificados em sintomas cognitivos, respiratórios, ativação alfa e beta-adrenérgicos. Sintomas alfa-adrenérgicos estão associados com tentativas de suicídio, enquanto sintomas cognitivos, com ideação suicida[38]. Além disso, idade mais jovem[35,36], depressão[35,38], falta de suporte social[35], uso abusivo de álcool ou outras substâncias[35,39], alexitimia[40] e ataques de pânico recorrentes durante o sono[41] são fatores relacionados ao aumento da prevalência de ideação suicida em pacientes com TP. Sintomas de hipervigilância e medo de incapacidade cognitiva também foram associados à presença de ideação suicida[37].

Um estudo recente comparou pacientes com transtorno de pânico subtipo noturno com pacientes com transtorno de pânico sem esse componente, sendo que os grupos não diferiram em ideação ou planos suicidas anteriores, mas ambos excederam o grupo sem pânico. Porém, o subtipo noturno apresentou mais tentativas de suicídio e maior propensão a uma nova tentativa no futuro que o grupo com transtorno do pânico não noturno[42].

O TP comórbido com outro transtorno traz um efeito aditivo no suicídio. Por exemplo, impulsividade, depressão e sentimento de desesperança são maiores em pacientes com transtorno depressivo e TP em comparação com aqueles sem TP[43]. Do mesmo modo, em pacientes com transtorno depressivo e ataques de pânico, as chances de apresentar ideação suicida (OR = 1,17 [95% CI 1,02-1,35]) e tentativas de suicídio (OR ajustado = 2,10 [95% CI 1,77-2,50]) são muito maiores do que comparado com pacientes com transtorno depressivo sem AP[44]. A mesma associação é encontrada em pacientes com transtorno de personalidade *borderline*[45], transtorno afetivo bipolar[46] e transtorno do estresse pós-traumático[25].

TRANSTORNO DE ANSIEDADE GENERALIZADA

O transtorno de ansiedade generalizada (TAG) é caracterizado por preocupação excessiva e persistente que gera importante sofrimento ou prejuízo na qualidade de vida e apresenta uma variedade de sintomas físicos (cefaleia, tensão muscular, dificuldade de deglutição, sintomas digestivos, dificuldades respiratórias, incapacidade de relaxar ou insônia[13]). É estimada uma prevalência em 12 meses de 3,1%[14].

Em uma pesquisa em comunidade, a chance de apresentar ideação suicida nos últimos 12 meses foi significantemente maior em indivíduos com diagnóstico de TAG (OR = 18,6) ou pacientes com sintomas de TAG, mas que não fecham o diagnóstico (OR = 8,2%), do que em indivíduos sem sintomas de TAG[45]. Em outro estudo realizado na Coreia do Sul com adultos com TAG (n = 52), a ideação suicida estava presente em 51,9% dos participantes[47,48].

Em um estudo de autópsia psicológica em suicídio consumado, o TAG foi o diagnóstico mais frequente entre os transtornos de ansiedade (3%, 95% CI 1,5-5,9%), três vezes maior que qualquer outro transtorno de ansiedade[47,48]. Ainda, um estudo prospectivo holandês encontrou que, depois de controlar para comorbidade, os únicos dois transtornos que foram significativamente relacionados à ideação suicida no *follow-up* de 6 anos foram o transtorno depressivo maior e o transtorno de ansiedade generalizada[49]. Em contrapartida, em uma coorte de 22 anos no sul do Brasil, a prevalência do risco de suicídio atual foi de 8,8%, sendo os transtornos mentais associados a um maior risco de suicídio. Destes, TAG foi o transtorno mental mais prevalente, porém com um risco relativo de suicídio de 3,7, enquanto outros transtornos apresentavam risco relativo de 4 para transtorno de ansiedade social, de 5 para transtorno do estresse pós-traumático e de 5,6 para transtornos depressivos, mostrando que, apesar de ser o mais prevalente, não é o que oferece o maior risco relativo, ficando atrás de outro transtorno de ansiedade, como o TAS[50].

Existem associações bem estudadas entre TAG e outros transtornos clínicos gerais. A presença de TAG em pacientes com epilepsia aumenta a risco de suicídio[49], bem como o TAG comórbido com migrânea apresenta maiores chances de apresentar ideação e planejamento suicida. Além disso, a comorbidade TAG e artrite está associada a maior risco de tentativa de suicídio.

CONSIDERAÇÕES FINAIS

Em suma, há evidências suficientes apontando a associação entre transtornos de ansiedade e suicidalidade. Quanto ao risco em cada transtorno de ansiedade, especificamente, os estudos ainda mostram dados divergentes, com evidências de maior correlação para os transtornos de ansiedade social, transtorno do pânico e transtorno de ansiedade generalizada (excluindo dessa categoria o transtorno de estresse pós-traumático – TEPT). Ainda, esse risco é aumentado na presença de comorbidades psiquiátricas ou clínicas. Por conta desses dados, a identificação e o tratamento adequado dos transtornos ansiosos podem reduzir consideravelmente o risco de suicídio.

PSIQUIATRIA E CULTURA

De maneira geral, a indústria cinematográfica, quando aborda a temática suicídio, costuma relatar quadros dramáticos, geralmente associados a uso de substâncias, transtorno depressivo, quadros psicóticos ou situação de extremo estresse, e raramente traz os transtornos de ansiedade diretamente ligados ao suicídio. Isso ocorre, pois, no senso comum, os quadros de ansiedade acabam sendo avaliados como um quadro psiquiátrico leve, apesar de ter uma elevada associação com suicídio, conforme vimos ao longo deste capítulo. De qualquer forma, seguem algumas sugestões de filmes ou séries que trazem o tema ansiedade, não necessariamente ligado ao suicídio.

O terceiro episódio da série *Explicando a mente* (2019), da Netflix, traz 22 minutos sobre ansiedade. Narrado pela atriz Emma Stone, de forma bem didática, traz explicação dos efeitos da ansiedade no nosso corpo, seus sintomas, como as redes sociais contribuem com um transtorno e como a terapia cognitiva comportamental ajuda a evitar novas crises.

A série *13 reasons why* (2017), tão conhecida pelos desdobramentos do suicídio da personagem Hannah Baker, traz também o personagem Clay Jensen, que apresenta um quadro importante de ansiedade social, bem como transtorno de ansiedade generalizada. Traz também os efeitos da perda de uma pessoa próxima sobre ele.

Por último, a série *This is us* (2016) traz a história da família Pearson, que sofre de transtornos como ansiedade, compulsão alimentar e etilismo. Em diversos episódios, são mostradas crises de ansiedade e ataques de pânico vividos pelo personagem Randall.

REFERÊNCIAS BIBLIOGRÁFICAS

1. Organização Mundial da Saúde (OMS). Preventing suicide: a global imperative. Geneve: OMS, 2014.
2. de La Vega D, Giner L, Courtet P. Suicidality in subjects with anxiety or obsessive-compulsive and related disorders: Recent advances. Curr Psychiatry Rep. 2018;20(4):26.
3. Kanwar A, Malik S, Prokop LJ, Sim LA, Feldstein D, Wang Z, et al. The association between anxiety disorders and suicidal behaviors: a systematic review and meta-analysis. Depress Anxiety. 2013;30(10):917-29.
4. Bentley KH, Franklin JC, Ribeiro JD, Kleiman EM, Fox KR, Nock MK. Anxiety and its disorders as risk factors for suicidal thoughts and behaviors: a meta-analytic review. Clin Psychol Rev. 2016;43:30-46.
5. Moitra M, Santomauro D, Degenhardt L, Collins PY, Whiteford H, Vos T, Ferrari A. Estimating the risk of suicide associated with mental disorders: A systematic review and meta-regression analysis. J Psychiatric Res. 2021.
6. Marshall RD, Olfson M, Hellman F, Blanco C, Guardino M, Struening EL. Comorbidity, impairment, and suicidality. Am J Psychiatry. 2001;158:1467-73.
7. Sareen J, Cox BJ, Afifi TO, de Graaf R, Asmundson GJ, Ten Have M, Stein MB. Anxiety disorders and risk for suicidal ideation and suicide attempts: a population-based longitudinal study of adults. Arch Gen Psychiatry. 2005;62(11):1249-57.

8. Molnar BE, Buka SL, Kessler RC. Childhood sexual abuse and subsequent psychopathology: results from the National Comorbidity Survey. Am J Public Health. 2001;91:753-60.
9. Mann JJ. Neurobiology of suicidal behaviour. Nat Rev Neurosci. 2003;4:819-28.
10. Cox BJ, Enns MW, Clara IP. Psychological dimensions associated with suicidal ideation and attempts in the National Comorbidity Survey. Suicide Life Threat Behav. 2004;34:209-19.
11. Dervic K, Oquendo MA, Grunebaum MF, Ellis S, Burke AK, Mann JJ. Religious affiliation and suicide attempt. Am J Psychiatry. 2004;161:2303-8.
12. Kessler RC, Borges G, Walters EE. Prevalence of and risk factors for lifetime suicide attempts in the National Comorbidity Survey. Arch Gen Psychiatry. 1999;56:617-626.
13. American Psychiatric Association (APA). Diagnostic and statistical manual of mental disorders: DSM-5. 5.ed. Washington: APA, 2013.
14. Kessler RC, Berglund P, Demler O, Jin R, Merikangas KR, Walters EE. Lifetime prevalence and age-of-onset distributions of DSM-IV disorders in the National Comorbidity Survey Replication. Arch Gen Psychiatry. 2005;62(6):593-602.
15. Kessler RC, Chiu WT, Demler O, Merikangas KR, Walters EE. Prevalence, severity, and comorbidity of 12-month DSM-IV disorders in the National Comorbidity Survey Replication. ArchGen Psychiatry. 2005;62(6):617-27.
16. Nock MK, Green JG, Hwang I, McLaughlin KA, Sampson NA, Zaslavsky AM, et al. Prevalence, correlates, and treatment of lifetime suicidal behavior among adolescents results: From the national comorbidity survey replication adolescent supplement. JAMA Psychiatry. 2013;70(3):300-10.
17. Gallagher M, Prinstein MJ, Simon V, Spirito A. Social anxiety symptoms and suicidal ideation in a clinical sample of early adolescents: examining loneliness and social support as longitudinal mediators. J Abnorm Child Psychol. 2014;42(6):871-83.
18. Uebelacker LA, Weisberg R, Millman M, Yen S, Keller M. Prospective study of risk factors for suicidal behavior in individuals with anxiety disorders. Psychological Medicine. 2013;43(7):1465.
19. Joiner TE. Why people die by suicide. Cambridge, Massachusetts: Harvard University Press, 2005.
20. Davidson CL, Wingate LR, Grant DM, Judah MR, Mills AC. Interpersonal suicide risk and ideation: The influence of depression and social anxiety. J Social and Clinical Psychology. 2011;30:842-55.
21. Teo AR, Lerrigo R, Rogers MA. The role of social isolation in social anxiety disorder: a systematic review and meta-analysis. J Anxiety Disord. 2013; 27(4):353-64.
22. Arditte KA, Morabito DM, Shaw AM, Timpano KR. Interpersonal risk for suicidein social anxiety: the roles of shame and depression. Psychiatry Res. 2016;239:139-44.
23. van Orden KA, Cukrowicz KC, Witte TK, Joiner TE. Thwarted belongingness and perceived burdensomeness: construct validity and psychometric properties of the interpersonal needs questionnaire. Psychol Assess. 2012;24(1):197-215.
24. Rapp AM, Lau A, Chavira DA. Differential associations between social anxiety disorder, family cohesion, and suicidality across racial/ethnic groups: Findings from the National Comorbidity Survey-Adolescent (NCS-A). J Anxiety Disord. 2017;48:13-21.
25. McMillan KA, Asmundson GJG, Sareen J. Comorbid PTSD and social anxiety disorder: associations with quality of life and suicide attempts. J Nerv Ment Dis. 2017;205(9):732-7.
26. Perroud N, Baud P, Preisig M, Etain B, Bellivier F, Favre S, et al. Social phobia is associated with suicide attempt history in bipolar inpatients. Bipolar Disord. 2007;9(7):713-21.
27. Buckner JD, Joiner TE Jr, Schmidt NB, Zvolensky MJ. Daily marijuana use and suicidality: the unique impact of social anxiety. Addict Behav. 2012;37(4): 387-92.
28. Davidson JR, Hughes DL, George LK, Blazer DG. The epidemiology of social phobia: findings from the Duke Epidemiological Catchment Area Study. Psychological Medicine. 1993;23(3):709-18.
29. Weiller E, Bisserbe JC, Boyer P, Lepine JP, Lecrubier Y. Social phobia in general health care: an unrecognised undertreated disabling disorder. Br J Psychiatry. 1996;168(2):169-74.
30. Cougle JR, Keough ME, Riccardi CJ, Sachs-Ericsson N. Anxiety disorders and suicidality in the National Comorbidity Survey-Replication. J Psychiatric Res. 2009;43(9):825-9.
31. Koyuncu A, Ertekin E, Ertekin BA, Binbay Z, Yüksel Ç, Deveci E, Tükel R. Relationship between atypical depression and social anxiety disorder. Psychiatry Res. 2015;225(1-2):79-84.
32. Black JJ, Clark DB, Martin CS, Kim KH, Blaze TJ, Creswell KG, et al. Course of alcohol symptoms and social anxiety disorder from adolescence to young adulthood. Alcoholism: Clin Exper Res. 2015; 39(6):1008e1015.

33. Buckner JD, Schmidt NB, Lang AR, Small JW, Schlauch RC, Lewinsohn PM. Specificity of social anxiety disorder as a risk factor for alcohol and cannabis dependence. J Psychiatric Res. 2008;42(3):230-9.
34. Yoshimi NT, Campos LM, Simão MO, Torresan RC, Torres AR. Social anxiety symptoms in alcohol-dependent outpatients: prevalence, severity and predictors. J Bras Psiquiatria. 2016;65(2): 117-26.
35. Huang MF, Yen CF, Lung FW. Moderators and mediators among panic, agoraphobia symptoms, and suicidal ideation in patients with panic disorder. Compr Psychiatry. 2010;51(3):243-9.
36. Lim SW, Ko EM, Shin DW, Shin YC, Oh KS. Clinical symptoms associated with suicidality in patients with panic disorder. Psychopathology. 2015;48(3):137-44.
37. Schmidt NB, Woolaway-Bickel K, Bates M. Evaluating panic specific factors in the relationship between suicide and panic disorder. Behav Res Ther. 2001; 39(6):635-49.
38. Rappaport LM, Moskowitz DS, Galynker I, Yaseen ZS. Panic symptom clusters differentially predict suicide ideation and attempt. Compr Psychiatry. 2014;55(4):762-9.
39. Friedman S, Smith L, Fogel A. Suicidality in panic disorder: a comparison with schizophrenic, depressed, and other anxiety disorder outpatients. J Anxiety Disord. 1999;13(5):447-61.
40. Iancu I, Dannon PN, Poreh A, Lepkifker E, Grunhaus L. Alexithymia and suicidality in panic disorder. Compr Psychiatry. 2001;42(6):477-81.
41. Agargun MY, Kara H. Recurrent sleep panic, insomnia, and suicidal behavior in patients with panic disorder. Compr Psychiatry. 1998;39(3):149-51.
42. Smith NS, Martin RL, Bauer BW, Bandel SL, Capron DW. The association between nocturnal panic attacks and suicidal ideation, plans, and attempts. Psychiatry Res. 2020;291:113280.
43. Kim H, Seo J, Namkoong K, Hwang EH, Sohn SY, Kim SJ, et al. Alexithymia and perfectionism traits are associated with suicidal risk in patients with obsessive-compulsive disorder. J Affect Disord. 2016;192:50-5.
44. Katz C, Yaseen ZS, Mojtabai R, Cohen LJ, Galynker II. Panic as an independent risk factor for suicide attempt in depressive illness: findings from the National Epidemiological Survey on alcohol and related conditions (NESARC). J Clin Psychiatry. 2011;72(12): 1628-35.
45. Turnbull DL, Cox BJ, Oleski J, Katz LY. The effects of borderline personality disorder and panic disorder on suicide attempts and the associated influence of affective dysregulation in the general population. J Nerv Ment Dis. 2013;201(2):130-5.
46. Gilmour H. Threshold and subthreshold generalized anxiety disorder (GAD) and suicide ideation. Health Rep. 2016;27(11):13-21.
47. Cho SJ, Hong JP, Lee JY, Im JS, Na KS, Park JE, Cho MJ. Association between DSM-IV Anxiety Disorders and Suicidal Behaviors in a Community Sample of South Korean Adults. Psychiatry Investig. 2016; 13(6):595-600.
48. Cho SE, Na KS, Cho SJ, Im JS, Kang SG. Geographical and temporal variations in the prevalence of mental disorders in suicide: systematic review and meta-analysis. J Affect Disord. 2016;190:704-13.
49. De Beurs D, Ten Have M, Cuijpers P, De Graaf R. The longitudinal association between lifetime mental disorders and first onset or recurrent suicide ideation. BMC Psychiatry. 2019;19(1):1-9.
50. Gomes AP, Soares AL, Kieling C, Rohde LA, Gonçalves H. Mental disorders and suicide risk in emerging adulthood: the 1993 Pelotas birth cohort. Revista de Saúde Pública. 2019;53:96.
51. Liu X, Chen H, Zheng X. Effects of seizure frequency, depression and generalized anxiety on suicidal tendency in people with epilepsy. Epilepsy Research. 2020;160:106265.

43

Suicídio e transtorno obsessivo-compulsivo

Albina Rodrigues Torres
Euripedes Constantino Miguel

PONTOS-CHAVE

- O risco de ideação e tentativas de suicídio em portadores de transtorno obsessivo-compulsivo (TOC) é relevante, independente de transtornos comórbidos, devendo ser sempre avaliado cuidadosamente, o que inclui a diferenciação entre pensamentos suicidas e obsessões autoagressivas egodistônicas.
- As características clínicas mais consistentemente associadas à "suicidalidade" no TOC são: maior gravidade dos sintomas (obsessivo-compulsivos, depressivos e ansiosos), ocorrência de "pensamentos tabu" (obsessões agressivas, sexuais ou religiosas) e experiências adversas precoces. Sintomas da dimensão de simetria/ordenação também merecem atenção.
- A comorbidade mais associada a comportamentos suicidas no TOC é a depressão maior, seguida do transtorno de estresse pós-traumático, transtornos por uso de substâncias e da personalidade.

CARACTERÍSTICAS GERAIS DO TRANSTORNO OBSESSIVO-COMPULSIVO

O transtorno obsessivo-compulsivo (TOC) acomete de 2 a 3% da população geral ao longo da vida e se caracteriza pela ocorrência de obsessões (pensamentos, imagens mentais, dúvidas ou impulsos indesejados e repetitivos que geram ansiedade, medo ou outro desconforto emocional) e/ou compulsões (comportamentos repetitivos, observáveis ou não, que o indivíduo é compelido a realizar em resposta a uma obsessão ou de acordo com regras rígidas, a fim de aliviar temporariamente o sofrimento emocional ou tentar prevenir algum evento temido)[1]. As manifestações clínicas do TOC são muito heterogêneas, em geral divididas nas seguintes dimensões sintomatológicas: obsessões de contaminação/sujeira e compulsões de limpeza/lavagem, obsessões agressivas e compulsões de verificação ou comportamentos de esquiva passiva, obsessões sexuais ou religiosas e compulsões ou comportamentos de esquiva relacionados, obsessões e compulsões de simetria, ordenação, repetição e contagem, obsessões e compulsões de acumulação, e outras manifestações diversas. O diagnóstico é feito apenas quando tais sintomas tomam tempo – mais que uma hora por dia, por exemplo – e causam sofrimento e/ou prejuízo funcional relevante[1], já que obsessões e compulsões são fenômenos psíquicos praticamente universais.

Em geral, o TOC tem início precoce e curso crônico, com fases de melhora e piora. As manifestações clínicas costumam se sobrepor e podem mudar ao longo da evolução, e comorbidades psiquiátricas são a regra, principalmente transtornos depressivos e ansiosos. A maioria dos pacientes tem crítica preservada, podendo ocultar os sintomas por vergonha ou medo, porém alguns podem apresentar prejuízo de *insight*. No DSM-5[1], o TOC deixou de ser classificado junto aos transtornos de ansiedade e passou a compor um grupo diagnóstico distinto denominado "transtorno obsessivo-compulsivo e transtornos relacionados", constituído também pelo transtorno dismórfico corporal, transtorno de acumulação, tricotilomania, transtorno de escoriação ou "*skin-picking*", além de quadros relacionados ao uso de substâncias/medicamentos ou decorrentes de outra condição médica.

COMPORTAMENTOS SUICIDAS NO TRANSTORNO OBSESSIVO-COMPULSIVO

Até o início deste século, a questão da "suicidalidade" ou do espectro de comportamentos suicidas – achar que a vida não vale a pena ser vivida, desejo de estar morto, ideação suicida, planejamento suicida, tentativas de suicídio e morte por suicídio – foi uma área de pesquisa negligenciada em relação aos transtornos ansiosos em geral (categoria na qual se incluía o TOC), sendo os estudos sobre esse importante tema focados nos transtornos afetivos, psicóticos, por uso de substâncias psicoativas e da personalidade. A investigação de aspectos não fatais dos comportamentos suicidas – desejo de morrer, ideação, planejamento e tentativas – é relevante, pois são altamente correlacionados entre si[2] e, com frequência, antecedem as mortes por suicídio[3].

Na verdade, acreditou-se por muito tempo que era baixo o risco de suicídio em portadores de TOC[4,5], talvez pelo fato de estes apresentarem com frequência medo excessivo de doenças e da morte, aversão a riscos e vigilância dos próprios impulsos auto e heteroagressivos. Entretanto, não deixa de ser intrigante essa lacuna da literatura existente até duas décadas atrás, uma vez que o TOC em geral acarreta importantes limitações funcionais e tem grande impacto na qualidade de vida, além de ter a depressão maior como comorbidade específica mais frequente[6]. De todo modo, esse tema não foi estudado sistematicamente até por volta da virada deste século, quando dois estudos populacionais exploraram a ocorrência de comportamentos suicidas em pessoas com TOC. Analisando dados do estudo norte-americano *Epidemiological Catchment Area*, Hollander et al.[7] encontraram taxas de tentativa de suicídio duas e três vezes maiores em pessoas com TOC, quando comparadas a portadores de outros transtornos mentais e controles saudáveis, respectivamente. Já no levantamento epidemiológico *British National Psychiatric Morbidity Survey*, de 2000, 63% dos participantes com TOC relataram ideação suicida ao longo da vida e 25% pelo menos uma tentativa de suicídio, mesmo aqueles sem outros transtornos "neuróticos" comórbidos[8]. Em uma reanálise recente desse banco de dados britânico[9], confirmou-se a associação significativa entre sintomas do TOC e ideação e tentativas de suicídio, mesmo ajustando-se para sintomas depressivos e instabilidade de humor.

Em 2007, dois estudos clínicos relativamente pequenos foram publicados, sendo um com 50 pacientes brasileiros[10] e outro com 100 pacientes indianos[11], nos quais chamou atenção a alta prevalência de ideação (46% e 59%, respectivamente) e tentativas de suicídio na vida (10 e 27%). Entretanto, nesses estudos houve associação entre tais desfechos e maior gravidade dos sintomas depressivos comórbidos. Três anos depois, Balci e Sevincok[12] avaliaram 44 pacientes com TOC na Turquia por meio da *Beck Scale for Suicidal Ideation* e relataram que 52% tinham ideação suicida, que se associou com depressão maior e desesperança, mas também com maior gravidade dos sintomas obsessivo-compulsivos, particularmente com obsessões agressivas. Usando a mesma escala, Hung et al.[13] compararam 128 pacientes de Taiwan com maior e menor gravidade do TOC, sendo que o grupo mais grave apresentou mais ideação suicida, assim como sintomas ansiosos e depressivos comórbidos mais graves. Na Índia, Gupta et al.[14] avaliaram 130 pacientes com TOC, reportando que 7,7% tinham tentativas de suicídio prévias, 62,3% ideação suicida ao longo da vida e 46,1% ideação no momento da entrevista. Entre 425 pacientes ambulatoriais avaliados por pesquisadores do *International College of Obsessive-Compulsive Spectrum Disorders* - ICOCS[15], a prevalência de tentativas de suicídio na vida foi de 14,6%, sendo consideravelmente mais alta em pacientes europeus e sul-africanos (40% e 39%, respectivamente) do que em paciente norte-americanos e do Oriente Médio (13% e 8%). Entre 101 pacientes graves internados para um programa intensivo de tratamento para TOC, mais de 60% relataram ideação suicida, que se associou com maior gravidade dos sintomas obsessivo-compulsivos e depressivos[16].

Na última década, estudos maiores e mais abrangentes sobre esse tema foram publicados. Na Espanha, um estudo longitudinal prospectivo (média de seguimento de 4,1 anos) com 218 pacientes com TOC foi conduzido por Alonso et al.[17], utilizando a *Beck Suicide Intent Scale*. A incidência de ideação suicida persistente foi de apenas 8,2%, de tentativas de suicídio, de 5,0%, e de mortes por suicídio, de 0,91%, sendo que os principais fatores associados aos comportamentos suicidas foram: não ser casado, ter sintomas de simetria e ordenação, sintomas depressivos mais graves e transtornos afetivos comórbidos. No Brasil, um estudo clínico transversal multicêntrico com 582 pacientes conduzido por Torres et al.[18] obteve prevalência de ideação suicida na vida de 36%, planejamento suicida de 20%, tentativas de suicídio de 11% e ideação suicida atual de 10%. As únicas variáveis clínicas associadas a todos esses desfechos na regressão logística foram depressão maior e transtorno de estresse pós-traumático (TEPT) comórbidos, enquanto transtornos por uso de substâncias e a dimensão sexual-religiosa associaram-se apenas com ideação e planejamento, e transtornos do controle de impulsos com planejamento e tentativas de suicídio. Outro estudo clínico brasileiro com 548 pacientes[2] obteve frequências ainda mais altas de ideação (61%), planejamento (32%) e tentativas de suicídio (19,4%), sendo que 27% dos pacientes relataram antecedentes familiares de tentativas. Nesse estudo, todos os comportamentos suicidas investigados correlacionaram-se fortemente entre si e os preditores mais importantes destes foram gravidade da dimensão sexual-religiosa e dos sintomas depressivos, história familiar de tentativas e o domínio de saúde mental na escala de qualidade de vida. Entre 496 pacientes com TOC avaliados por Breet et al.[19], 51,8% relataram ideação suicida (fatores associados: depressão maior, transtornos *borderline* e evitativo da personalidade) e 16,5%, pelo menos uma tentativa (fatores associados: transtorno *borderline* e sexo feminino).

A comorbidade com outros transtornos mentais no TOC – particularmente transtornos depressivos, ansiosos e por uso de substâncias – poderia ser considerada uma variável confundidora em relação aos desfechos de "suicidalidade". No entanto, grandes estudos subsequentes não confirmaram essa premissa, indicando uma relação mais direta entre os sintomas nucleares do TOC e comportamentos suicidas.

Um importante estudo populacional prospectivo realizado por Fernandez de la Cruz et al.[20] avaliou o risco de suicídio em 36.788 portadores de TOC na Suécia, utilizando dados oficiais do registro nacional de mais de 40 anos, entre 1969 e 2013. Diferentemente de estudos comunitários anteriores, os autores focaram nos aspectos mais objetivos e graves dos comportamentos suicidas, ou seja, nas tentativas e mortes por suicídio. Comparados a controles pareados, participantes com TOC apresentaram cinco vezes mais chance de tentar suicídio (OR = 5,45), duas vezes mais chances de fazer tentativas de repetição (OR = 2,07) e quase dez vezes mais chance de morrer por suicídio (OR = 9,83), sendo que o risco reduziu um pouco, mas permaneceu significativamente superior após ajuste para nível educacional dos pais e diversas comorbidades, incluindo transtornos afetivos, ansiosos, psicóticos, por uso de substâncias e de personalidade. As principais variáveis associadas à morte por suicídio foram tentativa prévia, transtornos da personalidade e por uso de substâncias, mas os autores concluem afirmando que o risco de suicídio é substancial no TOC, mesmo na ausência de transtornos comórbidos. Outro estudo conduzido na Escandinávia[21] avaliou as taxas de mortalidade de 10.155 pessoas com TOC na população da Dinamarca durante um período médio de 9,7 anos, comparando-as com pessoas sem o transtorno. O risco de morte por causas naturais e não naturais no período foi significativamente superior entre aquelas com TOC, mesmo excluindo-se portadores de transtornos depressivos, ansiosos e por uso de substâncias. Considerando-se apenas as mortes por causas não naturais no grupo com TOC, a taxa de mortalidade ajustada para fatores sociodemográficos e comorbidades foi de 2,61 (intervalo de confiança de 95% - IC 1,91 - 3,47), sendo maior para suicídio (3,02; IC 1,85 - 4,63) e acidentes (2,09; IC 1,31 - 3,13). Os autores concluem que o risco de morte por suicídio no TOC é comparável em magnitude ao de transtornos depressivos e ansiosos, indicando a necessidade de medidas preventivas, já que o TOC estaria no caminho de causalidade de mortes prematuras potencialmente evitáveis. Em um estudo comunitário recente com 6.126 adultos de Singapura[22], comparados aos participantes sem TOC, aqueles com TOC apresentaram cinco vezes mais chance de ideação suicida e suicidalidade em geral, mesmo na análise ajustada para sexo, idade e etnia. No *Child and Adolescent Twin Study*, na Suécia[23], sintomas obsessivo-compulsivos, particularmente obsessões agressivas e sexuais, associaram-se à ideação e tentativas de suicídio em jovens de 18 e 24 anos, tanto transversal quanto longitudinalmente, mesmo controlando-se para sintomas ansiosos e depressivos. Tal associação foi atribuída tanto a fatores genéticos quanto a fatores ambientais não compartilhados. A literatura em relação a crianças e adolescentes é muito escassa, mas entre 54 jovens com TOC de 7 a 17 anos, 13% apresentaram ideação suicida[24].

Em uma revisão sistemática seguida de metanálise que incluiu 48 estudos sobre o tema, Angelakis et al.[25] descreveram taxas de ideação suicida no ano anterior variando de 10,0% a 52,3% (mediana: 30,57%), ideação suicida na vida, de 31,7% a 63,5% (mediana: 44,63%), e tentativas de suicídio, de 1,0% a 46,3% (mediana: 13,37%). Outra revisão sistemática[26] obteve as seguintes faixas de prevalência em estudos clínicos: 26,3 a 73,5% para ideação suicida na vida (17 estudos, mediana: 36,4%), 6,4% a 75,0% para ideação atual (13 estudos, mediana: 15,6%), e 6,0% a 51,7% para tentativas (31 estudos, mediana: 10,8%). Já em estudos epidemiológicos comunitários, a chance de ideação suicida na vida, comparada à da população geral, foi significativamente maior, variando de 1,9 a 10,3 para ideação suicida (3,8 a 5,6 se ajustada para variáveis demográficas e comorbidades), de 1,6 a 9,9 para tentativas (controlando-se para comorbidades, dois estudos mantiveram significância estatística e dois não) e de 3,0 a 9,8 para morte por suicídio (a diferença permanecendo significativa mesmo em casos de TOC sem comorbidades). Uma revisão sistemática de seis estudos de coorte[27] concluiu que a incidência de tentativas e de mortes por suicídio é maior entre portadores de TOC, mas destacou a necessidade de mais estudos prospectivos.

Em suma, estudos maiores e mais recentes com populações clínicas e comunitárias, incluindo revisões sistemáticas e metanálises, indicam que o risco de comportamentos suicidas em portadores de TOC é relevante, independente da presença de transtornos psiquiátricos comórbidos.

Por fim, é necessário destacar um aspecto fenomenológico muito relevante no TOC, que é a diferenciação entre ideação suicida verdadeira (desejo egossintônico de morrer) e impulsos autoagressivos egodistônicos (medo de perder o controle e se matar "sem querer"), que são obsessões bastante comuns, associadas a vários comportamentos de esquiva passiva e autovigilância. Tal questão tem implicações cruciais para o tratamento, como bem discutido em dois relatos de caso[28,29], pois as obsessões autoagressivas devem ser tratadas com técnicas psicoterápicas comportamentais de exposição e medicamentos antiobsessivos, enquanto a ideação suicida verdadeira envolve risco e exige prontas medidas preventivas, que podem chegar até à internação psiquiátrica.

COAGREGAÇÃO FAMILIAR DE COMPORTAMENTOS SUICIDAS NO TRANSTORNO OBSESSIVO-COMPULSIVO

Um grande estudo de base comunitária analisou prospectivamente, até o final de 2013, 3.594.181 indivíduos nascidos na Suécia entre 1967 e 2003 em relação ao diagnóstico de TOC, tentativas e mortes por suicídio[30]. Além disso, foram avaliadas as mesmas variáveis nos pais, irmãos, meios-irmãos e primos desses indivíduos. Os resultados indicaram maior risco de tentativas de suicídio não apenas nas 21.859 pessoas com TOC, como também em seus familiares, com OR de 1,63, 1,56 e 1,10 para irmãos, pais e primos, respectivamente. Já o risco de morte por suicídio foi maior apenas nos pais e irmãos dos pacientes (OR de 1,55 e 1,80, respectivamente). Tanto para tentativas quanto para mortes por suicídio o maior peso foi de fatores genéticos (contribuição acima de 60%), mas fatores ambientais não compartilhados também contribuíram consideravelmente para os achados, indicando possíveis janelas de oportunidade para ações preventivas.

FATORES DE RISCO PARA COMPORTAMENTOS SUICIDAS NO TRANSTORNO OBSESSIVO-COMPULSIVO

Dois estudos de revisão[25, 26] avaliaram os principais fatores associados a comportamentos suicidas no TOC. Entre eles, destacam-se: gravidade dos sintomas obsessivo-compulsivos e dos sintomas ansiosos e depressivos associados, presença de obsessões de cunho agressivo e/ou sexual-religioso (pensamentos "tabu"), história prévia de tentativas de suicídio, experiências traumáticas na infância, altos níveis de desesperança e alexitimia (inabilidade de identificar e expressar sentimentos), além de comorbidade com transtornos de humor em geral, depressão maior, TEPT, transtornos por uso de substâncias, de controle de impulsos e da personalidade. Ao menos dois estudos[31,32] descreveram associação entre perfil lipídico alterado (nível plasmático alto de triglicérides e baixo de colesterol HDL) e ideação suicida ou tentativas de suicídio em portadores de TOC, sendo que esse perfil metabólico associou-se também com alexitimia e sintomas de simetria/ordenação em um deles[31]. Alexitimia associou-se à ideação suicida em outros estudos[33, 34], além de crítica prejudicada e responsabilidade pessoal[33] e perfeccionismo excessivos[34]. Já um estudo conduzido na Turquia com 67 pacientes com TOC e 63 controles[35] relatou nível alto de "dor psíquica" ("*psychache*") como o único fator associado a tentativas de suicídio na regressão logística.

Um aspecto que vem sendo destacado como importante fator de risco para "suicidalidade" no TOC são as experiências adversas ou traumáticas na infância, que favoreceriam a ocorrência de diversos transtornos mentais e comportamentos suicidas em geral[3]. Avaliando 67 pacientes ambulatoriais com TOC, Ay e Erbay[36] encontraram correlação entre pontuação elevada no *Childhood Trauma Questionnaire-28* e na *Suicide Probability Scale*, mesmo controlando-se para sintomas depressivos e ansiosos, sendo a correlação de magnitude moderada para abuso emocional e leve para negligência e abuso físico. Segundo os autores, abuso emocional estaria relacionado a problemas de apego e também à ocorrência de pensamentos "tabu", alexitimia e impulsividade, fatores também associados a comportamentos suicidas no TOC. Khosravani et al.[37] compararam 70 pacientes iranianos com TOC e tentativas prévias de suicídio a 60 controles, em relação a relatos de traumas na infância. Ideação suicida esteve presente em 97% dos pacientes, que tiveram escores mais altos do que os controles nas escalas de trauma, depressão e ansiedade. Abuso sexual na infância e a dimensão de pensamentos "tabu" foram preditores independentes de ideação suicida. Segundo os autores, a experiência de abuso sexual favoreceria a ocorrência de tais obsessões, assim como sentimento de vergonha e isolamento social e, eventualmente, comportamentos autoagressivos. O mesmo grupo de pesquisadores[38] avaliou 60 portadores de TOC, dos quais 51,7% tinham tentativas prévias e 75% ideação suicida, em relação a esquemas precoces mal-adaptativos (padrões gerais de memórias, emoções, cognições e sensações corporais, tais como desconfiança/abuso, privação emocional, abandono, dependência, vulnerabilidade, isolamento social etc.). Na regressão logística, pacientes com ideação e tentativas tiveram mais esquema 'desconfiança/abuso' (atitude de evitar relacionamentos por medo de ser traído ou enganado) e pensamentos "tabu". Tais pensamentos costumam levar à estratégia de tentar suprimi-los (*thought suppression*) que, paradoxalmente, tende a agravar as obsessões e já se mostrou associada a um maior risco de suicídio em casos graves de TOC[39]. Um problema adicional seria a dificuldade desses pacientes que tiveram relações precoces abusivas de confiar ou vincular-se aos profissionais de saúde mental, o que dificultaria o tratamento, podendo aumentar ainda mais o risco de suicídio[38]. Entre 104 pacientes com TOC avaliados por Kiliç et al.[40], aqueles com história de tentativas de suicídio (N = 39) apresentaram escores mais elevados no *Childhood Trauma Questionnaire* e maior frequência de negligência emocional, negligência física e abuso sexual, comparados àqueles sem tentativas prévias. Além disso, associaram-se a tentativas: presença de obsessões agressivas e sexuais, sintomas obsessivo-compulsivos e depressivos mais graves e pior crítica.

No Quadro 1, estão resumidos os dados de literatura sobre os principais fatores de risco associados a comportamentos suicidas no TOC.

QUADRO 1 **Principais variáveis associadas aos comportamentos suicidas no transtorno obsessivo-compulsivo**

Variáveis sociodemográficas	Ideação suicida	Tentativa(s) de suicídio	Morte por suicídio
Sexo feminino	Gupta et al., 2014	Fernandez de la Cruz et al., 2017; Breet et al., 2019; Sidorchuk et al., 2019	Sidorchuk et al., 2019
Sexo masculino			Fernandez de la Cruz et al., 2017
Estado civil (não casado)		Alonso et al., 2010	
Desemprego	Gupta et al., 2014		
Variáveis clínicas	**Ideação suicida**	**Tentativa(s) de suicídio**	**Morte por suicídio**
Maior gravidade do TOC (pontuação total na Y-BOCS)	Kamath et al., 2007; Torres et al., 2007; Balci & Sevincok, 2010; Hung et al., 2010; Gupta et al., 2014; Storch et al., 2017	Kiliç et al., 2020	
Maior gravidade das obsessões	Dell'Osso et al., 2012	Dell'Osso et al., 2012	
Maior gravidade de sintomas depressivos	Kamath et al., 2007; Torres et al., 2007; Hung et al., 2010; Gupta et al., 2014; Storch et al., 2015; Velloso et al., 2016; Khosravani et al., 2017; Storch et al., 2017	Kamath et al., 2007; Alonso et al., 2010; Velloso et al., 2016; Kiliç et al., 2020	
Maior gravidade de sintomas ansiosos	Kamath et al., 2007; Torres et al., 2007; Hung et al., 2010; Gupta et al., 2014; Storch et al., 2015		
Obsessões agressivas ou sexual-religiosas (pensamentos "tabu")	Balci & Sevincok, 2010; Torres et al., 2011; Dell'Osso et al., 2012; Storch et al., 2015; Kim et al., 2016; Velloso et al., 2016; Khosravani et al., 2017; Ay & Erbay, 2018; Krebs et al., 2021	Kamath et al., 2007; Velloso et al., 2016; Khosravani et al., 2017; Kiliç et al., 2020; Krebs et al., 2021	
Sintomas de simetria e ordenação	De Berardis et al., 2014 Gupta et al., 2014; Storch et al., 2015	Alonso et al., 2010	
Crítica prejudicada	Gupta et al., 2014 De Berardis et al., 2015	Kiliç et al., 2020	
Desesperança	Kamath et al., 2007; Balci & Sevincok, 2010; Gupta et al., 2014		

(continua)

QUADRO 1 Principais variáveis associadas aos comportamentos suicidas no transtorno obsessivo-compulsivo (*continuação*)

Variáveis clínicas	Ideação suicida	Tentativa(s) de suicídio	Morte por suicídio
Alexitimia	De Berardis et al., 2014; De Berardis et al., 2015; Kim et al., 2016	Kim et al., 2016	
História familiar de tentativas	Velloso et al., 2016	Velloso et al., 2016	
Perfil lipídico plasmático	De Berardis et al., 2014	Aguglia et al., 2017	
Tentativas de suicídio prévias	Kamath et al., 2007	Alonso et al., 2010; Fernandez de la Cruz et al., 2017	Fernandez de la Cruz et al., 2017
Experiências traumáticas na infância (abuso, maus-tratos, negligência)	Khosravani et al., 2017; Ay & Erbay, 2018	Khosravani et al., 2017ab Kiliç et al., 2020	
Comorbidades psiquiátricas em geral	Kamath et al., 2007; Gupta et al., 2014	Dell'Osso et al., 2018	
Transtornos de humor	Alonso et al., 2010	Alonso et al., 2010	
Depressão maior	Kamath et al., 2007; Balci & Sevincok, 2010; Torres et al., 2011; Breet et al., 2019	Kamath et al., 2007; Alonso et al., 2010; Torres et al., 2011	
Transtorno de estresse pós-traumático	Torres et al., 2011	Torres et al., 2011	
Transtornos por uso de substâncias	Torres et al., 2011		Fernandez de la Cruz et al., 2017
Transtornos de controle de impulsos		Torres et al., 2011	
Transtornos da personalidade	Breet et al., 2019	Breet et al., 2019	Fernandez de la Cruz et al., 2017

EVIDÊNCIAS INDIRETAS DO RISCO DE SUICÍDIO NO TRANSTORNO OBSESSIVO-COMPULSIVO

Alguns estudos com pacientes com outros transtornos psiquiátricos e amostras comunitárias oferecem evidências indiretas de que os sintomas nucleares do TOC aumentam o risco de comportamentos suicidas. Por exemplo, Sevincok et al.[41] encontraram maior frequência de ideação e tentativas de suicídio em portadores de esquizofrenia com TOC comórbido, quando comparados àqueles sem TOC. Entre 475 estudantes de medicina brasileiros, TOC provável (de acordo com o *Obsessive-Compulsive Inventory-Revised – OCI-R*) associou-se de modo independente à ideação suicida na vida[42]. Da mesma forma, Ching et al.[43] observaram, em uma amostra de 1.322 estudantes universitários, associação significativa entre "suicidalidade" e maior gravidade na OCI-R, particularmente das obsessões agressivas, mesmo controlando-se para sintomas depressivos.

MÉTODOS USADOS NOS COMPORTAMENTOS SUICIDAS NO TRANSTORNO OBSESSIVO-COMPULSIVO

Essa questão foi examinada apenas no estudo comunitário prospectivo de 44 anos de seguimento de Fernandez de la Cruz et al.[20], em que, comparados à população geral, pacientes com TOC usaram mais frequentemente autoenvenenamento (OR de 4,00) e menos frequentemente métodos mais agressivos, como enforcamento ou sufocação (OR de 0,25).

CONSIDERAÇÕES FINAIS

Estudos realizados nas últimas duas décadas indicam que o risco de comportamentos suicidas no TOC é bem superior ao que se acreditava anteriormente e ao que se espera na população geral, de modo que esses pacientes devem ser avaliados de forma cuidadosa ao longo do tratamento. Deve-se questionar ativamente, com sensibilidade e acolhimento, a ocorrência de ideação suicida, planejamento e tentativas prévias, pois tais pacientes costumam não relatá-los espontaneamente. É muito importante diferenciar fenomenologicamente obsessões autoagressivas egodistônicas de pensamentos suicidas verdadeiros ou egossintônicos.

Uma atitude prudente é recomendada, com particular atenção a pacientes com TOC grave, com sintomas depressivos e ansiosos associados mais graves, obsessões de conteúdo "tabu" (agressivas, sexuais ou religiosas), história de experiências adversas ou traumáticas na infância, tentativas de suicídio prévias e comorbidades, especialmente depressão maior, TEPT, transtornos por uso de substâncias, de controle de impulsos e da personalidade. Medidas terapêuticas mais específicas para tais comorbidades – farmacológicas e não farmacológicas – são essenciais.

A prevenção do suicídio é tarefa de extrema importância na prática clínica psiquiátrica, pois as mortes por suicídio são sempre dramáticas e têm enorme e duradouro impacto negativo nas famílias, na sociedade e no próprio profissional de saúde mental.

DIREÇÕES FUTURAS DE PESQUISA

Estudos ainda são necessários para compreendermos melhor como fatores de risco e proteção interagem entre si, e se fatores específicos funcionam como moderadores ou mediadores em relação aos comportamentos suicidas no TOC[26]. Por exemplo, desesperança, sintomas depressivos ou depressão maior parecem de fato aumentar o risco de suicídio em portadores de TOC; no entanto, podem ser fatores no caminho de causalidade entre os sintomas nucleares do TOC e os comportamentos suicidas, e não variáveis confundidoras a serem controladas nas análises. O mesmo pode ser dito em relação a desemprego, dificuldades econômicas e relacionais (p. ex.: isolamento social, não ser casado), fatores que aumentam o risco de suicídio[3], mas que em geral são consequências do próprio transtorno e da sua gravidade. Já experiências adversas ou traumáticas – especialmente na infância – seriam fatores de risco para TOC, assim como para outros transtornos mentais, mas também para comportamentos suicidas em geral, merecendo especial atenção e, idealmente, ações preventivas. Abordagens psicoterápicas focadas no processamento de memórias traumáticas (p. ex.: experiência somática, *eye movement desensitization and reprocessing* – EMDR, *brainspotting*) podem ter um papel importante na prevenção do desenvolvimento de transtornos mentais, inclusive o TOC, mas também dos comportamentos suicidas de pacientes com TOC. Estudos controlados de intervenção nessa área seriam muito bem-vindos.

A "suicidalidade" é um fenômeno altamente complexo e multifatorial, envolvendo fatores genéticos e psicossociais, de risco e proteção, que interagem entre si de forma dinâmica, de modo que não há respostas simples ou diretas[3]. Pouco se sabe até aqui, por exemplo, sobre as motivações e mecanismos subjacentes aos comportamentos suicidas no TOC, a relação temporal entre determinadas características sociodemográficas ou clínicas e tais desfechos, nem sobre o possível impacto de medidas preventivas. Mais investigações são necessárias sobre o papel de fatores como eventos traumáticos ao longo da vida, antecedentes familiares de tentativas ou mortes por suicídio, ou de transtornos da personalidade comórbidos, assim como a pesquisa de genes ou escores genéticos que conferem vulnerabilidade para o suicídio. Estudos longitudinais que levem em conta a interação gene-ambiente podem ajudar a identificar indivíduos em risco do ponto de vista genético, para os quais intervenções preventivas seriam ainda mais indicadas.

Em suma, muita pesquisa ainda é necessária nessa área, incluindo: (a) estudos de base comunitária, pois muitos pacientes com TOC não procuram ajuda profissional ou não têm acesso a tratamentos adequados; (b) estudos qualitativos, para compreendermos melhor as motivações subjacentes aos comportamentos suicidas nessa população específica; (c) estudos longitudinais de coorte que avaliem a relação temporal e a interação entre os fatores de risco genéticos e ambientais identificados; e (d) estudos de intervenção, que avaliem o impacto de medidas preventivas e abordagens terapêuticas específicas.

Hoje, sabemos que o risco de suicídio no TOC é relevante e não deve ser subestimado, porém estamos apenas começando a desvendar a natureza dessa complexa equação.

REFERÊNCIAS BIBLIOGRÁFICAS

1. American Psychiatric Association (APA). Diagnostic and statistical manual of mental disorders, 5th ed (DSM-5). Arlington: APA; 2013.
2. Velloso P, Piccinato C, Ferrão Y, Perin EA, Cesar R, Fontenelle L, et al. The suicidality continuum in a large sample of obsessive-compulsive disorder (OCD) patients. European Psychiatry. 2016;38:1-7.
3. Fazel S, Runeson B. Suicide. New Engl J Med. 2020;382:266-74.
4. Goodwin DW, Samuel B, Guze SB, Robins E. Follow-up studies in obsessional neurosis. Archives of General Psychiatry. 1969;20:182-7.
5. Coryell W. Obsessive-compulsive disorder and primary unipolar depression: comparisons of background, family history, course and mortality. J Nervous and Mental Disease. 1981;169:220-4.
6. Overbeek T, Schrues K, Vermetten E, Griez E. Comorbidity of obsessive-compulsive disorder and depression: prevalence, symptom severity, and treatment effect. J Clin Psychiatry. 2002;63:1106-12.
7. Hollander E, Greenwald S, Neville D, Johnson J, Hornig CD, Weissman M. Uncomplicated and comorbid obsessive-compulsive disorder in an epidemiologic sample. Depression and Anxiety. 1996;4: 111-9.
8. Torres AR, Prince MJ, Bebbington PE, Brugha D, Brugha TS, Farrell Mß, et al. Obsessive-compulsive disorder: prevalence, comorbidity, impact and help-seeking in the British National Psychiatric Morbidity Survey of 2000. Am J Psychiatry. 2006;163(11): 1978-85.
9. Bowen R, Rahman H, Dong LY, Khalaj S, Baetz M, Peters E, Balbuena L. Suicidality in people with obsessive-compulsive symptoms or personality traits. Frontiers in Psychiatry. 2019;9:747.
10. Torres AR, Ramos-Cerqueira ATA, Torresan RC, Domingues MS, Hercos ACR, Guimarães ABC. Prevalence and associated factors for suicidal ideation and behaviors in obsessive-compulsive disorder. CNS Spectrums. 2007;12(10):771-8.
11. Kamath P, Reddy YCJ, Kandavel T. Suicidal behavior in obsessive-compulsive disorder. J Clin Psychiatry. 2007;68(11):1741-50.
12. Balci V, Sevincok L. Suicidal ideation in patients with obsessive-compulsive disorder. Psychiatry Res. 2010;175(1-2):104-8.

13. Hung TC, Tang HS, Chiu CH, Chen YY, Chou KR, Chiou HC, et al. Anxiety, depressive symptom and suicidal ideation of outpatients with obsessive-compulsive disorder in Taiwan. J Clin Nursing. 2010; 19:21-2.
14. Gupta G, Avasthi A, Grover S, Singh SM. Factors associated with suicidal ideations and suicidal attempts in patients with obsessive-compulsive disorder. Asian Journal of Psychiatry. 2014;12:140-6.
15. Dell'Osso B, Benatti B, Arici C, Palazzo C, Altamura AC, Hollander E, et al. Prevalence of suicide attempt and clinical characteristics of suicide attempters with obsessive-compulsive disorder: a report from the International College of Obsessive-Compulsive Spectrum Disorders (ICOCS). CNS Spectrums. 2018;23:59-66.
16. Storch EA, Kay B, Wu M, Nadeau JM, Riemann B. Suicidal and death ideation among adults with obsessive-compulsive disorder presenting for intensive intervention. Ann Clin Psychiatry. 2017;29(1): 46-53.
17. Alonso P, Segalàs C, Real E, Pertusa A, Labad J, Jiménez-Murcia S, et al. Suicide in patients treated for obsessive-compulsive disorder: a prospective follow-up study. J Affect Dis. 2010;124(3):300-8.
18. Torres AR, Ramos-Cerqueira AT, Ferrão YA, Fontenelle LF, do Rosário MC, Miguel EC. Suicidality in obsessive-compulsive disorder: prevalence and relation to symptom dimensions and comorbid conditions. J Clin Psychiatry. 2011;72(1):17-26.
19. Breet E, Kidd M, McGregor NW, Stein DJ, Lochner C. Suicide ideation and attempts in obsessive-compulsive disorder. Ann ClinPsychiatry. 2019;31(3): 192-9.
20. Fernandez de la Cruz L, Rydell M, Runeson B, D'Onofrio BM, Brander G, Rück C, et al. Suicide in obsessive-compulsive disorder: a population-based study of 36788 Swedish patients. Molecular Psychiatry. 2017;22(11):1626-32.
21. Meier SM, Mattheisen M, Mors O, Schendel DE, Mortensen PB, Plessen KJ. Mortality among persons with obsessive-compulsive disorder in Denmark. JAMA Psychiatry. 2016;73(3):268-74.
22. Subramaniam M, Abdin E, Vaingankar J, Shafie S, Chang S, Seow E, et al. Obsessive-compulsive disorder in Singapure: prevalence, comorbidity, quality of life and social support. Ann Acad Med Singapore. 2020;29:15-25.
23. Krebs G, Mataix-Cols D, Rijsdijk F, Rück C, Lichensteiin P, Lundström S, et al. Concurrent and prospective associations of obsessive-compulsive symptoms with suicidality in young adults: a genetically-informative study. J Affect Dis. 2021;281:422-30.
24. Storch EA, Bussing R, Jacob, ML, Nadeau JM, Crawford E, Mutch PJ, et al. Frequency and correlates of suicidal ideation in pediatric obsessive-compulsive disorder. Child Psychiatry and Human Development. 2015;46:75-83.
25. Angelakis I, Gooding P, Tarrier N, Panagioti M. Suicidality in obsessive-compulsive disorder (OCD): a systematic review and meta-analysis. Clin Psychol Rev. 2015;39:1-15.
26. Albert U, Speciani M, De Ronchi D, Atti AR, Maina G, Belteczky Z, et al. Factors associated with increased suicide risk in obsessive-compulsive disorder. J Psychopathology. 2018;24:154-63.
27. Heun R. Increased risk of attempted and completed suicide in obsessive-compulsive disorder: A systematic review of follow-up studies. Global Psychiatry. 2018;1(2):1-10.
28. Wetzler AJ, Elias R, Fostick L, Zohar J. Suicidal ideation versus suicidal obsession: a case report. CNS Spectrums. 2007;12(7):553-6.
29. Rachamallu V, Song MM, Liu H, Giles CL, McMahon T. Obsessive-compulsive disorder with suicide obsessions in a first responder without previous diagnosis of OCD or history of suicide attempts. Case Reports in Psychiatry. 2017.
30. Sidorchuk A, Kuja-Halkola R, Runeson B, Lichtenstein P, Larsson H, Rück C, et al. Genetic and environmental sources of familial co-aggregation of obsessive-compulsive disorder and suicidal behavior: a population-based birth cohort and family study. Molecular Psychiatry, 2019.
31. De Berardis D, Serroni N, Marini S, Rapini G, Carano A, Valchera A, et al. Alexithymia, suicidal ideation, and serum lipid levels among drug-naïve outpatients with obsessive-compulsive disorder. Rev Bras Psiquiatria. 2014;36:125-30.
32. Aguglia A, Albert U, Maina G. Serum lipids and lifetime suicide attempts in patients with obsessive--compulsive disorder. J Obsessive-Compulsive and Related Disord. 2017;15:1-6.
33. De Berardis D, Serroni N, Campanella D, Rapini G, Olivieri L, Feliziani B, et al. Alexithymia, responsability attitudes and suicide ideation among outpatients with obsessive-compulsive disorder: an exploratory study. Comprehensive Psychiatry. 2015; 58:82-7.
34. Kim H, Seo J, Namkoong K, Hwang EH, Sohn SY, Kim SJ, Kang JI. Alexithymia and perfectionism traits are associated with suicidal risk in patients with

obsessive-compulsive disorder. J Affective Dis. 2016; 192:50-5.
35. Demirkol ME, Namli Z, Davul OE, Karaytug MO, Tamam L, Yilmaz H. Psychache and suicidal history in patients with obsessive-compulsive disorder. Neuropsychiatric Disease and Treatment. 2019;15:3531-9.
36. Ay R, Erbay LG. Relationship between childhood trauma and suicide probability in obsessive-compulsive disorder. Psychiatry Res. 2018;261:132-6.
37. Khosravani V, Kamali Z, Ardakani RJ, Ardestani MS. The relation of childhood trauma to suicide ideation in patients suffering from obsessive-compulsive disorder with lifetime suicide attempts. Psychiatry Res. 2017;255:139-45.
38. Khosravani V, Bastan FS, Ardestani MS, Ardakani RJ. Early maladaptive schemas and suicidal risk in an Iranian sample of patients with obsessive-compulsive disorder. Psychiatry Res. 2017;255:441-8.
39. Allen KJD, Krompinger JW, Mathes BM, Crosby JM, Elias JA. Thought control strategies in patients with severe obsessive-compulsive disorder: Treatment effects and suicide risk. J Obsessive-Compulsive and Related Disord. 2016;8:31-7.
40. Kiliç F, Karacok AAU, Isik U, Donmez F, Demirdas A. Childhood traumas and suicide probability in obsessive-compulsive disorder patients with and without suicide attempts. Neurological Sciences. 2020;33:402-9.
41. Sevincok L, Akoglu A, Kokcu, F. Suicidality in schizophrenic patients with and without obsessive-compulsive disorder. Schizophrenia Res. 2007;90:198-202.
42. Torres AR, Campos LM, Lima MCP, Ramos-Cerqueira ATA. Suicidal ideation among medical students: prevalence and predictors. J Nervous and Mental Disease. 2018;206(3):160-8.
43. Ching THW, Williams M, Siev J. Violent obsessions are associated with suicidality in an OCD analog sample of college students. Cognitive Behaviour Therapy. 2017;46(2):129-40.

44

Suicídio e transtornos do humor

Ricardo Alberto Moreno
Doris Hupfeld Moreno

PONTOS-CHAVE

- Os transtornos do humor são a principal causa de suicídio e respondem por 50 a 75% das mortes por suicídio.
- O risco de suicídio se associa aos sintomas depressivos, sendo significativamente maior na depressão bipolar. Nas depressões com sintomas mistos, a sintomatologia depressiva é mais grave que nas não mistas.
- Sintomas mistos e a dessincronização dos ritmos biológicos são os principais fatores de risco de suicídio. Portanto, rastrear e tratar adequadamente sintomas maníacos em qualquer depressão e implementar ações cronoterapêuticas podem salvar vidas.

INTRODUÇÃO

Os transtornos do humor são distúrbios cerebrais crônicos, episódicos, caracterizados por sintomas afetivos, cognitivos, de volição e ritmos biológicos. Foram divididos em transtornos depressivos (TD) e transtorno bipolar (TB). Eles se distinguem pela presença (TB) ou ausência (TD) de episódios de hipomania ou mania (humor eufórico e/ou irritável) em algum período da vida. A 5ª edição revisada do *Manual diagnóstico e estatístico de transtornos mentais* (DSM-5) substituiu os transtornos do humor pelas categorias "transtornos bipolares e relacionados" e "transtornos depressivos", que englobam o transtorno depressivo maior ou depressão maior (DM), entre outros. Os critérios diagnósticos do DSM-5 são utilizados na prática clínica e aceitos internacionalmente em pesquisa[1].

Neste capítulo, serão apresentados resumidamente dados epidemiológicos e clínico-classificatórios, baseados no DSM-5 e na 11ª edição da Classificação Internacional das Doenças (CID-11), a ser lançada em 2022 pela Organização Mundial da Saúde (OMS). Daremos ênfase a dados acerca de suicídio e tentativas de suicídio de TB e TD. Os transtornos do humor são a principal causa de suicídio e respondem por 50 a 75% das mortes por suicídio[2].

EPIDEMIOLOGIA

O TDM ou depressão maior (DM) possui uma prevalência-vida e de 12 meses de 18,4 e 10,4%, respectivamente, conforme estimado no estudo Megacity da grande São Paulo[3]. Esse levantamento foi realizado com a mesma metodologia em outros 17 países, gerando prevalências de 5,5 a 5,9% em 12 meses e entre 11,1 e 14,6% durante a vida[3]. Segundo o estudo Megacity, do Instituto de Psiquiatria do Hospital das Clínicas da FMUSP, as estimativas de prevalência do TDM estiveram entre as maiores do mundo. O TDM é duas a três vezes mais comum em mulheres que homens e sua idade de início média é de 28 a 30 anos[4]. Estudos mais recentes apontam para o subdiagnóstico da depressão em homens ao invés de menor prevalência, agravado pelo fato de buscarem menos tratamento[5]. Apresentariam um fenótipo diferente, com abuso de álcool e drogas, aumento de impulsividade, comportamentos de risco e maior envolvimento no trabalho, além dos sintomas prototípicos de depressão; esses sintomas externalizantes também se correlacionaram com maior risco de suicídio[5].

O tipo I é a forma mais rara do TB, de prevalência em torno de 1% na população geral, ao passo que o TB tipo II varia de 1 a 5,5%, conforme a metodologia empregada para rastrear episódios hipomaníacos[4]. Por exemplo, quando se separou da amostra de TDM do Megacity os que tinham sintomas maníacos proeminentes durante a vida, a prevalência caiu para 5%, elevando a do transtorno bipolar (TB) para mais de 5%[6]. Em um estudo epidemiológico anterior na mesma instituição, a prevalência-vida de todo espectro bipolar foi de 8,3%[7]. Nesse estudo, foram comparados os grupos depressivos com os do espectro bipolar, que tiveram significativamente mais risco de suicídio e procura por ajuda que os grupos depressivos. A idade de início do TB foi em média 10 anos mais precoce que a do TDM, entre 18 e 20 anos; no TB I, a distribuição entre os sexos é homogênea e no TB II, predomina o sexo feminino[4].

CLASSIFICAÇÃO E CRITÉRIOS DIAGNÓSTICOS

Transtorno depressivo maior

A seguir, são apresentadas tabelas comparativas entre as classificações dos transtornos depressivos do DSM-5 e os códigos da CID-11[8]. Existem diferenças na classificação dos transtornos depressivos entre DSM-5 e CID-11 (Tabela 1).

Os critérios diagnósticos do DSM-5 são utilizados em pesquisa e na prática clínica, pois facilitam a identificação pelo clínico por meio de critérios operacionais com os principais sintomas depressivos. Para o diagnóstico de TDM, um mínimo de cinco de um total de nove sintomas precisam ser preenchidos (Quadro 1). Os sintomas devem causar sofrimento significativo e não serem atribuíveis a outras condições médicas gerais, efeito de substâncias/medicamentos ou psiquiátricas.

Transtorno bipolar

Para o diagnóstico do DSM-5 de mania e hipomania são necessários humor irritável e/ou expansivo, além de aumento de energia durante 7 e 4 dias pelo menos, respectivamente. A mania e a hipomania pouco se diferenciam pelos critérios operacionais, o que é criticado por diversos cientistas, pois, muitas vezes, a hipomania passa despercebida e os pacientes não se queixam, aliás podem até melhorar em alguns aspectos (Tabela 2)[9]. Para o diagnóstico, sugerimos levantar períodos de obstinação durante a vida, associados a aumento da atividade dirigida, volição e impulsividade, humor irritável, aceleração de pensamentos, aumento do senso de razão,

TABELA 1 Comparação da classificação dos transtornos depressivos entre CID-11 e DSM-5

DSM-5	CID-11
Transtorno depressivo maior	6A70 Transtorno depressivo episódio único
	6A71 Transtorno depressivo recorrente
Transtorno depressivo persistente (distimia)	6A72 Transtorno distímico (distimia)
-	6A73 Transtorno misto de ansiedade e depressão
Transtorno disfórico pré-menstrual	GA34.41 Transtorno disfórico pré-menstrual
Transtorno disruptivo da regulação do humor	–
Transtorno depressivo por substâncias/ medicamentos	6C4_ Transtornos do humor induzidos por substâncias
Transtorno depressivo decorrente de outra condição médica	6E62 Síndrome do humor secundária, com sintomas depressivos
Transtorno depressivo não especificado	6A8Z Transtornos depressivos não especificados
Outro transtorno depressivo	6A8Y Outros transtornos depressivos especificados

QUADRO 1 Critérios diagnósticos de depressão maior segundo o DSM-5

A. No mínimo cinco dos sintomas seguintes estiveram presentes durante o mesmo período de duas semanas e representam uma alteração a partir do funcionamento anterior; no mínimo um dos sintomas é (1) humor deprimido ou (2) perda de interesse ou prazer
Nota: não incluir sintomas nitidamente causados por outra condição médica
(1) Humor deprimido na maior parte do dia, quase todos os dias, indicado pelo relato subjetivo (p. ex., diz sentir-se triste, vazio, sem esperança) ou observações feitas por terceiros (p. ex., parece choroso). Nota: em crianças e adolescentes, pode ser humor irritável
(2) Acentuada diminuição do interesse ou prazer em todas ou quase todas as atividades, na maior parte do dia, quase todos os dias (indicado pelo relato subjetivo ou observações de terceiros)
(3) Perda ou ganho significativo de peso sem estar de dieta (p. ex., alteração de mais de 5% do peso corporal em 1 mês) ou aumento ou diminuição do apetite quase todos os dias. Nota: em crianças, considerar a incapacidade de ganhar o peso esperado
(4) Insônia ou hipersônia quase todos os dias
(5) Agitação ou retardo psicomotor quase todos os dias (observáveis pelos outros, não apenas sensações subjetivas de inquietação ou de estar mais lento)
(6) Fadiga ou perda de energia quase todos os dias
(7) Sentimentos de inutilidade ou culpa excessiva ou inadequada (que pode ser delirante) quase todos os dias (não apenas autorrecriminação ou culpa por estar doente)
(8) Capacidade diminuída de pensar ou se concentrar, ou indecisão, quase todos os dias (por relato subjetivo ou observação de outros)
(9) Pensamentos recorrentes de morte (não apenas medo de morrer), ideação suicida recorrente sem um plano específico, tentativa de suicídio ou plano específico de cometer suicídio
B. Os sintomas causam sofrimento clinicamente significativo ou comprometimento social, ocupacional ou em outras áreas importantes do funcionamento
C. O episódio não é atribuível aos efeitos fisiológicos de uma substância ou outra condição médica
D. O episódio de depressão maior não se explica melhor por transtorno esquizoafetivo, esquizofrenia, transtorno esquizofreniforme, transtorno delirante ou outros transtornos especificados ou não especificados do espectro da esquizofrenia e outros psicóticos
E. Nunca houve um episódio maníaco ou hipomaníaco

TABELA 2 Diferenças entre os critérios diagnósticos de mania e hipomania segundo o DSM-5

	Mania	Hipomania
Critério A	Um período distinto de humor persistentemente elevado, expansivo ou irritável E aumento de atividade dirigida a estímulos ou energia, durando pelo menos uma semana, e presente na maior parte do dia, quase todos os dias (ou qualquer duração se hospitalizado).	Um período distinto de humor anormal e persistentemente elevado, expansivo ou irritável, E aumento anormal e persistente de atividade ou energia, durando pelo menos 4 dias consecutivos e presente na maior parte do dia, quase todos os dias.
	Durante o período da perturbação do humor e aumento de energia ou atividade, três (ou mais) dos seguintes sintomas (quatro se o humor for apenas irritável) estão presentes em grau significativo e representam uma alteração observável do comportamento habitual:	
Critério B	1. Autoestima inflada ou grandiosidade 2. Necessidade de sono diminuída (p. ex., sente-se repousado depois de apenas 3 horas de sono) 3. Mais falante do que o habitual ou pressão por falar 4. Fuga de ideias ou experiências subjetivas de que os pensamentos estão correndo 5. Distraibilidade (isto é, atenção é desviada com demasiada facilidade para estímulos externos insignificantes ou irrelevantes) 6. Aumento da atividade dirigida a objetivos (socialmente, no trabalho, na escola ou sexualmente) ou agitação psicomotora 7. Envolvimento excessivo em atividades de alto potencial para consequências dolorosas (p. ex., envolver-se em surtos descontrolados de compras, indiscrições sexuais ou investimentos financeiros tolos)	
Critério C	Pode ser psicótico, haver necessidade de hospitalização e levar a grande comprometimento.	Não fica psicótico, não requer hospitalização e não leva a grande comprometimento.

Fonte: APA, 2013[1].

entre outros sintomas hipomaníacos[4]. Fazem parte do espectro bipolar a ciclotimia e outros transtornos bipolares (depressão com hipomania de curta duração ou com menos sintomas e hipomania sem depressão ao longo da vida). A CID-11 se aproximou do DSM-5 na medida em que aceita a presença de apenas um episódio de mania para seu diagnóstico e inclui o TB tipo II, mas mantém a clássica definição de estado misto com a presença de mania (exclui hipomania) e depressão superpostas (Tabela 3).

Subtipos e especificadores diagnósticos

No DSM-5, os subtipos depressivos e as características clínicas do TDM e do TB foram substituídas por especificadores diagnósticos, baseados no conhecimento científico acumulado na última década, que ainda não serão incorporados pela CID-11 (Tabela 3). Os subtipos depressivos refletem a heterogeneidade clínico-fenomenológica das depressões. Sua apresentação clínica (melancólica, psicótica, atípica) e curso (recorrente, persistente) são variáveis, bem como a gravidade (leve, moderada ou grave) e a polaridade (bipolar ou unipolar)[10]. Os especificadores do DSM-5 aplicam-se ao episódio atual ou mais recente, pois o paciente pode apresentar diferentes aspectos clínicos ao longo dos episódios da vida. No DSM-5, foram incluídos os especificadores "com sofrimento ansioso" e "com características mistas", entre outros. A ansiedade é um sintoma frequente nas depressões e piora seu prognóstico[11,12]. A inclusão dos sintomas mistos e da ansiedade como sintoma

TABELA 3 Especificadores com sintomas ansiosos e com sintomas mistos do DSM-5 e equivalência com a CID-11

Especificador DSM-5	Características/critérios operacionais DSM-5	Equivalência na cid-11
Sofrimento ansioso	≥ 2 sintomas	6A80.0 Sintomas de ansiedade proeminentes
Observado no TDM e na depressão bipolar Associado a maior risco de suicídio Maior duração da doença e Pior resposta a tratamentos	1. Sentir-se tenso ou ligado 2. Sentir-se inquieto 3. Falta de concentração causada por preocupação 4. Medo de acontecer algo horrível 5. Sensação de que a pessoa possa perder o controle de si mesma	
Características mistas	≥ 3 sintomas na depressão maior	Estado misto
Fator de risco importante para o desenvolvimento do TB tipo I ou II Útil no planejamento terapêutico e na monitorização da resposta ao tratamento com antidepressivos, porque estes podem agravar a doença. O DSM-5 excluiu *a priori* sintomas presentes nos critérios diagnósticos da depressão e da mania: ▪ Distraibilidade ▪ Irritabilidade ▪ Agitação psicomotora Novas evidências científicas evidenciam esses sintomas como centrais nos quadros mistos	1. Humor elevado, expansivo 2. Autoestima aumentada ou grandiosidade 3. Mais falante que o habitual ou pressão para continuar falando 4. Fuga de ideias ou sensação subjetiva de que os pensamentos estão acelerados 5. Aumento de energia ou de atividade dirigida a objetivos (socialmente, no trabalho ou na escola) 6. Envolvimento aumentado ou excessivo em atividades de alto potencial de consequências ruins (p. ex., compras desenfreadas, indiscrições sexuais, investimentos em negócios insensatos) 7. Redução da necessidade de sono (sentir-se repousado, apesar de dormir menos que o habitual)	Superposição de mania e depressão, idêntico ao DSM-IV e à CID-10
	≥ 3 sintomas na mania e na hipomania	
	1. Disforia ou humor depressivo acentuado 2. Interesse ou prazer diminuído em todas ou quase todas as atividades 3. Retardo psicomotor quase diário 4. Fadiga ou perda de energia 5. Sentimento de inutilidade ou de culpa excessiva ou inapropriada 6. Pensamentos recorrentes de morte (não somente medo de morrer), ideação suicida recorrente sem plano específico, tentativa de suicídio ou plano específico para cometer suicídio	

TDM: transtorno depressivo maior; TB: transtorno bipolar.

de ambos, TDM e TB, representa um grande avanço científico. Dentre todos os subtipos/especificadores, descreveremos esses dois pela associação com maior risco de suicídio. Na Tabela 3, encontra-se sua descrição e a correlação com a CID-11.

Os sintomas mistos maníaco-depressivos são altamente prevalentes no TDM (24%) conforme diferentes critérios e de 70% no TB[13]. Comparando com deprimidos sem sintomas maníacos superpostos, apresentaram depressões mais graves e maior risco de suicídio, taxas superiores de comorbidades com transtornos ansiosos e por abuso/dependência de substâncias e se confundiram mais frequentemente com transtorno de personalidade *borderline* e sintomas ansiosos[14-16]. No estudo epidemiológico de Pelotas (N=1.560, 18-24 anos), foi avaliado o risco de suicídio de jovens com estados mistos: em relação à população geral, as pessoas com (hipo)mania e com depressão tiveram risco de suicídio 13,50, 5,67 e 2,18 vezes maior, respectivamente[17]. Quanto ao tratamento, receberam significativamente mais antidepressivos e polifarmácia com antipsicóticos e estabilizadores do humor[15]. Vale lembrar que o uso de antidepressivos nessas condições agrava a sintomatologia, aumenta o risco de ciclagem para (hipo)mania e piora os sintomas mistos, devendo ser evitados em monoterapia[18,19]. É crucial pesquisar sintomas maníacos em pacientes alegadamente deprimidos com risco de suicídio.

RISCO DE SUICÍDIO

Transtorno depressivo maior (TDM)

O suicídio é um dos problemas de saúde pública mais relevantes, sendo uma das principais causas de ferimentos e morte em nível mundial[8]; é classificado como a segunda principal causa de morte entre pessoas de 10 a 34 anos e a décima em todas as faixas etárias[8,20]. O comportamento suicida (CS) foi implicado como uma comorbidade em vários transtornos neuropsiquiátricos, incluindo transtorno de personalidade *borderline*, esquizofrenia, TB e TDM, sendo considerado uma das principais causas de morte evitável entre as pessoas afetadas com transtornos mentais[21]. A associação entre TDM e tentativas de suicídio (TS) e/ou ideação (IS) foi bem documentada, sendo IS e CS frequentemente relatados durante episódios depressivos, com uma taxa de risco de suicídio equivalente a algo em torno de 15%[8,22-24]. Além disso, estudos epidemiológicos mostraram que indivíduos com TDM e transtornos de ansiedade comórbida estavam entre os principais preditores de TS em sujeitos suicidas deprimidos[25]. No entanto, o papel da comorbidade dos transtornos de ansiedade no aumento do risco de suicídio ainda é uma questão em debate, embora se reconheça que a associação entre TDM e transtornos de ansiedade parece ter mais um papel sinérgico no aumento do risco de suicídio[26].

Segundo um amplo estudo longitudinal prospectivo, a depressão foi a principal causa de suicídio, tanto no TDM (6,67%) quanto no transtorno bipolar (7,77%)[27]. Comparando com a população geral, indivíduos com TDM e distimia tentaram suicídio 3,5 vezes mais ao longo da vida[28]. O suicídio é mais prevalente em homens do que em mulheres. Comparando homens sem depressão com três grupos de deprimidos, o risco de suicídio foi mais elevado nos que tiveram sintomas externalizantes (por exemplo, uso de substâncias, risco de suicídio e agressividade) e sintomas mistos[29]. O risco é maior nos deprimidos sem tratamento ou tratados de forma inadequada e é mandatório investigar e avaliar ativamente ideias de morte. Em graus de gravidade crescente: o deprimido pode preferir estar morto, mas jamais pensar em se matar; pode imaginar o suicídio sem planejá-lo ou, em casos graves, arquitetá-lo detalhadamente. Existem vários fatores de risco e o mais importante é a presença de tentativas prévias (Tabelas 4 e 5)[30,31].

Na Tabela 4 descrevemos os fatores de risco suicida e os fatores protetores no TDM.

Risco de suicídio no transtorno bipolar

Dentre os transtornos do humor, o TB é a principal causa de suicídio[2]. As taxas variam dependendo do estudo, mas giram em torno de 10%. O risco de suicídio do TB é 20 a 30 vezes maior que da população geral[2,32]. Pelo diagnóstico, classifica-se o risco de suicídio: transtornos bipolares (TB I = TB II; especialmente com características mistas ou psicóticas) ≥ TDM grave com internação > depressão moderada em pacientes ambulatoriais[32]. O risco de suicídio e tentativas é especialmen-

TABELA 4 Fatores de risco suicida e os fatores protetores no TDM

Fatores afetando o limiar para comportamento suicida	
Fatores de risco	Fatores de proteção
Fatores de risco demográficos e individuais: gênero masculino, jovem e/ou idoso, história pessoal de tentativa de suicídio, história familiar de suicídio, isolamento marital, doença física crônica, perda dos pais por morte antes dos 11 anos, história de abuso físico ou sexual na infância, castigo corporal na adolescência.	**Fatores de proteção demográficos e individuais:** sem história pessoal ou familiar de tentativa de suicídio ou suicídio efetivado, sintomas ou transtorno psicótico, transtorno de uso de álcool e/ou outras substâncias, restrições religiosas ou morais, preocupação com a desaprovação social, melhores habilidades de enfrentamento, sentimentos de responsabilidade para com a família, morar com criança menor de 11 anos, relacionamentos de apoio, aliança terapêutica positiva e válida, melhor controle de impulsividade, melhor regulação emocional.
Sintomas de risco: presença de desesperança, baixa autoestima, sentimento de inutilidade, desamparo, aprisionamento, anedonia, rigidez cognitiva, prejuízo na capacidade de solução de problemas e/ou tomada de decisão, traços de personalidade impulsivo agressivo, início precoce do TDM, primeiro episódio de TDM, comorbidade com transtorno de uso de substâncias e/ou transtorno de uso de álcool, comorbidade com transtorno de personalidade borderline.	**Sintomas protetores:** boa autoestima, autoeficácia, boa capacidade na resolução de problemas, desejo de procurar ajuda, habilidades de enfrentamento positivas, estabilidade emocional, responsabilidade para com a família, autoidentidade desenvolvida, escolhas saudáveis de estilo de vida.
Gatilhos de risco de suicídio **Fatores de risco demográficos e individuais:** crises ou perdas sociais, financeira ou familiar, contágio ou exposição recente ao suicídio, falta de suporte social. **Sintomas de risco:** sintomas de ansiedade comórbidos, comorbidade com transtorno de pânico, intoxicação aguda de álcool ou outras substâncias, presença de sintomas psicóticos, gravidade do episódio depressivo no TDM, pós-parto. **Perfil de risco circunstancial:** desejo de viver diminuído ou ausente, ideação suicida ativa (IS), presença de planejamento suicida (PS), presença de comportamento suicida (CS) ou de comportamento de automutilação, intoxicação aguda de álcool ou outras substâncias, problemas sem solução, presença de alucinações auditivas imperativas (comandando para se suicidar).	**Riscos de acordo com o perfil de risco circunstancial:** ausência de IS, PS, CS ou comportamento de automutilação. Sem sentimentos de desesperança ou desejo de morrer, boa conectividade, boa adesão à terapêutica, relação positiva com terapêutica e aliança terapêutica, bom planejamento futuro, resolução de problemas críticos anteriores, suporte social positivo, objeções morais para SB, medo de desaprovação social para CS.

Modificado de Lam et al., 2016[30]; Orsolini et al., 2020[31].

TABELA 5 Fatores de risco de suicídio no transtorno depressivo

Riscos não modificáveis	Riscos modificáveis
Homens de mais idade Tentativas prévias História de comportamento de automutilação Ser de uma minoria sexual História de problemas legais	Sintomas e eventos vitais: ▪ Ideação suicida atual ▪ Desesperança ▪ Sintomas psicóticos ▪ Ansiedade ▪ Impulsividade ▪ Estressores financeiros (p. ex., falência) e vitimização
	Comorbidades: ▪ Transtornos por uso de substâncias (principalmente por uso de álcool) ▪ Transtorno de estresse pós-traumático ▪ Transtornos de personalidade ▪ Doenças dolorosas crônicas (enxaquecas, artrites) ▪ Câncer

Fonte: Lam et al., 2016[30].

te elevado nos dias seguintes à alta da internação psiquiátrica, associado com atraso ou falta de cuidados posteriores adequados, conforme revisão de Baldessarini et al.[32]. Episódios com características depressivo-disfóricas em pacientes com transtorno de humor estiveram mais associados ao suicídio do que em outros estados da doença, especialmente se acompanhados por características mistas (hipomaníacas), abuso de substâncias concomitante e história de tentativas de suicídio prévias. A Sociedade Internacional de transtorno bipolar criou uma força-tarefa para investigar a prevalência e os fatores de risco de suicídio[33]. Os principais fatores de risco encontram-se na Tabela 6.

Segundo revisão recente, as taxas médias de tentativas de suicídio na população geral são de 0,2 a 0,6% ao ano, ou aproximadamente 36 vezes a taxa de suicídio, e mais de 1%/ano no TB[32]. A proporção de tentativas de suicídio/suicídios (TS/S), um índice de letalidade das tentativas, é de apenas 5 a 10 no TB e no TDM, ou cerca de cinco vezes maior do que na população geral. O *Epidemiological Catchment Area Study* de São Paulo submeteu toda a amostra populacional a uma análise de classes latentes, gerando quatro classes,

TABELA 6 Fatores associados ao aumento do risco de suicídio no transtorno bipolar

Variáveis	Aumento da probabilidade de tentativas de suicídio	Aumento da probabilidade de mortes por suicídio
Sociodemográficas		
Sexo	Feminino	Masculino Mulheres tem > RMP
Idade	+ jovens Idade + avançada > letalidade	< 35 anos Idade avançada > 75 anos > risco de morte/tentativas
Raça	Minorias – específico para jovens	Brancos (caucasianos)
Estado civil	Solteiros, divorciados, pais solteiros	Viver só
Religião	Resultados discordantes	

(continua)

TABELA 6 Fatores associados ao aumento do risco de suicídio no transtorno bipolar (*continuação*)

Variáveis	Aumento da probabilidade de tentativas de suicídio	Aumento da probabilidade de mortes por suicídio
Trabalho		Desempregado
Características do TB		
Idade de início	+ Jovem	
Duração da doença	Resultados discordantes	
Polaridade do primeiro episódio	Depressão Sintomas mistos Mania – tentativas + violentas	
Polaridade predominante	Depressiva	
Polaridade do episódio atual	Episódios depressivos Estados mistos	Episódios depressivos Estados mistos Mania com sintomas psicóticos
Outras características do episódio	Mistas > número e gravidade dos episódios/ciclagem rápida Ansiedade Sintomas atípicos Ideação suicida	Desesperança Agitação psicomotora
Psicose em algum momento	Resultados discordantes	Sem efeito
Subtipo do TB	Sem efeito claro	Sem efeito claro
Comorbidades		
Psiquiátricas	TUS Fumar cigarros Tomar café Transtorno ansioso Obesidade ou IMC elevado Transtorno alimentar	TUS – sem efeito claro Transtorno ansioso
Transtornos e características de personalidade	TP, inclusive *borderline* e do *cluster B* em particular Agressividade ou irritabilidade Impulsividade (resultados discordantes)	
Outras variáveis clínicas		
História familiar de primeiro grau	Transtornos do humor TB Suicídio	Transtornos do humor TB Suicídio
Tentativas prévias	Presentes	Presentes
Traumas precoces	Abuso na infância > taxa de estressores vitais precoces	
Desencadeantes psicossociais	Problemas interpessoais Problemas ocupacionais Luto, perdas	Presentes na semana anterior à morte Problemas legais
Disfunção sexual	Presente	

TB: transtorno bipolar; RMP: razão de morte padronizada; IMC: índice de massa corpórea; TP: transtornos de personalidade; TUS: transtornos por uso de substâncias. Fonte: Schaffer et al., 2015[33]; Plans et al., 2019[2].

entre elas uma de bipolares e outra de depressivos; chamou a atenção que as tentativas de suicídio foram semelhantes entre a classe dos não sintomáticos e depressivos, mas a classe de bipolares teve OR de 3,8 (IC 95%, 1,9-7,6) em relação a ambas[34]. Aparentemente, os sintomas (hipo)maníacos durante a vida carreiam o risco de suicídio dos pacientes com transtornos do humor. Tanto que risco de suicídio do paciente e histórico de suicídio em parente de primeiro grau são considerados fatores de risco de bipolaridade no TDM[4,10,32,35].

Pacientes com TB I e TB II, especialmente com características mistas ou psicóticas, possuem risco de comportamento suicida entre os mais altos de todos os transtornos psiquiátricos, apesar de haver tratamentos supostamente eficazes[36]. Essa disparidade certamente reflete a grande dificuldade de tratar estados depressivos e mistos do TB aliada ao atraso notavelmente prolongado de identificação e intervenção terapêutica no TB, de mais de uma década, contrastando com observações de que metade das tentativas de suicídio ocorre nos 2 a 3 primeiros anos de doença[32].

Em estudos clínicos, as tentativas de suicídio durante a vida foram 4 a 5 vezes mais comuns no TB (18,8%) que no TDM (4,8%)[37]. Os fatores associados mais significativos foram internação hospitalar, depressão maior na admissão, diagnóstico de TB, idade de início inferior a 25 anos e sintomas mistos. Entre os fatores de risco mais comuns no TB em relação ao TDM, temos o percentual de tempo em depressão ou doente, abuso de álcool, mais de quatro episódios depressivos antes do início do tratamento, história de abuso/trauma e temperamento distímico/hipertímico. Outros fatores associados encontram-se na Tabela 6.

Por fim, a automutilação é um comportamento autolesivo que pode estar associado ao risco maior de suicídio[38]. Embora a automutilação (cortar, queimar, arranhar, cutucar a pele, bater, morder e impedir a cicatrização de uma ferida) seja um critério diagnóstico do transtorno de personalidade *borderline* (TPB), está associada a uma série de outros transtornos psiquiátricos. Ela pode inclusive se associar mais ao TB I que ao TPB, dependendo da adequação metodológica do estudo no que tange à identificação do TB[39]. O TB I possui taxas mais elevadas de automutilação desde a infância (31%) e a automutilação é significativamente superior no TB (37%) em relação ao TDM (13%) durante a adolescência e na idade adulta (52% vs. 37%, OR= 2,13; IC 95%: 1,02-4,45, respectivamente)[40,41]. Além disso, em amostra da atenção primária, pacientes com TB tiveram maior risco de repetir comportamentos autolesivos (sem intenção de suicídio) que controles sem TB (58% vs. 25%)[42]. Entre os fatores de risco estavam automutilação prévia, desemprego, contato com serviços psiquiátricos e distúrbios do sono.

Fisiopatologia e tratamento do risco de suicídio

Do ponto de vista etológico e fisiopatológico, o comportamento suicida pode ser visto como um complexo em que processos genéticos, neurobiológicos e fatores ambientais e psicológicos se imbricam para levar ao desfecho final. Teorias modernas tentam convergir múltiplos níveis de análises, tais como a neurobiologia (isto é, disfunção do eixo hipotálamo-hipófise, neurotransmissão noradrenérgica/serotoninérgica/glutamatérgica, desregulação neuroinflamatória) e hipóteses sociológicas (isto é, a relação entre a personalidade do indivíduo e fatores estressantes sociais/ambientais), a fim de desenvolver um modelo integrado com o objetivo de encontrar uma "bioassinatura" do suicídio[31,43].

Particularmente no TB, destacou-se o papel das alterações cronobiológicas no risco de suicídio em estudos recentemente publicados[44,45]. Comparando pacientes TB II com controles normais, particularmente com sintomas mis-

TABELA 7 Tratamentos que visam reduzir o risco de suicídio

Tratamento	Evidências científicas	Observações
Antidepressivos	Inconclusivas Risco de agitação maior em jovens, mas menor em adultos mais idosos	Risco de suicídio é critério de exclusão em estudos controlados
Antipsicóticos	Inconclusivas, exceto para clozapina	Indicações baseadas em um estudo, sem redução da mortalidade
Anticonvulsivantes	Parecem ser menos eficazes que o lítio; divalproato o mais estudado	Faltam estudos controlados
Lítio	Redução do risco de suicídio e tentativas de suicídio em estudos controlados e não controlados; não se sabe se ação é por efeito antidepressivo, anti-impulsividade ou específica	Evidências a partir de análises secundárias
Outros tratamentos farmacológicos	Cetamina pode reduzir ideação suicida; ação sobre comportamento suicida não foi testada.	Ação da cetamina de curta duração no TB
Outros tratamentos	ECT, estimulação do nervo vago, estimulação magnética profunda podem melhorar a depressão	Não foram testados no comportamento suicida
Psicoterapias	Inconclusivos. TCC, terapia dialética e interpessoal as mais estudadas	Psicoterapia envolve autosseleção

ECT: eletroconvulsoterapia. Fonte: adaptada de Baldessarini et al., 2020[36].

tos, a dessincronização cronobiológica se correlacionou significativamente com sintomas depressivos, labilidade emocional e risco de suicídio[44]. No segundo estudo, foram comparados pacientes TB I e II com e sem risco de suicídio[45]. O risco de suicídio foi significativamente maior no TB I que no TB II e se associou aos sintomas mistos do DSM-5. Comparando com indivíduos sem risco de suicídio, tinham mais dessincronização dos ritmos biológicos do sono, vida social e atividades, e significativamente mais desesperança[45]. Os resultados têm implicações terapêuticas, pois apontam para a necessidade de sincronização dos ritmos biológicos na prevenção do suicídio.

Quando se identifica o risco de suicídio por meio de uma entrevista hábil e cuidadosa, temos consequências na escolha do tratamento. Suicídio não se trata, previne-se. A eletroconvulsoterapia é um tratamento clássico e de primeira opção para o risco grave de suicídio[46]. As aplicações de cetamina são a mais recente alternativa terapêutica contra o suicídio em pacientes com transtornos do humor graves[43]. A eficácia antissuicida do lítio vem sendo documentada há mais de 40 anos, sendo até o momento a substância de maior nível de evidências no tratamento de manutenção e contra o suicídio[38, 46, 47]. Na Tabela 7 estão as principais evidências acerca do tratamento preventivo do suicídio.

REFERÊNCIAS BIBLIOGRÁFICAS

1. American Psychiatric Association [APA]. Diagnostic and statistical manual of mental disorders, 5.ed. DSM-5. Washington: APA, 2013.
2. Plans L, Barrot C, Nieto E, Rios J, Schulze TG, Papiol S, et al. Association between completed suicide and bipolar disorder: A systematic review of the literature. J Affect Disord. 2019;242:111-22.
3. Bromet E, Andrade LH, Hwang I, Sampson NA, Alonso J, de Girolamo G, et al. Cross-national epidemiology of DSM-IV major depressive episode. BMC Med. 2011;9:90.

4. Moreno DH, Tavares DF, Moreno RA. Subtipos de transtorno bipolar. In: Associação Brasileira de Psiquiatria. Nardi AE, Da Silva AG, Quevedo JL (orgs.). PROPSIQ Programa de atualização em psiquiatria: ciclo 6. Sistema de educação continuada a distância, v. 2. Porto Alegre: Artmed; 2017. p. 9-58.
5. Oliffe JL, Rossnagel E, Seidler ZE, Kealy D, Ogrodniczuk JS, Rice SM. Men's depression and suicide. Curr Psychiatry Rep. 2019;21(10):103.
6. Moreno DH, Andrade LH. Prevalence and characteristics of DSM5 manic-depressive spectrum compared to MDD and subthreshold bipolarity in the São Paulo megacity population-based study. Poster 81, 2017. Disponível em: https://onlinelibrary.wiley.com/doi/full/10.1111/bdi.12480
7. Moreno DH, Andrade LH. The lifetime prevalence, health services utilization and risk of suicide of bipolar spectrum subjects, including subthreshold categories in the São Paulo ECA study. J Affect Disord. 2005;87(2-3):231-41.
8. World Health Organization (WHO). Mental health atlas 2017. Geneve: WHO; 2018.
9. Parker G, Tavella G, Ricciardi T, Hadzi-Pavlovic D, Alda M, Hajek T, et al. Refined diagnostic criteria for the bipolar disorders: phase two of the AREDOC project. Acta Psychiatr Scand. 2020;142(3):193-202.
10. Moreno RA, Moreno DH, Soeiro-de-Souza MG. Tratamento dos transtornos depressivos. In: Miguel EC, Lafer B, Elkis, H, Forlenza OV (eds.). Clínica psiquiátrica: a terapêutica psiquiátrica. 2.ed. Barueri: Manole, 2021.
11. Verduijn J, Verhoeven JE, Milaneschi Y, Schoevers RA, van Hemert AM, Beekman ATF, et al. Reconsidering the prognosis of major depressive disorder across diagnostic boundaries: full recovery is the exception rather than the rule. BMC Med. 2017; 15:215.
12. Swann AC, Lijffijt M, Simonetti A. Temporal structure of mixed states: does sensitization link life course to episodes? Psychiatr Clin North Am. 2020;43(1):153-65.
13. Vázquez GH, Lolich M, Cabrera C, Jokic R, Kolar D, Tondo L, Baldessarini RJ. Mixed symptoms in major depressive and bipolar disorders: A systematic review. J Affect Disord. 2018;225:756-60.
14. Frazier EA, Swenson LP, Mullare T, Dickstein DP, Hunt JI. Depression with mixed features in adolescent psychiatric patients. Child Psychiatry Hum Dev. 2017;48(3):393-9.
15. McIntyre RS. The role of new antidepressants in clinical practice in Canada: a brief review of vortioxetine, levomilnacipran ER, and vilazodone. Neuropsychiatr Dis Treat. 2017;13:2913-9.
16. Shim IH, Lee J, Kim MD, Jung YE, Min KJ, Kwon YJ, et al. The prevalence and diagnostic classification of mixed features in patients with major depressive episodes: a multicenter study based on the DSM-5. Int J Methods Psychiatr Res. 2019;28(3):e1773.
17. Sverdlichenko I, Jansen K, Souza LDM, da Silva RA, Kapczinski F, Cardoso TA. Mixed episodes and suicide risk: A community sample of young adults. J Affect Disord. 2020;266:252-7.
18. Pacchiarotti I, Bond DJ, Baldessarini RJ, Nolen WA, Grunze H, Licht RW, et al. The International Society for Bipolar Disorders (ISBD) task force report on antidepressant use in bipolar disorders. Am J Psychiatry. 2013;170(11):1249-62.
19. Barbuti M, Pacchiarotti I, Azorin JM, Angst J, Bowden CL, Mosolov SN, et al. Antidepressant-induced hypomania in patients with major depression: evidence from the BRIDGE-II-MIX study. Eur Neuropsychopharmacology. 2017;27:S55-S56.
20. Stone DM, Holland KM, Bartholow B, Crosby AE, Davis S, Wilkins N. Preventing suicide: a technical package of policies, programs, and practices. Atlanta: National Center for injury Prevention and Control, Centers for Disease Control and Prevention; 2017.
21. Chesney F, Goodwin GM, Fazel S. Risk of all-cause and suicide mortality in mental disorders: a meta-review. World Psychiatry. 2014;13:153-60.
22. Mann JJ. A current perspective of suicide and attempted suicide. Ann Inter Med. 2002;136;43:302-11.
23. Coryell W, Yiung EA. Clinical predictors of suicide in primary major depressive disorder. J Clin Psychiatry. 2005;66:412-7.
24. Ponsoni A, Branco LD, Cotrena C, Shansis FM, Grassi-Oliveira R, Fonseca RP. Self-reported inhibition predicts history of suicide attempts in bipolar disorder and major depression. Compr Psychiatry 2018;82:89-94.
25. Pfeiffer PN, Ganoczy D, Ilgen M, Zivin K, Valenstein M. Comorbid anxiety as a suicide risk factor among depressed veterans. Depress Anxiet. 2009;26:752-7.
26. Abreu LN, Oquendo MA, Galfavy H, Burke A, Grunebaum MF, Sher L, et al. Are comoebid anxiety disorders a risk factor for suicide attempts in patients with mood disorders? A two-year prospective study. Eur Psychiatry. 2018;47:19-24.
27. Nordentoft M, Mortensen PB, Pedersen CB. Absolute risk of suicide after first hospital contact in mental disorder. Arch Gen Psychiatry. 2011;68(10):1058-64.

28. Nock MK, Hwang I, Sampson N, Kessler RC, Angermeyer M, Beautrais A, et al. Cross-national analysis of the associations among mental disorders and suicidal behavior: findings from the WHO World Mental Health Surveys. PLoS Med. 2009;6(8): e1000123.
29. Zajac IT, Rice S, Proeve M, Kealy D, Oliffe JL, Ogrodniczuk JS. Suicide risk, psychological distress and treatment preferences in men presenting with prototypical, externalising and mixed depressive symptomology. J Ment Health. 2020:1-8.
30. Lam RW, McIntosh D, Wang J, Enns MW, Kolivakis T, Michalak EE, et al.; CANMAT Depression Work Group. Canadian Network for Mood and Anxiety Treatments (CANMAT) 2016 Clinical guidelines for the management of adults with major depressive disorder: section 1. Disease burden and principles of care. Can J Psychiatry. 2016;61(9):510-23.
31. Orsolini L, Latini R, Pompili M, et al. Understanding the complex of suicide in Depression: from research to clinics. Psychiatry Investig. 2020;17(3):207-21.
32. Baldessarini RJ, Vázquez GH, Tondo L. Bipolar depression: a major unsolved challenge. Int J Bipolar Disord. 2020;8(1):1.
33. Schaffer A, Isometsä ET, Azorin JM, Cassidy F, Goldstein T, Rihmer Z, et al. A review of factors associated with greater likelihood of suicide attempts and suicide deaths in bipolar disorder: Part II of a report of the International Society for Bipolar Disorders Task Force on Suicide in Bipolar Disorder. Aust N Z J Psychiatry. 2015;49(11):1006-20.
34. Moreno DH, Andrade LH. Latent class analysis of manic and depressive symptoms in a population-based sample in São Paulo, Brazil. J Affect Disord. 2010;123(1-3):208-15.
35. O'Donovan C, Alda M. Depression preceding diagnosis of bipolar disorder. Front Psychiatry. 2020;11:500.
36. Baldessarini RJ, Tondo L. Suicidal Risks in 12 DSM-5 Psychiatric Disorders. J Affect Disord. 2020;271:66-73.
37. Baldessarini RJ, Tondo L, Pinna N, Nuñez GH, Vázquez GH. Suicidal risk factors in major affective disorders. Br J Psychiatry. 2019;215(4):621-6.
38. Hayes JF, Pitman A, Marston L, Walters K, Geddes JR, King M, et al. Self-harm, unintentional injury, and suicide in bipolar disorder during maintenance mood stabilizer treatment: A UK population-based electronic health records study. JAMA Psychiatry. 2016;73(6):630-7.
39. Joyce PR, Light KJ, Rowe SL, Cloninger CR, Kennedy MA. Self-mutilation and suicide attempts: relationships to bipolar disorder, borderline personality disorder, temperament and character. Aust N Z J Psychiatry. 2010;44(3):250-7.
40. MacPherson HA, Weinstein SM, West AE. Non-suicidal self-injury in pediatric bipolar disorder: clinical correlates and impact on psychosocial treatment outcomes. J Abnorm Child Psychol. 2018; 46(4):857-70.
41. Weintraub MJ, Van de Loo MM, Gitlin MJ, Miklowitz DJ. Self-harm, affective traits, and psychosocial functioning in adults with depressive and bipolar disorders. J Nerv Ment Dis. 2017;205(11):896-9.
42. Clements C, Jones S, Morriss R, Peters S, Cooper J, While D, Kapur N. Self-harm in bipolar disorder: findings from a prospective clinical database. J Affect Disord. 2015;173:113-9.
43. De Berardis D, Fornaro M, Valchera A, Cavuto M, Perna G, Di Nicola M, et al. Eradicating suicide at its roots: Preclinical bases and clinical evidence of the efficacy of ketamine in the treatment of suicidal behaviors. Int J Mol Sci.2018;19:2888.
44. Palagini L, Cipollone G, Moretto U, Masci I, Tripodi B, Caruso D, Perugi G. Chronobiological dis-rhythmicity is related to emotion dysregulation and suicidality in depressive bipolar II disorder with mixed features. Psychiatry Res. 2019; 271:272-8.
45. Palagini L, Miniati M, Caruso D, Cappelli A, Massa L, Pardini F, et al. Predictors of suicidal ideation and preparatory behaviors in individuals with bipolar disorder: the contribution of chronobiological dysrhythmicity and its association with hopelessness. J Clin Psychiatry. 2021;82(2):20m13371.
46. Yatham LN, Kennedy SH, Parikh SV, Schaffer A, Bond DJ, Frey BN, et al. Canadian Network for Mood and Anxiety Treatments (CANMAT) and International Society for Bipolar Disorders (ISBD) 2018 guidelines for the management of patients with bipolar disorder. Bipolar Disord. 2018;20(2):97-170.
47. Smith KA, Cipriani A. Lithium and suicide in mood disorders: updated meta-review of the scientific literature. Bipolar Disord. 2017;19(7):575-86.
48. Bergfeld IO, Mantione M, Figee M, Schuurman PR, Lok A, Denys D. Treatment-resistant depression and suicidality. J Affect Disord. 2018;235:362-7.
49. Pronsoni A, Branco LD, Cotrena C, Shansis FM, Grassi-Oliveira R, Fonseca RP. Self-reported inhibition predicts history of suicide attemps in bipolar and major depression. Compr Psychiatry. 2018;82:89-94.
50. Saxena K, Kurian S, Saxena J, Goldberg A, Chen E, Simonetti A. Mixed states in early-onset bipolar disorder. Psychiatr Clin North Am. 2020;43(1):95-111.

45

Abordagem clínica do suicídio em esquizofrenia e outros transtornos psicóticos

Débora Luciana Melzer-Ribeiro
Joston Adônis de Alencar Sousa
Helio Elkis

PONTOS-CHAVE

- Os transtornos psicóticos estão entre os principais distúrbios ligados a desfechos suicidas. Na esquizofrenia, o suicídio pode estar relacionado à maior média de anos de vida potencialmente perdidos entre todas as causas de morte.
- A presença da comorbidade com um transtorno depressivo representa o fator de risco mais robusto na relação entre esquizofrenia e suicídio, principalmente quando há sentimentos de desesperança e inutilidade.
- A garantia de um tratamento adequado e abrangente, incluindo o uso da clozapina e da ECT quando necessário, além de considerar sempre as intervenções psicossociais, configuram as principais ferramentas de proteção para prevenção do suicídio em pacientes com esquizofrenia e outros transtornos psicóticos.

INTRODUÇÃO E EPIDEMIOLOGIA

Estudos realizados utilizando autópsias psicológicas mostraram que transtornos psiquiátricos estão presentes em 90% dos casos de suicídio. Os transtornos psicóticos, junto dos transtornos de humor e por uso de substâncias, são os distúrbios mais frequentemente associados ao suicídio e a graves tentativas de suicídio[1-3]. Bleuler já havia caracterizado, em 1911, o "impulso suicida" como o mais grave sintoma na esquizofrenia, enquanto Kraepelin, em 1919, identificou a presença do suicídio nos estágios agudos e crônicos da doença[1].

Quando comparados à taxa de suicídio por diagnóstico psiquiátrico, os transtornos psicóticos ficam atrás apenas do transtorno por uso de substâncias e do bipolar com características psicóticas. Em relação à letalidade (tentativa/suicídio), só não é mais alta que o transtorno por uso de substâncias[4]. Essa relação geralmente não é observada nos pacientes internados, nos quais o suicídio precedido pelo diagnóstico de esquizofrenia ganha uma proporção maior[5,6]. Um estudo sul-coreano comparou o risco de suicídio em pacientes psiquiátricos entre seus diferentes diagnósticos. O transtorno psicótico apresentou o maior risco de suicídio entre todos os outros grupos, seguido por transtorno bipolar, transtorno por abuso de substância e transtorno depressivo. Nesse grupo, a taxa de mortalidade por suicídio foi de 13,03% e uma das justificativas para esse resultado pode estar relacionada à utilização de métodos mais letais[7,8].

Pacientes com esquizofrenia, em amostra heterogênea de diversos países, apresentam uma média de 14,5 anos de vida perdidos em comparação com a população geral, e o risco de suicídio é aumentado em até 22 vezes. Uma em cada sete mortes desses pacientes está relacionada a causas não naturais, sendo um quarto delas ocasionado pelo suicídio. Entre todas as causas de morte, o suicídio foi associado à maior média de anos de vida potencialmente perdidos[9-12].

Uma tendência de queda importante na taxa de suicídio padronizada em pacientes com esquizofrenia foi observada em um estudo realizado na Finlândia. Entre 1984 e 2014, houve uma queda de 40% na mortalidade por suicídio em pacientes com esquizofrenia. Mesmo assim, o suicídio segue entre as principais causas de morte nessa população. Uma das justificativas para esse êxito foi relacionada à prescrição da clozapina, que tem seu uso mais bem estabelecido na Finlândia quando comparado a outros países[13].

Um estudo de 1939, antes da disponibilidade dos tratamentos modernos, observou que, de 500 pacientes com esquizofrenia, 11% haviam morrido por suicídio em um período de 20 anos. Atualmente, a falta de consenso sobre a prevalência de suicídio em pacientes com esquizofrenia amplia seu intervalo de estimativa, que se mantém entre 4 e 13%. No entanto, há uma tendência de redução, demonstrada em uma metanálise que estimou a prevalência global de suicídio completo na esquizofrenia em 4,9%. A relação do suicídio nessa população segue com importante relevância ao ser observado que entre 40 e 50% dela relataram ideação suicida em algum momento da vida, e que 20 a 50% têm histórico de tentativa de suicídio[1,11,14].

FATORES DE RISCO RELACIONADOS AO SUICÍDIO NA ESQUIZOFRENIA

Alguns fatores de risco para suicídio na esquizofrenia são semelhantes aos da população geral, como transtornos de humor, histórico de tentativas de suicídio e uso de substâncias ilícitas. Entretanto, há algumas particularidades específicas na esquizofrenia que serão detalhadas neste texto[15-17]. Existem discordâncias e imprecisões entre os principais estudos relacionados, e essa falta de consenso sobre a avaliação do risco de suicídio na esquizofrenia pode estar relacionada com a não empregabilidade de escalas de avaliação e diferenças nas informações colhidas nos estudos desenvolvidos[15,18].

Tradicionalmente, o gênero masculino tem sido associado com o desfecho suicida tanto na população geral quanto nos pacientes com esquizofrenia. Porém, diferente do que ocorre na população geral, a diferença proporcional por gênero na esquizofrenia é menor (60% vs. 40%), não sendo encontrada associação com nenhum gênero para suicídio em pacientes internados[1,15,17].

Outro importante fator correspondente foi um aumento do risco de suicídio em pacientes mais jovens, sendo essa associação mais comum na esquizofrenia do que em outros transtornos psiquiátricos. O fato de o início da doença ocorrer geralmente em adolescentes e adultos jovens, assim como a maior letalidade dos métodos de suicídio utilizados nesse grupo etário, podem influenciar essa associação. Apesar da relação com a idade jovem, pacientes com esquizofrenia apresentam risco elevado de suicídio em todas as idades quando comparados com a população geral[1,16,17].

Estar casado ou em união estável não tem sua relação como fator de proteção para suicídio conclusiva quando se estudou pacientes com esquizofrenia, diferentemente do que ocorre na população geral, na qual casamento tem sido bem estabelecido como fator de proteção para o suicídio. Problemas na interpretação desses dados podem ter relação com essa inconclusão, já que a maioria dos pacientes com esquizofrenia é solteira e estar casado pode refletir uma menor gravidade da doença ou ser indicativo de início tardio da doença[1,15].

Alta escolaridade, alto nível de funcionamento pré-mórbido e QI (coeficiente intelectual) elevado são identificados como importantes fatores de risco de suicídio em pacientes com esquizofrenia na maioria das publicações que abordam esse tema[1,15,16]. Poucos estudos retrataram variáveis étnicas e sociais. Ser branco e de nível social elevado foram apontados com risco positivo, porém com resultados inconclusivos[16].

As evidências mais robustas entre suicídio e esquizofrenia são observadas dentro do contexto das características da própria doença, principalmente quando há comorbidade com um transtorno depressivo ou histórico de depressão prévia, sendo ainda muito subnotificada e subtratada, além de muitas vezes mascarada ou confundida com sintomas negativos ou efeitos colaterais de medicações. Na síndrome depressiva, a presença de sentimentos de desesperança, baixa autoestima, culpa e inutilidade é fortemente associada com desfecho suicida[14-19]. Tanto em pacientes internados quanto ambulatoriais, a existência de um quadro depressivo tem forte associação com suicídio, podendo estar presente no momento do ato em mais de 50% dos pacientes com esquizofrenia[17]. Um fenômeno conhecido como "depressão pós-psicótica" tem sido relatado, particularmente, com grande relevância nesse sentido[19]. Histórico familiar de depressão também foi correlacionado com risco aumentado de suicídio nesses pacientes[15].

A desesperança tem sido reportada com forte associação ao suicídio mesmo na ausência de um quadro depressivo, sendo postulada como um marcador melhor para suicídio do que a própria depressão[17]. A associação entre depressão e suicídio é moderada pela desesperança, funcionando como uma variável potencializadora no desfecho do suicídio[20]. A presença de *insight*, definido como consciência sobre a doença, sobre a necessidade de tratamento e sobre as consequências do transtorno é um fator de risco específico para suicídio na esquizofrenia. Nos primeiros anos de desenvolvimento do quadro e em pacientes com alto nível de funcionamento pré-mórbido, a percepção dos prejuízos e da mudança nas relações sociais e na capacidade ocupacional leva a um sentimento de baixa autoestima, inutilidade e desmoralização. Essa capacidade de percepção do declínio funcional em relação ao período anterior à doença, proporcionada pelo *insight*, pode levar a um quadro de desesperança. Por isso, alguns estudos sugerem que a relação entre *insight* e suicídio só está estabelecida se essa percepção levar à desesperança[1,20,19].

A primeira década de adoecimento tem sido apontada como período de risco substancialmente elevado para um desfecho suicida. Adolescentes e jovens com esquizofrenia apresentam um risco três vezes maior de suicídio em relação aos adultos, com perigo especial para os dois primeiros anos da doença. Um estudo acompanhou, por 40 anos, 200 pacientes com esquizofrenia, e 44% dos suicídios ocorreram nos primeiros 10 anos. Idade mais jovem, maior possibilidade de *insight* e atraso nas intervenções terapêuticas podem ter associação com esse desfecho. O início tardio da doença também foi relacionado com um risco aumentado de suicídio, podendo refletir um melhor funcionamento pré-mórbido[1,17,19].

Apesar de algumas discordâncias, a maioria dos estudos encontra uma relação positiva entre suicídio e a presença de alucinações e delírios[15,16]. Pacientes com apresentação sintomatológica paranoide têm oito vezes mais chances de cometer suicídio do que pacientes com apresentação deficitária. A desorganização psicótica nos indivíduos com esquizofrenia pode estar relacionada a comportamentos inseguros, sem que entendam alguns riscos[14]. Uma boa resposta para essa associação é a relação que existe entre a falta de adesão a antipsicóticos e o aumento do risco de suicídio[18]. Um estudo que acompanhou pacientes de alta após primeiro episódio psicótico mostrou que a não adesão ao medicamento levou a um aumento de 12 vezes o risco relativo de mortalidade por todas as causas e 37 vezes na mortalidade por suicídio[1]. O uso de antipsicóticos foi relacionado a um menor risco de suicídio e a uma menor mortalidade geral em pacientes com esquizofrenia, com desfecho mais benéfico associado ao uso da clozapina[10]. Os efeitos colaterais de drogas antipsicóticas, especialmente de primeira geração, também já foram relacionados ao aumento do risco de suicídio, principalmente diante de sintomas extrapiramidais, como a acatisia. Essas medicações podem trazer apresentações sintomáticas passíveis de gerar confusão no diagnóstico de sintomas depressivos, assim como ocorre nos sintomas negativos[14]. No que tange aos sintomas negativos, não foi encontrada associação com risco aumentado de suicídio, tendo um estudo identificado a presença desses sintomas como fator protetor, assim como os déficits neurocognitivos tendem a impedir a conscientização sobre a doença e reduzir o risco de suicídio[14,15,19].

O suicídio também foi relacionado com agitação psicomotora e inquietação, além do medo de desintegração mental. Hostilidade e internações involuntárias também foram relacionadas a um maior risco de suicídio em longo prazo. No entanto, nessas situações a impulsividade parece ter mais associação do que a própria violência. É descrita a presença de tensão, inquietude e impulsividade como comportamento imediatamente anterior ao ato suicida na esquizofrenia[19].

A comorbidade com uso, abuso e dependência de substâncias ilícitas tem sido frequentemente observada nos pacientes com esquizofrenia. Essa combinação aumenta o risco de suicídio em uma população já vulnerável. Esse risco cumulativo se deve, provavelmente, a uma soma de outros fatores que estão associados ao uso de drogas, como perda do controle social, baixa adesão ao tratamento, exacerbação de sintomas paranoides e depressão. O uso dessas substâncias piora a evolução e o prognóstico da doença de base e tem relação com maiores taxas de instabilidades[19].

O histórico de tentativas de suicídio anteriores também apresenta forte associação com o suicídio completo. O paciente que faz uma tentativa de suicídio apresenta uma mortalidade por suicídio de até 1% ao ano nos cinco anos seguintes. Em comparação com outros pacientes, as tentativas de suicídio na esquizofrenia tendem a ser mais graves e necessitam de maior atenção médica pela utilização de métodos mais letais. A maioria dos pacientes que tentam suicídio tende a repetir, aumentando as chances de sua execução[19].

Um número maior de internações psiquiátricas é observado em pacientes que tentam suicídio, sendo também um fator central para o aumento desse desfecho. Uma importante menção se deve ao fato de que após a alta hospitalar é mais comum a presença de sentimentos de desesperança e desmoralização, sendo necessário cautela pelos cuidadores. Há dois picos de risco para suicídio relacionado à internação: um imediatamente após a internação e outro, logo após a alta. Aproximadamente um terço dos suicídios em esquizofrenia ocorreu durante a internação ou na primeira semana após a alta[19,21].

Diversos estudos tentaram encontrar um mecanismo fisiopatológico relacionado ao suicídio nos transtornos psicóticos. Os achados neuroquímicos foram negativos ou ambíguos. Uma revisão sistemática com o objetivo de entender o funcionamento neurobiológico concluiu de forma preliminar que indivíduos psicóticos com maior deficiência no volume da substância cinzenta, assim como os que apresentaram maior anormalidade de estruturas de base frontais, comprometendo funções de controle, podem estar em risco particularmente maior de suicídio e necessitariam de monitoramento mais próximo[22].

INTERVENÇÕES PARA MINIMIZAR OS RISCOS DE SUICÍDIO NA ESQUIZOFRENIA E NOS TRANSTORNOS PSICÓTICOS

Adesão ao tratamento medicamentoso

Os esforços na prevenção do suicídio na esquizofrenia devem se concentrar em aumentar a adesão aos medicamentos[1]. A adesão ao tratamento com antipsicóticos de segunda geração como a clozapina e injetáveis de longa ação, como a paliperidona, está associada à diminuição do comportamento suicida e da mortalidade por todas as causas em pacientes com esquizofrenia[23,24].

Clozapina

O impacto da clozapina no suicídio foi notado pela primeira vez em pacientes com esquizofrenia resistentes ao tratamento, mas os efeitos antissuicidas foram vistos posteriormente naqueles sem resistência ao tratamento[25]. A partir dessas observações, foi realizado um grande estudo internacional para avaliar a eficácia comparativa da clozapina vs. olanzapina em pacientes com esquizofrenia não resistente. O *International Suicide Prevention Trial* (InterSePT) inscreveu 980 pacientes com alto risco de suicídio em razão de tentativas anteriores ou sintomas atuais durante 24 meses de acompanhamento. Nessa coorte de pacientes com esquizofrenia, que não eram resistentes ao tratamento, o impacto superior da clozapina no suicídio foi claramente independente da redução dos sintomas psicóticos, apoiando a clozapina como benéfica sobre a agressividade, levando à redução do suicídio e da violência independentemente de seu efeito antipsicótico. O estudo InterSePT consolidou a indicação da clozapina para reduzir o risco de comportamento suicida recorrente em pacientes com esquizofrenia ou transtorno esquizoafetivo, demonstrando que seu uso está associado a uma redução de 66 a 80% nas mortes por suicídio ou demais causas não naturais e uma taxa de lesões autoprovocadas 36% menor em comparação com os demais antipsicóticos[26].

Nos pacientes com esquizofrenia, a clozapina foi relacionada à mortalidade mais baixa, mostrando que, no seu uso contínuo, está associada a uma mortalidade por todas as causas cerca de 40% menor em comparação com outros antipsicóticos[27]. Porém, devemos lembrar que a clozapina é recomendada para uso após dois outros antipsicóticos terem se mostrado ineficazes[28] e, portanto, geralmente é iniciada mais tarde no curso da doença do que outros antipsicóticos. Uma vez que a mortalidade por suicídio pode ser particularmente mais alta na fase inicial da doença[17], o uso posterior de clozapina pode introduzir um viés de sobrevivência. Levando isso em consideração, um estudo[10] conduziu análises de sensibilidade excluindo os primeiros dez anos de acompanhamento. Nessas análises, a clozapina foi associada a uma eficácia comparativa ligeiramente inferior, ocupando o sétimo lugar entre os 19 antipsicóticos mais frequentemente usados em monoterapia. Esse achado sugere que o viés de sobrevivência relacionado à mortalidade na fase inicial pode afetar a ordem de classificação dos antipsicóticos[10]. Entretanto, outro recente estudo indica que a clozapina deve ser administrada após a falha em um único ensaio de medicação antipsicótica – não até que duas drogas antipsicóticas tenham sido tentadas, como é a orientação existente[28]. Essa abordagem pode reduzir o suicídio em indivíduos com esquizofrenia[29]. Em sua última edição, o *The American Psychiatric Association Practice Guideline for the Treatment of Patients With Schizophrenia Third edition* suporta a prescrição de clozapina como o antipsicótico com fortes evidências para proteção contra suicídio nos pacientes com esquizofrenia[30].

Eletroconvulsoterapia (ECT)

A ECT pode ser considerada na esquizofrenia, particularmente em pacientes que apresentem risco significativo de suicídio. Diversos estudos mostraram evidências de diminuição desse risco tanto na população em uso de clozapina quanto com medicamentos antipsicóticos diferentes desta quanto associada a ECT ao tratamento farmacológico[30].

Depressão e dependência de substâncias

A depressão concomitante é um fator de risco significativo para comportamento suicida em indivíduos com esquizofrenia. Estudos sugerem uma relação entre a diminuição do risco de suicídio e o uso de antidepressivos, levando a uma redução na mortalidade quando usados em conjunto com medicamentos antipsicóticos[1]. O tratamento concomitante do transtorno de abuso de substâncias, adicionando medicamentos que ajudem a reduzir o uso dessas substâncias, também está associado à redução dos índices de suicídio nos pacientes com esquizofrenia. Por outro lado, o uso de benzodiazepínicos em longo prazo está associado ao aumento da mortalidade em pacientes com esquizofrenia[10,22].

Tabagismo

O tabagismo é altamente prevalente entre pessoas com doenças mentais graves como a esquizofrenia, por exemplo. Uma metanálise baseada em nove estudos de seis países[31] demonstrou que pacientes com esquizofrenia têm uma prevalência maior de fumar em comparação com a população em geral. Esses pacientes começam a fumar porque compartilham fatores hereditários comuns ou como uma estratégia de enfrentamento para lidar com certas angústias e sintomas (por exemplo, sintomas negativos). No entanto, a relação entre o tabagismo e o comportamento relacionado ao suicídio não é claramente compreendida e tem implicações clínicas importantes. É aventado que o tabagismo crônico está associado a mudanças biológicas (afinamento cortical orbitofrontal, redução das taxas de serotonina, ativação do eixo hipotálamo-hipófise-adrenal) e neurocognitivas (aumento da impulsividade e dificuldades na tomada de decisão em decorrência de prejuízos na flexibilidade cognitiva) que, por sua vez, podem predispor o indivíduo a pensar em suicídio e/ou se envolver em tais comportamentos em razão do aumento da impulsividade e/ou baixa capacidade de resolução de problemas, demonstrando uma possível associação ao risco de suicídio em pacientes com esquizofrenia, conforme a metanálise[32]. Portanto, é concebível inferir que fumar esteja associado a comportamentos suicidas entre pacientes com doenças mentais graves como a esquizofrenia e, sendo assim, a redução do hábito do tabagismo também é mais uma ferramenta na prevenção de suicídio nessa população em especial, mesmo ainda desconhecendo uma relação clara entre essas duas variáveis.

Intervenções não farmacológicas

Intervenções psicossociais, incluindo terapia cognitivo-comportamental, remediação cognitiva, terapia de suporte, educação com suporte, treinamento e emprego são importantes para um tratamento bem-sucedido da esquizofrenia. Um estudo descobriu que a terapia cognitivo-comportamental diminui a ideação suicida nesses pacientes[33]. Intervenções como treino de habilidades sociais e emprego apoiado podem reduzir o isolamento social e o sentimento de desesperança e, consequentemente, diminuir o suicídio em pacientes com esquizofrenia[1].

RELAÇÃO ENTRE O SUICÍDIO E OS SINTOMAS PSICÓTICOS EM OUTROS TRANSTORNOS PSIQUIÁTRICOS

Outros transtornos psiquiátricos que apresentem sintomas psicóticos fora a esquizofrenia também cursam com um risco aumentado de suicídio. Em uma coorte longitudinal de adolescentes em idade escolar (N = 1.112), foi observado que as tentativas de suicídio estavam fortemente associadas a sintomas psicóticos (dez vezes mais). Adolescentes com transtornos depressivos que também apresentaram sintomas psicóticos tiveram chances quase 14 vezes maiores de comportamento suicida mais grave (planos de suicídio e atos suicidas) em comparação com adolescentes com transtornos depressivos que não apresentaram sintomas psicóticos (OR, 13,7; IC 95%, 2,1-89,6). Entre todos os adolescentes com ideação suicida, aqueles que também relataram sintomas psicóticos tiveram uma chance quase 20 vezes maior de planos suicidas e atos suicidas em comparação com adolescentes com ideação suicida que não relataram sintomas psicóticos (OR, 19,6; IC 95%, 1,8-216,1)[34]. Existem várias explicações possíveis para os mecanismos subjacentes à forte relação entre os sintomas psicóticos e o comportamento suicida. A mais óbvia é que as alucinações podem levar o indivíduo a se ferir ou a se matar. É importante frisar que os sintomas psicóticos aumentam de forma substancial o risco do suicídio independentemente do diagnóstico de base do paciente e são um sintoma que deve ser investigado e valorizado sempre.

CONSIDERAÇÕES FINAIS

O maior fator de proteção confiável para prevenção do suicídio em pacientes com esquizofrenia e outros transtornos psicóticos é o fornecimento e a adesão a um tratamento abrangente associado à psicoeducação da família e da sociedade. A prevenção do comportamento suicida na esquizofrenia deve incluir reconhecer os pacientes em risco, administrar a melhor terapia possível para os sintomas psicóticos, controlar a depressão comórbida e o uso de substâncias ilícitas. É importante que os profissionais de saúde mental estejam cientes da importância dos sintomas psicóticos em pacientes teoricamente não psicóticos em termos de risco de comportamento suicida. A revelação de sintomas psicóticos, particularmente alucinações (independentemente de seu conteúdo fenomenológico) indica um risco muito aumentado de comportamento suicida mais grave.

REFERÊNCIAS BIBLIOGRÁFICAS

1. Sher L, Kahn RS. Suicide in schizophrenia: an educational overview. Med. 2019;55(7):1-11.
2. Hawton K, van Heeringen K. Suicide. Lancet. 2009;373(9672):1372-81.
3. Brådvik L. Suicide risk and mental disorders. Int J Environ Res Public Health. 2018;15(9).
4. Baldessarini RJ, Tondo L. Suicidal risks in 12 DSM-5 psychiatric disorders. J Affect Disord. 2020;271:66-73.
5. Bertolote JM, Fleischmann A, De Leo D, Wasserman D. Psychiatric diagnoses and suicide: revisiting the evidence. Crisis. 2004;25(4):147-55.
6. Bachmann S. Epidemiology of suicide and the psychiatric perspective. Int J Environ Res Public Health. 2018;15(7):1-23.
7. Song Y, Rhee SJ, Lee H, Kim MJ, Shin D, Ahn YM, et al. Comparison of suicide risk by mental illness: a retrospective review of 14-year electronic medical records. J Korean Med Sci. 2020;35(47):1-11.
8. Park S, Ahn MH, Na R, Kim SO, Yoon JS, Park JH, et al. Factors associated with suicide method among psychiatric patients in a general hospital in Korea. Psychiatry Res. 2013;210(3):945-50.

9. Hjorthøj C, Stürup AE, McGrath JJ, Nordentoft M. Years of potential life lost and life expectancy in schizophrenia: a systematic review and meta-analysis. The Lancet Psychiatry [Internet]. 2017;4(4):295-301.
10. Taipale H, Tanskanen A, Mehtälä J, Vattulainen P, Correll CU, Tiihonen J. 20-year follow-up study of physical morbidity and mortality in relationship to antipsychotic treatment in a nationwide cohort of 62,250 patients with schizophrenia (FIN20). World Psychiatry. 2020;19(1):61-8.
11. Kasckow J, Felmet K, Zisook S. Managing suicide risk in patients with schizophrenia. CNS Drugs. 2011;25(2):129-43.
12. Olfson M, Gerhard T, Huang C, Crystal S, Stroup TS. Premature mortality among adults with schizophrenia in the United States. JAMA Psychiatry. 2015;72(12):1172-81.
13. Tanskanen A, Tiihonen J, Taipale H. Mortality in schizophrenia: 30-year nationwide follow-up study. Acta Psychiatr Scand. 2018;138(6):492-9.
14. Siris SG. Suicide and schizophrenia. J Psychopharmacol. 2001;15(2):127-35.
15. Hawton K, Sutton L, Haw C, Sinclair J, Deeks JJ. Schizophrenia and suicide: Systematic review of risk factors. Br J Psychiatry. 2005;187:9-20.
16. Hor K, Taylor M. Suicide and schizophrenia: a systematic review of rates and risk factors. J Psychopharmacol. 2010;24(4 Suppl):81-90.
17. Popovic D, Benabarre A, Crespo JM, Goikolea JM, González-Pinto A, Gutiérrez-Rojas L, et al. Risk factors for suicide in schizophrenia: Systematic review and clinical recommendations. Acta Psychiatr Scand. 2014;130(6):418-26.
18. Cassidy RM, Yang F, Kapczinski F, Passos IC. Risk factors for suicidality in patients with schizophrenia: a systematic review, meta-analysis, and meta-regression of 96 studies. Schizophr Bull. 2018;44(4):787-97.
19. Pompili M, Amador XF, Girardi P, Harkavy-Friedman J, Harrow M, Kaplan K, et al. Suicide risk in schizophrenia: Learning from the past to change the future. Ann Gen Psychiatry. 2007;6:1-22.
20. Berardelli I, Sarubbi S, Rogante E, Hawkins M, Cocco G, Erbuto D, et al. The role of demoralization and hopelessness in suicide risk in schizophrenia: a review of the literature. Med. 2019;55(5):1-18.
21. Pompili M. Adding suicide prevention to the triple advantages of injectable long-acting second-generation antipsychotics. Front Psychiatry. 2020;10:1-4.
22. Girgis RR. The neurobiology of suicide in psychosis: A systematic review. J Psychopharmacol. 2020;34(8):811-9.
23. Warriach ZI, Sanchez-Gonzalez MA, Ferrer GF. Suicidal behavior and medication adherence in schizophrenic patients. Cureus. 2021;13(1):1-6.
24. Pompili M, Orsolini L, Lamis DA, Goldsmith DR, Nardella A, Falcone G, et al. Suicide prevention in schizophrenia: do long-acting injectable antipsychotics (LAIs) have a role? CNS Neurol Disord Drug Targets. 2017;16(4):454-62.
25. Meltzer Y, Thompson P. Reduction of suicidality during of neuroleptic-resistant impact on risk-benefit clozapine treatment schizophrenia: assessment. Psychiatry Interpers Biol Process. 1995;183-90.
26. Meltzer HY. Erratum: Clozapine treatment for suicidality in schizophrenia: International Suicide Prevention Trial (InterSePT) Arch Gen Psychiatry. 2003;60(1):82-91.
27. Vermeulen JM, Van Rooijen G, Van De Kerkhof MPJ, Sutterland AL, Correll CU, De Haan L. Clozapine and long-term mortality risk in patients with schizophrenia: a systematic review and meta-analysis of studies lasting 1.1-12.5 years. Schizophr Bull. 2019;45(2):315-29.
28. Kane JM, Agid O, Baldwin ML, Howes O, Lindenmayer JP, Marder S, et al. Clinical guidance on the identification and management of treatment-resistant schizophrenia. J Clin Psychiatry. 2019;80(2).
29. Kahn RS, Winter van Rossum I, Leucht S, McGuire P, Lewis SW, Leboyer M, et al. Amisulpride and olanzapine followed by open-label treatment with clozapine in first-episode schizophrenia and schizophreniform disorder (OPTiMiSE): a three-phase switching study. The Lancet Psychiatry. 2018;5(10):797-807.
30. American Psychiatric Association. The American Psychiatric Association practice guideline for the treatment of patients with schizophrenia. 3.ed. American Psychiatric Association, editor. Washington: American Psychiatric Association; 2021. p. 226-8.
31. De Leon J, Diaz FJ. A meta-analysis of worldwide studies demonstrates an association between schizophrenia and tobacco smoking behaviors. Schizophr Res. 2005;76(2-3):135-57.
32. Sankaranarayanan A, Clark V, Baker A, Palazzi K, Lewin TJ, Richmond R, et al. Reducing smoking reduces suicidality among individuals with psychosis: Complementary outcomes from a Healthy Lifestyles intervention study. Psychiatry Res [internet]. 2016;243:407-12.
33. Bateman K, Hansen L, Turkington D, Kingdon D. Cognitive behavioral therapy reduces suicidal ideation in schizophrenia: results from a randomized controlled trial. Suicide Life-Threatening Behav. 2007;37(3):284-90.
34. Kelleher I, Lynch F, Harley M, Molloy C, Roddy S, Fitzpatrick C, et al. Psychotic symptoms in adolescence index risk for suicidal behavior: Findings from 2 population-based case-control clinical interview studies. Arch Gen Psychiatry. 2012; 69(12):1277-83.

46

Suicídio em transtornos alimentares

Liana Silva Tortato
Helena Buonfliglio
Eduardo Wagner Aratangy

PONTOS-CHAVE

- Os transtornos alimentares são os quadros psiquiátricos de maior mortalidade, sendo o suicídio e as alterações do ritmo cardíaco as principais causas de óbito nesse grupo de pacientes.
- Quanto à etiologia do suicídio no grupo de pacientes com transtornos alimentares, os estudos mostram resultados variados, não sendo possível estabelecer relação de causalidade ou definir uma direcionalidade entre o que é causa e o que é consequência.
- Não é infrequente que haja comorbidades como ansiedade e depressão em pessoas que se apresentam com transtornos alimentares. Isso parece exercer um papel importante na mediação da morte por suicídio no grupo de pacientes com um comer transtornado.

INTRODUÇÃO

Os transtornos alimentares (TA) são quadros psiquiátricos que consistem essencialmente de alterações na forma com a qual o indivíduo vivencia o próprio corpo e se relaciona com a sua alimentação. Os sintomas apresentados são de cunho comportamental, cognitivo, emocional, funcional e clínico. Estão entre os transtornos mentais mais graves e desafiadores de se tratar e apresentam altas taxas de morbidade e mortalidade. Os impactos na qualidade de vida, bem como na saúde física e mental advindos desses transtornos podem ser muito graves: destacam-se distúrbios hidroeletrolíticos, carências nutricionais, prejuízos cognitivos, isolamento social e óbito.

Há uma série de estudos que relaciona os transtornos mentais em geral com um risco elevado de suicídio. Neste capítulo, abordaremos especificamente a relação entre suicídio e TA, focando nas principais categorias diagnósticas de TA: anorexia nervosa, bulimia nervosa e transtorno da compulsão alimentar.

Outros diagnósticos que também pertencem ao capítulo de TA do DSM-5 e que têm como característica comum a dificuldade para manter uma alimentação adequada são: o transtorno alimentar da restrição/evitação alimentar (TARE), a síndrome alimentar noturna, o transtorno da ruminação e a pica ou picacismo. Como não há muitos estudos disponíveis sobre a relação específica desses transtornos com o suicídio, eles não serão enfatizados. No entanto, é importante que o clínico saiba de sua existência, pois eles também acarretam sofrimento. Consequentemente, ainda que esses TAs não sejam abordados com maior profundidade neste capítulo, podem estar relacionados com um aumento de ideação suicida (mesmo que não comprovada formalmente), merecendo atenção.

BREVE DEFINIÇÃO

A anorexia nervosa (AN) caracteriza-se por perda de peso autoimposta (resultando em "peso inferior ao peso mínimo normal" de acordo com o DSM-5) e busca incessante pela magreza por meio de restrições alimentares, as quais podem ou não estar associadas a outros comportamentos que aceleram a perda de peso ou impedem o seu ganho. Exemplos de tais comportamentos são: a atividade física em excesso, o uso de estimulantes e drogas adrenérgicas; além de práticas purgativas (como a indução de vômitos e o uso de laxativos e/ou diuréticos). Distorção de imagem corporal, medo de engordar ou obsessão pela magreza são as vivências psicopatológicas mais comuns.

A bulimia nervosa (BN) caracteriza-se por compulsões alimentares (ingestão de grandes quantidades de alimento em um intervalo de até 2 horas, com sensação de perda de controle) seguidas por práticas compensatórias purgativas ou não purgativas (como as já citadas para a anorexia). Nesse quadro, também há insatisfação importante de imagem corporal, porém a redução de peso não é tão significativa. Aos episódios de compulsão, geralmente precedem períodos de restrição alimentar importante, motivados pela insatisfação com a autoimagem. A privação de nutrientes é considerada fator predisponente para a desregulação do centro de fome-saciedade e a ocorrência de compulsões.

O transtorno de compulsão alimentar (TCA) cursa com compulsões alimentares não associadas a métodos compensatórios. Em pacientes com esse transtorno, a distorção de imagem corporal é menor ou ausente, predominando um desconforto com o corpo. O sobrepeso e a obesidade são complicações comuns desse transtorno, bem como outras alterações metabólicas.

EPIDEMIOLOGIA

A prevalência de transtornos alimentares em geral é maior entre as mulheres. A AN acomete 0,3 a 2,6% das mulheres e 0,2 a 0,3% dos homens ao longo da vida. Para a BN, a prevalência varia entre 0,5 e 4% da população e para TCA, de 0,7 a 4%.

No que se refere ao risco de suicídio, ainda que não seja possível estabelecer relação clara de causa-consequência, diversos estudos transversais observam um número maior de comportamentos suicidas (ideação, tentativas e morte por suicídio) na população com TA quando comparada à população geral. Um estudo populacional norte-americano (NESARC-III), em publicação de 2019, que entrevistou 36.171 pessoas e encontrou prevalência de tentativas de suicídio de 24,9% entre pessoas com diagnóstico de AN, 31,4% em BN e 22,9% em pessoas com TCA. Em relação à população sem diagnóstico de TA, isso foi um aumento de chance ajustado (*adjusted odds ratio*) para o risco de tentativas de suicídio ao longo da vida de 5,4 para pessoas com AN, de 6,33 para pessoas com BN e de 4,83 para TCA. Nesse estudo, os diagnósticos de TA foram estabelecidos com base nos critérios do DSM-5, por meio de questionário preenchido pela própria pessoa.

Explorando-se estudos mais antigos e revisões deles (em sua maioria usando critérios do DSM-IV-TR para o diagnóstico de TA), as prevalências estimadas para ideação suicida no momento de entrevista variaram entre 20 e 43% para a população com AN e entre 15 e 23% para BN. Para tentativas de suicídio, estima-se que 9 a 25% das pessoas com AN ou BN tiveram algum evento ao longo da vida, sendo que dentre as que têm AN, aquelas com comportamentos purgativos costumam ter maior taxa de tentativas do que as com AN do subtipo restritivo. Para os casos de TCA, os poucos estudos existentes sugerem que 13,5% dos indivíduos já tiveram tentativas de suicídio ao longo da vida.

Os dados mais alarmantes dizem respeito às mortes por suicídio. Calcula-se que o suicídio seja a segunda maior causa de morte entre pessoas com AN, que 20% das mortes precoces dentre as pessoas com anorexia sejam por suicídio e que, quando comparadas com pessoas de mesma idade e gênero, aquelas com AN tenham um risco de 18 a 31 vezes maior para óbito por suicídio. Para BN, o risco estimado de morte por suicídio é sete vezes maior do que para pessoas com o mesmo perfil sociodemográfico. Para TCA, não há ainda estudos com poder suficiente para calcular esse risco.

HISTORICIDADE

O início de sintomas alimentares comumente ocorre na transição entre a adolescência e a idade adulta. Seu modelo etiológico, como na maioria dos transtornos psiquiátricos, é multifatorial: alterações hormonais durante a puberdade, mudanças nas dinâmicas de relação com os pais, descobertas envolvendo a sexualidade e padrões sociais de beleza que enaltecem um corpo magro ou "sarado" são alguns dos fatores que podem contribuir para o surgimento de um comer transtornado e para a distorção de imagem corporal. Quanto à relação entre TA e suicídio, há poucos estudos longitudinais avaliando se há, de fato, uma relação temporal. Alguns modelos sugerem que a influência dos sintomas alimentares sobre os comportamentos suicidas e dos comportamentos suicidas sobre os sintomas alimentares possa ocorrer de maneira bidirecional. Especificamente, há a hipótese de que o aumento de comportamentos suicidas poderia ser algo secundário à carência nutricional imposta pelo TA, a qual sabidamente leva a alterações cognitivas. Por outro lado, também se aventa a possibilidade de que os sintomas alimentares possam ser uma forma de *coping*, ou seja, um mecanismo disfuncional para lidar com pensamentos suicidas, os quais seriam primários.

FATORES DE RISCO

Na avaliação do risco de suicídio de qualquer paciente, o histórico de tentativas de suicídio prévias sempre deve ser levado em consideração. Para o TA não é diferente.

Um estudo de Pérez et al.[7] buscou identificar quais seriam os principais preditores de risco aumentado para tentativas de suicídio entre pacientes com diagnóstico de TA. O fator que mais diferenciou pessoas com ideação suicida daquelas com tentativas de suicídio foi a autolesão com cortes. A falta de esperança não foi um diferencial importante entre esses grupos. O grupo de pessoas sem ideação ou tentativas de suicídio se diferenciou dos outros dois (com ideação e com tentativas) pela maior frequência de autolesões ao longo da vida, pela maior variedade de métodos para autolesão usados, pelo maior número de funções associadas à autolesão e pela falta de esperança aumentada.

Como já mencionado, apesar de haver associação clara entre TA e suicídio, a dúvida quanto à correlação temporal entre eles permanece. Em metanálise de 2018 de Smith et al.[11], buscou-se avaliar o valor preditivo do diagnóstico de TA para comportamentos suicidas futuros. Após realizado controle de dados para confundidores (como comorbidades), não houve valor preditivo de TA para morte por suicídio. Para o desfecho "tentativa de suicídio", o valor preditivo foi fraco. Esse resultado sugere que a associação entre TA e suicídio possa ser não uma relação direta, mas uma mediada por outros fatores como: ansiedade, depressão, abuso de substâncias e transtornos de personalidade, os quais costumam ser frequentes na população com TA e contribuem para o risco de suicídio.

MECANISMOS NEUROBIOLÓGICOS E PSICOLÓGICOS

Uma das teorias psicológicas bastante aceitas para explicar o suicídio é a Teoria Interpessoal do Suicídio[15]. Ela sugere que o indivíduo que comete suicídio deve ter o desejo de morrer (mediado pela combinação de duas percepções: a de "ser um fardo" e a de "não pertencimento") e a capacidade para se suicidar (a qual envolveria tolerância à dor física e ao medo desenvolvida por meio de habituação e processos oponentes).

Diversos estudos investigam se haveria um aumento dessas características entre pacientes com TA. Um estudo longitudinal com duração de 12 semanas com 100 pacientes com TA encontrou associação entre a sensação de ser um fardo e a intensidade da ideação suicida, mantida ao longo do estudo. Não houve correlação entre a sensação de não pertencimento e a intensidade da ideação suicida. Outros estudos transversais apresentaram resultados inconsistentes.

No âmbito da tolerância à dor física, aventa-se que a privação alimentar e os comportamentos purgativos repetitivos (práticas supostamente aversivas) contribuiriam para certa habituação, aumentando a capacidade suicida dos pacientes. Dados de estudos que separam os diferentes TAs por diagnóstico costumam apontar para uma maior taxa de comportamentos suicidas em pacientes que apresentam comportamentos purgativos, sejam anoréxicos do subtipo purgativo ou bulímicos. Além disso, há um estudo transversal com N pequeno que avaliou comportamentos alimentares específicos e observou que a associação de comportamentos suicidas teria uma ligação com o jejum ainda mais forte do que com a purgação.

Em termos de riscos geneticamente determinados, tanto os TAs quanto o suicídio têm herdabilidade importante, ambos os quadros parecem cursar com alterações no sistema serotoninérgico. Além disso, há pelo menos dois estudos com achados positivos para a existência de fatores de risco gênico compartilhados entre TA e comportamentos suicidas.

PSIQUIATRIA E CULTURA

- *O mínimo para viver*; direção: Marti Noxon (2017).
  Este filme conta a história de uma garota que sofre de anorexia e é internada em uma instituição para tratamento de TA que não segue padrões convencionais de tratamento. Ilustra bem a relação transtornada com a comida e cognições distorcidas que configuram o plano de fundo mantenedor dos comportamentos alimentares transtornados.
- *Maus hábitos*; direção: Simón Bross (2007).
  Este filme retrata a história de pessoas relacionadas com diferentes transtornos alimentares e psicopatologias da alimentação. O filme retrata o funcionamento psicológico de uma mãe anoréxica que, por procuração, tenta forçar a filha a emagrecer. Mostra também os sentimentos envolvidos nos personagens e como isso altera sua relação com a comida e com o corpo.
- *Garota, interrompida*; direção: James Mangold (1999).
  Este filme conta a história de uma garota que é internada em um hospital psiquiá-

trico após uma tentativa de suicídio, mostrando sua progressão no tratamento e sua relação com as outras pacientes da instituição. Entre as outras pacientes, há mais de uma personagem com transtorno alimentar, incluindo uma personagem com o quadro de bulimia. Observar essa personagem e sua trajetória ao longo do filme traz um bom exemplo de um caso de bulimia nervosa, com seus desencadeantes, mantenedores, seu sofrimento psíquico e desfechos possíveis.

RESUMO

Transtornos alimentares são caracterizados por alterações no comportamento relacionado à alimentação que causam prejuízo significativo na saúde física e/ou no funcionamento psicossocial. Na AN, BN e TCA, há também alterações na vivência da própria forma corporal. Os transtornos alimentares são graves, potencialmente fatais e apresentam elevadas taxas de morbidade, mortalidade e comorbidades.

Há evidências científicas consistentes da forte associação entre transtornos alimentares e comportamento suicida (ideação, tentativa e morte por suicídio). Um quarto das pessoas com AN, BN e TCA apresenta ideação suicida durante o curso da doença. Esse número aumenta para um terço quando se analisa ideação suicida ao longo da vida. Cerca de um terço das pessoas com AN ou BN e 13 a 15% daquelas com TCA têm uma ou mais tentativas de suicídio ao longo da vida. Embora as estimativas de ideação e tentativas de suicídio sejam similares entre AN e BN, a letalidade das tentativas é maior no primeiro grupo. O risco de morte por suicídio em pessoas com AN é cerca de 18 a 31 vezes maior que o de pessoas da mesma idade e sexo. Suicídio é a segunda maior causa de óbito de indivíduos que tiveram diagnóstico de AN. Já na BN, o risco de morte por suicídio é sete vezes maior do que em pessoas com o mesmo perfil sociodemográfico e sem o transtorno. A relação entre transtornos alimentares e comportamento suicida é mediada, em grande parte, por fatores genéticos em comum e por comorbidades, especialmente transtornos de humor, abuso de substâncias e transtornos de personalidade. Considerando a associação entre comportamento suicida e transtornos alimentares, bem como o caráter dinâmico do comportamento suicida, é imprescindível avaliar rotineiramente o risco de suicídio de pessoas com transtornos alimentares.

REFERÊNCIAS BIBLIOGRÁFICAS

1. Ahn J, Lee JH, Jung YC. Predictors of suicide attempts in individuals with eating disorders. Suicide Life--Threatening Behav. 2019;49(3):789-97.
2. Aratangy EW, Bonfiglio HB. Como lidar com os transtornos alimentares. 1.ed. São Paulo: Hogrefe, 2018.
3. Bodell LP, Smith AR, Witte TK. Dynamic associations between interpersonal needs and suicidal ideation in a sample of individuals with eating disorders. Psychol Med. 2020.
4. American Psychiatric Association (APA). Diagnostic and statistical manual of mental disorders, 5 ed (DSM-5). Arlington: APA; 2013. p 329-54.
5. Miotto P, Preti A. Eating disorders and suicide ideation: the mediating role of depression and aggressiveness. Compr Psychiatry. 2007;48(3):218-24.
6. Ortiz SN, Smith A. A longitudinal examination of the relationship between eating disorder symptoms and suicidal ideation. Int J Eat Disord. 2020; 53(1):69-78.
7. Pérez S, Ros MC, Folgado JEL, Marco JH. Non-suicidal self-injury differentiates suicide ideators and attempters and predicts future suicide attempts in patients with eating disorders. Suicide Life-Threatening Behav. 2019;49(5):1220-31.
8. Portzky G, van Heeringen K, Vervaet M. Attempted suicide in patients with eating disorders. Crisis. 2014;35(6):378-87.
9. Preti A, Rocchi MBL, Sisti D, Camboni M V., Miotto P. A comprehensive meta-analysis of the risk of suicide in eating disorders. Acta Psychiatr Scand. 2011;124(1):6-17.

10. Salzano FT, Aratangy EW, Azevedo AP, Pisciolaro F, Maciel AMB, Cordás TA. Transtornos alimentares. In: Miguel EC, Gentil V, Gattaz WF. Clínica psiquiátrica. Barueri: Manole, 2011. cap 69, p.931-952.
11. Smith AR, Ortiz SN, Forrest LN, Velkoff EA, Dodd DR. Which comes first? An examination of associations and shared risk factors for eating disorders and suicidality. Curr Psychiatry Rep. 2018;20(9).
12. Smith AR, Velkoff EA, Ribeiro JD, Franklin J. Are eating disorders and related symptoms risk factors for suicidal thoughts and behaviors? A meta-analysis. Suicide Life-Threatening Behav. 2019;49(1):221-39.
13. Smith AR, Zuromski KL, Dodd DR. Eating disorders and suicidality: what we know, what we don't know, and suggestions for future research. Curr Opin Psychol. 2018;22:63-7.
14. Udo T, Bitley S, Grilo CM. Suicide attempts in US adults with lifetime DSM-5 eating disorders. BMC Med. 2019;17(1):1-13.
15. Van Orden KA, Witte TK, Cukrowicz KC, Braithwaite SR, Selby EA, Joiner TE Jr. The interpersonal theory of suicide. Psychological Review. 2010;117(2): 575-600.
16. Wang SB, Mancuso CJ, Jo J, Keshishian AC, Becker KR, Plessow F, et al. Restrictive eating, but not binge eating or purging, predicts suicidal ideation in adolescents and young adults with low-weight eating disorders. Int J Eat Disord. 2020;53(3):472-7.

47

Suicídio em quadros de declínio cognitivo

Tânia Corrêa de Toledo Ferraz Alves
Rafael Garcia Benatti
Camila Truzzi Penteado
Leandro da Costa Lane Valiengo

PONTOS-CHAVE

- O suicídio em contexo de declínio cognitivo é abordado em duas populações distintas: jovens com deficiência intelectual e idosos com prejuízo cognitivo por quadros neurodegenerativos. Na primeira, em termos de risco suicida, quadros de menor gravidade comportam-se de maneira semelhante à população geral, e os de maior gravidade têm menor risco. Na segunda, as tentativas de suicídio são habitualmente mais graves por recorrer a métodos de maior letalidade.
- Entre os mecanismos biológicos associados, podemos apresentar a disfunção de vários neurotransmissores como: dopamina, noradrenalina, serotonina e monoamino-oxidase. Entre os mecanismos psicológicos podemos salientar a importânica de impulsividade, pessimismo, neuroticismo e desesperança. Esses fatores estão bastante associados em quadros de perda cognitiva.
- Algumas crenças levam os jovens a idealizar o envelhecimento como uma fase da vida de maior serenidade, maior capacidade de gestão do estresse e das emoções, e até melhor qualidade de vida. Isso faz com que não seja dada a devida atenção à questão do suicídio nessa faixa etária, bem como aos seus fatores de risco e protetores.

EPIDEMIOLOGIA, HISTORICIDADE E FATORES DE RISCO

Ao abordar o tema suicídio em situações de declínio cognitivo, deparamo-nos com duas populações distintas: (1) pacientes jovens com algum grau de deficiência intelectual (DI) e (2) pacientes idosos com prejuízo cognitivo decorrente da própria senilidade ou doenças neurodegenerativas. Apesar de se tratarem de populações heterogêneas, em ambas as situações partimos da mesma premissa: como o declínio cognitivo se relaciona ao suicídio?

Declínico cognitivo na deficiência intelectual

A DI, previamente conhecida como retardo mental, diz respeito a uma entidade clínica em que há déficits na esfera intelectual e funcionamento adaptativo do indivíduo durante o período de desenvolvimento até os 18 anos de idade. Diversos fatores etiológicos já foram identificados, didaticamente separados em genéticos, perinatais e pós-natais. Dentro do espectro da DI, podemos encontrar desde casos limítrofes até os severos. No Brasil, dados da Pesquisa Nacional de Saúde de 2013 indicam uma prevalência de 0,8% da população com algum grau de DI[1].

Durante séculos, as pessoas com DI foram relegadas à margem da sociedade, constantemente estigmatizadas, negligenciadas e excluídas do convívio social por serem consideras inaptas e incapazes, com frequência direcionadas a instituições que se dispusessem a acolhê-las. Apenas na década de 1960 há uma mudança no paradigma e surgem propostas de práticas escolares integrativas, inserindo os portadores de DI no contexto escolar, porém segregando e colocando-os em turmas especiais. Já na década de 1980, partindo-se do pressuposto de que a pessoa com deficiência tem direito à convivência não segregada e acesso integral aos recursos disponíveis a todos os cidadãos, surgiram novas práticas escolares inclusivas, com a proposta de integrá-las nas turmas regulares, ficando a escola responsável por se adequar às necessidades individuais. O longo processo pelas práticas inclusivas e igualdade de direitos teve como um dos seus momentos mais emblemáticos a aprovação da Convenção Internacional sobre os Direitos das Pessoas com Deficiência na Assembleia Geral da ONU, em 2006. No Brasil, o texto da convenção foi promulgado em 2009.

No espectro da DI, os pacientes limítrofes e com comprometimento cognitivo leve apresentam pensamentos e comportamento suicida semelhante à população geral. Aqueles com DI moderada, severa e profunda tendem a se comportar de maneira diferente, com risco de suicídio menor. Aventa-se o questionamento se os pacientes mais graves teriam de fato condição cognitiva para compreender os conceitos de vida e morte, além da capacidade de conceber e planejar um ato suicida. Pesquisas envolvendo pacientes com DI indicam que, nestes, a taxa de suicídio tende a ser mais baixa quando comparada à da população geral. No entanto, especula-se que a notificação desses casos seja deficitária, visto que uma eventual tentativa de suicídio pode não ser reconhecida como tal e acaba sendo notificada como acidente ou morte por causa indeterminada. Um estudo populacional finlandês com 35 anos de *follow-up*, avaliando especificamente a população com DI, encontrou uma taxa de 16,2/100 mil habitantes. No entanto, revelou uma informação surpreendente: nas mulheres com DI, a taxa de suicídio foi igual à da população feminina geral, enquanto nos homens com DI, correspondeu a um terço da taxa daqueles sem DI.

A presença de transtorno mental associado a DI é frequente, com prevalência de 49%. Assim como na população geral, o diagnóstico comórbido de transtorno mental é um dos principais fatores de risco para o suicídio na DI. Melhor performance cognitiva, histórico de internação psiquiátrica, desemprego, deficiência física associada, estresse, solidão, pouco suporte familiar e social e diminuição na reciprocidade das relações também foram associados como fatores de risco que diferenciavam pacientes com comportamento suicida dos não suicidas na DI.

Declínio cognitivo nas síndromes demenciais

As demências são um grupo de diversas doenças responsáveis por prejuízos cognitivos como sintomas preponderantes. Apesar de serem descritas alterações cognitivas desde a antiguidade, é a partir de 1906 que o psiquiatra e neuropatologista alemão Dr. Alois Alzheimer descreve o caso de uma paciente com problemas cognitivos e alterações comportamentais. No exame cerebral *post-mortem*, foram identificadas placas senis e degeneração neurofibrilar. A partir de então, outros pacientes com quadros semelhantes foram identificados e uma nova doença passa a ser reconhecida, abrindo caminho para a descrição e aprofundamento no conhecimento de diversas outras doenças neurodegenerativas.

As síndromes demenciais podem acometer adultos jovens, mas são mais comuns em idosos, e sua prevalência aumenta exponencialmente após os 65 anos. Dessa forma, com o envelhecimento da população e a inversão da pirâmide etária em grande parte dos países, observamos um aumento considerável no diagnóstico de quadros demenciais. Dados da OMS estimam em cerca de 50 milhões os indivíduos com demência em 2020, sendo que a doença de Alzheimer (DA) responde por 60 a 70% dos casos[19].

Embora a maior frequência na tentativa de suicídio ocorra em adolescentes e adultos jovens, as taxas de suicídio aumentam com o avançar da idade na maior parte dos países, atingindo seu ápice na população idosa. O Brasil segue essa mesma tendência. É interessante notar que as tentativas de suicídio nessa faixa etária são habitualmente mais graves, recorrendo a métodos de maior letalidade e resultando mais vezes em suicídio consumado. Como fatores predisponentes, temos as doenças graves e degenerativas, a dependência física, transtornos e sofrimentos mentais, abuso de álcool e outras drogas.

A depressão consiste no principal diagnóstico, em especial pela apresentação muitas vezes subsindrômica, porém com intenso prejuízo funcional. Porém, não podemos deixar de apontar a presença (e a percepção) de déficits cognitivos como possíveis desencadeadores de comportamento de suicidalidade. Dombrovski et al.[2] compararam idosos deprimidos com e sem suicidalidade e observaram correlação positiva entre suicidalidade e piores resultados em tarefas de memória, atenção e funções executivas. Já Clark et al.[3] observaram que idosos com tentativas de suicídio apresentavam prejuízo na tomada de decisões, negligenciando as consequências e possíveis riscos nas escolhas. É interessante notar que, apesar de Sachs-Ericson et al.[4] não encontrarem uma correlação direta entre suicidalidade e cognição, verificaram que idosos com suicidalidade e depressão apresentavam maior presença de lesões de substância branca que os sem suicidalidade. Essas lesões têm sido associadas à depressão de início tardio e declínio cognitivo. Finalmente, o declínio cognitivo pode, porventura, interferir na capacidade do idoso de lidar com eventos adversos, levando a um comportamento de suicidalidade em situações de estresse agudo ou crônico, como luto, saída dos filhos de casa, diagnóstico de doença grave ou aposentadoria.

Na população idosa que apresenta declínio cognitivo, a maior parte dos dados epidemiológicos disponíveis sobre suicídio diz respeito aos estágios iniciais de demência, especialmente na DA. Em geral, pacientes com quadro demencial têm risco 3 a 10 vezes maior de morrer por suicídio, mesmo considerando-se fatores de confusão potenciais, como os transtornos de humor. Alguns fatores de risco para suicídio foram identificados nos estágios iniciais da DA, como início tardio do declínio cognitivo, gênero masculino e alto nível educacional.

No comprometimento cognitivo leve e estágios demenciais iniciais, o risco de suicídio está aumentado. Já os quadros demenciais graves estão pouco associados ao suicídio. Diversos fatores que poderiam explicar uma maior taxa nos casos iniciais foram identificados, entre eles: consciência do declínio cognitivo e sentimento de fardo perante os outros; estresse induzido pela antecipação da perda de autonomia; prevalência aumentada de depressão e transtorno de ajustamento; potenciais comorbidades (transtorno bipolar, uso de substâncias e transtornos ansiosos);

cognição preservada ao ponto de poder conceber e planejar e completar um ato suicida; déficits de função executiva, tomada de decisão e processos inibitórios.

Dentre as diversas causas de demência, pacientes com doença de Huntington têm um risco aumentado, com uma taxa de suicídio consumado em torno de 13%.

MECANISMOS NEUROBIOLÓGICOS E PSICOLÓGICOS

Vários mecanismos estão associados ao suicídio. Entre os mecanismos psicológicos podemos salientar a importânica de impulsividade, pessimismo, neuroticismo e desesperança. Esses fatores estão bastante associados em quadros de perda cognitiva. Por exemplo, impulsividade é bem comum em quadros demenciais como demências frontotemporais, o que é extremamente prevalente em DI. Desesperança e pessimismo são mais comuns em estágios iniciais demenciais, como Alzheimer, do que em outras condições. Em pacientes idosos, a desesperança após um quadro depressivo aumenta a chance de suicídio.

Entre os mecanismos biológicos associados podemos apresentar a disfunção de vários neurotransmissores como: dopamina, noradrenalina, serotonina e monoamino-oxidase. Sabe-se que alguns quadros cognitivos, como lesões cerebrais pós-acidente vascular encefálico, levam à diminuição de vias noradrenérgicas e serotoninérgicas, o que poderia aumentar a chance de suicídio.

PSIQUIATRIA E CULTURA: ASPECTOS CULTURAIS NO COMPORTAMENTO SUICIDA DE INDIVÍDUOS COM COMPROMETIMENTO COGNITIVO

O aumento da população idosa mundial leva a diversas repercussões culturais, sociais e políticas. Algumas crenças levam os jovens a idealizar o envelhecimento como uma fase da vida de maior serenidade, maior capacidade de gestão do estresse e das emoções, e até melhor qualidade de vida. Isso faz com que não seja dada a devida atenção à questão do suicídio nessa faixa etária, bem como aos seus fatores de risco e protetores.

Quando se discute a respeito do comportamento suicida no idoso, o drama *A balada de Narayama* (Keisuke Kinoshita, *Narayama bushikô* - Japão, 1958 e Shohêi Imamura, *Narayama bushikô* - Japão, 1983) é citação recorrente. O filme, inspirado no teatro *kabuki* e na lenda do Monte Sagrado de Nara, retrata o dilema vivido por Orin, uma senhora de 70 anos perfeitamente lúcida e saudável, e seu filho Tatsuhei, um jovem fazendeiro, no contexto paupérrimo da população rural do Japão medieval. Quando sua mãe decide-se por seu "*Ubasute*" (abandono de idosos à própria sorte em locais remotos), seu filho encontra dificuldades afetivas em encaminhar a genitora ao suicídio, ainda que a ordem clara do Senhor das Terras fosse a de redução populacional da região a fim de mitigar a fome dentre os jovens e trabalhadores.

Ainda que o filme em questão tenha mais de 60 anos de lançamento (em sua versão original), a temática abordada persiste atual: o idoso ou indivíduo cognitivamente comprometido, por não mais "ser capaz de contribuir com a sociedade de modo saudável e produtivo", torna-se automaticamente desprezível, e mais ainda, passível de ônus para seus familiares e governantes. Tal argumento oferece um contraponto à visão idealizada da velhice como a "melhor idade".

Quando observamos os fatores de risco principais para morte por suicídio elencados pela Organização Mundial da Saúde em 2014[5], a grande maioria deles diz respeito a fatores socioculturais, sendo apenas um referente a fatores genéticos e biológicos individuais. Mais ainda, ao observarmos o perfil da população idosa que morre em razão do autoextermínio, notamos que perda do emprego ou perda financeira, solidão e isolamento social, discriminação e estigma, baixo suporte social e comorbidades psiquiátricas (p. ex., depressão e transtorno por uso de álcool) são as condições alarmantes mais prevalentes.

No que concerne à população com declínio cognitivo, raros relatos demonstram que indivíduos mais jovens, com menor grau de comprometimento cognitivo e desempregados apresentam maior risco para morte por suicídio do que por acidentes. O nível de *insight* acerca da condição neurodegenerativa parece ser imperativo para propiciar o comportamento suicida. A previsão de perda da autonomia, necessidade de cuidado por terceiros, dependência ou dificuldades financeiras e rede social frágil, associados a transtornos do humor, redução da flexibilidade mental, diminuição da capacidade de controle de impulsos e mudanças da personalidade, altamente prevalentes nessa população, parecem configurar cenário propício para práticas de autoextermínio.

Em relação a indivíduos não idosos com algum grau de declínio cognitivo, não obstante as equipes e familiares envolvidos no cuidado de tais pessoas reconheçam a sua capacidade de pensar e elaborar a respeito da prática suicida, não há protocolos de triagem específicos, sugerindo ainda existir, culturalmente, a crença de que tais indivíduos não sejam realmente capazes de atuar para tal.

Uma miríade de idiossincrasias e comportamentos sociais parece compor a faceta do comportamento suicida em indivíduos idosos e jovens, ambos com declínio cognitivo. Há, no entanto, um desvio da atenção para os aspectos neurobiológicos do suicídio, talvez pelo progresso das metodologias de diagnóstico e pelo avanço dos sistemas classificatórios de transtornos mentais. Tal constatação reflete-se em frases como "há, consequentemente, evidências limitadas para nortear estratégias de prevenção e intervenção para o suicídio nessa população", e, mais ainda, alerta sobre mais uma lacuna científico-social da atualidade.

REFERÊNCIAS BIBLIOGRÁFICAS

1. Instituto Brasileira de Geografia e Estatística (IBGE). Pesquisa Nacional de Saúde 2013. Ciclos de Vida. Rio de Janeiro: IBGE; 2015. https://biblioteca.ibge.gov.br/visualizacao/livros/liv94522.pdf.
2. Dombrovski AY, Butters MA, Reynolds CF 3rd, Houck PR, Clark L, Mazumdar S, et al. Cognitive performance in suicidal depressed elderly: preliminary report. Am J Geriatr Psychiatry. 2008;16(2):109-15.
3. Clark L, Dombrovski AY, Siegle GJ, Butters MA, Shollenberger CL, Sahakian BJ, et al. Impairment in risk-sensitive decision-making in older suicide attempters with depression. Psychology and Aging. 2011;26(2):321-30.
4. Sachs-Ericsson N, Hames J, Joiner T, Corsentino E, Rushing NC, Palmer E, et al. Differences between suicide attempters and non-attempters in depressed older patients: depression severity, white matter lesions, and cognitive functioning. Am J Geriatr Psychiatry. 2014;22(1):75-85.
5. World Health Organization (WHO). Preventing suicide: a global imperative. Geneva: World Health Organization; 2014.
6. Cipriani G, Vedovello M, Lucetti C, Di Fiorino A, Nuti A. Dementia and suicidal behavior. Aggression and Violent Behavior. 2013;18(6):656-9.
7. Conejero I, Olié E, Courtet P, Calati R. Suicide in older adults: current perspectives. Clin Interv Aging. 2018;13:691-9.
8. Cooper SA, Bailey NM. Psychiatric disorders amongst adults with learning disabilities: prevalence and relationship to ability level. Ir J Psychol Med. 2001;18(2):45-53.
9. Cummings JL. Behavioral and psychiatric symptoms associated with Huntington's disease. Adv Neurol. 1995;65:179-86.
10. Dodd P, Doherty A, Guerin S. A systematic review of suicidality in people with intellectual disabilities. Harv Rev Psychiatry. 2016;24(3):202-13.
11. Erlangsen A, Zarit SH, Conwell Y. Hospital-diagnosed dementia and suicide: a longitudinal study using prospective, nationwide register data. Am J Geriatr Psychiatry. 2008;16(3):220-8.
12. Kaminer Y, Feinstein C, Barrett RP. Suicidal behavior in mentally retarded adolescents: an overlooked problem. Child Psychiatry and Human Development. 1987;18:90-4.

13. Lim WS, Rubin EH, Coats M, Morris JC. Early-stage Alzheimer disease represents increased suicidal risk in relation to later stages. Alzheimer DisAssoc Disord. 2005;19:214-9.
14. McEvoy J, Machale R, Tierney E. Concept of death and perceptions of bereavement in adults with intellectual disabilities. J Intellect Disabil Res. 2012; 56(2):191-203.
15. Merrick J, Merrick E, Lunsky Y, Kandel I. A review of suicidality in persons with intellectual disability. Isr J Psychiatry Relat Sci. 2006;43(4):258-64.
16. Patja K, Iivanainen M, Raitasuo S, Lönnqvist J. Suicide mortality in mental retardation:a 35-year follow-up study. Acta Psychiatr Scand. 2001;103(4): 307-11.
17. Rodrigues CD, de Souza DS, Rodrigues HM, Konstantyner TCRO. Trends in suicide rates in Brazil from 1997 to 2015. Braz J Psychiatry. 2019;41(5): 380-8.
18. Wiktorsson S, Runeson B, Skoog I, Ostling S, Waern M. Attempted suicide in the elderly: characteristics of suicide attempters 70 years and older and a general population comparison group. Am J Geriatric Psychiatry. 2010;18(1):57-67.
19. World Health Organization (WHO); 2020. Disponível em: https://www.who.int/news-room/fact-sheets/detail/dementia. Acesso em: 14 nov.2020.

48

Suicídio e transtornos da sexualidade

Marco de Tubino Scanavino
Fernanda Garcia Varga de Sobral
Lucas Naufal Macedo
Mônica Alves Rodrigues

PONTOS-CHAVE

- Vítimas de violência sexual por parceiro íntimo, vítimas de violência sexual e casos de compulsão sexual com histórico de abuso sexual infantil apresentam maior incidência de comportamentos suicidas.
- O engajamento em comportamentos suicidas é descrito em casos de disfunções sexuais femininas e masculinas enquanto desfecho negativo associado aos quadros de transtornos de humor.
- Casos de transtorno parafílico possuem uma tendência a comorbidades psiquiátricas que podem se relacionar indiretamente com o engajamento em comportamentos suicidas, sendo necessário o enquadramento de variáveis de avaliação do risco de suicídio durante a avaliação e acompanhamento médico.

INTRODUÇÃO

Os transtornos da sexualidade e ocorrências de violência sexual abrangem diversos desfechos negativos associados, como transtornos de humor, de ansiedade, de estresse pós-traumático, do impulso, além do engajamento em comportamentos suicidas. Neste capítulo, estudaremos os diversos aspectos relativos à saúde de comportamentos suicidas presentes em vítimas de violência sexual e em pessoas com transtornos da sexualidade.

Para tanto, compreende-se o comportamento suicida enquanto um comportamento autolesivo que resulta em dano intencional contra si mesmo, considerando o conhecimento de que pode acarretar ao menos algum grau de injúria (física ou psicológica a si próprio)[1], podendo chegar à morte. Entre os comportamentos suicidas destacam-se: (a) ideação suicida – referente aos pensamentos acerca dos comportamentos autolesivos que podem ocasionar a morte; (b) planejamento suicida – consideração de métodos específicos com finalidade de suicídio; e (c) tentativa de suicídio – engajamento em comportamentos autolesivos potencialmente danosos com a intenção de suicídio[2].

A relação entre comportamentos suicidas e transtornos da sexualidade é de difícil compreensão, uma vez que existem inúmeras variáveis que influenciam tanto os comportamentos suicidas quanto os transtornos da sexualidade. Os transtornos da sexualidade levam a um sofrimento intenso e podem surgir acompanhados de outros transtornos.

Em consequência, as controvérsias científicas relacionadas às definições dos transtornos da sexualidade em uma perspectiva temporal têm sido retomadas como resultado do avanço científico. Atualmente, os transtornos da sexualidade são definidos no *Manual diagnóstico e estatístico de transtornos mentais* (DSM-5)[3] e na Classificação Internacional das Doenças e Problemas Relacionados a Saúde (CID-11)[4].

No DSM-5, as disfunções sexuais são caracterizadas como uma perturbação clinicamente significativa na capacidade de uma pessoa responder sexualmente ou de experimentar prazer sexual. Na CID-11, define-se disfunção sexual como: "(...) síndromes que compreendem as várias maneiras pelas quais os adultos podem ter dificuldade em experimentar atividades sexuais não coercitivas e satisfatórias". Além disso, considera-se que "a resposta sexual é uma interação complexa de processos psicológicos, interpessoais, sociais, culturais e fisiológicos e um ou mais desses fatores podem afetar qualquer estágio da resposta sexual".[3]

As diferenças quanto aos critérios estabelecidos na determinação do que pode ser caracterizado disfunção sexual podem ser observadas no Quadro 1.

O DSM-5 caracteriza a disforia de gênero como um sofrimento afetivo/cognitivo de um

QUADRO 1 Comparação entre os critérios de disfunção sexual estabelecidos no DSM-5 e na CID-11

	DSM-5	CID-11
Comentários	Subtipos: Ao longo da vida (primário) adquirido (secundário) Generalizado, situacional Gravidade/intensidade: (mínimo, moderado ou grave) Persistência por um período mínimo de aproximadamente seis meses. Causar sofrimento clinicamente significativo ao indivíduo.	Ocorrer com frequência, embora possa estar ausente em algumas ocasiões; Estar presente há pelo menos vários meses; Estar associada a sofrimento clinicamente significativo
Códigos	302.74 Ejaculação retardada 302.72 Transtorno erétil 302.73 Transtorno do orgasmo feminino 302.72 Transtorno do interesse/excitação sexual feminino² 302.76 Transtorno da dor gênito-pélvica/penetração 302.71 Transtorno do desejo sexual masculino hipoativo 302.75 Ejaculação prematura (precoce) Disfunção sexual induzida por substância/medicamento 302.79 Outra disfunção sexual especificada 302.70 Disfunção sexual não especificada	HA00 Disfunção do desejo sexual hipoativo HA01 Disfunção de excitação sexual HA01.0 Disfunção de excitação sexual feminina HA01.1 Disfunção erétil masculina HA0Z Outras disfunções de excitação sexual especificadas HA01.Z Disfunções da excitação sexual, não especificadas HA02 Disfunções orgásmicas HA03 Disfunções ejaculatórias, exceção: ejaculação retrógada HA0Y Outras disfunções sexuais especificadas HA0Z Disfunções sexuais, não especificadas

Fonte: Elaborado pelos autores com adaptações do DSM-5 e da CID-11.

indivíduo que pode acompanhar a incongruência entre o gênero experimentado ou expresso e o gênero designado de uma pessoa[3]. A CID-11 caracteriza a incongruência de gênero por uma incongruência marcada e persistente entre o gênero experimentado de um indivíduo e o sexo atribuído. Nessa definição, o comportamento e as preferências das variantes de gênero, por si só, não são considerados uma base para a atribuição de diagnósticos[4].

Outro transtorno da sexualidade que também apresenta mudanças na classificação, conforme mostrado no Quadro 2, é o termo parafilia. No DSM-5, é utilizado para caracterizar qualquer interesse sexual intenso e persistente que não aquele voltado para a estimulação genital ou para carícias preliminares com parceiros humanos que consentem e apresentam fenótipo normal e maturidade física. Em certas circunstâncias, admite-se a definição como qualquer interesse sexual maior ou igual a interesses sexuais normofílicos. A parafilia é considerada uma condição necessária, mas não suficiente, para que se tenha um transtorno parafílico, o qual se distingue por ser uma parafilia que está causando sofrimento ou prejuízo ao indivíduo ou uma parafilia cuja satisfação implica dano ou risco de dano pessoal a outros[3].

Na CID-11, parafilias classificadas como transtornos parafilicos foram retiradas, e caracterizou-se transtornos parafilicos como padrões persistentes e intensos de excitação sexual atípica, manifestados por pensamentos, fantasias, impulsos ou comportamentos sexuais, cujo foco envolve outras pessoas cuja idade ou *status* os torna indispostos ou incapazes de consentir e nos quais a pessoa agiu ou pela qual está profundamente angustiado[4].

Conforme pode se observar no Quadro 2, na CID-11 os transtornos masoquismo, sadismo sexual e transvéstico não foram classificados e a codificação foi retirada, ou seja, não foram contemplados no capítulo de transtornos mentais, comportamentais ou de desenvolvimento neurológico.

QUADRO 2 Comparação entre os diagnósticos do DSM-5 e a codificação na CID-11

DSM-5	CID-11
Disforia de gênero 302.6 Disforia de gênero em crianças 302.85 Disforia de gênero em adolescentes e adultos 302.6 Outra disforia de gênero especificada Disforia de gênero não especificada Transtornos parafílicos 302.82 Transtorno voyeurista 302.4 Transtorno exibicionista 302.89 Transtorno frotteurista 302.83 Transtorno de masoquismo sexual 302.84 Transtorno de sadismo sexual 302.2 Transtorno pedofílico 302.81 Transtorno fetichista 302.3 Transtorno transvéstico 302. 89 Outro transtorno parafílico especificado 302.9 Transtorno parafílico não especificado	**Incongruência de gênero** HA60 Incongruência de gênero na adolescência ou idade adulta HA61 Incongruência de gênero na infância HA6Z Incongruência de gênero, não especificada *Gênero do perpetrador *Contexto de agressão, alteração sobre opiniões pessoais em relação a questões de gênero ou orientação sexual. Transtornos parafílicos 6D30 Desordem exibicionista 6D31 Desordem voyeurística 6D32Transtorno pedofílico 6D33 Transtorno de sadismo sexual coercitivo 6D34 Transtorno frotteurístico 6D35 Outro transtorno parafílico envolvendo indivíduos que não consentem 6D36 Transtorno parafílico envolvendo comportamento solitário ou indivíduos consentidos 6D3Z Transtornos parafílicos não especificados

Fonte: Elaborado pelos autores com adaptações do DSM-5 e da CID-11.

EPIDEMIOLOGIA

Há uma falta de estudos relacionados à prevalência e incidência de pessoas que apresentam transtornos sexuais e comportamentos suicidas e/ou suicídio, embora sejam considerados importantes para o planejamento e implementação de serviços de saúde e para a adoção de uma abordagem em saúde pública voltada para a prevenção do suicídio.

De acordo com a literatura, a maioria dos transtornos da sexualidade coexiste a outras doenças e, além disso, pode ocorrer uma sobreposição entre eles, o que dificulta o estabelecimento de estimativas mais precisas, apesar da existência de poucas pesquisas que mostrem estimativas gerais dos diferentes transtornos da sexualidade. Podemos destacar estudos como, por exemplo, uma pesquisa brasileira desenvolvida nas grandes cidades que mostrou dados de incidência e da prevalência de transtornos sexuais na população, em uma amostra constituída de 2.835 indivíduos, 47% homens e 53% mulheres, maiores de 18 anos[5].

Considerando as especificidades de acordo com o gênero, verificou-se que as principais disfunções sexuais nos homens são: disfunção erétil (DE), 46,2%, e ejaculação precoce (EP), 15,8%; falta de desejo sexual (FDS), 12,3%, e disfunção orgásmica (DO), 10%; enquanto 29,3% das mulheres apresentam DO, 21,1% apresentam dor à relação sexual (DRS) e 34,6% apresentam FDS; 4,9% dos homens e 16,4% das mulheres não tinham vida sexual ativa[5]. Ao mesmo tempo, em relação às estimativas de suicídio no Brasil, no período de 2011 a 2016, sabe-se que a taxa de suicídio consumado foi maior entre os homens (5 a 15/100 mil hab.), nas mulheres (<5/100 mil hab.) e a proporção de comportamentos suicidas (CS) e lesões autoprovocadas é maior entre as mulheres (65,9%) do que entre os homens (34,1%)[6].

Uma pesquisa internacional publicada em 2020 envolveu 38 países, das regiões Africana, das Américas, do Sudeste Asiático e do Pacífico Ocidental, com o objetivo de investigar a relação entre três comportamentos sexuais (já teve relações sexuais, múltiplos parceiros e uso de preservativo) e tentativas de suicídio. Os dados usados na análise, disponibilizados ao público, são da Pesquisa Global de Saúde do Estudante 2009–2016. O resultado mostrou uma relação transversal entre o comportamento sexual e as tentativas de suicídio em adolescentes. Observou-se em 32 países (dos 38) uma associação positiva entre relações sexuais e tentativas de suicídio, ou seja, quanto maior a frequência de relações sexuais referidas, maior a frequência do relato de tentativas de suicídio, e encontrou-se uma alta taxa de relações sexuais e uma alta prevalência de múltiplos parceiros sexuais e ausência de preservativo nos adolescentes de 12 a 15 anos[7].

O fato de ter tido múltiplos parceiros sexuais foi associado a maiores chances de tentativas de suicídio. Além disso, no mesmo estudo, o não uso de preservativo foi associado a tentativas de suicídio entre adolescentes homens nas Américas[7]. Os dados dessa pesquisa mostram a necessidade de considerarmos na abordagem do suicídio os fatores de risco associados às práticas sexuais.

Dessa forma, embora a causalidade de que pessoas que apresentam transtornos da sexualidade tenham maiores chances de comportamentos suicidas e/ou suicídio não possa ser diretamente estabelecida em razão da ausência de estimativas, existem dados epidemiológicos observando conexões entre a frequência sexual e o risco de suicídio e de comorbidades entre transtornos sexuais e transtornos mentais, nos quais o suicídio é um dos desfechos possíveis.

VIOLÊNCIA SEXUAL E COMPORTAMENTOS SUICIDAS

A violência sexual é compreendida como toda e qualquer ação, insinuação e/ou tentativa coercitiva que tenha como objetivo usar a sexualidade de outra pessoa de maneira indesejada, independentemente do local e do grau de proximidade e/ou parentesco em relação à vítima[8]. Em casos de violência sexual contra crianças e adolescentes, é usada a terminologia de abuso sexual infantil, em que um adulto submete uma pessoa menor de 18 anos a satisfazer seus desejos sexuais por meio da coerção, seja ela indução, ameaça, oferta, uso de força física e/ou sedução[9].

Trata-se de um fenômeno complexo em que sua prevalência é pouco registrada estatisticamente nos serviços de assistência às vítimas. Ainda assim, estudos populacionais informam que 6 a 59% das mulheres foram vítimas de violência sexual por parceiros íntimos e 0,3 a 11,5% de não parceiros até os 49 anos, enquanto no Brasil uma em cada dez mulheres já sofreram violência sexual na vida[10]. A violência sexual também pode ser expressa pela assimetria de poder do homem sobre a mulher, que ressalta a maior prevalência de casos em mulheres, as quais uma entre cinco são vítimas de violência sexual contra um em cada 70 homens nos Estados Unidos[11].

Os impactos da violência sexual abrangem aspectos físicos, psicológicos e sociais das vítimas. Históricos de abuso sexual infantil e/ou violência sexual podem ser precursores de quadros psicopatológicos como transtorno de estresse pós-traumático (TEPT), transtorno depressivo e transtorno do uso de substâncias[12]. Além disso, outros desfechos negativos podem estar relacionados, como comportamento sexual de risco (maior número de parceiros sexuais em relações desprotegidas, prostituição, gravidez indesejada, aborto e maiores chances de aquisição de infecções sexualmente transmissíveis – IST)[13], revitimização (continuação e/ou repetição da exposição do sofrimento da vítima após o episódio de violência inicial) e desregulação emocional (dificuldade na identificação, modulação e expressão de estados emocionais). Vítimas de violência sexual também podem apresentar dificuldades em desenvolver relacionamentos de confiança, com ênfase aos parceiros íntimos, além de sentimentos de impotência e baixa assertividade, favorecendo quadros de disfunções sexuais, por exemplo[14].

Entre os desfechos negativos associados à violência sexual, o risco de suicídio se apresenta como o mais grave deles, sobretudo em mulheres vítimas de violência sexual por parceiro íntimo e em pessoas com histórico de abuso sexual infantil[15]. Esses riscos se expressam em estudos populacionais ao redor do mundo, que indicam 31,9% de suicídios em adolescentes de escolas públicas vítimas de violência sexual intrafamiliar no Japão[16] e 59% de incidência de comportamento suicida em mulheres vítimas de violência sexual nos Estados Unidos[17]. No Brasil, mulheres que sofrem violência, incluindo violência sexual, possuem 11 vezes mais riscos de suicídio quando comparadas às demais[19].

DISFUNÇÃO SEXUAL FEMININA

A saúde sexual é reconhecida enquanto um pilar importante na saúde global e bem-estar do ser humano. Nesse sentido, dificuldades enfrentadas em seu exercício podem impactar negativamente na qualidade de vida[20]. As disfunções sexuais são dificuldades relacionadas a possíveis alterações de ordem psicológica e fisiológica no ciclo de resposta sexual ou demais desconfortos associados à relação sexual que podem promover sofrimento emocional e dificuldades de relacionamento interpessoal[21].

As disfunções sexuais femininas apresentam-se enquanto quadros multidimensionais envolvendo condições clínicas gerais, neurológicas, psicológicas e psiquiátricas[22]. A prevalência desses quadros varia entre 25 e 78% das mulheres, dependendo da idade e condições físicas de saúde[25]. Entre eles, destaca-se o transtorno do desejo sexual hipoativo (DSH) – deficiência ou ausência de desejo sexual relacionado a atividades e fantasias sexuais –, com dados que variam entre 38 e 50% dos casos de disfunção sexual feminina[26]. Entre os fatores associados, a literatura refere intensa relação de disfunções sexuais femininas e transtornos de humor, com destaque à depressão, demonstrando, inclusive, que uma maior intensidade de sintomas depressivos está associada a maiores níveis de disfunções sexuais em um estudo norte-americano[23]. Um estudo atual que revisou sistematicamente a relação entre transtornos de humor e disfunções sexuais apresentou ocorrência de disfunção sexual entre 13 e 62% em mulheres com transtorno depressivo maior e 48% em mulheres com distimia[27].

Considerando a associação de disfunção sexual feminina e quadros de transtornos de humor, o risco de suicídio e engajamento em comportamentos suicidas também está presente nessa população, uma vez que o risco de suicídio se apresenta em indivíduos com transtorno de humor em cerca de 50% dos casos[28,24]. Dessa forma, conclui-se que quadros de disfunção sexual feminina afetam consideravelmente a saúde da mulher, inclusive quanto aos aspectos emocionais que podem influenciar no engajamento de comportamentos suicidas nessa população, sobretudo quando existe comorbidade com transtornos de humor.

DISFUNÇÃO SEXUAL MASCULINA E COMPORTAMENTOS SUICIDAS

A disfunção sexual é um quadro de saúde ligado a sentimentos de angústia e frustração que causa um sofrimento significativo em homens de diferentes faixas etárias e caracteriza-se por falta ou desconforto na relação sexual em suas fases reconhecidas da resposta sexual – "desejo, excitação, orgasmo e resolução". A disfunção sexual masculina pode afetar o desejo, a excitação e a capacidade de ter um orgasmo. O DSM-5 inclui quatro diagnósticos específicos: disfunção erétil (incapacidade ou redução acentuada na capacidade dos homens de atingir ou manter uma ereção peniana de duração ou rigidez suficiente para permitir a atividade sexual), ejaculação retardada e ejaculação precoce e o transtorno do desejo sexual hipoativo masculino ("pensamentos ou fantasias sexuais/eróticas e desejo para atividade sexual deficientes – ou ausentes – de forma persistente ou recorrente")[3].

Na literatura, destaca-se que há uma necessidade de mais estudos longitudinais para todas as disfunções, a fim de obter dados de incidência mais precisos. As taxas de incidência de DE provenientes de estudos realizados nos Estados Unidos, na Europa e no Brasil sugerem um aumento nas taxas à medida que a idade dos homens aumenta. No que se refere às taxas de prevalência encontradas para DE no Brasil, são comparáveis a estudos prévios conduzidos no país e em outros países[29]. Considerando a associação entre disfunção sexual masculina e risco de suicídio, podemos destacar a presença de fatores de risco em homens adultos em diferentes faixas etárias. Dentre os fatores de risco para homens adolescentes e jovens, podemos citar hábitos sexuais sem proteção e abuso de drogas e de álcool, o que pode influenciar a ocorrência de ideação suicida, tentativa de suicídio e o suicídio consumado.

Nos homens idosos, além dos fatores associados aos hábitos e comportamentos sexuais, acrescenta-se o fato da andropausa, conhecida também como insuficiência androgênica parcial do homem idoso (do inglês *patrial androgen deficiency of the aging male* – PADAM). Apesar de menos divulgada, também acarreta uma alteração significativa nas condições de vida dos homens, caracterizada pela redução do índice de testosterona corporal, diminuição da libido e por mudanças significativas na sexualidade, no humor, no corpo, nas relações sociais e no pensamento[30]. O comportamento suicida pode ser um desfecho de homens com diagnóstico de doenças físicas e transtornos mentais na faixa etária dos 60 anos ou mais, correspondendo ao espectro clínico no qual se insere a PADAM.

Portanto, ao refletir sobre as relações entre a disfunção sexual masculina e o comportamento suicida, deve-se considerar em homens jovens a associação entre frequência sexual, comportamento sexual de risco, comportamentos impulsivos e comportamentos suicidas; em homens de meia-idade, a comorbidade com transtornos mentais que cursam com alterações do humor; e em homens com 60 anos ou mais, as alterações orgânicas (hormonais) e mentais.

PARAFILIA E COMPORTAMENTOS SUICIDAS

Parafilia é um tema interessante, ao mesmo tempo que controverso ao longo da história, principalmente no que cabe à sua definição, sobre o que é considerado um comportamento sexual "normal" *versus* desviante em determinada sociedade. É um conceito cujos comportamentos sexuais antes vistos como desviantes foram reavaliados ao longo da história, e que é muito norteado pela maleabilidade cultural e social. Um exemplo clássico é a homossexualidade, que até a década de 1970 era considerada um comportamento parafílico, retratado no antigo DSM-II, e que foi retirada nas edições subsequentes sob o argumento, e fato, de que a orientação sexual homossexual não é por si só patológica[31].

A exclusão de certos diagnósticos da CID-11, que antes eram vistos como transtornos parafílicos, também vem da ideia de que o comportamento individual em si não seria preocupação em termos de saúde pública, como por exemplo se vestir com roupas ditas do sexo oposto para obtenção de excitação sexual[32]. Dessa forma, as categorias da CID-10 de fetichismo, transvestismo fetichista e sadomasoquismo foram excluídas na nova conformação da CID-11[4].

Segundo os critérios da CID-11[4], os transtornos parafílicos são caracterizados por padrões persistentes e intensos de excitação sexual atípica, manifestados por pensamentos, fantasias, impulsos ou comportamentos sexuais, nos quais o foco do comportamento envolve outras pessoas cuja idade ou *status* as torna indispostas ou incapazes de consentir ou que gere sofrimento. Estão incluídos atualmente nas parafilias os transtornos de exibicionismo, voyerismo, pedofilia, frotteurismo e sadismo sexual coercitivo.

A inclusão das parafilias na CID-11 se deu pela presença de padrões de excitação atípicos que envolvem comportamentos sexuais prejudiciais ao indivíduo e a outras pessoas, uma vez que envolvem ações não consentidas, constituindo, assim, um transtorno mental[33].

É possível compreender o incômodo gerado por esses tipos de comportamento, afinal o próprio conceito de parafilia engloba um conjunto de condutas e preferências sexuais que se desviam do que é geralmente aceito por determinada sociedade, que, por sua vez, está inserida em um contexto cultural e possui diversos graus de aceitabilidade social. Como caminho natural de quem tem alguma parafilia, esses indivíduos tentam suprimir o comportamento ao longo do tempo, porém, em determinado momento, acaba sendo difícil controlar seus atos, e nesses momentos os conflitos interpessoal e social ocorrem.

Os sintomas e comportamentos de um indivíduo com parafilia acompanham, na maioria dos casos, sofrimento e interferências nas funções pessoais. O componente social é bastante importante nesses casos, uma vez que o interesse sexual atípico é acompanhado de estigmatizações sociais, com consequências potencialmente negativas, como exclusão e rechaçamento social.

Além do sofrimento social, é possível identificar uma série de comorbidades associadas no indivíduo com alguma parafilia. Em homens, são frequentes as comorbidades com transtornos de humor, chegando a uma prevalência de até 71,6%, sendo o transtorno depressivo um dos mais prevalentes (39,1%)[34]. Outras comorbidades como transtornos ansiosos (39,1%), abuso de substâncias psicoativas (40,8%) e transtornos do controle do impulso (26,6%) também foram observadas[34]. A literatura é escassa no estudo do suicídio associado à condição de parafilia, não sendo encontrados dados descritos sobre o ato suicida nesses indivíduos. Apesar disso, o diagnóstico de parafilia evoca um sofrimento significativo do indivíduo tanto na esfera pessoal quanto na social, não se excluindo a avaliação de comportamento suicida na anamnese.

Pedofilia

Como ressaltamos anteriormente, as parafilias possuem um impacto social importante em decorrência do comportamento sexual considerado desviante. Cada comportamento impacta diferentemente a depender da temática parafílica e, em consequência, a repercussão que se tem disso quando falamos de suicídio também difere.

A pedofilia é destacada aqui por conta de sua repercussão legal, moral e social. Ela é definida de acordo com o DSM-5 como fantasias, desejos ou comportamentos sexuais intensos e recorrentes que envolvam atividade sexual com crianças pré-púberes (de até 10 ou 11 anos). A atração por crianças púberes tem sido chamada de hebifilia (atração por crianças de 11 até aproximadamente 14 anos)[35].

A exemplo da pedofilia, as taxas de suicídio de homens com comportamento sexual pedofílico exclusivo, ou seja, aqueles que não praticam múltiplos crimes ou que são violentos com crianças, são aproximadamente 180 vezes maiores que em outros indivíduos da população geral[36]. Sabe-se que a pedofilia é vista com grande aversão social e, por vezes, a descoberta pela sociedade de um indivíduo pedófilo pode somar estressores que, por sua vez, levam ao comportamento suicida. Um estudo interessante mostra uma série de relatos que têm em comum o desfecho suicida somente após o caso ter sido trazido ao conhecimento público[37]. Esse dado interessante levanta uma questão: se a pedofilia é considerada um transtorno mental, seria ela ou a exposição e a consequente punição social ou individual que seria fator preditivo para o comportamento suicida? O estudo em questão argumenta que esses indivíduos "sofrem" de pedofilia por anos, mas cometeram suicídio poucos dias após a exposição ou ameaça dela, levando a crer que esses são potenciais fatores de influência[37]. De toda forma, vimos anteriormente a gama de comorbidades psiquiátricas que pode coexistir com um comportamento parafílico, dessa forma fica evidente a importância da investigação de comorbidade psiquiátrica em tais pacientes. Outrossim, a elevada presença de comorbidades psiquiátricas, como mencionado, aumentará o risco de suicídio.

COMPORTAMENTO SEXUAL COMPULSIVO E COMPORTAMENTOS SUICIDAS

O comportamento sexual compulsivo (CSC) é caraterizado por preocupações repetitivas e intensas sobre fantasias, impulsos e comportamentos sexuais que causam sofrimento para o indivíduo e podem resultar em comprometimento psicológico[38,39]. É uma condição cuja prevalência é estimada entre 1 e 7% da população[40,41], sendo a população masculina com maior proporção dos casos do que a feminina. Pessoas que sofrem do comportamento sexual compulsivo estão sujeitas a experienciar sofrimento acentuado ou prejuízo significativo na vida pessoal, familiar, social, educacional, ocupacional ou outras áreas importantes de funcionamento.

Um dado relevante é que estudos mostram que a principal alteração nesses indivíduos é a impulsividade, o que corrobora para esse diagnóstico ter sido incluído na parte de transtornos do controle do impulso na CID-11[42]. Estudos também apontam para uma gama de comorbidades relacionadas ao CSC, principalmente transtornos de humor, ansiosos e por uso de substâncias, chegando a uma prevalência de até 82,7% de transtorno de humor[43], além dos transtornos do controle do impulso, em que as pessoas consideram o comportamento como "fora de controle", e envolvimentos em atividades de risco, como sexo desprotegido e maior número de parceiros sexuais, o que aumenta o risco por IST/HIV e gravidez não programada/desejada[44].

Com relação ao comportamento suicida, há pouca literatura sobre o tema. Estudos encontraram maior taxa de tentativas de suicídio na população com CSC (19 a 22%) comparada com a população geral (4,6%)[45,46]. É necessário avaliar o comportamento suicida com cautela nesses casos. Como vimos anteriormente, o comportamento sexual compulsivo traz consigo diversas comorbidades que, por si só, contribuem para aumentar as chances de algum ato suicida pela própria psicopatologia da comorbidade. Além do mais, outros fatores podem também interferir, como o comprometimento social, a avaliação moral individual, que é variável dentre os indivíduos, bem como demais fatores da história pessoal.

Com relação à história, diversos estudos apontam para uma maior prevalência de algum tipo de abuso infantil nas pessoas com CSC, seja ele físico, emocional ou sexual[47-49]. Dessa forma, histórico de abuso sexual infantil pode ser considerado um fator de risco para CSC e a literatura evidencia esse histórico presente em 28 a 78% nessa população[50,51]. Esse aspecto importante nos conduz a pensar sobre diversas consequências extremamente relevantes na vida desses indivíduos, sejam elas físicas ou psicológicas, cuja psicopatologia do suicídio acaba se somando a outros fatores que não apenas o CSC. Dado isso, para avaliar o risco de suicídio nesses indivíduos é necessário considerar diversos aspectos psiquiátricos, psicológicos e história de vida detalhada.

INCONGRUÊNCIA DE GÊNERO E COMPORTAMENTOS SUICIDAS

O diagnóstico incongruência de gênero consta na CID-11 e seus aspectos são detalhadamente expostos no capítulo "Suicídio em população LGBTQ". O Quadro 3 mostra o risco de engajamento em comportamentos suicidas em vítimas de violência sexual e em casos de transtornos da sexualidade.

CONSIDERAÇÕES FINAIS

Os dados mencionados acerca das conexões entre transtornos da sexualidade e vitimização por violência sexual com comportamentos suicidas sugerem a presença de mecanismos psicopatológicos envolvendo a regulação sexual, do humor e dos impulsos. Dessa forma, este capítulo enfatiza a relevância de estudos sistemáticos sobre as relações entre os vários transtornos sexuais, vitimização por violência sexual e comportamentos suicidas, com ênfase em aspectos psicopatológicos, fisiopatológicos e psicossociais e a relevância do desenvolvimento de pesquisas que considerem todas essas variáveis.

Além disso, enfatizamos a necessidade de estudos que mostrem a relação entre transtornos da sexualidade (disfunções sexuais e transtornos parafílicos) e comportamentos suicidas e/ou suicídio. Neste capítulo, observamos que tanto as mulheres como os homens sofrem de transtornos da sexualidade, no entanto as estimativas mostram uma prevalência e uma incidência maior de suicídio na

QUADRO 3 Risco de engajamento em comportamentos suicidas em vítimas de violência sexual e em casos de transtornos da sexualidade

Vítimas de violência sexual	Poucos estudos que descrevam a prevalência de comportamentos suicidas em vítimas de violência sexual, cuja maioria dos dados apresentados se refere a casos de violências diversas. Maior incidência em comportamentos suicidas em vítimas de violência sexual por parceiro íntimo e em vítimas com histórico de abuso sexual infantil. Dados brasileiros indicam que mulheres vítimas de violência, incluindo violência sexual, possuem onze vezes mais chances de risco de suicídio.
Disfunções sexuais femininas	O risco de suicídio é identificado em casos de disfunções sexuais femininas como um desfecho negativo associado aos quadros de transtorno de humor. Mulheres com transtorno de humor apresentam entre 13 e 62% de comorbidade com disfunções sexuais. Cerca de 50% de casos de transtornos de humor apresentam ocorrência de comportamentos suicidas, apresentando também possibilidade de ocorrência em pessoas com disfunções sexuais associadas.
Disfunções sexuais masculinas	Casos de disfunção sexual masculina aumentam conforme a idade e podem apresentar mais complicações quando associados à insuficiência androgênica, que, por sua vez, está relacionada a alterações físicas, psicológicas e comportamentais, tornando essa população mais vulnerável a alterações de humor e engajamento em comportamentos suicidas.
Parafilia	Pessoas com transtorno parafílico apresentam graus consideráveis de inadequação social e comorbidades com transtornos de humor e outras comorbidades, como transtornos ansiosos, abuso de substâncias psicoativas e transtornos do controle do impulso, que podem se relacionar indiretamente com o engajamento em comportamentos suicidas. Apesar da escassez de dados que relacionem diretamente comportamentos suicidas com transtornos parafílicos, dado os impactos dos desfechos negativos relacionados a esses quadros, faz-se necessário o enquadramento de variáveis de avaliação do risco de suicídio nessa população durante a anamnese. As taxas de suicídio de homens com comportamento sexual pedofílico exclusivo são aproximadamente 180 vezes maiores que em outros indivíduos da população geral.
Comportamento sexual compulsivo	Pessoas com comportamento sexual compulsivo apresentam maiores taxas acerca de tentativas de suicídio (19%) quando comparadas com a população geral (4,6%). Há necessidade de analisar o risco de suicídio em cada caso, dadas as possibilidades de comorbidades presentes no CSC. Histórico de abuso sexual infantil é considerado fator de risco em indivíduos com CSC, o que pode agravar os impactos e desfechos negativos associados ao caso, inclusive acerca de possíveis comportamentos suicidas relacionados.

população masculina e, nas mulheres, uma prevalência e incidência maior de comportamentos suicidas. Diversos estudos procuram uma causalidade orgânica ou psicológica para explicar essas diferenças.

REFERÊNCIAS BIBLIOGRÁFICAS

1. Nock MK. Why do people hurt themselves? New insights into the nature and functions of self-injury. Current Directions in Psychological Science. 2009; 18(2):78-83.
2. Nock MK. Self-injury. Ann Rev Clin Psychology. 2010;6:339-63.

3. American Psychiatric Association (2014). DSM-5: Manual diagnóstico e estatístico de transtornos mentais. Nascimento MIC, et al. (trad.). Cordioli AV, et al. (rev. técnica). 5. ed. Porto Alegre: Artmed, 2014.
4. World Health Organization (WHO). Disponível em: https://www.who.int/classifications/en/. Acesso em: 17 out.2019.
5. Abdo CHN, Oliveira Jr WM, Moreira Jr ED, Fittipaldi JAS. Perfil sexual da população brasileira: Resultados do Estudo do Comportamento Sexual do Brasileiro (ECOS). Rev Bras Med. 2002; 59(4):250-7.
6. Brasil, Ministério da Saúde. Secretaria de Vigilância em Saúde. Suicídio. Saber, Agir e prevenir. Boletim Epidemiológico, Brasília. 2017;48(30).
7. Smith L, Jackson SE, Vancampfort D, Jacob L, Firth J, Grabovac I, et al. Sexual behavior and suicide attempts among adolescents aged 12-15 years from 38 countries: a global perspective. Psychiatry Res.2020.
8. Nações Unidas Brasil. OMS aborda consequências da violência sexual para saúde das mulheres [publicação na web]; 2018. Disponível em: https://nacoesunidas.org/oms-aborda-consequencias-da-violencia-sexual-para-saude-das-mulheres/. Acesso em: 16 fev.2020.
9. Trindade LC, Linhares SMGM, Vanrell J, Godoy D, Martins JCA, Barbas SMAN. Sexual violence against children and vulnerability. Rev Assoc Med Bras. 2014;60(1):70-4.
10. Organização Mundial da Saúde. Prevenção da violência sexual e da violência pelo parceiro íntimo contra a mulher. Brasil: Organização Mundial da Saúde; 2010. Disponível em: https://apps.who.int/iris/bitstream/handle/10665/44350/9789275716359_por.pdf;jsessionid=4539605FBDD42F18F1415E-BE483B1D30?sequence=3. Acesso em 9.dez.2019.
11. Black MC, Basile KC, Breiding MJ, Smith SG, Walters ML, Merrick MT, et al. The National Intimate Partner and Sexual Violence Survey (NISVS): 2010. Summary report. Atlanta: National Center for Injury Prevention and Control, Centers for Disease Control and Prevention; 2011.
12. Walsh K, Koenen KC. Mechanisms underlying sexual violence exposure and psychosocial sequelae: A theoretical and empirical review. Clin Psychol. 2012; 19(3):260-275.
13. Classen CC, Palesh OG, Aggarwal R. Sexual revictimization: a review of the empirical literature. Trauma, Violence, and Abuse. 2005;6(2):103-29.
14. Day VP, Telles LEB, Zoratto PH, Azambuja MRF, Machado DA, Silveira MB, et al. Violência doméstica e suas diferentes manifestações. Rev Psiquiatr Rio Gd Sul. 2003;25:09-21.
15. Dartnall E. Sexual violence against women: the scope of the problem. Best Practice & Research Clinicl Obstetrics and Gynaecology. 2013;27:3-13.
16. Fujikawa S, Ando S, Shimodera S, Koike S, Usami S, Toriyama R, et al. The association of current violence from adult family members with adolescent bullying involvement and suicidal feelings. PLoS ONE. 2016 [acesso em 20 de maio de 2020];11(10).
17. Colquhoun F. The relationship between child maltreatment, sexual abuse and subsequent suicide attempts. 2009; Londres: The National Society for the Prevention of Cruelty to Children (NSPCC). Disponível em: https://www.nspcc.org.uk/globalassets/documents/research-reports/relationship-between-child-maltreatment-sexual-abuse-suicide-attempts-report.pdf.
18. Fergusson DM, Mcleod GFH, Horwood LJ. Childhood sexual abuse and adult developmental outcomes: findings from a 30-year longitudinal study in New Zealand. Child Abuse Neglec. 2013;37(9):664-74.
19. Fiocruz. Impacto da violência no Brasil é tema de mesa no Abrascão 2018; 2018. Disponível em: https://portal.fiocruz.br/noticia/impacto-da-violencia-no-brasil-e-tema-de-mesa-no-abrascao-2018. Acesso em: 20 mai.2020.
20. Sexual health, human rights and the law WSO. Disponível em: https://apps.who.int/iris/bitstream/handle/10665/175556/9789241564984_eng.pd;jsessionid=00E764DBBB13273C66C1BDA85A5C0E5E?-sequence=1. Acesso em: 08 dez. 2020.
21. Lucena BB, Abdo CHN. Considerações sobre a disfunção sexual feminina e a depressão. 2012. Disponível em: http://bases.bireme.br/cgi-bin/wxislind.exe/iah/online/?IsisScript=iah/iah.xis&src=google&base=LILACS&lang=p&nextAction=lnk&exprSearch=646032&indexSearch=ID. Acesso em: 10 dez. 2020.
22. Cordás TA, Laranjeiras M. Efeitos colaterais dos psicofármacos na esfera sexual. Rev Psiquiatr Clín. 2006; 33(3):168-73.
23. Fabre LF, Smith LC. The effect of major depression on sexual function in women. J Sexual Med. 2012; 9(1):231-9.
24. Day VP, Telles LEB, Zoratto PH, Azambuja MRF, Machado DA, Silveira MB, et al. Violência doméstica e suas diferentes manifestações. Rev Psiquiatr Rio Gd Sul. 2003;25:09-21.
25. Leite B, Rigo E, Miranda HJC, Barazzetti L. Prevalência de disfunções sexuais feminina: uma revisão bibliográfica. VII Congresso de Pesquisa e Extensão

da FSG. Disponível em: http://ojs.fsg.br/index.php/pesquisaextensao/article/view/3931. Acesso em: 10 dez. 2020.

26. Ribeiro B, Magalhães AT, Mota I. Disfunção sexual feminina em idade reprodutiva: prevalência e fatores associados. Rev Port Med Geral Fam. 2013;29(1):16-24.
27. Gonçalves WS, Gherman BR, Abdo CHN, Nardi AE, Appolinário JCB. Função e disfunção sexual na depressão: uma revisão sistemática. J Bras Psiquiatr. 2019;68(2):110-20.
28. Barbosa FO, Macedo PCM, Silveira RMC. Depressão e o suicídio. Rev SBPH [Internet]. 2011;14(1):233-243.
29. Abdo CHN, Oliveira Jr WM, Scanavino MT, Martins FG. Disfunção erétil: resultados do estudo da vida sexual do brasileiro. Rev Assoc Med Bras. 2006; 52(6): 424-9.
30. Bulcão CB, Carange E, Carvalho HP, Ferreira-França JB, Kligerman-Antunes J, Backes J, et al. Aspectos fisiológicos, cognitivos e psicossociais da senescência sexual. Ciências & Cognição. 2004;1:54-75.
31. McManus MA, Hargreaves P, Rainbow L, Alison LJ. Paraphilias: definition, diagnosis and treatment. F1000Prime Reports. 2013;5.
32. Krueger RB, Reed GM, First MB, Marais A, Kismodi E, Briken P. Proposals for paraphilic disorders in the International Classification of Diseases and Related Health Problems, eleventh revision (ICD-11). Archives of Sexual Behavior. 2017;46(5):1529-45.
33. Krueger RB, Reed GM, First MB, Marais A, Kismodi E, Briken P. Proposals for paraphilic disorders in the international classification of diseases and related health problems, eleventh revision (ICD-11). Arch Sex Behav. 2017;46(5):1529-45.
34. Kafka MP, Hennen J. A DSM-IV Axis I comorbidity study of males (n=120) with paraphilias and paraphilia-related disorders. Sex Abuse. 2002;14:349-66.
35. Blanchard R, Lykins AD, Wherrett D. Pedophilia, hebephilia, and the DSM-V. Arch Sex Behav. 2009; 38:335-50.
36. Pritchard C, King E. Differential suicide rates in typologies of child sex offenders in a 6 year consecutive cohort of male suicides. Arch of Suicide Res. 2005;9(1):35-43.
37. Walter G, Pridmore S. Suicide and the publicly exposed pedophile. Malays J Med Sci. 2012;19(4):50-6.
38. Kafka MP. Hypersexual disorder: a proposed diagnosis for DSM-V. Arch Sexual Behavior. 2010;39:377-400.
39. Kraus SW, Krueger RB, Briken P, First MB, Stein DJ, Kaplan MS, et al. Compulsive sexual behaviour disorder in the ICD-11. World Psychiatry. 2018; 17(1):109-10.
40. Klein V, Rettenberger M, Boom KD, Briken P. Eine Validierungsstudie der deutschen Version des Hypersexual Behavior Inventory (HBI). Psychotherapie Psychosomatik Medizinische Psychologie. 2014; 64(03/04):136-40.
41. Bothe B, Bartok R, Toth-KirLYI, Reid RC, Griffiths MD, Demetrovics Z, et al. Hypersexuality, gender, and sexual orientation: a large-scale psychometric survey study. 2020. Arch Sexual Behavior. 2018;47: 2265-76.
42. Kraus SW, Potenza MN, Martino S, Grant JE. Examining the psychometric properties of the Yale–Brown Obsessive–Compulsive Scale in a sample of compulsive pornography users. Compr Psychiat. 2015;59:117-22.
43. Raymond NC, Coleman E, Miner MH. Psychiatric comorbidity and compulsive/impulsive traits in compulsive sexual behavior. Comprehensive Psychiatry. 2003;44:370-80.
44. Miner MH, Coleman E. Compulsive sexual behavior and its relationship to risky sexual behavior. Sexual Addiction & Compulsivity: The Journal of Treatment & Prevention. 2013;20(1-2):127-38.
45. Black DW, Kehrberg LL, Flumerfelt DL, Schlosser SS. Characteristics of 36 subjects reporting compulsive sexual behavior. Am J Psychiatry. 1997;154(2): 243-9.
46. Scanavino MDT, Ventuneac A, Abdo CHN, Tavares H, Amaral MLSD, Messina B, et al. Compulsive sexual behavior and psychopathology among treatment-seeking men in São Paulo, Brazil. Psychiatry Research. 2013;209(3):518-24.
47. Aaron M. The pathways of problematic sexual behavior: a literature review of factors affecting adult sexual behavior in survivors of childhood sexual abuse. Sexual Addiction & Compulsivity: The Journal of Treatment & Prevention. 2012;19(3):199-218.
48. Kuzma JM, Black DW. Epidemiology, prevalence, and natural history of compulsive sexual behavior. Psychiat Clin North Am. 2008;31(4):603-11.
49. Chatzittofis A, Arver S, Öberg K, Hallberg J, Nordström P, Jokinen J. HPA axis dysregulation in men with hypersexual disorder. Psychoneuroendocrinology. 2016;63:47-253.
50. Kafka MP, Prentky R. A comparative study of nonparaphilic sexual addictions and paraphilias in men. J Clin Psychiatry. 1992;53(10):345-50.
51. Carnes PJ, Delmonico DL. Childhood abuse and multiple addictions: research findings in a sample of self-identified sexual addicts. Sexual Addiction and Compulsivity. 1996;3:11.

49
Suicídio e doenças clínicas

Adriano Erlon Fonseca
Livia Beraldo de Lima Bassères
José Gallucci Neto

PONTOS-CHAVE

- Transtornos mentais são frequentes em doenças clínicas crônicas e incapacitantes e, nessas populações, o suicídio também tem sua prevalência aumentada.
- Os transtornos neuropsiquiátricos, em particular a epilepsia, apresentam risco significativo para depressão e suicídio.
- As taxas de suicídio no mundo durante o primeiro ano da pandemia de Covid-19 não se alteraram.

Estima-se que aproximadamente 1 milhão de pessoas percam a vida anualmente por suicídio (o que corresponde a 1,4% do total de mortes). O suicídio está entre as três principais causas de morte em indivíduos entre 15 e 44 anos de idade[1].

Ainda mais prevalente do que a morte por suicídio é o comportamento suicida, que envolve a tentativa de suicídio, pensamentos de morte e o planejamento do suicídio em si[2].

Segundo a OMS, o risco de suicídio é aumentado em condições físicas crônicas, como doenças oncológicas, HIV, epilepsia e outras. Tal afirmação foi corroborada em um estudo sul-coreano, que demonstrou que as doenças crônicas conferem risco independente para o suicídio[3]. Devins et al. publicaram que o fator motivador para aumento de suicídio (ou tentativa de suicídio) está associado com piora da qualidade de vida, incapacidade de viver bem e a limitação do estado funcional e da produtividade[4]. Dessa forma, a prevalência de ideação suicida ao longo da vida é de 25,2% na população que possui alguma doença clínica, contra 16,3% na população geral, conforme estudo realizado por Druss e Pincus[5].

A incidência de suicídio em hospitais gerais é alta e estima-se que seja 3 a 5 vezes maior que na população geral[6]. Vários são os fatores contribuintes para esses números, desde elementos intrínsecos, como a ausência de redes de proteção, janelas em andares elevados, falta de preparo ou atenção da equipe, presença de trancas nos banheiros, bem como acesso indevido a medicações e a instrumentos perfurocortantes. Além disso, pacientes internados em prontos-socorros e hospitais gerais estão sujeitos a diversas causas situacionais de aumento de ansiedade e depressão como: reações agudas ao diagnóstico, agravamento de condições clínicas preexistentes, discussões sobre prognóstico, espera por resultados de testes, antecipação de procedimentos temidos ou dolorosos, medo de recorrência após a completude de um determinado tratamento e eventuais conflitos com família e equipe hospitalar.

De maneira didática, agruparemos os cinco grandes grupos de doenças clínicas mais prevalentes na população e que estão associados ao risco de adoecimento mental e delinearemos os riscos de suicídio em cada um deles. Por fim, faremos uma breve descrição sobre a literatura existente até o momento sobre o impacto da pandemia de Covid-19 nas taxas de suicídio.

SUICÍDIO E DOENÇAS NEUROLÓGICAS

Epilepsia

A epilepsia é uma condição neurológica comum e afeta aproximadamente 50 milhões de pessoas pelo mundo. Apesar de a associação entre transtornos psiquiátricos e epilepsia ser encontrada há mais de 30 anos[7], depressão e outras desordens psiquiátricas ainda são subdiagnosticadas e subtratadas na população com epilepsia[8,9].

Em 1986, ao tentar identificar variáveis emocionais e intelectuais relacionadas à tentativa de suicídio em pacientes com epilepsia, Batzel e Dodrill[10] encontraram que tais indivíduos apresentam índices maiores de ansiedade, mas não de depressão. Ott et al.[7], ao avaliar crianças com epilepsia entre 5 e 16 anos, encontraram que aproximadamente 60% delas apresentavam algum diagnóstico psiquiátrico de acordo com o DSM-IV e apenas 33% delas estavam recebendo tratamento psiquiátrico adequado.

A percentagem de mortes por suicídio em pacientes com epilepsia varia de 1 a 33%, com uma média de aproximadamente 11,5%; essa ampla diferença está associada a divergências entre as populações estudadas (epilepsias refratárias e não refratárias) e aos métodos de avaliação utilizados entre os estudos[11].

Sabe-se que a comorbidade com transtornos depressivos e ansiosos é frequente em pacientes com epilepsia[12,13]. Parece existir uma associação entre depressão, comportamento suicida e epilepsia, como observado por Mainio et al.[14], em um estudo populacional realizado entre os anos de 1988 e 2002 na Finlândia.

A presença de comorbidade psiquiátrica é considerada um fator de risco primário. Indivíduos com epilepsia apresentam elevada prevalência de transtornos do eixo I de acordo com o DSM, variando de 19 a 62%[15,16], com taxas de depressão entre 32 e 48%[17,18]. Os diagnósticos psiquiátricos mais frequentes em pacientes com epilepsia são: transtornos do humor, psicoses interictais e abuso de substâncias. Em particular, os quadros psicóticos podem contribuir para um maior risco de suicídio. Episódios psicóticos pós-ictais aumentam o risco de suicídio em indivíduos com epilepsia e, mais especificamente, naqueles com epilepsia do lobo temporal[19,20].

Entre os fatores associados à depressão em pacientes com epilepsia estão: genético, neurológico e iatrogênicos. Tanto depressão quanto epilepsia podem apresentar mecanismos comuns envolvendo diminuição de atividade serotoninérgica, noradrenérgica, dopaminérgica e GABAérgica[21]. Além desses fatores, o tipo de crise epiléptica também pode estar associado com maior risco para episódio depressivo como, por exemplo, as crises disperceptivas focais, principalmente aquelas com origem do lobo temporal.

Além dos fatores biológicos relacionados, diversas medicações anticrise utilizadas no tratamento da epilepsia podem estar relacionadas à depressão. Entre as mais relevantes destacamos os barbitúricos, o topiramato e o levetiracetam. Essa associação é mais relevante em titulações rápidas desses fármacos e em uso de doses altas[9]. Outros fatores associados são os efeitos adversos das medicações, a perda psicológica do *locus* de controle interno, o estigma social e idade de acometimento da epilepsia. Ter uma doença crônica por si só já é considerado um fator de risco para depressão[9]. A avaliação dos riscos relacionados ao suicídio requer a identificação dos fatores que tornam os indivíduos vulneráveis e, com isso, a quantificação dos níveis de gravidade entre eles para uma abordagem precoce e eficaz.

Acidente vascular cerebral

Estudos demonstraram um risco aumentado de suicídio em sobreviventes de acidente vascular cerebral (AVC), especialmente em pacientes mais jovens e em mulheres[22,23]. Kishi et al.[24,25], ao avaliar 301 pacientes, descobriram que 7% deles apresentavam ideação suicida de início agudo e 11%, ideação suicida de início tardio.

Observou-se que pacientes com AVC e ideação suicida apresentavam um menor nível educacional, antecedente de transtorno de humor, depressão aguda e a presença de uma doença crônica que determina mudança no estilo de vida, como a diabetes[26]. Outro fator relacionado ao risco de suicídio inclui tempo de hospitalização; apesar de paradoxal o risco diminui quanto maior o tempo de internação[22].

Demência

Em todo o mundo, cerca de 50 milhões de pessoas vivem com demência e esse número deve aumentar para 152 milhões em 2050[27].

Vários estudos sugerem que, nos estágios finais da doença, a demência pode proteger contra o suicídio, principalmente quando há um comprometimento cognitivo grave e das funções executivas. Por outro lado, o risco de suicídio aumenta durante o início da fase do declínio cognitivo, quando ainda existe a percepção da evolução da doença.

De maneira geral, são cinco os fatores principais que podem contribuir para aumentar a taxa de suicídio após o diagnóstico de demência: (1) a percepção do declínio cognitivo e a sensação de peso em relação a outras pessoas; (2) a antecipação da perda de autonomia; (3) o aumento de alteração do humor; (4) as funções cognitivas ainda preservadas na fase inicial da doença, que permitem que os pacientes planejem e concluam uma tentativa suicida; (5) o déficit de funções executivas e da tomada de decisão[28].

SUICÍDIO E DOR CRÔNICA

Dor crônica é uma condição debilitante e que afeta uma a cada cinco pessoas no mundo[29,30], além de estar associada a pior desempenho econômico, qualidade de vida, bem-estar mental e funcionamento físico[31,32]. Em 1999, Fishbain[33] sugeriu, em uma metanálise, que dor crônica poderia ser um fator de risco para comportamentos suicidas. Foram identificados fatores de risco potenciais de suicídio relacionados ao indivíduo, como: gênero feminino, história familiar de depressão, tentativas prévias e presença de depressão; e fatores relacionados ao quadro de dor – local e tipo da dor, duração do quadro e presença de insônia[34]. Ainda de acordo com o autor, aproximadamente 20% dos indivíduos com dor crônica apresentaram ideação suicida.

Outros fatores psicossociais foram identificados como sendo importantes nessa associação, como sentimentos de desamparo e desesperança frente ao quadro de dor, catastrofização e deficiência na resolução de problemas. Estudos importantes de metanálises e revisão encontraram evidência significativa entre dor crônica com pensamento e tentativas de suicídio[35,36]. Dados da Organização

Mundial da Saúde corroboram para essa associação[1,37] e, ainda de acordo com a instituição, é recomendado que uma avaliação clínica a respeito de comportamento suicida seja realizada rotineiramente em todo indivíduo a partir dos 10 anos de idade com quadro de dor crônica. Os fatores de risco gerais e os relacionados ao quadro de dor são mostrados no Quadro 1.

QUADRO 1 Fatores de risco gerais e relacionados ao quadro de dor

Fatores de risco gerais
Características sociodemográficas: desemprego ou afastamento por invalidez
História pessoal e familiar: adversidades na infância (antecedente de abuso físico ou sexual), violência doméstica, disfunção familiar. Antecedente de depressão ou suicídio
Transtornos psicológicos: sintomas depressivos, problemas com raiva
Hábitos de consumo e medicações: cigarro, abuso de álcool, antidepressivos, antiepilépticos, opioides
Fatores de risco relacionados ao quadro de dor
Tipos de dor: todos
Características da dor crônica: frequência de dor intermitente
Fatores físicos: distúrbios do sono
Qualidade de vida relacionada à saúde: percepção ruim de saúde mental
Fatores psicossociais: catastrofização da dor, estratégias de *coping*

Adaptado de: Racine, 2018[38].

SUICÍDIO E DOENÇAS ONCOLÓGICAS

As doenças oncológicas são consideradas a terceira principal causa de morte no mundo. A prevalência de transtornos mentais na população oncológica varia de 5 a 50%[39]. Entre os pacientes oncológicos, as taxas variam de acordo com o tipo de câncer; cânceres de pulmão, estômago e cabeça e pescoço, próstata e colo de útero apresentam taxas maiores. O risco de suicídio entre pacientes com câncer é quatro vezes maior do que na população geral[40].

O diagnóstico de uma doença potencialmente fatal e seu tratamento causam um impacto psicológico significativo na vida de pacientes e familiares, merecendo especial atenção[41]. Os pacientes podem ter medo da morte, dos efeitos adversos relacionados ao tratamento ou alterações em seus ciclos familiares e sociais.

Os fatores de risco para suicídio entre pacientes oncológicos são semelhantes aos da população geral, como idade avançada e sexo masculino. De acordo com Harwood et al.[42], a presença de problemas de saúde física, incluindo câncer, também foi considerada fator de risco. Outros fatores de risco identificados em pacientes oncológicos são: antecedente de depressão, desesperança, pior funcionalidade física, estressores psicológicos e existenciais e tempo de diagnóstico[43].

O período de 6 meses pós-diagnóstico é considerado o de maior risco e persiste por 3 anos[44]. Zaorsky et al.[45] encontraram que pacientes que eram diagnosticados com câncer em uma idade mais jovem apresentavam maior prevalência de suicídio.

SUICÍDIO E DOENÇAS CARDIOVASCULARES

Aproximadamente 15% dos pacientes com doença cardiovascular e 20% daqueles submetidos à revascularização cardíaca apresentam depressão maior; a presença de depressão aumenta o risco de mortalidade cardíaca em 6 meses[46]. Estudo desenvolvido por Moazzami et al.[47] encontrou que, dentre as doenças cardiovasculares, o infarto agudo do miocárdio é o mais relacionado à ideação suicida.

No entanto, a coexistência de depressão como fator-chave para a ideação suicida permanece incerta[47]. Podem contribuir para o quadro: uma "reação catastrófica" em pacientes pós-IAM internados em unidades coronarianas, a gravidade do prejuízo funcional pós-IAM, risco médico geral elevado, histórico prévio de IAM, histórico prévio de depressão e baixo suporte social[48].

Outra explicação possível para correlação entre doenças cardiovasculares e ideação suicida é o eixo hipotálamo-hipófise-adrenal e o sistema noradrenérgico. Hormônios como cortisol e norepinefrina apresentam aumento em condições associadas a estressores psicossociais, como depressão e ideação suicida[49]. Portanto, um aumento crônico desses hormônios pode levar a um maior risco de desenvolvimento de doenças cardiovasculares.

A presença de sofrimento psicossocial, como depressão, isolamento social, baixo nível socioeconômico, entre outros, está relacionada a um maior risco de desenvolvimento de doença cardíaca coronária e pior prognóstico quando ela já está presente[50-52].

SUICÍDIO E DOENÇA PULMONAR OBSTRUTIVA CRÔNICA

A doença pulmonar obstrutiva crônica é comum e afeta aproximadamente 175 milhões de pessoas no mundo[53]. É altamente incapacitante, os pacientes afetados apresentam grandes limitações de vida diária e baixa qualidade de vida, o que pode estar associado a quadro de depressão e ansiedade[54]. Além dos fatores citados, observou-se maior prevalência de suicídio na população idosa[55], que está associada à perda de autonomia, isolamento e limitações nas atividades de vida diária.

SUICÍDIO E A PANDEMIA DE COVID-19

O ano de 2019 foi marcado pelo surgimento de um novo coronavírus (SARS-CoV-2) na cidade de Wuhan, província de Hubei, na China, após a detecção de 44 casos de pneumonia grave (Covid-19) entre 31 de dezembro e 3 de janeiro de 2020. Apesar das medidas rígidas de contenção chinesas, o vírus se espalhou rapidamente pela Ásia, Europa e Américas, levando a Organização Mundial da Saúde a declarar a pandemia de Covid-19 em 11 de março de 2020, com aproximadamente 118 mil casos confirmados e 4.291 mortes em 114 países. A pandemia impactou não só os sistemas de saúde, mas também a economia global, pela restrição do livre comércio e isolamento social das populações, espontâneos ou obrigatórios, em função das medidas não farmacológicas adotadas por muitos governos para evitar o colapso de hospitais e UTI. Apesar disso, o impacto na mortalidade populacional mundial foi significativo. Países como os Estados Unidos e o Brasil apresentavam, ao final do ano de 2020, número de óbitos absolutos que se aproximavam de 350 mil e 200 mil, respectivamente. Desde o início da pandemia, profissionais de saúde se preocupavam com o possível impacto da Covid-19 nas taxas de suicídio. Isolamento social, privação material e financeira, desemprego, luto, medo e a incerteza sobre a progressão da pandemia poderiam impactar de forma significativa a saúde mental da população, culminado com adoecimento psíquico e, possivelmente, suicídio. Os estudos transversais iniciais sobre o impacto na saúde mental da população durante a pandemia revelaram aumento de sintomas depressivos, ansiosos e insônia, predominantemente em mulheres e adultos jovens. Nos profissionais de saúde, principalmente os da linha de frente contra Covid-19, notou-se elevação de estresse pós-traumático. Ao longo de 2020, raros estudos longitudinais sobre esse impacto foram concluídos e publicados. Apesar de estudos de modelagem epidemiológica da Covid-19 e suicídio terem apontado chance de elevação das taxas de suicídio variando entre 1 e 145%[56], os estudos preliminares de vida real publicados até o final de 2020 não mostraram aumento nas taxas de suicídio em países como Estados Unidos, Noruega, Austrália, Suécia, Canadá e Nova Zelândia[57]. Não houve, nesses países, impacto detectável nas taxas de suicídio, mesmo após os "*lockdowns*" rigorosos implementados na Inglaterra, Austrália e Nova Zelândia. Em contrapartida, o Japão apresentou elevação das taxas de suicídio em mulheres, após queda nos primeiros meses de pandemia[58]. Apesar de preliminares, os dados são contraintuitivos a princípio, mas corroboram quedas nas taxas, como em períodos de guerra, por exemplo.

CONSIDERAÇÕES FINAIS

Existem inúmeros fatores de risco conhecidos relacionados ao suicídio[1], e sua identificação precoce pode ser crucial, considerando que alguns são modificáveis, como abuso de substâncias como o álcool e a presença de antecedentes psiquiátricos, como transtorno depressivo maior. Além disso, é importante para os profissionais de saúde o conhecimento dos fatores de risco não modificáveis, como gênero, idade e história familiar de suicídio[38].

A avaliação e o acompanhamento integrado/multidisciplinar do paciente com doenças crônicas, desde o início do diagnóstico até a sua terminalidade, são necessários para identificar os fatores de risco que possam levar a uma pior qualidade de vida e ao suicídio.

REFERÊNCIAS BIBLIOGRÁFICAS

1. World Health Organization. Preventing suicide: a global imperative. 2014.
2. Blackmore ER, Munce S, Weller I, Zagorski B, Stansfeld SA, Stewart DE, Conwell Y. Psychosocial and clinical correlates of suicidal acts: results from a national population survey. Brit J Psychiatry. 2008; 192(4):279-84.
3. Joshi P, Song HB, Lee SA. Association of chronic disease prevalence and quality of life with suicide-related ideation and suicide attempt among Korean adults, Indian J Psychiatry. 2017;59(3):352-8.
4. Devins GM, Blinik YM, Hutchinson TA, Hollomby DJ, Barré PE, Guttmann RD. The emotional impact of end-stage renal disease: Importance of patients' perceptions of intrusiveness and control. Int J Psychiatry Med. 1983;13:327-43.
5. Druss B, Pincus H. Suicidal ideation and suicide attempts in general medical illnesses. Arch Internal Med 2000;160:1522-6.
6. Martelli C, Awad H, Hardy P. Le suicide dans les établissements de santé: données épidémiologiques et prévention. L'Encéphale. 2010;36:D83-D91.
7. Ott D, Siddarth P, Gurbani S, Koh S, Tournay A, Shields WD, et al. Behavioral disorders in pediatric epilepsy: unmet psychiatric need. Epilepsia. 2003; 44(4):591-7.
8. Surís JC, Parera N, Puig C. Chronic illness and emotional distress in adolescence. J Adolescent Health. 1996;19(2):153-6.
9. Plioplys S. Depression in children and adolescents with epilepsy. Epilepsy & Behavior. 2003;4:39-45.
10. Batzel LW, Dodrill CB. Emotional and intellectual correlates of unsuccessful suicide attempts in people with epilepsy. J Clin Psychol. 1986;42(5):699-702.
11. Verrotti A, Cicconetti A, Scorrano B, De Berardis D, Cotellessa C, Chiarelli F, et al. Epilepsy and suicide: pathogenesis, risk factors, and prevention. Neuropsychiatric Disease and Treatment. 2008; 4(2):365.
12. Gilliam F, Hecimovic H, Sheline Y. Psychiatric comorbidity, health, and function in epilepsy. Epilepsy & Behavior. 2003;4:26-30.
13. Mensah SA, Beavis JM, Thapar AK, Kerr MP. A community study of the presence of anxiety disorder in people with epilepsy. Epilepsy & Behavior. 2007; 11(1):118-24.
14. Mainio A, Alamäki K, Karvonen K, Hakko H, Särkioja T, Räsänen P. Depression and suicide in epileptic victims: a population-based study of suicide victims during the years 1988-2002 in northern Finland. Epilepsy & Behavior. 2007;11(3):389-93.
15. Fiordelli E, Beghi E, Bogliun G, Crespi V. Epilepsy and psychiatric disturbance: a cross-sectional study. Br J Psychiatry. 1993;163:446-50.
16. Manchanda R, Schaefer B, McLachlan R. Psychiatric disorders in candidates for epilepsy surgery. J Neurol Neurosurg Psychiatry. 1996;61:82-9.
17. Kanner A, Nieto J. Depressive disorders in epilepsy. Neurology.1999;53:26-32.
18. Gilliam F, Kanner AM. Treatment of depressive disorders in epilepsy patients. Epilepsy Behav.2002; 3:2-9.

19. Mendez MF, Doss RC. Ictal and psychiatric aspects of suicide in epileptic patients. Int J Psychiatry Med. 1992;22:231-7.
20. Fukuchi T, Kanemoto K, Masaaki K, Ishida S, Yuasa S, Kawasaki J, et al. Death in epilepsy with special attention to suicide cases. Epilepsy Res. 2002;51: 233-6.
21. Kanner AM. Depression in epilepsy: a neurobiologic perspective. Epilepsy Cur. 2005;5:21-7.
22. Teasdale TW, Engberg AW. Suicide after stroke: a population study. J Epidemiol Community Health. 2001;55:863-866.
23. Stenager EN, Madesn C, Stenager E, Boldsen J. Suicide in patients with stroke: epidemiological study. BMJ. 1998;316:1206.
24. Kishi Y, Robinson RG, Kosier JT. Suicidal plans in patients with acute stroke. J Nerv Ment Dis. 1996; 184:274-280.
25. Kishi Y, Robinson RG, Kosier JT. Suicidal plans in patients with stroke: Comparison between acute--onset and delayed-onset suicidal plans. Int Psychogeriatr. 1996;8:623-34.
26. Santos CO, Caeiro L, Ferro JM, Figueira ML. A study of suicidal thoughts in acute stroke patients. J Stroke Cerebrovasc Dis. 2012;21(8):749-54.
27. Mukadan N, et al Dementia prevention, intervention, and care: 2020 report of the Lancet Commission. Lancet. 2020;396:413-46.
28. Conejero I, et al. A complex relationship between suicide, dementia, and amyloid: a narrative review. Front Neurosci. 2018.
29. Boulanger A, Clark AJ, Squire P, Cui E, Horbay GL. Chronic pain in Canada: have we improved our management of chronic non cancer pain? Pain Res Manag. 2007;12(1):39-47.
30. World Health Organization. World Health Organization supports global effort to relieve chronic pain, 2004.
31. Choinière M, Dion D, Peng P, Banner R, Barton PM, Boulanger A, Intrater HM. The Canadian STOP--PAIN project. Part 1: Who are the patients on the waitlists of multidisciplinary pain treatment facilities?. Can J Anesthesia. 2010;57(6):539-48.
32. Ericksen J, Jensen MK, Sjogren P, Ekholm O, Rasmussen NK. Epidemiology of chronic non-malignant pain in Demark. Pain. 2003;106(3):221-8.
33. Fishbain DA. The association of chronic pain and suicide. Semin Clin Neuropsych. 1999; 4(3):221-7.
34. Tang NK, Crane C. Suicidality in chronic pain: a review of the prevalence, risk factors and psychological links. Psychol Med. 2006;36:575-86.
35. Fishbain DA, Lewis JE, Gao J. The pain suicidality association: a narrative review. Pain Medicine. 2014; 15(11):1835-49.
36. Calati R, Bakhiyi CL, Artero S, Ilgen M, Courtet P. The impact of physical pain on suicidal thoughts and behaviors: meta-analyses. J Psychiatric Research. 2015;71:16-32.
37. World Health Organization. mhGap Intervention guide for mental, neurological and substance use disorders in non-specializes health settings, 2010.
38. Racine M. Chronic pain and suicide risk: a comprehensive review. Progress in Neuro-Psychopharmacology and Biological Psychiatry. 2018;87:269-80.
39. Van't Spijker A, Trusburg RW, Duivenvoorden HJ. Psychological sequelae of cancer diagnosis: a meta--analytical review of 58 studies after 1980. Psychosom Med. 1997;59:280-93.
40. Misono S, Weiss NS, Fann JR, Redman M, Yueh B. Incidence of suicide in persons with cancer. J Clin Oncol. 2008;26(29):4731.
41. RobsonA, Scrutton F, Wilkinson L, MacLeod F. The risk of suicide in cancer patients: a review of the literature. Psycho-oncology. 2010;19(12):1250-8.
42. Harwood DMJ, Hawton K, Hope T, Harriss L, Jacoby R. Life problems and physical illness as risk factors for suicide in older people: a descriptive and case--control study. Psychol Med. 2006;36(9):1265-74.
43. Akechi T, Nakano T, Akizuki N, Nakanishi T, Yoshikawa E, Okamura H, et al. Clinical factors associated with suicidality in cancer patients. Japanese J Clin Oncol. 2002;32(12):506-511.
44. Henson KE, Brock R, Charnock J, Wickramasinghe B, Will O, Pitman A. Risk of suicide after cancer diagnosis in England. JAMA Psychiatry. 2019;76(1): 51-60.
45. Zaorsky NG, Zhang Y, Tuanquin L, Bluethmann SM, Park HS, Chinchilli VM. Suicide among cancer patients. Nature Communications. 2019;10(1):1-7.
46. Jiang W, Davidson JR. Antidepressant therapy in patients with ischemic heart disease. Am Heart J. 2005;150(5):871-881.
47. Moazzami K, Dolmatova EV, Feurdean M. Suicidal ideation among adults with cardiovascular disease: The National Health and Nutrition Examination Survey. General Hospital Psychiatry. 2018;51:5-9.
48. Rudisch B, Nemeroff CB. Epidemiology of comorbid coronary artery disease and depression. Biological Psychiatry. 2003;54(3):227-40.
49. Rosmond R. Role of stress in the pathogenesis of the metabolic syndrome. Psychoneuroendocrinology. 2005;30(1):1-10.

50. Wulsin LR. Is depression a major risk factor for coronary disease? A systematic review of the epidemiologic evidence. Harvard Rev Psychiatry. 2004; 12(2):79-93.
51. Williams RB, Barefoot JC, Califf RM, Haney TL, Saunders WB, Pryor DB, et al. Prognostic importance of social and economic resources among medically treated patients with angiographically documented coronary artery disease. JAMA. 1992;267(4): 520-4.
52. Rosengren A, Skoog I, Gustafson D, Wilhelmsen L. Body mass index, other cardiovascular risk factors, and hospitalization for dementia. Arch Intern Med. 2005;165:321-6.
53. Barker E, Kolves K, De Leo D. The relationship between asthma and suicidal behaviours: a systematic literature review. Eur Respir J. 2015;46(1):96-106.
54. Baltieri L, Martins LC, Cazzo E, Modena DAO, Gobato RC, Candido CE, Chaim EA. Analysis of quality of life among asthmatic individuals with obesity and its relationship with pulmonary function: cross-sectional study. Sao Paulo Med J. 2017;135(4):332-8.
55. Xu H, Qin L, Wang J, Zhou L, Luo D, Hu M, et al. A cross-sectional study on risk factors and their interactions with suicidal ideation among the elderly in rural communities of Hunan, China, BMJ Open. 2016;e010914.
56. John A, Okolie C, Eyles E, Webb RT, Schmidt L, McGuiness LA, et al. The impact of the COVID-19 pandemic on self-harm and suicidal behaviour: a living systematic review. F1000Research. 2020;9:1097.
57. John A, Pirkis J, Gunnell D, Appleby L, Morrissey J. Trends in suicide during the covid-19 pandemic. BMJ. 2020;371:m4352.
58. Ueda M, Nordström R, Matsubayashi T. Suicide and mental health during the COVID-19 pandemic in Japan. J Public Health (Oxf). 2021;fdab113.
59. Botega NJ, Cais CFS, Rapeli CB. Comportamento suicida. In: Botega NJ (org.). Prática psiquiátrica no hospital geral: interconsulta e emergência. Porto Alegre: Artmed, 2012. p.335-55.

50

Distúrbios do sono e suicídio

Júlia de Melo Koneski
Julia Hatagami Marques
Rosa Hasan

PONTOS-CHAVE

- É bem estabelecido que ideação e comportamentos suicidas ocorrem em conjunto com algum transtorno psiquiátrico na maioria das vezes; e estes, por sua vez, são comumente acompanhados por transtornos de sono comórbido.
- Transtornos do sono são considerados fator de risco modificável para o suicídio, sendo que intervenções precoces no sono podem diminuir a ocorrência desse evento.
- Os principais transtornos de sono associado ao suicídio são insônia e pesadelos.

Dada a importância do suicídio como causa de morte no mundo e a estimativa de que 90% dos indivíduos que cometem suicídio têm uma desordem mental no momento do incidente[1], pesquisas têm focado em descobrir fatores de risco modificáveis para o suicídio que permitam intervenções precoces e, consequentemente, diminuam sua ocorrência.

É bem estabelecido que ideação e comportamentos suicidas ocorrem em conjunto com algum transtorno psiquiátrico na maioria das vezes. Estes, por sua vez, são comumente acompanhados por distúrbios de sono comórbidos. Contudo, nas últimas décadas, estudos mostraram uma associação mais direta entre distúrbios de sono e comportamentos ou pensamentos suicidas, sobretudo insônia e pesadelos, independentemente da presença de transtornos psiquiátricos. Essa associação foi observada em todas as faixas etárias. Dessa forma, o sono poderia ser considerado um fator potencialmente modificável que pode ajudar na prevenção de suicídio.

Neste capítulo, abordaremos os principais distúrbios do sono associados a risco de suicídio e discutiremos essa associação, possíveis mecanismos pelos quais ela ocorre e suas implicações clínicas.

RELAÇÃO ENTRE SONO E SUICÍDIO

Estudos mostram a relação positiva de distúrbios do sono com aumento de risco ou ideação de suicídio e o impacto apresentado. Há diferenças nos resultados, mas, de forma geral, podemos afirmar que os distúrbios do sono se representam como fatores de risco para suicídio, de forma isolada ou comórbida. Quando de forma comórbida, a principal associação dos transtornos do sono acarretando maior risco de suicídio é com quadro depressivo[1].

Uma revisão sistemática recente apontou que insônia e pesadelos seriam fatores de risco independentes para comportamentos suicidas. Foram incluídos estudos que ajustaram os resultados para a presença de depressão ou sua gravidade como covariáveis, com associação positiva para distúrbios de sono e suicídio[2].

Em relação aos pesadelos, há resultados positivos e significativos para associação com ideação de suicídio. Os possíveis motivos elencados para essa associação são os seguintes: serem fatores estressantes ao indivíduo, com sintomas não facilmente controlados e imprevisíveis – o que pode culminar em desesperança ao paciente sobre a sua melhora. Mesmo nos casos em que a comorbidade psiquiátrica (como episódio depressivo) é controlada, a ideação de suicídio ainda assim continua associada separadamente com a permanência de insônia e de pesadelos, mostrando que, de forma isolada, esses transtornos ainda são um fator de risco para suicídio. Um estudo inclusive levantou a hipótese de que a presença de pesadelos poderia diferenciar as pessoas suicidas das que não são; além disso, revelou maiores escores em escalas de suicídio nos pacientes que referiam pesadelos em relação ao grupo controle[3]. Outro estudo realizado pelo mesmo grupo de pesquisadores evidenciou que a presença persistente e sustentada de pesadelos aumenta risco futuro de tentativa de suicídio[4].

Em contrapartida a todas as evidências que mostram os pesadelos como fator de risco isolado para suicídio, há autores que ainda discutem a necessidade e a importância de se avaliar se os pesadelos são fatores realmente isolados para suicídio, ou se são sintomas de transtorno de estresse pós-traumático (TEPT)[5]. No TEPT, as revivências podem vir durante o sono em forma de pesadelos; e a presença de revivências de evento traumático (considerando então os pesadelos como sintoma de TEPT) poderia ser o fator de risco. Diante disso, seria aconselhado avaliar se foi excluído o diagnóstico de TEPT nesses pacientes alocados nos estudos de pesadelos[6].

A presença de insônia inicial e terminal foi significativamente associada com escores mais altos em escala de avaliação de suicídio[1]; e estudos apontaram para a gravidade da insônia ser diretamente proporcional ao risco de suicídio, podendo inclusive caracterizar um fator de risco agudo[7]. Estudo japonês mostrou que, entre os distúrbios do sono, a presença de insônia de manutenção era preditor de morte por suicídio nos anos seguintes[8].

Um estudo retrospectivo examinou o sono de 100 pacientes que haviam cometido tentativas de suicídio consideradas severas; aproximadamente dois terços dos pacientes referiam insônia inicial, de manutenção e terminal, e quase a totalidade deles apresentou pelo menos uma dessas alterações[9]. Esse estudo não levou em consideração o ajuste pelas covariáveis, mas, como conclusão, as taxas de distúrbios de sono nos pacientes suicidas são evidentemente maiores do que na população geral, sugerindo que a presença de insônia pode ser mais prevalente nesses pacientes do que na população geral.

Há evidências de que em pacientes com êxito na tentativa de suicídio, os sintomas globais de insônia eram previamente mais severos em relação ao restante da população[10].

A privação de sono, cada vez mais presente nos dias atuais, também apresenta correlação com aumento do risco de suicídio. Estudo com 8.530 adolescentes coreanos demonstrou que aqueles que tinham comportamento de privação de sono apresentaram escores maiores em escalas de risco de suicídio, em comparação com os que tinham mais de 7 horas de sono por dia. Quando, associado à privação de sono durante a semana, apresentavam também compensação das horas de sono nos finais de semana, o risco de suicídio se mostrou ainda mais elevado[11].

Dentre os pacientes com ideação e comportamentos suicidas, percebeu-se fatores objetivos ligados ao sono que demonstram alterações específicas como: menor latência de sono REM, maior porcentagem de sono REM e menor qualidade de sono REM[12]. Em pacientes que apresentaram tentativas de suicídio prévia, também foi evidenciado menor eficiência do sono, maior latência do sono e menor quantidade de ondas delta[13].

Comprovando que o tratamento dessas comorbidades reduz o risco de suicídio, temos o maior estudo populacional realizado até o momento, HUNT 1, que evidenciou que o risco de suicídio diminui consideravelmente nos indivíduos que fizeram uso de medicação para dormir. HUNT 1 foi um estudo prospectivo com duração de 20 anos, que avaliou a associação entre transtorno do sono e risco de suicídio em 87.285 indivíduos noruegueses adultos e evidenciou 188 suicídios ao longo dos 20 anos; nos quais 31% destes relataram problemas de sono eventual, 5% frequente e 3% diário; o risco aumentou na mesma proporção que as queixas de sono[14].

IMPLICAÇÕES CLÍNICAS

Distúrbios do sono podem se configurar como fatores mediadores para o suicídio, uma vez que a privação de sono gera certa disfunção cognitiva com diminuição para a capacidade de resolver problemas, impulsividade, prejuízo da memória e senso de desesperança. Além disso, a depender do contexto, podem também participar mais diretamente como fator precipitante quando causam sofrimento físico e psíquico mais significativo, prejudicam o funcionamento social e laboral ou acadêmico, ou vêm acompanhados por transtornos psiquiátricos[7].

Cada vez mais visa-se identificar fatores de risco que possam ser potencialmente modificáveis e até mesmo resolvidos, para que se possa traçar medidas que visem à diminuição do risco de suicídio – é o caso dos distúrbios do sono. Com todas as evidências mostrando forte associação de transtorno de sono com suicídio, e sendo os transtornos de sono fatores modificáveis, tem-se ainda mais importância o tratamento e o manejo do sono.

CONSIDERAÇÕES FINAIS

Diante do exposto, há embasamento suficiente para afirmar que a melhora do sono pode diminuir o risco de suicídio. Entre os fatores de risco, o sono seria um fator potencialmente modificável. Tratar os distúrbios do sono poderia reduzir o risco de suicídio e de outros transtornos psiquiátricos.

REFERÊNCIAS BIBLIOGRÁFICAS

1. Nadorff MR, Nazem S, Fiske A. Insomnia symptoms, nightmares, and suicidal ideation in a college student sample. SLEEP. 2011;34(1):93-98.
2. Bernert RA, Kim JS, Iwata NG, Perlis ML. Sleep disturbances as an evidence-based suicide risk factor. Curr Psychiatry Rep. 2015;17(3):554.
3. Sjöström N, Hetta J, Waern M. Nightmares and sleep disturbances in relation to suicidatily in suicide attempters. Sleep. 2007;30:91-5.
4. Sjöström N, Hetta J, Waern M. Persistent nightmares are associated with repeat suicide attempt: a prospective study. Psychiatry Res. 2009;170(2-3):208-11.
5. Amir M, Kaplan Z, Efroni R, Kotler M. Suicide risk and coping styles in posttraumatic stress disorder patients. Psychote Psychosom. 1999;68:76-81.
6. Sbardelloto G, Schaefer LS, Justo AR, Kristensen CH. Transtorno de estresse pós-traumático: evolução dos critérios diagnósticos e prevalência. Psico-USF. 2011;16(1):67-73.
7. Bernert RA, Nadorff MR. Sleep disturbances and suicide risk. Sleep Med Clin. 2015;10(1):35-9.

8. Fujino Y, Mizoue T, Tokui N, Yoshimura T. Prospective cohort study of stress, life satisfaction, self-rated health, insomnia, and suicide death in Japan. SuicideLife Threat Behav. 2005;35(2):227-37.
9. Hall HC, Platt DC, Hall RC. Suicide risk assessment: a review of risk factors for suicide in 100 patients who made severe suicide attempts. Evaluation of suicide risk in time of managed care. Phychosomatics. 1999;40(1):18-27.
10. Fawcett J, Scheftner WA, Fogg L, Clark DC, Young MA, Hedeker D, et al. Time-related predictors of suicide in major affective disorder. Am J Psychiatry. 1990;147(9):1189-94.
11. Lee UJ, Cho SJ, Cho IH, Kim SJ. Insufficient sleep and suicidality in adolescents. SLEEP. 2012;35(4): 455-60.
12. Agargun MY, Cartwright R. REM sleep, dream variables and suicidality in depressed patients. Psychiatry Res. 2003;119(1-2):33-9.
13. Sabo E, Reynolds CR 3rd, Kupfer DJ, Berman SR. Sleep depression, and suicide. Psychiatry Res. 1991; 36(3):265-77.
14. Bjomgaard JH, Bjerkeset O, Romundstad P, Gunell ID. Slepping problems and suicide in 75000 Norwegian adults: a 20 year follow-uo of the HUNT I Study. Sleep. 2011;34(9):1155-9.

SEÇÃO VI

SUICÍDIO EM POPULAÇÕES ESPECÍFICAS

51

Suicídio na infância e na adolescência

Pedro Ferreira
Mauro Victor de Medeiros Filho

PONTOS-CHAVE

- Na infância e adolescência, a fenomenologia suicida da intenção ao suicídio consumado é um problema de saúde pública relevante em diferentes culturas, incluindo o Brasil, a ponto de ser uns principais responsáveis por mortalidade nessa faixa etária, principalmente a partir da adolescência.
- O estudo e a discriminação de comportamentos autolesivos suicidas e não suicidas são particularmente importantes nessa faixa etária, tanto pela incidência significativa de ambos os fenômenos quanto pela relevância clínica e epidemiológica de distinguir os fatores de risco, apesar de muitos deles serem comuns aos dois tipos de fenômeno.
- O suicídio na infância e na adolescência possui fatores de risco do espectro biopsicossocial que vão além da presença ou não de psicopatologias e transtornos mentais, sendo necessária a compreensão do universo vivencial da criança e do adolescente, dos traços psicológicos e dos fatores interpessoais e sociais ligados ao jovem.

EPIDEMIOLOGIA

O fenômeno suicida em crianças e adolescentes é prevalente e preocupante, a ponto de haver crescente demanda por atendimento de crianças/adolescentes com comportamentos de risco em serviços médicos de urgência. O suicídio é a segunda causa de mortalidade entre jovens (10 a 24 anos) no mundo e a terceira no Brasil[1]. Embora tentativas de suicídio, autolesão e suicídios consumados sejam ocorrências de notificação compulsória em território nacional, supõe-se que exista uma subnotificação dos eventos mencionados por questões logísticas ou técnicas. Como dados oficiais disponíveis, temos, entre indivíduos de 5 a 19 anos, a mortalidade específica por suicídio em 1,7 por 100 mil indivíduos, o que coloca o país em um nível intermediário comparativamente aos dados mundiais (93º de um total de 195)[1].

É sabido que tanto o suicídio quanto o comportamento suicida possuem variações epidemiológicas importantes conforme o perfil epidemiológico, social e cultural do local estudado, mas também é notória a escassez de estudos com sólida metodologia investigando o fenômeno durante a infância e adolescência. Em um dos poucos estudos de coorte prospectiva com foco no tema, um artigo científico suíço de 2017 estimou a mortalidade entre jovens de 10 a 18 anos em 3,7 para cada 100 mil habitantes[2] (Figura 1).

Seguindo a tendência de outras faixas etárias, no Brasil o suicídio consumado é mais prevalente em crianças e adolescentes do gênero masculino (2,3/100 mil) que do feminino (1,1/100 mil), embora as tentativas de autolesão provocada sejam notificadas em proporção três vezes maior no gênero feminino (30 mil na faixa etária entre 2011 e 2015) que no masculino (por volta de 10 mil na mesma faixa etária e intervalo)[3]. Ou seja, meninas tentam mais suicídio, enquanto as tentativas dos meninos são mais graves e potencialmente letais.

Dentro da faixa etária da infância e da adolescência, o suicídio possui padrão de prevalência menor que 1/100 mil habitantes até a entrada na segunda década de vida, em que o risco cresce de forma vertiginosa até atingir, na faixa etária entre os 15 e 18 anos no Brasil, a marca de 7/100 mil habitantes, número este

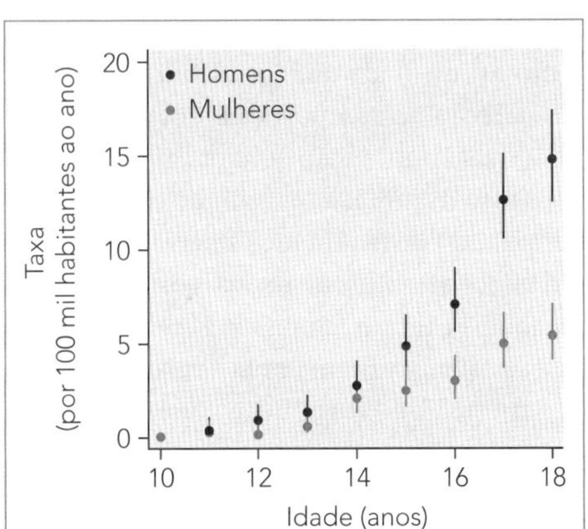

FIGURA 1 Estimativa de mortalidade entre jovens de 10 a 18 anos. Fonte: Steck et al., 2018[2].

que se mantém relativamente inalterado nas primeiras décadas da vida adulta.

A tendência secular observada quanto ao fenômeno na faixa etária mostra resultados mistos. A maioria dos estudos mundiais sobre o assunto não acusa uma clara tendência de aumento do número de suicídios consumados na faixa etária e, no Brasil, esse número mostra igual tendência de estabilidade. Números relacionados à ideação suicida, no entanto, mostram tendência de ascensão tanto em dados internacionais quanto nacionais – no Brasil, há aumentos documentados na ordem de 25%[4]. A Figura 2 mostra a curva de prevalência de ideação suicida entre estudantes do ensino médio.

COMPORTAMENTOS DE RISCO COM E SEM INTENÇÃO SUICIDA

A necessidade de diferenciação entre comportamentos de risco com e sem fenomenologia suicida possui relevância clínica para quem cuida de crianças/adolescentes. Essa diferenciação parece ser importante tanto para a classificação epidemiológica

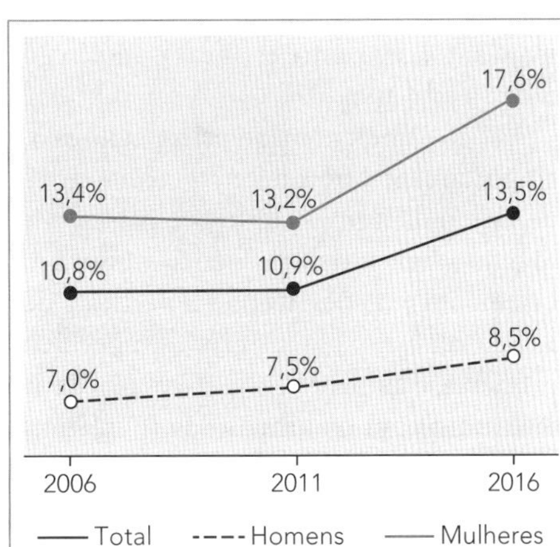

FIGURA 2 Curva da prevalência de ideação suicida entre estudantes do ensino médio. Pode ser observado aumento significativo entre os anos de 2006 e 2016[4].

quanto para o cuidado clínico relacionado aos fatores etiológicos envolvidos nos dois tipos de fenômenos citados.

O fenômeno suicida é aquele cuja intenção, implícita ou explícita, é a de morte. Essa intenção pode ser mais passiva, com fantasias de um fator externo causador da morte (como doença grave, acidente de carro letal ou ideia de dormir e não acordar mais), ou mais ativa, com ideações suicidas que indicam que o próprio jovem realizaria sua morte (ingerindo medicamentos em excesso ou enforcando-se, por exemplo). A tentativa de suicídio/comportamento suicida é o ato comportamental de intenção de retirada da própria vida, independentemente da ambivalência da intenção ou do tempo de planejamento do paciente. Já a autolesão não suicida (ANS) é definida por qualquer tentativa de autolesão claramente identificada sem intenção suicida. Apesar de serem fenômenos distintos, o comportamento suicida e a ANS comumente aparecem associados concomitantemente e possuem fatores etiológicos em parte comuns, além de serem fenômenos que interagem entre si, quando cada um deles pode influenciar a precipitação e a perpetuação do outro. A Figura 3 mostra a incidência de comportamento autolesivo entre crianças e adolescentes de 10 a 19 anos.

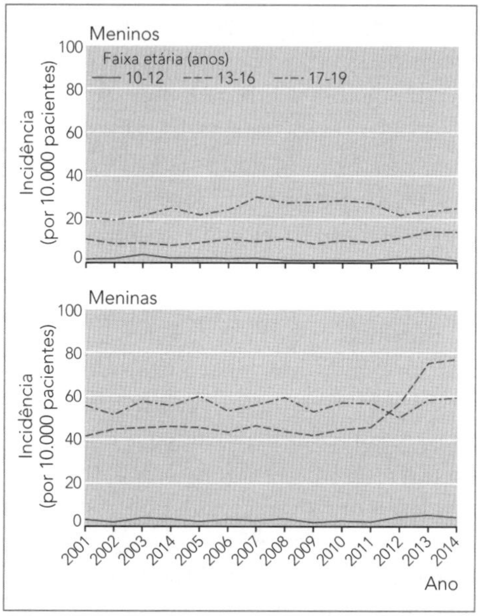

FIGURA 3 Incidência de comportamento autolesivo entre crianças e adolescentes de 10 a 19 anos, separados por gênero e faixas etárias. Observar o pico de incidência entre garotas de 13 a 16 anos a partir de 2011. Fonte: Morgan et al., 2017[5].

A ANS é um fenômeno psicopatológico e comportamental hoje bem conhecido e frequente em diferentes culturas e países, e há um nítido aumento da incidência desse comportamento em adolescentes a partir da década de 2010. Em alguns grupos específicos dessa faixa, o aumento chegou à marca de até 68%. Junto com o aumento da incidência, houve, concomitantemente, maior atenção científica dada ao fenômeno. Um marco disso é a publicação, no DSM-V em 2013, da nosografia autolesão não suicida como "condição que requer mais estudos" (uma espécie de pré-candidatura para um futuro diagnóstico formal consolidado). Para esse diagnóstico, a autolesão não suicida deve ser recorrente e usada como instrumento de autorregulação cognitiva/emocional e/ou de comunicação e controle relacional/ambiental, com prejuízos para o indivíduo.

Apesar da crescente aceitação de que há tanto necessidade quanto viabilidade de diferenciação de comportamentos autolesivos com ou sem intenção suicida, ainda não há consenso mundial a respeito de classificação para estudo de fenômenos suicidas e não suicidas. Existem diversos artigos científicos nacionais e internacionais descrevendo a autolesão, sem levar em conta a finalidade dela. A América do Norte utiliza com mais frequência a distinção da presença ou ausência de intenção suicida, enquanto países como Reino Unido, Austrália e Nova Zelândia utilizam autolesão (*self-harm*) ou autolesão deliberada (*deliberate self-harm*), sem discriminação da fenomenologia suicida. No seio dessa discussão, encontra-se o desafio da validade e do método para diferenciar a fenomenologia de risco com e sem intenção suicida, independentemente da letalidade dos métodos utilizados por jovens.

FATORES DE RISCO

Os fatores de risco para suicídio são multifatoriais e abrangem desde aspectos sociais, socioeconômicos e culturais até características psicológicas/psicopatológicas e biológicas do indivíduo. Genericamente, podemos dizer que a criança/adolescente possui maior risco de desenvolver tanto comportamento suicida quanto ANS quando se encaixa em um ou mais dos três grupos de risco citados: forte e violento sofrimento físico/emocional sem a vivência de suporte ou solução/saída para lidar com ele; excessiva vivência de exclusão e falta de pertencimento/conexão à realidade e às pessoas/grupos; e intensa propensão biológica/psicológica/social a assumir fortes riscos à integridade física sem preocupação com as consequências dos atos.

Nos âmbitos epidemiológico e socioeconômico, a maior prevalência de suicídio é descrita em grupos com menor condição socioeconômica ou maior vulnerabilidade social, como zonas rurais, periferias urbanas economicamente desfavorecidas, grupos com questões de identidade de gênero ou grupos descritos como minorias, como indígenas e estrangeiros.

Há fatores de risco sociais associados a fenomenologia suicida bem descritos na literatura. De forma ampla, os cinco maus-tratos (abuso físico, abuso moral, abuso sexual, negligência física e negligência emocional) são fatores de risco tanto agudos quanto crônicos correlacionados ao fenômeno suicida em crianças e adolescentes, independentemente do local onde ocorre, dentro ou fora da família. Na descrição mais específica de estressores familiares, parentes com comportamentos suicidas e dinâmicas familiares conflitivas e coercivas/abusivas possuem sólida relação com expressão de fenomenologia suicida. No plano social, padrão de relacionamento com múltiplos conflitos interpessoais, comportamentos antissociais e relação de conflito com a lei aparecem como fatores de risco, assim como histórico de vitimização por *bullying* na comunidade.

Na dimensão psicológica, os traços de personalidade tidos como fator de risco e que devem estar presentes em alta intensidade para serem associados a fenômeno suicida são: impulsividade e alta busca por novidade, neuroticismo (maior propensão para reações intensas de medo/ansiedade, tristeza e raiva com consequente desregulação emocional), pessimismo, falta de prazer, dependência emocional, perfeccionismo, baixa autoestima e percepção individual de baixo controle sob as contingências da realidade.

Na dimensão clínica/psicopatológica, diagnósticos que estão associados descritivamente à desregulação cognitiva/emocional e dos impulsos estão ligados aos comportamentos suicidas na infância e adolescência, como transtornos depressivos, bipolares, disruptivos, do uso de substância e relacionados ao trauma (como transtorno de estresse pós-traumático). Indicadores de gravidade clínica como hospitalizações prévias, insônia grave, ideações e tentativas de suicídio prévias são considerados fatores de risco.

Diante dos fatores de risco citados, é intuitivo e curioso enxergar que nem sempre psicopatologia e transtorno mental estão presentes explicitamente nos comportamentos suicidas de jovens. Em diversos casos de suicídio consumado na faixa etária infantojuvenil, não há diagnósticos prévios confirmados de transtorno mental. Um estudo norueguês[10], por meio de uma "autópsia psicológica" de casos de suicídio de crianças e adolescentes noruegueses, investigou com os pais os possíveis sintomas psiquiátricos anteriores ao evento e indicou que muitos jovens não possuíam psicopatologia aos olhos dos pais. A prevalência de transtornos mentais entre a população estudada permaneceu na ordem de 20%, e, portanto, em níveis abaixo dos encontrados nos adultos suicidas. O desafio é saber se esses jovens não possuíam de fato sintomas psiquiátricos ou se estavam "escondidos" por diferentes razões, como menor intensidade psicopatológica, menor percepção emocional pelo próprio paciente ou maior inibição para expressão emocional e comunicação social. O estudo reforça a necessidade de investigação de fatores sociais por descrever que 60% das crianças e adolescentes que cometeram suicídio possuíam estressores sociais agudos no período anterior ao ato, com possíveis vivências emocionais que precederam o suicídio.

O cuidado assistencial e a comunicação sobre comportamento suicida em jovens geram um paradoxo delicado. Por um lado, falar, divulgar ideias e conversar sobre suicídio pode aumentar a chance de o adolescente ter comportamentos suicidas – um efeito de "contágio social" chamado efeito Werther (em referência à onda de suicídios do século XVIII, quando jovens europeus imitaram o comportamento suicida do personagem literário Werther, criado por Goethe). Esse efeito possui impacto quando influenciadores (incluindo a mídia) falam de forma inadequada – sensacionalista, exibicionista, banalizada e plausível para a solução de problema – sobre o suicídio. O efeito ainda é significativo quando adolescentes são influenciados por pares – pela própria rede de conhecidos e amigos – que conversam sobre suicídio com uma potencial intenção de incentivar e glorificar atos suicidas.

Por outro lado, falar sobre suicídio de maneira objetiva, compreensiva e acolhedora para indivíduos vulneráveis pode ser um fator protetivo, conhecido como efeito Papageno (em referência ao personagem da ópera *A flauta mágica* de Mozart, que é acolhido por três meninos e, a partir disso, muda sua ideação suicida, pensando em caminhos alternativos para lidar com seus dilemas). Nesse paradoxo do cuidado, o profissional de saúde mental deve sempre buscar o contato com a fenomenologia suicida de forma cuidadosa e com o intuito de analisar as variáveis de risco e indicar o manejo adequado.

PSIQUIATRIA E CULTURA

O tema suicídio é tratado por vezes como tabu pela cultura exatamente pelo receio que o paradoxo Werther/Papageno gera em diferentes setores sociais. Um exemplo de material artístico que tenta lidar com o tema de forma cuidadosa é o filme de longa-metragem brasileiro *Yonlu*, lançado em 2018. O material artístico é ponderado para descrever, baseado em fatos, a história de um adolescente com fenomenologia suicida. O filme expõe tanto a fenomenologia suicida do personagem quanto a relação dele com os fatores de risco psicopatológicos (como sintomas depressivos) e sociais (como conflitos interpessoais e o efeito Werther relacionado a grupos específicos das redes sociais). O filme busca um olhar próximo ao personagem e ainda assim consegue organizar um tom afetivo denso, mas sem sensacionalismo, exibicionismo ou glorificação do tema.

REFERÊNCIAS BIBLIOGRÁFICAS

1. Piccin J, Manfro PH, Caldieraro MA, Kieling C. The research output on child and adolescent suicide in Brazil: a systematic review of the literature. Braz J Psychiatry. 2020;42(2):209-13.
2. Steck N, Egger M, Schimmelmann BG, Kupferschmid S; Swiss National Cohort. Suicide in adolescents: findings from the Swiss National cohort. Eur Child Adolesc Psychiatry. 2018;27(1):47-56.
3. Brasil, Ministério da Saúde. Perfil epidemiológico das tentativas e óbitos por suicídio no Brasil e na

rede de atenção à saúde [Internet]. 2017. Disponível em: http://portalarquivos2.saude.gov.br/images/pdf/2017/setembro/21/2017-025-Perfil-epidemiologico-das-tentativas-e-obitos-por-suicidio-no-Brasil-e-a-rede-de-atencao-a-saude.pdf.

4. Soares FC, Hardman CM, Rangel Junior JF, Bezerra J, Petribú K, Mota J, et al. Secular trends in suicidal ideation and associated factors among adolescents. Braz J Psychiatry. 2020.
5. Morgan C, Webb RT, Carr MJ, Kontopantelis E, Green J, Chew-Graham CA, et al. Incidence, clinical management, and mortality risk following self harm among children and adolescents: cohort study in primary care. BMJ. 2017;359:j4351.
6. Zetterqvist M. The DSM-5 diagnosis of nonsuicidal self-injury disorder: a review of the empirical literature. Child Adolesc Psychiatry Ment Health. 2015; 9:31.
7. Plener PL, Kaess M, Schmahl C, Pollak S, Fegert JM, Brown RC.
8. Nonsuicidal self-injury in adolescents. Dtsch Arztebl Int. 2018;115:23-30.
9. Alarcão AC, Agnolo CMD, Vissoci JR, Carvalho EC, Staton CA, Andrade L, et al. Suicide mortality among youth in southern Brazil: a spatiotemporal evaluation of socioeconomic vulnerability. Braz J Psychiatry. 2020;42(1):46-53.
10. Kessler RC, Amminger GP, Aguilar-Gaxiola S, Alonso J, Lee S, Ustün TB. Age of onset of mental disorders: a review of recent literature. Current opinion in psychiatry. 2007;20(4):359-64.
11. Freuchen A, Kjelsberg E, Lundervold AJ, Groholt B. Differences between children and adolescents who commit suicide and their peers: a psychological autopsy of suicide victims compared to accident victims and a community sample. Child and Adolescent Psychiatry and Mental Health. 2012;6:1.

52

O suicídio e as mídias digitais: a geração iGen

Daniela A. M. Macaya
Cristiano Nabuco de Abreu

PONTOS-CHAVE

- Geração iGen: geração das pessoas nascidas entre 1995 e 2012, com contato precoce com tecnologias que dão acesso à internet e mídias sociais.
- Suicídio e internet: a internet, o anonimato e a monitorização precária de conteúdos podem promover a amplificação de casos de suicídio (efeito Werther), bem como a exposição a *cyberbullying*.
- O que fazer quando se entra em contato com conteúdos inapropriados: pode-se fazer denúncias nas próprias plataformas das mídias sociais, em delegacias ou sites como o SaferNet.

INTRODUÇÃO

Geração Z, ou iGen, é a classificação utilizada para designar pessoas que nasceram entre 1995 e 2012 e cresceram em contato com a internet e com tecnologias para conectar-se a ela (como *smartphones*, por exemplo)[1]. Embora as tecnologias de informação e comunicação (TIC) permitam o acesso a diversas oportunidades, seu uso também pode ser acompanhado de uma série de riscos e/ou situações problemáticas, como, por exemplo, situações de *cyberbullying*, ofensas, as pessoas serem vítimas de uma situação de violência ou terem acesso a conteúdos danosos – como automutilação ou formas de cometer suicídio. Além de ser marcada pelo acesso e uso das TIC e mídias digitais, a geração iGen é também caracterizada por uma maior incidência de transtornos mentais, sendo que dados da Organização Mundial da Saúde (OMS) já alertam para aumento nos casos de suicídio, sendo essa a segunda principal causa de morte de jovens com idades entre 15 e 29 anos.

Tomando isso como base, este capítulo tem como objetivo discutir o suicídio e as mídias digitais na geração iGen.

EPIDEMIOLOGIA, HISTORICIDADE E FATORES DE RISCO

A sociologia define geração como o conjunto de pessoas nascidas em determinado período e que compartilham dos mesmos problemas concretos[2]. O grupo denominado geração Z, ou iGen, termo cunhado pela professora da Universidade de San Diego (EUA) Jean M. Twenge, corresponde aos indivíduos nascidos entre 1995 e 2012 e que cresceram em contato com a internet, redes sociais e tecnologias que dão acesso a elas, como *tablets*, computadores e celulares[1].

Para esses sujeitos, fazem-se valer não só as benesses, mas também os problemas concretos inerentes à exposição digital precoce, como menor tangibilidade das relações sociais, ritmo de amadurecimento para a adultez mais lento e menor religiosidade[1]. Mais do que isso, a geração iGen é marcada, também, por uma maior incidência de transtornos mentais. A OMS estima que tenha aumentado o número de pessoas que sofrem de depressão em 18,4%: no mundo, 322 milhões de pessoas de todas as idades convivem com o transtorno[3]. Em relação a suicídio, estima-se que ocorram em torno de 800 mil mortes ao ano por essa causa, sendo que, em jovens de 15 a 29 anos, é a segunda causa de morte[3].

A respeito do uso de tecnologias, a pesquisa "Economia móvel 2019", realizada em 2019 pelo *Global System for Mobile Communications* (GSMA), apontou que 5,2 bilhões de pessoas usam algum aparelho celular no mundo – 67% da população mundial –, sendo que destas, aproximadamente 3,8 bilhões (isto é, metade da população mundial) são usuárias de internet móvel. E essa tendência não vem de agora: segundo o órgão norte-americano Pew Internet Project, em 2013, 30% das crianças com menos de 2 anos de idade já usavam um telefone celular ou um *tablet* em seu cotidiano e, na ocasião, 75% das crianças com menos de 8 anos manejavam regularmente um ou mais dispositivos móveis em casa. Esse movimento mundial crescente fez a American Academy of Pediatrics, em 2014, se posicionar contrariamente ao uso das telas digitais antes dos dois anos de idade[4], quando, na sequência, foi criado um *guideline* de uso saudável de tecnologia, replicado e adaptado para o Brasil posteriormente pelo Grupo de Dependências Tecnológicas do PRO-AMITI junto à Sociedade Brasileira de Pediatria.

Os estudos a respeito dos riscos não pararam de surgir e hoje, segundo a OMS, estima-se que 6% da população mundial (458 milhões de pessoas) sofram com algum tipo de adversidade de uso frente às telas digitais. Em relação aos jovens, estima-se que uma em cada três pessoas menores de 18 anos estava *on-line* em 2017[5]. Dados da pesquisa TIC Kids Online Brasil 2018, realizada pelo Núcleo de Informação e Coordenação do Ponto BR (NIC.br), mostram que, no Brasil, em 2018, 86% da população de jovens de 9 a 17 anos era usuária de internet e apenas 7% nessa faixa etária nunca teve acesso à internet; do total de usuários de internet nessa faixa etária, 93% dos jovens de 9 a 17 anos usam o aparelho celular para conectar-se à internet[6]. Ainda, 67% das crianças e adolescentes no Brasil usuárias de internet declararam usar alguma rede social e 77% enviaram mensagens instantâneas; 82% têm perfis em redes sociais, sendo que a maioria deles (44%) é no Facebook® e, em segundo lugar, no Instagram®[6].

O uso da internet e das mídias sociais pode trazer vantagens, como o acesso a conteúdos e aprendizados novos ou a sensação de estar mais conectado a pessoas queridas, e, ao mesmo tempo, aumentar o senso de pertencimento social, por exemplo. Porém, pode também ser prejudicial a partir do momento em que se tem acesso a materiais e informações danosas ou prejudiciais. Um exemplo muito emblemático é a *deep web*, na qual uma parte dos *sites* de internet não indexados aos mecanismos de busca convencionais (como o Google®) é conhecida por apresentar conteúdos ilícitos, como venda de substâncias ilegais, pedofilia e diversos tipos de violência, tortura, assassinatos e suicídios ao vivo. Na *deep web* é possível encontrar sites tanto de discussão e suporte para pessoas com pensamentos suicidas quanto outros que fazem apologia ao tema. Apesar de o acesso a informações sobre suicídio na *deep web* ocorrer de forma menos cuidadosa e mais facilitada, é importante notar que esse tipo de conteúdo não se restringe a esse espaço. Mesmo nas redes sociais comuns é possível encontrar conteúdos que fazem alusão a automutilação, comportamento de risco e comportamento suicida. Termos como #cutting, #suicidio, #mutilacao #anaemia (apelidos para anorexia e bulimia nervosas nas redes) são facilmente achados, com diversas páginas e perfis elencados.

Nas estatísticas de riscos e danos da pesquisa TIC Kids Online Brasil 2018, são apresentados dados sobre o acesso a conteúdos sexuais, contato com pessoas desconhecidas, uso excessivo de internet, acesso a conteúdo de autodano e suicídio, discriminação e situações ofensivas. Quanto ao conteúdo de autodano, 12% das crianças e adolescentes usuários de internet afirmaram que tiveram acesso a formas de machucar a si mesmos, 15% a formas de ficar muito magro, 10% tiveram contato com conteúdo sobre experiências ou uso de drogas e 15% com formas de cometer suicídio[6]. Cabe notar a diferença dessas estatísticas entre meninas e meninos: 15% dos meninos e 18% das meninas reportaram contato com formas de machucar a si mesmos; 9 e 18% com formas de cometer suicídio; e 12 e 24% com formas para ficar muito magro(a)[6].

Em razão do fácil acesso a informações na internet, há uma grande preocupação com relação aos conteúdos sobre suicídios, por conta do efeito Werther* ou suicídios por contágio.

O paralelo estabelecido no uso de mídias sociais encontra-se na forte reação de usuários dessas mídias às mortes de celebridades e influenciadores noticiadas[7]. Nesse sentido, entende-se que o efeito imitativo é maior quanto maior a influência da pessoa famosa, bem como nota-se uma imitação do método de suicídio utilizado[8].

Um caso muito emblemático ocorreu em 2017, com o noticiado "Jogo da baleia azul", surgido na Rússia, que teria relação com diversos suicídios no mundo inteiro. O fenômeno em questão consistia em 50 desafios, que passavam por ouvir músicas psicodélicas, ficar uma noite inteira acordado, não falar com ninguém por um dia, automutilação e, como último desafio, consumar suicídio. A participação nessa prática se disseminou pelo mundo por meio da internet, aplicativos de mensagens e comunidades em sites. Os participantes eram convidados e, caso aceitassem o desafio, sofriam ameaças de violência contra eles e familiares se fizessem alguma denúncia. Outro caso simbólico, dessa vez sobre suicídio de celebridades, foi a morte do DJ Avicii, em 2018, a qual gerou grande comoção na mídia. Em estudo posterior[9], foram avaliados os "*tweets*" (comentários no Twitter®) relacionados à morte do DJ, sendo observadas ondas diferentes: inicialmente, mensagens comovidas com a morte do artista e, posteriormente, em relação aos detalhes da morte e suas causas. Na última onda, quando revelado o método, houve uma grande preocupação em relação ao efeito de imitação pelos especialistas em suicídio.

No que tange aos indivíduos com transtornos mentais preexistentes, o uso de internet e mídias sociais também pode potencializar o suicídio ao facilitar o acesso a informações sobre métodos utilizados para cometer suicídio e automutilação. Apesar dos claros efeitos negativos de noticiar uma morte por suicídio de forma irresponsável, há também efeitos positivos: o "efeito papageno"[10] pode ser responsável por efeitos protetivos, quando se fala do suicídio a partir

* Esse termo faz alusão à onda de suicídios entre leitores do título Os sofrimentos do jovem Werther, de J. Goethe (1774), supostamente inspirada pelo suicídio do protagonista do romance ao fim do livro.

de estratégias de enfrentamento, ou se aborda a ideação suicida sem ser seguida de uma tentativa de suicídio, ou suicídio consumado.

Considerando os efeitos de amplificação que podem ser gerados a partir da cobertura de casos de suicídio pela mídia, já é amplamente difundido, junto à mídia leiga, que eventos relacionados ao suicídio devam seguir algumas linhas de restrição e cuidado em sua divulgação. Nesse sentido, em 2000, a OMS divulgou uma cartilha de recomendações sobre como noticiar suicídios para evitar esses possíveis efeitos de amplificação. Dentre eles, citam-se: evitar comentários sensacionalistas, descrições detalhadas sobre o método utilizado, a abordagem das motivações de maneira simplista, ou como algo inexplicável; considerar os efeitos negativos em familiares e amigos ("sobreviventes ao suicídio"); não glorificar a vítima de suicídio como mártir; evitar expressões como "suicídio bem-sucedido"; não publicar cartas suicidas; não atribuir culpa e elencar consequências negativas como limitações físicas após uma tentativa de suicídio. Todos estes podem servir como fatores de dissuasão[11].

Considerando o papel que as redes sociais têm na vida de jovens – seja para contatar amizades ou buscar informações –, uma abordagem que tem sido adotada pelas plataformas e sites de busca (inclusive Google®, Facebook® e Instagram®) é a disponibilização de mensagens de suporte na lista de resultados em pesquisas com termos relacionados a autodano. Tais mensagens são do tipo "como podemos ajudar?", sugestões para procurar ajuda de amigos e profissionais, informações sobre onde encontrar ajuda, orientações para ligar ao Centro de Valorização da Vida (CVV), acesso a chat de apoio da rede ou ainda grupos de autoajuda desenvolvidos a partir das próprias redes sociais, e têm como objetivo reduzir os possíveis efeitos negativos das plataformas.

Em revisão sistemática, as recomendações mencionadas foram endossadas e, ainda, sugere-se encorajar a procura por ajuda no caso de problemas de saúde mental, focar em prevenção, descrever de sinais de alarme, encorajar a procura por suporte social, deixar claro que as causas de suicídio são complexas e oferecer esperanças a pessoas com risco de suicídio, ou impactadas pelo suicídio[12]. Entende-se que pode haver uma modelagem da mídia pelos métodos de suicídio divulgados, bem como o entendimento sobre as motivações que levariam alguém ao ato suicida: pressões acadêmicas e estresse[13]. Isto levaria à identificação de outras pessoas com problemas semelhantes aos da vítima do suicídio. Pode, então, haver uma ligação entre as motivações apresentadas e a necessidade de "fugir desses problemas" por meio do suicídio. Por esse motivo é de suma importância que a comunicação de mortes e suicídios seja realizada de forma responsável pela mídia e pelas redes sociais. Inclusive, para tornar o movimento mais vigoroso e consolidado em território nacional, o Governo Federal, por meio do Ministério da Mulher, da Família e dos Direitos Humanos, lançou em 2020 o programa intitulado "Acolha a vida: porque a vida vale a pena! Orientações para famílias sobre automutilação e suicídio", com vistas a esclarecer a população geral em como buscar ajuda frente às possibilidades de detecção dos referidos comportamentos.

MECANISMOS NEUROBIOLÓGICOS E PSICOLÓGICOS

O anonimato oferecido pela internet pode ter relação com o *cyberbullying*, diante da possibilidade de criar diversas contas e perfis falsos, podendo estes ser utilizados para essa prática. Isto pode dificultar o reconhecimento do agressor, permitindo a perpetuação da violência[14]. Vítimas de *bullying* e de *cyberbullying* estão mais propensas a apresentar quadros depressivos[15], ideação suicida e tentativas de suicídio[16,17].

Outro aspecto importante em relação ao uso das redes sociais é a exposição à discriminação e situações ofensivas. Não é incomum acessar a alguma notícia e, ao visualizar comentários relacionados à reportagem, ser surpreendido por opiniões com ódio e ofensas. No Brasil, 27% dos adolescentes passaram por situações ofensivas na internet[6].

O *cyberbullying* é definido como a intimidação sistemática, feita de forma intencional e repetitiva, com a intenção de agressão ou intimidação, mediante xingamentos, calúnias, insultos, difamações, exclusão ou isolamento social, perseguição, amedrontamento, chantagem, bem como a adulteração de imagens e dados pessoais que causem constrangimento psicológico e social (Lei n. 13.185, de 6 de novembro de 2015). No Brasil, são previstas penas pela lei para delitos cometidos pela internet, sendo que os relacionados ao *cyberbullying* têm penas de multa à detenção. Nas plataformas como Facebook®, Instagram® e Twitter®, há a opção de denúncia de conteúdos inadequados. Ademais, organizações como a SaferNet Brasil promovem ações para promover maior segurança na internet, além de receberem denúncias anônimas sobre diversas violações, como *cyberbullying*, exposição de imagens íntimas e divulgação de conteúdos impróprios. O *cyberbullying* pode gerar raiva, ansiedade e tristeza nas vítimas e pessoas que possuem menos habilidades sociais sofrem mais com esse fenômeno[18], que tem o potencial de crescimento exponencial e de atingir o usuário de internet em qualquer local em que estiver, diferentemente do *bullying* tradicional, que necessita da presença física da vítima.

PSIQUIATRIA E CULTURA

É importante ressaltar que o efeito de "contágio" não é exclusivo das redes sociais, mas também de jornais e noticiários, personagens de telenovelas, livros e seriados televisivos, como o recente *13 reasons why* (treze motivos), no qual a trama trata das razões que teriam levado ao suicídio da personagem principal. O seriado tem sido amplamente criticado pelos especialistas em saúde mental, dado que há uma glamourização do suicídio na abordagem do tema.

CONSIDERAÇÕES FINAIS

O surgimento da internet revolucionou as relações humanas como um todo, permitindo que as pessoas se comuniquem de diversos lugares do mundo em instantes. A repercussão de notícias e eventos ao redor do mundo ganhou dimensões nunca imaginadas. A geração iGen, que cresceu e se desenvolveu com a internet, tecnologias da informação e redes sociais, tem menos contato social ao vivo, comunicam-se mais pelas redes sociais, ficam mais tempo em casa e estão expostos a avalanches de informações, nem sempre monitorizadas pelos pais ou responsáveis. Isto acaba expondo pessoas em desenvolvimento a conteúdos inapropriados, como *cyberbullying*, automutilação e métodos de suicídio, todos estes correlacionados com maior risco de suicídio. E, principalmente no Brasil, que é o segundo país do mundo que passa mais tempo *on-line* – despende-se 9h24 min por dia –, todo cuidado é imprescindível, sobretudo na criação de políticas públicas para a orientação e prevenção do suicídio.

Medidas como notas informativas em relação à ideação suicida e saúde mental, notícias escritas de forma responsável em relação à morte por suicídio, monitorização do conteúdo nas redes sociais por autoridades, bem como pelas próprias plataformas das redes sociais e pais e responsáveis mais engajados com o conteúdo que os jovens e adolescentes se envolvem no ciberespaço são importantes no combate e na prevenção do suicídio, e precisariam ser desenvolvidas e aprimoradas o mais rápido possível. Conscientização em relação a conteúdos considerados inapropriados também é uma importante ferramenta para o combate. Plataformas como o SaferNet estão envolvidas com a monitorização de conteúdos impróprios, e no site safernet.com podem ser realizadas denúncias anônimas. Ademais, no Brasil já há penalização de crimes cibernéticos e *cyberbullying* e o conteúdo também pode ser denunciado a autoridades.

REFERÊNCIAS BIBLIOGRÁFICAS

1. Twenge JM. iGen: Por que as crianças superconectadas de hoje estão crescendo menos rebeldes, mais tolerantes, menos felizes e completamente despreparadas para a vida adulta. nVersos, 2020.
2. Mannheim K. O problema sociológico das gerações. Tradução: Marcondes C. In: Foracchi MM (org.). Karl Mannheim: Sociologia. São Paulo: Ática, 1982. p. 67-95.
3. World Health Organization, et al. Depression and other common mental disorders: global health estimates. World Health Organization, 2017.
4. Young K, Abreu CN. Dependência de Internet em crianças e adolescentes: fatores de risco, avaliação e tratamento. Porto Alegre: Artmed, 2019.
5. GSMA, 2020. GSMA: 5G já é realidade, mas 4G ainda domina, 2020. Recuperado de: https://www.gsma.com/newsroom/wp-content/uploads//050320_MobileEconPR_FINAL4-port.pdf.
6. Núcleo de Informação e Coordenação do Ponto BR (NIC.br). 2019. Pesquisa sobre o uso da Internet por crianças e adolescentes no Brasil – TIC Kids Online Brasil 2018. Disponível em: https://cetic.br/pt/tics/kidsonline/2018/criancas/A1C/.
7. Lee SY. Do effects of copycat suicides vary with the reasons for celebrity suicides reported by the media?. The Social Science J. 2020;1-13.
8. Niederkrotenthaler T, Till B, Kapusta ND, Voracek M, Dervic K, Sonneck G, et al. Copycat effects after media reports on suicide: a population-based ecologic study. Social Science & Medicine. 2009;69(7):1085-1090.
9. Niederkrotenthaler T, Till B, Garcia D. Celebrity suicide on Twitter: activity, content and network analysis related to the death of Swedish DJ Tim Bergling alias Avicii. J Affect Dis. 2019;245:848-855.
10. Niederkrotenthaler T, Voracek M, Herberth A, Till B, Strauss M, Etzersdorfer E, et al. Role of media reports in completed and prevented suicide: Werther v. Papageno effects. Br J Psychiatry. 2010;197(3):234-43.
11. World Health Organization (WHO). Prevenção do suicídio: Um manual para profissionais da mídia. 2000. Disponível em: https://www.who.int/mental_health/prevention/suicide/en/suicideprev_media_port.pdf.
12. Mishara BL, Dargis L. Systematic comparison of recommendations for safe messaging about suicide in public communications. J Affect Dis. 2019; 244:124-54.
13. Mueller AS. Does the media matter to suicide?: Examining the social dynamics surrounding media reporting on suicide in a suicide-prone community. Social Science & Medicine. 2017;180:152-9.
14. Rao TS, Bansal D, Chandran S. Cyberbullying: a virtual offense with real consequences. Indian J Psychiatry. 2018;60(1):3.
15. Perren S, Dooley J, Shaw T, Cross D. Bullying in school and cyberspace: Associations with depressive symptoms in Swiss and Australian adolescents. Child and Adolescent Psychiatry and Mental Health. 2010;4(1):28.
16. Van Geel M, Vedder P, Tanilon J. Relationship between peer victimization, cyberbullying, and suicide in children and adolescents: a meta-analysis. JAMA Pediatrics. 2014;168(5):435-42.
17. Hinduja S, Patchin JW. Bullying, cyberbullying, and suicide. Arch Suicide Res. 2010;14(3):206-21.
18. Livazović G, Ham E. Cyberbullying and emotional distress in adolescents: the importance of family, peers and school. Heliyon. 2019;5(6):e01992.
19. Naslund JA, Aschbrenner KA, Bartels SJ. How people with serious mental illness use smartphones, mobile apps, and social media. Psychiatric Rehab J. 2016;39(4):364.
20. Núcleo de Informação e Coordenação do Ponto BR (NIC.br). Crianças, adolescentes e o uso da Internet em São Paulo e Buenos Aires: estudos a partir de uma perspectiva de igualdade de gênero. Disponível em: https://cetic.br/media/docs/publicacoes/8/20201027104356/estudo_criancas_adolescentes_e_o_uso_da_internet_em_sao_paulo_e_buenos_aires.pdf.
21. Targum SD, Kitanaka J. Overwork suicide in Japan: a national crisis. Innovations Clin Neurosc. 2012;9(2):35.

53

Especificidades do suicídio na mulher

Lívia Ciaramello Vieira
Mariana Luciano Afonso
Carmita H. N. Abdo

PONTOS-CHAVE

- Como manifestação de intenso sofrimento psíquico, o suicídio é relacionado à nossa estrutura social, marcada profundamente por uma concepção dualista e hierarquizada de feminino e masculino.
- O paradoxo do suicídio corresponde à maior incidência da concretização do ato entre homens contraposta ao maior número de tentativa entre mulheres. Investimentos em estudos a respeito das particularidades da mulher no suicídio são reduzidos em decorrência da percepção de que esse seria um ato masculino.
- As especificidades do suicídio nas mulheres apontam para questões relativas a um sofrimento de gênero e para experiências diversas de violência.

INTRODUÇÃO

A sexualidade humana ultrapassa em grande medida as raízes biológicas e é orientada em direção ao prazer e à satisfação do desejo. Os freios biológicos no ser humano são escassos e as possibilidades de expressão da sexualidade são inúmeras. Assim, o que disciplina a atividade sexual dos indivíduos são as interdições socioculturais[1]. Tais códigos sociais que delineiam os caminhos para a satisfação do desejo são construídos sob uma perspectiva dualista de gênero.

A atribuição de um nome e a identificação de um sexo (masculino ou feminino) inicia-se já ao nascimento, ou antes mesmo, na construção de uma identidade civil. A essa identidade são agregados direitos, deveres, normas de comportamento, expectativas sociais, intelectuais, econômicas e sexuais.

> "A organização psicológica do sujeito, desde os primeiros anos, consciente ou inconscientemente, configura um universo demarcado pelas fronteiras sexuais e seus regulamentos." (p.21)[1]

Os constructos sociais repercutem no posicionamento do sujeito diante do mundo e nos sintomas por ele apresentados. As manifestações psíquicas de sofrimento possuem, portanto, estreita relação com as interdições à sexualidade e com o gênero apresentado socialmente.

> "Com efeito, o ser humano é o único animal cuja existência é, do princípio ao fim, marcada pelo signo do sexo e seus códigos" (p.21)[1]

No entanto, há ainda pouco investimento em estudos que explorem a influência desses fatores no suicídio de homens e mulheres. Uma razão para a falta de estudos sobre as particularidades do gênero feminino no ato suicida corresponde à tendência a vê-lo como um comportamento masculino, dada sua maior prevalência entre homens. Nas mulheres, esse comportamento é, com frequência, tido como manipulador e não intencional. Não é incomum que as tentativas de suicídio sejam associadas a mulheres que buscam apenas chamar a atenção[2]. Essa visão prejudica a compreensão do fenômeno e a implementação de ações que possam reduzi-lo.

O presente capítulo tem por objetivo contribuir para a reflexão acerca de como ser mulher hoje relaciona-se com os atos e pensamentos suicidas.

PERSPECTIVA DE GÊNERO: RELAÇÕES DE PODER E SUICÍDIO

Pensar as especificidades do suicídio nas mulheres é também refletir sobre o conceito de gênero e sobre as marcas que os lugares historicamente ocupados pelo feminino e pelo masculino produzem na subjetividade humana. Assumimos aqui que há um sistema hierárquico de poder entre homens e mulheres, sendo o poder algo que circula e se constrói pelas relações sociais.

A diferença entre os sexos diz respeito às características anatomofisiológicas e o conceito de gênero refere-se à percepção e construção dessas diferenças no contexto histórico-cultural[3]. O gênero atribui a seres biológicos, "machos" e "fêmeas", valores sociais que os transformam em homens e mulheres, seres sociais[4].

Com a produção de padrões mais ou menos fixos de conduta, de possibilidades de viver, sentir prazer e sofrer, os homens e as mulheres são influenciados pelo que se espera deles. Isso não significa a absoluta ausência de autonomia, de resistência e de possibilidade de transformação. Significa que nos constituímos em diálogo com os valores da sociedade e com o nosso papel dentro dela.

A identidade de gênero se coloca, ao longo da história civilizatória, como um traço que atravessa todas as nossas relações e influencia consideravelmente a manifestação do nosso sofrimento. Olhar a existência da mulher sob uma perspectiva de gênero implica buscar a compreensão de como sua experiência pode ser balizada pelo lugar reservado a ela na sociedade.

Simone de Beauvoir deteve-se a estudar em profundidade a condição feminina e os dilemas existenciais que a cercam. Sua citação a seguir sintetiza o conflito sujeito-estruturas sociais. Pode-se apreender os confrontos entre um sujeito social que almeja autonomia, liberdade, transcendência e as estruturas que visam detê-lo em uma posição de assujeitamento.

> "O drama da mulher é esse conflito entre a reivindicação fundamental de todo sujeito que se põe sempre como o essencial e as exigências de uma situação que a constitui como inessencial". (p. 23)[5]

A diferença entre os gêneros nas sociedades patriarcais corresponde a uma hierarquização na qual o masculino tem lugar superior ao feminino. Isto se expressa por meio de manifestações já bem observadas, como: os fenômenos da violência de gênero e violência doméstica, que têm as mulheres como principais vítimas; a menor representatividade política das mulheres[6]; as exaustivas jornadas de trabalho dentro e fora de casa; a divisão sexual do trabalho que reserva às mulheres as tarefas mais monótonas e sujas[7]; as diferenças salariais entre homens e mulheres, entre outros.

Há, ainda, uma discriminação mais difícil de ser mensurada, que opera em nível simbólico: atrelam-se ao feminino significados pejorativos e desqualificadores; justifica-se a violência contra a mulher de forma a culpabilizá-la e minimizar a responsabilidade do agressor; o corpo feminino é objetificado ao ser hipersexualizado e, ao mesmo tempo, alvo de comentários depreciativos; o lugar feminino é socialmente reiterado como diferente e inferior ao masculino[8,9]. Os discursos, crenças e práticas sociais que perpetuam relações de opressão e rebaixam determinados grupos produzem também efeitos subjetivos. No caso das mulheres, como já apontado por pesquisadoras da área, eles têm impactos destruidores sobre a autoestima e a identidade feminina[8,10].

Este capítulo aborda o sofrimento da mulher enquanto ser social, sendo o suicídio e os pensamentos que com ele se relacionam expressões do sofrer.

HISTORICIDADE

O feminino é construído e significado historicamente, assim como as possibilidades de expressão do sofrimento da mulher. Nesta seção, apresentamos um breve contraponto entre três contextos distintos a fim de expressar um recorte de uma perspectiva histórica sobre o tema. Escolhemos iniciar pelas mulheres na Grécia Antiga, cujos valores éticos e obras continuaram impactando profundamente as produções humanas. Passaremos à análise do início da era industrial para, então, chegarmos à relação desses períodos com os dias atuais.

Os relatos da antiga Grécia aos quais temos acesso mostram poucos suicídios entre os homens, cujo destino geralmente era a morte em batalha. Por outro lado, para as mulheres gregas a morte pelo suicídio parecia ser, muitas vezes, a única saída possível, e muitas heroínas tiveram no enforcamento o escape do sofrimento. Destacamos as mortes de: Jocasta, esposa e mãe de Édipo; Fedra, esposa de Teseu; Eurídice, esposa de Creonte e mãe de Hémon e Meneceu; Dejanira, esposa de Héracles; Leda, mãe de Helena e Cliteminestra[11].

Na Grécia Antiga, as mulheres eram desprovidas de liberdade, pertenciam a seus pais e maridos, não eram cidadãs e estavam destinadas a cuidar da casa, dos filhos e dos escravos, sendo elas mesmas, via de regra, vistas como escravas. A vida restrita que levavam se refletia na escolha do local onde tiravam a própria vida: o quarto conjugal[11].

Muito das circunstâncias das mulheres da antiguidade grega tem impressionante semelhança com o que é postulado em uma análise mais recente, já na era industrial capitalista. Karl Marx, no seu livro *Sobre o suicídio*, relata que após tantos séculos a mulher ainda era mantida em situação de submetimento e assujeitamento[12]. O fenômeno do suicídio é apontado como resultado da interação de homens e mulheres com as estruturas sociais. O autor se detém à análise mais aprofundada de quatro casos, dos quais três tratam de suicídios de mulheres. Em todos podemos observar uma estreita relação entre o intenso sofrimento psíquico vivenciado por essas mulheres e as estruturas sociais ligadas à dominação patriarcal e à reificação capitalista.

Um dos casos retrata a impossibilidade de uma mulher decidir sobre o próprio corpo. Não tendo acesso a direitos sexuais e reprodutivos, ela vivenciava uma gravidez indesejada. Outro caso reflete a culpa e a condenação moral relacionadas ao exercício da sexualidade feminina de uma jovem que tem relações sexuais com seu noivo um dia antes do casamento. O terceiro suicídio relaciona-se com a vigilância, controle e cerceamento de liberdade de uma jovem esposa pelo ciúme de seu marido[12].

As três situações, embora tenham ocorrido na França há mais de 160 anos, continuam refletindo aspectos importantes do mundo contemporâneo. Os relatos apontam para as repercussões subjetivas de uma estrutura social que se baseia na desigualdade, na exploração e nas relações de posse. Esses aspectos seguem produzindo sofrimento psíquico.

A condição de vida das mulheres de hoje pode diferir das situações retratadas na antiguidade e no livro de Marx. Pelos movimentos feministas, as mulheres atingiram a condição de cidadãs, conquistaram os direitos ao voto, ao divórcio, a trabalhar fora de casa, a estudar, entre outros, além de terem conquistado parcialmente direitos sexuais e reprodutivos. No entanto, as relações sociais de poder denunciam a permanência do patriarcado ainda hoje, que se faz presente de forma concreta no dia a dia de cada mulher, seja na menor remuneração do trabalho, no desgaste da dupla jornada ou no lugar de vítimas de violência doméstica e outros tipos de violência de gênero.

> "O direito de viver, morrer ou sofrer em público, de expor sua sexualidade, sua dor, sua satisfação ou insatisfação foi e é negado às mulheres. Herança perversa que se luta para mudar, mas que ainda resiste"[11].

EPIDEMIOLOGIA

Embora no mundo o número de suicídios seja maior em homens, as tentativas são mais prevalentes em mulheres. Essa disparidade é denominada "paradoxo de gênero do comportamento suicida" ou apenas "paradoxo do suicídio"[13].

Algumas hipóteses têm sido aventadas na tentativa de compreensão desse fenômeno, sendo a mais difundida a teoria da letalidade[14]: os métodos femininos de suicídio são menos violentos e tendem a preservar o corpo, sendo, portanto, menos letais. Mulheres preferem o uso de medicamentos, enquanto os homens recorrem mais ao enforcamento, às armas de fogo e ao salto de grandes alturas. Enfatizamos que a utilização de meios mais violentos (consequentemente, mais letais), no caso dos homens, associa-se também à construção social de gênero, que vincula masculinidade à agressividade e violência.

Além disso, o uso mais frequente de álcool e outras drogas entre os homens também poderia explicar comportamentos mais impulsivos destes, relacionados ao ato suicida[15]. Homens buscam menos ajuda quando deprimidos e recorrem mais a bebidas alcoólicas, o que aumenta a violência e a impulsividade[16].

> "Homens e mulheres tendem a adotar comportamentos autodestrutivos que são congruentes com as peculiaridades de gênero" (p.103)[16].

Outra suspeita se relaciona a uma subnotificação de tentativas falhas por parte dos homens, que tendem a procurar menos o sistema de saúde. Haveria também, possivelmente, um maior registro dos suicídios femininos notificados como outras causas, por exemplo envenenamentos acidentais[13].

A grande maioria dos países encontra-se nessa situação denominada "paradoxo do suicídio", mas as taxas podem variar muito dependendo do país e da região. No geral, em países de alto rendimento os homens tendem a se matar em torno de 3,5 vezes mais que as mulheres, enquanto nos países de baixo e médio rendimento essa taxa corresponde a 1,6 vez[17].

Observamos a inversão desse aspecto em alguns lugares em que a ocorrência entre as mulheres chega a ser semelhante em número ou maior se comparada ao grupo masculino. Isso acontece em Bangladesh, na China, na

Indonésia, no Iraque, na Jordânia, no Kuwait e no Paquistão[17]. Na China, os suicídios se dão principalmente entre mulheres jovens, pobres, da zona rural, ou seja, aquelas com poucas oportunidades de trabalho e estudo e em situação de submissão à família[18].

No Brasil, que segue o padrão global, o suicídio é quase quatro vezes mais efetivado por homens e é mais tentado entre as mulheres, que representam 69,9% das tentativas[19]. Embora a faixa etária mais comum seja entre 20 e 59 anos, as brasileiras iniciam as tentativas mais cedo, muitas vezes na adolescência. Essa faixa etária tem apresentado aumento significativo do índice de suicídio nos últimos anos, sendo as mulheres entre 10 e 19 anos responsáveis por 25,9% dessas tentativas nas grandes cidades brasileiras[19].

FATORES DE RISCO

Alguns dos fatores que incidem no gênero feminino podem nos ajudar a identificar suas relações com o sofrimento que leva uma mulher a decidir se matar. A comparação com os fatores que se relacionam ao gênero masculino pode, por outro lado, auxiliar a iluminar a questão ainda pouco explorada relativa aos sofrimentos de gênero para os homens. Ainda é possível buscar os fatores protetores que tendem, pela construção social e cultural, a ser mais expressivos entre as mulheres.

A maioria dos fatores de risco parece ser similar entre homens e mulheres, mas é possível perceber diferenças na incidência deles entre os gêneros. A seguir, estão elencados alguns dos fatores que consideramos mais relevantes.

Condições socioeconômicas

As questões socioeconômicas são fatores que influenciam em grande medida o sofrimento físico e psíquico. No entanto, há algumas particularidades de gênero desse aspecto. Por exemplo: o trabalho é um fator protetor tanto para homens como para mulheres, por proporcionar autonomia e integração social. No entanto, para as mulheres, a incorporação na força de trabalho se deu de forma a colocá-las sob piores condições laborais e com a responsabilidade social da dupla jornada, o que pode levar a uma sobrecarga maior e, nessas circunstâncias, a um aumento no risco de suicídio[16].

Baixa escolaridade e situação de desemprego são fatores de risco para o suicídio em ambos os sexos[19]. O maior risco se dá entre brasileiros com menos de 3 anos de estudo. No entanto, a progressão é diferente nos dois sexos: para os homens brasileiros esse risco vai diminuindo progressivamente com o aumento da escolaridade; para as brasileiras, ele reduz inicialmente com os anos de estudo e depois volta a aumentar, de forma que mulheres com mais de 12 anos de estudo têm taxas de suicídio próximas daquelas com quatro a sete anos[19]. Isso pode apontar para uma relação mais linear entre o sucesso econômico e a satisfação pessoal para os homens.

Exposição à violência

Há relatos de aumento de suicídio entre mulheres que sofrem violência dentro do ambiente domiciliar, estando em situação de extremo submetimento a rígidas estruturas familiares[18]. Uma alta relação entre prevalência de ideação suicida entre as mulheres e violência doméstica foi encontrada em diversos países em desenvolvimento. No Brasil, essa correlação correspondeu a 48%[2]. Outro fator a ser ressaltado é a exposição à violência como fator de risco para suicídio em adolescentes. Uma pesquisa realizada no México analisou diretamente as relações entre exposição à violência e risco de conduta suicida em adolescentes. Os dados confirmaram que as meninas tentam mais suicídio na adolescência que os meninos. Mostraram também, nessas meninas, uma correlação entre violência física, sexual e/ou verbal durante a vida com tentativa de autoextermínio na adolescência[20].

Em um estudo qualitativo com mulheres que tentaram suicídio, Cíntia Mesquita Correa aponta para a morte como desejo de sair de uma situação de dor e sofrimento, quando a urgência de sair da dor entraria em choque com o desejo de viver[21]. Assim, a ambivalência torna-se evidente, indicando a possibilidade de diálogo com a vontade de viver na abordagem terapêutica. É necessário que os profissionais de saúde estejam atentos para o fato de que a violência traumatiza, incapacita, humilha, frustra, altera os comportamentos e deixa sequelas[21].

Raça/etnia

Em pesquisa realizada pelo Ministério da Saúde, verificou-se que, entre os anos de 2012 a 2016, o suicídio de adolescentes e jovens negras foi superior ao de meninas e mulheres brancas da mesma faixa etária. Em cada um dos cinco anos analisados, os índices indicavam sempre uma porcentagem mais elevada entre as negras, sendo de 20 a 36% superior à das brancas[22].

Entre as populações nativas de índios ao redor do mundo, os índices de morte autoprovocada são, via de regra, superiores aos da população geral[17], chegando a ser, em alguns casos, alarmantes. Há associação entre a alta incidência de suicídio na população indígena no Brasil com o processo progressivo de retirada de suas terras e perda de seus referenciais identitários e culturais[23]. O impacto dessas transformações repercute de forma diferente nas subjetividades feminina e masculina. No caso das mulheres do povo guarani, por exemplo, o padrão de beleza ocidental se colocou como fonte de comparação, causando piora da autoestima e da relação com o próprio corpo[3].

Idade

As mulheres se comportam de forma um pouco diferente dos homens nesse quesito. No Brasil, eles têm maior mortalidade entre a população com mais de 70 anos[19], o que costuma estar associado com um sentimento de inutilidade e perda de sentido da vida. Já as mulheres têm maior risco entre a faixa etária de 50 a 59 anos[19].

Estado civil

Assim como os homens, mulheres solteiras, divorciadas ou viúvas têm maior risco de suicídio[17]. Nesse sentido, não vemos uma especificidade do gênero feminino, mas sim uma evidência de como a condição humana demanda ligação com o outro. No entanto, parece que o efeito protetor do casamento para as mulheres costuma ser menor. Isso pode ser evidenciado particularmente no caso de jovens de países da Ásia, que têm no casamento um fator de maior vulnerabilidade[2].

O casamento pode ser um ponto de inclusão social, possibilidade de ligação mais profunda com outras pessoas e, assim, de proteção ao suicídio. No entanto, a forma como a instituição do casamento se coloca para mulheres em determinadas culturas pode ser relevante no comportamento suicida. Além disso, podemos considerar que o casamento também indica a linha de exclusão daqueles que não se inserem nesse molde de relacionamento. No geral, o que temos na instituição marital é um modelo pautado na dualidade complementar entre os papéis masculino e feminino, sendo essa instituição uma possível perpetuadora das visões tradicionais do lugar feminino.

Questões relacionadas à experiência da sexualidade

Questões da vida sexual das mulheres são frequentemente associadas ao suicídio, mostrando como para elas ainda é difícil viver a própria sexualidade. Esse é o caso especialmente de mulheres que não seguem o padrão heteronormativo, como lésbicas, bissexuais e transexuais[24]. Os conflitos relativos à experiência da própria sexualidade são regra e podem ser exacerbados em mulheres que iniciam a vida sexual cedo em comunidades mais tradicionais, sendo muitas vezes expostas. Ou, ainda, em situação de casamento arranjado, gravidez indesejada, abuso sexual ou pressão para ter filhos, e entre mulheres que trabalham com a prostituição[25].

Gestação

A gestação tem, no geral, um efeito protetor contra o suicídio. No entanto, esse efeito é reduzido para mães abaixo dos 20 anos de idade e quando a gestação não é desejada. A psicose pós-parto aumenta em sete vezes o risco de suicídio materno no primeiro ano da criança e em 17 vezes ao longo da vida da mãe. O aborto e problemas com a fertilidade têm sido apontados como desencadeantes dos comportamentos suicidas[2].

Transtornos mentais

A depressão é o maior fator de risco para o suicídio em ambos os sexos. No entanto, embora ela seja mais prevalente entre mulheres, mais homens cometem o suicídio. A maior prevalência de depressão entre mulheres se dá à custa de uma idade de início mais precoce, a qual coincide com o momento em que as diferenças de gênero se tornam mais evidentes – a puberdade[2].

Os transtornos alimentares, muito mais comuns no sexo feminino, se relacionam com um aumento significativo do risco. Mulheres com anorexia apresentam 50 vezes maior chance de suicídio. Tanto anorexia como bulimia aumentam o risco de tentativas[2].

O comportamento suicida também é maior em mulheres com transtorno de personalidade *borderline* e naquelas com transtorno do estresse pós-traumático. Além disso, a admissão em hospitais psiquiátricos aumentou mais o risco de suicídio entre as mulheres do que entre os homens[2].

Fatores de gênero protetores

As mulheres costumam buscar mais os serviços de saúde, incluindo os de saúde mental, o que pode se constituir como um fator protetivo[17]. A busca por ajuda é uma tentativa de reconexão e, por vezes, é fundamental para evitar desfechos trágicos.

Também é relevante que países com menor desigualdade de gênero tenham menor taxa de morte por autoextermínio entre as mulheres. Sendo assim, estruturas sociais que garantam maior igualdade entre homens e mulheres podem ser protetoras ao suicídio feminino[2].

MECANISMOS PSICOLÓGICOS

Conforme já pontuado, compreendemos o suicídio como expressão máxima de dor e angústia. Pode expressar-se como momento final de um longo percurso de sofrimento, e como meio de dar fim a um sofrimento insuportável. Dificilmente, portanto, existirá um único fator causal. Mais difícil ainda é atribuir um modelo psicológico como específico do suicídio feminino ou como unificador das causas desse comportamento entre as mulheres.

Na psicanálise, várias teorias despontam na tentativa de explicar o que leva uma pessoa a por fim à própria vida. Entre elas, podemos citar a teoria de Freud a respeito da melancolia e a teoria de Lacan sobre o *acting out* e a passagem ao ato.

Em *Luto e melancolia*, Freud postula que a perda de um objeto real ou imaginário pode conduzir o sujeito a um processo melancólico, no qual ele não sabe delimitar o que foi perdido. Isso acontece quando há uma importante identificação narcísica do Eu com o objeto. Assim, sem poder desinvestir do objeto, a sombra deste recai sobre o Eu e o objeto introjetado no eu passa a ser atacado pelo sujeito[26]. A partir dessa teoria é possível compreender que o Eu ataca a si mesmo como faz com um objeto externo e isso poderia acontecer também no ato suicida. A princípio, não há aqui algo que possa ser diretamente relacionado às diferenças de gênero. Porém, a observação mais próxima de casos de suicídio de homens e mulheres nos leva a acreditar que as circunstâncias que conduzem à perda desse objeto e levam o sujeito à melancolia poderiam ter influências de gênero.

Outra visão divide os atos suicidas em *acting out* e passagem ao ato. O *acting out* seria uma tentativa de religação com o Outro, de convocar esse Outro para a relação. Esses são os suicídios que costumam ser considerados popularmente como atos para "chamar atenção". A passagem ao ato, por sua vez, corresponde ao suicídio que não é simbolizado, que é pura descarga de um excesso no corpo. Este não carrega mensagem, diz respeito ao que coloca o sujeito diante do vazio com o qual ele se identifica. Assim, o sujeito "sai de cena" por meio do ato[27]. Nessa elaboração teórica também não há uma diferença fundamental entre as posições feminina e masculina. Indagamo-nos se haveria uma prevalência diferente dos dois tipos de ato suicida mencionados entre os gêneros.

Pensando na exploração das particularidades de gênero nos desencadeantes do comportamento suicida, apontamos o conceito das situações-limite como um facilitador dessa pesquisa. São situações de intensa sobrecarga psicológica, marcadas pela sensação de insuportabilidade. As conjunturas que desencadeiam tal estado podem guardar correlações com o papel de gênero na sociedade.

O termo situações-limite refere-se à experiência de ter as bases da existência ameaçadas. Assim, o sofrimento parece incontornável, a capacidade de dar sentido à própria experiência fica ameaçada e um novo sentido precisa ser elaborado.

A situação não vale pelo que é atribuído a ela de forma externa, mas por como ela é vivida de forma particular por uma pessoa. Considerar a singularidade, as vivências e a história pessoal de cada um(a) é, portanto, fundamental. Se, por um lado, cada indivíduo vive a sua experiência de forma singular, por outro o sofrimento e as suas causas variam também de acordo com fatores da estrutura social atrelada ao gênero. Para Meneghel,

> "o suicídio pode ser entendido como uma situação-limite na vida de mulheres, quando é encarado como a única saída para os conflitos sociais ou interpessoais geradores de sofrimento intenso e mal-estar avassalador." (p. 212)[25]

De modo geral, enquanto nos homens os predisponentes mais imediatos ao suicídio estariam relacionados a questões econômicas e desemprego, nas mulheres os fatores de maior vulnerabilidade seriam majoritariamente ligados às relações interpessoais, destacando-se conflitos familiares e amorosos[25]. Buscando relacionar gênero e suicídio na condução a situações-limite, abordaremos três momentos emblemáticos na vida da mulher: a adolescência, a gestação e o início do envelhecimento, marcado simbolicamente pelo advento da menopausa.

A adolescência é um momento da vida de intensificação da constituição identitária e exacerbação de conflitos existenciais. Tanto para meninas quanto para meninos, tem sido considerada um período vulnerável para suicídio.

Estudos indicam maiores índices de ideação e de tentativas de suicídio entre meninas adolescentes do que entre meninos. Dentre os principais fatores de risco na adolescência, são citados: a exposição a diferentes tipos de violência, o acúmulo de eventos estressores, conflitos familiares, históricos de suicídio na família, questões sociais ligadas à pobreza, uso abusivo de drogas lícitas e/ou ilícitas e histórico de depressão[28]. Destacamos a maior vulnerabilidade das meninas aos conflitos familiares e amorosos como uma possível expressão psicológica dos lugares destinados a essas jovens mulheres. É ainda na puberdade que a diferença de gênero se coloca como um fator que pode determinar as expectativas dessas jovens.

Como já pontuado nos fatores de risco, a gestação representa, no geral, um fator protetor ao suicídio[2], o que deve se relacionar em alguma medida ao cumprimento das expectativas relacionadas ao papel social. Por outro lado, mulheres com problemas de fertilidade e que passam por abortos têm um aumento do risco de suicídio, sendo este muito maior e duradouro para aquelas que têm psicose pós-parto[2]. O não cumprimento desse papel social de forma considerada adequada pode levar as mulheres a uma situação de grande sofrimento, que, para algumas, se expressa nos pensamentos de morte.

Em relação à menopausa, trata-se de um momento da vida em que muitos conflitos podem ser exacerbados e/ou intensificados. As alterações hormonais podem atuar como fatores facilitadores de processos melancólicos. Cassorla[23] atenta, contudo, para a importância de considerar desencadeantes psicológicos ao se refletir sobre processos de depressão e atos de suicídio nessa fase da vida.

O autor enfatiza como um desses desencadeantes um possível sentimento de "fim de feminilidade", acompanhando a perda da capacidade reprodutiva. A menopausa, como um símbolo de concretização do processo de envelhecimento, pode trazer consigo tristeza, baixa autoestima e frustração. Isso ocorre especialmente em sociedades nas quais o reconhecimento social da mulher está ligado à sua aparência e à sua beleza física. Esses padrões de beleza restringem-se majoritariamente à fase da juventude. É como se às mulheres – desejantes e alvos de desejo do outro – não fosse permitido envelhecer.

Outro fator psicológico externo que pode desencadear sentimentos melancólicos nesse momento da vida é a possibilidade de coincidir com a fase em que os filhos e filhas, crescidos, saem da casa materna. Para as mulheres que assumiram como principal objetivo de vida a maternidade – ou que nela investiram a maior parte de seu tempo e energia –, isto pode gerar um sentimento de intenso vazio[23].

PSIQUIATRIA E CULTURA

O ser humano constitui-se sob os atravessamentos da cultura expressa em suas obras. Consideramos as produções culturais humanas elementos essenciais para a investigação da subjetividade e do funcionamento psíquico.

O suicídio feminino é tematizado na cultura, seja por mulheres que encontraram no meio sublimatório um alívio para seu próprio sofrimento, ou por meio de personagens que encarnam a dor dessa situação-limite. Quando buscamos essas produções, deparamo-nos com as especificidades do sofrimento psíquico das mulheres e suas relações com o ato de pôr fim à própria vida.

Diante de uma ampla gama de exemplos possíveis, destacamos o filme *As virgens suicidas*[29], que retrata a história do suicídio de cinco meninas do ponto de vista de garotos da mesma rua que tentam dar sentido aos acontecimentos que circundam essa tragédia familiar. Essa tarefa mostra-se ingrata diante do fato de que há sempre algo que lhes escapa. Os pais das garotas eram muito religiosos e criavam as filhas com a mais rígida disciplina. Elas não podiam sair maquiadas, não iam a festas e viviam entre a casa, a escola e a igreja. Cecília é a mais nova e também a primeira a se matar. Após a primeira tentativa, que antecede em pouco tempo o suicídio, o médico a questiona: "O que você está fazendo aqui, meu bem? Você nem tem idade para saber o quanto a vida pode se tornar ruim."; ao que a caçula responde: "É óbvio, doutor, você nunca foi uma menina de 13 anos.". Com a morte de Cecília, os pais das meninas tentam flexibilizar um pouco as regras familiares. No entanto, após uma festa em que Lux, uma das filhas, passa a noite fora de casa, as restrições à liberdade das adolescentes tornam-se ainda mais rigorosas. Elas ficam trancadas em casa com comunicação extremamente limitada com o mundo exterior, o que termina apenas com a morte das outras quatro meninas. A obra torna evidente a repressão à sexualidade na educação das mulheres, de acordo com os valores morais e culturais de determinadas sociedades que destinam ao feminino o lugar pudico e domiciliar.

Esse lugar de aprofundada alienação da mulher é importante causa de sofrimento e pode ser encontrado em relatos valiosos de algumas escritoras. Em seu conto *Amor*, Clarice Lispector comenta sobre uma dona de casa que dedica a vida aos cuidados domésticos, uma personagem que "viera a cair num destino de mulher". Ela escreve:

> "certa hora da tarde era mais perigosa. [...] Quando nada mais precisava de sua força, inquietava-se [...] quando a casa estava vazia sem precisar mais dela, o sol alto, cada membro da família distribuído nas suas funções"[30].

Se Clarice encontrou sua própria forma de viver, produzir e sofrer negando o suicídio como saída, outras escritoras não tiveram o mesmo destino. Podemos citar entre famosas suicidas da literatura: Virgínia Wolf, Silvia Plath, Florbela Espanca e Ana Cristina Cesar.

Nas palavras de Dantas: "Forças misteriosas da vida anseiam por uma quota de mártires, para que a grande espiral do cotidiano permaneça ativa em sua eficácia de reproduzir o *status quo*, harmonizando o todo por meio de mecanismos hipócritas, tacitamente aceitos por todos, em um nivelamento perverso que anula a diferença ou o que vai de encontro ao que não segue sua gramática."[31]

A mulher[32]

Ó Mulher! Como és fraca e como és forte!
Como sabes ser doce e desgraçada!
Como sabes fingir quando em teu peito
A tua alma se estorce amargurada!
Quantas morrem saudosa duma imagem.
Adorada que amaram doidamente!
Quantas e quantas almas endoidecem
Enquanto a boca rir alegremente!
Quanta paixão e amor às vezes têm
Sem nunca o confessarem a ninguém
Doce alma de dor e sofrimento!
Paixão que faria a felicidade.
Dum rei; amor de sonho e de saudade,
Que se esvai e que foge num lamento!

REFERÊNCIAS BIBLIOGRÁFICAS

1. Abdo C, Afif-Abdo J, Ramadam ZBA. Sexualidade humana e seus transtornos. 2014;S.l: s.n.
2. Vijayakumar L. Suicide in women. Indian J Psychiatry. 2015;57(Suppl 2):S233-S238.
3. Barroso M, Alejandro A. Comprender el suicidio desde una perspectiva de género: una revisión crítica bibliográfica. Revista de la Asociación Española de Neuropsiquiatría. 2019;39(135):51-66. 2019.
4. Torrão Filho A. Uma questão de gênero: onde o masculino e o feminino se cruzam. Cadernos Pagu. 2005;24:127-52.
5. Beauvoir S. O segundo sexo: fatos e mitos. Milliet S (trad.). 3.ed. Rio de Janeiro: Nova Fronteira, 2016.
6. Blay EA. Um caminho ainda em construção: a igualdade de oportunidades para as mulheres. Revista da USP, São Paulo. 2001;49:82-97.
7. Bosi E. Cultura de massa e cultura popular. Leituras de operárias. Petrópolis: Vozes; 2009.

8. Saffioti HIB. Gênero, patriarcado, violência. São Paulo: expressão popular: Fundação Perseu Abramo; 2015.
9. Afonso ML. Segura sua mão na minha, para que façamos juntas o que eu não posso fazer sozinha: memórias de mulheres que participam de movimento social feminista [tese]. São Paulo (SP): Universidade de São Paulo; 2019.
10. Whitaker D. Mulher & homem: o mito da desigualdade. São Paulo: Moderna, 1988.
11. Marquetti FR, Marquetti FC. Suicídio e feminilidades. Cad. Pagu, Campinas. 2017;49:e174921.
12. Marx K. Sobre o suicídio. São Paulo: Boitempo Editorial, 2008 (1846).
13. Canetto SS, Sakinofsky I. The gender paradox in suicide. Suicide Life Threatening Behavior. 1998; 28(1):1-23.
14. Mościcki EK. Gender differences in completed and attempted suicides. Ann Epidemiology. 1994;4(2): 152-8.
15. Möller-Leimkühler AM. The gender gap in suicide and premature death or: Why are men so vulnerable?. Eur Arch Psychiatry Clin Neuroscience. 2003; 253(1):1-8.
16. Botega NJ. Crise suicida: avaliação e manejo. Porto Alegre: Artmed, 2015.
17. World Health Organization (WHO). Data Preventing suicide: a global imperative. Geneva: WHO, 2014.
18. Yip PS, Liu KY, Law CK. Years of life lost from suicide in China, 1990-2000. Crisis. 2008;29(3):131-6.
19. Ministério da Saúde. 2017 Boletim epidemiológico. Secretaria de Vigilância em Saúde. Volume 48. n. 30. Brasília, DF, Brasil. Vijayakumar L. (2015). Suicide in women. Indian J Psychiatry. 2017;57(Suppl 2), S233-S238.
20. Espinoza-Gomez F, et al. Violencia doméstica y riesgo de conducta suicida en universitarios adolescentes. Salud Publica Mexico. 2010;52(1):213-219.
21. Correia CM, Gomes NP, Couto TM, Rodrigues AD, Erdmann AL, Diniz NMF. Representações sobre suicídio para mulheres com história de violência doméstica e tentativa do mesmo. Texto Contexto Enferm. 2014;23(1):118-25.
22. Brasil. Ministério da Saúde. Secretaria de Gestão Estratégica e Participativa. Departamento de Apoio à Gestão Participativa e ao Controle Social. Óbitos por suicídio entre adolescentes e jovens negros 2012 a 2016 / Ministério da Saúde, Secretaria de Gestão Estratégica e Participativa, Departamento de Apoio à Gestão Participativa e ao Controle Social. Universidade de Brasília, Observatório de Saúde de Populações em Vulnerabilidade – Brasília: Ministério da Saúde, 2018.
23. Cassorla RMS. Suicídio: fatores inconscientes e aspectos socioculturais: uma introdução. São Paulo: Blucher, 2017.
24. Corrêa FHM, Rodrigues BB, Mendonça JC, Cruz LR. Pensamento suicida entre a população transgênero: um estudo epidemiológico. J Bras Psiquiatr. 2020;69(1):13-22.
25. Meneghel NS, Hesler LZ, Ceccon RF, Trindade AG, Pereira S. Suicídio de mulheres: uma situação limite?. Athenea Digital. Revista de Pensamiento e Investigación Social. 2013;13(2):207-17.
26. Freud S. Luto e melancolia. In: ______. Sigmund Freud obras completas. Vol. 12. Tradução de Paulo César de Souza. São Paulo: Companhia das Letras, 2010 (Trabalho original publicado em 1917).
27. Godoi BS, Gomide RV. Uma leitura sobre o ato suicida na contemporaneidade. Psicanálise & Barroco em Revista. 2016;14(2):124.
28. Braga LL, Dell'aglio DD. Suicídio na adolescência: fatores de risco, depressão e gênero. Contextos Clínicos. 2013;6(1).
29. Coppola S. As virgens suicidas. American Zoetrope, 1999. 97 min. Baseado no romance homônimo de Jeffrey Eugenides.
30. Lispector C. Amor. Laços de Família. Rio de Janeiro: Rocco, 1998.
31. Dantas ML. Negras flores da mesma haste - três mulheres suicidas na literatura: Vírginia, Florbela, Ana C. Bagoas - Estudos gays: gêneros e sexualidades. 2012;4(5).
32. S/N, Florbela Espanca: poesia completa, Coleção Autores de Língua Portuguesa. 5.ed. Lisboa: Betrand, 2004.

54

Suicídio na terceira idade

Marcos Vasconcelos Pais
Júlia Cunha Loureiro
Guilherme Kenzzo Akamine
Orestes Vicente Forlenza

PONTOS-CHAVE

- Os índices de suicídio na população idosa são maiores que na população geral, apesar de se observarem índices maiores de tentativas de suicídio entre jovens.
- Aspectos comuns ao envelhecimento como limitações físicas, adoecimento – especialmente um diagnóstico de câncer –, declínio cognitivo e mudanças socioeconômicas explicam a maior incidência do suicídio entre idosos quando comparado aos jovens.
- Depressão é o principal fator de risco para o suicídio na população idosa. Outros importantes fatores são a presença de doença psiquiátrica grave, incapacidade funcional e limitações físicas impostas por adoecimento e idade acima dos 60 anos.

INTRODUÇÃO

O suicídio, e o comportamento suicida consequentemente, são um problema de saúde pública, representando a principal causa de morte violenta na população geral, com cerca de 800 mil mortes anuais mundialmente ou 1,5% de todas as mortes[1-3]. Cabe notar que os índices de suicídio na população idosa são maiores que na população geral, apesar da observação de taxas maiores de tentativas de suicídio entre jovens[1,4,5].

Historicamente, compreendia-se o suicídio em pessoas idosas como uma "tragédia decorrente de negligência"[6], ocorrendo por consequência do não reconhecimento de doenças tratáveis, condições psiquiátricas não detectadas, ostracismo relacionado a comportamentos e políticas ageístas ou acesso restrito a serviços de saúde de qualidade. Com a introdução de serviços de assistência adequados, aumento da expectativa de vida e inserção dos idosos na comunidade de forma útil e mais integrada, houve, nas últimas décadas, a constatação de uma melhora global na saúde dessa parcela da população[7]. No entanto, índices altos de suicidalidade persistem, até a atualidade, em populações idosas, podendo ser explicados pela confluência de aspectos estressores comuns ao envelhecimento, como limitações físicas, adoecimento, declínio cognitivo e mudanças socioeconômicas. Há, por exemplo, um aumento da incidência de suicídio em idosos diagnosticados com câncer[8-10]. Acredita-se, inclusive, que o crescimento da população idosa no mundo nos próximos anos deve resultar em consequente aumento nos casos de suicídio de idosos, com implicações nas políticas públicas endereçadas à questão.

As taxas de suicídio variam mundialmente e são afetadas por diversos fatores como idade e gênero. Idosos do sexo masculino compõem o grupo com maior risco de suicídio[3]. Estudos mostram significativa variabilidade na proporção entre os gêneros, chegando a mais que dobrar a ocorrência entre homens (15,6 por 100 mil) se comparados às mulheres (7 por 100 mil)[1]. As características epidemiológicas das tentativas de suicídio e dos comportamentos de autoagressão são diferentes das do suicídio, afetando principalmente mulheres e jovens[11].

Os estudos dedicados a compreender o suicídio são, em sua maioria, voltados para a população mais jovem. Existe extensa literatura voltada para o tema do suicídio na população jovem. Neste capítulo, focaremos nos fatores de risco e nos aspectos neurobiológicos mais especificamente associados ao suicídio na população idosa.

FATORES DE RISCO

Compreende-se, hoje, que os fatores de risco geralmente associados ao suicídio apresentam valor preditivo limitado e com baixa especificidade[12], exigindo maior investigação dos mecanismos envolvidos. Como exemplo, apesar de tentativas prévias de suicídio representarem um fator de risco importante e com alto valor preditivo[3], apenas um quarto dos idosos que cometeram suicídio possui história prévia de tentativas[13]. Por outro lado, tentativas de suicídio em idosos devem sempre ser tratadas com a máxima seriedade, pois costumam representar insucesso de uma investida deliberada. Tentativas frustradas cometidas por idosos se configuram, subsequentemente, em suicídio com frequência maior do que o constatado em jovens. Verifica-se uma taxa de letalidade resultante das tentativas de suicídio entre idosos de cerca de 25%, número este significativamente maior do que o observado em adultos jovens, de cerca de 0,5%[14].

Mais recentemente, vem surgindo um novo entendimento dos mecanismos envolvidos no suicídio. Fatores de risco diferentes apresentam importância maior em determinados momentos ao longo da vida do sujeito, podendo o suicídio ser compreendido como resultado cumulativo da convergência desses fatores[15, 16]. Além disso, fatores individuais ou indicativos de predisposição (genética ou presença de história familiar positiva para suicídio) parecem interagir com fatores precipitantes ou são frequentemente afetados por fatores sociais, acarretando no evento trágico do suicídio.

Compreende-se mais claramente, hoje, que há múltiplos padrões de vulnerabilidade individual relacionados ao suicídio. Alguns indivíduos parecem apresentar uma vulnerabilidade desde a infância e adolescência com sua persistência ao longo de toda a vida. Outros, um padrão decrescente, com redução da vulnerabilidade com o envelhecimento a partir da aquisição de mecanismos protetores. Por fim, em uma parte dos indivíduos observa-se um padrão crescente de vulnerabilidade, com novos fatores de risco sendo incorporados ao longo da vida. É interessante notar que alguns idosos podem demonstrar um incremento tardio em vulnerabilidade decorrente do próprio envelhecimento e da combinação de fatores de risco específicos dessa faixa etária, contribuindo, assim, para o comportamento suicida[15].

O diagnóstico de depressão é o principal fator de risco para o suicídio na população idosa[17], principalmente quando associado a comorbidades clínicas debilitantes. Apesar disso, alguns estudos evidenciaram a ausência de sintomas depressivos prévios em idosos que cometeram suicídio[18, 19], sugerindo que provavelmente outros fatores representam importante papel no fenômeno do suicídio nessa população. Os demais parâmetros investigados que constituem importantes fatores de risco são a presença de doença psiquiátrica grave[20, 3], um sentimento de desconexão social[21], a presença de incapacidade funcional, as limitações físicas impostas por adoecimento[22, 23] e a perspectiva de deterioração cognitiva diante de uma doença neurodegenerativa grave. O papel do luto no acréscimo do risco de suicídio merece destaque. A perda do cônjuge e/ou de amigos próximos contribui, de forma dolorosa, para uma vida empobrecida de relacionamentos íntimos[24]. Homens idosos são especialmente vulneráveis, e o primeiro ano de viuvez parece ser o de maior fragilidade[25]. A idade também representa importante fator de risco, principalmente para idosos acima dos 60 anos[26].

Fatores protetores, por outro lado, incluem: contar com uma rede consistente de suporte social, sentimento de pertencimento comunitário, relacionamentos significativos e envolvimento em práticas religiosas[27]. Entretanto, estudos que investigam fatores protetores para o suicídio nessa população são ainda mais escassos.

MECANISMOS NEUROBIOLÓGICOS

A partir de estudos com adultos jovens, modelos que explicam o suicídio como resultado de uma combinação entre vulnerabilidade individual e fatores estressores ambientais são os mais aceitos e mais bem sustentados por evidências clínicas e neurobiológicas[28-30]. Alterações neurobiológicas encontradas em sujeitos com comportamento suicida podem indicar o caminho para o desenvolvimento de marcadores preditivos do risco aumentado de suicídio, colaborando na busca por intervenções preventivas e eficazes[12].

As vulnerabilidades individuais são compreendidas como aspectos biológicos disfuncionais reconhecidamente associados ao suicídio como, p. ex., uma reduzida modulação serotoninérgica[30]. Uma segunda hipótese sugere que uma hiperatividade do eixo hipotálamo-hipófise-adrenal resultante da vivência de eventos estressores no início da vida seria catalisadora do comportamento suicida[31].

Em relação aos aspectos genéticos que contribuem com a ocorrência de suicídio entre idosos, estudos apresentaram resultados divergentes quanto ao aumento do risco de suicídio em indivíduos que possuem o alelo ε4 da apolipoproteína E (APOE)[32,33]. Dados de populações específicas também se mostraram pouco decisivos quanto à presença de genes específicos relacionados ao risco de suicídio em idosos[12].

Em menor grau, estudos de neuroimagem funcional também vêm buscando padrões reconhecidamente típicos relacionados a tentativas de suicídio[15], com achados de anormalidades no córtex pré-frontal medial[34].

MECANISMOS NEUROPSICOLÓGICOS

Estudos têm organizado dados neuropsicológicos de pacientes que cometeram ou tentaram suicídio, mas ainda não foi possível determinar um modelo de alterações típicas. Prejuízo da capacidade de tomada de decisões[35] e comprometimento cognitivo de diversas etiologias[36] vêm sendo reconhecidos como comprometimentos significativos para os estudos sobre suicídio, apesar de ainda não haver evidências claras sobre os mecanismos envolvidos. Apesar de escassa literatura que sustente a associação entre demência e suicídio, em idosos que tentaram suicídio, estudos mostram cada vez mais evidências de alterações em determinados domínios cognitivos específicos como visuoespacialidade, memória de trabalho, atenção e função executiva[37].

Um comprometimento da inibição cognitiva é a alteração com o maior número de evidências nos estudos neuropsicológicos de pacientes idosos que tentaram suicídio[12].

CONSIDERAÇÕES FINAIS

A incidência do suicídio é maior entre idosos do que jovens. Médicos ou outros profissionais de saúde que atendem pessoas idosas devem ser treinados a investigar ativamente sinais de depressão ou de ideias suicidas a fim de identificar risco e possibilitar a instituição de medidas de assistência, proteção e inclusão comunitária. O reconhecimento da existência de uma doença física não deve impedir um exame pormenorizado do estado mental do idoso. Diversos fatores, individuais e ambientais, parecem interagir, determinando um aumento de risco de cometer suicídio em paralelo aos desafios de envelhecer.

Apesar da relevância do tema, a literatura dedicada ao estudo do suicídio na população idosa ainda é escassa. O envelhecimento da população, com o aumento da expectativa de vida, traz à tona a importância do suicídio nessa faixa etária e exige maior foco dos pesquisadores na busca dos mecanismos neurobiológicos envolvidos.

PSIQUIATRIA E CULTURA

- *O suicídio: um estudo sociológico*, de Durkheim E. Rio de Janeiro: Zahar; 2011
  Nesta publicação seminal sobre o tema do suicídio publicada em 1897, o sociólogo francês *Émile* Durkheim postula sobre as implicações (causas e repercussões) sociais do suicídio. Ele afirma que em toda sociedade há um contingente de pessoas que usam do artifício da morte voluntária.
- Freud S. *Luto e melancolia* (1917). In: Freud S. A história do movimento psicanalítico: artigos sobre metapsicologia e outros trabalhos (1914-1916). Rio de Janeiro: Imago, 1996, p. 249-263. (Edição standard brasileira das obras psicológicas completas, 14)
  Nesta obra, Sigmund Freud aborda a conexão entre melancolia e suicídio, articulando com conceitos consagrados na teoria psicanalítica.
- *No limite do suicídio* (*The sunset limited*). Peça teatral, de McCarthy C. New York: Vintage, 2006.
  Esta peça teatral, que foi adaptada para os cinemas em 2011, traz importantes questões ligadas à fé e à religião que permeiam as discussões em torno do suicídio.
- *Um crime da solidão: reflexões sobre o suicídio*, de Solomon A. São Paulo, Companhia das Letras, 2018. 112 p.
  Este livro reúne textos de Andrew Solomon, autor de O demônio do meio-dia, sobre casos de personalidades famosas que cometeram suicídio, refletindo sobre aspectos particulares de cada caso.

REFERÊNCIAS BIBLIOGRÁFICAS

1. World Health Organization. 2019. Disponível em: http://www.who.int/mental_health/prevention/suicide/suicideprevent/en/. Acesso em: 30 Jul.2020.
2. Naghavi M; Global Burden of Disease Self-Harm Collaborators. Global, regional, and national burden of suicide mortality 1990 to 2016: systematic analysis for the Global Burden of Disease Study 2016. BMJ. 2019;364:l94.
3. Hawton K, van Heeringen K. Suicide. Lancet. 2009;373(9672):1372-81.
4. Rostami M, Younesi SJ, Shahboulaghi F, Malakouti SK, Foroughan M. Models of suicide in elderly: a protocol for a systematic review. BMJ Open. 2018; 8(10):e022087.
5. van Orden KA, Conwell Y. Issues in research on aging and suicide. Aging Ment Health. 2016;20(2):240-51.
6. Duckworth G, McBride H. Suicide in old age: a tragedy of neglect. Can J Psychiatry.1996;41(4):217-22.
7. Pritchard C, Hansen L. Comparison of suicide in people aged 65-74 and 75+ by gender in England and Wales and the major Western countries 1979-1999. Int J Geriatr Psychiatry. 2005;20(1):17-25.

8. Cole TB, Bowling JM, Patetta MJ, Blazer DG. Risk factors for suicide among older adults with cancer. Aging Ment Health. 2014;18(7):854-60.
9. Misono S, Weiss NS, Fann JR, Redman M, Yueh B. Incidence of suicide in persons with cancer. J Clin Oncol. 2008;26(29):4731-8.
10. Björkenstam C, Edberg A, Ayoubi S, Rosén M. Are cancer patients at higher suicide risk than the general population? Scand J Public Health. 2005;33(3): 208-14.
11. Olfson M, Wall M, Wang S, Crystal S, Gerhard T, Blanco C. Suicide following deliberate self-harm. Am J Psychiatry. 2017;174(8):765-74.
12. Richard-Devantoy S, Turecki G, Jollant F. Neurobiology of elderly suicide. Arch Suicide Res. 2016; 20(3):291-313.
13. Préville M, Boyer R, Hébert R, Bravo G, Seguin M. Correlates of suicide in the older adult population in Quebec. Suicide Life Threat Behav. 2005;35(1):91-105.
14. Conwell Y, Cailting T. Suicidal behaviors in elders. Psichiatric Clin North Am. 2008;31:333-56.
15. Fazel S, Runeson B. Suicide. N Engl J Med. 2020; 382(3):266-74.
16. Gunnell D, Bennewith O, Hawton K, Simkin S, Kapur N. The epidemiology and prevention of suicide by hanging: a systematic review. Int J Epidemiol. 2005; 34(2):433-42.
17. Conwell Y, Duberstein PR, Caine ED. Risk factors for suicide in later life. Biol Psychiatry. 2002;52(3): 193-204.
18. Gutierrez DM, Sousa AB, Grubits S. Suicidal ideation and attempted suicide in elderly people: subjective experiences. Cien Saude Colet. 2015;20(6):1731-40.
19. Bonnewyn A, Shah A, Bruffaerts R, Schoevaerts K, Rober P, Van Parys H, Demyttenaere K. Reflections of older adults on the process preceding their suicide attempt: a qualitative approach. Death Stud. 2014;38(6-10):612-8.
20. Dombrovski AY, Szanto K, Duberstein P, Conner KR, Houck PR, Conwell Y. Sex differences in correlates of suicide attempt lethality in late life. Am J Geriatr Psychiatry. 2008;16(11):905-13.
21. Fässberg MM, Orden KA van, Duberstein P, Erlangsen A, Lapierre S, Bodner E, et al. A systematic review of social factors and suicidal behavior in older adulthood. Int J Environ Res Public Health. 2012;9(3):722-45.
22. Paraschakis A, Douzenis A, Michopoulos I, Christodoulou C, Vassilopoulou K, Koutsaftis F, et al. Late onset suicide: distinction between "young-old" vs. "old-old" suicide victims. How different populations are they? Arch Gerontol Geriatr. 2012;54(1):136-9.
23. Fässberg MM, Cheung G, Canetto SS, Erlangsen A, Lapierre S, Lindner R, et al. A systematic review of physical illness, functional disability, and suicidal behaviour among older adults. Aging Ment Health. 2016;20(2):166-94.
24. Conejero I, Olié E, Courtet P, Calati R. Suicide in older adults: current perspectives. Clin Interv Aging. 2018;13(3):691-9.
25. Li G. The interaction effect of bereavement and sex on the risk of suicide in the elderly: An historical cohort study. Soc Sci Med. 1995;40(6):825-8.
26. Shah A, Bhat R, Zarate-Escudero S, DeLeo D, Erlangsen A. Suicide rates in five-year age-bands after the age of 60 years: the international landscape. Aging Ment Health. 2016; 20(2):131-8.
27. Duberstein PR, Conwell Y, Conner KR, Eberly S, Evinger JS, Caine ED. Poor social integration and suicide: fact or artifact? A case-control study. Psychol Med. 2004;34(7):1331-7
28. Turecki G, Ernst C, Jollant F, Labonté B, Mechawar N. The neurodevelopmental origins of suicidal behavior. Trends Neurosci. 2012;35(1):14-23.
29. Jollant F, Lawrence NL, Olié E, Guillaume S, Courtet P. The suicidal mind and brain: a review of neuropsychological and neuroimaging studies. World J Biol Psychiatry. 2011;12(5):319-39.
30. Mann JJ. Neurobiology of suicidal behaviour. Nat Rev Neurosci. 2003;4(10):819-28.
31. Turecki G. The molecular bases of the suicidal brain. Nat Rev Neurosci. 2014;15(12):802-16.
32. Bogner HR, Richie MB, de Vries HF, Morales KH. Depression, cognition, apolipoprotein e genotype: latent class approach to identifying subtype. Am J Geriatr Psychiatry. 2009;17(4):344-52.
33. Hwang JP, Yang CH, Hong CJ, Lirng JF, Yang YM, Tsai SJ. Association of APOE genetic polymorphism with cognitive function and suicide history in geriatric depression. Dement Geriatr Cogn Disord. 2006; 22(4):334-8.
34. van Heeringen K, Mann JJ. The neurobiology of suicide. Lancet Psychiatry. 2014;1(1):63-72.
35. Jollant F, Bellivier F, Leboyer M, Astruc B, Torres S, Verdier R, et al. Impaired decision making in suicide attempters. Am J Psychiatry. 2005;162(2):304-10.
36. Richard-Devantoy S, Jollant F, Deguigne F, Letourneau G. Neurocognitive markers of suicide vulnerability in the elderly: a review. Geriatr Psychol Neuropsychiatr Vieil. 2013;11(4):367-78.
37. Olsson P, Wiktorsson S, Sacuiu S, Marlow T, Östling S, Fässberg MM, et al. Cognitive function in older suicide attempters and a population-based comparison group. J Geriatr Psychiatry Neurol. 2016; 29(3):133-41.

55

Suicídio em população LGBTQIA+

Lucas Almeida Santana Rocha
Thaís Muriel Marin
Bianca Brunelli Eduardo
Alexandre Saadeh

PONTOS-CHAVE

- O estresse de minorias tem forte relevância no risco psicopatológico da população transgênero. Ser vítima de preconceito genericamente já traz um aumento na prevalência de transtornos mentais para a população acometida. Sofrer com a transfobia antecipada e a transfobia internalizada aumenta mais ainda o risco de desenvolvimento de patologias psiquiátricas nessa população.
- Condições de saúde mental relacionadas à identidade de gênero têm diversos pormenores que devem ser considerados, como presença de disforia de gênero ou comorbidades psiquiátricas, vulnerabilidades sociais e acesso aos serviços de saúde.
- A automutilação e o suicídio são mais prevalentes na população transexual quando comparado com a população cisgênera, sendo pertinente a promoção de apoio familiar e institucional específico para evitar desfechos negativos.

INTRODUÇÃO

A comunidade LGBTQIA+, formada por lésbicas, gays, bissexuais, transgêneros, *queer*, intersexos, assexuais e demais pessoas que não se enquadram à heterocisnormatividade, enfrenta desafios no que tange à sua saúde física e mental. Tais dificuldades são relacionadas ao estigma, à discriminação, à violência e aos abusos sofridos por esse grupo.

A terminologia transgênero existe há menos de 40 anos na literatura. Foi publicada pela primeira vez por Virginia Prince na revista *Transvestia*, em dezembro de 1969. Ativista pela causa trans, Prince não apresentava significados rígidos para o termo. Transgênero abarcava em sua origem indivíduos travestis, transsexuais e *male-woman* (indivíduos com expressão social de gênero oposta ao sexo biológico, sem intervenções médicas). Por meio de suas publicações subsequentes, o espaço foi aberto para discussões amplas sobre sexo (corpo), sexualidade (erótico) e gênero (comportamento social esperado para os sexos). Com o passar das décadas, o conceito de trans foi saindo do significado de "transformação" entre os gêneros para uma ideia de "indo além" do binarismo presente nessa expressão[1].

Em 1980, a palavra transgênero passou a ser identificada como um termo guarda-chuva para abrigar diversos significados: pessoas que se identificam como mulheres trans (mulheres que nasceram no sexo biológico masculino), homens trans (homens que nasceram no sexo biológico feminino), não binários (indivíduos que não se identificam dentro do binarismo masculino-feminino/homem-mulher)[1]. Ao se colocar em evidência, a população trans sinaliza importantes lacunas nos sistemas de saúde em todo o mundo. Estudos realizados em diversas áreas do conhecimento demonstraram que as pessoas trans têm maior prevalência de transtornos mentais, infecções sexualmente transmissíveis, baixos níveis socioeconômicos, isolamento social, dificuldades profissionais e dificuldades de acesso a serviços de saúde ou jurídicos, em comparação com a população geral[2-14].

Desse modo, em relação ao suicídio, também são encontrados maiores índices de ideação e tentativas de suicídio na população trans em comparação com a população geral[14-22]. Ao cruzar essas duas áreas do conhecimento, suicídio e transgeneridade, as implicações etiológicas perpassam um contexto socioambiental e de desenvolvimento psicológico particulares. Com as pesquisas sobre os aspectos sociais que afetam o desenvolvimento psicológico de minorias, o conceito de estresse de minorias passa a ter importância crescente para avaliar transtornos mentais e risco de suicídio nos indivíduos trans[23,24].

ESTRESSE DE MINORIAS

Há mais de três décadas, diversos grupos trouxeram contribuições sobre o estresse para o desenvolvimento de alterações psicopatológicas. Qualquer condição que pudesse romper o equilíbrio adaptativo de um indivíduo poderia ser fruto de uma forma de estresse. Tais experiências desadaptativas, segundo essas teorias, aumentariam o risco psicopatológico[25-29].

Partindo desse raciocínio, o estresse social emerge como dado epidemiológico de análise de risco para desenvolvimento de transtornos mentais em uma população. Não apenas os eventos pessoais contribuem, mas também condições no ambiente social são determinantes na análise de estresse com efeitos físicos e/ou mentais em determinado grupo. Dessa forma, é intuitivo que o estresse social tenha certo impacto na vida de camadas sociais estigmatizadas, o que inclui *status* socioeconômicos, raça/etnia, gênero e sexualidade. O preconceito oriundo da pobreza, do racismo, do sexismo, da homofobia e da transfobia pode, então, produzir fraturas nas defesas individuais, alimentando a fabricação do adoecimento[30-37].

Estabelecida essa relação entre estresse social e desenvolvimento psicopatológico, duas frentes de trabalho foram desenvolvidas: a primeira, para analisar o impacto dessas condições em minorias sexuais isoladamente[38,39]; a segunda, para avaliar tais questões na população heterossexual e homossexual de maneira geral[40]. Focar a análise do estresse em uma perspectiva de minorias tem uma importância singular ao analisar a presença de estigma. É exigido de pessoas estigmatizadas um esforço adaptativo maior para o enfrentamento de estressores sociais compartilhados por toda a população. Há maior alienação e descolamento desses indivíduos do tecido social necessário para a sobrevivência em sociedade. A estabilidade financeira, a manutenção de relações afetivas e o acesso à educação teriam um peso maior para as minorias em comparação com a população geral. Nessa perspectiva, a teoria do estresse de minorias centraliza as análises epidemiológicas de transtornos mentais nesses escopos populacionais, testando primariamente lésbicas, gays e bissexuais quanto a esse princípio. Foi construído o modelo no qual o estresse era dividido em: estresse de minoria distal (ser vitimado em ato de preconceito ou intolerância, fator pertencente a todas as minorias) e estresse de minoria proximal (dividido em três aspectos: preconceito internalizado, preconceito antecipado e ocultação da sexualidade; consequências da identificação como pertencente a uma minoria sexual). Todas essas categorias de estresse foram associadas a um maior risco de depressão, ansiedade e tentativas de suicídio[38]. Ainda como fruto da análise do estresse de minorias, foi possível perceber que nem todos os indivíduos apresentavam os mesmos riscos para determinantes psicopatológicos. Características específicas passaram a ser percebidas como protetivas ou atenuantes para o adoecimento. Resiliência, capacidade de enfrentamento, suporte em grupos minoritários e suporte familiar aparecem como fatores de validação e defesa perante o estresse. Indivíduos com tais características passam a apresentar menos prejuízos diante dos estresses distais e proximais[38,41-49].

Nas últimas duas décadas, a teoria do estresse de minorias passou a ser aplicada na população transgênero. Como se trata de uma população bastante marginalizada pela sociedade, na qual a experiência do estigma é estrutural desde as primeiras décadas de vida, a aplicação teórica revelou aspectos importantes dos estudos qualitativos e quantitativos sobre indivíduos trans. Diversos estudos, por exemplo, perceberam índices muito altos de violência física ou sexual nessa população, com taxas de violência física de 43 até 60% e de violência sexual de 43 a 46%, na população trans estudada[50-53]. Em outros trabalhos, foram evidenciados 27% de indivíduos que sofreram assédio por sua identidade de gênero, 20% não conseguiram emprego, 13% foram demitidos por serem pessoas trans e 1/4 da amostra chegou a morar nas ruas em algum período da vida[54-56].

Mais recentemente, outros estudos apresentaram a relação existente entre evasão escolar e ser vítima de preconceito, em adolescentes transgêneros[57-61]. A vitimação também foi relacionada à sintomatologia depressiva e ideação suicida em outros trabalhos[62-65]. Foi evidenciada a presença de 67% de sintomatologia depressiva em população transgênero, tendo esse percentual relação positiva com preconceito internalizado e preconceito antecipado. Houve relação negativa para sintomas depressivos em transgêneros com apoio social, apoio à identidade trans e passabilidade (capacidade de circular pelos ambientes sociais sem ser identificado como pessoa transgênero)[66]. Outra pesquisa encontrou relação positiva entre depressão maior e ansiedade generalizada com o preconceito internalizado (transfobia internalizada) e relação negativa entre esses diagnósticos e a passabilidade trans[67]. Assim, a teoria do estresse de minorias passa a fazer parte da realidade de estudo da população transgênero, seja para transtornos psiquiátricos propriamente ditos ou para a questão temática do suicídio. Encontram-se na literatura numerosas evidências epidemiológicas da relação entre essas formas de estresse e morbidades psiquiátricas nesses indivíduos[15-22,50,58,60,65-67,71,89,90,96,101,105,106,108-113].

Gradualmente, torna-se impreciso falar de saúde mental nessa população sem inserir essa vulnerabilidade social na análise de dados.

MORBIDADES PSIQUIÁTRICAS E POPULAÇÃO TRANSGÊNERO

Ao considerar questões de identidade de gênero e saúde mental, os principais sistemas médicos classificatórios e diagnósticos utilizados são o *Manual diagnóstico e estatístico de transtornos mentais* (DSM), da American Psychiatric Association, e a Classificação Internacional de Doenças e Problemas Relacionados à Saúde (CID), documento da Organização Mundial da Saúde (OMS). Há pouco tempo, variações da sexualidade e de gênero eram consideradas morbidades psiquiátricas.

O diagnóstico relacionado à identidade de gênero aparece pela primeira vez na 8ª edição da CID (1965), no capítulo "desvios sexuais", com o diagnóstico "transvestismo", termos também colocados na 2ª edição do DSM (1968). Na 9ª edição da CID (1975) é acrescido outro diagnóstico: "transexualismo", também colocado na 3ª edição do DSM (1980), mas alocado na sessão "transtorno psicossexual".

Em 1987, é publicada a versão revista e corrigida da 3ª edição do DSM, na qual aparece a sessão "transtornos geralmente diagnosticados pela primeira vez na infância ou adolescência", o que conferiu maior evidência ao diagnóstico da incongruência de gênero antes da idade adulta. Além do "transexualismo", surgem, então, os diagnósticos "transtorno de identidade de gênero na infância" e "transtorno de identidade de gênero em adolescentes e adultos, tipo não transexual".

Na 4ª edição do DSM, os diagnósticos da versão anterior são mantidos, mas alocados no novo capítulo: "transtornos sexuais e de identidade de gênero". Na 5ª edição do DSM, a expressão "transtorno de identidade de gênero" dá lugar ao termo "disforia de gênero", que sai do capítulo referente às disfunções sexuais e ganha capítulo próprio; isso reflete uma tentativa de despatologização da incongruência de gênero, que passa a ser vista como parte de uma pluralidade de gêneros e, portanto, não como uma doença. O diagnóstico disforia de gênero diz respeito aos indivíduos transgêneros que apresentam sofrimento ou prejuízo no funcionamento social, acadêmico ou em outras áreas importantes da vida em razão da incongruência de gênero. Questiona-se, no entanto, se o sofrimento seria causado pela própria incongruência de gênero ou pelas dificuldades sociais que essa população encontra; a rejeição social é um fator preditivo de sofrimento psíquico.

Na 10ª edição da CID[38], é criada a categoria "transtorno de identidade de gênero", como forma de separar essa condição de questões relacionadas à orientação sexual ou parafilias. Essa categoria localiza-se no capítulo "transtornos mentais e comportamentais" e inclui o diagnóstico "transtorno de identidade sexual na infância".

A proposta da Organização Mundial da Saúde (OMS) para a próxima edição da CID (CID-11), no entanto, é substituir o atual termo diagnóstico 'transexualismo' por 'incongruência de gênero' e passar esse diagnóstico do capítulo 5 para um novo capítulo intitulado "Condições relacionadas à saúde sexual"[69]. A perspectiva, com essa ação, seria entender que o transgênero seria uma variação da normalidade e não um transtorno mental específico. Embasando esse pressuposto, encontramos o estresse de minorias como um dos motivos para a maior prevalência de transtornos mentais nas pessoas trans. Dessa maneira, torna-se questionável a lógica anterior de que ser transgênero, isoladamente, geraria morbidades psiquiátricas[70].

Quando se fala em saúde mental na população trans encontramos inúmeras variáveis determinantes: seus subgrupos (homossexuais, heterossexuais, homens trans, mulheres trans etc.), em que ponto da redesignação sexual os indivíduos se encontram, qual grau de acesso a serviços de saúde e terapias hormonais, qual nível socioeconômico e de escolaridade se apresentam, que qualidade de suporte familiar e social possuem etc. Nos últimos anos, diversos autores se propuseram a estudar esses determinantes e a prevalência de transtornos mentais em transgêneros[71-83].

A necessidade de estudos sobre os subtipos de populações trans faz-se evidente quando estudos mostram diferenças nas suas condições psíquicas. Na literatura, observamos que os indivíduos que sentem atração sexual pelo sexo oposto ao do seu nascimento têm disforia de gênero (DG) menos intensa na infância e parecem sofrer menos na vida adulta com sua condição trans. Por sua vez, aqueles que sentem atração sexual pelo mesmo sexo biológico de nascimento podem apresentar uma disforia de gênero mais grave na infância e ter maior sofrimento por ser transgênero na vida adulta[71,82,84]. Além disso, há evidências de que as mulheres trans têm disforia de gênero mais leve durante a infância do que os homens trans. Possivelmente por essa questão, observamos uma busca mais breve dos homens trans homossexuais pela afirmação de gênero em comparação com a população trans no geral. Esse subgrupo (homens trans que sentem atração sexual por homens) é aparentemente o mais vulnerável a transtornos psíquicos em comparação com a população trans em geral.

No caso das mulheres trans, ambos os subgrupos, homossexuais e não homossexuais, têm prevalências psicopatológicas semelhantes entre si e entre os homens trans que sentem atração sexual por mulheres. Essa prevalência ainda é bastante superior à da população cis (aqueles indivíduos que se identificam com o sexo biológico de nascimento). Observa-se também que as mulheres trans que sentem atração por mulheres são os indivíduos que buscam mais tardiamente a afirmação de gênero, justificando possivelmente o maior número de matrimônios nesse segmento estudado[71,85-88].

Ultimamente, todos os passos nas intervenções médicas para afirmação de gênero têm sido vistos como fator protetor para a população trans. Transexuais que estão em acompanhamento para a transição, sejam aqueles que realizaram a cirurgia de redesignação sexual ou apenas os que estão em terapia hormonal, apresentam taxas menores de estressores psicopatológicos do que os transexuais sem acompanhamento para afirmação de gênero[73,75,77,78,81]. Além disso, indivíduos trans de estratos socioeconômicos baixos (frequentemente com menor escolaridade) são mais vulneráveis a apresentar morbidades psiquiátricas[74,89,90]. Em muitos estudos, é mostrado o grau de privação que esses indivíduos possuem, no que diz respeito ao acesso à saúde, educação e condições de trabalho (tendo acesso restrito e sofrendo maior violência nos ambientes de trabalho e nas escolas)[91-95].

Ainda sobre essa população, de forma específica, confirma-se atualmente como a família e a comunidade têm importância em sua saúde mental. Ser vítima de preconceito, sofrer isolamento familiar e não ter contato com grupos minoritários (amigos, grupos terapêuticos etc.) facilita cada vez mais a prevalência de morbidades psiquiátricas na pessoa transgênero. Em concordância com esses fatos, o acometimento psiquiátrico nessa população passa a ter novas possibilidades etiológicas, saindo do conceito ultrapassado de que a transexualidade é um fator de risco isolado para o adoecimento mental[56,71,76,96-105].

Talvez por essas novas evidências em diversas áreas do conhecimento, ao longo dos últimos anos vêm se concretizando conceitos importantes para a análise psicopatológica da população trans: passabilidade, estresse de minorias distal (vitimação) e proximal (transfobia antecipada e transfobia internalizada). Diversos estudos nos últimos cinco anos vêm mostrando relação positiva entre esses aspectos e o adoecimento mental no percentual da população trans acometida. Observa-se, na literatura, que aqueles que têm maior prevalência de transfobia antecipada apresentam níveis educacionais menores em comparação com a população transgênero sem esse achado[106]. Outro aspecto observado é o fato de que a presença de transfobia internalizada relaciona-se marcadamente com maior prevalência de transtorno de ansiedade generalizada e transtornos depressivos em jovens trans que sofrem desse tipo de estresse minoritário[107].

Além disso, o preconceito internalizado também se relaciona com o aumento expressivo do comportamento suicida na população trans adulta, risco que é mediado pelo grau de vitimação do indivíduo (aumentando o risco) ou pelo grau de resiliência dele (protegendo-o do adoecimento)[108,109]. A vitimação, além disso, relaciona-se em diferentes níveis com o adoecimento psíquico de jovens trans. Quanto maior o grau de vitimação por estigma e preconceito trans, maior o risco de desenvolvimento de transtorno de estresse pós-traumático e de transtornos de humor[110]. Distúrbios do sono e aumento da transfobia internalizada também são encontrados em maior porcentagem nas vítimas de transfobia[111,112]. Por fim, observa-se que a passabilidade (capacidade de não ser identificado como um indivíduo transgênero) parece proteger essa população de morbidades psiquiátricas. Baixos níveis de passabilidade são associados com maior prevalência de transtorno depressivo maior em indivíduos trans adultos ou jovens. Talvez, por esse motivo, sejam menos atingidos pela violência, tendo assim certa proteção diante dos estressores sociais[66,107].

A privação de direitos, o isolamento familiar e a transfobia sofrida pela população transgênero vêm tomando espaço como possíveis causas para a maior prevalência de transtornos mentais nessa população. O comportamento suicida, como evento particular, faz parte de diversos transtornos mentais. Atentar contra a própria vida ou automutilar-se, por diferentes motivações, configura em si um sinal de adoecimento psíquico. A fatalidade que esses eventos propiciam aumenta a importância do estudo de sua temática, ainda mais pela sua prevalência bastante elevada na comunidade trans. Assim como a construção de um transtorno psiquiátrico propriamente dito, o comportamento autodestrutivo também sofre influência do estresse de minorias, fazendo parte da literatura atual dessa temática.

AUTOMUTILAÇÃO SEM DESEJO SUICIDA

Automutilação sem desejo suicida é caracterizada pela destruição do próprio tecido corporal sem o desejo de morte e é reconhecida como uma conduta autodestrutiva distinta do comportamento suicida.

Relaciona-se com eventos psicológicos negativos, como baixa autoestima, dificuldade em relações interpessoais e desregulação emocional, prevalentes em modelos de maior exposição a preconceito e assédio, experiências comuns às minorias.

A taxa de automutilação sem desejo suicida é maior entre os transgêneros quando comparada aos cisgêneros e, embora o número de pesquisas tenha aumentado nos últimos anos, ainda é necessária uma maior correlação entre os fatores que levam à automutilação e os fatores protetores para recomendação clara de tratamento. No que diz respeito à automutilação sem intenção suicida, o apoio familiar é o único fator reconhecido de proteção até o momento[109,114].

SUICÍDIO

A obtenção de dados relacionados ao suicídio torna-se mais complexa em se tratando de populações minoritárias. No caso da transgeneridade, agrava-se ainda pela falta de uma definição clara dos termos associados a essa identidade de gênero.

Em sua maioria, os dados disponíveis advêm de pesquisas aplicadas sobretudo a transexuais, ou seja, aqueles submetidos a alguma forma de redesignação de gênero – cirúrgica ou hormonal.

Desse modo, as conclusões emitidas não necessariamente descrevem o que ocorre em subgrupos que não se veem impelidos a alterar marcadores físicos sexuais (como travestis, por exemplo), o que impede uma visão integral da conjuntura.

Ainda assim, a partir das investigações supracitadas, nota-se, invariavelmente, uma maior incidência de suicídio entre indivíduos transexuais frente a cisgêneros. Apesar da grande variabilidade dos índices apresentados, o que se deve, entre outros fatores, à metodologia de estudo aplicada, a coerência entre os resultados respalda a preocupação acentuada com a saúde mental desse grupo.

Esse comportamento não se dá pela identidade de gênero em si, senão pelas vivências comuns à população transgênero e pelas comorbidades que expressam, por sua vez, permeadas pelo preconceito ao qual são frequentemente expostas.

Ainda na infância, nos ambientes familiar e escolar, não é incomum que os indivíduos transgênero experimentem algum nível de isolamento social, usualmente movido por preconceito – contra si próprio ou advindo do meio externo. Tal retraimento é perpetuado pela desinformação de uma sociedade ainda discriminatória, a qual mantém essa minoria à margem na vida adulta, elevando, portanto, o seu nível de vulnerabilidade.

Esse fenômeno se traduz em elevadas taxas de desemprego e criminalidade, exploração sexual como meio de sobrevivência etc., o que propicia o aparecimento de comorbidades psiquiátricas nessa população. Entre elas, prevalecem a depressão, a ansiedade e o uso de substâncias psicoativas, diretamente relacionados com o aumento da taxa de suicídio e que interagem com o conceito de estresse de minoria discutido neste capítulo[15,50,52,56,57,111].

PREVENÇÃO E TRATAMENTO

Sendo o preconceito precipitante de desfechos como automutilação e suicídio, é pertinente examinar a sua origem e combatê-lo de forma prática.

Em uma sociedade ainda regida, prevalentemente, por princípios da moral cristã, a concepção da cisgeneridade manifesta-se como única forma de expressão regular de gênero, relegando o transgênero ao lugar estranho, secundário, não natural e inadequado de um indivíduo o qual se pode hostilizar e deseja-se abolir do meio. A inibição desse comportamento se dá, fundamentalmente, a partir da educação sexual e de gênero.

Ao introduzir, de maneira neutra e didática, outras possíveis designações – sexuais e de gênero –, a intelectualização favorece uma abordagem equilibrada do tema, que passa a abster-se de uma carga emocional arbitrária. Com isso, a aceitação, não só do transgênero como de outros indivíduos não cis, se expande, mitigando a vulnerabilidade característica a essa população. Vale ressaltar, nesse caso, que o termo aceitação se refere tanto à autoaceitação, nutrida pelo próprio indivíduo, como também àquela cedida por terceiros.

Enquanto esse princípio não se cumpre, é palpável o efeito protetor da passabilidade sob tal conjuntura. Isto é, enquanto as formas de identificação aceitas figuram como homem e mulher cis, adequar-se e ser reconhecido por esses protótipos protege os transgêneros de desfechos negativos. Assim, o acesso à redesignação sexual – cirúrgica ou hormonal – auxilia em preservar o transgênero ao passo que lhe permite ajustar-se fisicamente àquilo que lhe é próprio e propicia uma vivência próxima à convencional[75,77-79,81].

Para os indivíduos que já apresentam sofrimento mental, abordar as comorbidades –como depressão, ansiedade e uso de substâncias – garantindo acesso à tratamento psiquiátrico e psicológico é essencial. O uso de medicações como lítio e clozapina, visando especificamente a diminuição do suicídio, está em estudo, sendo habitualmente recomendado na presença de comorbidades com benefício comprovado de tais medicações, como transtorno bipolar e esquizofrenia.

Promover o apoio familiar e institucional por meio de campanhas e leis a fim de garantir a integridade física e moral – como o uso do nome social e de sanitários públicos de acordo com a identidade de gênero –, além de incentivos a programas de inclusão dentro do mercado formal de trabalho, relaciona-se à melhor qualidade de vida e menor sofrimento mental, tendo potencial efeito contrator na taxa de suicídio dessa população[58,59,97].

REFERÊNCIAS BIBLIOGRÁFICAS

1. Ekins R, King D. The transgender phenomenon. 2006.
2. Agius S, Köhler R, Aujean S. Human rights and gender identity. Best practices catalogue. ILGA-Europe, TGEU, 2011.
3. Gomes R, Murta D, Facchini R, Meneghel SN. Gênero, direitos sexuais e suas implicações na saúde. Ciência & Saúde Coletiva. 2018;23(6):1997-2006.
4. Benotsch EG, Zimmerman R, Cathers L, Heck T, McNulty S, Pierce J, et al. Use of the internet to meet sexual partners, sexual risk behavior and mental health in transgender adults. Arch Sexual Behavior. 2016;45:597-605.
5. Dispenza F, Watson LB, Chung YB, Brack G. Experience of career related discrimination for female-to--male transgender persons: a qualitative study. The Career Development Quarterly. 2012;60(1):65-81.
6. Brennan-Ing M, Seidel L, Larson B, Karpiak SE. Social care networks and older LGBT adults: challenges for the future. J Homosexuality. 2014;61(1):21-52.
7. Clements-Nolle K, Marx R, Guzman R, Katz M. HIV prevalence, risk behaviours, health care use, and mental health status of transgender persons: implications for public health intervention. American Journal of Public Health. 2001;91:915-21.
8. Baral SD, Poteat T, Stromdahl S, Wirtz AL, Guadamuz TE, Beyrer C. Worldwide burden of HIV in transgender women: a systematic review and metaanalysis. Lancet Infectious Diseases. 2013;13:214-22.
9. Cruz TM. Assessing access to care for transgender and gender nonconforming people: a consideration of diversity in combating discrimination. Social Sciences & Medicine. 2014;100:65-73.
10. Coleman E, Bockting W, Botzer M, Cohen-Kettenis P, DeCuypere G, Feldman J, et al. Standards of care for the health of transsexual, transgender, and gendernonconforming people, version 7. Int J Transgenderism. 2011;13(4):165-232.
11. Ellis SJ, Bailey L, McNeil J. Trans people's experiences of mental health and gender identity services: A UK study. Journal of Gay and Lesbian Mental Health. 2015;19(1):4-20.
12. Lo S, Horton R. Transgender health: an opportunity for global health equity. The Lancet. 2016; 388(10042):316-8.
13. Benotsch EG, Zimmerman R, Cathers L, McNulty S. Non-medical use of prescription drugs, polysubstance use, and mental health in transgender adults. Drug and Alcohol Dependence. 2013;132(1-2):391-4.
14. Winter S, Diamond M, Green J, Karasic D, Reed T, Whittle S, Wylie K. Transgender people: health at the margins of society. The Lancet. 2016;388(10042): 390-400.
15. Haas AP, Eliason M, Mays VM, Mathy RM, Cochran SD, D'Augelli AR, et al. Suicide and suicide risk in lesbian, gay, bisexual, and transgender populations: review and recommendations. J Homosex. 2011;58:10-51.
16. Grossman AH, D'Augelli AR. Transgender youth and life-threatening behaviors. Suicide Life Threat Behav. 2007;37:527-37.
17. Plöderl M, Sellmeier M, Fartacek C, Pichler E-M, Fartacek R, Kralovec K. Explaining the suicide risk of sexual minority individuals by contrasting the minority stress model with suicide models. Arch Sex Behav. 2014;43:1559-70.
18. Haas AP, Rodgers PL, Herman JL. Suicide attempts among transgender and gender nonconforming adults: Findings of the National Transgender Discrimination Survey. New York: American Foundation for Suicide Prevention and The Williams Institute; 2014.
19. Clements-Nolle K, Marx R, Katz M. Attempted suicide among transgender persons: the influence of gender-based discrimination and victimization. J Homosex. 2006;51:53-69.
20. Goldblum P, Testa RJ, Pflum S, Hendricks ML, Bradford J, Bongar B. The relationship between gender--based victimization and suicide attempts in transgender people. Prof Psychol Res Pr. 2012;43:468.
21. Perez-Brumer A, Hatzenbuehler ML, Oldenburg CE, Bockting W. Individual and structurallevel risk factors for suicide attempts among transgender adults. Behav Med. 2015;41:164-71.
22. Barboza GE, Dominguez S, Chance E. Physical victimization, gender identity and suicide risk among transgender men and women. Prev Med Rep. 2016; 4:385-90.

23. Dohrenwend BP. The role of adversity and stress in psychopathology: some evidence and its implications for theory and research. J Health Social Behav. 2000;41(1):1.
24. Meyer IH. Why lesbian, gay, bisexual, and transgender public health? American J Public Health. 2001;91:856-9.
25. Dohrenwend B. Social status and psychological disorders: an issue of substance and an issue of method. American Sociological Review. 1966;31:14-34.
26. Dohrenwend BP. Adversity, stress, and psychopathology. New York: Oxford University Press.1998a.
27. Dohrenwend BP. Theoretical integration. In: Dohrenwend BP (ed.). Adversity, stress, and psychopathology. New York: Oxford University Press, 1998. p.539-555.
28. Dohrenwend BP. The role of adversity and stress in psychopathology: Some evidence and its implications for theory and research. J Health Social Behav. 2000;41:1–19.
29. Dohrenwend BP, Raphael K, Schwartz S, Stueve A, Skodol A. The structured event probe and narrative rating method for measuring stressful life events. In: Goldberger L, Breznitz S (eds.). Handbook of stress: theoretical and clinical aspects. 2.ed. New York: Free Press, 1993. p.174-99.
30. Pearlin LI. The social context of stress. In: Goldberger L, Breznitz S (eds.). Handbook of stress: Theoretical and clinical aspects. New York: Academic Press, 1982. p.367-79.
31. Pearlin LI. Stress and mental health: a conceptual overview. In: Horwitz AV, Scheid TL (eds.). A handbook for the study of mental health. New York: Cambridge University Press, 1999a. p.161-75.
32. Pearlin LI. The stress process revisited: Reflections on concepts and their interrelationships. In: Aneshensel CS, Phelan JC (eds.). Handbook of the sociology of mental health. New York: Kluwer Academic/Plenum, 1999. p.395-415.
33. Allison KW. Stress and oppressed social category membership. In: Swim JK, Stangor C (eds.). Prejudice: the target's perspective. San Diego: Academic Press, 1998. p.145-70.
34. Barnett RC, Baruch GK. Social roles, gender, and psychological distress. In: Barnett RC, Biener L, Baruch GK (eds.). Gender and stress. New York: Free Press, 1987. p.122-43.
35. Clark R, Anderson NB, Clark VR, Williams DR. Racism as a stressor for African Americans: a biopsychosocial model. American Psychologist. 1999; 54:805-16.
36. Mirowsky J, Ross CE. Social causes of psychological distress. Hawthorne: Aldine De Gruyter, 1989.
37. Meyer IH. Minority stress and mental health in gay men. J Health Social Behav. 1995;36:38-56.
38. Meyer IH. Prejudice, social stress, and mental health in lesbian, gay, and bisexual populations: Conceptual issues and research evidence. Psychological Bulletin. 2003;129:674-97.
39. Hatzenbuehler ML. How does sexual minority stigma "get under the skin"? A psychological mediation framework. Psychological Bulletin. 2009;135(5):707-30.
40. Diamond LM. New paradigms for research on heterosexual and sexual-minority development. J Clin Child Adolesc Psychol. 2003;32:490-8.
41. Miller CT, Major B. Coping with stigma and prejudice. In: Heatherton TF, Kleck RE, Hebl MR, Hull JG (eds.). The social psychology of stigma. New York: Guilford Press, 2000. p.243-72.
42. Miller CT, Myers AM. Compensating for prejudice: How heavyweight people (and others) control outcomes despite prejudice. In: Swim JK, Stangor C (eds.). Prejudice: The target's perspective. New York: Academic Press, 1998. p.191-218.
43. Pinel E. Stigma consciousness in intergroup contexts: The power of conviction. J Experimental Social Psychol. 2002;38:178-85.
44. Postmes T, Branscombe NR. Influence of long-term racial environmental composition on subjective well-being in African Americans. J Personality Social Psychol. 2002;83:735-51.
45. Morris JF, Waldo CR, Rothblum ED. A model of predictors and outcomes of outness among lesbian and bisexual women. J Orthopsychiatry. 2001;71:61-71.
46. Antonovsky A. Unraveling the mystery of health: how people manage stress and stay well. San Francisco: Jossey-Bass, 1987.
47. Masten AS. Ordinary magic: resilience processes in development. American Psychologist. 2001;56:227-38.
48. Kertzner RM. The adult life course and homosexual identity in midlife gay men. Annual Review of Sex Research. 2001;XII:75–92.
49. Hershberger SL, D'Augelli AR. The impact of victimization on the mental health and suicidality of lesbian, gay, and bisexual youth. Developmental Psychology. 1995;31:65-74.
50. Clements-Nolle K, Marx R, Katz M. Attempted suicide among transgender persons: The influence of gender-based discrimination and victimization. J Homosexuality. 2006;51:53-69.

51. Kenagy GP, Bostwick WB. Health and social service needs of transgender people in Chicago. Int J Transgenderism. 2005;8:57-66.
52. Lombardi EL, Wilchins RA, Priesing D, Malouf D. Gender violence: transgender experiences with violence and discrimination. J Homosexuality. 2001; 42:89-101.
53. Xavier J, Bobbin M, Singer B, Budd E. A needs assessment of transgendered people of color living in Washington. Int J Transgenderism. 2005;8:31-47.
54. Beemyn G, Rankin S. The lives of transgender people. New York: Columbia University Press, 2011.
55. Bradford J, Xavier J, Hendricks M, Rives ME, Honnold JA. The health, health-related needs, and lifecourse experiences of transgender Virginians. Virginia Transgender Health Initiative Study Statewide Survey Report, 2007.
56. Factor RJ, Rothblum ED. A study of transgender adults and their nontransgender siblings on demographic characteristics, social support, and experiences of violence. Journal of LGBT Health Research. 2007;3:11-30.
57. Collier KL, van Beusekom G, Bos HM, Sandfort TG. Sexual orientation and gender identity/expression related peer victimization in adolescence: a systematic review of associated psychosocial and health outcomes. J Sex Research. 2013;50:299-317.
58. Denny S, Lucassen MF, Stuart J, Fleming T, Bullen P, Peiris-John R, et al. The association between supportive high school environments and depressive symptoms and suicidality among sexual minority students. J Clin Child Adolesc Psychology. 2016; 45:248-61.
59. Espelage DL, Aragon SR, Birkett M, Koenig BW. Homophobic teasing, psychological outcomes, and sexual orientation among high school students: What influence do parents and schools have? School Psychol Rev. 2008;37(2):202.
60. Hatchel T, Espelage DL, Huang Y. Sexual harassment victimization, school belonging, and depressive symptoms among LGBTQ adolescents: Temporal insights. Am J Orthopsychiatry. 2017.
61. Poteat VP, Mereish EH, DiGiovanni CD, Koenig BW. J Counseling Psychology. 2011;58:597-609.
62. Connolly MD, Zervos MJ, Barone CJ, Johnson CC, Joseph CL. The mental health of transgender youth: advances in understanding. J Adolescent Health. 2016;59(5):489-95.
63. Kosciw J, Greytak E, Bartkiewicz MJ, Boesen MJ, Palmer N. The 2011 national school climate survey: the experiences of lesbian, gay, bisexual and transgender youth in our nation's schools. New York: GLSEN, 2012.
64. Kosciw J, Greytak E, Palmer N, Boesen M. The 2013 national school climate survey: the experiences of the experiences of lesbian, gay, bisexual, and transgender youth in our nation's schools. New York: GLSEN, 2014.
65. Veale J, Watson RJ, Peter T, Saewyc E. Mental health disparities among Canadian transgender youth. J Adolesc Health.2017;60:44-9.
66. Chinazzo IR, Lobato MIR, Nardi HC, Koller SH, Saadeh A, Costa AB. Impact of minority stress in depressive symptoms, suicide idea and try suicide in trans. Ciencia e Saude Coletiva. 2020.
67. Chodzen G, Hidalgo MA, Chen D, Garofalo R. Minority stress factors associated with depression and anxiety among transgender and cender-nonconforming youth. J Adolesc Health. 2018.
68. Meyer-Bahlburg HFL. From mental disorder to iatrogenic hypogonadism: dilemmas in conceptualizing gender identity variants as psychiatric conditions. Arch Sexual Behavior. 2009;39(2):461-76.
69. Drescher J, Cohen-Kettenis P, Winter S. Minding the body: Situating gender identity diagnoses in the ICD-11. Int Rev Psychiatry. 2012; 24(6):568-77.
70. Richards C, Arcelus J, Barrett J, Bouman WP, Lenihan P, Lorimer S, et al. Trans is not a disorder: but should still receive funding. Sexual and Relationship Therapy. 2015;30:309-13.
71. Bauer GR, Scheim AI, Pyne J, Travers R, Hammond R. Intervenable factors associated with suicide risk in transgender persons: a respondent driven sampling study in Ontario, Canada. BMC Public Health. 2015;15:525.
72. Lawrence A, Zucker K. Gender identity disorders. In: Hersen M, Beidel D (eds.). Adult psychopathology and diagnosis. 6.ed. London: Wiley, 2012. p.601-35.
73. Gooren LJ, Sunkaew T, Giltay EJ, Guadamuz TE. Cross-sex hormone use functional health and mental-being among transgender men (Toms) and transgender women (Kathoeys) in Thailand. Culture, Health & Sexuality. 2015;1:92-103.
74. Hepp U, Kraemer B, Schnyder U, Miller N, Delsignore A. Psychiatric comorbidity in gender identity disorder. J Psychosomatic Res. 2005;58:259-61.
75. Gomez-Gil E, Zubiaurre-Elorza L, Esteva I, Guillamon A, Goda ST, Cruz Almaraz M., et al. Hormone-treated transsexuals report less social distress, anxiety and depression. Psychoneuroendocrinology. 2012;37:662-70.

76. Bandini E, Fisher AD, Ricca J, Meriggiola MC, Jannini EA, Manieri C, et al. Childhood maltreat- ment in subjects with male-to-female gender identity disorder. Int J Impotence Res. 2011;23:276-85.
77. Heylens G, Verroken C, De Cock S, T'sjoen G, De Cuypere G. Effects of different steps in gender reassignment therapy on psychopathology: A prospective study of persons with a gender identity disorder. J Sexual Med. 2014;11:119-26.
78. Colizzi M, Costa R, Pace V, Todarello O. Hormonal treatment reduces psychobiological distress in gender identity disorder, independently of the attachment style. J Sexual Med. 2013;10(12):3049-58.
79. De Cuypere G, Elaut E, Heylens G, Van Maele G, Selvaggi G, T'Sjoen G, et al. Long-term follow up: psychosocial outcome of Belgian transsexuals after sex reassignment surgery. Sexologies. 2006;15:126-33.
80. Johansson A, Sundbom E, Hojerback T, Bodlund O. A five-year followup study of Swedish adults with gender identity disorder. Arch Sexual Behavior. 2010;39:1429-37.
81. Pimenoff V, Pfa fflin F. Transsexualism: treatment outcome of compliant and noncompliant patients. Int J Transgenderism. 2011;13:37-44.
82. Smith YL, van Goosen SH, Kuiper AJ, Cohen-Kettenis PT. Transsexual subtypes: Clinical and theoretical significance. Psychiatry Res. 2005;137:151-60.
83. Ruppin U, Pfafflin F. Long-term follow-up of adults with gender identity disorder. Arch Sexual Behav. 2015;1321-9.
84. Blanchard R.. A structural equation model for age at clinical presentation in nonhomosexual male gender dysphorics. Arch Sexual Behav. 1994;23:311-20.
85. Burns A, Farell M, Brown JC. Clinical features of patients attending a genderidentity clinic. Br J Psychiatry. 1990;157:265-8.
86. Landén M, Walinder J, Hambert G, Lundstöm B. Factors predictive of" regret in sex reassignment. Acta Psychiatrica Scandinavica. 1998;97:284-9.
87. Blanchard R. The concept of autogynephilia and the typology of male gender dysphoria. J Nervous Mental Dis.1989;177:616-23.
88. Chivers ML, Bailey JM. Sexual orientation of female- to-male transsexuals: a comparison of homosexual and nonhomosexual types. Arch Sexual Behav. 2000;29:259-78.
89. Gomez-Gil E, Trilla A, Salamero M, Godas T, Valdes M. Sociodemographic, clinical, and psychiatric characteristics of transsexuals from Spain. Arch Sexual Behav. 2009;38:378-92.
90. Fisher AD, Bandini E, Casale H, Ferrucio N, Meriggiola MC, Gualerzi A, et al. Sociodemographic and clinical features of gender identity disorder: An Italian multicentric evaluation. J Sexual Med. 2013; 10:408-19.
91. Woulfe JM, Goodman LA. Identity abuse as a tactic of violence in LGBTQ communities: Initial validation of the identity abuse measure. J Interpersonal Violence. 2018;1-21.
92. Verniers C, Vala J. Justifying gender discrimination in the workplace: the mediating role of motherhood myths. PloS One. 2018;13(1):e0190657.
93. Thomson SB, Grandy G. Stigmas, Work and Organizations. United Kingdom: Palgrave Macmillan, 2018.
94. Silva VHMC, França JMS, Pinho VR. Capital humano e desigualdade salarial no Brasil: uma análise de decomposição para o período 1995-2014. Estudos Econômicos (São Paulo). 2016;46(3):579-608.
95. Winter S, et al. Transgender people: health at the margins of society. Lancet. 2016;388(10.042):390-400.
96. Davey A, Bouman WP, Arcelus J, Meyer C. Social support and psychological well-being in gender dysphoria: a comparison of patients with matched controls. J Sexual Med. 2014;11:2976-85.
97. Gooren LJ, Sunkaew T, Giltay EJ, Guadamuz TE. Cross-sex hormone use functional health mental well-being among transgender men (Toms) and transgender women (Kathoeys) in Thailand. Cult Health Sex. 2015;17(1):92-103.
98. Kim TS, Cheon YH, Pae CU, Kim JJ, Lee CU, Lee SJ, et al. Psychological burdens are associated with young male transsexuals in Korea. Psychiatry Clin Neurosciences. 2006;60:417-21.
99. Simon L, Zsolt U, Fogd D, Czobor P. Dysfunctional core beliefs, perceived parenting and psycho- pathology in gender identity disorder: a comparison of male-to-female, female-to-male transsexual and nontranssexual control subject. J Behavior Ther Experimental Psychiatry. 2011;5:38-45.
100. Bazargan M, Galvan F. Perceived discrimination and depression among lowincome Latina male-to-female transgender women. BMC Public Health. 2012; 12:663-71.
101. Bockting WO, Miner MH, Swinburne Romine RE, Hamiltion A, Coleman E. Stigma, mental health, and resilience in an online sample of the US transgender population. Am J Public Health. 2013;5:943-95.
102. Gehring D, Knudson G. Prevalence of childhood trauma in a clinical population of transsexual people. Int J Transgenderism. 2005;8:23-30.

103. Nuttbrock L, Bockting W, Rosenblum A, Manson M, Macri M, Becker J. Gender identity conflict/affirmation and major depression across the life course of transgender women. Int J Transgenderism. 2011;13:91-1034.
104. Lardier Jr. DT, Bermea AM, Pinto SA, Garcia-Reid P, Reid RJ. The relationship between sexual minority status and suicidal ideations among urban hispanic adolescents. J LGBT Issues in Counseling. 2017; 11(3):174-89.
105. Rendina HJ, Gurung S, Cain DN, López-Matos J,Ray M, Parsons JT. Measuring experiences of minority stress for transgender women: adaptation and evaluation of internalized and anticipated transgender stigma scales. Transgender Health. 2020;X:X.
106. Chodzen G, Hidalgo MA, Chen D, Garofalo R. Minority stress factors associated with depression and anxiety among transgender and gender nonconforming youth. J Adolesc Health. 2018;0:1-5.
107. Staples JM, Neilson EC, Bryan AEB, George WH. The role of distal minority stress and internalized transnegativity in suicidal ideation and nonsuicidal self injury among transgender adults. J Sex Research. 2017;55(4-5):591-603.
108. Scandurra C, Bochicchio V, Amodeo A, Esposito C, Valerio P, Maldonato N, et al. Internalized transphobia, resilience, and mental health: Applying the psychological mediation framework to Italian transgender individuals. Int J Env Res Public Health. 2018;15(3):508.
109. Mustanski B, Andrews R, Puckett JA. The effects of cumulative victimization on mental health among lesbian, gay, bisexual, and transgender adolescents and young adults. Am J Public Health. 2016;106:527-33.
110. Bariola E, Lyons A, Leonard W, Pitts M, Badcock P, Couch M. Demographic and psychosocial factors associated with psychological distress and resilience among transgender individuals. Am J Public Health. 2015;105(10).
111. Kolp H, Wilder S, Andersen C, Johnson E, Horvath S, Gidycz CA, Shorey R. Gender minority stress, sleep disturbance, and sexual victimization in transgender and gender nonconforming adults. Journal of Clinical Psychology. J Clin Psychol. 2019;1-11.
112. Liu RT, Sheehan A, Walsh R. Prevalence and correlates of non-suicidal self-injury among lesbian, gay, bisexual and transgender individuals: a systematic review and meta-analysis. Clin Psychol Rev. 2019; 74:101783.

56

Suicídio no cárcere privado

Ricardo Campos Luciano
Alan Campos Luciano

PONTOS-CHAVE

- Os índices de tentativas de suicídio e suicídio consumado na população em regime de cárcere são muito superiores aos encontrados na população geral e costumam ocorrer mais na prisão em regime fechado, de caráter preventivo e no início do encarceramento.
- O suicídio nessa população está associado a diversos fatores, principalmente à presença de transtornos mentais que, por sua vez, são muito mais incidentes nessa população do que na população geral, sendo que boa parte dessa população já apresentava esses transtornos antes de ingressar no regime de restrição de liberdade.
- O regime do cárcere privado possui inúmeras características que proporcionam maior sofrimento mental e podem colaborar para a maior suicidalidade observada. Dentre elas, destaca-se o rompimento de vínculos sociais, principalmente com os familiares, proeminentemente importante na população feminina encarcerada.

INTRODUÇÃO

A população em regime de cárcere privado é um grupo particularmente vulnerável à ideação suicida, tentativas de suicídio e suicídio consumado. Dados apontam um risco relativo de suicídio de até nove vezes e um aumento de duas vezes na taxa de suicídio em comparação com a população em geral[1]. Além disso, testemunhar um episódio de suicídio foi identificado como o evento mais marcante durante a experiência na prisão[2], podendo colaborar como mais um importante evento estressor sobre a saúde mental dos sujeitos nesse regime. Esses dados fazem do suicídio a principal causa de morte nessa população e um problema de saúde pública[1,3].

Mas o que levaria a essas taxas tão alarmantes e discrepantes da população em geral? Há um processo externo à prisão que seleciona uma população já mais vulnerável para adentrar ao cárcere ou há mecanismos internos da própria experiência do encarceramento que contribuem para a intensificação da suicidalidade?

Com base nesses dados e questionamentos, a intenção deste capítulo é explorar os dados disponíveis que nos auxiliem na compreensão de quais são os possíveis fatores envolvidos com o suicídio no cárcere privado, seu impacto, suas correlações e, por fim, o que isso pode nos dizer sobre o modo como nossa sociedade lida com esse regime específico.

PERFIL DA POPULAÇÃO EM CÁRCERE PRIVADO E RISCO DE SUICÍDIO

As estimativas gerais de tentativas de suicídio na população encarcerada são de 2,3% em comparação com 0,4% na população geral[4]. Na Inglaterra, um estudo[5] encontrou um risco relativo de 5,1 vezes comparado à população geral, corroborando a estimativa geral mundial. Porém, essa relação não é homogênea e pode divergir, mesmo nos países mais desenvolvidos. Na França, esse risco é um pouco maior, sendo seis vezes superior ao da população geral[6].

No Brasil, são escassas as informações oficiais do Estado sobre suicídio no regime prisional. Vale, ainda, questionar sobre o rigor da determinação entre suicídio e homicídio na prisão e as consequências políticas e jurídicas para os envolvidos. Porém, o interesse na prevenção do suicídio em ambientes prisionais vem crescendo, justamente, porque o Estado é visto como responsável pelo bem-estar daqueles que remeteu à prisão[7]. Ainda, devemos considerar a complexidade do nosso país, com dimensões continentais e com a ampla diversidade econômica, cultural e social, o que confere a possibilidade de peculiaridades regionais na população encarcerada e no ambiente prisional.

Para bases de comparação, a taxa de aprisionamento no Brasil é de 299,7 presos para cada 100 mil habitantes, enquanto a taxa de presos por vaga é de 1,61 para cada 1 vaga, o que já nos traz um claro problema de superlotação. Já no Rio de Janeiro, encontramos uma taxa de aprisionamento de 238,9 presos para cada 100 mil habitantes e uma taxa de presos por vaga de 1,39 para cada 1 vaga. Embora abaixo das médias nacionais, chama a atenção que 46% desses presos são provisórios ou estão em prisão preventiva, ou seja, ainda não foram condenados juridicamente[8].

Um estudo prospectivo realizado no estado do Rio Grande do Sul entre 1995 e 2005[9] encontrou um total de 1.390 mortes em detentos no sistema prisional, 80 delas por suicídio (5,79% do total de mortes). Isto corresponde a uma média de suicídios nessa população de 2,98 vezes à da população geral do estado nesse período. Esses números colocam o suicídio como a terceira causa de morte no sistema prisional, perdendo apenas para doenças infectocontagiosas e homicídio. Esse dado contrasta muito com as estimativas em outros países. Por exemplo, um estudo australiano[10] verificou que, de 44 mortes em uma prisão de segurança máxima, em um período de 15 anos, 20 mortes foram por suicídio.

Quanto ao perfil da população encarcerada que cometeu suicídio, o estudo no Rio Grande do Sul[9] encontrou: 97,5% dos suicídios foram praticados por homens e 2,5% por mulheres; 74,7% eram pessoas de cor branca, 14,7% eram da cor negra e 10,7% da cor mista ou parda; 57,5 dos suicidas possuíam filhos e 91,1% envolveram apenas os que não tinham primeiro grau completo ou eram analfabetos.

Já na América Latina, um estudo colombiano[11] identificou que 14,9% dos presos têm alto risco de suicídio, sendo mais presente entre os solteiros, menores de 30 anos, pessoas com história de tentativa de suicídio prévia e história de violência doméstica. Ainda, estudo avaliando a saúde mental e o risco de suicidalidade na população carcerária da Guiana Francesa[12] encontrou que, dos 707 presos incluídos, 13,2% apresentavam risco de suicídio, dos quais 14% de alto risco, 15,1% de risco moderado e 41,9% de baixo risco.

Um preditor precoce de risco aumentado para suicídio durante o encarceramento é história de abuso infantil. Este aumenta o risco na população feminina[13] e parece ser ainda mais importante na população masculina, na qual a história de abuso sexual durante a infância oferece um risco 21 vezes maior de cometer suicídio na prisão[12].

Gênero

A Organização Mundial da Saúde[14] e vários estudos[9,15] apontam para uma frequência maior de tentativas de suicídio na população feminina encarcerada, comparando-a com a população em geral (5:1) e mesmo com a população masculina encarcerada (2:1)[8]. Por exemplo, um estudo demonstrou que, na França, 40,3% dos 799 indivíduos da população masculina e 61% dos 99 indivíduos da população feminina apresentavam risco de suicídio[12]. Esses dados demonstram, assim, uma maior fragilidade de acordo com o regime imposto, levando em conta ainda a influência de outros fatores associados, como, por exemplo, o rompimento temporário de laços familiares[14].

Em entrevista com mulheres detidas, Reed[16] identificou que 2% delas haviam tentado suicídio na última semana (mesmo índice que a população masculina) e 25% delas haviam tentado suicídio no ano anterior ao seu encarceramento.

Tipo de crime

Um estudo supranacional europeu identificou maior suicidalidade em presos condenados por crime sexual e em acusados de crimes violentos[17]. A condenação por crime sexual parece ter um efeito psicológico negativo muito grande no réu. Ayhan, por exemplo, encontrou um risco relativo de suicídio em média de 7,12 vezes maior nessa população quando comparada à população encarcerada condenada por outros crimes[12].

Tipo de regime penal

Os presos em regime preventivo são mais propensos a cometer suicídio do que os já condenados definitivamente[10].

Além disso, 85% dos suicídios ocorreram quando o detento se encontra em regime fechado, 15% quando está em regime semiaberto e 3,8% quando já alcançou o regime aberto[9]. Esses dados mostram franco predomínio de suicídio no regime fechado, porém, chama nossa atenção que, mesmo nos outros regimes, ainda há gradativa incidência de suicidalidade. Isto nos faz questionar a respeito do impacto da experiência do cárcere privado após cumprido o período de pena em regime fechado.

Tempo de encarceramento

O suicídio ocorre principalmente no início do encarceramento, sendo que alguns dados apontam que mais da metade dos suicídios ocorre nos primeiros dois meses de custódia[10]. O choque do encarceramento está relacionado à dificuldade de adaptação à prisão, à privação de liberdade, ao ostracismo e à humilhação pela divulgação de um crime cometido perante a família e a sociedade[18,19].

Meios de execução

Um estudo prospectivo realizado no Rio Grande do Sul[9], entre 1995 e 2005, encontrou que os meios empregados para a consumação do suicídio no cárcere foram: enforcamento (em 82,5% dos casos); uso de arma de fogo (em 12,5% dos casos); queda de altura (jogar-se) (em 2,5% dos casos); queimadura e ferimento corto-contuso (em 1,3% dos casos cada). A preferência pelo enforcamento é reproduzida em diversos estudos por todo o mundo[10].

ASSISTÊNCIA À SAÚDE DA POPULAÇÃO ENCARCERADA

Na obra *Estação Carandiru*, o médico Drauzio Varella relata sua passagem pelo presídio de segurança máxima homônimo à obra. Ele iniciou um trabalho de combate e prevenção à Aids em 1989, quando observou que, ainda nessa época, não havia suporte médico suficiente para essa população, tampouco médicos especializados em psiquiatria para diagnosticar e tratar doenças de tal natureza. Nesse aspecto, Drauzio descreve a presença de uma ala chamada "DM" (doentes mentais), que abrigava alguns encarcerados que já ingressaram com transtornos mentais e distúrbios de comportamento graves, além de ainda muitos outros que adoeceram mentalmente durante o regime prisional e para lá foram transferidos, apresentando heteroagressividade, tentaram suicídio e desenvolveram sérias sequelas em razão do uso crônico de drogas por longos períodos enquanto estavam em liberdade, em particular, pelo *crack*[20], sofrendo as consequências da abstinência.

De fato, no Brasil, estudos sobre as condições de vida e saúde da população carcerária são relativamente recentes, sobretudo influenciadas pelo "Projeto de Saúde no Sistema Prisional", iniciado pela Organização Mundial da Saúde, em 1995, que inclui o "Guia Saúde nas Prisões"[14]. Neste, propõe-se que os presos não devem sair do cárcere em pior situação de saúde do que quando entraram nele. Porém, parece que a situação identificada por Drauzio Varella permanece atual. Estudos realizados no Rio de Janeiro continuam apontando atendimento precário e descumprimento aos cuidados mínimos previstos em lei[8,21].

É interessante o contraste com a situação nos Estados Unidos, onde o sistema prisional é de responsabilidade do estado (embora terceirizado), enquanto a assistência à saúde não é. Em razão do aumento de risco de envolvimento com a justiça criminal na presença de comorbidade, como transtornos relacionados ao uso de substâncias e demais transtornos mentais[22], o sistema de justiça criminal pode passar a preencher a lacuna criada pela insuficiência de serviços de saúde mental e se tornar um provedor de último recurso para alguns indivíduos com transtornos mentais[23].

TRANSTORNOS MENTAIS NO CÁRCERE PRIVADO

Na população geral, estima-se que a grande maioria das pessoas que cometem suicídio apresenta transtornos mentais. Diversos estudos corroboraram que as doenças psiquiátricas estavam associadas ao risco de suicídio também na população carcerária[2,24,25]. Essa correlação atinge patamares ainda mais alarmantes em razão da alta prevalência de transtornos mentais entre os detentos[26,27]. Por exemplo, 81% das mulheres presas em Chicago já apresentaram algum transtorno psiquiátrico ao longo da vida[28]. Ainda, estima-se que entre 10 e 15% da população carcerária apresentam algum transtorno mental grave, contrastando com a estimativa da existência de 2% desses transtornos na população geral[28,29].

Porém, quando avaliamos a presença do transtorno mental nessa população, independentemente de sua gravidade, a situação é ainda pior. Um estudo questionou os encarcerados sobre seu estado de saúde mental, encontrando autorrelato de diagnóstico de transtorno mental atual em 24% e de sintomas de transtornos mentais em 49% dos indivíduos[30]. Na França, um estudo encontrou que 40% da população estudada apresentava transtorno mental[31]. Já dados norte-americanos mostram que mais da metade de todos os detentos dos Estados Unidos tiveram algum tipo de problema de saúde mental: 64% dos reclusos em cadeias locais, 56% dos presos estaduais e 45% dos presos federais[32]. Por fim, em um estudo britânico, foi constatado que apenas 1 entre 10 presos não apresenta algum transtorno mental[16].

Nos Estados Unidos, 25,5%, 29,6% e 38,5% da população prisional nos regimes federais, estaduais e locais municipais, respectivamente, estavam tomando medicação psiquiátrica no momento da prisão. Já no momento da avaliação, após o encarceramento, 69,1%,

68,6% e 45,5% estavam fazendo uso de medicamentos psicotrópicos[33]. Esses dados têm de ser interpretados com cuidado, pois podem significar tanto uma piora da saúde mental do encarcerado após adentrar ao regime como uma melhora da assistência a essa população, que se encontrava já doente e desassistida fora do regime prisional.

No Brasil, dados do Estado de São Paulo, em 2006, indicam a prevalência significativa de transtornos mentais na população prisional, especialmente entre as mulheres. O estudo aponta que 61,7% dos presos tiveram ao menos um episódio de algum transtorno mental ao longo da vida e cerca de 25% daqueles que estavam em regime fechado preenchiam critérios diagnósticos para pelo menos um transtorno mental no ano anterior ao estudo; sendo que cerca de 11,2% dos homens e 25,5% das mulheres apresentavam transtornos mentais graves. Os autores fizeram uma projeção desses números para o Brasil, calculando em cerca de 60 mil os prisioneiros com transtornos mentais graves[34,35].

Quanto aos tipos de transtornos mentais, dados do Bureau of Justice Statistics apontam que 43,2% da população de infratores tinha sintomas de transtorno de mania, seguido por transtornos depressivos (23,5%) e transtornos psicóticos (15,4%)[30]. Já no referido estudo britânico com elevadíssima taxa de diagnósticos, os transtornos mais prevalentes, entre homens e mulheres, respectivamente, foram: psicoses (10% e 14%), neuroses (59% e 76%) e etilismo (58% e 36%)[16]. Os transtornos de personalidade[36], transtornos de ansiedade[36] e o transtorno de estresse pós-traumático[28] também são identificados na população encarcerada.

Quanto ao risco de suicídio associado a essas condições, o uso abusivo de substâncias ou a presença de um transtorno mental apresentam um fator de 2 a 9,2 vezes mais riscos que a população encarcerada sem essas condições, respectivamente[37]. Ao especificar o risco pelos diagnósticos, encontramos um fator de risco de 7,5 vezes para o transtorno depressivo, 4 vezes para distimia, 3,5 vezes para transtorno do pânico, 2 vezes para transtorno de ansiedade generalizada (TAG) e 3 vezes para tabagismo[12].

Na presença de mais de um transtorno, os maiores índices de tentativa de suicídio são identificados em transtorno afetivo bipolar comórbido com algum transtorno ansioso ou transtorno depressivo comórbido com alcoolismo e depressão comórbida com dependência por canabinoides[37].

Assim como na população geral, tentativa de suicídio prévia também se correlaciona com maior risco de suicídio. Por exemplo, 40% das mortes por suicídio identificadas por Hurley[10] foram de indivíduos que já haviam tentado o suicídio outras vezes.

Por fim, a etiologia das perturbações mentais existentes nem sempre pode ser determinada, sendo que diversas patologias são condições já preexistentes, outras são exacerbadas pelo sofrimento vivenciado pelo indivíduo no contexto prisional e outras podem originar-se em decorrência das privações e dos traumas psicológicos associados à experiência da inserção nesse contexto[38].

DEPENDÊNCIA DE SUBSTÂNCIAS PSICOATIVAS NO CÁRCERE

A prevalência de uso abusivo de substâncias psicoativas é muito maior na população encarcerada comparada à população geral[39,40]. Porém, o problema já começa antes mesmo do encarceramento. Como já vimos para os transtornos mentais em geral, os indivíduos com uso abusivo de substâncias psicoativas também têm uma probabilidade significativamente maior de serem presos[22,41].

A maioria dos infratores nos Estados Unidos (56%) relatou ter usado pelo menos uma substância antes da prisão[42]. O uso de *cannabis* foi relatado por 40% dos infratores, seguido por 21,4% para cocaína ou *crack*, 12,2% para metanfetamina e anfetamina e 8,2% para heroína e outros opioides[42], em comparação com 3,0% dos adultos da população geral que faziam uso de qualquer substância. Além disso, os encarcerados que usaram *cannabis*, cocaína, metanfetamina ou heroína relataram que faziam uso regular dessas substâncias[42].

Em entrevista em um regime de prisão preventiva, Reed[16] encontrou que 58% dos homens e 36% das mulheres preenchiam critérios para uso abusivo de álcool e 66% das mulheres tinham feito uso abusivo de drogas no ano anterior ao seu encarceramento.

Embora o tabagismo e o abuso de substâncias psicoativas (drogas ilícitas) estejam associados ao risco de suicídio, o consumo de álcool não está[37,43,44]. Uma possibilidade é, exatamente, a disponibilidade preferencial de outras substâncias no ambiente carcerário. Das drogas ilícitas, o uso intravenoso destas associa-se a um maior risco de suicídio[37].

Já vimos anteriormente o tamanho da prevalência dos transtornos mentais relacionados ao uso de substâncias nessa população. Vamos agora, então, aprofundar um pouco a compreensibilidade do consumo de drogas e substâncias psicoativas em geral no regime prisional. Os adictos passam de um regime de uso contínuo da substância para um ambiente que, a *priori*, não teria essa substância disponível. Nesse contexto de abstinência inicial, procuram recursos de como obter tais substâncias dentro do presídio. E, então, descobrem que certos favores valeriam alguma porção ou dose, se estão dispostos a encarar ou não e até quando, e descobrem ainda que, muitas vezes, cigarro é dinheiro dentro dos presídios, e por meio deles, geralmente em uma enorme quantidade, poderão efetivar trocas equivalentes junto ao preso traficante. Dessa forma, caso as famílias ainda não os tenham abandonado, verifica-se que diversos abusos psicológicos são cometidos pelos presos viciados em desfavor de seus familiares para saciar seu vício, não sendo raro ver mães e esposas tentarem entrar com drogas nos presídios em suas partes íntimas, algumas vezes para saciar o vício destes, outras para pagamento de dívida do presidiário viciado que já se encontra jurado de morte pela facção local. Por fim, diante do liame de fatores estressores conjugados aos diversos tipos de sofrimento experimentados pelas partes privadas da sua liberdade, não é improvável o suicídio ser cogitado como um recurso para lidar com a situação[45,46].

SOFRIMENTO PSÍQUICO RELACIONADO ÀS CONSEQUÊNCIAS DO ENCARCERAMENTO

Alguns dados demonstram em números o impacto que o encarceramento pode trazer sobre a saúde mental. Níveis elevados de estresse e sintomas depressivos graves foram identificados em 35,8% e 6,3% dos homens e em 57,9% e 7,5% das mulheres encarceradas[47]. Desse modo, exploraremos algumas situações que podem se associar ao sofrimento mental nessa população.

Adaptação às regras sociais e ao convívio social

Os reclusos inseridos no contexto criminal não são apenas privados da sua liberdade, mas também submetidos a dois novos regimes rigorosos de convivência a que não estão acostumados, impostos de forma abrupta, sem respeito das peculiaridades de sua pessoa e de sua enfermidade, qual seja: uma legal, regido pela lei e normas administrativas e aplicadas pelos diretores e funcionários de centros de detenção ou penitenciárias; e outra paralegal, imposta pelas facções criminosas dominantes nas localidades. Essa situação pode se relacionar com a identificação de que o nível de estresse no primeiro ano de encarceramento é quase o dobro que o verificado nos 8 anos seguintes[47]. O estresse pela não adaptação às normas legais que disciplinam o cotidiano prisional e aos códigos e regras de convivência da cultura institucional também pode colaborar para o surgimento de um transtorno mental, de fato[46]. Enfim, eles adquirem um estado de saúde debilitado no decorrer da sua inserção e da sua permanência nesse contexto[48].

A presença de transtornos mentais no ambiente prisional pode estar associada ao aumento da população carcerária, sem a correspondente adequação das condições físicas e de estrutura do cárcere[49]. Porém, até hoje, não houve correlação significativa entre a superpopulação nas prisões e a taxa de suicídio, ao contrário, estar sozinho em uma cela é considerado um fator de risco para suicídio[43,50].

Ainda, eles têm todos seus vínculos sociais e familiares abruptamente e intensamente comprometidos. Um percentual considerável (26,1% no sexo masculino e 41,4% no sexo feminino) não recebe visitas, sendo que 11,7% dos homens e 16,1% das mulheres não mantêm qualquer contato com os parentes ou não têm familiares. Mesmo assim, 77,9% dos homens e 68,7% das mulheres encarceradas relatam manter bom vínculo com suas famílias, seja por meio de correspondência ou de visitas[8].

Os fatores associados ao maior estresse entre homens foram: primeiro ano de encarceramento e ausência ou baixo vínculo familiar. Nas mulheres, um vínculo familiar ruim é ainda mais importante, correlacionando-se não só ao estresse, mas ao desenvolvimento de transtornos mentais (depressão), assim como ter um trabalho parece conferir resistência ao estresse[47].

O ócio e a escassez de perspectivas também são fatores apontados como estressores pelos encarcerados. Minayo[8] identificou que apenas 21,3% dos presos estavam matriculados em algum curso e apenas 4,5% realizavam uma "atividade classificada"[8].

Experiência penal, isolamento e culpa

É salutar refletir que superada a fase dos suplícios e chegada até a fase da prisão, dois foram os movimentos iniciais que regularam a pena privativa de liberdade, conforme bem trata do assunto o eminente filósofo Michel Focault, em sua obra *Vigiar e punir, nascimento da prisão*[51], e este explica que o isolamento torna possível o encontro do encarcerado a sós com o poder que se exerce sobre ele, o que acaba dando ensejo na criação nos Estados Unidos de dois sistemas, um no Estado de Auburn e outro no da Filadélfia, conforme veremos suas igualdades e distinções e o que isso tem a ver com a maior ou menor incidência de suicídio nos cárceres.

Em Auburn, o silêncio era a regra, mas o isolamento não. Então eles desfrutavam, por assim dizer, de trabalho, exercício e refeições em comum, mas em silêncio; rompendo este estavam submetidos a infrações e, ao final do dia, recolhiam-se para celas individuais, para que fossem vítimas de sua consciência. Dessa forma, o trabalho com seus colegas de cárcere, mesmo que em silêncio, parecia mais um consolo[51].

Já o sistema da Filadélfia visava um isolamento absoluto, não pretendia uma mudança de atitude do preso, mas sim de sua moralidade, fazendo com que esse sentimento despertasse no indivíduo por meio do isolamento e da crença de que tal sentimento nunca pereceu de dentro dele. Visava-se assim que o remorso e o desespero mudassem o indivíduo[51].

Nesse aspecto, podemos novamente nos valer dos relatos trazidos pela obra de Varella[20], para contextualizar o que tais sistemas têm a ver com o suicídio dependendo da forma como forem utilizados, sendo que este relata:

> "Genival, um dos habitantes do setor (doentes mentais), diz que perdeu o juízo por causa da visão de um senhor que ele matou num assalto:

Quando a noite caía, a alma penada dele vinha me assombrar, na escada, na galeria e até no xadrez trancado. Tentei me suicidar duas vezes para escapar da perseguição".

Denota-se que, nos períodos de isolamento, nosso caro mencionado detento Genival se via perseguido por sua vítima, como pregava o sistema de Filadélfia para os mentalmente hígidos, e assim era punido, porque ainda havia nele o sentimento de moralidade, ou seja, do que era certo e errado. De fato, Schopenhaur já falava do "suicídio como manifestação da justiça eterna". O criminoso preso quer "tornar-se o braço da justiça eterna". Assim, como forma de arrependimento do seu ato, depois de uma verdadeira luta interna, decide pôr fim à sua vida, para obter o perdão[52].

Embora os sistemas de Auburn e da Filadélfia não sejam mais aplicados formalmente, em suas formas puras, parece inevitável que pessoas com personalidades retraídas e tímidas acabam por não se encaixar no desumano sistema carcerário existente e acabam por sentir os mesmos efeitos dos sistemas outrora criados, o que impreterivelmente os levaria a uma encruzilhada cada vez mais perceptível: adotar o suicídio como uma hipótese de alívio imediato ou procurar um grupo em que ele se adeque e lhe ofereça o perdão, o que ocorre comumente nos grupos religiosos, que trabalham com a ideia de redenção.

Soma-se a essa situação o conceito de "mortificação do eu", de Goffman[53], no qual o sujeito chegaria à prisão com uma determinada concepção de si mesmo, forjada nas relações primárias e sociais. Ao entrar, então, ele estaria imediatamente despido dessas disposições por uma série de rebaixamentos, degradações, humilhações e profanações da subjetividade: vivencia uma barreira entre o mundo interno e o externo, na sequência de horários estabelecidos e rotinas diárias obrigatórias diferentes de sua vida pregressa; e, sobretudo, no despojamento de seu papel social[8].

Falta de perspectiva e estigma social

Por fim, o sujeito conseguindo superar todas essas adversidades e conflitos, ainda lhe restará mais uma, pois eles sabem que mesmo após cumprirem toda a pena no cárcere, haverá uma nova pena à sua espera, decorrente do etiquetamento social ("*labelling approach*", interacionismo simbólico, rotulação ou reação social). A rotulação de criminosos cria um processo de estigma para os condenados, funcionando a pena como geradora de desigualdades. O sujeito acaba sofrendo reação da família, amigos, conhecidos e colegas, o que acarreta a marginalização laboral, econômica e social[54]. Porém, mais triste ainda é o fato de que grande parte dos presos sempre se sentiu excluída civilmente e a cadeia só veio aprofundar a sensação de desfiliação e marginalização[55].

Ainda, Hatzenbuehler[56] descreve os "efeitos colaterais do encarceramento" em uma perspectiva social. Em seu estudo, encontrou maior incidência de transtornos mentais nas comunidades onde vivem os parentes dos presos, sugerindo que sua situação de confinamento se irradia pelo seu meio social, tanto pela falta que essas pessoas fazem a seu núcleo familiar como pela vivência de discriminação e preconceito que sofrem por parte dos vizinhos.

CONSIDERAÇÕES FINAIS

Assim, podemos constatar que os índices de tentativas de suicídio e suicídio consumado na população em regime de cárcere privado são muito superiores aos encontrados na população geral, sendo associados a diversos fatores, principalmente à presença de transtornos mentais que, por sua vez, é muito mais incidente nessa população, que vive privada de sua liberdade e sob forte ordem de disciplina. Boa parte dessa população já apresentava esses transtornos antes de ingressarem no regime de restrição de liberdade.

Podemos, ainda, tentar compreender o sofrimento dos indivíduos encarcerados partindo de uma perspectiva de segregação social do indivíduo, sua solidão pela não adaptação ao sistema carcerário existente, muitas vezes a abstinência do uso de drogas e álcool ou a sua luta pela obtenção dentro do sistema que está inserido, ainda pelas consequências geradas pelo arrependimento da prática do ato criminoso e também pela existência ou não de perspectivas de uma vida futura, levando em consideração tudo aquilo que pode ter desperdiçado por meio de um ato impensado, não raro das vezes motivado pela influência de álcool e drogas, retirando parcialmente a capacidade de entender os fatos e agir de acordo com tal entendimento, e passe a entender que sua existência deixou de fazer sentido, pois suas forças para enfrentar as diversas adversidades da prisão serão inúteis, e que se lhe forem suficientes, é certo que ao final haverá uma nova pena à sua espera, decorrente do etiquetamento social.

REFERÊNCIAS BIBLIOGRÁFICAS

1. Sher L. Preventing suicide. QJM -Mon J Assoc Physicians. 2004;97(10):677-80.
2. Duburcq A, Coulomb S, Bonte J, Marchand C, Fagnani F, Falissard B. Enquête de prévalence sur les troubles psychiatriques. Sommaire. 2004; p. 17.
3. Forrester A, Slade K. Preventing self-harm and suicide in prisoners: job half done. Lancet. 2014;383: 1109-11.
4. Kellogg KJ, Kaur S, Blank WC. Suicide in corrections: an overview. Dis. 2014;60:215-20.
5. Fazel S, Danesh J. Serious mental disorder in 23000 prisoners: a systematic review of 62 surveys. Lancet. 2002;359(9306):545-50.
6. Fazel S, Grann M, Kling B, Hawton K. Prison suicide in 12 countries: an ecological study of 861 suicides during 2003-2007. Soc Psychiatry Psychiatr Epidemiol. 2011;46(3):191-5.
7. Lloyd C. Suicide and self-injury in prison: a literature review. Home Office Research and Planning Unit Report. London: Her Majesty's Stationery, 1990.
8. Minayo MC, Ribeiro AP. Health conditions of prisoners in the state of Rio de Janeiro, Brazil. Ciencia & Saude Coletiva. 2016;21:2031-40.
9. Negrelli AM. Suicídio no Sistema Carcerário: análise a partir do perfil biopsicossocial do preso nas instituições prisionais do Rio Grande do Sul [dissertação]. Porto Alegre: Pontifícia Universidade Católica do Rio Grande do Sul; 2006.
10. Hurley W. Suicides by prisoners (for editorial comment, see page 181; see also page 218). Med J Australia. 1989;151(4):188-90.
11. Jaramillo Gutiérrez MR, Silva Vallejo C, Rojas Arango BP, Medina-Pérez ÓA. Ideación suicida y factores asociados en internos de un establecimiento penitenciario de Antioquia (Colombia). Rev Colomb Psiquiatr. 2015;44(2):100-5.
12. Ayhan G, Arnal R, Basurko C, Pastre A, Pinganaud E, Sins D, et al. Suicide risk among prisoners in French Guiana: prevalence and predictive factors. BMC Psychiatry. 2017;17(1):1.
13. Clements-Nolle K, Wolden M, Bargmann-Losche J. Childhood trauma and risk for past and Future suicide attempts among women in prison. Women's Heal Issues. 2009;19(3):185-92.
14. World Health Organization (WHO). Health in prisons: a WHO guide to the essentials in prison health Copenhagen: Organization Regional Office for Europe; 2007.
15. Pragosa CSM. Tentativa de suicídio em meio prisional: estudo exploratório de uma população de reclusos com e sem condutas autodestrutivas não fatais [dissertação]. Lisboa: Universidade de Lisboa; 2012.
16. Reed J. Mental health care in prisons. Br J Psychiatry. 2003;182:287-8.
17. Rabe K. Prison structure, inmate mortality and suicide risk in Europe. Int J Law Psychiatry. 2012; 35(3): 222-30.
18. Duthé G, Hazard A, Kensey A, Pan Ké Shon J. la France comparée à ses voisins européens. Popul Sociétés. 2009;462:2000-3.
19. Dye MH. Deprivation, importation, and prison suicide: combined effects of institutional conditions and inmate composition. J Crim Justice. 2010;38(4): 796-806.
20. Varella D. Estação Carandiru. 2.ed. São Paulo: Companhia das Letras, 2017.
21. Sanchez AR, Massari V, Gerhardt G, Barreto AW, Cesconi V, Pires J, et al. A tuberculose nas prisões

do Rio de Janeiro, Brasil: uma urgência de saúde pública. Cad Saude Publica. 2007;23(3):545-52.

22. Fisher WH, Clark R, Baxter J, Barton B, O'Connell E, Aweh G. Co-occurring risk factors for arrestamong persons with opioid abuse and dependence: Implications for developing interventions to limit criminal justice involvement. J Subst Abus Treat. 2014; 47:197-201.
23. Robertson AG, Swanson JW, Frisman LK, Lin H, Swartz MS. Patterns of justice involvement among adults with schizophrenia and bipolar disorder: Key Risk Factors. Psychiatr Serv. 2014;65:931-8.
24. Ayirolimeethal A, Ragesh G, Ramanujam JM, George B. Psychiatric morbidity among prisoners. Indian J Psychiatry. 2014;56(2):150-3.
25. Falissard B, Loze J-Y, Gasquet I, Duburc A, de Beaurepaire C, Fagnani F, et al. Prevalence of mental disorders in French prisons for men. BMC Psychiatry. 2006;6:33.
26. Butler T, Allnutt S, Cain D, Owens D, Muller C. Mental disorder in the New South Wales prisoner population. Aust N Z J Psychiatry. 2005;39(5):407-13.
27. Gunter DT, Arndt S, Wenman G, Allen J, Loveless P, Sieleni B, et al. Frequency of mental and addictive disorders among 320 men and women entering the Iowa prison system: use of the MINI-Plus. J Am Acad Psychiatry Law. 2008;36(1):27-34.
28. Teplin LA, Abram KM, McClelland GM. Prevalence of psychiatric disorders among incarcerated women. Arch Gen Psychiatry. 1996;53(6):505-12.
29. Lamb HR, Weinberger LE, Gross BH. Community treatment of severely mentally ill offenders under the jurisdiction of the criminal justice system: a review. Psychiatr Serv. 1999;50(7):907-13.
30. Glaze L, James D. Mental health problems of prison and jail inmates. Bureau of Justice Statistics. 2006;NCJ 213600.
31. Minervine J. Psychiatrie En Milieu Pénitentiaire. 1ére Journée dês soins Psychiatriques En Milieu Pénitentiaire. Conférence; Franche-Comté; France; 2001.
32. James DJ, Glaze LE. Mental health problems of prison and jail inmates. Washington: US Department of Justice, Office of Justice Programs, Bureau of Justice Statistics; 2006.
33. Wilper AP, Woolhandler S, Boyd SW, Lasser KE, McCormick D, Bor DH, Himmelstein DU. The health and health care of US prisoners: results of a nationwide survey. Am J Public Health. 2009;99(4):666-672.
34. Andreoli SB, Ribeiro SW, Quintana MIS, Higashi MK, Dintof AM. Estudo da prevalência de transtornos mentais na população prisional do estado de São Paulo [relatório científico final]. Brasília: CNPq; 2008.
35. Andreoli SB, Abdalla-Filho E, Santos MM, Marques CM, Taborda JGV. Transtorno mental e prisão. In: Taborda JGV, Abdalla-Filho E, Chalub M (orgs.). Psiquiatria forense. 2.ed. Porto Alegre: Artmed; 2012. p. 585-97.
36. Saavedra J, López M. Risk of suicide in male prison inmates. Rev Psiquiatr y Salud Ment. 2015;8(4):224-31.
37. Gates ML, Turney A, Ferguson E, Walker V, Staples--Horne M. Associations among substance use, mental health disorders, and self-harm in a prison population: examining group risk for suicide attempt. Int J Environmental Research and Public Health. 2017;14(3):317.
38. Haney C. The psychological effects of imprisonment. In: Petersilia J, Reitz K. The Oxford handbook of sentencing and corrections. Oxford: Oxford University Press, 2012. p.1-25.
39. Anthony ABH, Brunelle C. Substance use in incarcerated male offenders: predictive validity ofa personality typology of substance misusers. Addict Behav. 2016;53:86-93.
40. Zlotnick C, Clarke JG, Friedmann PD, Roberts MB, Sacks S, Melnick G. Gender differences in comorbid disorders among offenders in prison substance abuse treatment programs. Behav Sci Law. 2008;26:403-12.
41. Alnıak 'I, Erkıran M, Mutlu E. Substance use is a risk factor for violent behavior in male patients with bipolar disorder. J Affect Disord. 2016;193:89-93.
42. Mumola C, Karberg J. Drug use and dependence, state and federal prisoners. 2004.
43. Fazel S, Cartwright J, Norman-Nott A, Hawton K. Suicide in prisoners: a systematic review of risk factors. J Clin Psychiatry. 2008;69(11):1721-31.
44. Hawton K, van Heeringen K. Suicide. Lancet. 2009; 373(9672):1372-81.
45. Hayes LM, Rowan JR. National study of jail suicides: seven years later. 2004.
46. Souza CAC. Doentes mentais em prisões e em casas de custódia e tratamento: um grande e permanente desafio à psiquiatria e à lei. 2010. Disponível em: <http://www.hospitaldepsiquiatria.com.br/menu_03/artigos/ art_007.htm>.
47. Constantino P, Assis SG, Pinto LW. The impact of prisons on the mental health of prisoners in the state of Rio de Janeiro, Brazil. Ciência & Saúde Coletiva. 2016;21:2089-100.

48. Damas FB, Oliveira WF. A saúde mental nas prisões de Santa Catarina, Brasil. Cadernos Brasileiros de Saúde Mental. 2013;5(12):1984-2147.
49. Diuna V, Lhuilier D, Sanchez AR, Amado G, Araújo L, Duarte AM, et al. Saúde em prisões: representações e práticas dos agentes de segurança penitenciária no Rio de Janeiro, Brasil. Cad Saúde Pública. 2008;24(8):1887-96.
50. Frühwald S, Matschnig T, Bauer P, Tier P. Suicide in custody: Case control study. Br J Psychiatry. 2004; 185:494-8.
51. Foucault M. Vigiar e punir, nascimento da prisão; tradução de Raquel Ramalhete. 42.ed. Petrópolis: Vozes, 2014. 7ª reimpressão 2019.
52. Béziau JY. O suicídio segundo Arthur Schopenhauer. In: O discurso, n. 28, 1997.
53. Goffman E. Manicômios, prisões e conventos São Paulo: Perspectiva; 1990.
54. Penteado-Filho NS. Manual esquemático de criminologia. 4.ed. São Paulo: Saraiva, 2014.
55. Castells R. As metamorfoses da questão social. Petrópolis: Vozes; 1998.
56. Hatzenbuehler ML, Keyes K, Hamilton A, Uddin M, Galea S. The collateral damage of mass incarceration: Risk of psychiatric morbidity among nonincarcerated residents of high-incarceration neighborhoods. Am J Public Health. 2015;105(1):138-43.
57. Araújo FAFM, Nakano TC, Gouveia MLA. Prevalência de depressão e ansiedade em detentos. Avaliação Psicológica. 2009;8(3):381-90.
58. Brinded PM, Simpson AI, Laidlaw TM, Fairley N, Malcolm F. Prevalence of psychiatric disorders in New Zealand prisons: a national study. Aust N Z Psychiatry. 2001;35(2):166-73.
59. Canazaro D, Argimon I. Características, sintomas depressivos e fatores associados em mulheres encarceradas no Estado do Rio Grande do Sul, Brasil. Cad Saude Publica. 2010;26(7):1323-33.
60. Fazel S, Benning R, Danesh J. Suicides in male prisoners in England and Wales, 1978-2003. Lancet. 2005;366(9493):1301-2.
61. Irías-Ortiz R, Martínez-Molina G, Amaya-Martinez G, Soto RJ, Reyes-Ticas A. Prevalencia de trastornos mentales en personas privadas de libertad. Rev Med Post UNAH. 1999;4(4):129-36.
62. Jama-Alol KA, Malacova E, Ferrante A, Alan J, Stewart L, Preen D. Influence of offence type and prior imprisonment on risk of death following release from prison: a whole-population linked data study. Int J Prison Health. 2015;11(2):108-18.
63. Quinn C, Denman K, Smithson P, Owens C, Sheaff R, Campbell J, et al. General practitioner contributions to achieving sustained healthcare for offenders: a qualitative study. BMC Family Practice. 2018;19(1): 1-7.
64. Taborda JG, de Borba Telles LE, de Castro Bins HD. Ethical issues in prison psychiatry: Forensic mental health care in Brazil. In: Ethical Issues in Prison Psychiatry. Dordrecht: Springer; 2013. p.153-61.
65. Taborda JGV, Chalub M, Abdalla-Filho E. Psiquiatria forense. Porto Alegre: Artmed, 2004.
66. Washington S, Fullilove R. Structural racism in policing and mass incarceration: a driver of health disparities in black and latinx communities. In: APHA's 2018 Annual Meeting & Expo, 2018 Nov 12. American Public Health Association.

57

Suicídio em povos indígenas no Brasil

Fernando Pessoa de Albuquerque
Flávio Dias Silva

PONTOS-CHAVE

- Os povos indígenas são muito mais afetados pelo suicídio do que outros grupos étnicos, no Brasil e em vários outros países. A taxa é mais elevada entre os jovens, o que impacta na longevidade dessa população. No Brasil, o problema destaca-se em povos da região Centro-Oeste. Importantes trabalhos da Secretaria Especial de Saúde Indígena do Ministério da Saúde têm sido conduzidos nos últimos anos na compreensão desse agravo.
- Há evidências da influência significativa de fatores de risco relacionados às dificuldades decorrentes do contato com a sociedade não indígena, como o sentimento, por parte de alguns jovens, de não pertencimento a esta, e ao mesmo tempo de alijamento de seu povo original; o desenvolvimento do consumo abusivo de álcool e outras drogas; e a violência imposta à cultura e ao patrimônio indígena. Ademais, aspectos da cosmovisão indígena têm sido associados a um maior risco, como a atribuição do suicídio a fenômenos de feitiçaria.
- O desenvolvimento de estratégias preventivas primárias, secundárias ou terciárias deve ser pensado e executado em conjunto com líderes locais, primeiramente compreendendo-se o significado do suicídio na cultura do povo em questão. Além disso, a ação de especialistas em saúde mental deve ser pensada de maneira ampla, em nível individual e comunitário, e em cuidado colaborativo com equipes de atenção primária, preferencialmente seguindo-se princípios já bastante estudados. A articulação intersetorial, adicionalmente, tem sido associada a especiais benefícios na prevenção primária do fenômeno.

ASPECTOS GERAIS E EPIDEMIOLÓGICOS

Os povos indígenas estão entre as populações mais atingidas pelo suicídio no mundo. Estimativas recentes apontam uma taxa média do evento cerca de vinte vezes maior nesses povos, em comparação a não indígenas; em alguns locais a taxa chega a 187,5 óbitos por cem mil habitantes[1]. Ser de alguma etnia indígena tem se tornado, portanto, um dos fatores mais associados ao suicídio.

Dados recentes do Ministério da Saúde (MS), referentes aos anos de 2015 a 2018, demonstram uma taxa de mortalidade por suicídio entre Povos Indígenas no Brasil de 17,5 óbitos por 100 mil habitantes, o que representa risco de morrer por essa causa 2,9 vezes superior ao observado entre brancos, e 3,1 entre negros[2]. Observa-se ainda que a referida mortalidade se concentra entre os jovens. Sessenta e dois por cento dos óbitos por suicídio ocorridos nessa população entre 2015 e 2019 foram em indivíduos de 15 a 29 anos de idade. Em uma análise estratificada, nas faixas etárias de 15 a 19 anos e 20 a 29 anos, as taxas são maiores que 37,5 óbitos por mil habitantes, o que representa número seis vezes maior que a encontrada na população brasileira em geral para o mesmo período (5,7 por 100 mil). O boletim do MS ainda aponta que as maiores taxas de mortalidade por suicídio entre indígenas foram observadas nas regiões Centro-Oeste (35,6 mortes por 100 mil hab.), seguida pelas regiões Norte e Sul[2]. Dados obtidos pelo Conselho Indigenista Missionário revelaram um número mais expressivo nos estados do Mato Grosso do Sul, mas também no Amazonas no ano de 2018[3].

A magnitude do impacto desse agravo sobre as condições de vida das comunidades indígenas se expressa não apenas pela sua elevada incidência, mas por atingir principalmente a população jovem, diminuindo a expectativa de vida e representando uma alta carga de anos de vida perdidos, além de prejuízos socioeconômicos a comunidades inteiras.

FATORES DE RISCO

Muitos fatores de risco para suicídio afetam indígenas de maneira semelhante à população em geral[4,5]. Entretanto, alguns elementos específicos têm se mostrado diferentes, ou especialmente importantes nesses indivíduos. A literatura científica tem identificado, com destaque, o consumo abusivo de álcool e drogas, a passagem para a vida adulta e as mudanças socioculturais decorrentes do contato com a sociedade não indígena.

A revisão sistemática elaborada por Santiago et al.[6] destaca que a vulnerabilidade ao comportamento suicida promovida pelo uso prejudicial de álcool está relacionada a violências do processo colonial de contato com os povos indígenas. Para os autores, historicamente, ocorreu uma indução ao vício em álcool como estratégia ocidental de dominação e controle, amplamente utilizada ao longo da história em toda a América.

Por outro lado, a passagem para a vida adulta tem se apresentado como um período crítico para jovens indígenas, especialmente considerando-se as transformações socioculturais decorrentes do contato com a sociedade não indígena. As mudanças nas relações de parentesco, incluindo-se o casamento e as alterações nos relacionamentos intergeracionais, podem resultar em intensas experiências de sofrimento mental, o que tem se associado aos intentos suicidas[7]. Embora o conceito de adolescência não componha as visões de mundo nativas de muitos povos indígenas, a crescente integração com a cultura dominante coloca os jovens indígenas em uma encruzilhada entre o que se espera deles no Ocidente, sob a construção sociocultural do dever-ser do adolescente ocidental, e o que tradicionalmente se esperaria deles dentro de suas comunidades. Essa ambivalência produz crises que, em contexto territorial e economicamente limitado, facilitam a aquisição de hábitos nocivos derivados do Ocidente, como o consumo de álcool, a desesperança e a resolução do mal-estar por meio do comportamento suicida[6].

Observa-se também que, no contexto desses choques culturais, ou em situações nas quais as práticas tradicionais indígenas estejam ameaçadas (impedimento de acesso aos territórios tradicionais, ou em decorrência de violências materiais e simbólicas resultantes do contato com a sociedade não indígena), de forma notável, há maior incidência de transtornos mentais – especialmente os associados à ideação/intento suicida, aumento do consumo de álcool e outras substâncias psicoativas. Uma importante constatação é a de que o sofrimento em decorrência da discriminação étnica também tem sido fator associado ao suicídio de indígenas na América do Norte[5]. Por fim, são também descritos em revisões sistemáticas outros processos que tornariam um sujeito indígena mais propenso ao comportamento suicida: a fragilização de laços familiares e comunitários, as relações interpessoais conflitantes (especialmente as amorosas ou intergeracionais), a falta de acesso à educação e trabalho, o confinamento territorial, as crises de identidade e o isolamento social[6,7].

ASPECTOS TRANSCULTURAIS

Ao se considerar o fenômeno do suicídio em contextos indígenas, é fundamental ter-se em mente que se lida com outras definições de vida, de morte, de organização social e política, bem como de relações de parentesco, cosmologias e sistemas de crenças. O Brasil conta com cerca de 850 mil indígenas, distribuídos em mais de 300 etnias, que falam cerca de 274 línguas[8]. Logo, é importante imaginar que a visão de suicídio pode ser bastante diversa de povo para povo. A compreensão de um sistema cosmológico e a articulação com as práticas de cuidado indígenas se fazem muito relevantes quando se trata do campo da saúde mental em contexto intercultural, principalmente por conta da dimensão subjetiva do que podemos chamar de sofrimento psíquico. Essa subjetividade tem grande relação com a estrutura e o funcionamento da visão de mundo e de vida de cada povo, suas regras sociais e os diferentes aspectos socioculturais de sua organização.

Para se compreender, portanto, a dimensão subjetiva do sofrimento de um indivíduo, família ou povo, é necessário conhecer a organização sociocultural de cada comunidade, já que a experiência emocional é um registro da cultura. Muitas vezes, por exemplo, as comunidades mais tradicionais entendem o fenômeno do suicídio como decorrente de feitiços, relacionado a disputas e conflitos entre clãs e/ou famílias; em outras comunidades, o mesmo fenômeno é entendido como "punição" ou "vergonha" frente ao não cumprimento de regras tradicionais das relações de parentesco, como se apaixonar por alguém do mesmo clã em sociedades exogâmicas. As mudanças nas relações de parentesco, especialmente regras de casamento, assim como as mudanças nas relações intergeracionais sofreram grandes transformações decorrentes do contato com a sociedade não indígena, o que tem imposto hábitos não condizentes às formas tradicionais de muitas etnias[7].

Essa situação pode levar jovens indígenas a sentimentos complexos de não pertencimento a nenhuma sociedade. Se por um lado eles sofrem discriminação na cidade por serem indígenas, por outro são criticados pelos mais velhos de suas aldeias em razão da incorporação de hábitos da sociedade não indígena. Dessa forma, esse momento de transformação e/ou choque cultural os coloca em um *não lugar*. Como diria uma jovem Ticuna: "Os mais velhos dizem que não somos mais índios e na cidade temos vergonha de dizer que somos. É como se estivéssemos vivendo entre dois mundos, em um limbo". Essa jovem realizou esse relato enquanto desenhava um rosto dividido, de um lado com óculos e cabelo preso, do outro com pinturas com grafismos Ticuna e com cabelos soltos. Essa subjetividade híbrida retoma um pensamento de Viveiros de Castro que afirma que "índio não é uma questão de cocar de pena, urucum e arco e flecha, algo de aparente e evidente nesse sentido estereotipificante, mas sim uma questão de 'estado de espírito'"[9]. De fato, o que alguns têm chamado de aculturação – a modificação de uma cultura quando em contato com outras – tem sido associado a maior risco de suicídio[10].

Santiago et al.[6] encontraram também que, no âmbito das comunidades indígenas, uma forte organização social interna é fator de proteção a intentos suicidas, assim como o são também o fortalecimento da unidade familiar e a existência de espaços de discussão para fins de resolução de problemas específicos, nos quais todos tenham oportunidade de serem ouvidos. Tanto a autoimagem positiva de cada sujeito indígena quanto o senso de pertencimento que tem em relação ao seu povo e cultura são elementos de promoção da saúde mental e do bem-viver indígena – o que também tem sido citado em estudos de índios americanos[10].

CONSIDERAÇÕES PARA A ESTRUTURAÇÃO DE UM SISTEMA DE CUIDADOS

A análise do cenário descrito revela um pouco da complexidade do fenômeno do suicídio em povos indígenas. Aponta, portanto, primeiramente para a necessidade de desenvolvimento de um diálogo intercultural, que proponha ações de acolhimento e suporte ao sofrimento psicossocial indígena que reconheçam e valorizem, antes de tudo, as formas tradicionais e próprias desses povos de nomearem e lidarem com suas experiências de sofrer.

Poucas intervenções estruturadas para a prevenção do suicídio em indígenas, sejam sobre indivíduos ou de cunho comunitário, têm sido extensamente estudadas[10]; de fato, dificuldades metodológicas e falta de financiamento têm sido a regra em diversos países[11]. A National Action Alliance for Suicide Prevention's American Indian and Alaska Native (AI/AN) Task Force, buscando chamar a atenção para a necessidade de expansão da pesquisa nas populações nativas, propôs que as investigações devem considerar muitos dos elementos até aqui expostos – considerar a epistemologia indígena, ter foco individual, mas também comunitário, e desenvolverem-se de "baixo para cima"[12]. Além disso, ganha destaque a necessidade de se trabalhar a resiliência indígena para fazer frente às mudanças sociais.

A partir dessa premissa, alguns outros princípios podem ser explorados. Parece essencial se pensar a partir de uma perspectiva ampliada sobre a rede assistencial de cuidados em saúde mental, tanto pelo fato de compreender que se deve oferecer atenção ao sofrimento de todos os usuários (não apenas os diagnosticados com transtornos psiquiátricos) quanto pela importância que tem a integração das ações com os outros atores presentes no território, sejam eles da saúde ou de outros setores, destacando-se a necessidade de construção da rede psicossocial (RAPS).

A formulação de qualquer estratégia de prevenção desse agravo deve ser concebida também incluindo-se a participação das comunidades indígenas. As políticas públicas para a saúde mental indígena têm proposto que as ações de cuidado do comportamento suicida sejam dispositivos para integração das ações dos profissionais de saúde mental, a fim de que estes possam compartilhar responsabilidades no cuidado das pessoas vulneráveis[8]. Essa corresponsabilização é de extrema importância, justamente pelo fato de o trabalho do profissional especializado não ser suficiente para monitorar a ocorrência de novos casos, sendo diferencial o desenvolvimento de uma rede comunitária de cuidados.

Evidenciar a necessidade do cuidado das famílias enlutadas, que perderam algum ente por suicídio, também é essencial, pois amigos e parentes de pessoas que faleceram por essa razão têm maior risco[10]. Os cuidados colaborativos entre saúde mental e atenção primária à saúde (APS) têm se provado eficientes em populações indígenas[13] e, pela proximidade da APS das comunidades, sua integração na rede de suporte parece fundamental.

A escuta dos modelos explicativos indígenas sobre o fenômeno do suicídio é um componente muito relevante, já que é a partir da perspectiva do grupo familiar sobre o que está ocorrendo que será possível encontrar alternativas potentes e protetoras da vida, levando-se em consideração as perspectivas nativas e tradicionais sobre o fenômeno. Para muitas etnias indígenas, o suicídio não é um problema individual e sim, comunitário. Uma interessante iniciativa norte-americana tem sido a PC CARES (*Promoting Community Conversations About Research to End Suicide*)[14], estratégia de educação popular sobre o assunto, na qual profissionais fazem rodas de conversa mensais estruturadas levando "pedaços" de resultados de pesquisas para serem debatidos com lideranças locais. A ideia do projeto é que, a partir daí, a comunidade faça propostas de implementação dessas discussões, a fim de se promover o aprendizado coletivo sobre o suicídio e sua prevenção.

Em nível individual, a elaboração de projetos terapêuticos singulares (PTS) é uma estratégia potente para esses contextos, visto que permite o planejamento de um cuidado integrado e específico para esses sujeitos. O PTS deve ser produzido conjuntamente entre equipes de atenção primária, profissionais de saúde mental e famílias, já que essa proposta busca a participação e a corresponsabilização do usuário na produção do cuidado para sua saúde. Dentro desse PTS devem estar incluídas duas estratégias principais: a primeira é a articulação com um cuidador tradicional indígena para colaborar no cuidado desse grupo familiar – isso justamente para que se possa integrar ações e cuidados de saúde com as práticas e saberes tradicionais; a segunda é a construção participativa de uma rede protetora para a pessoa em risco ou família enlutada, buscando-se identificar e envolver os pontos de apoio e suporte pessoal e social, isto é, fortalecendo-se vínculos já existentes que possam promover proteção e cuidado a essas pessoas e/ou famílias.

Por fim, além dessas ações de oferta de cuidado, também é necessário que se produzam estratégias de promoção da saúde que envolvam a participação comunitária das populações indígenas. Dados os determinantes sociais do suicídio, essas atividades devem ser pensadas em articulação com diferentes políticas públicas nos campos da cultura, proteção territorial, assistência social, esporte, lazer e outras práticas saudáveis, contando com a participação das secretarias municipais, estaduais e também da FUNAI – Fundação Nacional do Índio. Essas estratégias devem procuram abranger diferentes determinantes sociais da saúde e incluem estratégias de valorização sociocultural das diferentes etnias em ações como jogos indígenas, oficinas de promoção de saúde, mobilização social, arte e cultura. Foram constatados resultados positivos que demonstram a efetividade dessas ações comunitárias participativas e intersetoriais como forma de promover saúde, bem-viver e prevenir o suicídio[7].

À medida que as experiências de sofrimento são produzidas em determinado contexto sociocultural, também a sua resolução pode ser encontrada nessa mesma esfera. Assim, destaca-se a importância da articulação dos profissionais de saúde com os detentores dos saberes indígenas enquanto formas de cuidar e aliviar o sofrimento, pois compartilham do mesmo sistema cultural que dá sentido à experiência do sofrer.

REFERÊNCIAS BIBLIOGRÁFICAS

1. Pollock NJ, Naicker K, Loro A, et al. Global incidence of suicide among Indigenous peoples: a systematic review. BMC Med. 2018;16:145.
2. Ministério da Saúde. Mortalidade por suicídio na população indígena no Brasil, 2015 a 2018. Boletim Epidemiológico da Secretaria de Vigilância em Saú-

de. 2020;[S. l.]51:1-12. Disponível em: https://antigo.saude.gov.br/images/pdf/2020/September/16/Boletim-epidemiologico-SVS-37.pdf.
3. Conselho Indigenista Missionário (CIMI). Relatório de violência contra os povos indígenas no Brasil – dados de 2018. Disponível em: https://cimi.org.br/wp-content/uploads/2019/09/relatorio-violencia-contra-os-povos-indigenas-brasil-2018.pdf. Acesso em 20 nov.2020.
4. Borowsky IW, Resnick MD, Ireland M, Blum RW. Suicide attempts among American Indian and Alaska Native youth: risk and protective factors. Arch Pediatr Adolesc Med. 1999;153(6):573-80.
5. Espel E. American Indian/Alaska Native adolescent suicide: risk factors, protective factors, and prevention opportunities in education settings: an annotated bibliography. A report from the West Comprehensive Center. San Francisco: WestEd, 2015. Disponível em: http://www.westcompcenter.org.
6. Ramírez MOS, Puerto LJS, Rojas VMR, Villamizar GJC, Vargas ELA, Urrego MZC. El suidicio de indígenas desde la determinación social en salud. Rev Fac Nac Salud Pública. 2018;36(1):55-65.
7. Albuquerque FP, Vitenti LDP. Suicídio em povos indígenas no Brasil: dados epidemiológicos do Subsistema de Atenção à Saúde Indígena, fatores sócio-históricos e decoloniais. In: Schweickardt JC, Silva JMBF, Ahmadpour B (orgs.). Saúde indígena: práticas e saberes por um diálogo intercultural. 1.ed. v.9. Porto Alegre: ed. Rede Unida, 2020. p. 233-48.
8. Dorneles WA, Amaral RBB, Aguiar QF. Políticas públicas em saúde mental indígena no Brasil. Trayectorias Humanas Trascontinentales. 2019;4.
9. Viveiros de Castro E. No Brasil, todo mundo é índio, exceto quem não é. Povos indígenas no Brasil (2001/2005). São Paulo: ISA, [S. l.], 2006. p. 41-9.
10. Olson LM, Wahab S. American Indians and suicide: a neglected area of research. Trauma Violence Abuse. 2006;7(1):19-33.
11. Hatcher S, Crawford A, Coupe N. Preventing suicide in indigenous communities. Current Opinion in Psychiatry. 2017;30(1):21-5.
12. Wexler L, Chandler M, Gone JP, Cwik M, Kirmayer LJ, LaFromboise T, et al. Advancing suicide prevention research with rural american indian and Alaska native populations. Am J Public Health. 2015;105:891-9.
13. Bowen DJ, Powers DM, Russo J, Arao R, LePoire E, Sutherland E, et al. Implementing collaborative care to reduce depression for rural native American/Alaska native people. BMC Health Serv Res. 2020;20:34.
14. Wexler L, McEachern D, DiFulvio G, Smith C, Graham LF, Dombrowski K. Creating a community of practice to prevent suicide through multiple channels: describing the theoretical foundations and structured learning of PC CARES. Int Q Community Health Educ. 2016;36(2):115-22.

58

Suicídio em negros

Raphael Nacarelli Salgado

PONTOS-CHAVE

- O suicídio é uma séria questão de saúde pública. No Brasil, nota-se uma tendência no aumento de suicídios em jovens e adolescentes negros em comparação aos brancos. A cada dez suicídios dessa população, seis são de negros.
- Nos Estados Unidos também há uma tendência de aumento, mas a incidência ainda é menor do que na população branca. As razões para essa diferença estão sendo estudadas.
- A população negra é mais vulnerável a diversos fatores de risco para suicídio, como o próprio racismo, menores níveis socioeconômicos, violência e negligência infantil, desemprego, envolvimento com violência, transtornos mentais e uso de substâncias, além de menor acesso aos serviços de saúde mental e redes de apoio.
- Segundo a teoria de vulnerabilidade a estresse, a tentativa de suicídio depende de fatores distais (genética, transtornos mentais e uso de substâncias, histórico familiar de suicídio e experiências de adversidade precoces) e proximais (como exacerbação de transtorno mental, eventos estressantes e uso de substâncias).
- Além disso, há uma série de mudanças nos sistemas serotoninérgico, eixo hipotálamo-hipófise-adrenal, lipídeos, inflamatório e na plasticidade neuronal, que estão associadas ao comportamento e a tentativas de suicídio.

EPIDEMIOLOGIA

O suicídio é uma questão de saúde pública, sendo que, em todo o mundo, cerca de 800 mil vidas são perdidas todos os anos. Isto significa que, a cada 40 segundos, uma pessoa tira a própria vida. Na faixa etária dos 15 aos 29 anos, é a segunda principal causa de óbitos[1].

No Brasil, também segundo dados da OMS, 11.185 pessoas morreram vítimas de suicídio em 2015. Quinze anos antes, em 2000, esse número era de 6.781 pessoas. Das cerca de 11 mil pessoas, 3.097 mortes ocorreram entre adolescentes e jovens. Entre 2012 e 2016, esse número permaneceu estável e elevado, com poucas variações anuais. Ainda em 2016, o suicídio foi a quarta causa de mortalidade na população brasileira, sendo, portanto, um importante problema de saúde pública.

O estudo realizado pelo Ministério da Saúde, em 2018[1], abordou os períodos entre 2012 e 2016, em que a taxa de mortalidade entre jovens e adolescentes negros foi de 4,88 óbitos por 100 mil indivíduos para 5,88 óbitos por 100 mil na mesma população. Houve, assim, um aumento estatisticamente relevante de 12% na taxa de mortalidade. No mesmo período, a taxa de mortalidade por suicídio entre adolescentes e jovens brancos foi de 3,65 óbitos por 100 mil em 2012 para 3,76 óbitos por 100 mil em 2016. Como se vê, em 2016 para cada dez suicídios em adolescentes e jovens, aproximadamente seis ocorreram em negros e quatro, em brancos. Outro dado importante é que, em 2016, para cada 100 suicídios em adolescentes e jovens brancos, ocorreram 145 suicídios em negros. Tem-se, portanto, um risco de suicídio 45% maior para negros em comparação aos brancos. Quando separados por sexo, o risco de suicídio entre adolescentes e jovens negros do sexo masculino foi 50% maior do que na mesma população de cor branca.

Nos Estados Unidos, também houve aumento da incidência de suicídio entre 2007 e 2017. Entre jovens de 15 a 19 anos (independentemente de gênero e etnia), a taxa foi de 6,7 suicídios para cada 100 mil habitantes em 2007 para 11,8 suicídios para cada 100 mil habitantes em 2017. O grupo com aumento mais dramático, no entanto, foi o de mulheres negras, variando de 1,2 para 100 mil habitantes em 2007 para 4,0 para cada 100 mil em 2017. Apesar desses dados, nos Estados Unidos a taxa de suicídio em etnias não brancas ainda é menor do que na população branca[2]. Possíveis explicações para essa diferença é que, nos Estados Unidos, o suicídio em negros é subnotificado e os transtornos mentais graves na população negra são menos diagnosticados[3].

Mas o que há de específico sobre essa população no Brasil e no mundo? Existiriam fatores de risco diferentes dos encontrados na população branca? Ao longo das próximas páginas, vamos nos debruçar sobre esse assunto e explorar o que há de mais recente no tema.

FATORES DE RISCO, HISTORICIDADE E MECANISMOS PSICOLÓGICOS

A população negra, historicamente, é vítima de racismo. A segregação racial faz com que os negros sejam privados de direitos como acesso a saneamento básico, educação, saúde e melhores empregos. Piores condições socioeconômicas estão entre os principais fatores de risco para o suicídio.

Ainda na época da escravidão, as condições insalubres de vida levavam os escravizados a tirarem suas vidas[4]. Isto ocorria tanto de forma ativa (com enforcamentos, lesões infligidas por armas brancas, afogamentos etc.) quanto passiva, como a encontrada no Banzo. O Banzo é a melancolia causada pela saudade da terra natal, dos familiares; é a tristeza causada pela perda de liberdade e pelos castigos excessivos dados pelos senhores[5]. Assim, o suicídio era visto como um ato de resistência contra a escravidão, um ato de libertação.

Mesmo após a abolição da escravidão no Brasil e em outros países do mundo, os negros ainda são submetidos à segregação racial e social, sendo frequentemente associados à pobreza, ao que é mau, ao que é sujo, ao que é feio[6]. Tal ideologia faz com que o negro se sinta constantemente como não pertencente à sociedade.

Segundo Émile Durkheim, em seu estudo sobre suicídio de 1897[7], o indivíduo em si não existe. Ele é parte integrante da sociedade, e sua função seria a de manter as "engrenagens" sociais funcionando perfeitamente. As regras de convívio, as leis, as relações de trabalho, todas teriam como objetivo o bem-estar da sociedade. Os indivíduos seriam, desse ponto de vista, células de um organismo maior. Caso essa célula desenvolva algum defeito, ela precisaria ser "curada" ou destruída.

É sob a ótica de Durkheim que podemos enxergar o suicídio da população negra: por exclusão e discriminação ou, em outras palavras, por anomia. Em razão do racismo, os negros não conseguem integrar-se à sociedade, não há ligações com o coletivo, não há perspectivas futuras. O suicídio seria visto como a libertação de uma sociedade que não acolhe, que não integra.

A teoria durkheimiana faz eco no modo como os negros são vistos na sociedade, como já mencionado anteriormente. O negro é sujo, é feio, é pobre, é mau. Ele seria uma mácula que impediria a sociedade de atingir o bem-estar pleno. Nessa perspectiva, os principais fatores de risco para suicídio nessa população são mostrados na Tabela 1[8].

Considerando a população geral, 9 em cada 10 pessoas que cometem suicídio têm ao menos um transtorno mental[9]. Além disso, a maioria dos suicídios ocorre após a ingestão de substâncias psicoativas[10]. O principal fator de risco, no entanto, é ter havido uma tentativa de suicídio prévia[11]. É importante salientar que a maioria dos estudos sobre fatores de risco e fatores protetores para o suicídio em adolescentes é baseada em adolescentes brancos. Assim, torna-se difícil saber se é possível generalizar os dados para adolescentes negros[8].

Outro aspecto importante a ser ressaltado é o das taxas de suicídio em negros e brancos nos Estados Unidos. Paradoxalmente, vários estudos mostram que a taxa de suicídio em brancos chega a ser duas vezes maior do que a dos negros na maior parte das faixas etárias[12,13]. Os resultados são, de certa maneira, inesperados, uma vez que a população negra é sabidamente mais sujeita a vários dos fatores de risco já mencionados, como pobreza, abusos e negligências na infância e adolescência, acesso à saúde mental e, claro, discriminação racial.

Uma das possíveis razões para esses resultados inclui classificações erradas das causas de morte[3,14]. Nos Estados Unidos, as autoridades médico-legais são impedidas de diagnosticar como suicídio as mortes que não tenham fortes evidências corroborativas. Evidências fortes envolvem relatos de testemunhas, cartas de despedida e antecedentes psiquiátricos[15]. Outras possibilidades para a diferença entre as taxas são subnotificação em casos de "*suicide by cop*" (em tradução livre, suicídio por polícia, que ocorre quando há provocação deliberada de um policial para que este atire) e, também, a presença de fatores protetores (como bom suporte familiar e comunitário, além da religiosidade). De todo modo, há uma tendência de aumento nas taxas de suicídio entre adolescentes negros nos últimos 10 anos nos Estados Unidos[2,16].

TABELA 1 Fatores de risco para suicídio para a população negra

Tentativa prévia de suicídio	Sexo masculino	Transtornos de humor ou ansiedade	Uso de álcool e outras substâncias	Ter menos de dois adultos apoiadores
Interações familiares negativas	Racismo	Isolamento social	Violência doméstica (para mulheres)	Falta de bem-estar religioso e espiritual
Desemprego	Pobreza	Envolvimento em violência	Desesperança	Viver em áreas urbanas
Disponibilidade de armas de fogo	Abusos na infância			

Entre os fatores protetores de suicídio para a população negra estão suporte familiar e comunitário, religiosidade e atitudes negativas com relação ao suicídio[17]. A hipótese de orientação atributiva postula que os negros teriam a tendência de atribuir o contexto socioeconômico em que vivem ao sistema (ou seja, a causas externas). Essa característica teria ajudado essa população a sobreviver à exposição crônica a estressores psicossociais nos Estados Unidos, por exemplo. Ao atribuir a culpa de seus insucessos a si mesmos (atribuindo a culpa a causas internas, portanto), haveria aumento da suscetibilidade à depressão e outros transtornos mentais. Assim, também haveria aumento de risco para suicídio[18]. O acesso facilitado a redes de saúde mental também é um fator protetor importante, uma vez que a maior parte das tentativas de suicídio acontece em meio a transtornos de humor, ansiedade, de personalidade e/ou dependências de substâncias[8].

Em março de 2020, a pandemia de coronavírus-19 (Covid-19) passou a varrer o mundo e, assim, muitos especialistas em saúde mental passaram a acreditar que haveria mudança nos padrões de suicídio, particularmente nas populações mais vulneráveis. Um estudo de dezembro de 2020[19] analisou as diferenças nos índices de suicídio nos moradores de Maryland, nos Estados Unidos, entre março e julho de 2020. Esses índices, então, foram comparados ao mesmo período dos anos de 2017 a 2019. Especialmente entre março e maio, quando houve medidas de *lockdown* no Estado, a mortalidade por suicídio na população negra dobrou, enquanto a mortalidade na população branca caiu pela metade. As razões para essa diferença podem envolver maior segurança profissional (por maior capacidade de continuar com o trabalho via *home office*) e melhor acesso aos programas assistenciais e ao sistema de saúde. De todo modo, ainda são necessários mais estudos a fim de esclarecer outros fatores que podem explicar tamanha disparidade nas taxas de suicídio entre as duas populações. Nos próximos meses e anos, espera-se que mais estudos sejam feitos para analisar o impacto da Covid-19 na saúde mental dos negros.

MECANISMOS NEUROBIOLÓGICOS

O suicídio é um fenômeno complexo e multifacetado que envolve fatores genéticos, neurobiológicos e psicossociais. Muitos dos estudos sobre o tema usam o modelo estresse-diátese (ou modelo de vulnerabilidade à estresse), o qual correlaciona e integra os fatores neurobiológicos e clínicos do comportamento suicida.

Nesse modelo, a diátese seria a predisposição ou os fatores de risco distais (ou seja, que estão temporalmente distantes do episódio de tentativa de suicídio). Entre eles, estão fatores genéticos, uso de substâncias, transtornos mentais (humor, ansiedade, psicóticos, alimentares e/ou de personalidade), história familiar de suicídio e experiências de adversidade precoces. Baixo QI e a função executiva (associada a planejamento e comportamento direcionado a metas) estão prejudicados em indivíduos que tentam suicídio[20]. A inibição e a tomada de decisões são as funções cognitivas mais ligadas a comportamentos suicidas, já que o prejuízo delas pode levar a comportamentos impulsivos e agressivos.

O estresse estaria representado pelos fatores de risco proximais, ou seja, aqueles temporalmente próximos à tentativa de suicídio. Exemplos de fatores proximais são exacerbação de transtorno mental, uso de substâncias ou eventos estressantes, como perda de emprego, término de relacionamento ou abusos físicos e/ou sexuais.

Fazendo a ponte entre os fatores proximais e os distais estão as alterações epigenéticas. A epigenética é o ramo que estuda as influências ambientais no metabolismo genético. Por meio dela, haveria desequilíbrios no metabolismo dos seguintes sistemas:

- Eixo hipotálamo-hipófise-adrenal: aumento dos níveis de cortisol secundário a estresse crônico e aumento dos níveis inflamatórios.
- Serotoninérgico: diminuição dos níveis de serotonina (5-HT), **ácido** 5-hidroxi-indolacético (5-HIAA, principal metabólito de serotonina) e do transportador de serotonina (SERT), especialmente no córtex pré-frontal. Aumento de receptores de 5-HT (particularmente 5-HTR1A, mais ligado à agressão, impulsividade, energia sexual e dependência química) no córtex pré-frontal e no núcleo da rafe.
- Lipídeos: o colesterol cerebral representa 25% da quantidade total de colesterol corporal. Secundária à hipofunção serotoninérgica, haveria diminuição dos níveis de lipídeos centrais e periféricos. Alguns estudos mostram associação entre o grau de violência da tentativa de suicídio e baixos níveis de lipídeos[21].
- Inflamatório: aumento de marcadores inflamatórios como IL-6 (interleucina), TNF-alfa (fator de necrose tumoral) e micróglia em algumas regiões cerebrais, como o córtex pré-frontal. Outra via ativada é a da quinurenina, envolvida no metabolismo do triptofano (aminoácido precursor da serotonina). O ácido quinolínico é neurotóxico e é um dos metabólitos dessa via, aumentando os níveis de glutamato cerebrais. Níveis mais altos de ácido quinolínico foram encontrados no cérebro de suicidas. O aumento desse metabólito pode estar correlacionado ao aumento de IL-6, o que sugeriria que a ativação da via seria resultado de um estado inflamatório ativo[22].
- Plasticidade neuronal: a plasticidade neuronal está envolvida na capacidade de adaptação do sistema nervoso a diferentes estímulos ambientais. A relação do BDNF (do inglês fator neurotrófico derivado do cérebro) e seu receptor TrkB (receptor tirosina kinase B) com o comportamento suicida tem sido bastante estudada. Postula-se que haja diminuição dos níveis de BDNF e TrkB no cérebro de pessoas com pensamentos suicidas[21].

Com relação à neuroimagem, um dos achados mais consistentes é a redução volumétrica do lobo frontal em indivíduos. Como discutido em parágrafos anteriores, essa área está envolvida nas funções executivas, inibição, comportamento direcionado a metas e tomada de decisões, além de processamento de emoções. Exames de RM funcional mostram hipofunção do córtex insular. Tal alteração está ligada à regulação emocional, processamento de informações negativas e também a uma menor tolerância à dor psicológica.

CONSIDERAÇÕES FINAIS

O objetivo deste capítulo é resumir as evidências mais recentes sobre o tema suicídio em negros. Ainda há muito a ser estudado sobre o tema em suas diversas facetas, especialmente nessa população. Além disso, no Brasil e no mundo a população de crianças e adolescentes é mais estudada, o que significa que a população negra mais velha (por sua vez, com seus próprios fatores) acaba por ser negligenciada. Há uma carência de pesquisas sobre as diferenças inerentes à etnia e à cultura e seus papéis nos fatores de risco e proteção. Existe o consenso de que facilitar o acesso a serviços de saúde mental e desenvolver redes de apoio é imprescindível para a prevenção do suicídio.

PSIQUIATRIA E CULTURA

Durante o processo de pesquisa por livros, filmes, peças e músicas sobre suicídio na população negra, ficou evidente a dificuldade em achar conteúdo que tivesse o tema como narrativa central.

Ao entrar em contato com pessoas do movimento negro do Brasil, uma das respostas que mais marcou foi a seguinte: "Se não querem saber como os pretos vivem, quem vai se importar em como a gente morre?".

Assim, considerando que a ausência de filmes nessa temática não deixa de ser uma forma de racismo, as sugestões a seguir têm como objetivo mostrar ao leitor um pouco da história negra no Brasil e no mundo. Todas elas, de modo direto ou indireto, mostram a questão de saúde mental nessa população.

Livros

- *Peles negras, máscaras brancas*, de Frantz Fanon, 1983.
- *O genocídio do negro brasileiro: processo de um racismo mascarado*, de Abdias Nascimento, 1978.
- *Tornar-se negro*, de Neusa Santos Souza, 2008.
- *Nem preto nem branco, muito pelo contrário*, de Lília Moritz Schwarcz, 2012.
- *Diário do hospício & o cemitério dos vivos*, de Lima Barreto, 1953.
- *The unalopogetic guide to black mental health*, de Rheeda Walker, 2020.
- *Black men and depression: saving our lives, healing our families and friends*, de John Head, 2005.

Músicas

- *This is America* - Chlildish Gambino, 2018.
- *A carne* - Elza Soares, 2002.
- *Nego drama* - Racionais MC, 2002.
- *Olhos coloridos* - Sandra de Sá, 1982.
- *Mad* (com participação de Lil Wayne) - Solange Knowles, 2016.
- *1-800-273-8255* (com participação de Alessia Cara & Khalid) - Logic, 2017.

Filmes/documentários

- *I am not your negro;* direção: Raoul Peck (2016).
- *Imitation of life*; direção: Douglas Sirk (1959).
- *O negro no Brasil (Caminhos da Reportagem)* - TV Brasil (2011).
- *Malcolm X;* direção: Spike Lee (1992).
- *Faça a coisa certa;* direção: Spike Lee (1989).

REFERÊNCIAS BIBLIOGRÁFICAS

1. Ministério da Saúde. Secretaria de Gestão Estratégica e Participativa. Departamento de Apoio à Gestão Participativa e ao Controle Social. Óbitos por suicídio entre adolescentes e jovens negros: 2012 a 2016 - Suicide death among black adolescents and youth from 2012 to 2016 – Brasília; 2018.
2. Shain BN. Increases in rates of suicide and suicide attempts among black adolescents. Pediatrics. 2019; 144(5):e20191912.
3. Rockett IRH, Samora JB, Coben JH: The black-white suicide paradox: possible effects of misclassification. Soc Sci Med. 2006;63:2165-75.
4. Oliveira SV, Oda AMGR. O suicídio de escravos em São Paulo nas últimas duas décadas da escravidão. História, Ciências, Saúde. 2008;15(2):371-88.
5. Oda AMGR. O banzo e outros males: o páthos dos negros escravos na Memória de Oliveira Mendes. Rev latinoam psicopatol fundam, São Paulo. 2007; 10(2):346-61.
6. Ferreira RF, Camargo AC. As relações cotidianas e a construção da identidade negra. Psicol Cienc Prof. 2011;31(2):374-89.
7. Durkheim E. O suicídio: estudo de sociologia. (1897). São Paulo: Martins Fontes, 2000.
8. 8. Price JH, Khubchandani J. The changing characteristics of African-American adolescent suicides, 2001-17. J Community Health. 2019.
9. Arsenault-Lapierre G, Kim C, Turecki G. Psychiatric diagnoses in 3275 suicides: a meta-analysis. BMC Psychiatry. 2004;4:37.
10. Galway K, Gossra-Breen D, Mallon S, Hughes L, Rosato M, Rondon-Sulbaran J, et al. Substance misuse in life and death in a 2-year cohort of suicides. Br J Psychiatry. 2016;208(3):292-7.

11. Bridge JA, Goldstein TR, Brent DA. Adolescent suicide and suicidal behavior. J Child Psychology and Psychiatry. 2006;47(3-4):372-94.
12. Baker FM. Black youth suicide: literature review with a focus on prevention. J National Medical Association. 1990;82(7):495-507.
13. CDC, NCHS. National Vital Statistics System, United States, 2017. Web-based Injury Statistics Query and Reporting System [WISQARS]. 2017. Disponível em: https://webappa.cdc.gov/sasweb/ncipc/leadcause.html.
14. Phillips DP, Ruth TE. Adequacy of official suicide statistics for scientific research and public policy. Suicide Life Threat Behav. 1993;23(4):307-19.
15. Rosenberg M, Davidson L, Smith J, Berman AL, Buzbee H, Gantner G, et al. Operational criteria for the determination of suicide. Forensic Science. 1988; 33:1445-56.
16. Lincoln KD, Taylor RJ, Chatters LM, Joe S. Suicide, negative interaction and emotional support among black Americans. Social Psychiatry and Psychiatric Epidemiology. 2012;47(12):1947-58.
17. Wang M-C, Lightsey OR, Tran KK, Bonaparte TS. Examining suicide protective factors among black college students. Death Studies. 2013;37(3):228-47.
18. Joe S. Explaining changes in the patterns of black suicide in the United States from 1981 to 2002: an age, cohort, and period analysis. J Black Psychology. 2006;32(3):262-84.
19. Bray MJC, Daneshvari NO, Radhakrishnan I, Cubbage J, Eagle M, Southall P, et al. Racial differences in statewide suicide mortality trends in Maryland during the Coronavirus Disease 2019 (COVID-19) Pandemic. JAMA Psychiatry. 2021; 78(4):444-7.
20. Lengvenyte A, Conejero I, Courtet P, Olié E. Biological bases of suicidal behaviours: a narrative review. Eur J Neurosc. 2019.
21. Capuzzi E, Bartoli F, Crocamo C, Malerba MR, Clerici M, Carra G, et al. Recent suicide attempts and serum lipid profile in subjects with mental disorders: a cross-sectional study. Psychiatry Res. 2018;270: 611-5.
22. Steiner J, Walter M, Gos T, Guillemin GJ, Bernstein HG, Sarnyai Z, et al. Severe depression is associated with increased microglial quinolinic acid in subregions of the anterior cingulate gyrus: evidence for an immune-modulated glutamatergic neurotransmission? J Neuroinflammation. 2011;8:94.
23. Bridge JA, Horowitz LM, Fontanella CA, Sheftall AH, Greenhouse J, Kelleher KJ, et al. Age-related racial disparity in suicide rates among US youths from 2001 through 2015. JAMA Pediatrics. 2018; 172(7):697.
24. Erausquin JT, McCoy TP, Bartlett R, Park E. Trajectories of suicide ideation and attempts from early adolescence to mid-adulthood: associations with race/ethnicity. J Youth and Adolescence. 2019.
25. Joe S, Ford BC, Taylor RJ, Chatters LM. Prevalence of suicide ideation and attempts among Black Americans in later life. Transcultural Psychiatry. 2013; 51(2):190-208.
26. Kellermann A. Risk factors for suicide attempts among African American women. Depression and Anxiety. 2000;12(1):13-20.
27. Merchant C, Kramer A, Joe S, Venkataraman S, King CA. Predictors of multiple suicide attempts among suicidal black adolescents. Suicide and Life-Threatening Behavior. 2009;39(2):115-24.
28. Rockett IR, Wang S, Stack S, De Leo D, Frost JL, Ducatman AM, et al. Race/ethnicity and potential suicide misclassification: window on a minority suicide paradox? BMC Psychiatry. 2010;10:35.

59
Suicídio em migrantes

Pedro Thiago Brito de Nóbrega
Luciana de Andrade Carvalho
Rachel Takahashi

PONTOS-CHAVE

- Refugiados e solicitantes de refúgio são o grupo migrante de maior vulnerabilidade a comportamentos suicidas.
- O contexto de vida de migrantes é de extrema importância, o que é evidenciado pelos principais fatores de risco a comportamentos suicidas nesses grupos: etnofaulismos, barreira linguística, dificuldade de acesso à família, dificuldade de acesso a cuidado em saúde, perda de *status* e aculturação.
- Nos primeiros anos de migração, os métodos mais frequentemente utilizados por migrantes para cometer suicídio são semelhantes aos usados em seus países de origem. Após um tempo, os métodos escolhidos se assemelham àqueles do país de destino.

INTRODUÇÃO: SAÚDE MENTAL E MIGRAÇÃO

A migração traz muitas mudanças na vida das pessoas, uma vez que se deixa um contexto familiar por um novo em que será preciso conhecer e aprender novos códigos, requerendo adaptação. Diante disso, estudos sobre saúde mental de migrantes, principalmente sobre a incidência de transtornos mentais, são realizados há décadas.

O termo migrante se refere a qualquer pessoa que deixa seu local habitual de residência para viver em outro, portanto, se refere a deslocamentos humanos. A partir desse termo, surgem outras categorizações a partir do tipo de migração: (1) interna/intranacional (migra dentro do mesmo país) ou internacional (migra para outros países); (2) temporária (estadia no destino é temporária e retorno ao local de origem é certo) ou permanente (sem planos de retorno ao local de origem); (3) espontânea (há planejamento para realizar a migração) ou forçada (migração para garantir a sobrevivência, com restrição de autonomia do migrante).

Também podemos utilizar categorias legais bem definidas que determinam a autorização de permanência nos locais de destino e também dizem respeito a determinados contextos, trabalhadores migrantes e vítimas de tráfico de pessoas. Uma categoria importante é a de refugiado. O termo "refugiado" define o indivíduo que deixa seu país de origem em razão de um fundado temor de perseguição por razões de raça, religião, nacionalidade, ou por pertencer a um determinado grupo social ou por ter uma opinião política específica[1]. Assim, em seu país de origem há uma ameaça à sua vida e ele pede proteção a um outro Estado por meio da solicitação de refúgio. Os refugiados são os mais vulneráveis de todos os grupos de migrantes, por ser um tipo de migração forçada associada a experiências violentas e traumáticas[2]. Além disso, uma vez em um novo país, esse migrante se torna solicitante de refúgio e deve aguardar a avaliação do seu caso (que pode durar anos), permanecendo na incerteza de seu *status* legal, além de enfrentar diversas perdas, como de suas redes de suporte social e emocional, *status* social e profissional[2].

Essas subdivisões revelam a complexidade e a variedade de situações presentes na categoria "migrante", portanto, diferentes razões, possibilidades e disposições psicológicas estarão em jogo para diferentes indivíduos. Assim, estudos epidemiológicos tendem a delimitar o tipo de migrante que compõe a amostra, pois "migrantes" seria um grupo extremamente heterogêneo.

A grande maioria dos estudos epidemiológicos sobre incidência e prevalência de transtornos mentais em migrantes se baseia em imigrantes (uma migração internacional espontânea normalmente por razões econômicas) e refugiados. A maioria dos estudos é realizada em países da Europa e América do Norte. De maneira geral, observa-se que imigrantes apresentam condições de saúde física e de saúde mental melhores do que a população do país de destino nos primeiros 2 a 3 anos da chegada. Após esse período, normalmente as taxas de transtornos mentais se tornam semelhantes à da população local, o que se observa também com marcadores de risco cardiovascular como colesterol e níveis de pressão arterial. Este é o chamado "efeito do migrante saudável". A principal explicação seria um viés de seleção no momento da migração, em que os mais jovens e saudáveis são os que empreendem a saída de seu país. Existe, no entanto, um conjunto de estudos feitos no Reino Unido que mostram taxas mais elevadas de transtornos psicóticos em imigrantes negros, oriundos principalmente de ex-colônias inglesas na África e Caribe. A razão para isso passa por vieses de diagnóstico ligados a preconceitos dos médicos, mas também se entende que esta seria uma população mais vulnerável, que sofre bastante discriminação[3].

Nos estudos epidemiológicos, refugiados apresentam taxas mais elevadas de transtornos mentais em relação a populações locais, principalmente transtornos depressivos e transtorno de estresse pós-traumático (TEPT), independentemente do momento da chegada ao país. No caso de TEPT, há estudos que mostram taxas até dez vezes maiores que as da população local[2].

EPIDEMIOLOGIA DE SUICÍDIO EM MIGRANTES

Os estudos em relação ao suicídio em populações migrantes também fazem essas divisões a respeito do tipo de migração e, por vezes, de nacionalidades específicas. A grande maioria dos estudos se refere a imigrantes que tinham países da Europa e América do Norte como local de destino.

Voraceck e Loibl[4] realizaram uma metanálise, selecionando 33 estudos publicados entre 1920 e 2007, com imigrantes que compunham mais de 50 nacionalidades. Os Estados Unidos eram o país de destino de 19 estudos, e os demais se dividiam entre Austrália, Áustria, Canadá, Holanda, Inglaterra e Suécia. Esse estudo abrangente demonstrou uma forte correlação entre as taxas de suicídio de grupos de imigrantes e as de seus países de origem. Segundo o estudo, isto é um forte indicativo da importância de fatores genéticos em comportamentos suicidas. Esse padrão também foi encontrado por Spallek et al.[5], em uma revisão sistemática com imigrantes em países europeus, em que foram selecionados 23 estudos publicados entre 1990 e 2011. Nesse estudo, observou-se que a maioria dos imigrantes tinha taxas menores de suicídio do que aquelas dos países de destino, o que poderia estar relacionado às taxas em seus países de origem.

Refugiados e solicitantes de refúgio aparecem como um grupo de maior risco, em que são reportadas maiores prevalências de ideação suicida e tentativas de suicídio do que locais. Homens são os grupos de maior risco, com variações em relação à idade e nacionalidade[6]. Em um estudo holandês com solicitantes de refúgio, homens apresentaram maior mortalidade por suicídio do que mulheres. Entre estas, era mais comum a busca por tratamento e realização de acompanhamento do que em homens[7]. Questões ligadas ao processo de solicitação de refúgio (demora em receber a resposta e ter negado o *status* de refugiado) são importantes fatores precipitantes de tentativas de suicídio[6-8]. Já em imigrantes, mulheres mais jovens provenientes da Turquia, Sudeste Asiático e África Oriental foram identificadas como tendo um risco aumentado para comportamentos suicidas[5,9].

FATORES DE RISCO ESPECÍFICOS PARA COMPORTAMENTO SUICIDA EM POPULAÇÕES MIGRANTES

Tomados em conjunto, os diversos estudos realizados acerca do tema de suicidalidade na população migrante, majoritariamente de centros de pesquisa nos Estados Unidos e Europa, sinalizam que a população migrante e minorias étnicas apresentam um risco maior para apresentar comportamentos suicidas e autolesivos quando comparadas às populações nativas[5]. Ainda que sejam necessários mais estudos para esclarecê-los, são vários os autores que já apontam, inclusive, a existência de fatores de risco mais específicos para o comportamento suicida nessas populações[10,11] (Quadro 1).

QUADRO 1 Principais fatores de risco específicos para comportamento suicida em populações migrantes

Discurso de ódio direcionado a populações migrantes (etnofaulismos)
Barreiras linguísticas
Preocupação com a família no país de origem, separação da família
Falta de informações e acesso ao sistema de saúde
Perda de *status*
Aculturação

Discurso de ódio direcionado a populações migrantes (etnofaulismos)

A cultura do local desempenha um papel determinante nas taxas de suicídio em grupos étnicos que para lá migraram. Sabe-se que o risco de suicídio pode ser influenciado pelo nível de rejeição sofrido por grupos de imigrantes, identificado muitas vezes pela presença de discurso de ódio dentro de determinado grupo social. Tal discurso recebe o nome de etnofaulismo e refere-se a formas depreciativas de se tratar membros de um grupo étnico diferente. Mullen et al.[12] mostraram que os grupos de imigrantes europeus nos Estados Unidos que estavam sujeitos a taxas mais altas de etnofaulismo tinham maior probabilidade de cometer suicídio.

Barreiras linguísticas

Um dos fatores melhor identificados como relacionado especificamente a minorias étnicas e populações migrantes é a existência de barreiras linguísticas entre tais indivíduos e a população nativa do local de destino. Estudo realizado nos Estados Unidos entre 2008 e 2011 investigou, por meio de uma série de 14 autópsias psicológicas, o comportamento suicida em uma amostra de refugiados butaneses reassentados. Foi identificado que o fator de risco mais comumente associado a dificuldades pós-migração e aumento de taxas de suicídio foi a barreira linguística (71%). Segundo os autores, tal dificuldade estaria muito relacionada ao desenvolvimento de sentimentos de desesperança nos refugiados[13].

Preocupação com a família no país de origem, separação da família

Separação da família e preocupação com a família no país de origem também são fatores de grande impacto no suicídio. Ainda no estudo de Hagaman, os informantes declararam que separação da família (43%) e preocupação com a família no país de origem (57%) foram fatores importantes que contribuíram para o suicídio do indivíduo. Muitos dos informantes do estudo afirmaram que uma medida preventiva de suicídio seria priorizar alocar famílias em uma mesma cidade[13].

Falta de informações e acesso ao sistema de saúde

O acesso ao sistema de saúde das populações migrantes é um problema de saúde global. Apesar de ter sido identificado o efeito do migrante saudável[14], observa-se que ele diminui ao longo dos anos conforme os migrantes encaram dificuldades no novo país[15].

Em estudo realizado na cidade de Londres, foi evidenciado que 53% das mortes por suicídio ou causa não identificada na população negra e de minoria étnica não tinham registro no sistema básico de saúde. Isso indica o pobre acesso dessa população ao cuidado em saúde mental por meio desse sistema[16]. Segundo recente revisão de literatura[17], os migrantes têm menor acesso a serviços de saúde do que os residentes locais, e serviços de saúde mental e dentária se mostram os mais inacessíveis. Existem barreiras legais e de comunicação. Além disso, essa revisão constatou que os migrantes utilizam mais serviços de emergência e menos serviços de atenção primária à saúde em relação aos residentes locais.

Perda de *status*

O *status* socioeconômico (SSE), principalmente quando ligado à exclusão social, também está relacionado ao suicídio. O nível educacional, os *status* profissional e empregatício e o nível de renda são preditores de suicídio naqueles com menor SSE em relação aos com maior SSE[16].

Aculturação

Outro dos principais fatores específicos que influencia na ocorrência de comportamentos suicidas em migrantes é o processo conhecido como aculturação ou estresse aculturativo. Tal processo envolve a aquisição de atitudes, valores, costumes, crenças e comportamentos de uma cultura diferente e pode desempenhar um papel no desenvolvimento de um comportamento suicida entre migrantes e minorias étnicas. Além disso, o impacto do estresse aculturativo na saúde pública é complexo e o arcabouço teórico subjacente, seu impacto na saúde pública e implicações na saúde mental ainda não estão claros[11].

MÉTODOS DE SUICÍDIO NAS POPULAÇÕES MIGRANTES

Compreendendo os perfis de suicídio na cultura de origem, é possível avaliar como essas tendências costumam permanecer logo após a transição para o país de destino. No entanto, à medida que os grupos de migrantes se incorporam à cultura de destino, é mais provável que usem métodos predominantes do local em que estão residindo:

- Estudo norte-americano[18] observou que os imigrantes asiáticos recentes foram influenciados pelas tendências suicidas de sua cultura de origem e tinham maior probabilidade de escolher enforcamento do que caucasianos-americanos ou afro-americanos, consistente com a maior frequência de enforcamento na cultura chinesa.
- Estudo realizado na Austrália por Burvill et al.[19] indicou que, embora imigrantes recentes (da Inglaterra, Escócia e Irlanda) na Austrália usassem métodos comuns em sua cultura de origem, eram mais propensos a adotar métodos australianos à medida que sua estadia se prolongava.
- Lester et al.[20] observaram que imigrantes indianos em outros países tendem a deixar de usar intoxicação por pesticidas (mais frequente na Índia) para passar a utilizar o enforcamento. Sugere-se que isso possa refletir menor disponibilidade de pesticidas nos países hóspedes ou indicar como os imigrantes são influenciados pelas normas culturais locais.

AVALIAÇÃO E CUIDADO DE MIGRANTES

Em decorrência do estigma em relação a necessitar de cuidados em saúde mental, assim como situações de dificuldade de acesso a cuidado em saúde em geral (sistemas pagos, situações documentárias não regulares), é muito frequente que os profissionais que detectam ideações e planejamentos suicidas em migrantes sejam de outros serviços. Podem ser profissionais da assistência social, assistência jurídica, outros profissionais de saúde da atenção primária e até familiares, amigos e colegas.

Quando um migrante com ideação/planejamento suicida ou uma tentativa frustrada chega a um profissional de saúde mental, é preciso levar em conta algumas questões. A avaliação não deve se restringir apenas à detecção de um transtorno mental. Deve-se buscar compreender os sentidos atribuídos ao ato, intenções e entender a situação de vida atual. Por exemplo, caso um solicitante de refúgio tenha tido a recente notícia de que seu pedido foi negado, ele pode tentar suicídio por não ver nenhuma outra opção para si, independentemente de ter um transtorno mental de base ativo. Caso o paciente esteja aberto a conversar e a barreira linguística esteja superada, é importante que o profissional tente mapear junto a ele tudo o que está em jogo, compreendendo o contexto que o levou a buscar a morte. Quais as dificuldades atuais, que expectativas tem para si e que outros têm para ele, quais valores são mais centrais e se eles foram feridos. A entrevista de formulação cultural pode ser aplicada tendo o suicídio como o problema a ser explorado.

Conseguindo explorar bem as questões e os elementos do problema, é possível realizar encaminhamentos e iniciar um trabalho de construção conjunta de novas possibilidades para o paciente. É importante que o profissional tenha atenção aos seus próprios valores, ideais e preconceitos, pois uma construção efetiva se dá apenas se ele não chegar com todas as respostas prontas e não quiser impor seus valores e compreensão do que seria o melhor para o paciente. Essa atitude é muito comum no cuidado em saúde, mesmo que não seja direcionado a migrantes.

Em situações de alta vulnerabilidade social, o cuidado será possível acionando a rede de suporte social do migrante. É de extrema importância que o profissional e o serviço no qual ele está inserido tenham contato com essas redes de assistência. A população de imigrantes e refugiados tem uma rede de suporte social muito ligada ao trabalho de organizações não governamentais e serviços públicos. Assim, muitas vezes, acionar a rede de suporte social será acionar instituições (de saúde, de assistência social) e amigos, e não pessoas da família, que podem estar longe.

CONSIDERAÇÕES FINAIS

Migração é um fenômeno complexo, composto por diversas histórias, pessoas, contextos e motivos para migrar. Assim, estudos com populações migrantes acabam delimitando melhor o grupo. Uma separação frequente é em relação a refugiados, um tipo de migração forçada em que pessoas são obrigadas a saírem de seu país de origem e a buscar proteção em um novo país, e imigrantes, um tipo de migração internacional normalmente por razões econômicas.

Refugiados e solicitantes de refúgio aparecem como um grupo mais vulnerável, com mais tentativas de suicídio e suicídios completos do que populações locais. Este é um padrão que também é observado para a prevalência de transtornos mentais.

Alguns estudos mostram que grupos de imigrantes apresentam taxas de suicídio semelhantes àquelas de seus países de origem, e não do país de destino, o que leva a pensar sobre a importante influência de componentes genéticos e biológicos. Em relação a métodos usados para cometer suicídio, alguns estudos mostram que, nos primeiros anos após migrar, é mais comum que migrantes utilizem métodos frequentes em seus países de origem, mas após um tempo os métodos escolhidos se assemelham aos locais.

Fatores de risco específicos para comportamentos suicidas em populações migrantes dizem respeito a experiências de exclusão, dificuldade de integração social e de reestruturação em nova sociedade. Assim, o contexto em que vive o migrante é de extrema importância na prevenção a comportamentos suicidas, sendo necessárias ações que promovam integração como acesso a trabalho, assistência social e possibilidade de aprendizado da língua local. Dessa forma, no cuidado a migrantes com ideação suicida, o profissional de saúde precisa investigar e compreender o contexto e deve acionar a rede de suporte social existente para auxiliá-lo.

REFERÊNCIAS BIBLIOGRÁFICAS

1. Brasil. Lei n. 9.474, de 22 de julho de 1997. Define mecanismos para a implementação do Estatuto dos Refugiados de 1951, e determina outras providências. Diário Oficial da União. 23 jul 1997, p. 15822.
2. Kirmayer LJ, Narasiah L, Munoz M, Rashid M, Ryder AG, Guzder J, et al. Common mental health problems in immigrants and refugees: general approach in primary care. CMAJ. 2011;183(12):E959-E967.
3. Bhugra D, Gupta S, Bhui K, Craig T, Dogra N, Ingleby JD, et al. WPA guidance on mental health and mental health care in migrants. World Psychiatry. 2011;10(1):2-10.
4. Voracek M, Loibl LM. Consistency of immigrant and country-of-birth suicide rates: a meta-analysis. Acta Psychiatr Scand. 2008;118(4):259-271.
5. Spallek J, Reeske A, Norredam M, Nielsen SS, Lehnhardt J, Razum O. Suicide among immigrants in Europe: a systematic literature review. Eur J Public Health. 2015;25(1):63-71.
6. Sundvall M, Tidemalm DH, Titelman DE, Runeson B, Bäärnhielm S. Assessment and treatment of asylum seekers after a suicide attempt: a comparative study of people registered at mental health services in a Swedish location. BMC Psychiatry. 2015;15:235.
7. Goosen S, Kunst AE, Stronks K, van Oostrum IE, Uitenbroek DG, Kerkhof AJ. Suicide death and hospital-treated suicidal behaviour in asylum seekers in the Netherlands: a national registry-based study. BMC Public Health. 2011;11:484.
8. Leiler A, Hollifield M, Wasteson E, Bjärtå A. suicidal ideation and severity of distress among refugees residing in asylum accommodations in Sweden. Int J Environ Res Public Health. 2019;16(15):2751.
9. 9. Forte A, Trobia F, Gualtieri F, Lamis DA, Cardamone G, Giallonardo V, et al. Suicide risk among immigrants and ethnic minorities: A literature overview. Int J Environ Res Public Health. 2018;15(7):1438.
10. Heredia Montesinos A. Precipitating and risk factors for suicidal behavior among immigrants and ethnic

minorities in Europe: A review of the literature. Suicidal Behav Immigrants Ethn Minor Eur. 2015;4:60-80.

11. Wyatt LC, Ung T, Park R, Kwon SC, Trinh-Shevrin C. risk factors of suicide and depression among asian american, native hawaiian, and pacific islander youth: a systematic literature review. J Health Care Poor Underserved. 2015;26(2 Suppl):191-237.
12. Mullen B, Smyth JM. Immigrant suicide rates as a function of ethnophaulisms: hate speech predicts death. Psychosom Med. 2004;66(3):343-48.
13. Hagaman AK, Sivilli TI, Ao T, Blanton C, Ellis H, Cardozo BL, et al. An Investigation into suicides among bhutanese refugees resettled in the United States Between 2008 and 2011. J Immigr Minor Health. 2016;18(4):819-27.
14. McDonald JT, Kennedy S. Insights into the 'healthy immigrant effect': health status and health service use of immigrants to Canada. Soc Sci Med. 2004; 59(8):1613-27.
15. Ismayilova L, Lee HN, Shaw S, El-Bassel N, Gilber L, Terlikbayeva A, et al. Mental health and migration: depression, alcohol abuse, and access to health care among migrants in Central Asia. J Immigr Minor Health. 2014;16(6):1138-48.
16. Ngwena, J. Black and minority ethnic groups (BME) suicide, admission with suicide or self-harm: an inner city study. J Public Health. 2014;22:155-63.
17. Lebano A, Hamed S, Bradby H, Gil-Salmerón A, Durá-Ferrandis E, Garcés-Ferrer J, et al. Migrants' and refugees' health status and healthcare in Europe: a scoping literature review. BMC Public Health. 2020;20(1):1039.
18. Lester D. The epidemiology of suicide in Chinese populations in six regions of the world. Chinese Mental Health J. 1994;7:25-36.
19. Burvill PW, McCall MG, Woodings T, Stenhouse NS. Comparison of suicide rates and methods in English, Scots and Irish migrants in Australia. Soc Sci Med. 1983;17(11):705-8.
20. Lester D. Suicide in America: a nation of immigrants. Suicide Life Threat Behav. 1997;27(1):50-9.

60
Suicídio na população universitária não médica

Livia Cristina Souza Alves
Giovanni Hsiao
Gabriel Henrique Beraldi

PONTOS-CHAVE

- O período de vivência universitária mostra-se repleto de desafios que podem contribuir para o comportamento suicida, que deve ser entendido sempre como multidimensional. Estima-se que 15 a 25% dos estudantes universitários desenvolve algum tipo de transtorno mental durante o período de formação, entre eles a depressão.
- Estudos realizados nos Estados Unidos e no Brasil apontam como fatores de risco o gênero e a orientação sexual para ideação suicida entre universitários, sendo que as mulheres e aqueles com orientação homo ou bissexual estão sob maior risco. Baixo suporte social, exposição à violência doméstica, depressão materna e presença de altos escores de sintomas depressivos completam a lista.
- As estratégias de prevenção do suicídio na população universitária não médica envolvem tanto a prevenção primária quanto a secundária. No primeiro grupo, estão incluídas medidas para promoção de rede social, desenvolvimento de resiliência, redução de estressores acadêmicos, facilitar o tratamento de transtornos mentais preexistentes e políticas em relação ao uso de substâncias pelos alunos. No segundo grupo, as estratégias incluem *gatekeeping*, remoção de barreiras para procurar ajuda, encaminhamento das pessoas em risco para profissionais e manejo de crises.

EPIDEMIOLOGIA

O suicídio é a segunda causa de morte na população jovem entre 15 e 29 anos no mundo e a terceira na população entre 15 e 19 anos, ficando atrás apenas de acidentes automobilísticos e violência interpessoal, segundo a Organização Mundial da Saúde[1]. Sendo a universidade um contexto comum para essa faixa etária, fica evidenciada a importância da atenção a essa população, que tem se demonstrado como de risco para ideação suicida e suicídio.

O período de vivência universitária mostra-se repleto de desafios que podem contribuir para o comportamento suicida, que deve ser entendido sempre como multidimensional. A imaturidade associada novos desafios, distanciamento da família, intensa cobrança acadêmica, carga horária exaustiva e uso de substâncias psicoativas podem colaborar para os altos índices de suicídio da população. O período de transição para a vida adulta e a mudança do papel social podem levar a uma experiência de desamparo, queixa comum entre os universitários. Ademais, é relevante a alta prevalência de diagnóstico de depressão entre os acadêmicos, o que também se relaciona aos índices de suicídio. Estima-se que 15 a 25% dos estudantes universitários desenvolvem algum tipo de transtorno mental durante o período de formação, entre eles a depressão[2].

No Brasil, as taxas de suicídio são comumente subdiagnosticadas e os dados, pouco precisos. Encontram-se na literatura poucos estudos destinados à população universitária, sendo em sua maioria transversais, heterogêneos e com número de participantes reduzido. Santos et al. encontraram na Universidade Federal do Mato Grosso, em Cuiabá, 9,9% de ideação suicida nos últimos 30 dias entre os 637 participantes e uma prevalência de 27,6% de consumo de álcool considerado como moderado e alto risco (padrão indicativo de abuso e dependência, respectivamente), e 42% de sintomas depressivos que apresentaram relação estatística significativa com a ideação suicida[3]. Os estudantes de níveis econômicos mais baixos apresentaram maior prevalência de ideação suicida, assim como os homo e bissexuais. Um fator protetor conhecido na literatura que também foi evidenciado no estudo foi o menor índice de ideação suicida naqueles que declararam ter alguma prática religiosa. Outro fator de risco apontado na pesquisa com relação importante com a ideação suicida foi a presença de tentativa de suicídio na família[3].

No Rio Grande do Norte, um estudo feito por Azevedo, Silva e Lima com 63 estudantes de psicologia, em 2019, encontrou resultados alarmantes[4]. Foi visto que, da amostra, 11,5% já haviam tentado suicídio, 54,7% referiram desejo de morrer e 47,22% afirmavam ter ideação suicida[4]. Os resultados são superiores a outro estudo brasileiro, de Vieira e Coutinho, que encontraram em uma amostra de 233 estudantes de Psicologia 10,72% de diagnóstico de depressão e 11% de ideação suicida[5], de forma semelhante aos achados de Dutra, que encontrou entre 637 alunos de psicologia 52,45% de desejo de morte e 7,5% de tentativas de suicídio prévias e, em outra amostra de 374 alunos da Paraíba, 11,49% de histórico de tentativa de suicídio[6].

A partir dos dados descritos, percebe-se como são discrepantes e pouco confiáveis as estatísticas brasileiras, provavelmente em razão de estudos com amostras pequenas e características específicas da população que não podem ser universalizadas. Não obstante, é possível concluir que os resultados são preocupantes e que é necessário um olhar especial para os estudantes universitários do país que representam uma população em risco.

Apesar de ainda ser uma população pouco estudada, encontram-se na literatura mundial evidências mais robustas do que aquelas vistas no Brasil. Um estudo realizado com 729 estudantes universitários da Emory University, nos Estados Unidos, demonstrou índices de 11,1% de ideação suicida nas últimas quatro semanas e 16,5% de histórico de automutilação ou tentativa de suicídio, sendo que aqueles com ideação suicida apresentaram sintomas depressivos mais graves quando comparados ao grupo sem pensamentos suicidas. Chama a atenção também, no estudo em questão, que mais de 80% dos jovens que apresentavam sintomas depressivos moderados e graves não estavam em acompanhamento psiquiátrico, o que sinaliza a desassistência comumente descrita a essa população[7]. Um estudo prospectivo de quatro anos também realizado nos Estados Unidos com 1.085 acadêmicos encontrou 12% de ideação suicida em algum momento durante a graduação; dentre estes, 25% apresentaram mais de um episódio e 0,9% teve planejamento ou tentativa de suicídio. Foram encontrados como relacionados à ideação ou tentativa de suicídio quatro fatores psicossociais, a dizer: suporte social, exposição à violência doméstica, sintomas depressivos graves e depressão materna[8]. Nota-se, portanto, que a depressão se apresenta na maioria dos estudos, tanto brasileiros como norte-americanos, como fator de risco importante para o suicídio na população universitária.

As taxas de suicídio apresentam grandes variações entre os diferentes países. Um estudo multicêntrico publicado em 2008 com quase 16 mil estudantes universitários de 21 países investigou a relação entre violência no relacionamento e ideação suicida entre estudantes universitários. O estudo encontrou uma média de ideação suicida de 32%, com uma variação da prevalência de 7,7% em alemães e 48,3% em Portugal e no Brasil, de 32,1%. Na pesquisa, foi percebido que a correlação entre ideação suicida e violência é diferente entre os gêneros e que a relação entre violência no relacionamento, ideação suicida e automutilação é explicada por depressão, ou seja, a relação entre ideação suicida e violência no relacionamento depende se a depressão é resultado de ser perpetuador ou vítima de violência[9]. Números semelhantes foram vistos em outro estudo multicêntrico composto por acadêmicos de 12 países, em que a prevalência de ideação suicida foi de 28,8%, e 7% relataram tentativa de suicídio prévia. China, Itália, Arábia Saudita, Tunísia e Turquia apresentaram os menores números de ideação suicida, enquanto os maiores foram vistos nos Estados Unidos, Reino Unido e Áustria e, em contraste, a maior prevalência de tentativa de suicídio foi vista na Jordânia, Palestina, Arábia Saudita e Turquia. Diferentemente da maioria dos estudos, a ideação suicida foi mais comum em homens do que em mulheres[10]. Da mesma forma que o encontrado por Eskin et al. em países muçulmanos[10], um estudo turco demonstrou prevalência de histórico de tentativa de suicídio maior que a ideação suicida, o que contrasta com o que comumente é visto é países ocidentais e explicita a influência cultural na epidemiologia do suicídio[11].

FATORES DE RISCO

A maior parte dos levantamentos epidemiológicos sobre saúde mental em estudantes universitários concentra esforços na determinação dos fatores de risco para pensamentos de morte e ideação suicida, sendo que as causas para o suicídio consumado são ainda objeto de aprofundamento. Outro dado relevante nos levantamentos sobre fatores de risco é a presença de inúmeros fatores de confusão, o que faz muitos resultados uma expressão exclusiva daquele subgrupo, tornando difícil uma generalização dos resultados. Dentre esses confundidores estão, por exemplo, o ano de graduação, uma vez que estudantes do primeiro ano podem sofrer influência de causas anteriores ao ingresso na universidade, enquanto estudantes do último ano certamente serão influenciados por fatores relacionados à vida acadêmica. Os fatores de risco também podem variar de acordo com o curso, tipo de universidade (pública ou privada), localização geográfica, tamanho da cidade, localização em área rural ou urbana, tamanho do campus e distribuição étnica dos estudantes.

Estudos realizados nos Estados Unidos e no Brasil, por exemplo, apontam como fatores o gênero e a orientação sexual para ideação suicida entre graduandos, sendo que as mulheres e aqueles com orientação homo ou bissexual estão sob maior risco. Baixo suporte social, exposição à violência doméstica, depressão materna e presença de altos escores de sintomas depressivos completam a lista[3,8]. Já em estudantes asiáticos, ideação suicida e tentativa de suicídio ocorreram igualmente entre os gêneros e não estavam associados ao suporte social, mas sim a antecedente de abuso sexual, presença de sintomas depressivos, baixo envolvimento em atividade religiosa organizada e estar abaixo ou acima do peso[12].

Sintomas psiquiátricos e determinados traços de personalidade podem também representar fatores de risco. Os estudantes que relataram ideação suicida apresentam mais frequentemente sintomas de ansiedade, irritabilidade, ataques de pânico, sentimentos de desespero e perda do controle e experimentam acentuado prejuízo funcional, quando comparados aos estudantes que não apresentaram ideação suicida[7]. Hostilidade, somatização, presença de sintomas fóbicos ou psicóticos também colocam o estudante em risco para ideação suicida. Outros fatores de risco incluem dificuldades acadêmicas, hipersensibilidade nos relacionamentos interpessoais e problemas no relacionamento familiar[11]. Dentre os traços de personalidade, podemos citar a baixa tolerância à frustração e baixa persistência, por exemplo[13]. Por fim, outros fatores psicológicos como padrão de apego inseguro, baixo envolvimento em atividades sociais e relacionamentos íntimos[14].

ABUSO DE ÁLCOOL E IDEAÇÃO SUICIDA ENTRE ESTUDANTES UNIVERSITÁRIOS

O abuso de substâncias merece atenção especial dentre os fatores de risco. O levantamento nacional realizado pela American College Health Association revelou que 13% dos jovens norte-americanos fez uso de alguma substância ilícita nos últimos 30 dias, sendo 19,9% entre os homens e 8,9% entre as mulheres. Em relação ao álcool, esse uso salta para cerca de 60%, tanto em homens como mulheres. O problema é que, sob efeito do álcool, 2% dos homens e 1,4% das mulheres consideraram seriamente o suicídio[15]. Por meio desses dados epidemiológicos, derivados de estudos transversais, poder-se-ia pensar que o consumo de álcool levava à ideação suicida. Estudos mais recentes, contudo, contradizem tal hipótese. A ideação suicida parece favorecer o consumo em *binge* de álcool.

O termo *drinking to cope* (beber para enfrentar, em tradução livre) foi cunhado para designar um comportamento comum entre estudantes universitários, o de usar o consumo de álcool para escapar de situações dolorosas associadas a pensamentos de morte e ideação suicida. Aqueles indivíduos que apresentavam com mais frequência pensamentos de morte também relatavam mais episódios de uso de álcool em *binge*. Essa relação se mostrou um fator de risco independentemente de o estudante preencher ou não critérios para um episódio depressivo, por exemplo[16]. Esses dados foram encontrados também entre universitários brasileiros, que apresentaram uma associação significativa entre consumo de álcool e ideação suicida[3].

Essa informação alerta para necessidade de se investigar ideação suicida sempre que identificado um comportamento de uso abusivo de álcool, especialmente em *binge*, entre estudantes universitários.

FATORES DE PROTEÇÃO

O principal fator que tem se demonstrado protetor para o risco de suicídio nessa população é o suporte social, um termo amplo que abrange, por exemplo, o apoio de amigos e familiares, de uma eventual comunidade religiosa ou até mesmo de intervenções ligadas à própria universidade[17]. Dessa forma, parte das intervenções que podem ser realizadas no ambiente universitário tem como base a criação de um suporte social e de promoção de saúde mental para os estudantes que apresentam fatores de risco para o suicídio.

ESTRATÉGIAS DE PREVENÇÃO

Não há consenso sobre as melhores estratégias de prevenção do suicídio na população universitária não médica[18]. Mesmo assim, é possível identificar alguns elementos importantes que podem fazer parte de programas de prevenção bem estruturados[19]. Deve-se considerar, também, as particularidades de cada universidade, tais como o número de habitantes da cidade onde ela está localizada, se a instituição é pública ou privada, a faixa etária e classe socioeconômica dos alunos, a proporção de estudantes que trabalham ou possuem outras ocupações, entre outros fatores. Um bom programa de prevenção de suicídios responde de forma satisfatória às principais necessidades de cada *campus* ou universidade.

Assim, ao elaborar um programa de prevenção, pode ser útil descrever bem o problema e o contexto em que a universidade se encontra. Uma segunda etapa seria definir os objetivos de longo prazo, bem como os fatores de risco e de proteção que serão enfatizados em cada fase do programa. A partir disso, pode-se pesquisar, escolher, adaptar e desenvolver intervenções. Para isso, é essencial ter um método para avaliar os resultados. Finalmente, a estratégia deve ser implementada, com avaliações periódicas dos resultados, de forma que melhorias práticas possam ser realizadas. A seguir, falaremos de algumas possíveis estratégias de prevenção.

PREVENÇÃO PRIMÁRIA

É importante ressaltar que estratégias de prevenção ao suicídio relevantes precisam levar em consideração a promoção de saúde e bem-estar gerais da população estudantil. Para que isso aconteça de forma mais eficaz, diferentes grupos que possuem esse objetivo devem conversar entre si e coordenar seus esforços. Alguns possíveis agentes interessados são a diretoria da universidade, organizações de alunos e/ou familiares, recursos de saúde parceiros, organizações não governamentais (ONG), instituições religiosas, entre outros. As diversas iniciativas devem ter como objetivo mitigar os fatores de risco e, ao mesmo tempo, desenvolver estratégias de proteção ao suicídio.

Promoção de rede de suporte social

Um dos fatores de risco para a ideação suicida em adultos jovens é a solidão. Assim, reduzir o isolamento, buscando criar um senso de pertencimento na população discente pode ser uma medida bastante eficaz. Isso pode ser feito por meio de medidas que criem espaços para a convivência e o relacionamento, encorajando a criação de pequenos grupos entre a comunidade estudantil.

Desenvolvimento de resiliência

Por diversas razões, o aluno que entra na universidade pode não estar capacitado a lidar com as dificuldades que irá encontrar ao longo da sua formação. Criar iniciativas que contribuam para aumentar a resiliência dos estudantes pode, além de contribuir com a prevenção ao suicídio, aumentar o desempenho acadêmico e o senso de satisfação pessoal.

Redução de estressores acadêmicos

A vida acadêmica apresenta uma série de desafios. Tais adversidades fazem parte da formação do aluno, entretanto também podem ser um fator estressor relevante. Faz parte do papel da universidade olhar para essas dificuldades, identificando sua importância e como eles podem ser reduzidos sem prejuízo na formação estudantil.

Facilitar o acesso a tratamentos em saúde mental

Transtornos mentais não tratados são um grande fator de risco para suicídio em população jovem. Medidas para combater o estigma dos transtornos mentais e estimular a busca por ajuda, bem como parcerias com recursos de saúde locais e um fluxograma bem estabelecido de encaminhamentos, podem diminuir significativamente o número de alunos que se encaixam nesse grupo.

Políticas de prevenção do abuso de substâncias

O uso de álcool e outras drogas é bastante frequente em alguns ambientes universitários, muitas vezes fazendo parte da cultura dos grupos estudantis. Iniciativas direcionadas a prevenir o abuso de substâncias podem ajudar a diminuir a magnitude desse fator de risco.

PREVENÇÃO SECUNDÁRIA

Aqui o desafio é identificar as pessoas que já apresentam ideação suicida e evitar que elas cometam a tentativa em si. Novamente, é necessário um programa amplo, com vários participantes envolvidos e bem coordenados entre si. Apenas uma minoria das pessoas procura ajuda de forma espontânea e precoce.

Gatekeeping

O termo *gatekeeper* se refere a pessoas na comunidade acadêmica (professores, conselheiros, acadêmicos) que têm contato regular com outros membros dessa comunidade. Eles podem receber treinamento para identificar pessoas com risco aumentado de suicídio e encaminhá-las a profissionais ou outros agentes capacitados. Os *gatekeepers* podem receber treinamento em identificação de sintomas-chave, acolhimento e escuta ativa, confidencialidade, recursos de saúde existentes, entre outros. Há estudos que mostram que programas de treinamento para *gatekeepers* são eficazes para aumentar o conhecimento em prevenção de suicídio e a quantidade de encaminhamentos, embora ainda sejam necessários estudos para determinar a eficácia desse método na prevenção do suicídio[20,21].

Busca ativa de indivíduos em risco

É comum pessoas com ideação suicida não buscarem ajuda, mesmo que meios para isso existam. Iniciativas de marketing social podem ser úteis para encorajar a procurar apoio e combater o estigma carregado pelo tema na cultura dos membros da universidade. Algumas delas são vídeos curtos, cartazes, perfis de mídias sociais e sites com material sobre saúde mental, abordando temas como: onde procurar ajuda para você mesmo ou para um conhecido, como reconhecer primeiros sinais e os fatores de risco mais importantes e como lidar com fatores associados (solidão, tristeza, ansiedade, problemas de desregulação emocional, uso de substâncias etc.). Estabelecer pontos de acesso, como *hotlines* ou conselheiros (leigos ou profissionais) disponíveis para atender à demanda espontânea, é outra medida essencial para estimular a busca por ajuda.

Encaminhamento das pessoas em risco para profissionais

Uma vez que as pessoas com ideação suicida sejam identificadas, é importante ter uma parceria com recursos de saúde que irão oferecer atendimento psicoterapêutico ou psiquiátrico especializado. Além disso, pode ser útil ter um seguimento por parte da universidade, já que frequentemente há uma resistência em aderir e continuar o tratamento[22].

Protocolos institucionais para manejo de crises

Um programa de prevenção de suicídio deve ter um fluxo para manejar crises. Isso envolve protocolos para resposta às tentativas de suicídio, contato com serviços de saúde e estabelecimento de centros de crise que possam prestar um suporte inicial e orientar as pessoas a respeito do que fazer.

CONSIDERAÇÕES FINAIS

Prevenir o suicídio na população universitária não médica representa um grande desafio. Um programa de prevenção eficaz deve fazer parte de um esforço maior para a promoção de saúde mental e bem-estar. Também é necessária a participação de diversos agentes coordenados entre si. Esse programa idealmente leva em consideração as particularidades de cada campus universitário e tem ferramentas de autoavaliação e aprimoramento.

PSIQUIATRIA E CULTURA

- Filme *Geração Prozac*, direção de Erik Skjoldbjærg (2001), baseado no livro homônimo de Elizabeth Wurtzel.

REFERÊNCIAS BIBLIOGRÁFICAS

1. World Health Organization. Suicide in the world: global health estimates. Geneva: World Health Organization, 2019. p. 1-33.
2. Cavestro JDM, Rocha FL. Prevalência de depressão entre estudantes universitários. J Brasileiro de Psiquiatria. 2006;55(4):264-67.
3. Santos HGBD, Marcon SR, Espinosa MM, Baptista MN, Paulo PMC. Factors associated with suicidal ideation among university students. Rev Latino-americana de Enfermagem. 2017;25:e2878-e2878.
4. Azevedo AKS, Silva MVMD, Lima APDS. Ideação e tentativa de suicídio em estudantes de psicologia: Uma dor que tem morada na universidade. Holos. 2020;6:1-13.
5. Vieira KFL, Coutinho MPL. Representações sociais da depressão e do suicídio elaboradas por estudantes de psicologia. Psicologia: Ciência e Profissão. 2008;28(4):714-27.
6. Dutra E. Suicídio de universitários: o vazio existencial de jovens na contemporaneidade. Estudos e Pesquisas em Psicologia. 2012;12(3):924-37.
7. Garlow SJ, Rosenberg J, Moore JD, Haas AP, Koestner B, Hendin H, et al. Depression, desperation, and suicidal ideation in college students: results from the American Foundation for Suicide Prevention College Screening Project at Emory University. Depression and Anxiety. 2008;25(6):482-8.
8. Wilcox HC, Arria AM, Caldeira KM, Vincent KB, Pinchevsky GM, O'Grady KE. Prevalence and predictors of persistent suicide ideation, plans, and attempts during college. J Affect Disord. 2011; 127: 287-94.
9. Chan KL, Straus MA, Brownridge DA, Tiwari A, Leung WC. Prevalence of dating partner violence and suicidal ideation among male and female university students worldwide. J Midwifery and Women's Health. 2008;53(6):529-37.
10. Eskin M, Sun JM, Abuidhail J, Yoshimasu K, Kujan O, Janghorbani M, et al. Suicidal behavior and psychological distress in university students: a 12-nation study. Arch Suicide Res. 2016;20(3):369-88.
11. Engin E, Gurkan A, Dulgerler S, Arabaci LB. University students' suicidal thoughts and influencing factors. J Psychiatr Mental Health Nurs. 2009;16(4): 343-54.
12. Peltzer K, Yi S, Pengpid S. Suicidal behaviors and associated factors among university students in six countries in the Association of Southeast Asian Nations (ASEAN). Asian J Psychiatry. 2017;26:32-8.
13. Anestis MD, Bagge CL, Tull MT, Joiner TE. Clarifying the role of emotion dysregulation in the interpersonal-psychological theory of suicidal behavior in an undergraduate sample. J Psychiatric Res. 2011;45(5): 603-11.
14. Gonçalves AM, Sequeira CAC, Duarte JC, Freias PP. Suicidal ideation on higher education students: Influence of some psychosocial variables. Arch Psychiatr Nurs. 2016;30(2):162-6.
15. Association ACH. National College Health Assessment II: Reference G roup Executive Summary Fall, 2009.
16. Gonzalez VM, Hewell VM. Suicidal ideation and drinking to cope among college binge drinkers. Addictive Behaviors. 2012;37(8):994-97.
17. Kleiman EM, Liu RT. Social support as a protective factor in suicide: Findings from two nationally representative samples. J Affect Disord. 2013;150(2): 540-5. Disponível em: <http://www.sciencedirect.com/science/article/pii/S0165032713000888>.
18. Harrod CS, Goss CW, Stallones L, DiGuiseppi C. Interventions for primary prevention of suicide in university and other post-secondary educational

settings. Cochrane Database Syst Rev. 2014;10: CD009439.

19. Suicide Prevention Resource Center. Promoting mental health and preventing suicide in college and university settings. Newton: Education Development Center, 2004.
20. Hashimoto N, Suzuki Y, Kato TA, Fujisawa D, Sato R, Aoyama-Uehara K, et al. Effectiveness of suicide prevention gatekeeper-training for university administrative staff in Japan. Psychiatry Clin Neurosci. 2016;70(1):62-70.
21. Rallis BA, Esposito-Smythers C, Disabato DJ, Mehlenbeck RS, Kaplan S, Geer L, et al. A brief peer gatekeeper suicide prevention training: results of an open pilot trial. J Clin Psychol. 2018;74(7):1106-16.
22. Joffe P. An empirically supported program to prevent suicide in a college student population. Suicide Life Threat Behav. 2008;38(1):87-103.

61

Suicídio em médicos e estudantes de Medicina

Bianca Brunelli Eduardo
Caroline Lopes Nogueira
Daniel Augusto Mori Gagliotti
Eduardo de Castro Humes
Lucas Tokeshi
Melissa Goulart

PONTOS-CHAVE

- Estudantes de Medicina e médicos apresentam altas taxas de ideação suicida e suicídio.
- Essas taxas estão relacionadas a importantes prevalências de transtornos mentais, em especial depressivos, e baixas taxas de procura ao tratamento.
- Diversas barreiras a busca de ajuda estão presentes nessa população, mas a presença de serviços para tratamento e estratégias para promoção de bem-estar favorecem a redução do risco de suicídio individual.

EPIDEMIOLOGIA, HISTORICIDADE E FATORES DE RISCO

Nas últimas décadas, a saúde mental de estudantes de Medicina e médicos tem sido um tema bastante investigado, tanto pelo impacto no processo de aprendizagem e na repercussão no cuidado dos pacientes e sofrimento como também pelas altas prevalências de suicídio observadas nessa população. Há diversos estudos, inclusive sintetizados em recentes revisões sistemáticas da literatura nacional e internacional, sobre a saúde mental de estudantes de Medicina e de médicos residentes. Há uma menor literatura, mas também relevante, relacionada ao adoecimento após o final da formação dos especialistas.

A taxa de suicídio na classe médica é mais elevada do que a da população em geral e de outros grupos acadêmicos. Essa relação pode ser entendida pelo fato de que o suicídio está intimamente relacionado à presença de transtornos mentais (sobretudo quando não adequadamente manejados) e ao acesso a métodos letais. Por isso, médicos e estudantes de Medicina se traduzem em um grupo em maior risco para morte por suicídio. Médicos do sexo masculino apresentam um risco 70% superior de morte por suicídio quando comparados à população geral, enquanto médicas do sexo feminino têm um risco aumentado entre 250 e 400%.

Apesar do ensino médico no Brasil incluir necessariamente disciplinas para o ensino de temas em saúde mental, a carga horária ainda é bastante reduzida e a transição entre o conhecimento teórico e a possibilidade da discussão de adoecimento pessoal ou de colegas próximos geralmente não ocorre. Em algumas situações, a discussão encaminha-se para uma atividade com caráter jocoso, para evitar o contato com conteúdos mais conflituosos ou ligados ao preconceito. Mesmo frente aos altos índices de pensamentos de morte e ideação suicida observados nessas populações, essa dissociação entre a importância do tema e o quanto ele é abordado, além do estigma são parte dos fatores envolvidos nas baixas taxas de busca por tratamento.

Outra apresentação indireta de estigma e que também funciona como barreira para a busca de cuidados em saúde mental é o medo das consequências relacionadas ao tratamento. Muitos estudantes de Medicina e profissionais graduados relatam medos referentes aos efeitos adversos dos medicamentos psiquiátricos, medo que é relatado apesar da exposição em aulas e discussões sobre o perfl de tolerabilidade das novas medicações e baixa prevalência de efeitos adversos, além das reações de colegas ou de pessoas em posições hierarquicamente superiores sobre adoecimento e uso de medicação, remetendo à ideia errônea de que o adoecimento é uma falha do indivíduo, e eventuais dificuldades com empregabilidade por percepções de estigma com a saúde mental.

Esses estigmas envolvem inclusive o medo de diversos rótulos associados ao curso do adoecimento psiquiátrico, como a percepção de que pacientes psiquiátricos evoluem com cronificação dos sintomas e não apresentam melhoras – os casos clássicos apresentados nas disciplinas nos cursos clínicos de Psiquiatria. Outros estigmas envolvem preconceitos sobre a estrutura daqueles que adoecem (novamente com a percepção de que o adoecimento psiquiátrico está relacionado a problemas no caráter ou vontade do adoecido) e o impacto na prática do uso de medicações (medos de anestesia afetiva, sedação ou efeitos neuromusculares que prejudicariam as atividades). A percepção do estigma pode ainda estar exacerbada pelo grau de sintomatologia apresentada, sendo que estudantes com maiores escores depressivos apresentam maior percepção de estigma institucional e, consequentemente, maior resistência em buscar tratamento. Esse fenômeno estaria relacionado às distorções cognitivas apresentadas em portadores de quadros depressivos. Esses fatores colaboram com a autoprescrição de tratamentos, em especial em situações nas quais há a percepção de que o quadro não é necessariamente tão importante.

Assim, o cuidado desses estudantes e profissionais não pode estar dissociado da psicoeducação e, concomitantemente, deve evitar tirá-los do lugar de pacientes, impessoalizando o cuidado. O ensino, seja na graduação, na residência médica ou na educação continuada, deve conter espaços para a discussão do próprio sofrimento psíquico e a necessidade de buscar ajuda externa, evitando a automedicação e a "autoanálise", muitas vezes apregoadas como soluções pessoais. Apesar da baixa procura espontânea, iniciativas relacionadas à criação de serviços de suporte, direcionados ao tratamento, e a realização de ações direcionadas à promoção de saúde estão associadas à redução de sintomatologia, suicidalidade e êxito suicida.

MECANISMOS PSICOLÓGICOS

Diversos fatores estão relacionados a um maior risco de desenvolvimento de transtornos mentais entre médicos e estudantes. Os ambientes de trabalho e estudo são altamente competitivos, com pessoas com importantes traços de perfeccionismo. Nesses espaços, muitas vezes são valorizados os indivíduos com maiores traços individuais de perseverança, mesmo sabendo que são desafiados diuturnamente por casos complexos e expostos a insucessos dos tratamentos propostos. Esses fatos são algo inerente à prática médica; entretanto, não costuma haver espaço para discussão dos limites do médico durante a formação ou entre colegas. Assim, muitos estudantes e profissionais encaram os resultados de não cura como uma falha pessoal, ao invés de considerar que, frequentemente, o papel do médico será de redução de sofrimento.

O estilo de vida dos médicos envolve altas cargas horárias semanais de trabalho e diversos vínculos profissionais concomitantemente, com tempo gasto inclusive no deslocamento; os estudantes, por sua vez, estão submetidos a diversas cobranças, internas e externas. Nos estudos, há grandes quantidades de matérias com importantes volumes de conhecimento e participação de atividades extracurriculares (o "currículo oculto"), além da alta prevalência de descrições do que se convencionou chamar síndrome do impostor.

Frequentemente, há uma associação entre o bom profissional e aquele que não valoriza seus autocuidados, não buscando atendimento clínico ou em saúde mental (psicoterápico ou psiquiátrico), realização de atividade física, manutenção de uma rotina de sono adequada, meditação ou outras estratégias de estilo de vida saudável. A importância de cuidar desses aspectos é pouco abordada durante a formação, na graduação ou na residência, ou durante a rotina profissional, seja em contexto individual ou grupal.

Essas práticas impactam não apenas na vida pessoal dos profissionais, mas é comum haver uma ode ao profissional que se dedica à Medicina em detrimento do cuidado de familiares e relacionamentos pessoais. Não é raro que médicos possuam ciclos de amizade restritos a colegas de turma ou, até mais preocupante, a colegas de trabalho de maior tempo. Além disso, o isolamento social, gerado ao longo dos anos de formação, é facilitado pelo grande volume de estudos e pela exaustiva carga acadêmica e de trabalho. A redução da rede social e a sobreposição com a rede de colegas de trabalho leva, comumente, ao medo de pedir auxílio em momentos de maior sofrimento e pode estar associado a maior risco de suicídio.

O adoecimento psiquiátrico funciona como uma barreira na relação entre o profissional, os seus colegas e os pacientes, aumentando o risco de suicídio não apenas diretamente, mas também indiretamente, ao favorecer maior isolamento e maior insatisfação com diversas áreas da vida dos estudantes e profissionais. Além disso, com frequência observamos a "normalização" do comportamento suicida – pensamentos de morte, ideação suicida e até mesmo planejamentos suicidas mais estruturados sofrem uma relativização, sendo considerados "normais", "adequados". O contato com a morte de pacientes pode dessensibilizar o médico sobre a ideia de morrer, o que tende a agravar o risco de suicídio.

É esperado que o médico aprenda habilidades de comunicação e trabalho em equipe; no entanto, tais atividades são pouco estimuladas durante a formação. O sentimento de onipotência muitas vezes experimentado pelos profissionais e estudantes de Medicina está associado a maior vulnerabilidade para o adoecimento psíquico, em especial por *burnout* e depressão. A prática profissional também é fonte de desgaste relacionada ao contato com o adoecimento severo e com a morte, ao grande volume de atendimentos e ao sofrimento dos pacientes e dos familiares. Ademais, as atividades médicas são realizadas em locais de maior dificuldade de exposição à luz solar, com rotinas alimentares inadequadas e com contato com colegas em esgotamento. Esses fatores, consequentemente, favorecem maior desesperança e, quando não há um cuidado adequado, maior risco para suicídio.

Um aspecto que frequentemente protege as pessoas do suicídio é o medo da dor, do sofrimento (sensibilidade à dor física). Nesse sentido, o próprio conhecimento científico desenvolvido pelos médicos é fator de risco, além da disponibilidade e oportunidade de acesso a meios de cometer o ato suicida. Esses fatores são potenciais implicados na maior letalidade das tentativas de suicídio nessa população. Além disso, o fato de esses profissionais estarem habituados a situações relacionadas à morte tende a aumentar a chance de eles contemplarem a ideia do suicídio, no lugar de resisti a ela.

PREVENÇÃO

Falar sobre essa realidade de sofrimento mental no meio médico é uma ação que pode ser recomendada como forma de prevenção. A proposta é exatamente de conversar de forma aberta e clara sobre a suscetibilidade emocional e psíquica em que os estudantes de Medicina e os médicos se encontram, causada pela realidade na qual vivem na sua rotina acadêmica e profissional.

Isso pode ser feito por meio de palestras, livros, cartilhas, rodas de conversa, com o objetivo de gerar a consciência a respeito, primeiro, da importância de procurarem ajuda ao identificarem sentimentos de desesperança em si mesmos ou em seus colegas; segundo, de que a ideia de tirar a própria vida pode ser comunicada por meios verbais e não verbais, aos quais deve-se estar atento. Exemplos de comunicação não verbal são mudanças comportamentais, aumento da indecisão, desorganização e quadros depressivos mais acentuados observados por colegas próximos e familiares (como também ocorre na população geral). Exemplos verbais são de procurarem ativamente ajuda de profissionais de saúde mental, e/ou de sua rede de apoio.

Desde o planejamento até a tentativa do suicídio há muitas intervenções possíveis, desde que sejam identificados pensamentos e sejam propostas mudanças comportamentais por meio de profissionais preparados. Ações como essas são fundamentais para que se possa intervir e construir políticas específicas de prevenção ao suicídio para essa população.

CONSIDERAÇÕES FINAIS

As prevalências de suicídio na população de médicos e estudantes de medicina é alta. Em razão dos mecanismos psicológicos discutidos neste capítulo e característicos desse grupo, podemos considerar que ser médico ou estudante de Medicina é um fator de vulnerabilidade a transtornos mentais, aumentando as taxas de ideação suicida, pensamentos suicidas, planejamento suicida e suicídios consumados.

Portanto, instituições que prestam assistência em saúde em todos os níveis de atenção, faculdades e universidades de Medicina devem ter traçados planos específicos relacionados à saúde mental dos estudantes e médicos colaboradores. Tais estratégias devem visar majoritariamente à educação em saúde mental, combate ao estigma e preconceito, veiculação de informações sobre assistência em saúde mental, ampliação de portas de entrada para tratamento e acompanhamento com profissionais habilitados, além de promoção de atividades e espaços de bem-estar pessoal e profissional.

PSIQUIATRIA E CULTURA

- Filme: *Patch Adams*; direção: Tom Shadyac (1998).
- Livro: *A estratégia da lagartixa*, de Dario Vianna Birolini. Novo Século; 2013.
- Documentário: *Do no harm: exposing the hippocratic hoax*; direção: Robyn Symon (2018).

REFERÊNCIAS BIBLIOGRÁFICAS

1. Fink-Miller EL, Nestler LM. Suicide in physicians and veterinarians: risk factors and theories. Curr Opin Psychol. 2018;22:23-6.

2. Goldman ML, Shah RN, Bernstein CA. Depression and suicide among physician trainees: recommendations for a national response. JAMA Psychiatry. 2015;72(5):411-2.
3. Guille C, Sen S. Prescription drug use and self-prescription among training physicians. Arch Intern Med. 172.United States. 2012. p. 371-2.
4. Mata DA, Ramos MA, Bansal N, Khan R, Guille C, Di Angelantonio E, et al. Prevalence of depression and depressive symptoms among resident physicians: a systematic review and meta-analysis. JAMA. 2015;314(22):2373-83.
5. Meleiro AMADS. O médico como paciente. 2.ed. São Paulo: Lemos; 2001. 272 p.
6. Millan LR, Arruda PCVd. Assistência psicológica ao estudante de medicina: 21 anos de experiência. Revista da Associação Médica Brasileira. 2008;54:90-4.
7. Pacheco JP, Giacomin HT, Tam WW, Ribeiro TB, Arab C, Bezerra IM, et al. Mental health problems among medical students in Brazil: a systematic review and meta-analysis. Rev Bras Psiquiatr. 2017.
8. Petrie K, Crawford J, Baker STE, Dean K, Robinson J, Veness BG, et al. Interventions to reduce symptoms of common mental disorders and suicidal ideation in physicians: a systematic review and meta-analysis. Lancet Psychiatry. 2019;6(3):225-34.
9. Puthran R, Zhang MW, Tam WW, Ho RC. Prevalence of depression amongst medical students: a meta-analysis. Med Educ. 2016;50(4):456-68.
10. Rotenstein LS, Ramos MA, Torre M, Segal JB, Peluso MJ, Guille C, et al. Prevalence of depression, depressive symptoms, and suicidal ideation among medical students: A systematic review and meta-analysis. JAMA. 2016;316(21):2214-36.
11. Schernhammer ES, Colditz GA. Suicide rates among physicians: a quantitative and gender assessment (meta-analysis). Am J Psychiatry. 2004;161(12):2295-302.
12. Schulz S, Einsle F, Schneider N, Wensing M, Gensichen J. Illness behaviour of general practitioners-a cross-sectional survey. Occup Med (Lond). 2017; 67(1):33-7.
13. Schwenk TL, Davis L, Wimsatt LA. Depression, stigma, and suicidal ideation in medical students. JAMA. 2010;304(11):1181-90.
14. Hawton K, Simkin S. Suicide in doctors: a psychological autopsy study. J Psychosom Res. 2004;57:1-4.
15. Santa ND, Cantilino A. Suicídio entre médicos e estudantes de Medicina: revisão de literatura. Rev Bras Educ Med. 2016;40(4):772-80.

62

Suicídio em profissionais da saúde

Maria do Perpétuo S. S. Nóbrega
Carolina Marques Freitas
Carolina Ferreira Alves e Silva

PONTOS-CHAVE

- O suicídio entre profissionais da saúde tem como fatores de risco a extensa sobrecarga de trabalho, distanciamento do ambiente sociofamiliar, situações degradantes no trabalho, além do acesso aos meios facilitadores para o ato de tirar a vida.
- Como fatores protetivos, a psicoterapia, a terapia medicamentosa e o aumento dos vínculos familiar e social são aliados fundamentais para a diminuição da taxa, assim como as crenças religiosas e etnoculturais, a articulação dos turnos e o aumento do lazer e das atividades físicas.
- As medidas de apoio como a implementação de programas, as práticas integrativas e os aconselhamentos pessoal e familiar são extremamente necessárias para a diminuição do suicídio entre os profissionais.

O comportamento suicida é considerado o ato de causar dano a si mesmo, com o objetivo de tirar a própria vida, marcado por ideias e vontade de morrer, sem, no entanto, a ocorrência consumada da morte e suicídio. Nesse ínterim, são incluídas a ideação suicida (desejos ou ideias suicidas), os comportamentos que não causam morte e os suicídios consumados[1].

O suicídio é definido como o ato deliberado de tirar a própria vida. Estima-se que, anualmente, 800 mil pessoas morrem por essa causa; uma a cada 40 segundos. O suicídio é um fenômeno global, multifatorial e que pode acontecer em qualquer momento ao longo da vida. Apesar de a ligação entre suicídio e transtornos mentais ser bem estabelecida, vários suicídios podem ocorrer de forma impulsiva em razão de um momento de crise causado por problemas financeiros, perdas, violência, sensação de isolamento e estresse[2].

Os profissionais de saúde são considerados grupo de maior risco para suicídio em diversos países[3]. Apesar da falta de dados compilados sobre o risco de suicídio por profissionais de saúde não médicos[3], estudos mostram que profissionais de enfermagem[4], dentistas[5] e veterinários[6] são mais suscetíveis a tirarem sua vida do que a população em geral, o que, por si só, mostra a importância da discussão da temática.

Este capítulo aborda a prevalência de suicídio em algumas categorias de profissionais de saúde, visto que profissionais dessa área, apesar de cuidarem e lidarem com pessoas no contexto de suas relações de trabalho, também vivenciam esse fenômeno e acabam não olhando para si mesmos[7].

Inicia-se pela equipe de enfermagem, composta por enfermeiros, técnicos e auxiliares de enfermagem, que constitui cerca de 50% da força de trabalho da área da saúde no Brasil[8]. A enfermagem brasileira compartilha algumas características com outros países, como a de ser uma profissão hegemonicamente feminina e ter demandas do processo de trabalho que afetam a saúde mental desses profissionais[9].

Nos Estados Unidos, destacam-se a extensa carga horária de trabalho, a ruptura familiar e social por causa dos plantões, conflitos profissionais, uso de substâncias psicoativas e facilidade no acesso a instrumentos letais[10], com número de suicídios de enfermeiras significativamente maiores (11,97/100 mil) do que na população feminina (7,58/100 mil) ($p < 0,001$); e também de enfermeiros (39,8/100 mil) em comparação com a população masculina (28,2/100 mil) ($p < 0,001$)[4].

Estudo de revisão sistemática que compilou dados do Brasil, Espanha, Taiwan, Austrália, Canadá e Coreia do Sul mostrou que os fatores de risco que contribuíam para a depressão e aumentavam o risco de suicídio em profissionais da enfermagem estavam relacionados ao ambiente de trabalho, plantão noturno, estresse, sobrecarga de trabalho, falta de autonomia profissional, conflitos familiares e profissionais, além da síndrome de *burnout* e baixa realização profissional[9].

Adicionalmente, em decorrência de a profissão enfermagem ser uma área composta de forma majoritária por mulheres, é inegável que há o acúmulo das demandas da profissão com as tarefas do lar, por vezes distribuída de forma desigual, podendo aumentar a sobrecarga dessas profissionais[9].

Dessa forma, a vivência estressante em um ambiente de trabalho permeado por vida e morte, conflitos, perdas e dor faz parte do cenário diário da profissão. Essa categoria permanece lado a lado do paciente durante internação e tratamentos, prestam cuidado e apoio, mas esquecem ou minimizam a importância de olhar para suas necessidades físicas e mentais. Quanto ao método utilizado pelas enfermeiras para cometer suicídio, estudo retrospectivo conduzido na Nova Zelândia detectou que opioides, anestésicos e barbitúricos são os mais utilizados (89,9%)[11,12].

Na área da odontologia, há discussão sobre o declínio do número suicídios de profissionais odontólogos ao longo do tempo. Em estudos mais recentes, foi mostrado que apesar de ter sido considerada uma classe de profissionais mais propensa a cometer suicídio, atualmente, nos Estados Unidos e Nova Zelândia, não têm sido detectadas maiores taxas de morte autoprovocada do que na população em geral[5,13].

No que diz respeito aos profissionais de medicina veterinária, fatores como isolamento social, estressores laborais como plantões, altas expectativas e conflitos com clientes, exaustão emocional e acesso a anestésicos mostram-se como maior risco para o suicídio relacionado ao processo de trabalho. Sabe-se que, comumente, os médicos veterinários engajam-se na eutanásia de animais e tal rotina pode reforçar a crença do fim da vida como forma de alívio do sofrimento e diminuir a inibição sobre pensamentos de morte, tornando o suicídio uma solução racional[14].

O tema tem sido abordado pelo Conselho Federal de Medicina Veterinária, que realizou campanhas como meio de discutir o suicídio entre os profissionais, uma vez que a prevalência entre esses profissionais é elevada. De acordo com o Datasus, de 1980 a 2007 a taxa de suicídio de médicos-veterinários foi de 10,6% comparando com a população em geral. Esse achado mostra a necessidade de prevenção e tratamento de problemas de saúde mental e de estressores que podem agravar os riscos, a exemplo da síndrome de *burnout* e a fadiga por compaixão, caracterizada pela exaustão emocional de trabalho em prol do outro[15].

Na profissão de ciências farmacêuticas, estudos na Dinamarca[16] e na Nova Zelândia[17] levantaram que, em relação ao método, destaca-se o uso de substâncias tóxicas, em decorrência do fácil acesso e conhecimentos sobre os efeitos dessas substâncias. Estudo retrospectivo realizado na Nova Zelândia[17] que mostrou opioides, anestésicos e barbitúricos como os utilizados para cometer suicídio (89,9%) nesses profisionais[17].

Estudo com 541 farmacêuticos que trabalhavam com psiquiatria no Japão averiguou o posicionamento frente ao suicídio e concluiu que aqueles que receberam embasamento sobre como lidar com o comportamento suicida tiveram mais ações positivas em relação à prevenção do suicídio. Em contrapartida, aqueles com antecedentes de ideações suicidas tinham atitudes mais complacentes referentes à vontade[19].

O suicídio é um tabu no mundo. Para os que atuam na área da saúde, é um fenômeno delicado, pois os profissionais são os provedores de cuidado e, possivelmente, evitam buscar ajuda pelo medo de afetar o curso de sua carreira e pelo estigma. Entretanto, é importante frisar que a não responsabilização do profissional em procurar o cuidado diante de seu sofrimento pode implicar na segurança do paciente que está sendo cuidado por ele[20].

Embora este capítulo se detenha ao comportamento suicida em profissionais de saúde, ressalta-se que esse comportamento pode anteceder o início da vida profissional. Como exemplo, o sofrimento emocional relacionado às pressões da vida universitária tem exigido a criação de programas de intervenção especializados para os estudantes, bem como aumentado o debate sobre suicídio nessa população.

De forma resumida, apresentam-se no Quadro 1 os principais fatores de risco e protetores relacionados ao comportamento suicida no ambiente de trabalho. Complementa-se que todos esses fatores e seu reconhecimento podem auxiliar aos gestores o desenvolvimento de estratégias de prevenção no ambiente de trabalho.

MEDIDAS DE APOIO NA PREVENÇÃO DO SUICÍDIO

Programas de prevenção ao suicídio voltados aos profissionais da área da saúde têm

QUADRO 1 Principais fatores de risco e protetores relacionados ao comportamento suicida no ambiente de trabalho

Fatores de risco	Fatores protetores
Sobrecarga de trabalho Problemas de relacionamento com colegas ou chefes Demandas de trabalho sem meios adequados Síndrome de *burnout* Assédio moral no local de trabalho Situações degradantes ou humilhantes no trabalho *Bullying* Ameaça de desemprego Transtornos psiquiátricos	Apoio emocional no ambiente de trabalho diante de uma crise Possibilidade de discutir situações estressantes Crenças religiosas, culturais e étnicas Autogestão dos horários ou da carga de trabalho Práticas integrativas e complementares Psicoterapia e terapia medicamentosa Atividades físicas e de lazer Aumento do vínculo familiar, afetivo e de amizades

sido poucos conduzidos nos países. Após revisão, foi percebida a escassez de artigos sobre programas de prevenção e intervenção ao suicídio nos locais de trabalho. Esse achado corrobora com estudo realizado nos Estados Unidos, no qual foi percebida a diminuição em 79% dos suicídios após a implementação de programas, aconselhamentos e educação aos trabalhadores e suas famílias[21].

No Brasil, é válido destacar o Grupo de Saúde Mental e Psiquiatria do Trabalho do Instituto de Psiquiatria (IPq) do Hospital das Clínicas da Faculdade de Medicina da USP, o SAMPO, que se dedica ao ensino e à pesquisa relacionados à psiquiatria e saúde mental do trabalho, por meio do desenvolvimento de programas preventivos, de promoção e proteção à saúde mental do trabalhador[22].

O IPq proporciona algumas Práticas Integrativas e Complementares (PICS) aos seus trabalhadores, que são as mesmas oferecidas aos pacientes, como forma de propiciar um ambiente de trabalho mais leve e saudável. Alguns exemplos podem ser citados: ioga, reiki, terapia floral, auriculoterapia, entre outros. É importante ressaltar que as PICS[23] são ofertadas também de forma gratuita em serviços de atenção básica do Sistema Único de Saúde para a população.

O Centro de Valorização da Vida (CVV) foi fundado em 1962, no estado de São Paulo, e sancionado como utilidade Pública Federal, desde 1973. Foi criado com o intuito de proporcionar um canal sigiloso de escuta e apoio emocional para pessoas em sofrimento. As conexões são realizadas pessoalmente nos 120 postos de atendimento, pelo telefone 188 com atendimento gratuito 24 horas ou pelo site www.cvv.org.br, por *e-mail* e *chat* com operação 24 horas[24].

Outras medidas podem ser adotadas também como forma de propiciar um ambiente de trabalho mais leve e saudável que melhore o bem-estar dos trabalhadores. De acordo com o tipo de sintomas e impacto na vida do profissional, há necessidade de acompanhamento médico especializado e uso de medicamentos; o atendimento com psicólogo também pode ser esse pilar de apoio juntamente com o psiquiatra[25].

Rever o ambiente e as condições de trabalho soma-se às medidas de apoio anteriormente citadas, além de incentivar o trabalhador a atividades de lazer. Leitura, cozinhar, dançar; atividades físicas regulares possibilitm mitigar tensões e aumentar os laços afetivos com a família e os amigos[25].

É importante também contextualizar o momento em que vivemos em função da pandemia da Covid-19, que tem impactado a saúde mental dos profissionias de saúde, com casos de ideações, tentativas e/ou suicídio consumado.

As repercussões que a pandemia trouxe ao cotidiano de trabalho apontam a necessidade de se instituir planos, ações de rastreios de ideação suicida e intervenções como meio de evitar o prolongamento do sofrimento psíquico e agravos secundários no pós-pandemia[26].

CONSIDERAÇÕES FINAIS

Após esse breve compilado, pode-se considerar que os profissionais de saúde precisam receber de suas instituições suporte por meio de medidas baseadas em evidências científicas para suas necessidades emocionais e de preservação à vida.

É preciso avançar em políticas públicas que possam responder às necessidades de saúde dos trabalhadores da área da saúde, a exemplo de impulsionar nestes o uso dos programas existentes para a população geral.

REFEÊNCIAS BIBLIOGRÁFICAS

1. Schlösser A, Rosa GFC, More CLOO. Revisão: comportamento suicida ao longo do ciclo vital. Temas psicol. 2014;22(1):133-45.

2. World Health Organization. Suicide: key facts. 2020. Disponível em: https://www.who.int/news-room/fact-sheets/detail/suicide.
3. Dutheil F, Aubert C, Pereira B, Dambrun M, Moustafa F, Mermillod M, et al. Suicide among physicians and health-care workers: a systematic review and meta-analysis. PloS one. 2019;14(12):e0226361.
4. Davidson JE, Proudfoot J, Lee K, Zisook S. Nurse suicide in the United States: Analysis of the Center for Disease Control 2014 national violent death reporting system dataset. Arch Psychiatric Nursing. 2019;33(5):16-21.
5. Sancho FM, Ruiz CN. Risk of suicide amongst dentists: myth or reality? Int Dent J. 2010;60(6):411-8.
6. American Foundation for Suicide Prevention. Facts about mental health and suicide among veterinarians. Disponível em: https://www.datocms-assets.com/12810/1578319051-veterinarian-mental-health-suicide-one-pager.pdf.
7. Brooks E, Gendel MH, Early SR, Gundersen DC. When doctors struggle: Current stressors and evaluation recommendations for physicians contemplating suicide. Arch Suicide Res. 2017;22(4):519-28.
8. Machado MH, Aguiar Filho W, Lacerda WF, Oliveira E, Lemos W, Wermelinger M, et al. Características gerais da enfermagem: o perfil sociodemográfico. Enferm Foco. 2015;6(1/4):11-7.
9. Silva DSD, Tavares NVS, Alexandre ARG, Freitas DA, Brêda MZ, Albuquerque MCS, et al. Depressão e risco de suicídio entre profissionais de Enfermagem: revisão integrativa. Rev Esc Enferm USP. 2015;49(6): 1023-31.
10. Davidson J, Mendis J, Stuck AR, DeMichele G, Zisook S. Nurse suicide: Breaking the silence. NAM Perspectives. Discussion Paper, Washington: National Academy of Medicine, 2018. Disponível em: https://nam.edu/nurse-suicide-breaking-the-silence/
11. Skegg K, Firth H, Gray A, Cox B. Suicide by occupation: does access to means increase the risk?. Aust N Z J Psychiatry. 2010;44(5):429-34.
12. Cano-Langreo M, Cicirello-Salas S, López-López A, Aguilar-Vela M. Marco actual del suicidio e ideas suicidas en personal sanitario. Med Segur Trab. 2014;60(234):198-218.
13. Jones LM, Cotter R, Birch KM. A review of occupationally-linked suicide for dentists. N Z Dent J. 2016;112(2):39-46.
14. Stoewen DL. Suicide in veterinary medicine: let's talk about it. Can Vet J. 2015;56(1):89-92.
15. Conselho Federal de Medicina Veterinária. Setembro Amarelo: um mês de ação em prol da vida, 2019. Disponível em: http://portal.cfmv.gov.br/noticia/index/id/6231/secao/6.
16. Hawton K, Agerbo E, Simkin S, Platt B, Mellanby RJ. Risco de suicídio em grupos médicos e ocupacionais relacionados: um estudo nacional baseado em registros de base populacional dinamarqueses. J Affect Dis. 2011;134(1-3):320-6.
17. Skegg K, Firth H, Gray A, Cox B. Suicide by occupation: does access to means increase the risk?. Aust NZJ Psychiatry. 2010;44(5):429-34.
18. Cano-Langreo M, Cicirello-Salas S, López-López A, Aguilar-Vela M. Marco actual del suicidio e ideas suicidas en personal sanitario. Med Segur Trab. 2014;60(234):198-218.
19. Kodaka M, Inagaki M, Yamada M. Factors associated with attitudes toward suicide: among Japanese pharmacists participating in the Board Certified Psychiatric Pharmacy Specialist Seminar. Crisis. 2013;34(6):420-7.
20. Cano-Langreo M, Cicirello-Salas S, López-López A, Aguilar-Vela M. Marco actual del suicidio e ideas suicidas en personal sanitario. Med Segur Trab. 2014;60(234):198-218.
21. Tiesman HM, Konda S, Hartley D, Chaumont Menéndez C, Ridenour M, Hendricks S. Suicide in U.S. Workplaces, 2003-2010: a comparison with non-workplace suicides. Am J Prev Med. 2015;48(6): 674-82.
22. SAMPO - Grupo de Saúde Mental e Psiquiatria do Trabalho do Instituto de Psiquiatria do Hospital das Clínicas da Faculdade de Medicina da Universidade de São Paulo. Quem somos. Disponível em: https://www.sampo-ipq.org/quem-somos.html.
23. Brasil. Ministério da Saúde. Práticas Integrativas e Complementares (PICS): quais são e para que servem. Disponível em: https://saude.gov.br/saude-de-a-z/praticas-integrativas-e-complementares.
24. Centro de Valorização da Vida (CVV). O CVV. Disponível em: https://www.cvv.org.br/o-cvv/. Acesso em: 25 mai.2020.
25. Associação Nacional de Medicina do Trabalho (ANAMT). Entenda as principais diferença entre *burnout*, estresse e depressão. Disponível em: https://www.anamt.org.br/portal/2019/06/07/entenda-diferencas-entre-burnout-estresse-e-depressao/.
26. Moreira WC, Sousa KHJF, Sousa AR, Santana TS, Zeitoune RCG, Nóbrega MPSS. Mental health interventions implemented in the COVID-19 pandemic: what is the evidence?. Rev Bras Enferm. 2021; 74(Suppl1):e20200635.

Índice remissivo